U0295386

精准医学出版工程·精确麻醉系列

丛书主审 罗爱伦 曾因明 **总主编** 于布为

老年患者
精确麻醉

主编 顾卫东 刘学胜

PRECISION ANESTHESIA IN
ELDERLY PATIENTS

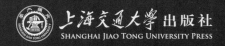
上海交通大学 出版社
SHANGHAI JIAO TONG UNIVERSITY PRESS

内容提要

　　本书为"精准医学出版工程·精确麻醉系列"图书之一。本书系统阐述了老年患者精确麻醉相关基础理论知识及最新研究进展，从老年人解剖和生理改变、老年人麻醉药理学特点等展开，通过经临床实践验证的量表精确评估老年患者的生理状态，指导制订精确临床决策，本书结合临床典型病例，详细叙述老年患者围手术期管理要点，优化老年患者术中精确管理，通过术后各系统功能的精准诊断与治疗，加速老年患者术后康复。本书希望能为广大临床麻醉医务人员提供参考，有助于减少老年患者围手术期并发症，加速老年患者的术后康复。

图书在版编目（CIP）数据

　　老年患者精确麻醉 / 顾卫东，刘学胜主编 . -- 上海：
上海交通大学出版社，2024. 12 -- ISBN 978-7-313-30908
-2

　　Ⅰ. R614

　　中国国家版本馆 CIP 数据核字第 20249G9Z71 号

老年患者精确麻醉
LAONIAN HUANZHE JINGQUE MAZUI

主　　编	：顾卫东　刘学胜		
出版发行	：上海交通大学出版社	地　　址	：上海市番禺路 951 号
邮政编码	：200030	电　　话	：021-64071208
印　　制	：上海万卷印刷股份有限公司	经　　销	：全国新华书店
开　　本	：787 mm×1092 mm　1/16	印　　张	：44.75
字　　数	：1055 千字		
版　　次	：2024 年 12 月第 1 版	印　　次	：2024 年 12 月第 1 次印刷
书　　号	：ISBN 978-7-313-30908-2		
定　　价	：298.00 元		

本书编委会

主　编　顾卫东　　复旦大学附属华东医院
　　　　刘学胜　　安徽医科大学第一附属医院

副主编　高昌俊　　空军军医大学唐都医院
　　　　崔德荣　　上海交通大学医学院附属第六人民医院
　　　　赵　璇　　同济大学附属第十人民医院
　　　　郭克芳　　复旦大学附属中山医院

秘　书　张细学　　复旦大学附属华东医院

编　者　（按姓氏笔画排序）
　　　　万小健　　海军军医大学第一附属医院
　　　　卫炯琳　　复旦大学附属华东医院
　　　　王心涛　　上海交通大学医学院附属第六人民医院
　　　　牛　杨　　上海交通大学医学院附属新华医院
　　　　方攀攀　　安徽医科大学第一附属医院
　　　　叶　培　　复旦大学附属华东医院
　　　　朱　蕊　　复旦大学附属华东医院
　　　　朱宏伟　　上海市胸科医院
　　　　任　云　　复旦大学附属中山医院
　　　　刘　虎　　安徽医科大学第一附属医院
　　　　刘　健　　同济大学附属第十人民医院
　　　　刘松彬　　复旦大学附属华东医院
　　　　刘星洲　　复旦大学附属华东医院
　　　　孙　丽　　空军军医大学唐都医院

孙发发　复旦大学附属华东医院

李　勇　复旦大学附属华东医院

李　珺　安徽医科大学第一附属医院

杨梦清　复旦大学附属华东医院

肖　洁　上海交通大学医学院附属仁济医院

吴　江　复旦大学附属华东医院

吴　昱　中国人民解放军联勤保障部队第九八〇医院

吴镜湘　上海市胸科医院

何振洲　复旦大学附属闵行医院

余永奇　安徽医科大学第一附属医院

汪　欢　安徽医科大学第一附属医院

陈　海　空军军医大学唐都医院

陈永庄　复旦大学附属华东医院

陈　敏　复旦大学附属华东医院

陈艳秋　复旦大学附属华东医院

金　琳　复旦大学附属中山医院

郑兰兰　空军军医大学唐都医院

姜兆舜　复旦大学附属华东医院

高　蕾　复旦大学附属华东医院

曹袁媛　安徽医科大学第一附属医院

韩瑞丽　空军军医大学唐都医院

程　岑　安徽医科大学第一附属医院

蔡雨汐　复旦大学附属华东医院

戴　伟　安徽医科大学第一附属医院

总　序

　　无论中西方，医学发展的早期都基于朴素的自然主义哲学思想。在远古时期，人类的生存主要依赖于狩猎活动。由于生产力低下，那时人类还无法制造高效率的生产工具和武器，只能依赖人海战术去围猎动物，因此受伤乃至死亡都是不可避免的，这就促使人们探索如何去救治这些伤者。人们发现，指压身体某个部位会产生酸麻胀感，以及镇痛作用，因而萌发了经络学说的基础。而在采集野生动物以果腹的同时，人类又对其药用价值有了体会，产生了中医药学的基础。在几乎同一时期，中国出现了扁鹊而古希腊出现了希波克拉底，这显然不是偶然。后来，火的发现以及冶炼技术的发展，使医疗器械的发展迈上了快车道。我在希腊博物馆里看到的据称是希波克拉底用过的手术器械，已与现代手术器械几无二致。这些都说明，在医学发展的早期，东西方走的几乎都是相同的路。

　　然而，在随后的历史岁月中，中医逐渐趋于以针灸、汤药、外敷为主要治疗手段，更加强调调理机体内部各脏腑间的功能平衡以及维持与外界的平衡关系。而西方医学的发展之路，则更加偏重于基于理论指导的所谓科学化的发展之路，如对人体解剖结构的研究，魏尔肖细胞病理学概念的提出，培根科学方法论的建立，基于解剖学的外科手术技术的发展，以及现代医院组织形式的确立及在全世界范围的推广。这些都使得西医这种所谓现代医学，在近代逐渐发展成为医学的主流。而在中华人民共和国成立后，有感于西医人才匮乏和广大农村地区缺医少药的现实，毛泽东特别强调要努力发掘中医药这座宝库，大力培养中医人才，把医疗卫生工作的重点放到农村去。这一系列的指示，使得中医药的发展得到了保证。尽管如此，相较于西医系统而言，中医中药学的发展仍然滞后，特别是在麻醉学领域更是如此。以上对中医和西医这两个大类系统进行了简单的比较。

其实，从医学发展的趋势来看，无论西医还是中医，目前大体上仍然都处于经验医学为主的阶段，处于由经验医学向精准医学转化的进程中。精准医学，就我的理解而言，是一个相对于经验医学的概念；其需要被准确地定义，仍有待发展和完善。仔细回忆，"精准"这个词，在20年前，中国大陆是不太常用的。那时常用的词是什么呢？是精确。随着两岸交流的日益增多，一些来自中国台湾的惯用词开始在大陆流行，精准就是其中之一。特别是在美国前总统奥巴马提出发展"precise medicine"后，大陆的医学专家就将其译为精准医学。相对于以患者的症状体征和主诉为主要诊断依据的经验医学，精准医学更加强调客观证据的获取，这样的进步与循证医学的兴起不无关系。其实，精准医学也有不足的一面，很多问题有待进一步厘清。比如，我们经常需要抽取患者一定量的血液来做检查，将化验结果当作患者当前的状态，殊不知这个化验结果，不过是患者抽血时的状态而已。再比如，我们给患者口服用药，每日口服三次的药物，本应间隔8小时，却分别在白天的早、中、晚用药，这样真的合理吗？但大家很难改变现状。毕竟在半夜叫醒患者服药，对于患者和值班护士都是折磨。千里之行，始于足下，我们应当从最细微之处做起。

长久以来，麻醉界一直以心率、血压是否平稳，或者再加上苏醒是否迅速等，作为评判麻醉好坏的标准。这就导致在麻醉诱导后，使用小剂量血管收缩药来维持血压成为一种普遍的做法。近年来，以美国为代表的所谓干派麻醉，更是要求麻醉诱导后的整个手术期间都不允许输入较大量的液体，以避免体内液体超负荷，影响术后恢复；随着循证医学的强势崛起，以及国内规范化培训的全面铺开，这种理论和做法成为每一个接受培训的年轻医生都必须掌握的权威。但从结果来看，很多规培毕业生在临床麻醉的实践中"险象环生"，科室不得不对他们进行再培训，甚至强制他们短期脱岗接受再培训。因而，欧美主流麻醉理论在临床科学性方面是有待商榷的。

关于精确麻醉，1999年，我首次提出了"理想麻醉状态"这一中国麻醉的独创理论。理想麻醉状态，是对麻醉过程中所有可监测到的人体指标，都规定它们的正常值范围；在麻醉和手术过程中，只要将这些指标都控制在正常值范围内，就能杜绝患者发生意外的可能性。"理想麻醉状态"理论和欧美主流麻醉理论的最大区别，就在于前者是以人体各脏器的良好灌注为目标，而并非仅以血压这一相对表象的指标为判断标准。在1999年到2009年，我担任中华医学会麻醉学分会第十届委员会主任委员的十年间，就"理想麻醉状态"这一理论进行了全国巡讲，并举办了几十期的县级医院麻醉科主任培训班。约有数千人参加了这些培训，使得中国麻醉的整体安全水平得到迅速改善。在2018年国家卫生健康委新闻发布会上，国家卫生主管部门领导就中国何以能在短短十几年的时间里，将医疗可及性和医疗质量指数排名从110位快速提升到48位做了回答，其中就特别提到麻醉学科的进步所做的贡献。这是卫生主管部门领导对我们努力的高度肯定。在新冠病毒流行期间，应用这一理论指导新冠肺炎危重症患者的救治，也取得了良好的成绩。以上是精确麻醉在临床实际应用方面的贡献。

"精确麻醉系列"是"精准医学出版工程"丛书的一个组成部分。本系列目前已有13个分册,其内容涵盖了产科、儿科、骨科、胸外科、神经外科、整形外科、老年患者、肿瘤患者、手术室外及门诊手术的精确麻醉,以及中西医结合的精确麻醉、疼痛精确管理、精确麻醉护理、精确麻醉中的超声技术等。各分册的主编均为国内各相关麻醉领域的知名专家,均有扎实的理论基础和丰富的临床实践经验,从而保证了本系列具有很高的专业参考价值。本系列可作为临床专科医生工作中的参考书,规培医生和专培医生的自学参考书,对于已经获得高级职称的专业人员,也有望弥补经验方面的某些不足。总体而言,这是一套非常有意义、值得推荐的参考书籍。

精确麻醉今后将走向何方?以我个人之愚见,大概率有两个目标。其一是以人工智能为基础的自动化麻醉,这一突破,可能就在不远的将来。其二则是以遗传药理学为基础、完全个体化的、基于患者自身对药物不同敏感性所做出的给药剂量演算以及反馈控制计算机的给药系统,真正实现全自动的精确麻醉管理。只有完成了这两个目标,我们才真正意义上实现了完整的精确麻醉。

于布为

2024年6月20日

草于沪上寓所

前　言

随着社会的发展，我国已进入轻度老龄化阶段，手术患者中老年患者的占比不断增加。老年患者由于器官储备功能衰退，并存疾病增多，术后住院时间明显延长，术后不良结局的风险也显著增加，因而老年手术患者的麻醉管理更具挑战性。临床上不能单纯根据年龄判断麻醉和手术的风险，精确化评估老年患者的术前情况、精确化制订麻醉方案、精确化防治术后并发症，对帮助老年患者顺利渡过麻醉手术关、改善老年手术患者的近期和远期预后具有重要意义。因此，老年患者的精确麻醉管理越来越受到重视。

本书编者长期从事临床麻醉诊疗工作，积累了较为丰富的临床经验，特别是在老年患者围手术期管理领域，有自己独特的认识和经验。本书共分6个章节，分别为概述、老年人解剖和生理改变、老年精确麻醉药理学、老年患者术前精确评估与临床决策、老年患者术中精确管理和老年患者术后精确管理。书中介绍了目前我国老年人慢性病现状、老年人围手术期不良事件的风险，并介绍了老年人神经系统、心血管系统、呼吸系统、内分泌系统的解剖和生理改变特点。根据老年人的药代动力学和药效动力学特点，分别阐述了老年患者使用静脉麻醉药、吸入麻醉药、阿片类药物、神经肌肉阻滞剂及拮抗剂的注意事项，为老年患者临床麻醉用药的选择提供参考。老年患者身体功能的个体差异大，精确评估对围手术期管理具有重要意义，本书介绍了目前临床工作中常用的评估量表，就老年患者麻醉的精确评估与临床决策做了详细叙述，方便读者根据临床工作需要选择合适的量表实施精确术前评估。不同手术类型的麻醉管理有不同的特点，本书结合临床典型病例，从术前病史采集、术中麻醉管理和术后镇痛等多方面就老年患者精确麻醉管理进行详细阐述，为读者提供参考。术后康复是老年患者围手术期管理的重要环节，本书根据老年患者的生理改变特点，从术后神经认知、术后心血管并发症、术后呼吸系统并发症及术后急性肾损伤等相关精确诊断与治疗做了详细介绍，为老年患者术后的精确管理提供有益指导。

本书结合临床真实病例，介绍老年患者精确麻醉的临床实践经验，内容新颖、实用性强。希望本书能够为从事老年患者麻醉的医务人员提供一定的借鉴与参考。

由于编写时间有限，书中难免存在疏漏或不足之处，敬请广大同道给予批评指正，以便再版时予以修正完善。

目　录

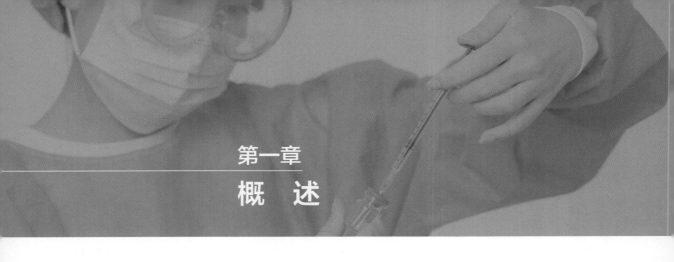

第一章

概　述

全球 60 岁以上人口数量在 2000 年已达到 6 亿，在 2006 年超过 7 亿，到 2050 年，预计全球老年人口将达到 21 亿。进入 21 世纪以来，伴随着死亡率、生育率的持续下降和人口预期寿命的延长，我国人口老龄化进入了快速甚至加速发展的时代。当前，我国老年人口总量约为 2.6 亿人，已进入轻度老龄化阶段，保障老年人口的健康是提高全民健康水平的关键。近年来，手术患者中老年患者的比例快速增加。随着年龄的增加，老年人的健康状况逐渐变差，慢性病患病率升高，失能率增加，这对老年手术患者的麻醉管理提出了更高的要求和挑战。

一、老年人的定义

我国《老年人权益保障法》所称"老年人"是指 60 周岁以上的公民。一些西方发达国家规定 65 岁以上为老年人，世界卫生组织（World Health Organization，WHO）则将老年人定义为 60 周岁以上的人群。

目前，老年人的定义标准主要有两种：第一，1956 年联合国在《人口老龄化及其社会经济后果》一书中确定 65 岁作为老年的划分标准，该标准与当时西方发达国家的退休和社会保障政策相一致；第二，1982 年联合国在老龄问题世界大会上提出了以 60 岁作为老年人的标准。目前，发达国家多以 65 岁及以上为老年，发展中国家多以 60 岁及以上为老年。至于老年分期，一般以 45～59 岁为老年前期（中年人）；60～89 岁为老年期（老年人），其中 80 岁以上的老年人称为高龄老人；90 岁以上为长寿期（长寿老人），其中 100 岁以上的老年人称为百岁老人。

借助生命表技术进行逆向推算可以为老年人标准的制订提供依据。Ryder 于 1975 年首先提出以余寿达到某一阈值（<10 年）作为老年起点。以余寿作为定义老年人的依据有利于实现老年定义的动态化，即随着预期寿命延长，老年的起点也会不断抬升。预计到 2050 年，老年人的年龄应以 69.5 岁作为起点。

老年人口比重，又称"老年系数"，是指老年人口占人口总数的百分比，是考察人口年龄构成、反映人口老化度的指标之一。通常用老年人中 60 或 65 岁及以上的人口数量占总人口数量的比重来衡量人口老龄化的状态。如果以 65 岁作为老年人的划分标准，则老年人口比重大于 7% 为老年人口型；4%～7% 为成年人口型；小于 4% 为年轻人口型。如以 60 岁作为老年人的划分标准，则老年人口比重大于 10% 为老年人口型。如果 60 岁及以上人口比重在 10%～20% 之间，属于轻度老龄化阶段；比重在 20%～30% 之间为中度老龄化阶段；超过 30% 是重度老龄化阶段。

二、我国老年人口现状

随着我国人口预期寿命持续提高（**图 1-0-1**），人口老龄化呈现进一步加快的趋势。2021 年我国第七次全国人口普查数据显示，共有 2.6 亿人达到或超过 60 岁，占总人口的 18.70%（**图 1-0-2**）。其中，65 岁及以上老年人口比重超过 7%，人口数为 1.9 亿。12 个省份 65 岁及以

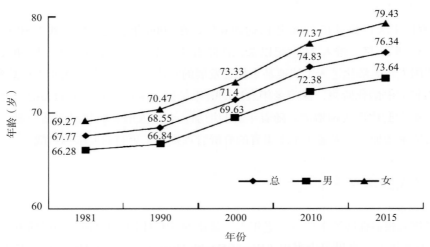

图 1-0-1　1981—2015 年我国人口平均预期寿命变化

引自：王雪辉，等. 人口与社会，2020, 36(4): 29-45.

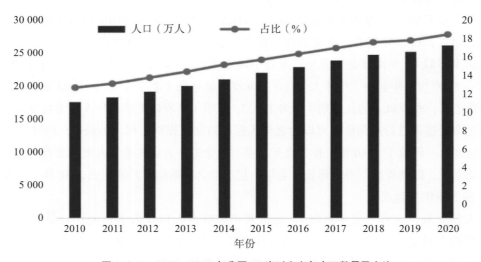

图 1-0-2　2010—2020 年我国 60 岁以上老年人口数量及占比

老年患者精确麻醉

上老年人口比重超过 14%。全国 ≥ 80 岁人口数量为 3580 万，占总人口的 2.54%，比 2010 年增加了 1485 万人，比重提高了 0.98%。

近 10 年间，我国已跨过了第一个快速人口老龄化期，而在"十四五"时期，20 世纪 60 年代第二次出生高峰所形成的更大规模人口队列则会相继跨入老年期，将会使我国的人口老龄化水平进入增长的"快车道"。

我国 65 岁以上的人口分布不均匀。各个省份 65 岁以上人口比重存在较大差异，从 5.67% 到 17.42% 不等。除西藏自治区外，其他 30 个省份 65 岁及以上老年人口比重均超过 7%。其中，12 个省份 65 岁及以上老年人口比重超过 14%（表 1-0-1）。

人口老龄化导致疾病的发病率、失能率增加，这意味着老年患者需要更长时间的医疗护理和更高的医疗费用。随着年龄增加，特别在年龄 > 85 岁的人群中，慢性病的患病率急剧上升。据估计，2006—2030 年，我国养老院床位的需求量将从 32.5 万张增加到 168 万 ~ 420 万张。我国长期老龄护理支出可能在 2036 年占到 GDP 的 3%。目前，美国老龄人口的医疗开支已占联邦卫生保健费的 50%，老龄患者大约占据了医院总床位的 40%。

随着老年人口基数增加，接受麻醉和手术的老年患者人数也随之增加。据估计，我国老年手术患者比例约占手术总量的 35%，是外科手术群体增长最快的部分。目前美国老年患者的手术比例已达 58%，显著高于年轻人。

表 1-0-1　第七次全国人口普查 31 个省市自治区各年龄段人口占比

地区	0~14 岁（%）	15~59 岁（%）	60 岁及以上（%）	65 岁及以上（%）
全　国	17.95	63.35	18.70	13.50
辽　宁	11.12	63.16	25.72	17.42
上　海	9.80	66.82	23.38	16.28
黑龙江	10.32	66.46	23.22	15.61
吉　林	11.71	65.23	23.06	15.61
重　庆	15.91	62.22	21.87	17.08
江　苏	15.21	62.95	21.84	16.20
四　川	16.10	62.19	21.71	16.93
天　津	13.47	64.87	21.66	14.75
山　东	18.78	60.32	20.90	15.13
湖　北	16.31	63.26	20.42	14.59
湖　南	19.52	60.60	19.88	14.81
河　北	20.22	59.92	19.85	13.92
内蒙古自治区	14.04	66.17	19.78	13.05
北　京	11.84	68.53	19.63	13.30
陕　西	17.33	63.46	19.20	13.32

地区	0~14岁（%）	15~59岁（%）	60岁及以上（%）	65岁及以上（%）
山 西	16.35	64.72	18.92	12.90
安 徽	19.24	61.96	18.79	15.01
浙 江	13.45	67.86	18.70	13.27
河 南	23.14	58.79	18.08	13.49
甘 肃	19.40	63.57	17.03	12.58
江 西	21.96	61.17	16.87	11.89
广西壮族自治区	23.63	59.69	16.69	12.20
福 建	19.32	64.70	15.98	11.10
贵 州	23.97	60.65	15.38	11.56
云 南	19.57	65.52	14.91	10.75
海 南	19.97	65.38	14.65	10.43
宁夏回族自治区	20.38	66.09	13.52	9.62
广 东	18.85	68.80	12.35	8.58
青 海	20.81	67.04	12.14	8.68
新疆维吾尔自治区	22.46	66.26	11.28	7.76
西藏自治区	24.53	66.95	8.52	5.67

引自：国家统计局全国人口普查网 http://www.stats.gov.cn/ztjc/zdtjgz/zgrkpc/dqcrkpc/ggl/202105/t20210519_1817698.html.

三、我国老年人慢性病现状

老年人通常伴随一种或多种慢性病。这些疾病可能限制老年人的身体活动，需要一种或多种药物治疗，有的还需要手术治疗。我国老年患者常见的慢性病包括慢性心血管疾病、糖尿病、关节炎和骨质疏松症、癌症、神经退行性疾病等。全国第六次卫生服务统计调查数据显示，老年人慢性病的患病种类以高血压和糖尿病为主，占所有慢性病患病的 51.2%（**表 1-0-2**）。

表 1-0-2　老年人慢性病患病率及构成

顺位	城乡合计			城市合计			农村合计		
	疾病名称	患病率（‰）	构成（%）	疾病名称	患病率（‰）	构成（%）	疾病名称	患病率（‰）	构成（%）
1	高血压	368.5	39.8	高血压	391.5	40.7	高血压	341.4	38.7
2	糖尿病	105.8	11.4	糖尿病	134.9	14.0	糖尿病	71.5	8.1
3	脑血管病	53.6	5.8	缺血性心脏病	50.4	5.2	脑血管病	61.9	7.0

顺位	疾病名称	城乡合计 患病率（‰）	构成（%）	疾病名称	城市合计 患病率（‰）	构成（%）	疾病名称	农村合计 患病率（‰）	构成（%）
4	缺血性心脏病	44.6	4.8	脑血管病	46.6	4.8	椎间盘疾病	49.9	5.7
5	椎间盘疾病	41.9	4.5	椎间盘疾病	35.2	3.7	缺血性心脏病	37.9	4.3
6	慢性阻塞性肺疾病	29.4	3.2	慢性阻塞性肺疾病	25.2	2.6	慢性阻塞性肺疾病	34.3	3.9
7	胃肠炎	26.7	2.9	胃肠炎	23.8	2.5	胃肠炎	30.2	3.4
8	类风湿关节炎	20.9	2.3	类风湿关节炎	15.6	1.6	类风湿关节炎	27.3	3.1
9	胆结石症和胆囊炎	12	1.3	前列腺增生或炎症	11.6	1.2	胆结石症和胆囊炎	13.4	1.5
10	前列腺增生或炎症	11.7	1.3	胆结石症和胆囊炎	10.8	1.1	前列腺增生或炎症	11.7	1.3

引自：蔡敏，等. 中国卫生信息管理杂志，2021, 18(1): 27-34, 49.

老年患者可能患有多种慢性心血管疾病，其中以高血压和冠心病最为常见。冠心病可增加围手术期心肌梗死的风险。老年患者还多伴有心脏退行性瓣膜疾病，其中主动脉瓣和二尖瓣最常累及。脑卒中是老年患者最主要的严重致残性脑血管疾病。高血压是脑卒中的主要危险因素，应积极治疗，以预防老年人继发性心脏病和脑卒中的发生。

相当数量的老年人有 2 型糖尿病，且多在 65 岁之前已经发病。2 型糖尿病会引发多种其他严重疾病，包括冠心病和脑卒中。骨质疏松症也是老年患者常见的代谢性疾病，它使骨骼变得更加脆弱而易骨折，最常受累的部位是脊柱、臀部和手腕。骨质疏松症导致的骨折常需要手术治疗。

约有 50% 的老年人患有关节炎，包括骨关节炎和风湿性关节炎等，女性比男性更易受累。骨关节炎常累及老年人的多个关节，如脊柱、髋关节、膝关节和肩关节等。类风湿性关节炎是一种自身免疫性疾病，关节滑膜有慢性炎症，多以药物治疗为主。

随着人口老龄化的加剧，老年患者癌症发生率显著增加，而接受手术治疗的老年癌症患者也日益增加。60 岁后，癌症的发病率明显增加。目前，50% 患者的癌症发病年龄以及 70% 患者的癌症死亡年龄均 ≥ 65 岁。考虑到年龄相关性器官功能衰退和共存疾病的存在，临床上需要特别关注老年手术患者的术后并发症、化疗相关风险及手术治疗后的生存质量。

随着年龄增长，大脑储备功能逐渐衰退，部分老年人可发展为认知障碍。认知障碍根据严重程度分为轻度认知障碍和痴呆。老年患者最常见的痴呆类型为阿尔茨海默病（Alzheimer disease，AD），65 岁以上老年人和 85 岁以上老年人阿尔茨海默病的发病率分别为 13% 和 32%。第二常见的痴呆综合征是路易体痴呆（dementia with Lewy body，DLB）。其他痴呆综合征还包括额颞叶痴呆、血管性（多发性梗死）痴呆和帕金森病痴呆。研究发现，内科病房中痴呆或谵妄患者的漏诊率高达 21%。

除了老年认知功能障碍外，视力和听力减退在老年人中也较为常见，严重时甚至可导致老年人活动能力丧失。老年人多见情绪障碍，主要为抑郁症，女性比男性更常见。年龄 ≥ 65 的女性和男性分别有 16% 和 11% 患有抑郁症。抑郁症如不及时发现，可导致自杀和其他相关原因的死亡。

失能（disability）是指一个人在日常生活中主要活动能力或生活能力的丧失或受限（即老年人失去日常生活自理能力），是个体健康测量的重要指标。老年人慢性病患病率高、患病时间早、带病时间长，因而近年来失能老年人口规模呈持续增长态势。据统计，全国 60 岁以上老年人失能率为 2.95%，其中在男性中为 2.52%，在女性中为 3.35%，60 岁以上老年人失能率女性明显高于男性。目前，全国共有失能老人 500 余万人。失能老年人口的持续增长对医疗保障体系提出了新的挑战。

四、老年人围手术期不良事件的风险

一方面，随着平均寿命的延长，老年手术患者的绝对数量和占比不断提高；另一方面，随着麻醉和手术技术的不断提高，以前被视为禁忌的高龄患者的麻醉和手术已逐渐被临床所接受。然而，由于老年患者的器官储备功能开始衰退，并存疾病增多，术后不良结局的风险也显著增加。据报道，老年患者术后并发症的总发生率超过 25%，是年轻患者的 2 ~ 4 倍。老年手术患者的术后生活质量较差，住院时间明显延长，再入院率和病死率也显著高于年轻患者。研究表明，在 227 例高风险住院手术中，年龄 ≥ 65 岁老年患者的病死率（6%）为年轻患者（3%）的两倍，这意味着老年患者耐受高风险手术的能力较差。

围手术期管理的优化对提高老年手术患者的安全和改善预后具有重要意义。由于老年人群的健康状况存在较大的个体差异，在围手术期对老年患者进行精确的评估和管理势在必行。首先，伴随患者年龄的增加，器官储备功能逐渐降低，这就需要麻醉医生更加全面地评估患者的重要脏器功能；其次，老年患者器官储备功能的异质性也随着年龄增大而增加，即部分老年患者的实际年龄（反映生命的年数）和生物年龄（反映衰老过程中的累积效应）并不符合。临床上不能单纯根据年龄判断麻醉和手术的风险，而应精确化地评估老年患者的术前情况，精确化地制订麻醉方案，精确化地防治术后并发症，以帮助老年患者顺利渡过麻醉手术关，改善老年手术患者的近期和远期预后。

（张细学　顾卫东）

老年患者精确麻醉

参考文献

[1] KAŹMIERCZAK-BARAŃSKA J, BOGUSZEWSKA K, Karwowski BT. Nutrition can help DNA repair in the case of aging[J]. Nutrients, 2020, 12(11): 3364.

[2] MOUNT S, FERRUCCI L, WESSELIUS A, et al. Measuring successful aging: an exploratory factor analysis of the InCHIANTI Study into different health domains[J]. Aging(Albany NY), 2019, 11(10): 3023-3040.

[3] MILTE CM, MCNAUGHTON SA. Dietary patterns and successful ageing: a systematic review[J]. Eur J Nutr, 2016, 55(2): 423-450.

[4] MURTHY S, HEPNER DL, COOPER Z, et al. Controversies in anaesthesia for noncardiac surgery in older adults[J]. Br J Anaesth, 2015, 115: ii15-ii25.

[5] BERNSTEIN M, MUNOZ N. Position of the Academy of Nutrition and Dietetics: food and nutrition for older adults: promoting health and wellness[J]. J Acad Nutr Diet, 2012, 112(8): 1255-1277.

[6] 夏翠翠. 老龄化背景下中国老年人口健康状况研究——纵向发展趋势及横向国际比较[J]. 中国卫生产业, 2020, 17(31): 190-194.

[7] NG TP, BROEKMAN BF, NITI M, et al. Determinants of successful aging using a multidimensional definition among Chinese elderly in Singapore[J]. Am J Geriatr Psychiatry, 2009, 17(5):407-416.

[8] BRITTON A, SHIPLEY M, SINGH-MANOUX A, et al. Successful aging: the contribution of early-life and midlife risk factors[J]. J Am Geriatr Soc, 2008, 56(6): 1098-1105.

[9] FRAGA MF, BALLESTAR E, PAZ MF, et al. Epigenetic differences arise during the lifetime of monozygotic twins[J]. Proc Natl Acad Sci USA, 2005, 102(30): 10604-10609.

[10] PERLS T. Genetic and environmental influences on exceptional longevity and the AGE nomogram[J]. Ann N Y Acad Sci, 2002, 959: 1-13.

[11] 翟振武, 李龙. 老年标准和定义的再探讨[J]. 人口研究, 2014, 38(6): 57-63.

[12] ETZIONI DA, LIU JH, MAGGARD MA, et al. The aging population and its impact on the surgery workforce[J]. Ann Surg, 2003, 238(2): 170-177.

[13] LICHTMAN SM. Therapy insight: Therapeutic challenges in the treatment of elderly cancer patients[J]. Nat Clin Pract Oncol, 2006, 3(2): 86-93.

[14] YANCIK R, RIES LA. Cancer in older persons: an international issue in an aging world[J]. Semin Oncol, 2004, 31(2): 128-136.

[15] STERN Y. Cognitive reserve in ageing and Alzheimer's disease[J]. Lancet Neurol, 2012, 11(11): 1006-1012.

[16] KIKURA M, OIKAWA F, YAMAMOTO K, et al. Myocardial infarction and cerebrovascular accident following non-cardiac surgery: differences in postoperative temporal distribution and risk factors[J]. J Thromb Haemost, 2008, 6(5): 742-748.

[17] BERGER M, SCHENNING KJ, BROWN CH, et al. Best practices for postoperative brain health: recommendations from the Fifth International Perioperative Neurotoxicity Working Group[J]. Anesth Analg, 2018, 127(6): 1406-1413.

[18] BARRETT JJ, HALEY WE, HARRELL LE, et al. Knowledge about Alzheimer disease among primary care physicians, psychologists, nurses, and social workers[J]. Alzheimer Dis Assoc Disord, 1997, 11(2): 99-106.

[19] O'HANLON S, RECHNER J. Optimising pre-operative assessment for older people[J]. Anaesthesia, 2018,

73(11): 1317-1320.

［20］ MORANDI A, DAVIS D, BELLELLI G, et al. The diagnosis of delirium superimposed on dementia: an emerging challenge［J］. J Am Med Dir Assoc, 2017, 18(1): 12-18.

［21］ SPRUNG J, ROBERTS RO, WEINGARTEN TN, et al. Postoperative delirium in elderly patients is associated with subsequent cognitive impairment［J］. Br J Anaesth, 2017, 119(2): 316-323.

［22］ 秦芳, 陈曦, 徐恩瑶, 等. 多模式预康复策略在老年手术患者中的应用进展［J］. 中华现代护理杂志, 2020, 26(27): 3705-3711.

［23］ DE OLIVEIRA GS, HOLL JL, LINDQUIST LA, et al. Older adults and unanticipated hospital admission within 30 days of ambulatory surgery: an analysis of 53,667 ambulatory surgical procedures［J］. J Am Geriatr Soc, 2015, 63(8): 1679-1685.

［24］ ETZIONI DA, LIU JH, O'CONNELL JB, et al. Elderly patients in surgical workloads: a population-based analysis［J］. Am Surg, 2003, 69(11): 961-965.

［25］ MATHIS MR, NAUGHTON NN, SHANKS AM, et al. Patient selection for day case-eligible surgery: identifying those at high risk for major complications［J］. Anesthesiology, 2013, 119(6): 1310-1321.

［26］ 王雪辉, 彭聪. 我国老年人口群体特征的变动趋势研究［J］. 人口与社会, 2020, 36(4): 29-45.

［27］ 蔡敏, 谢学勤, 吴士勇. 我国老年人口健康状况及卫生服务利用［J］. 中国卫生信息管理杂志, 2021, 18(1): 27-34,49.

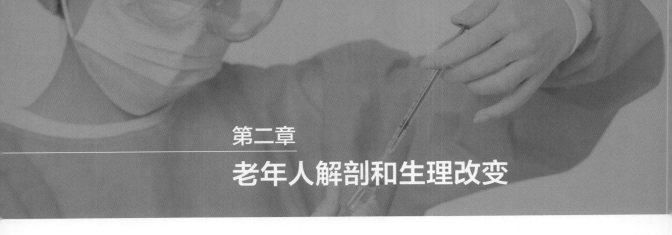

第二章
老年人解剖和生理改变

第一节　老年人神经系统解剖和生理改变

随着年龄的增加，老年人的神经系统可发生一系列解剖和生理性改变，包括神经细胞减少、脂褐质沉积、细胞形态改变、脑血管改变、周围神经束内结缔组织增生、神经纤维变性等，本节主要介绍老年人中枢神经、周围神经和自主神经的增龄性改变。

一、老年人神经系统解剖改变

（一）中枢神经系统

老年人中枢神经系统可发生一系列退行性改变，从青年至老年的过程中，脑的重量逐渐减轻，体积逐渐缩小，许多老年人可出现一定程度的脑萎缩。脑组织的减少在 59 岁以后明显加快。80 岁时的脑重量比 30 岁时减轻 15%～18%，脑组织在颅内所占的比例也从年轻时的 92% 降至 87%。

脑组织的萎缩主要是由于神经元数量的进行性减少所致。人的一生中，神经元的耗损速率大约为每天减少 5 万个神经元。相对于中枢神经系统 100 亿个神经元的总数而言，这个耗损量并不算大，但神经元的死亡和丢失具有一定的选择性。具有特殊功能的神经元亚群，特别是合成神经递质的神经元，往往耗损得最快。例如，90 岁时大脑皮质、小脑皮质、丘脑、蓝斑核、基底节等部位的神经元可减少 30%～50%。随着年龄的增加，脑灰质占全脑实质的比例也呈进行性下降。80 岁时的脑灰质比例比 20 岁时下降 10%。N-乙酰天门冬氨酸（N-acetyl-aspartate，NAA）是反映脑组织代谢的指标。研究发现，所有脑叶 N-乙酰天门冬氨酸的浓度和灰质体积分数（fractional volume of gray matter，FVGM）均随年龄的增加而逐渐降低，提示老年人脑内 N-乙酰天门冬氨酸的减少与灰质体积、神经元密度及脑代谢的下降具有相关性。

随着年龄的增长，脑白质体积也可明显减小。18～39岁年龄段人群的脑白质体积占比为38.9%，而69岁以上年龄段人群的脑白质体积占比仅为33.0%。与此同时，脑脊液的体积占比可出现代偿性增加。18～39岁年龄段人群的脑脊液占比为7.1%，而69岁以上年龄段人群的脑脊液占比增加到了13.4%（表2-1-1）。此外，老年人的脑沟也因脑体积的缩小而逐渐增宽，老年人脑沟约比年轻人宽35%。这些增宽的脑沟被脑脊液所充填，故许多老年人可出现低压性脑积水。

表 2-1-1　磁共振成像测量的不同年龄段人群的脑组织体积

年龄组	人数	年龄（岁）	灰质体积（%）	白质体积（%）	脑脊液（%）	损失（%）
<40岁	10	23.3 ± 7.6（18～38）	48.7 ± 1.8（45.8～51.4）	38.9 ± 2.8（34.6～43.8）	7.1 ± 3.1（3.6～13.7）	0.25 ± 0.13（0.12～0.54）
40～49岁	9	45.6 ± 2.7（42～49）	46 ± 1.4（44.2～48.9）	37.5 ± 1.8（34.2～39.3）	9.9 ± 2.0（7～13.8）	0.4 ± 0.17（0.22～0.77）
50～59岁	8	55.0 ± 2.3（52～59）	44.6 ± 1.9（42.0～46.6）	38.5 ± 2.2（35.1～40.5）	10.6 ± 2（7.8～14.3）	0.30 ± 0.13（0.13～0.46）
60～69岁	23	66.0 ± 2.9（60～69）	46.4 ± 2.3（41.2～50.2）	35.0 ± 2.7（31.3～42.5）	12.3 ± 2.9（5.2～18.6）	0.30 ± 0.1（0.12～0.55）
>69岁	22	73.5 ± 3.0（70～81）	47.2 ± 3.3（42.4～53.5）	33.0 ± 4.1（25～39.2）	13.4 ± 2.1（10～18）	0.29 ± 0.11（0.1～0.55）

值为均数 ± 标准差，括号中为范围。引自：GUTTMANN CR, et al. Neurology, 1998,50(4): 972-978.

随着年龄的增长，体内髓鞘纤维的总长度逐渐减小（图2-1-1）。20岁和80岁男性的髓鞘纤维总长度分别为17.6万千米和9.72万千米，20岁和80岁女性的髓鞘纤维总长度分别为14.9万千米和8.2万千米。可见，从20岁到80岁，髓鞘纤维的总长度下降了约45%。有髓神经纤维的减少可以部分解释老年人感觉、运动和认知能力下降的原因。

一个神经元的树突可整合来自同一脑区和不同脑区的数千个兴奋性突触和数百个抑制性突触的输入信号。随着年龄的增长，前额叶、颞叶皮质和中央前皮质锥体神经元的树突状结构逐渐退化，表现为树突的总长度缩短，树突棘的密度降低（图2-1-2）。

健康老年人维系脑电活动、脑代谢和脑血流的内在调控机制仍基本保持完整。相较于年轻人，老年

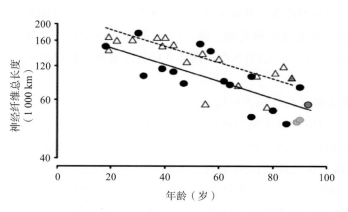

图 2-1-1　有髓神经纤维总长度随年龄的变化

三角代表男性；圆圈代表女性；灰色三角和有环灰色圆圈代表海马有神经病理改变的被试；无环灰色圆圈代表皮质有神经病理改变的被试；白色三角和黑色圆圈代表不存在神经病理改变的被试。引自：MARNER L, et al. The Journal of Comparative Neurology, 2003, 462(2): 144-152.

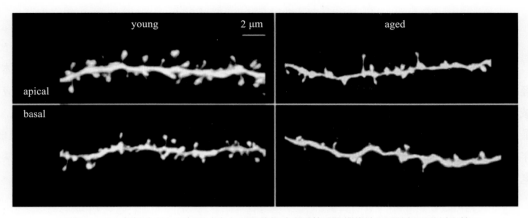

图 2-1-2　年轻（左）和年老（右）猕猴前额叶皮质第三层锥体神经元的树突和树突棘

上排图片为头端树突，下排图片为基底部树突。可见年老猕猴树突棘密度明显小于年轻猕猴。apical—头端；basal—基底部；
young—年轻；aged—年老。引自：DICKSTEIN DL, et al. Neuroscience, 2013, 251：21-32.

人的脑血流量相对减少，脑血管阻力相对增加。80 岁老年人的脑血流量比 20 岁年轻人降低约 20%。老年人的脑血流的降低与神经元密度的减少成正比，亦即单位脑组织的血流供应并无明显改变。一般而言，20 岁以后灰质区域的脑血流量即随年龄的增长而出现缓慢下降，至 70 岁以后下降速度加快。老年人的脑血管自主调节功能一般仍能保持正常。实验室和临床数据都表明，年龄变老并非一定伴有脑动脉的硬化和脑灌注不足，脑血流降低是脑组织萎缩的结果，而非原因，但如果老年人患有脑卒中或存在动脉粥样硬化的危险因素，则脑血管的舒缩反应可明显降低，特别是对低氧的反应明显迟钝，即脑组织低氧不能再使脑血流量明显增加。

与脑的老化相似，老年人的脊髓同样也可发生退行性改变，主要表现为脊髓神经元减少、神经胶质增生、后索脱髓鞘、树突减少、突触变性、淀粉样小体和脂褐素沉积增加。以颈椎及胸椎的中间灰质区神经纤维的退化、固缩和减少最为明显，老年人颈髓的横径与年龄成反比。此外，骨性椎管的直径随年龄增大而逐渐变窄，因此，老年患者椎管狭窄的发生率较高。

（二）周围神经系统及神经肌肉接头

随着年龄的增长，周围感觉神经和运动神经的神经纤维和轴突的数量逐渐减少，神经胶质增生，传导速度逐渐减慢。传入神经的传导速度每年减慢约 0.16 m/s，周围运动神经的传导速度每年减慢约 0.15 m/s。老年人由于皮质脊髓传导功能的减退，躯体自主活动从指令意识产生到开始动作的时间明显延长。

老年人运动神经元从胞体沿轴突向远端输送细胞质的能力明显减退，导致对骨骼肌的营养性支持减少，神经肌肉接头发生相应退行性改变，表现为接头后膜增厚并扩展超出终板范围，神经肌肉接头外非典型胆碱能受体数量明显增加。通常认为，运动终板增厚和非典型胆碱能受体增加是弥散性神经源性肌萎缩的表现。终板及其周围区域胆碱能受体数量的增加，可能是为了代偿衰老所致运动终板数量和密度的下降，因而，老年人对非去极化型肌松药的敏感性可能并无明显下降。老年人对琥珀胆碱敏感性的增加，可能是由于血浆胆碱酯酶浓度降低所致，而非由于神经肌肉接头的改变。

（三）自主神经系统

自主神经系统的退行性改变包括神经元和神经纤维数量减少、神经传导速度减慢，受体和神经递质的数量明显减少，功能减退。老年人自主神经反射的反应速度较年轻人减慢，反应强度减弱。自主神经系统对生理紊乱的调控能力随着年龄的增长而下降。β-受体敏感性降低，导致最大心率减低、心输出量减少和对β-肾上腺素能受体激动剂（如多巴酚丁胺）的反应减弱。老年人颈动脉窦压力反射减退，导致直立性低血压的发生率增加。因此，术前长时间禁食禁饮对老年患者生理的影响更大。

二、老年人神经系统的生理改变

（一）中枢神经功能的改变

在衰老的过程中，老年人可表现出神经功能减退。例如，短时记忆能力下降，视觉、听觉、味觉和嗅觉功能减退，计算能力和快速理解能力逐渐下降，反应时间延长，迅速回忆信息的能力降低等。认知处理速度随年龄的增长而减慢。大脑神经髓鞘的完整性对于维持快速的认知处理至关重要。研究发现，在健康老年人群中，年龄相关性认知处理速度减慢与髓鞘的髓磷脂分解有关。然而，有些健康老年人甚至在80岁以后，仍可保持良好的长时记忆、信息储存及理解能力等，而无明显的智力减退。这说明如果没有疾病等因素的影响，年龄增长所引起的神经系统退行性改变不至于明显妨碍神经系统功能。语言技巧、审美观、品格等一般不随年龄增大而削弱。

脑卒中的发病率和病死率随年龄的增长而增加。美国的一项调查性研究表明，45~64岁人群首次脑卒中后5年内的病死率为19%~29%，65~74岁人群为33%~45%，≥75岁人群为51%~67%，年龄是影响首次脑卒中后5年内病死率的重要因素（图2-1-3）。

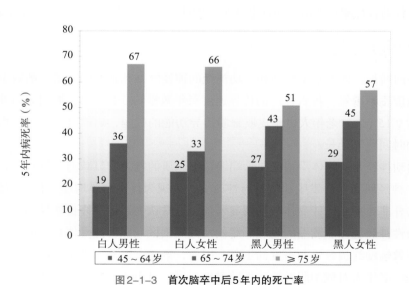

图2-1-3　首次脑卒中后5年内的死亡率

引自：MOZAFFARIAN D, et al. Circulation, 2016, 133(4): e38-e360.

老年患者精确麻醉

（二）周围神经功能的改变

老年人各种感觉的阈值增高，视觉、听觉、触觉、关节位置觉、嗅觉、痛觉、温度觉等逐渐减退。老年人晶状体水分减少，囊膜增厚，弹性减弱，加上肌肉调节能力下降，老年人易发生老视。老年人眼球突度减少，瞳孔相对缩小，故而可出现视力减退、视野缩小和暗适应能力降低。老年人听力减退初期以高频听力下降为主，有的还会伴有持续性耳鸣，听敏度的降低会导致老年人从声音中提取的信息量减少。听力损失还可逐渐向低频扩散，严重者可完全丧失听力。我国听力残疾者的数量达 2000 多万人，其中老年性耳聋患者为 1300 余万人，约占 66.71%。老年人运动功能的减退主要表现为动作变慢、步态不稳、肌力对称性减退。此外，老年人的神经反射明显减弱，如腹壁反射、膝反射和踝反射等均较年轻人减弱。

（三）自主神经功能的改变

老年人压力反射、冷刺激的血管收缩反应和体位改变后心率反应的启动较慢，反应幅度减小，故老年人适应外界环境改变的能力减弱，反应速度下降，血流动力学不易维持稳定。老年人使用扩张血管和抑制心肌收缩力的麻醉药或实施椎管内麻醉时，低血压的发生率明显高于年轻人。如果老年患者术前的心血管疾患（如充血性心衰）处于代偿期，一旦经历麻醉和手术打击，机体内脆弱的平衡就很容易被打破。

（四）神经递质和受体活性的改变

随年龄增加，脑细胞对葡萄糖的利用能力和细胞质蛋白合成能力均下降。老年人脑内蛋白质含量减少 5%～25%。老年人神经组织中，与神经递质合成有关的酶（如酪氨酸羟化酶、多巴脱羧酶、胆碱乙酰化酶等）在浓度上和功能上均有所降低，抑制神经递质合成的酶也同样减少。老年人由于功能性神经元的减少，某些脑区内多巴胺、去甲肾上腺素、酪氨酸、5-羟色胺等神经递质的含量均减少。例如，老年人下丘脑和尾核中多巴胺的含量明显降低。老年人脑内受体，特别是多巴胺受体，对神经递质的亲和力明显降低。同时，与神经递质分解有关的酶（如单胺氧化酶、儿茶酚-O-甲基转移酶）的活性增高，从而使神经递质含量进一步减少。这些老年性改变会对神经功能造成不利影响。老年人的中枢神经系统可塑性仍然存在，但较儿童和年轻人明显缓慢且不完全。下面将介绍增龄对神经递质及其受体功能的影响。

1. 5-羟色胺

5-羟色胺在记忆的形成、情感及情绪调节、睡眠稳态以及疼痛调制中发挥重要作用。随着年龄的增长，纹状体的多巴胺及多巴胺转运蛋白水平明显降低，可引起动作缓慢、震颤等运动障碍表现。老年人皮质 5-羟色胺的含量虽然没有明显减少，但 5-羟色胺受体随年龄增长而进行性减少。这种改变的临床意义仍需进一步明确，但有理由怀疑它可能在老年人情绪调控和睡眠障碍中发挥了作用。

2. 多巴胺

多巴胺能神经元主要位于纹状体，负责调控运动和认知功能，如奖赏、记忆编码或提取以及言语流畅等。多巴胺还作为腹侧被盖区和伏核的联络递质，参与中枢奖赏环路的信号传递，介导正性增强和奖赏行为。脑内多巴胺受体主要有 D1 和 D2 型。D1 受体为突触后受体。D2 受体除了分布于突触后膜，还可作为突触前受体，负反馈调节多巴胺的释放。随着年龄的增长，脑内多巴胺含量和多巴胺受体明显下降，这种下调可能继发于脑内多巴胺能神经元和突触的丢失，具体机制目前仍不清楚。多巴胺及其受体数量的下降可导致老年人运动表现和认知功能下降，也可导致老年人快感缺失，对奖赏刺激缺乏正常情感反应的敏感性。帕金森病是老年人常见的中枢系统疾病，帕金森病的主要病理特点是中脑黑质多巴胺能神经元严重缺失，纹状体多巴胺神经递质减少，可出现静止性震颤、运动迟缓、姿势不稳、强直等运动症状，以及感觉障碍、便秘、抑郁、自主神经功能障碍等非运动症状。

3. 乙酰胆碱

乙酰胆碱及其受体（M 型和 N 型）广泛存在于中枢及外周神经系统，在高级认知功能、自主神经功能及神经肌肉接头功能中发挥重要作用。M1 型受体主要分布在皮质、海马、伏核、苍白球和尾状核。M2 型受体主要位于丘脑、脑干、桥脑以及小脑。研究发现，健康老年人额叶的乙酰胆碱受体（主要是 M1 亚型）表达下降，丘脑的乙酰胆碱受体（主要是 M2 亚型）表达增加，提示老年人存在胆碱能神经元功能下降，应尽量避免使用抗胆碱药物。围手术期使用抗胆碱能药物可影响老年患者术后认知功能，导致术后谵妄发生率增加。

4. γ-氨基丁酸

γ-氨基丁酸（γ-aminobutyric acid，GABA）是神经系统内重要的抑制性神经递质，其受体有 GABA$_A$、GABA$_B$、GABA$_C$ 三种亚型。其中，A 亚型是多种麻醉药物（如吸入麻醉药、巴比妥类、依托咪酯、丙泊酚和苯二氮䓬类药物）的分子作用靶点。GABA$_A$ 受体广泛分布于皮质、海马、小脑和下丘，在记忆的形成、镇静和抗焦虑中发挥重要作用。在健康老年人脑中，虽然 GABA$_A$ 受体总的结合力相较于年轻人没有明显改变，但海马中受体的结合密度增加。此外，研究发现，苯二氮䓬类药物诱发的抑制性电流在老年神经元中更大，提示老年神经元对苯二氮䓬类药物的敏感性更高。这一发现可以解释为什么老年患者对作用于 GABA$_A$ 受体的麻醉药的敏感性增高。

5. 组胺

组胺能神经元主要参与机体的睡眠-觉醒转换、体温调控、内分泌调节、认知处理、食欲、注意力及记忆功能。中枢神经的组胺能神经元起源于结节核，投射至海马、皮质、下丘脑、杏仁核和伏核。中枢神经系统内有 H1、H2 和 H3 三种组胺受体。其中，H1 受体和 H2 受体发挥生理功能，H3 受体是突触前受体，调控组胺以及其他神经递质（如去甲肾上腺素、乙酰胆碱和多巴胺）的释放。随着年龄的增长，额叶、颞叶及顶叶 H1 受体的结合力进行性下降，每 10 年受体结合力下降约 13%，但受体密度的改变不明显。近年的研究证实，组胺的减少介导了衰老相关性认知功能下降。

6. 食欲肽

食欲肽能神经元的胞体位于侧下丘脑区，在苏醒、能量平衡和食欲调控中发挥作用。食欲肽与发作性睡病有关，该类患者脑内食欲肽的产生明显减少。一项动物研究发现，老年啮齿类动物的食欲肽明显减少，同时可伴有嗜睡、食物诱导的肥胖、胰岛素信号失调以及棕色脂肪组织在体温调节中的作用下降。老年啮齿类动物补充外源性食欲肽后，对唤醒、食欲以及生理节奏的改善作用明显小于年轻动物。这说明老年动物不但内源性食欲肽的生成减少，而且对外源性食欲肽的敏感性也相应下降。

7. N-甲基-D-天门冬氨酸受体

N-甲基-D-天门冬氨酸（N-methyl-D-aspartate，NMDA）受体是离子型谷氨酸受体，主要分布于大脑皮质、海马、丘脑、纹状体、小脑及脑干的突触后膜，参与学习、记忆以及突触可塑性的调控。NMDA受体是由不同亚单位共同组成的异聚体，目前发现其共有7个亚单位，分别是NR1亚单位、4种NR2亚单位（NR2A、NR2B、NR2C、NR2D）以及2种NR3亚单位（NR3A、NR3B）。NR1是NMDA受体复合物的功能性亚单位，为实现该受体离子通道的功能所必需；NR2是调节亚单位，对整个受体通道的功能进行修饰调节。随着年龄的增长，这些亚单位的密度及其与配体的结合力下降，表现为海马依赖的记忆功能的损伤。与年轻动物相比，NMDA受体在老年动物记忆巩固中的作用明显减弱。表2-1-2总结了老年人神经系统结构和功能的改变。

表 2-1-2　老年人神经系统结构及功能的改变

结构	结构改变	功能改变
脑和脊髓	脑萎缩、脑沟加深 髓鞘纤维总长度缩短 神经元的进行性减少 合成递质神经元减少更明显 神经胶质增生 脑脊液增多	短程记忆能力下降 视觉、听觉、味觉、嗅觉减退 计算和快速理解能力下降 反应时间增加 智力不变
外周神经	神经纤维数量减少 神经轴突减少 神经胶质增生 神经传导速度减慢	视觉、听觉、触觉、关节位置觉、嗅觉、外周痛觉、温度觉的阈值升高
神经肌肉接头	接头后膜增厚 非典型胆碱能受体在接头外的扩展	动态肌力下降，控制和维持肢体稳定的能力下降
自主神经	神经元丧失 神经纤维数量减少 神经传导减慢	自主神经反射减退
突触及受体	胞体缩小 树突数量减少及树突棘密度降低 受体及受体后信号改变	5-羟色胺、多巴胺、乙酰胆碱、组胺、食欲肽合成减少 突触可塑性下降

（杨梦清　刘健　赵璇）

第二节　老年人心血管系统解剖和生理改变

随着年龄的增加，心血管系统可发生一系列衰老性改变，如心肌萎缩、纤维组织增多、瓣膜纤维化和钙化、传导系统内特殊心肌纤维减少、血管弹性下降等。本章节将从心脏、血管、心血管神经和体液调节几方面介绍老年人心血管系统解剖和生理的增龄性改变。

一、老年人心血管系统解剖改变

（一）老年人心脏的解剖改变

1. 心肌

老年人心脏在解剖学上的改变主要包括心室壁肥厚、心肌纤维化以及瓣膜的钙化。左心室收缩期和舒张期室壁厚度与年龄呈正相关（图 2-2-1）。从 30 岁至 90 岁，左心室心肌呈进行性肥厚。男性心脏重量平均每年增加 1.0 g，女性平均每年增加 1.5 g，但 90 岁以后心脏重量开始减轻。老年人心脏重量的增加主要是由于心肌细胞体积增加所致，心肌细胞的数量并未增多。这种心肌细胞肥大所致的心室壁肥厚或向心性心脏肥大，因神经末梢和毛细血管分布的相对不足，以及毛细血管血液与心肌细胞物质交换距离的加大，会导致心肌收缩力下降和心肌顺应性降低，这也是老年人心脏泵功能改变的形态学基础。

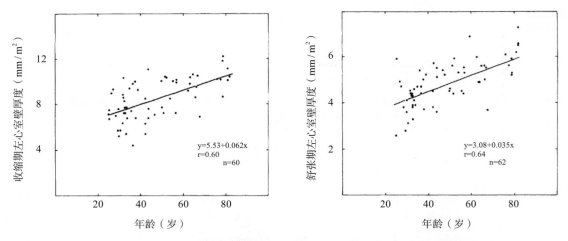

图 2-2-1　收缩期左心室壁厚度（A）及舒张期左心室壁厚度（B）与年龄的关系

引自：GERSTENBLITH G, et al. Circulation, 1977, 56(2): 273-278.

组织学检查显示，老化肥大的心肌细胞核内染色质可聚集成块，发生固缩、破碎甚至溶解。老年人心肌细胞核内的包涵体增多，核与核仁变大，数量增多，核膜凹陷，二倍体数量增多。

此外，老年人心肌细胞还可出现线粒体数量减少并出现膨胀，高尔基复合体破碎，可见溶酶体膜的破坏。心肌细胞老化的一个典型表现是脂褐素沉积，位于细胞核的两极，一般从45岁开始逐年增多，可使衰老的心肌颜色变深，呈棕色。脂褐素沉积是线粒体破坏所致，可导致心肌细胞的能量代谢、物质合成与利用、异物清除等功能受损，是老年人心脏代谢功能变化的基础。

2. 心肌间质

除了心肌实质细胞的改变之外，老年人心肌间质也会发生老化，可出现结缔组织增生、脂肪浸润及淀粉样变等退行性改变。随着年龄的增加，心肌之间的胶原纤维和弹性纤维增生，Ⅰ型胶原和纤维粘连蛋白（纤维化的两种主要成分）增加，胶原的致密度增加并发生硬化，常可见到心肌间质有小的钙化灶，这些改变使得心脏的三维胶原网架发生改变，顺应性明显下降。此外，心包的纤维化，甚至僵硬，可进一步导致心脏舒张功能减退。脂肪浸润可发生于老年心脏的任何部位，几乎波及心肌全层，尤以右心房和右心室的脂肪浸润最为明显。房间隔的脂肪浸润可累及传导系统，导致房室传导阻滞。心脏淀粉样变在60岁以前不多见，在75～98岁老年人中，心脏淀粉样变的比例可占到82%。在心房，淀粉样物质主要沉积在心内膜下，在心室主要沉积在心肌纤维之间，在冠状动脉主要沉积在内膜和中层，以弥漫性病变为主。85岁以上老年人的冠状动脉淀粉样变甚至比动脉粥样硬化更严重。现已证实，老年人心脏淀粉样变与充血性心力衰竭及房颤的发生具有相关性。

3. 心脏传导系统

老年人心脏传导系统中的弹性纤维及胶原纤维增加，心外膜脂肪组织堆积，脂肪组织可包裹窦房结，甚至参与病态窦房结的发生、发展过程。正常人的窦房结起搏细胞在近59岁时开始减少，希氏束亦随增龄而出现细胞数量减少、纤维和脂肪组织增加，并伴有淀粉样浸润。老年人的左心支架（包括左房室瓣和主动脉瓣环、中央纤维体、近端室间隔）可发生不同程度的纤维化，房室结、希氏束、左右束支的近端均可能受累，这是老年人出现慢性房室传导阻滞的常见病因。

（二）老年人血管的解剖改变

1. 体循环动脉

长期心率增快可使动脉壁的机械应力增加，加速动脉壁的弹性蛋白分解，导致大动脉硬化。每次心跳都产生一个脉压，使血管产生一次机械拉伸。脉冲性机械应变效应的长期积累会逐渐引起弹性大动脉壁的疲劳，造成动脉硬化和内皮功能障碍，进而导致高血压、左心室肥厚、脑和肾微血管疾病的发生。脉压为收缩压与舒张压的差值，可转换成沿动脉分支传播的压力波。动脉阻力与脉搏波传播速度直接相关。脉搏波传播速度可通过测定脉搏波从动脉近端向远端的传播时间以及两端的距离计算得到。在一定距离内，压力波的传播速度随动脉壁的弹性改变而改变。主动脉壁的弹性越差，脉搏波传播速度越快。健康年轻人静息状态下的正常脉压为30～40 mmHg，正常脉搏波传播速度为10 m/s。压力波从顺应性高、阻力小的大动脉向顺应性低、阻力大的远端动脉传播，向前的压力波遇到阻力时，一部分能量被反弹，不能继续传送到远端动脉。老年人常伴有主动脉硬化，导致脉压增大、脉搏波传播速度加快，使得动脉的反弹波减弱、前向波增强，过多的脉搏能量被传递到微循环，导致血管结构和功能受损。

随着年龄的增加，血管中的弹力纤维逐渐变得僵直、脆弱，并可发生断裂，导致动脉的弹性降低。主动脉等大血管可出现管腔增粗、管壁延长迂曲等改变，动脉的弹力纤维层可出现钙质沉积。老年人血管中的胶原蛋白含量明显增加，同时胶原纤维相互交联，形成纤维束，进一步削弱了血管的弹性。主动脉中层的胶原沉积可使老年人的收缩压和脉压增加（图 2-2-2），但对舒张压的影响不大。随着年龄的增大，主动脉弹性逐渐下降，主动脉腔内压力增大，主动脉发生扩张，以部分补偿弹性的丧失。由于主动脉壁僵硬，射入主动脉的血液增多时，主动脉内的收缩压可急剧增加。从 20 岁到 79 岁，男性的收缩压约增加 25 mmHg，女性约增加 35 mmHg。到 80 岁后，男性的收缩压趋于稳定，女性的收缩压反而出现下降。舒张压在 20 岁以后逐渐升高，男性在 80 岁以后舒张压反而又下降，女性的舒张压在 60～80 岁比较稳定，80 岁以后开始下降。

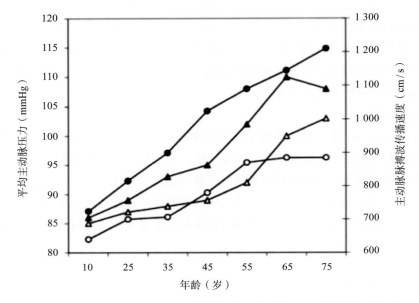

图 2-2-2　平均主动脉压力（三角）和主动脉脉搏波传播速度（圆圈）随年龄的变化

实心标记：广州农村人群；空心标记：北京城市人群。引自：LAKATTA EG. Clin Geriatr Med, 2000, 16(3): 419-444.

2. 体循环静脉

大约 70% 的血容量储存在低压的静脉系统。同动脉系统相似，静脉系统也可随着年龄的增加而逐渐发生硬化。老年人的静脉可出现内膜下纤维增厚、三层静脉壁的弹力纤维减少、胶原联结增生以及血管平滑肌细胞的增生。静脉系统顺应性的改变在高血压的发生和低血容量代偿能力的下降中起着重要作用。现已证实，静脉顺应性随年龄的增加而下降，这一改变似乎与交感张力增加或高儿茶酚胺的作用无关，而与内皮素的增加或者肌源性因素有关。静脉顺应性下降可能参与了高血压的发生，并可导致心血管调控功能受损，降低血管床对血流动力学应激性改变（如低血容量）的缓冲能力。

3. 肺循环

老年人运动时的肺动脉收缩压和平均压较年轻人更高。老年人肺动脉的弹性降低，肺血管床血管阻力增加，休息和运动时右心室收缩期射血阻力均增加，这可能是由于心输出量减少和（或）充盈压增加所致。

老年人肺组织弹性减退，肺泡持续扩大，回缩障碍，大量肺泡周围的毛细血管床因受挤压、牵拉而退化，致使肺毛细血管床大量减少。老年人存在不同程度的肺泡通气与换气不良，还有部分老年肺气肿患者存在不同程度的支气管软化。上述情况均可导致通气与换气功能障碍，引起通气/血流比例失调，导致缺氧和二氧化碳潴留，从而产生不同程度的低氧血症和高碳酸血症，致使肺血管收缩、痉挛及血管平滑肌增生，最终可致肺循环阻力增加和肺源性心脏病的产生。

（三）老年人心血管神经调节的改变

1. 交感神经调节

交感神经系统在老化和心血管疾病中发挥着重要作用。随着年龄的增长，交感神经系统的活性逐渐增加。65岁老年人的交感神经活性几乎是25岁年轻人的2倍。这一改变可能是由于儿茶酚胺释放增加，神经元对儿茶酚胺神经递质的重摄取减少所致。交感神经系统活性的改变具有部位特异性，骨骼肌、内脏和心脏的交感神经活性改变更明显。成年后，血浆儿茶酚胺水平每10年增加10%～15%。此外，随着年龄的增加，心肌交感神经末梢对儿茶酚胺的再摄取逐渐减少，使得心肌 β_1 受体暴露于高浓度的儿茶酚胺刺激，β_1 受体敏感性下降。心肌 β_1 受体敏感性的下降可抵消高浓度儿茶酚胺的作用。循环中的儿茶酚胺主要作用于外周血管的 α_1 受体和 β_2 受体，分别引起血管收缩和血管舒张。随着年龄的增加，β_2 受体介导的血管舒张作用逐渐减弱，血管收缩作用占据优势。长期的交感神经兴奋对心脏是有害的，高浓度儿茶酚胺可导致胶原蛋白组成的改变，使心肌发生纤维化。

2. 副交感神经调节

副交感神经随着年龄的增加而活性逐渐减弱，心脏内的副交感神经节和末梢可逐渐发生变性，交感神经活性逐渐占据优势。与男性相比，老年女性能维持更高的迷走神经张力。老年人迷走神经活性的下降，一方面是由于迷走神经兴奋输出的减少，另一方面是由于心肌细胞表面M受体活性的减弱。

3. 自主神经反射

老年人心血管反射的自主调节功能可发生不同程度的减弱。呼吸性窦性心律不齐主要是由于副交感神经与交感神经的张力发生变化，导致窦房结出现周期性、规律性改变所致。老年人呼吸性窦性心律不齐减轻，提示副交感神经调控窦房结的能力随年龄增加而减弱。人体心率的反射调控主要依赖迷走神经张力，老年人心率的压力感受器反射调控作用减弱可能与副交感神经张力不足有关。相反，血浆儿茶酚胺和交感神经活性基础水平的升高表明，交感神经张力随着年龄的增加而增强。

（四）老年人心血管体液调节的改变

1. 肾素-血管紧张素-醛固酮系统

肾素-血管紧张素-醛固酮系统在调控水、钠代谢中发挥重要作用。对肾素和醛固酮凌晨血浆浓度和 24 h 张力的测定结果显示，肾素-血管紧张素-醛固酮系统的活性在老年人中明显降低。虽然老年人血浆肾素、血管紧张素的水平下降，但血管紧张素受体 1（AT Ⅰ）和受体 2（AT Ⅱ）的表达增加，老年人对血管紧张素 Ⅰ 和血管紧张素 Ⅱ 的缩血管反应增强。心肌局部血管紧张素受体的增加介导了老年人的心脏重构。此外，老年人肾素-血管紧张素-醛固酮系统活性的改变可影响肾的钠平衡功能，表现为钠摄入不足时，老年人的肾脏保钠功能较年轻人下降；钠负荷过多时，老年人的肾脏钠排泄功能下降。

2. 血管升压素

老年人垂体后叶分泌的血管升压素增加，但其效应可因为老年人肾集合管对血管升压素的反应性降低而被抵消。老年人因为肾血流和肾小球滤过率的降低，其尿液浓缩和钠负荷排泄能力下降。

3. 心钠素

心钠素具有促进水、钠排泄的作用，可拮抗多种交感神经依赖的激素和肾素-血管紧张素作用。随着年龄的增加，血浆中的心钠素浓度升高。老年人血浆心钠素浓度的增加与其对心钠素的反应性下降、血浆心钠素清除能力下降和心房压力升高等因素直接相关。

二、老年人心血管生理的改变

（一）心脏泵功能

老年人群的心输出量可较年轻人群减少 30%～50%。55 岁以后，每增加 1 岁，心输出量减少约 1%，心脏指数减少约 0.8%。但这些数据可能只表明与年龄有关的疾病后果，而不是增龄对健康心血管的影响。有研究测量了完全健康的老年人的心功能，结果发现，老年人的静息心输出量、静息心脏指数并无明显改变。老年人心脏舒张早期充盈速度较慢，但左心室舒张末期容积并不减少（表 2-2-1）。老年人的射血阻力增加，但左心室可发生轻度肥厚予以代偿，故射血分数并无下降，因此，年龄增加对静息左心室收缩功能的影响轻微。健康老年人静息心脏指数的下降与骨骼肌的减少和代谢率的下降呈正相关。

接受运动训练的老年人能达到并维持较高水平的心输出量和最大氧耗量，但增龄可使最大心输出量出现"封顶"现象，这反映了老年人最大心率反应的降低和心脏舒缩时间的延长。从中年开始，最大心输出量每年下降约 1%。老年人在应激（如运动负荷）时，心脏作功随年龄的增加而降低，心率、每搏量、心输出量往往不能相应增加，动-静脉氧分压差降低。59 岁以上人群中，约 45% 的人运动后的左心室射血分数小于 0.6，而年轻人在运动后，仅有 2% 的人射血分数小于 0.6，说明老年人的心功能难以承受较大强度的应激。运动时，老年人儿茶酚胺的分泌显著增加，但由于老年人靶器官对儿茶酚胺的反应性降低，虽然左心室充盈容量增加，但射血分数仍低于年轻人。

表 2-2-1　老年人血流动力学的变化

血流动力学指标	变化情况
心脏指数*	不变
心率	↓（10%）
每搏量	↑（10%）
前负荷	
舒张末期容积*	↑（12%）
早期充盈	↓
晚期充盈	↑
后负荷	
顺应性	↓
反弹波	↑
惯性	无改变
总外周血管阻力	不清楚
心肌收缩力	不变
射血分数	不变
左心室质量	↑

*女性与男性存在差异，女性的心脏指数随年龄增长而降低，而舒张末期心室容积不变。引自：LAKATTA EG. Clin Geriatr Med, 2000, 16(3): 419-444.

　　健康老年人心脏的改变是对动脉系统增龄性改变的适应性反应（**图 2-2-3**）。动脉硬化导致脉搏波传播速度增强，收缩压和脉压增加，脉压长期增高可引起主动脉扩张。左心室壁增厚则是心脏后负荷增加的结果。老年人静息时的心脏指数保持不变，心肌收缩时间的延长也有助于维持静息时的射血分数。但是，心肌收缩时间延长可使心肌血管负荷增加，导致主动脉瓣过早闭合。心肌收缩时间延长可能引起二尖瓣打开时心肌松弛相对不完全，这是导致老年人早期左心室充盈率降低的一个重要原因。老年人左房增大，心房收缩对心室充盈的贡献增大，这些适应性改变可弥补心室早期充盈的减少，并在一定程度上维持正常或增加的左心室舒张末期容积。如果失去窦性节律和心房收缩（如房颤），将严重影响老年人的心输出量。心室舒张功能障碍是老年人心功能不全的常见原因。

（二）心脏电生理

　　由于窦房结的老化，老年人窦房结自律性降低，表现为最快心率和固有心率（交感和副交

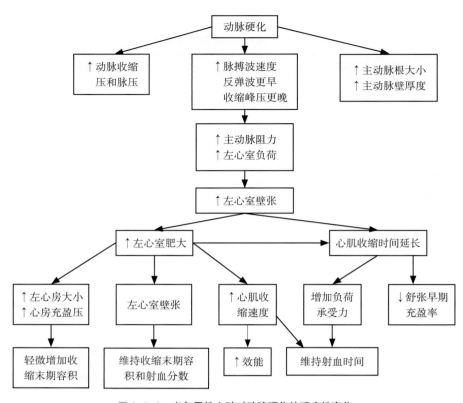

图 2-2-3　老年男性心脏对动脉硬化的适应性变化

引自：LAKATTA EG. Clin Geriatr Med, 2000, 16(3): 419-444.

感神经阻断后的心率）随年龄的增加而减慢，窦房结恢复时间随年龄的增加而延长。窦房结自律性降低可削弱其对心脏其他节律点的控制作用，因而老年人易发生心律失常。窦房结的老化还可使冲动在窦房结的传导速度减慢。随着年龄的增加，固有心率与静息心率之差（反映迷走神经张力）和固有心率与最大心率之差（反映交感神经张力）均明显降低，这提示老年人窦房结对迷走神经和交感神经的敏感性降低。老年人活动时心率增加幅度小于年轻人，心率恢复时间较慢。此外，心脏其他传导组织的老化也可使冲动的传导速度减慢。希氏束电图检查显示，在老年人心脏中，快速冲动从心房经房室结传入心室的速度减慢，老年人房室传导延迟主要发生在房室结与希氏束的交界处。此外，随着年龄的增加，心电图的 PR 间期和 QRS 时间可出现轻度延长。

心律失常的发生率随年龄增长而增加，老年人心律失常以室上性和室性早搏为多见。24 小时连续心电图监测发现，约 26% 的老年人室上性早搏次数大于 100 次/24 h，约 17% 的老年人室性早搏次数大于 100 次/24 h，出现短阵室性心动过速者可达 15%。65 岁以上人群进行踏车运动试验时，短阵室性心动过速的发生率为 3.75%，而在 65 岁以下人群中仅为 0.15%，二者相差 24 倍。

表 2-2-2 和图 2-2-4 总结了老年人心血管结构和功能的改变。

老年患者精确麻醉

表 2-2-2　老年人心血管结构和功能的改变

心血管结构	结构及功能改变
心房	左房容积↑
心室	左心室壁张力↑
	心肌收缩时间↑
	舒张早期充盈速率↓
	心力衰竭（收缩储备功能正常或下降）
	最大心输出量↓
瓣膜	硬化、钙化
心脏传导系统	房性早搏
	心房颤动
	传导时间↑
	右束支阻滞
	室性早搏
血管	血管内膜增厚
	动脉硬化
	脉压↑
	脉搏波速度↑
	早期中心波反射
	内皮细胞介导的血管舒张↑
自主神经反射	最快心率↓

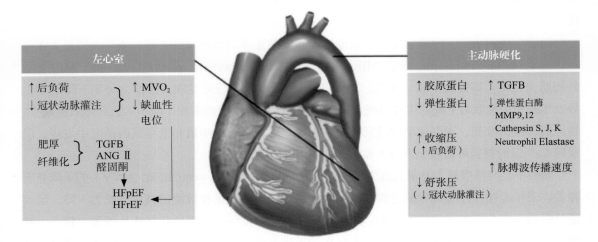

图 2-2-4　老年心血管系统的生理改变

MVO_2—心肌氧耗；TGFβ—β 转化生长因子；ANG Ⅱ—血管紧张素Ⅱ；HFpEF—射血分数保留的心衰；HFrEF—射血分数下降的心衰；MMP—基质金属蛋白酶；cathepsin—组织蛋白酶；neutrophil elastases—中性粒细胞弹性蛋白酶。引自：PANENI F, et al. J Am Coll Cardiol, 2017, 69(15): 1952-1967.

（杨梦清　刘健　赵璇）

第三节　老年人呼吸系统解剖和生理改变

随着年龄的增加，老年人的呼吸系统可发生一系列解剖和生理性改变，如胸壁僵硬、胸廓顺应性下降、呼吸肌萎缩和力量下降、肺静态顺应性增加、闭合气量增加、肺泡腔扩大、肺氧合能力降低、对低氧和高碳酸血症反应降低等。本节主要介绍老年人呼吸系统解剖与功能的增龄性改变。

一、老年人呼吸系统解剖改变

（一）胸廓及呼吸肌

胸廓顺应性随年龄的增长而逐渐降低。老年人肋软骨和肋椎关节钙化，椎间间隙变窄，造成胸壁僵硬程度增加，顺应性降低。骨质疏松可引起椎体压缩性骨折，进而导致脊柱后凸畸形、胸廓前后径增加（桶状胸），造成胸壁顺应性降低。椎体压缩性骨折的发生率随年龄增长而增加，男性的发生率约为女性的一半。研究发现，100 名 75 ~ 93 岁的老年人中，25% 的老年人由于椎体压缩性骨折而出现严重后凸畸形，43% 的老年人有中度后凸畸形，仅 23% 的老年人脊柱曲度正常。胸壁僵硬度增加、胸廓形状变化的同时，胸膜的弯曲度也可发生改变，这对呼吸运动时产生呼吸驱动力有负面影响。胸廓僵硬降低了胸廓的呼吸"风箱"作用，并在一定程度上限制了肺的机械活动，肺的动态顺应性和总顺应性降低，老年人的呼吸做功因此增加。

随着年龄的增长，呼吸肌质量、收缩强度和收缩速率均呈进行性下降。老年人的最大吸气压（maximal inspiratory pressure，MIP）和最大呼气压（maximal expiratory pressure，MEP）与外周肌肉力量（即握力）独立相关。对 65 岁健康受试者的研究发现，其握力每年下降约 2%。导致年龄相关性肌力下降的主要原因包括肌肉质量（纤维横截面面积）减少、肌纤维数量减少、神经肌肉接头改变、周围运动神经元数量减少。此外，在对成年鼠和老年鼠的研究中发现，肌浆网 Ca^{2+} 泵的损害可造成肌肉最大收缩速度减慢和松弛延缓。

营养不良与呼吸肌力及最大自主通气量（maximal voluntary ventilation，MVV）的下降显著相关。老年人往往伴有营养缺乏和呼吸肌萎缩，造成肌肉质量和数量的减少，肌力下降，最大通气时胸内正负压的变化幅度减小。老年人膈肌运动幅度下降，膈肌收缩产生的张力较小，呼吸的机械效能降低。此外，由于老年人存在呼吸肌力量不足，常不能进行有效咳嗽，膈肌容易出现疲劳而造成呼吸衰竭。因此，任何增加呼吸肌负担或减少其能量供应的因素均可使老年人受到呼吸衰竭的威胁。

呼吸肌功能的发挥取决于充足的能量供应。决定呼吸肌能量供应的因素有血流量、血氧含量和葡萄糖供应。研究显示，最大吸气压与心脏指数及最大摄氧量之间存在显著相关性，慢性心力衰竭患者呼吸肌力下降，呼吸肌容易产生疲劳。其他造成老年人呼吸肌功能下降的临床情况还有帕金森病和脑血管疾病后遗症等。

（二）气道及肺间质

随着年龄的增加，肺结缔组织中胶原蛋白和弹性蛋白的总含量并未改变，但是弹性蛋白和胶原蛋白的比例显著降低，且其排列结构发生改变。50 岁后，弹性纤维在呼吸性细支气管和肺泡中的比例下降，结构发生改变，弹性纤维破裂，这些变化在肺泡管周围更为明显。胶原蛋白含量相对增加，纤维相互交联，肺泡间质中胶原蛋白的改变可能导致肺弥散功能下降。

20 岁之后，在 60% 肺总量水平测得的肺静态弹性回缩力随着年龄的增加呈进行性下降（图 2-3-1）。虽然肺弹性回缩力下降可使静态顺应性增加，但也因此造成吸气时肺泡和小气道内产生的负压减小，影响吸入气体在肺内的分布。

老年人气道周围的支持组织减少，用力呼气时气道容易受压，肺低垂部位的小气道有塌陷趋势，容易发生过早闭合，其后果是残气量逐渐增加而肺活量逐渐降低，闭合气量进行性增加，最大呼气流速下降。闭合气量随着年龄的增长而增加，当闭合气量大于功能残气量时，在潮气量呼吸时，肺底部即可发生气道闭合，气

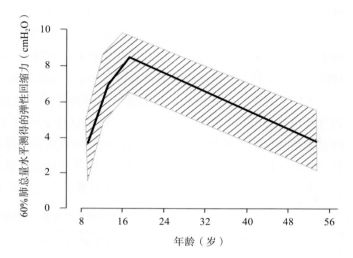

图 2-3-1　肺静态弹性回缩力与年龄的关系

阴影部分表示平均值 ± 标准差。引自：JANSSENS JP, et al. Eur Respir J, 1999, 13(1): 197-205.

体呼出障碍，进而闭合小气道的终末肺泡管逐渐增大、直径增宽，肺泡腔增大。与肺气肿不同，增龄引起的肺泡管和肺泡腔增大呈均匀性增大，且不伴有肺泡壁破坏，这些变化被称为老年性肺气肿。老年性肺气肿同样可使解剖无效腔和肺泡无效腔增加，有效呼吸面积减少。以上改变可造成老年人通气 / 血流比值失调和弥散功能减退，从而损害氧合功能，甚至导致二氧化碳排出效率降低。

二、老年人呼吸系统功能改变

（一）通气功能的改变

1. 呼吸驱动

由于呼吸系统的解剖改变，60 岁男性在静息状态下潮气量呼吸时的呼吸能量消耗比 20 岁男性增加约 20%。年龄相关营养不良可造成呼吸肌萎缩和肌力下降，呼吸肌做机械运动时的效

率降低。老年人膈肌质量减少，功能下降。70岁老年人的膈肌肌力下降幅度在10%～20%，致使最大吸气压和最大呼气压均明显降低。呼吸肌的肌力下降还与老年患者伴随的临床合并症（如肺炎或左心衰）有关。任何引起呼吸肌功能障碍或负荷过重的原因均可导致通气不足，致使患者出现呼吸急促和活动耐力降低，极端情况下甚至可诱发呼吸衰竭。

呼吸肌的整体肌力可以通过测定残气量时的最大吸气压和肺总量时的最大呼气压来进行评估（表2-3-1）。最大吸气压和最大呼气压下降提示呼吸肌整体力量下降。研究表明，肺活量、营养状况（包括体重和体重指数）以及外周肌肉力量（握力）均与最大吸气压和最大呼气压呈显著相关。男性的最大吸气压＞80 cmH$_2$O或女性的最大吸气压＞70 cmH$_2$O，以及男性的最大呼气压＞70 cmH$_2$O或女性的最大吸气压＞60 cmH$_2$O可排除临床相关的呼吸肌无力。65岁女性和75岁男性最大吸气压和最大呼气压的正常值低于上述呼吸肌功能障碍的阈值。

老年人在睡眠中易出现呼吸暂停和血氧饱和度降低，多见于老年男性，女性在停经后出现睡眠呼吸暂停的概率与男性相似。有阻塞性睡眠呼吸暂停的患者在麻醉复苏室容易发生呼吸道梗阻、呼吸暂停和低氧血症，需提高警惕并采取预防措施。

老年人对高二氧化碳和低氧的通气反应均降低，70岁健康老年人通气反应性下降约50%。通气反应性降低主要反映了中枢神经系统的活性下降以及中枢神经对呼吸肌的驱动能力下降。阿片类药物、苯二氮䓬类药物以及肺内残存的吸入麻醉药可进一步降低老年人对高二氧化碳和低氧的反应性，导致窒息的发生率增加。严重和持续的低氧血症可诱发心律失常、心绞痛甚至心力衰竭。因此，老年人术后早期甚至术后数天应适当给予吸氧。

表2-3-1　残气量时的最大吸气压和肺总量时的最大呼气压

组别	最大吸气压（cmH$_2$O）	最大呼气压（cmH$_2$O）
男性		
65～69岁	84	188
70～74岁	81	179
75～79岁	74	161
80～84岁	64	142
≥85岁	56	131
女性		
65～69岁	59	125
70～74岁	56	121
75～79岁	49	102
80～84岁	45	84
≥85岁	40	94

引自：JANSSENS JP, et al. Eur Respir J, 1999,13(1): 197–205.

2. 通气功能

肺总量在整个生命周期中没有显著变化，而残气量和功能残气量随年龄的增加而逐渐增加，肺活量逐渐降低（图2-3-2）。肺实质弹性回缩力下降可解释残气量和功能残气量的增加。从20岁到70岁，残气量增加约50%，每10年增加5%～10%。功能残气量增加和胸壁僵硬度的增加给呼吸肌带来了额外负担。60岁男性与20岁男性相比，静息状态潮气量呼吸时的呼吸能量消耗增加约20%。年龄增长的同时还伴随着肺活量的逐渐减少，肺活量减少的主要原因是由于残气量的增加。至80岁时，肺活量减少20%～25%。胸壁僵

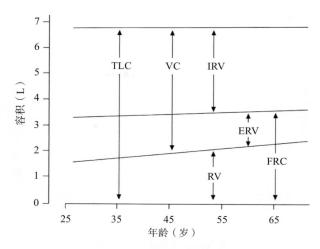

图2-3-2　肺容量随年龄增长的变化趋势

TLC—肺总量；VC—肺活量；IRV—补吸气量；RV—残气量；ERV—补呼气量；FRC—功能残气量。引自：JANSSENS JP, et al. Eur Respir J, 1999,13(1): 197-205.

硬、呼吸肌力变弱、肺弹性回缩力下降和闭合气量增加是造成老年人通气功能下降的主要原因。

女性在20岁之后，男性在27岁之后，第一秒用力呼气量（forced expiratory volume in first second，FEV_1）和用力肺活量（forced vital capacity，FVC）均随年龄的增加而逐渐减少（图2-3-3）。老年人FEV_1平均每10年减少6%～8%，到70～80岁时降低约30%。男性的下降速度要大于女性，存在气道高反应性的患者下降速度更快。Schmid等的研究表明，FEV_1/FVC在年轻人中比较稳定，55岁女性和60岁男性的FEV_1/FVC下降至年轻人的70%～75%。然而，Milne等的研究发现，FEV_1/FVC仅在女性中随年龄增加而下降，而在60～90岁的男性中，该比值保持稳定。呼气流速也随年龄增加而逐渐减慢（图2-3-4），老年人最大呼气流速降低约30%。

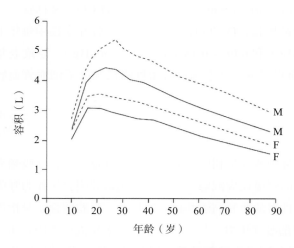

图2-3-3　第一秒用力呼气量（实线）和用力肺活量（虚线）与年龄的关系

M—男性；F—女性。引自：JANSSENS JP, et al. Eur Respir J, 1999, 13(1):197-205.

（二）换气功能的改变

随着年龄的增长，动脉血氧合呈进行性下降，但二氧化碳的清除几乎不受影响。老年人氧合功能的改变主要表现为肺泡-动脉血氧分压差进行性增加，动脉血氧分压进行性下降。20岁以后，

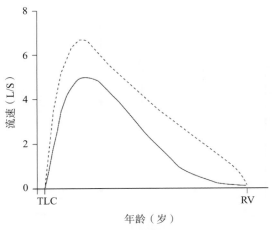

图 2-3-4 呼气流速-容积曲线随年龄的变化

实线为10名老年受试者（平均年龄为71岁）的数据；虚线为10名年轻受试者（平均年龄为24）的数据。TLC—肺总量；RV—残气量。引自：JANSSENS JP, et al. Eur Respir J, 1999,13(1): 197-205.

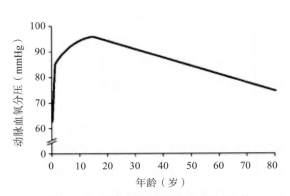

图 2-3-5 动脉血氧分压随年龄改变的趋势

动脉血压分压的明显下降发生在20岁以后。引自：Reves JG. et al.Geriatric Anesthesiology.3rd ed.New York：Springer, 2018.

动脉血氧分压每 10 年下降约 5 mmHg（**图 2-3-5**）。动脉血氧分压的改变在 40～75 岁之间改变最明显，此后，动脉血氧分压相对稳定在 83 mmHg 左右。氧合的下降主要是因为通气 / 血流比的失调、无效腔样通气和动静脉分流的增加。随年龄增长，闭合气量可达总肺活量的 55%～60%，甚至与功能残气量相当，肺泡无效腔增大。因此，正常潮气量呼吸时，很多区域的周围气道没有进行气体交换，该区域的通气 / 血流比值降低。由于老年人肺不均衡的弹性回缩力丧失，导致小气道过早闭合，吸入气体分布不均衡，造成通气 / 血流比失调。肺不张引起的分流是导致老年人麻醉过程中气体交换障碍的最重要因素。

肺一氧化碳弥散量（diffusion capacity for carbon monoxide of lung，D_LCO）又称肺一氧化碳转运因子，反映肺的弥散功能。随着年龄增长，D_LCO 逐渐下降。在男性和女性中每年下降的幅度分别为 0.2～0.32 mL/（min·mmHg）和 0.06～0.18 mL/（min·mmHg）。导致老年人弥散功能下降的原因包括有效肺泡总表面积减少、肺毛细血管密度降低和肺毛细血管血容量下降。

（三）呼吸调节功能的改变

静息状态下，健康老年人与年轻人的每分钟通气量相同，但老年人潮气量较小，呼吸频率较高。衰老可引起机体对缺氧和高碳酸血症的呼吸反应减弱。有研究采用口腔闭合压作为呼吸驱动的指标，比较了健康年轻男性和老年男性对缺氧和高碳酸血症的反应。口腔闭合压是指吸气开始后的 0.1 s，口腔闭合时在口腔内测得的吸气压力。与年轻人相比，老年人口腔闭合压对相同水平高碳酸血症的反应降低约 60%，对相同水平缺氧的反应降低约 50%，提示外周化学感受器和中枢化学感受器对呼吸运动的调节能力随年龄增加而下降。此外，肺血管床和气管的硬化可导致缺氧性肺血管收缩反应和低二氧化碳的支气管收缩反应减弱，进一步加重老年人通

老年患者精确麻醉

气/血流比的不匹配，该现象在胸科手术行单肺通气时尤为明显。

人体每分钟所摄取并被利用的氧气量称为耗氧量（oxygen consumption，VO_2），又称摄氧量。运动状态下的耗氧量在 20～30 岁时达峰值，然后以每 10 年约 9% 的速度下降。与平时保持运动的人相比，平时久坐者的耗氧量下降速度更为明显。根据 Fick 方程，$VO_2 = CO \times (CaO_2 - CvO_2)$，式中，$VO_2$ 为耗氧量，CO 为心输出量，$CaO_2 - CvO_2$ 为外周氧提取量。导致老年人耗氧量下降的原因包括最大心率下降、最大心输出量下降和外周肌肉质量减少。与休息时对高碳酸血症的反应减弱相反，老年人在运动时对二氧化碳的反应比年轻人更强烈。

在老年人中，睡眠呼吸障碍的患病率明显增加。阻塞性睡眠呼吸暂停综合征是指在连续 7 h 睡眠中发生 30 次以上的呼吸暂停，每次气流中止时间大于 10 s，或平均每小时低通气次数超过 5 次，而引起慢性低氧血症及高碳酸血症的临床综合征。在中年人群中，女性阻塞性睡眠呼吸暂停的患病率约为 4%，男性患病率约为 9%。在老年人群中，该患病率高达 44%。与年轻人相比，老年人对上气道阻塞时的呼吸运动反应减弱。睡眠呼吸暂停引起的长期低氧血症和高碳酸血症可能与认知功能受损有关。

表 2-3-2 和图 2-3-6 总结了老年人呼吸系统结构和功能的改变。

表 2-3-2　老年人呼吸系统结构及功能的改变

结构	结构改变	功能改变
胸廓	（胸肋关节钙化）僵硬 ⟹	潮气量↓，呼吸频率增加↑
	呼吸肌质量下降 ⟹	最大自主呼吸压↓
肺	呼吸性细支气管和肺泡管扩大 ⟹	解剖无效腔↑
	肺泡表面积↓ 肺间质纤维组织↑ ⟹	弥散面积↓，生理无效腔↑
	弹力纤维溶解↑ 弹力纤维/胶原纤维↓ 表面活性物质↓ ⟹	小气道早期闭合 肺容积的改变 通气/血流比失衡，氧合↓

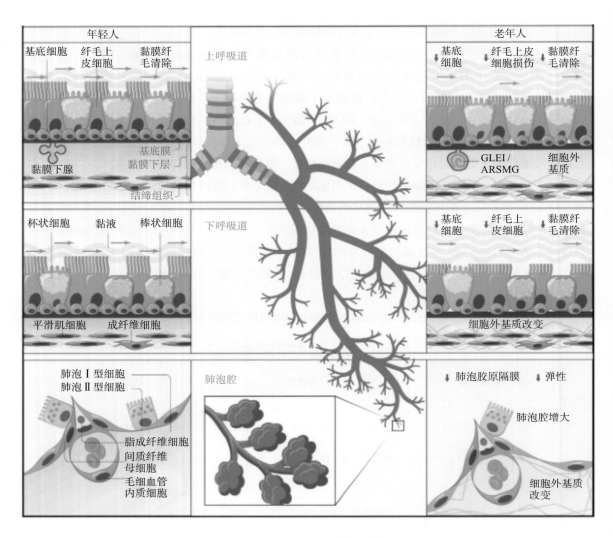

图 2-3-6　老年人肺的细胞组成和结构的改变

GLEI/ARSMG—腺样上皮内陷/腺相关黏膜下腺。引自：SCHNEIDER JL, et al. Cell, 2021,184(8): 1990-2019.

（杨梦清　刘健　赵璇）

第四节　老年人内分泌系统解剖和生理改变

衰老可导致各种内分泌腺的结构发生改变。随着年龄的增加，内分泌腺的血管增多、结缔组织含量增加和结节增多，这些腺体的细胞组成也会随着年龄的增加而发生变化，从而导致老年人的内分泌功能发生退变。

一、老年人内分泌系统解剖改变

1.下丘脑和垂体

神经系统与内分泌系统相互作用的主要部位在下丘脑。增龄可使下丘脑体温调控区的神经元减少，下丘脑中多巴胺和去甲肾上腺素的含量减少。随着年龄增长，下丘脑对葡萄糖和肾上腺糖皮质激素变得不敏感，但对甲状腺激素却仍较为敏感。受体数量减少可能是下丘脑对激素和代谢产物反应降低的原因。

在老年人脑垂体中，嗜酸性细胞减少，嗜碱性细胞和嫌色细胞增多。此外，老年人垂体腺瘤的发病率明显增加。研究发现，从青年到中年，分泌生长激素的细胞数量逐渐下降，细胞体积逐渐缩小，但泌乳素分泌细胞的数量变化不大。老年人神经垂体的重量增加，对渗透压刺激的反应较年轻人高，释放的抗利尿激素较多，血中抗利尿激素水平升高。老年人的血管对抗利尿激素的敏感性也比年轻人高。腺垂体靶腺的老化特点包括：① 腺体发生萎缩和纤维化；② 血浆激素水平可维持正常；③ 激素的分泌速率及其降解率均降低；④ 组织对激素的敏感性发生改变；⑤ 下丘脑和垂体对负反馈调节的敏感性降低。

2.甲状腺

甲状腺老化的主要组织学改变为淋巴细胞和浆细胞浸润，伴有腺体纤维化和结节的增多。在无甲状腺疾病的老年人中，甲状腺功能保持相对正常。老年人甲状腺对碘的摄取减少，同时三碘甲腺原氨酸（triiodothyronine，T_3）降解速度降低，因此，甲状腺素（thyroxine，T_4）和 T_3 总的浓度并不随年龄增加而改变。

3.肾上腺

随着年龄的增长，肾上腺重量呈轻微下降，肾上腺皮质发生纤维化，上皮细胞减少，脂褐素沉积，含类固醇的脂质丢失，线粒体碎裂，血管扩张并易出血。老年人肾上腺腺瘤的发生率明显增加。尸检结果发现，高达 50% 的老年人的肾上腺存在小的皮质结节。肾上腺的体积随年龄增加而缩小。80 岁时，肾上腺体积缩小约 15%。但血浆中儿茶酚胺水平，特别是去甲肾上腺素的水平，无论在静息时还是在运动应激时均较年轻人高 2~4 倍。尽管老年人的儿茶酚胺水平增高，但临床上并无明显的相应表现，这是因为增龄使得自主神经系统的终末靶器官、组织、细胞对儿茶酚胺的反应也相应降低。

4. 胰岛

随着年龄的增加，胰岛内 A 细胞与 B 细胞的比率增高，即 A 细胞增多，B 细胞减少。此外，B 细胞还可发生结构老化及功能降低。增龄会导致老年人糖耐量降低，且糖耐量的降低与胰岛素的分泌量下降成正比。胰岛素释放试验可见糖耐量下降的同时，胰岛素释放延迟，且峰值下降。

二、老年人内分泌系统功能的改变

在衰老过程中，下丘脑垂体轴的激素分泌模式发生改变，内分泌轴对终末激素负反馈调节的敏感性下降。随着年龄的增长，葡萄糖稳态趋于失衡，骨骼和肌肉减少，脂肪量增加。此外，老年人中很多常见的因素（如慢性病、炎症和营养状况低下等）也会影响内分泌系统。

这些与年龄相关的内分泌变化对老年人身体结构、功能、情绪健康以及死亡率的影响，目前尚未完全清楚。一般认为，衰老过程中内分泌活动的减少是有害的，可导致相应的身体功能下降。激素替代疗法曾被作为一种干预手段来阻止或扭转身体功能的下降。然而，内分泌功能的改变很可能是机体对衰老的有益适应，内分泌干预往往会对机体造成更为不利的影响。

1. 垂体功能的改变

垂体前叶释放生长激素，调节机体生长发育与能量平衡。生长激素水平在 24 小时内存在一定程度的波动，这主要取决于睡眠开始的时间。睡眠-觉醒周期是控制生长激素昼夜变化的主要因素。睡眠时，生长激素主要以脉冲方式分泌，分泌量在人的一生中会发生较大变化，生长激素在青春期前的分泌量相对较低，但随着性成熟和青春期的到来，生长激素的分泌量明显增加，体细胞的生长速度加快。随着年龄的增长，尤其是 30 岁之后，生长激素分泌和血液内生长激素浓度开始下降，无论是基础分泌量还是对刺激的反应性分泌量均有所减少，这与胰岛素样生长因子-Ⅰ水平的下降相平行。健康老年人生长激素分泌量和胰岛素样生长因子-Ⅰ浓度的下降超过 50%。生长激素分泌的脉冲频率和幅度的急剧下降与衰老明显相关，与睡眠结构的变化关系不大。夜间血浆生长激素浓度的降低部分是由于生长激素释放因子（growth hormone-releasing factor，GRF）分泌减少和垂体的反应性下降所致。

生长激素分泌减少可导致老年人身体组成成分和身体功能发生改变。生长激素参与机体的合成代谢和脂肪降解，其对外周组织的作用部分由胰岛素样生长因子-Ⅰ所介导。生长激素分泌减少可致机体脂肪组织增加。此外，老年人肥胖和身体素质下降也会导致生长激素分泌减少。生长激素减少会造成蛋白质合成减少，肾功能、肝功能和免疫功能降低，以及肌肉和骨量减少。研究发现，对生长激素缺乏的老年人进行替代治疗可少量增加其肌肉，减少其脂肪，但存在许多不良反应，如诱发腕管综合征、高血压、血糖升高和关节痛等。

2. 甲状腺功能的改变

以往认为，老年人甲状腺素的生成可降低 50%，但近年在健康老年人血清 T_4 的测定结果中发现，T_4 水平并未随年龄的增加而下降，但促甲状腺激素（thyroid stimulating hormone，TSH）的生物活性会随年龄的增长而降低。此外，促甲状腺激素受体的功能也呈年龄相关性降低。

下丘脑-垂体-甲状腺轴可发生与衰老相关的复杂生理变化。在衰老过程中，甲状腺功能变化的幅度和模式存在较大的个体差异。甲状腺轴功能障碍在普通人群中较常见，在老年人中则更为普遍。老年人亚临床甲状腺功能亢进可表现为心悸、怕热。亚临床甲状腺功能亢进可能与痴呆风险的增加有相关性，并可增加房颤和心血管相关死亡的风险，减少骨密度，特别是绝经后妇女的骨密度。老年人亚临床甲状腺功能减退对心血管的影响可表现为左心室舒张功能障碍、全身血管阻力增加和总胆固醇增加（表 2-4-1）。老年人甲状腺功能改变不仅与甲状腺老化有关，还可能与垂体和外周组织的老化以及甲状腺以外的疾病有密切关系。

下丘脑-垂体-甲状腺激素轴总的活性随年龄的增加而下降，表现为促甲状腺激素的增加和 T_3 水平的下降。甲状腺激素的清除率随年龄增长而降低，但甲状腺激素的分泌量也相应减少，因此，血清总的甲状腺激素和游离甲状腺素（free thyroxine，FT_4）浓度可不变。与 T_4 相比，血液中 T_3 的浓度随年龄增加而降低。这主要是由于外周 T_4 转化为 T_3 减少，可能是由于非甲状腺疾病或衰老所致。老年人下丘脑-垂体-甲状腺轴的复杂生理变化在多大程度上参与老年疾病（如动脉粥样硬化、冠心病和神经系统疾病）的发生，目前仍不清楚。

表 2-4-1　老年人亚临床甲状腺功能减退和亚临床甲状腺功能亢进的远期后果

亚临床甲状腺功能减退	
症状	心悸、怕热
认知	痴呆风险增加（仍有争议）
心血管	房颤风险增加，相关死亡率增加
脑血管	相关死亡率增加
肌肉与骨骼	骨密度下降（尤其绝经后妇女），对骨折发生率的影响证据不足
亚临床甲状腺功能亢进	
认知	影响较小（存在争议）
脑血管	左心室舒张功能障碍、外周血管阻力增加、总胆固醇增加，对死亡率的影响存在争议

3. 肾上腺功能的改变

与其他腺体不同，肾上腺皮质功能随年龄增加而增强。老年人糖皮质激素和盐皮质激素在血液中的浓度比年轻人高，但靶器官（肾脏）对盐皮质激素活性的反应随年龄增加而减弱，肾保钠能力降低，因此，盐皮质激素水平增高的效应被靶器官的抵抗所抵消。然而，老年人却较好地保持了对抗利尿激素的反应性，在应激状态下，绝大多数老年人因为对抗利尿激素有较好的反应性，易出现低钠血症。老年人糖皮质激素水平增高，与胰岛素抵抗和 2 型糖尿病有一定相关性。

下丘脑-垂体-肾上腺皮质轴的老化可表现为：① 夜间低谷期皮质醇水平较高；② 24 h 内平均皮质醇水平升高；③ 早晨皮质醇浓度较早达到峰值；④ 皮质醇昼夜节律变化幅度降低，分泌模式更不规律（图 2-4-1）。研究表明，老年人在静脉给予或口服糖皮质激素后，下丘脑垂

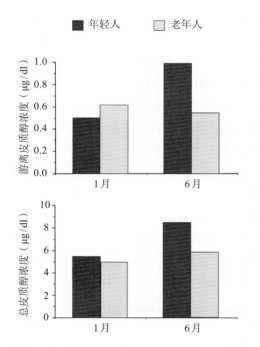

图 2-4-1 年轻人（24 岁）和老年人（70～80 岁）血浆总皮质醇和游离皮质醇浓度的昼夜节律变化幅度

老年人血浆总皮质醇和游离皮质醇浓度的昼夜节律变化幅度小于年轻人，这种昼夜节律变化幅度的下降在6月份较明显，在1月份相对不明显。引自：TOUITOU Y, et al. Chronobiol Int, 2000, 17(3): 369-390.

体对糖皮质激素反馈抑制的敏感性降低。下丘脑-垂体-肾上腺轴的增龄性改变在衰老过程中可能具有临床意义。越来越多的证据表明，慢性皮质醇过量可能导致衰老过程中的海马萎缩和认知障碍，与阿尔茨海默病的发病风险增加有关。皮质醇昼夜变化幅度和相位的改变可能与老年人睡眠障碍有关。衰老常伴随有组织皮质醇水平的增加，11β-羟基类固醇脱氢酶将无活性的可的松转化为有活性的皮质醇，该酶活性随年龄的增加而增强，从而导致糖皮质激素生成增加。这一改变可能对老年人造成不良影响。例如，肌肉中较高的 11β-羟基类固醇脱氢酶活性可致肌肉力量下降。骨密度也受下丘脑-垂体-肾上腺皮质轴的调控，皮质醇水平与骨密度成反比。无论男性还是女性，皮质醇水平的增高都与骨折风险增加密切相关。

不仅皮质醇的稳态会随着年龄的增长而发生变化，肾上腺分泌的类固醇前体脱氢表雄酮及其硫酸盐形式的硫酸脱氢表雄酮也会随着年龄的增加而逐渐减少。脱氢表雄酮的分泌与衰老密切相关。在 20 岁左右，脱氢表雄酮的分泌量达最大，之后开始逐渐下降。脱氢表雄酮分泌量的下降与肾上腺网状带的退化有关。70～80 岁男性的硫酸脱氢表雄酮浓度约为峰值的 20%，在女性中该浓度约为 30%。脱氢表雄酮和硫酸脱氢表雄酮在外周组织中转化为雄激素和雌激素的非活性前体。高浓度的脱氢表雄酮和硫酸脱氢表雄酮与心理健康、身体功能改善（如肌肉力量、骨密度、抗炎和免疫调节作用）有关。在 50 岁以上人群中，较低浓度的硫酸脱氢表雄酮与心血管事件发生风险和心血管相关死亡率的增加具有相关性。

老年人肾上腺髓质功能高于年轻人。无论在静息时还是运动应激时，老年人血浆中儿茶酚胺水平（特别是去甲肾上腺素水平）均较年轻人高 2～4 倍。然而，老年人的高儿茶酚胺水平并无明显的临床表现，这是因为增龄可使自主神经系统的终末靶器官、组织、细胞对儿茶酚胺的反应降低。实验证明，β-肾上腺素受体激动剂增强心肌收缩力和收缩速率的作用，以及加快心肌兴奋细胞发放冲动的作用，均可因年龄增加而显著减弱。老年人对异丙肾上腺素的最大变时性反应降低，对经 β-肾上腺素受体介导的血管扩张作用亦降低。这种增龄所致的内源性 β-受体阻滞效应改变的机制可能包括：① 肾上腺素能受体耗损；② 肾上腺素能受体对激动剂分子的亲和力降低；③ 腺苷酸环化酶激活的减弱；④ 细胞膜流动性的降低。药理学研究数据表明，老年人对 β-受体对激动剂和拮抗剂的亲和力均降低，提示老年人的 β-受体发生了质的改变而非量的变化。

4. 胰岛功能的改变

对老年人而言，第一时相（快速释放相）释放的胰岛素往往不足，故老年人糖耐量均降低（图2-4-2），其原因可能为胰岛素抵抗或胰岛功能不全所致，也可能与增龄所致肌肉等非脂肪组织减少，导致碳水化合物储存场所减少有关。因此，处于围手术期的老年人不应静脉输注大量含糖液体。

老年糖尿病患者在患病初期往往已不见餐后胰岛素第一时相分泌。第二时相胰岛素分泌在肥胖的老年患者中基本正常，而在体形消瘦的老年患者中分泌明显减少，这表明肥胖的老年糖尿病患者最初表现为胰岛素抵抗，而体形消瘦的老年患者主要表现为葡萄糖诱发的胰岛素释放减少。

老年人的糖尿病多为2型糖尿病，除具有糖尿病共同的解剖、生化及病理生理改变外，还具有以下特点：① 老年人的机体构成可发生改变，肌肉等贮糖组织减少，而脂肪组织明显增加。从25岁到75岁，肌肉组织所占比例可从47%下降至36%，而脂肪则从20%增加到36%，机体对糖的需

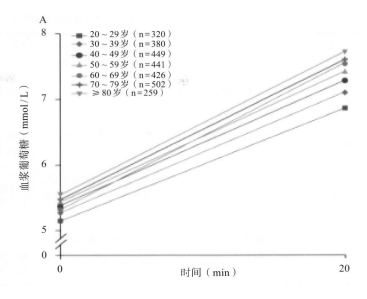

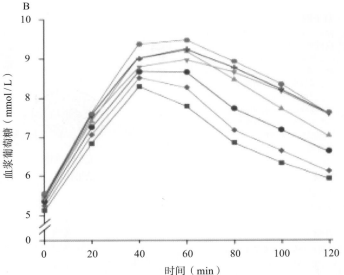

图 2-4-2　不同年龄非糖尿病被试者口服 75 g 葡萄糖后的血糖变化趋势图

引自：VAN DEN BELD AW, et al. Lancet Diabetes Endocrinol, 2018, 6(8): 647-658.

要量减少；② 随着年龄的增加，基础代谢率逐渐下降，机体对糖的利用下降；③ 老年人对脂肪的代谢下降，高脂血症可影响外周组织对糖的利用，增加肝糖原的生成；④ 老年人肝脏对胰岛素的反应性下降，肝胰岛素抵抗表现为胰岛素不能有效抑制肝脏的糖原分解及糖异生，导致血糖升高；⑤ 胰岛呈透明化、纤维化改变，胰岛 B 细胞分泌功能减弱；⑥ 老年人对低血糖反应的应激能力减弱，中度低血糖可无症状；⑦ 衰老可影响外源性胰岛素和口服降糖药的药代动力和药效动力学，应注意选择合适的降糖药物及剂量。表 2-4-2 和图 2-4-3 总结了老年人内分泌系统结构和功能的改变。

表 2-4-2　老年人内分泌系统结构和功能的改变

内分泌腺	结构变化	功能变化
垂体	嗜酸性细胞比例减少，非实质细胞增多	腺垂体：生长激素↓，促甲状腺激素↑或—，促肾上腺皮质激素— 神经垂体：抗利尿激素↑
甲状腺	腺内淋巴细胞和浆细胞浸润，伴纤维化和结节增多	游离T_4—或↑，游离T_3↓，反T_3↑，甲状腺抗体↑
肾上腺	皮质纤维化改变，上皮细胞丢失，脂褐素积累，线粒体碎裂，腺瘤增多和血管出血，网状带细胞耗竭	肾上腺皮质：糖皮质激素↑，盐皮质激素↑ 肾上腺髓质：儿茶酚胺↑
胰岛	胰岛 A 细胞与 B 细胞的比率增高，胰岛致密结构丧失，伴透明质化，淀粉样蛋白沉积，肿瘤发生率增加	胰岛素节律分泌↓ 摄入葡萄糖后胰岛素分泌↓ 胰岛素清除↑

肾上腺

促肾上腺皮质激素保持相对稳定；皮质醇改变
· ↓糖皮质激素和盐皮质激素的负反馈
· 早晨皮质醇峰值水平
· ↓昼夜变化幅度
· ↑傍晚和夜间皮质醇水平
· ↑不规律皮质醇分泌模式
↓硫酸脱氢表雄酮
↓雄烯二酮

皮肤

↑可的松向氢化可的松转化
↓微生物 D

骨骼

↑可的松转化为皮质醇FGF23
（变化方向未知）

肾上腺

皮肤

骨骼

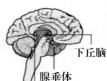
下丘脑
腺垂体
松果体

卵巢

睾丸

胃

↓酰基化胃饥饿素
↓↔↑去乙酰胃饥饿素（取决于体重和血糖控制）

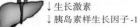
胃

生长系统

↓生长激素
↓胰岛素样生长因子-1

肝脏

葡萄糖的自稳态

↓高频胰岛素脉冲的振幅和量
↓胰岛素脉冲频率
↑胰岛素清除

胰腺

甲状腺系统

↑ 或 = 促甲状腺激素
= 或 ↑游离甲状腺素
↓游离三碘甲腺原氨酸
↑反三碘甲腺原氨酸
↓甲状腺抗体

甲状腺

甲状旁腺

↑甲状旁腺激素

甲状旁腺

女性性腺系统

绝经
↓抑制素 A 和 B、黄体酮、睾酮、雄烯二酮、雌二醇、抗缪勒氏管激素
↑黄体生成素和卵泡刺激素脉冲释放幅度绝经后失去排卵前的促性腺刺激高峰
↓促性腺激素
↓雌二醇、睾酮

男性性腺系统

↓促性腺激素释放激素
↑黄体生成素（↓脉冲释放幅度）、卵泡刺激素
↓血清抑制素 B 与卵泡刺激素比值
↓睾酮（对黄体生成素的反应）
↑性激素结合球蛋白
↓非性激素结合球蛋白睾酮，睾酮昼夜节律迟钝
↓双氢睾酮（游离和总的）、雄烯二酮、雄烯二醇葡萄糖醛酸苷

图 2-4-3　老年人内分泌激素水平的改变

↑代表升高；↓代表下降；—代表不变。引自：VAN DEN BELD AW, et al. Lancet Diabetes Endocrinol, 2018, 6(8): 647-658.

（杨梦清　刘健　赵璇）

参考文献

［1］ MOORADIAN AD. Mechanisms of age-related endocrine alterations. Part I［J］. Drugs Aging, 1993, 3(1): 81-97.

［2］ DICKSTEIN DL, WEAVER CM, LUEBKE JI, et al. Dendritic spine changes associated with normal aging ［J］. Neuroscience, 2013, 251: 21-32.

［3］ LU PH, LEE GJ, RAVEN EP, et al. Age-related slowing in cognitive processing speed is associated with myelin integrity in a very healthy elderly sample［J］. J Clin Exp Neuropsychol, 2011, 33(10): 1059-1068.

［4］ MARNER L, NYENGAARD JR, TANG Y, et al. Marked loss of myelinated nerve fibers in the human brain with age［J］. J Comp Neurol, 2003, 462(2): 144-152.

［5］ GUTTMANN CR, JOLESZ FA, KIKINIS R, et al. White matter changes with normal aging［J］. Neurology, 1998, 50(4): 972-978.

［6］ DING XQ, MAUDSLEY AA, SABATI M, et al. Physiological neuronal decline in healthy aging human brain - An in vivo study with MRI and short echo-time whole-brain(1)H MR spectroscopic imaging［J］. Neuroimage, 2016, 137: 45-51.

［7］ THORIN-TRESCASES N, THORIN E. Lifelong cyclic mechanical strain promotes large elastic artery stiffening: increased pulse pressure and old age-related organ failure［J］. Can J Cardiol, 2016, 32(5): 624-633.

［8］ EBERT TJ, MORGAN BJ, BARNEY JA, et al. Effects of aging on baroreflex regulation of sympathetic activity in humans［J］. Am J Physiol, 1992, 263(3 Pt 2): H798-803.

［9］ AVOLIO AP, CHEN SG, WANG RP, et al. Effects of aging on changing arterial compliance and left ventricular load in a northern Chinese urban community［J］. Circulation, 1983, 68(1): 50-58.

［10］ LAKATTA EG. Cardiovascular aging in health［J］. Clin Geriatr Med, 2000, 16(3): 419-444.

［11］ GERSTENBLITH G, FREDERIKSEN J, YIN FC, et al. Echocardiographic assessment of a normal adult aging population［J］. Circulation, 1977, 56(2): 273-278.

［12］ PANENI F, DIAZ CANESTRO C, LIBBY P, et al. The aging cardiovascular system: understanding it at the cellular and clinical levels［J］. J Am Coll Cardiol, 2017, 69(15): 1952-1967.

［13］ ZAUGG M, LUCCHINETTI E. Respiratory function in the elderly［J］. Anesthesiol Clin North Am, 2000, 18(1): 47-58.

［14］ JANSSENS JP, PACHE JC, NICOD LP. Physiological changes in respiratory function associated with ageing ［J］. European Respiratory Journal, 1999, 13(1): 197-205.

［15］ TURNER JM, MEAD J, WOHL ME. Elasticity of human lungs in relation to age［J］. J Appl Physiol, 1968, 25(6): 664-671.

［16］ SCHNEIDER JL, ROWE JH, GARCIA-DE-ALBA C, et al. The aging lung: Physiology, disease, and immunity［J］. Cell, 2021, 184(8): 1990-2019.

［17］ MILNE JS, WILLIAMSON J. Respiratory function tests in older people［J］. Clin Sci, 1972, 42(3): 371-381.

［18］ VAN DEN BELD AW, KAUFMAN JM, ZILLIKENS MC, et al. The physiology of endocrine systems with ageing［J］. Lancet Diabetes Endocrinol, 2018, 6(8): 647-658.

［19］ CHAHAL HS, DRAKE WM. The endocrine system and ageing［J］. J Pathol, 2007, 211(2): 173-180.

［20］ JONES CM, BOELAERT K. The endocrinology of ageing: a mini-review［J］. Gerontology, 2015, 61(4): 291-300.

［21］ TOUITOU Y, HAUS E. Alterations with aging of the endocrine and neuroendocrine circadian system in humans［J］. Chronobiol Int, 2000, 17(3): 369-390.

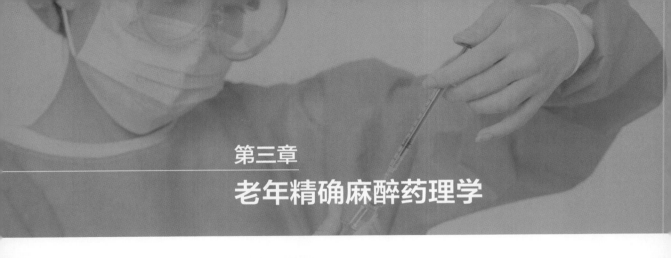

第三章
老年精确麻醉药理学

第一节　老年人药代动力学和药效动力学

一、老年人肝、肾的解剖和生理改变

1.老年人肝脏的解剖和生理改变

肝脏的老化过程是由基因组和表观基因组的改变所推动的，这些改变造成线粒体功能和营养感知通路的失调，导致细胞衰老和低级别炎症的发生，促进肝脏细胞（如肝窦内皮细胞、肝星状细胞和库普弗细胞）的多种表型改变和肝功能减退（图3-1-1）。

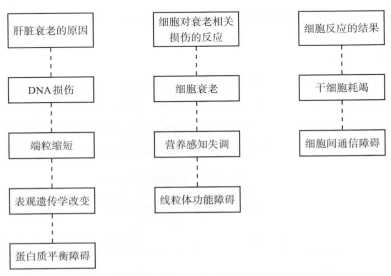

图3-1-1　肝脏衰老的原因、肝细胞对衰老相关损伤的反应及细胞反应的结果

老年人肝脏的典型肉眼外观改变称为"棕色萎缩"。肝脏出现棕色改变是由于肝细胞内积聚的脂褐素所致。脂褐素的积聚与慢性氧化应激以及不能降解的变性蛋白质有关。脂褐素可以捕获金属阳离子，促进自由基的形成，干扰细胞内的信号通路。

随着年龄增加，老年人的肝脏会发生结构和功能的改变，包括肝血流灌注量减少、肝脏的体积减小、肝脏的重量下降、肝细胞变大等。早在1988年，Zeeh等就利用肾外山梨醇肝清除率估测了肝脏血流量，结果发现随着年龄增加，肝血流灌注量可降低35%～40%。肝脏的体积与年龄呈负相关，随着年龄增加，肝脏体积可从（110±14）cm³减小到（75±13）cm³。同时，肝脏重量也随年龄的增加而逐渐减轻（表3-1-1）。

表3-1-1 不同年龄段肝脏的重量（g）

	60～69岁	70～79岁	80～89岁	90～99岁	≥100岁
男	1158.4±309.6 （620～1850）	972.3±294.9 （450～2055）	865.0±245.3 （430～2000）	781.3±188.5 （412～1355）	716.4±110.1 （550～970）
女	1006.6±295.2 （500～1960）	912.9±251.2 （360～1600）	799.4±231.8 （380～1760）	664.5±173.3 （350～1340）	571.2±141.3 （340～920）

括号内为该年龄段肝脏的重量范围。

老年人肝细胞的总数逐渐减少，肝脏的再生能力逐渐减弱，肝细胞出现代偿性肥大，肝细胞核及染色体异常（如出现多倍体）的频率增加，肝细胞溶酶体的体积及数量增加，肝细胞核中可出现空泡形成。这些增龄性改变可使老年人的肝细胞应对各种损伤的能力逐渐减弱。

老年人肝功能减退主要表现为肝脏合成蛋白质的能力下降，血浆蛋白减少，白蛋白与球蛋白的比值降低。同时，老年人血浆胆碱酯酶活性常出现下降，肝微粒体酶活性降低，加上肝血流量减少和血浆蛋白的含量降低，经肝脏代谢药物的药效可能增强，作用时间相对延长。老年人肝脏的脂质代谢能力下降，肝脏甘油三酯和胆固醇的含量随着年龄的增长而增加，而磷脂的数量保持不变。

2.老年人肾脏的解剖和生理改变

老年人的肾脏可发生萎缩，肾脏重量减轻。一般而言，肾脏的重量在50岁前逐步增加，50～60岁以后开始减少，70～80岁时肾重量减少20%～30%（表3-1-2）。50岁之前，肾皮质体积随年龄增加而减小，但肾髓质体积随年龄增加而增加，因此总的肾脏体积保持相对稳定。50岁之后，肾皮质继续减少而肾髓质不再增加，导致肾脏体积开始减小（图3-1-2）。

表3-1-2 不同年龄段老年人的肾脏重量（g）

年龄	60～69岁	70～79岁	80岁以上
双肾平均重量	190～260	180～230	150～210

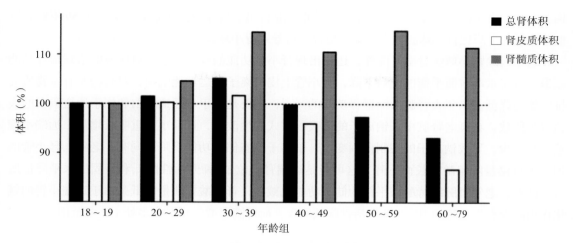

图 3-1-2　不同年龄段人群的总肾体积、肾皮质和髓质体积

引自：DENIC A, et al. Adv Chronic Kidney Dis, 2016, 23(1): 19-28.

随着年龄的增长，老年人肾脏内完整和正常的肾小球数目呈进行性下降，肾小管的数量和体积逐渐减少。40岁以后，功能性肾小管组织按照每年1%的速度递减。肾脏血管的老化特点为动脉硬化，主要表现为血管内膜纤维增生，动脉内膜及中膜胶原纤维增多，管壁增厚，管腔狭窄。老年人肾脏的形态学改变见**表 3-1-3**。

表 3-1-3　老年肾脏形态学改变

肾脏形态学改变	主要表现
宏观变化	重量和体积减小 相对性皮质萎缩
血管变化	动脉壁透明变性
肾小球改变	硬化肾小球增多 残余肾小球肥大 基膜增厚 系膜基质扩张 足突不规则融合
肾小管改变	肾小管数量减少 肾小管上皮萎缩 肾小管扩张 基膜增厚
间质性改变	间质纤维化

老年人肾脏的功能改变主要表现为肾小球滤过率下降和肾小管功能减退。大约从30岁开始，肾小球滤过率（glomerular filtration rate，GFR）和肾血浆流量（renal plasma flow，RPF）都随着年龄的增长而下降。从30岁到75岁，肾小球滤过率平均每年下降 0.7～0.9 mL/min，如果存在并存疾病（如高血压、糖尿病和前列腺疾病），下降的速度可能会加快。衰老肾脏的结

构和血流动力学改变可导致肾小球毛细血管血流量降低，肾小球滤过系数降低。至 80 岁时，肾血浆流量的下降比肾小球滤过率下降得更快，可导致肾小球滤过分数略有增加。

老年人除肾小球滤过率下降外，还可出现肾小管功能的改变，包括对尿液的浓缩稀释功能减退，维持水电解质平衡的能力下降，肾小管上皮的离子转运功能受损，对药物及有毒物质的排泄能力降低。老年人肾脏浓缩稀释功能的减退，主要是由于水通道蛋白和尿素通道蛋白的表达减少所致。在衰老肾脏中，钠离子的重吸收方式发生改变，近端小管重吸收增加，远端小管重吸收减少，导致钠离子的控制范围变窄，钠离子稳态储备功能下降。同时，老年人肾小管的钾离子分泌量随年龄增长而下降，这可能是远端肾单位钠-钾泵活性降低和醛固酮水平降低所致。此外，老年肾脏维持酸碱平衡的储备功能也减少，肾净酸排泄量降低是由于近端小管的氨化作用减少和集合管的 H^+-ATP 酶活性降低所致，而可滴定酸的排泄大多处于正常范围。

二、老年人药代动力学特点

药代动力学（pharmacokinetics）是定量研究药物在生物体内吸收、分布、代谢和排泄规律，并运用数学原理和方法阐述血药浓度随时间变化的规律的一门学科。药物的代谢与人的年龄、性别、个体差异和遗传因素等有关。确定药物给药剂量和间隔时间的依据是该药在它的作用部位能否达到安全有效的浓度。药物在作用部位的浓度因受药物在体内过程的影响而动态变化。

药代动力学的研究对象包括药物在人体内的吸收、分布、代谢和排泄。

（一）药代动力学参数

1. 生物半衰期

生物半衰期（biological half-life，$T_{1/2}$）是指生物体内药物剂量或血药浓度下降一半所需的时间，又称消除半衰期。药物的生物半衰期长，表示药物在体内消除慢、滞留时间长。药物的 $T_{1/2}$ 除与药物的结构性质有关以外，还与机体消除器官的功能有关。

生物半衰期是药代动力学的一个重要参数，在临床给药方案设计中具有重要意义。当连续多次给药时，$T_{1/2}$ 决定了药物达到稳态的时间，并且可以根据半衰期来计算给药间隔。在误差允许的情况下，通常认为药物在连续给药达 3~5 个 $T_{1/2}$ 后，能达到稳态。同理，在一次给药后，经过 3~5 个 $T_{1/2}$，亦可基本完成药物在体内的消除。如果改变给药剂量或者给药间隔，则只是改变药物达稳态过程曲线的波动范围和频率，并不影响药物达到稳态的时间。

2. 血浆清除率

血浆清除率（plasma clearance rate，CL）是肝、肾等器官的药物清除率的总和，即单位时间内多少容积血浆中的药物被清除干净。血浆清除率反映机体清除药物的能力，与机体的肝、肾等清除药物的器官的功能状态密切相关。

3. 表观分布容积

表观分布容积（apparent volume of distribution，V_d）是指当药物在体内达动态平衡后，体内药量与血药浓度的比值。表观分布容积 = 给药量 × 生物利用度/血浆药物浓度。药物的表观分布容积越大，提示该药的分布越广或者是该药与生物高分子有大量结合，抑或两者兼而有之。

4. 生物利用度

生物利用度（bioavailability，F）是指药物被吸收进入人体循环的速度与程度，是反映所给药物进入人体循环的药量比例。生物利用度分为绝对生物利用度与相对生物利用度。绝对生物利用度是药物吸收进入体循环的量与给药剂量的比值，实际工作中指血管外给药与静脉给药的药-时曲线下面积的比值。相对生物利用度是同一种药物不同制剂之间比较吸收程度与速度而得到的生物利用度。

5. 血药浓度-时间曲线下面积

单剂给药后，吸收进体内血循环的药量可用血药浓度-时间曲线下的面积估算。血药浓度-时间曲线下面积是指血药浓度数据对时间作图，所得曲线下的面积，可由积分法或梯形规则法求出，简称药-时曲线下面积，与药物吸收的总量成正比，反映药物吸收的程度。血药浓度-时间曲线下面积越大，表明制剂中的药物被生物体吸收越完全。

6. 平均稳态血药浓度

如按一定剂量、一定时间间隔、多次重复给药以后，体内血药浓度逐渐趋向并达到稳定状态，此时，任一剂量间隔时间内，血药浓度-时间曲线下面积相同，药物的摄入量等于排出量，这时的平均血药浓度称为平均稳态血药浓度。如果药物完全吸收，在给药间隔等于 $T_{1/2}$ 时，则大约 4 个 $T_{1/2}$ 的时间后血药浓度水平趋于稳态，6 个 $T_{1/2}$ 可达到稳态，在这种情况下，不会发生药物在体内的蓄积，但服药间隔小于 $T_{1/2}$ 时就容易产生蓄积而引起中毒。

7. 峰浓度

血管外给药时，血浆或血清中的最大药物浓度，称为峰浓度（peak concentration，$C_{\max}$）。

8. 血浆蛋白结合率

药物吸收进入血液循环后与血浆蛋白结合，是药物在体内转运的重要环节。酸性药物多与白蛋白结合，碱性药物多与 α_1 酸性糖蛋白结合。药物与血浆蛋白的结合率各不相同，是可逆的，结合后"储存"于血液中，活性暂时消失。药物与血浆蛋白结合后降低了游离药物的浓度，使毛细血管壁两侧的药物浓度梯度不至于迅速达到平衡，有利于药物继续运转，并且发挥了缓冲作用。这对受血脑屏障保护的中枢神经系统的作用尤为明显。与血浆蛋白结合率高的药物，一般 $T_{1/2}$ 较长。

9. 负荷量和维持量

负荷量是指应用第一剂即达有效血液浓度的较大剂量。维持量是指持续应用以维持有效浓度的较小剂量。

（二）老年人药物吸收的特点

对老年人来说，大多数药物通过被动扩散过程吸收，但也有部分药物通过主动转运过程吸收。老年人胃肠道功能发生改变，影响药物的吸收，主要是主动转运吸收过程减慢。老年人胃肠道功能的变化包括胃液 pH 值升高、胃排空速度减慢、胃肠道血流量减少、胃肠道吸收表面积和有吸收功能的细胞减少。因此，从整体来看，对大多数通过被动转运机制吸收的药物来说，老年人对此类药物的吸收变化不大。但对通过主动转运机制吸收的药物和营养物质（如半乳糖、葡萄糖、维生素 B、铁、钙），老年人的吸收减少。特别值得注意的是，由于老年人多同时合并多种疾病，常需同时服用多种药物，不同药物之间可相互影响吸收。例如，抗酸剂和轻泻剂可以减少其他药物的溶解与吸收。

（三）老年人药物分布的特点

药物分布是指药物吸收后随血液循环到各组织间液和细胞内液的过程（图 3-1-3）。研究药物分布的意义在于：① 使药物能选择性地分布到发挥作用的靶器官、靶组织或更理想的靶点，在必要的时间内维持一定的药物浓度，充分发挥作用后迅速排出体外，保证高度的有效性；② 尽可能少地向其他非靶组织分布，使不良反应降至最低程度，保证高度的安全性。影响药物分布的因素包括药物与血浆蛋白的结合率、组织器官的血流量、组织亲和力、体液 pH 值、药物理化性质和体内屏障（如血-脑屏障等）等。

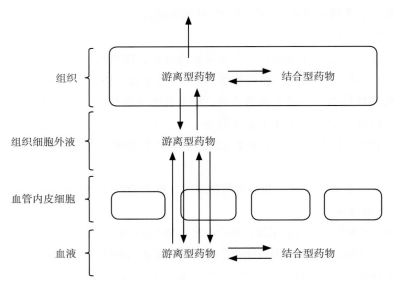

图 3-1-3　药物的组织分布过程

1. 蛋白结合

血浆中药物通常与血浆蛋白发生结合，白蛋白和 α_1 酸性糖蛋白是与药物结合的主要蛋白质。药物与血浆蛋白结合的特点为：① 结合型药物一般无药理活性，不能跨膜运输，是药物在血液中的一种暂时储存形式。② 结合是可逆性的，当血浆中游离型药物的浓度随着分布、消除而降低时，结合型药物可释放出游离型药物，发挥其作用，故结合型药物可延长药物在体内的存留时间，即结合率越高，药物作用时间相应越长。③ 结合是非特异性的，具有饱和性，受到体内血浆蛋白含量和其他药物的影响。若同时应用两个血浆蛋白结合率都很高的药物，可发生竞争性置换的相互作用。药物与血浆蛋白结合后暂时失去药理活性，储存于血液中，起到"药库"的作用。

老年人体内的血浆蛋白通常随年龄的增加而降低，与血浆蛋白结合的酸性药物（如巴比妥类、苯二氮䓬类、阿片受体激动剂）的血中游离分子增加一倍以上，药物向组织分布的程度也会增加，使药物分布容积增加，易发生不良反应。老年人血浆 α_1 酸性糖蛋白随年龄增加而增加，与 α_1 酸性糖蛋白结合的碱性药物（如局部麻醉药）的结合率相应增加，药物作用时间延长。

2. 组织血流量

组织血流量对药物分布的影响主要取决于组织的血流速率，又称灌注速率。灌注速率越快，血流量越丰富的组织器官，药物分布的速度越快，转运量越多。相反，分布的速度慢，转运量小。因此，各组织器官的灌注速率是影响药物分布的一个重要因素。

3. 组织亲和力

不同组织器官对不同类型药物的亲和力相差甚大，水溶性药物与肌肉组织的亲和力强，脂溶性药物则与脂肪组织的亲和力强。老年人机体组成成分发生改变，细胞内液减少，身体总水量减少，脂肪组织增加。80 岁的老年人与 20 岁的年轻人相比，体内水分下降 10%～21%，而脂肪量在男性中由 18% 增高到 36%，在女性中由 33% 增加到 45%。这将降低水溶性药物的分布容积而增高其血药浓度，反之，脂溶性药物的分布容积增加，血浆浓度降低，半衰期延长，易在体内蓄积中毒。

4. 体液 pH 值和药物理化性质

血液 pH 值升高可使弱酸性药物由细胞内向细胞外转运，血液 pH 值降低则使弱酸性药物向细胞内转移，弱碱性药物则相反。

5. 血-脑屏障

血-脑屏障将血浆与脑细胞外液、脑脊液、脑组织隔离，阻碍大分子和高极性药物通过。解离型、非脂溶性药物以及与血浆蛋白结合的药物难以通过血-脑屏障。非解离脂溶性药物虽可通过，但受限于脑血流。当机体处于某些病理状态时，血-脑屏障作用降低，某些药物对于中枢神经系统的作用增强、作用时间延长。

（四）老年人药物代谢的特点

药物代谢是指药物在体内多种药物代谢酶（尤其是肝药酶）的作用下，化学结构发生改变的过程，又称生物转化。

老年人的药物代谢能力减退。肝脏是药物代谢的主要器官，多数药物都必须在肝脏经肝微粒体药物代谢酶的作用下（其中细胞色素 P450 是主要的氧化酶），生成水溶性络合物后从肾脏排出。由于老年人肝细胞数量减少，肝微粒体酶的活性降低，故药物代谢减慢，药物半衰期延长，易造成主要经肝脏代谢的药物蓄积。

老年人药物清除率的下降主要是由于肝脏血流量和肝细胞数量的减少所致，而不是由于药物代谢酶的年龄相关性改变。肝血流量减少可降低高肝提取率药物的首过效应，减少肝代谢药物的清除，从而影响药物的代谢。肝血流量减少和肝微粒体酶活性降低，可使老年人肝脏的首过效应大为减弱。这在首过效应较强的药物（如利多卡因和普萘洛尔）中表现得更为明显，可使这些药物的半衰期延长，作用增强，毒性加剧。总之，老年人药物半衰期延长、药物清除率降低，多次或反复给药时血药坪值升高，故老年人的用药剂量可降至年轻人的 1/2～2/3。表 3-1-4 列举了具有不同肝提取率的常用药物。

表 3-1-4　具有不同肝提取率的常用药物

类型	常用药物
高肝提取率药物	吗啡、利多卡因、维拉帕米、普萘洛尔、硝酸甘油、依托咪酯、丙泊酚、氯胺酮、纳洛酮
中肝提取率药物	阿司匹林、可待因、二氢吗啡酮、去甲替林、苯海拉明
低肝提取率药物	华法林、苯妥英钠、地西泮、氯羟安定、戊巴比妥、卡马西平、美沙酮

值得注意的是，老年人肝脏代谢药物的能力改变尚不能采用一般的肝功能检查来预测，这是因为肝功能正常不一定说明肝脏代谢药物的能力一定正常。

（五）老年人药物排泄的特点

药物排泄是指药物经机体吸收、分布及代谢等一系列过程，最终排出体外。肾脏是药物排泄的主要器官，也有些药物可从肺、胆汁、乳腺、唾液或汗腺排出，挥发性药物和气体主要从呼吸道排出。

肾脏是排泄的主要器官。药物在肾脏的转运过程包括肾小球滤过、肾小管分泌及重吸收，多数弱酸性药物经肾脏排泄时涉及这三个过程。游离型药物及其代谢产物经肾小球滤过，与血浆蛋白结合的药物分子较大，不易滤过。药物自肾小球滤过进入肾小管后，可被不同程度地重吸收。脂溶性药物重吸收多，排泄速度慢。水溶性药物重吸收少，排泄速度快。

40 岁以后，肾血流量逐渐减少，导致肾小球滤过率和肾小管排泄能力按每年 1% 的速度减少。因此，老年人药物清除率降低，使用主要经肾排泄的药物时，易在体内蓄积而造成中毒。如苯二氮䓬类、普鲁卡因、吗啡、哌替啶、苯巴比妥、罗库溴铵等，都可因肾功能减退而排泄减少，从而显著延长其半衰期，导致蓄积中毒的风险增加。因此，老年人在使用这些药物时，应相应减少用量或延长用药间隔时间。老年人的肾小管对药物的分泌能力下降，这对以肾小管分泌为主要排泄途径的药物来说，消除速度会显著减慢。同时，老年人的药物血浆蛋白结合率下降，使游离型药物的浓度增加，从而引起药物的肾小球滤过量增加，排泄可能会加快。

总之，老年人肾功能减退，血浆半衰期延长，用药剂量应向下调整，给药间隔应适当延长，特别是药物以原形排泄、治疗指数窄的药物（如地高辛、氨基糖苷类抗生素）尤需引起注意。老年人如有失水、低血压、心力衰竭或其他病变时，可进一步损害肾功能，故用药更要小心，使用时最好能监测血药浓度。

（六）老年人药代动力学模型特点

药物的体内过程一般包括吸收、分布、代谢（生物转化）和排泄过程。为了定量地研究药物在上述过程中的变化情况，用数学方法模拟药物体内过程而建立起来的数学模型，称为药代动力学模型。目前最常用的药代动力学模型是房室模型，是指将机体视为一个系统，系统内部按动力学特点分为若干个房室（图 3-1-4）。房室是一个假设的空间，其划分与解剖学部位或生理学功能无关，只要体内某些部位药物的转运速率相同，均可视为同一室。房室模型的提出是为了使复杂的生物系统简单化，从而能定量地分析药物在体内的动态过程。

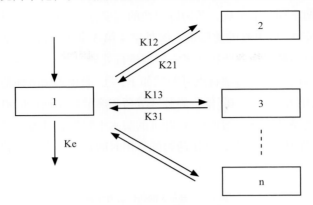

图 3-1-4　房室模型示意图

Ke 为一级消除速率常数，K12 和 K21 为中央室 1 与外周室 2 间的一级转运速率
常数，K13 和 K31 为中央室 1 与外周室 3 间的一级转运速率常数。

根据药物在体内的动力学特性，房室模型可分为一室模型、二室模型和多室模型。

1. 一室模型

一室模型指药物在体内迅速达到动态平衡，药物在全身各组织部位转运速率是相同或者相似的，此时把整个机体视为一个房室，称为一室模型（**图 3-1-5**）。一室模型并不意味着身体各组织的药物浓度在任何时刻都一样，但要求机体各组织药物水平能随血浆药物浓度的变化平行地发生变化。

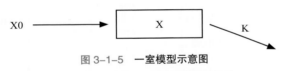

图 3-1-5　一室模型示意图

X0 为给药剂量，X 为体内药量，K 为一级消除速率常数。

2. 二室模型

二室模型将机体分为两个房室，即中央室和外周室（**图 3-1-6**）。中央室：由一些膜通透性较好、血流比较丰富且药物易于灌注的组织（如心、肝、肾、肺等）组成，药物往往首先进入这类组织，血液中的药物可以迅速和这些组织中的药物达到平衡。外周室：将血流不太丰富、药物转运速度较慢且较难灌注的组织（如脂肪、静止状态肌肉等）归并成一个房室，称为外周室，外周室中的药物和血液中的药物需要经过一段时间才能达到动态平衡。

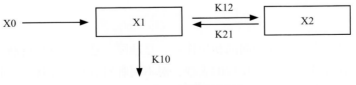

图 3-1-6　二室模型示意图

X0 为静脉注射剂量，K12 和 K21 为中央室与外周室间的一级转运速率常数，K10 为一级消除速率常数，X1 和 X2 分别为中央室与外周室药量。

3. 多室模型

机体由中央室和两个周边室组成，药物以很快的速度分布到中央室（第1室），以较慢的速度进入浅外室（第2室），以更慢的速度进入深外室（第3室），称为三室模型。按此方法，可以将在体内分布速率有多种水平的药物按多室模型进行处理。

综上所述，老年人的药代动力学特点可归纳如下：① 老年人脂溶性药物分布容积大，药物作用时间延长；② 老年人血浆蛋白降低，静脉麻醉药和麻醉性镇痛药的血浆非结合分子增加一倍以上，使血浆内游离型药物浓度增加；③ 肝脏的酶水平降低，肝血流量减少，可影响药物的代谢速度；④ 肾脏的排泄功能减退，可使药物的作用时间延长。老年人的药代动力学变化归纳如表 3-1-5 所示。

表 3-1-5　老年人的药代动力学变化

药代动力学机制	老年人的变化	结　果
吸收	胃液 pH 值↑	吸收↓
	胃动力和排空↓	
	胃血流量↓	
分布	身体总水量↓	亲水性药物的表观分布容积↓
	脂肪含量↑	亲脂性药物的表观分布容积↑
	白蛋白↓	酸性药物的游离分子↑
	α_1 酸性糖蛋白↑	碱性药物的游离分子↓
代谢	肝血流量↓	药物清除↓
	I 相代谢↓	生物转化↓
排泄	肾血流量↓	排泄↓
		药物不良反应↑

三、老年人药效动力学特点

药物效应动力学主要研究药物对机体的作用及其机制，即在药物的作用下，机体发生器官生理功能及细胞代谢活动的变化规律。

（一）药物的基本作用

1. 药物作用

药物作用是指药物与机体细胞间的初始作用，是动因，是分子反应机制，有其特异性。药理效应是药物作用的结果，是机体反应的表现，对不同脏器有其选择性。因此，药理效应实际上是机体器官原有功能水平的改变，功能的提高称为兴奋、亢进；功能的降低称为抑制、麻痹。过度兴奋转入衰竭，是另外一种性质的抑制。

药物的作用机制主要研究药物如何引起机体作用。常见的药物作用机制包括：参与各种理化反应、参与或干扰细胞代谢、影响生理物质转运、改变酶的活性、影响细胞膜离子通道、影响核酸代谢和影响免疫功能等。

2. 药物的治疗作用

药物的治疗作用，即治疗效果，也称疗效，是指患者用药后所引起的符合用药目的的作用，有利于改变患者的生理、生化功能或病理过程，使机体恢复正常。

3. 药物的不良反应

世界卫生组织对药物不良反应（adverse drug reaction，ADR）的定义为：在预防、诊断、治疗疾病或调节生理功能过程中，给予正常剂量的药物时出现的任何有害的和与用药目的无关的反应。药物在达到治疗疾病目的的同时，也会产生对机体不利的影响，特别是给药剂量过大时，可能会引起药物的不良反应，甚至导致患者的死亡。多数不良反应是药物固有的效应，在一般情况下是可以预知的，但不一定能够避免。

（二）药物的量效关系

在一定的范围内，药物的效应与靶部位的浓度成正相关，而后者决定于用药剂量或血中的药物浓度，定量分析与阐明两者间变化的规律称为量效关系。

1. 最小有效剂量或者最小有效浓度

指能够引起药物效应的最小药物剂量或最小药物浓度，也称为阈剂量或阈浓度。

2. 最大作用强度

药物的效应随给药剂量的增加而增强，但剂量增加到一定程度后，药物效应随剂量的增加不再继续增强，这一药理效应的极限称为最大作用强度。在量效曲线上，药物效应所达到的最大高度，即为药物作用的最大作用强度。

3. 效价强度

指药物产生一定强度的效应（一般采用50%效应量，即ED_{50}）时所需要的药物剂量。在量效曲线图上，为曲线上该效应点所对应的横坐标，横坐标位置距离原点越近（剂量越小）者效价强度越大。

4. 最小中毒量

指开始出现毒性反应的最小剂量。

5. 半数中毒量

引起半数动物中毒的剂量称为半数中毒量。

6. 半数致死量

引起半数动物死亡的剂量称为半数致死量。

（三）药效作用的影响因素

1. 药物因素

影响药效作用的药物因素包括药物剂型、剂量和给药途径。

2. 机体因素

年龄、性别、营养状况、生活习惯、遗传因素及种族差异均可导致药物代谢和药物效应的差异。

3. 疾病状态

疾病状态可以通过改变药代动力学或直接影响药物的作用，从而影响药物效应。

4. 心理因素——安慰剂效应

安慰剂是指不含任何药理成分的物质制成外形与药物相似的制剂或剂型，在疾病治疗中具有一定的作用。安慰剂效应主要由患者的心理因素引起，它来自患者对药物和医生的信赖，患者在经医生给予药物后，会发生一系列的精神和生理上的变化，这些变化不仅包括患者的主观感觉，而且包括许多客观指标。当医生对疾病的解释及预后的推测给患者带来乐观的消息时，患者的紧张情绪可大大缓解，安慰剂作用会比较明显。

5. 长期给药引起机体对药物反应性改变

长期反复用药可引起机体对药物反应发生变化，主要表现为耐受性、耐药性和依赖性等。

（四）老年人对常用药物反应的变化

1. 中枢神经系统药物

随着年龄增长，老年人的脑细胞数量减少、脑重量减轻，脑血管阻力增加、脑血流量减少，脑内酶活性降低，脑代谢降低，脑耗氧量下降，脑多巴胺和儿茶酚胺生物合成减少，单胺氧化酶活性增高，神经传导速率减慢，胆碱酯酶活性降低，M 型胆碱受体数目减少。

这些变化造成老年人对中枢神经系统抑制药物（如苯二氮䓬类、巴比妥类、抗胆碱和抗组胺类药物）的敏感性增高。此外，老年人大脑对麻醉性镇痛药物高度敏感，使用年轻患者的常用剂量时，可产生过度镇静，出现呼吸抑制和意识模糊。因此，老年人应用中枢神经系统抑制药物时，药物不良反应的发生率会增加。一般而言，老年人的用药剂量为年轻人的 1/2。

2. 心血管系统药物

老年人心脏逐渐肥大，血管硬度增加、弹性降低，心输出量减少，β 肾上腺素受体的数量和密度减少，亲和力降低，致其功能减退。肾素-血管紧张素-醛固酮系统活性降低，腺苷酸环化酶活性也发生变化。因此，老年人的心血管功能减退，血压调节功能降低。

老年高血压患者用降压药治疗时，易致直立性低血压，特别是服用 β 肾上腺素受体拮抗剂、肾上腺素能神经阻滞剂时，更易发生。服用中枢神经性降压药（如可乐定、甲基多巴等）可引起严重的嗜睡、眩晕等不良反应，突然停药可致激动、焦虑、心悸、出汗、血压升高，甚至高血压危象等停药反应。老年人对血管紧张素转化酶抑制剂（angiotensin converting enzyme inhibitor，ACEI）和血管紧张素受体拮抗药（angiotensin receptor blockers，ARB）的敏感性增加，ACEI 和 ARB 会加重手术相关的体液缺失，增加术中发生低血压的风险。而服用利血平降压时，则易引起抑郁症和消化性溃疡。

老年人对异丙肾上腺素的心率加快和普萘洛尔的心率减慢反应均弱于年轻人，应适当增加剂量；而老年人对硝酸甘油的扩张血管反应明显增强，应适当减少剂量；普鲁卡因胺易致老年患者直立性低血压，也应注意适当减少剂量。

老年人对洋地黄类强心药的正性肌力作用敏感性降低，而对其毒性反应的敏感性增高，从而使洋地黄类药物的治疗安全范围变得更窄，更易发生中毒反应。因此，老年人应用洋地黄类药物时，应特别注意剂量，做到个体化给药。

3. 内分泌系统药物

老年人的中枢神经系统对低血糖非常敏感，易发生低血糖昏迷，若不及时纠正，可引起严重或永久性的损害，需特别注意。因此，老年人对胰岛素和口服降糖药的耐受力降低。在胰岛素制剂中，长效制剂最易引起低血糖反应；而在口服降血糖药中，长效类氯磺丙脲最易引起低血糖反应。故老年糖尿病患者不宜应用此类药物，而一般应选用作用温和、短效的药物制剂。

老年人应用糖皮质激素的不良反应发生率显著增加，如更易出现消化性溃疡、出血和穿孔。糖皮质激素易致老年人骨质疏松症，引起骨折甚至股骨头无菌性坏死，并可延缓伤口愈合，诱发白内障等。因此，老年患者应慎用糖皮质激素，如需使用则应减少用药剂量。

4. 凝血系统药物

由于老年人肝脏合成凝血因子的功能减退，故对肝素及口服抗凝药非常敏感，易产生出血并发症。老年人对华法林的敏感性随年龄的增大而增强，老年患者服用华法林后，其作用和不良反应均增加。因此，老年患者应用华法林时剂量应减少，并在用药过程中注意有无出血迹象，并常规监测凝血时间。

（五）常用麻醉药物在老年人中的药效动力学特点

1. 吸入麻醉药

老年人功能残气量增加，使吸入麻醉药加深速度较慢，苏醒过程也延长。40 岁以上的患者每增加 10 岁，吸入麻醉药的最低肺泡有效浓度（minimal alveolar concentration，MAC）下降 4%，作用于中枢神经系统的麻醉抑制效应增强。例如，七氟烷的 MAC 在 40 岁时为 2.1%，在 60 岁时为 1.7%，在 80 岁时为 1.4%；地氟烷的 MAC 在 45 岁时为 6.0%，在 70 岁时为 5.2%。

如果有明显的通气/血流异常，起效时间会延迟。选择消除迅速的吸入麻醉药（如地氟烷），是使老年患者苏醒迅速的较好选择。

2. 静脉麻醉药及阿片类药物

一般而言，老年患者对静脉麻醉药物（如丙泊酚和依托咪酯）、苯二氮䓬类药物、麻醉性镇痛药物、巴比妥类药物等的敏感性均增加，需求剂量降低。

丙泊酚清除快，在老年患者中，可能接近于理想的麻醉诱导药，但与年轻患者相比，它更容易引起老年人呼吸抑制和低血压。老年患者麻醉所需丙泊酚的血药浓度几乎比年轻患者低 50%。成年人所需的丙泊酚诱导用量一般为 2.25～2.5 mg/kg，而 60 岁以上的老年人仅需 1.5～1.75 mg/kg。老年人对丙泊酚的清除率也降低，故维持用量宜减少。

依托咪酯及咪达唑仑对高龄患者的药效也显著增强，同时消除半衰期延长。老年患者中，依托咪酯的消除半衰期可延长至 7～8 h，咪达唑仑的消除半衰期可延长至 4.1 h。依托咪酯的首次分布容积随年龄增加而显著减少，老年人使用较低剂量的依托咪酯就能达到与年轻患者相同的脑电图抑制水平。

使用阿片类药物（如芬太尼、阿芬太尼和舒芬太尼）达到相同脑电图抑制水平时，老年患者的使用剂量比年轻患者低 50%。这是由于随着年龄增大，大脑对阿片类药物的敏感性增加，而非药代动力学参数改变所致。随着年龄增大，瑞芬太尼的中央室容积和清除率会降低，老年患者对该药仅需年轻人的一半剂量就能达到相同的临床效果，在麻醉维持阶段，老年人仅需三分之一的输注速率即可维持有效血浆药物浓度。

3. 神经肌肉阻滞药

年龄增大对应用神经肌肉阻滞药的影响在不同药物之间差异较大。如果神经肌肉阻滞剂经肝、肾代谢，则其作用时间延长。例如，罗库溴铵、维库溴铵主要依靠肝、肾代谢，它们在高龄患者中的药物消除半衰期及作用时间相应延长。对于不通过肝、肾代谢的神经肌肉阻滞剂，则其药代动力学和药效动力学改变不明显。例如，阿曲库铵和顺式阿曲库铵不经肝、肾代谢，而是通过霍夫曼反应消除，年龄对其药理学特性的影响很小。老年患者的心输出量降低和肌肉血流速度变慢可导致神经肌肉阻滞药的起效时间延长 2 倍。

4. 局部麻醉药

由于老年人细胞膜通透性增加、脱水、结缔组织疏松及局部血流减少，使局部麻醉药易于扩散，用量宜适当减少。在使用相等剂量的局部麻醉药时，老年人发生局部麻醉药中毒的风险远远高于年轻人。对老年人实施硬膜外麻醉时，由于局部麻醉药不易向椎间孔外流，而易于在椎管内扩散，故硬膜外麻醉时局部麻醉药的用量应相应减少。

5. 其他常用药物

老年人对血管活性药物和抗凝药的敏感性增强。小剂量肾上腺素对年轻人并不能引起肾血管明显收缩，而同样剂量的肾上腺素却可使老年人肾血管阻力增加 2 倍以上。由于老年人肝脏合成凝血因子的功能减退，故对肝素和口服抗凝药非常敏感，易产生出血并发症。

老年人对 β 肾上腺素受体激动剂及拮抗剂的敏感性均降低，这可能是由于老年人 β 肾上腺素受体的数量及亲和力下降所致。高龄患者对阿托品的敏感性也减弱，其原因可能与老年人迷走神经对心脏的控制作用减弱有关。

（叶培　顾卫东）

第二节　静脉麻醉药

静脉全身麻醉是指通过血液循环使静脉麻醉药作用于中枢神经系统而产生麻醉效果的方法。其特点是起效快、效能强，并且可根据个体选择适合的麻醉药物以及用量。但是对老年患者而言，应用静脉麻醉药后预测其麻醉效应的难度增大，不良反应的发生率明显增加，其原因主要在于老年人的病理生理改变常导致麻醉药物在体内的药代动力学和药效动力学发生变化。充分了解年龄对常用静脉麻醉药的药理学的影响，掌握每种药物在老年患者麻醉中的优缺点，注意麻醉处理的个体化原则，有助于提高老年患者的麻醉质量，减少围手术期麻醉相关并发症。本节将重点讨论目前常用的静脉麻醉药物在老年患者中的药理学特点。

一、老年患者静脉麻醉药的药代动力学特点

1. 衰老对药物分布的影响

随着年龄的增加，机体构成成分发生明显改变，主要表现为体液总量减少，脂肪含量增加。静脉麻醉药大多为脂溶性，因此，老年人体内脂肪含量的增加可使脂溶性静脉麻醉药更容易发生蓄积，药物的分布容积增加。而分布容积增大可减少血浆中药物浓度，从而延长药物的代谢半衰期，使其作用时间延长。老年人体内水分的减少可导致水溶性药物分布容积减少，从而使血药浓度增加。

血浆蛋白的含量也随年龄增大而降低，进而可影响静脉麻醉药物在老年患者体内的分布。大多数静脉麻醉药可与白蛋白结合，老年患者血浆白蛋白浓度减少可导致血浆内有药理活性的游离型药物相对增加，从而使所需药物剂量减少。因此，老年人在使用血浆蛋白结合率较高的药物时应酌情减量，避免增加毒性反应。

2. 衰老对药物代谢的影响

肝脏是药物代谢的主要场所，随着年龄增大，肝脏代谢功能明显降低。老年人肝脏质量下降，肝细胞数减少，肝血流量以及肝脏酶活性均降低，这些改变导致大多数静脉麻醉药的生物转化率降低，从而使药物代谢减慢，作用时间延长。因此，老年人在使用主要经肝脏代谢的药物时应适当减少剂量，如仍按常规剂量给药，可能会因药物蓄积过量而导致毒性反应增加。

3. 衰老对药物清除的影响

肾脏是药物排泄的重要器官，由于老年人肾血流量仅为成年人的30%～50%，并且肾实质和肾小球数量也明显减少，因此，老年人肾脏排泄药物的能力明显降低。此外，老年人多合并高血压和冠状动脉硬化等心血管疾病，这些并存疾病也会导致肾功能减退。肾功能减退导致药物清除率降低以及消除半衰期延长。对于主要经肾脏排泄而消除的静脉麻醉药物，肾脏清除率下降将明显增加血浆药物浓度，延长麻醉药物的作用时间。

二、老年患者静脉麻醉药的药效动力学特点

大部分静脉麻醉药在老年人中的药效动力学改变主要表现为敏感性增高、药效增强。老年人中枢神经系统 CABA 神经元和 GABA$_A$ 受体数量减少，导致抑制功能代偿性上调，这可能是老年人对苯二氮䓬类等静脉麻醉药敏感性增加的主要原因。此外，老年人中枢神经系统功能减退，脑血流量和脑代谢均降低，这也可能导致老年人对中枢抑制药物的敏感性增加。因此，老年人达到预期麻醉效应所需的静脉麻醉药剂量较年轻人显著减少。

三、静脉麻醉药在老年患者中的应用

1. 丙泊酚

丙泊酚具有起效快、诱导平稳、苏醒迅速、术后恶心呕吐发生率低等优点，已成为临床最常用的短效静脉麻醉药，广泛用于麻醉诱导、麻醉维持、ICU 患者镇静及临床无痛检查。但丙泊酚对循环系统具有较强的抑制作用，可通过扩张外周血管和抑制心肌收缩的双重作用引起动脉血压明显下降，这在注射速度较快时较为明显。随着年龄增大，心肌细胞的收缩力下降，心室充盈顺应性受损，心输出量明显降低，因此，丙泊酚对老年患者血流动力学影响更加明显。此外，由于老年人对丙泊酚的敏感性高于年轻人，若使用成人麻醉诱导和维持的推荐剂量，可能会导致老年患者诱导后出现显著性低血压。

丙泊酚属于烷基酚类化合物，不溶于水，具有高脂溶性。由于老年人脂肪含量增加，体液总量减少，丙泊酚在老年人脂肪组织中更易蓄积。此外，丙泊酚主要通过肝脏代谢，在肝脏中经羟化反应和与葡萄糖醛酸结合反应，降解为水溶性化合物经肾脏排出。老年人肝脏代谢和肾脏排泄能力均下降，因此，老年人对丙泊酚的代谢清除率远低于年轻人，老年人血浆中对药物的清除缓慢，从而导致血药浓度相应增加。药物在脂肪组织中的蓄积以及药物清除率的降低使得丙泊酚在老年患者中的消除半衰期明显延长，导致老年患者苏醒时间延长。丙泊酚与血浆蛋白结合率高达 98%，由于老年人血浆白蛋白含量随年龄增长而有所降低，在应用丙泊酚后，老年人血中与血浆白蛋白结合的药物减少，血浆游离药物浓度增加，从而使老年人所需药物剂量降低。丙泊酚的药效动力学也随着年龄的增加而改变，主要表现为老年人中枢神经系统对丙泊酚的敏感性明显增加。研究表明，随着年龄增大，丙泊酚诱导达到镇静催眠效应时的 50% 最大效应浓度（concentration for 50% of maximal effect，EC$_{50}$）明显降低，25 岁、50 岁和 75 岁患者的 EC$_{50}$ 分别为 2.35 μg/mL、1.8 μg/mL 和 1.25 μg/mL。相对于年轻人而言，老年人应用较小的丙泊酚剂量即可达到相同的药效。综上所述，在老年患者中应用丙泊酚进行麻醉诱导及维持时，应减少给药剂量，延长注射时间，建议采用靶控输注技术，维持老年患者的血流动力学稳定。

成人应用丙泊酚进行全麻诱导的推荐剂量为 1.5~2.5 mg/kg。丙泊酚用于老年患者全麻诱导时的剂量宜为 1.0~1.5 mg/kg。成人应用丙泊酚进行麻醉维持的推荐剂量为每

4 ~12 mg/(kg·h)，由于老年人对丙泊酚的清除率降低，故维持用量宜减少。与年轻患者相比，老年患者维持相同的目标血药浓度（3.5 μg/mL），丙泊酚输注速率需减少30%~50%（图3-2-1）。

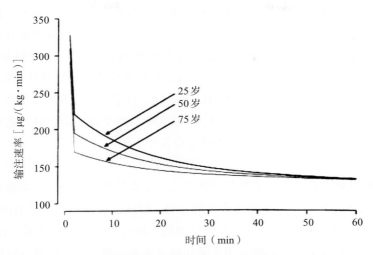

图 3-2-1　不同年龄患者维持相同丙泊酚血药浓度所需输注速率的比较
引自：SCHNIDER TW, et al. Anesthesiology, 1998,88(5): 1170-1182.

2. 环泊酚

环泊酚和丙泊酚同属于烷基酚类化合物，其作用机制与丙泊酚相似，均为短效 GABA$_A$ 受体激动剂，通过增强 GABA$_A$ 受体诱发的氯电流，引起神经细胞膜超极化，从而产生镇静催眠作用。但环泊酚在丙泊酚基础上进行了全新构效升级，引入了环丙基，增加了立体效应，从而增强了与 GABA$_A$ 受体的亲和力。目前，环泊酚在中国开展的适应证研究主要包括全身麻醉诱导、胃肠镜检查中的镇静、全身麻醉维持、纤维支气管镜检查中的镇静和 ICU 镇静。环泊酚在效能和总体安全性上均优于丙泊酚。环泊酚效价强度约为丙泊酚的 4~5 倍，环泊酚 0.4 mg/kg 的麻醉效果与丙泊酚 2.0 mg/kg 相当，全麻诱导时环泊酚用量更少。环泊酚心血管不良事件发生率和呼吸系统不良事件发生率均显著低于丙泊酚，且环泊酚注射痛发生率仅为丙泊酚的 1/10。

综上所述，与丙泊酚相比，环泊酚具有效价更高、安全范围更宽、对血流动力学及呼吸功能影响更小、无明显注射痛等优点。但是目前环泊酚用于老年患者的安全性和有效性尚不明确，环泊酚在老年患者中的药代动力学和药效动力学仍有待进一步研究。

3. 依托咪酯

依托咪酯属于非巴比妥类短效静脉麻醉药，主要用于全麻诱导，其最显著的特点是对循环功能的影响最小，目前已成为老年患者麻醉诱导的常用药物之一。依托咪酯对心肌收缩力无明显影响，不增加心肌耗氧量，易保持血流动力学稳定，尤其适用于心脏储备功能较差的患者。脑电双频指数（bispectral index，BIS）达到 50 时，不同静脉麻醉药对老年患者血流动力学的影响由大到小依次为丙泊酚 > 咪达唑仑 > 硫喷妥钠 > 依托咪酯。因此，对于心功能较差和血容量不足的老年患者，依托咪酯常作为首选的静脉麻醉诱导药。依托咪酯可暂时性地抑制肾上腺皮质功能，且这种不良反应主要出现在连续输注依托咪酯时，因此，不宜采用依托咪酯进行长时间的麻醉维持。

依托咪酯与其他静脉麻醉药一样，诱导剂量随着年龄的增加而减小。年龄对依托咪酯的药效动力学基本无影响，年龄对依托咪酯用量的影响主要与其药代动力学有关。依托咪酯主要在肝脏经酯酶水解，老年人肝脏血流量和肝脏药物代谢酶活性下降，故老年患者依托咪酯清除率下降。同时老年人依托咪酯的消除半衰期延长，成人对依托咪酯的消除半衰期为 $2 \sim 5\,h$，而在老年患者中其消除半衰期可延长至 $7 \sim 8\,h$。成人应用依托咪酯的常规诱导剂量为 $0.15 \sim 0.3\,mg/kg$，老年人的依托咪酯诱导剂量应减少至 $0.15 \sim 0.2\,mg/kg$。有学者通过 BIS 监测指导老年患者全身麻醉诱导，发现低剂量（0.19 ± 0.04）mg/kg 的依托咪酯用于麻醉诱导时，老年患者可达到满意的镇静深度，血流动力学相对稳定，且不良反应发生率较低。

4. 咪达唑仑

咪达唑仑又称咪唑安定，是半衰期最短的苯二氮䓬类药物，其特点为起效快，排泄快，作用时间短，效能较强，且药效不受给药途径的影响，目前已广泛应用于术前镇静和全麻诱导。咪达唑仑具有顺行性遗忘作用，可以预防术中知晓，故可应用于麻醉维持。由于老年人药代动力学和药效动力学的改变，咪达唑仑用于老年患者术前镇静、麻醉诱导和麻醉维持时的剂量均应减少。在一项临床研究中，90 岁老年人仅需 $0.02 \sim 0.03\,mg/kg$ 的咪达唑仑即可达到年轻人 $0.07 \sim 0.15\,mg/kg$ 时的镇静程度，并且镇静作用可持续 $20 \sim 40\,min$。成年人术前使用咪达唑仑的推荐剂量为 $0.05 \sim 0.1\,mg/kg$，而老年患者手术前使用 $0.025 \sim 0.05\,mg/kg$ 的咪达唑仑，即能有效减轻术前应激反应，获得满意的镇静效果，且不干扰呼吸循环功能。咪达唑仑用于健康成年人麻醉诱导的推荐剂量为 $0.2 \sim 0.3\,mg/kg$，而用于老年人麻醉诱导的推荐剂量为 $0.05 \sim 0.15\,mg/kg$。咪达唑仑用于静脉复合或静吸复合麻醉维持时，可采取分次静脉注射或持续静脉泵注的方法，老年患者应减少 $25\% \sim 50\%$ 的用量，尤其是同时使用阿片类药物或其他镇静药的患者。麻醉诱导剂量的减少主要与药效动力学改变有关，而麻醉维持剂量的减少取决于药代动力学和药效动力学的共同作用。

咪达唑仑具有水溶性特性，在 pH 值 < 4 时易溶于水，而在生理性 pH 条件下，咪达唑仑具有高度脂溶性。咪达唑仑主要经肝脏代谢，在肝脏内通过微粒体酶的氧化机制进行羟化反应，形成的羟基化终产物只有微弱的药理活性，半衰期短，不会延长咪达唑仑的作用时间。肝脏血流量和肝脏酶活性随着年龄增大而降低，老年人咪达唑仑的消除半衰期为 $5 \sim 6\,h$，较年轻人（$2 \sim 3\,h$）明显延长。同时，老年患者咪达唑仑的清除率减少约 30%，导致静脉注射咪达唑仑后老年患者动态平衡功能的恢复时间较年轻人明显延长。除此以外，咪达唑仑大部分药代动力学参数（如血浆蛋白结合率、总分布容积等）受年龄影响较小，因此，从药代动力学角度分析，年龄主要影响麻醉维持阶段咪达唑仑的用量。有关其药效动力学的临床研究发现，80 岁老年患者应用咪达唑仑后对口头指令发生反应所需的 EC_{50} 仅为 40 岁患者的 $1/4$，表明老年人对咪达唑仑的敏感性提高（**图 3-2-2**）。老年人对咪达唑仑敏感性的提高可能与中枢神经系统受体数量和细胞功能的改变相关。药效动力学的改变主要影响老年患者对咪达唑仑的麻醉诱导剂量。

咪达唑仑对心血管系统影响轻微,但是咪达唑仑具有一定的呼吸抑制作用,且其程度与剂量和注射速度相关。给药速度越快,最大通气抑制的发生越迅速。咪达唑仑对慢性阻塞性肺疾病患者的呼吸抑制更显著,作用时间更长。因此,对于老年患者,特别是合并慢性阻塞性肺疾病的老年患者,应用咪达唑仑时应严密监测呼吸,控制给药剂量和注射速度,避免发生呼吸抑制。

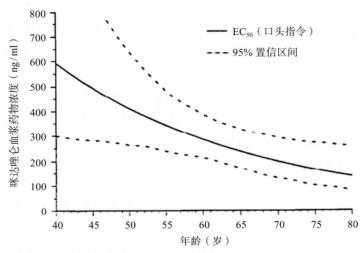

图 3-2-2 不同年龄患者应用咪达唑仑后对口头指令发生反应所需 EC_{50}

引自:JACOBS JR, et al. Anesth Analg, 1995,80(1): 143-148.

5.瑞马唑仑

瑞马唑仑为咪达唑仑的衍生物,在其结构上引入了一个可代谢的丙酸甲酯侧链,从而得到一种新型的超短效水溶性苯二氮䓬类药物。瑞马唑仑同样作用于 $GABA_A$ 受体,使氯离子通道通透性增加,引起神经细胞膜超极化,从而抑制神经元电活动,产生镇静和遗忘作用。瑞马唑仑在体内主要经过非特异性酯酶水解代谢,不依赖肝、肾功能,且其代谢产物无药理活性。因此,瑞马唑仑具有起效快、维持和恢复时间短以及不易蓄积等特点,适用于门诊操作性检查前单次给药镇静、全麻诱导和维持以及 ICU 镇静。

瑞马唑仑的药代动力学特点为起效迅速、清除完全。一期临床研究发现,静脉注射后1 min,瑞马唑仑即可达到血药浓度峰值,在体内的平均滞留时间仅为咪达唑仑的1/7。且瑞马唑仑全身清除率受体重的影响较小(**图 3-2-3**)。瑞马唑仑时量相关半衰期也不受输注时间的影响。与咪达唑仑相比,长时间连续输注瑞马唑仑对其半衰期的影响微乎其微,这意味着给药后的恢复时间与输注时间基本无关(**图 3-2-4**)。瑞马唑仑应用于胃肠镜检查镇静、全麻诱导和维持的安全性均优于咪达唑仑和丙泊酚,其低血压和呼吸抑制等不良事件的发生率显著低于丙泊酚。瑞马唑仑的呼吸抑制作用较小,并且瑞马唑仑的镇静效应可被氟马西尼逆转,使其更加安全可控,故瑞马唑仑适用于内镜检查。此外,瑞马唑仑具有水溶性的特性,在用药过程中不易引起注射痛。目前临床使用瑞马唑仑进行全麻诱导时,剂量范围大多选择为0.2~0.4 mg/kg。但是关于瑞马唑仑在老年人中的药代动力学和药效动力学研究较少,在 60 岁及以上患者中的安全性和有效性有待进一步研究。瑞马唑仑用于老年患者全麻诱导时的推荐剂量为

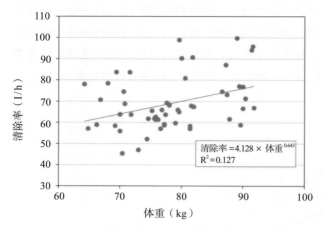

图 3-2-3　瑞马唑仑全身清除率与体重的相关性

引自：ANTONIK LJ, et al. Anesth Analg, 2012,115(2): 274-283.

图中公式：清除率 $=4.128 \times$ 体重$^{0.643}$，$R^2=0.127$

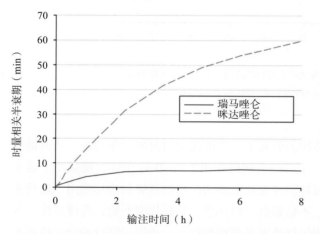

图 3-2-4　瑞马唑仑与咪达唑仑的时量相关半衰期

引自：WILTSHIRE HR, et al. Anesth Analg, 2012,115(2): 284-296.

0.3 mg/kg。在使用瑞马唑仑对老年患者进行全麻诱导时，应谨慎滴定剂量，缓慢推注，少量递增，严密观察患者的意识水平和生命体征。

6.艾司氯胺酮

艾司氯胺酮是氯胺酮的右旋异构体，其药理作用和氯胺酮相似，作用于N-甲基-D-天冬氨酸（N-methyl-D-aspartate，NMDA）受体、阿片受体以及M型乙酰胆碱受体，发挥催眠、镇静和镇痛作用。与氯胺酮相比，艾司氯胺酮与NMDA受体的亲和力更高，麻醉镇痛效果更强，仅需氯胺酮1/2的剂量即可取得较为满意的麻醉效果。全身麻醉诱导和维持时使用艾司氯胺酮，有助于减少其他静脉麻醉药或吸入麻醉药的用量，更好地维持循环平稳。应用艾司氯胺酮后患者的苏醒时间和定向力恢复时间较氯胺酮明显缩短，更适用于需要快速周转的短小手术。目前，艾司氯胺酮主要用于静脉麻醉药（如丙泊酚）联合诱导和维持全身麻醉，诱导剂量为0.5 mg/kg静脉注射，麻醉维持剂量为0.5 mg/（kg·h）连续静脉输注。除术中镇静作用以外，艾司氯胺酮也具有良好的镇痛作用，可以减少术中及术后阿片类药物的用量，并且可以预防和减少阿片类药物引发的痛觉过敏和呼吸抑制。小剂量艾司氯胺酮［0.015 mg/（kg·h）］即可抑制阿片类药物痛觉过敏反应，且术后极少出现精神方面的不良反应。

艾司氯胺酮的药理作用与氯胺酮大致相同，但因其具有镇静镇痛效能强、用量少、苏醒快、不良反应少等优点，目前已成为临床较常用的麻醉辅助用药，广泛用于麻醉诱导、麻醉维持以及临床无痛检查。在对老年患者使用艾司氯胺酮进行全麻诱导及维持时，应谨慎调整使用剂量及推注速度，密切观察用药后患者的意识水平以及血流动力学等生命体征。

7.右美托咪定

右美托咪定是高选择性的 α_2 肾上腺素受体激动剂。与作用于GABA系统的镇静药不同，右美托咪定的镇静镇痛作用主要是通过作用于蓝斑和脊髓内的 α_2 肾上腺素受体。右美托咪定具有镇静、抗焦虑、催眠及镇痛作用，该药的不良反应较少，没有显著的呼吸抑制作用，同时对心肌、肾脏和脑等器官功能有一定的保护作用，术中使用右美托咪定可以减少静脉麻醉药和吸入麻醉药的用量，因此，目前临床上将其广泛用于术中镇静和辅助镇痛。使用右美托咪定可以有效预防术后谵妄的发生。65 岁以上老年非心脏手术患者入住 ICU 后使用小剂量右美托咪定可以显著降低术后 7 d 内谵妄的发生率（图 3-2-5），因此，右美托咪定也适用于麻醉后恢复室和重症监护病房术后患者的镇静。作为麻醉辅助用药，右美托咪定可减少其他镇静催眠药和阿片类药物的用量，但是不适宜单独用于麻醉诱导和维持。

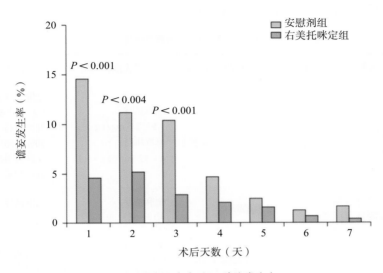

图 3-2-5　老年患者术后 7d 谵妄发生率

引自：SU X, et al. Lancet, 2016,388(10054): 1893-1902.

右美托咪定引起的血流动力学改变可呈双向变化。在负荷剂量给药期间可出现短暂的血压升高，其原因可能与外周 α_2 受体激活，从而刺激外周血管平滑肌收缩有关，可通过降低输注速度来减少这一反应。右美托咪定对心血管系统的主要作用为减慢心率，降低全身血管阻力，间接降低心肌收缩力、心输出量，从而导致血压下降，因此，右美托咪定对缺血心肌具有一定的保护作用。但是输注右美托咪定速度过快或剂量过多可导致低血压、心动过缓，甚至窦性停搏，对于严重心功能不良或心脏传导阻滞患者给予右美托咪定时应谨慎。阿托品可改善右美托咪定所致的心动过缓。

成年人右美托咪定负荷剂量建议为 1 μg/kg，输注时间超过 10 min。老年人应用右美托咪定应当谨慎选择剂量和给药速度。虽然有研究发现年龄不影响右美托咪定的药代动力学特性，右美托咪定在青年（18～40 岁）、中年（41～65 岁）和老年（≥65 岁）受试者中的药代动力学无显著差异，但是由于老年人血管张力调节能力较弱、血容量偏低，使用右美托咪定后低血压和心动过缓的发生率明显高于年轻人。国外临床研究报道，65 岁以上患者使用右美托咪定后低血压的发生率高达 47%。因此，65 岁以上的老年患者使用右美托咪定时应减少负荷剂量，建议剂量为 0.5 μg/kg，输注 10 min 以上。

综上所述，老年人的药理学改变主要表现为对大部分静脉麻醉药的代谢和清除明显降低，中枢神经系统敏感性明显增强，作用时间延长。此外，随着年龄增大，衰老本身引起的多器官系统"老化"以及合并多种器质性病变可导致老年人心脏储备和呼吸储备功能明显减退，使老年患者发生麻醉药物不良反应的概率增加。由于老年患者心血管功能减退，较小剂量的静脉麻醉药即可引起血流动力学改变，而呼吸中枢的改变使老年患者对静脉麻醉药引起的呼吸抑制更加敏感。因此，对于老年患者，应减少静脉麻醉药的用量（表3-2-1），推荐使用短效的麻醉药物，诱导用药应缓慢推注，少量递增，谨慎调整药物输注的剂量和速度，同时应加强监测，密切观察用药后的反应，尽量避免药物过量引起的不良反应。

表 3-2-1　老年人静脉麻醉药药理学作用及剂量调整建议

药物	老年人药代动力学	老年人药效动力学	成人推荐剂量	老年人剂量调整建议
丙泊酚	清除率↓ 消除半衰期↑ 血浆游离药物浓度↑	中枢敏感性↑ 50%最大效应浓度↓	全麻诱导： 1.5～2.5 mg/kg 麻醉维持： 4～12 mg/(kg·h)	全麻诱导： 1.2～1.5 mg/kg 麻醉维持：剂量应减少 30%～50% 女性较男性应增加10%～15% 输注剂量
依托咪酯	消除半衰期↑ 清除率↓	基本无影响	全麻诱导： 0.15～0.3 mg/kg	全麻诱导： 0.15～0.2 mg/kg
咪达唑仑	肝功能↓ 清除率↓ 消除半衰期↑	50%最大效应浓度↓ 中枢敏感性↑	术前镇静： 0.05～0.1 mg/kg 全麻诱导： 0.2～0.3 mg/kg	用药减少25%～50% 术前镇静：0.025～0.05 mg/kg 全麻诱导：0.05～0.15 mg/kg
瑞马唑仑	无相应研究	无相应研究	全麻诱导： 0.2～0.4 mg/kg	全麻诱导：0.3 mg/kg
艾司氯胺酮	无相应研究	无相应研究	全麻诱导： 0.5 mg/kg 麻醉维持： 0.5 mg/(kg·h)	无相应研究
右美托咪定	基本无影响	基本无影响	负荷剂量： 1 μg/kg （输注时间超过10 min）	负荷剂量： 0.5 μg/kg （输注时间超过10 min）

四、老年患者静脉麻醉诱导和维持用药方案

（一）全麻诱导

老年人血液循环较慢，静脉麻醉药到达靶器官的速度减慢，诱导时起效时间相对延缓，加上老年人在药代动力学和药效动力学上个体差异较大，并且多合并高血压和动脉硬化等心血管疾病，因此，老年患者诱导用药时应控制剂量，缓慢推注，少量递增，严密观察，防止用量过大引起严重的循环功能和呼吸功能抑制，同时也要确保减轻气管插管时的应激反应。目前全

麻诱导方法主要包括静脉诱导和静吸复合诱导。进行静脉诱导时，由于老年人对丙泊酚、咪达唑仑等常用静脉麻醉药的敏感性增高，代谢减慢，老年人对此类药物的需要量较青壮年减少30%~50%，诱导时一般先从小剂量开始，逐渐加大用量，严密观察血流动力学变化。

静脉诱导是指完全采用静脉麻醉药及静脉麻醉辅助药的一种全麻诱导方法，其优点在于起效迅速、效能较强，并且静脉麻醉药不刺激呼吸道，患者依从性较好。但是大部分静脉麻醉药对循环功能和呼吸功能影响较大，且老年人药代动力学和药效动力学发生变化，导致对药物麻醉效应的预测难度增大，不良反应发生率较高。

静脉诱导用药模式一般采用静脉全麻药-麻醉性镇痛药-神经肌肉阻滞剂复合诱导，静脉全麻药起效迅速，可在短时间内达到气管内插管所要求的麻醉深度，配合神经肌肉阻滞剂，可以达到气管内插管所需的肌松条件。依托咪酯对血流动力学和心肌功能影响很小，常作为老年患者首选的静脉麻醉诱导药。丙泊酚起效迅速，但丙泊酚推注速度过快时，对循环系统抑制明显，可引起血压下降，且老年人对丙泊酚的敏感性高于年轻人，诱导后更易出现低血压。因此，老年患者使用丙泊酚诱导时推荐使用靶控输注分级诱导，从较低的血浆靶浓度开始，每隔1~2 min逐步增加血浆靶浓度，直至患者意识消失，诱导过程中应密切观察和维持血流动力学平稳。

老年患者全麻诱导方案参考：依次静脉注射舒芬太尼 5 μg，依托咪酯 20 mg，舒芬太尼 5~10 μg，罗库溴铵 0.8 mg/kg，利多卡因 0.8 mg/kg，随后采用推注泵注入瑞芬太尼 0.8~1 μg/kg。大多数老年患者采用此诱导方案后，气管插管期间血流动力学较平稳。

（二）全麻维持

全麻诱导后血液内麻醉药浓度已达到平衡，在麻醉维持期间只要适当加用麻醉药物即可维持麻醉和手术需要的水平。老年患者对大部分麻醉药的敏感性增加，EC_{50} 降低，且药物在老年人脂肪组织中蓄积以及清除率降低等药代动力学改变，所以在全麻维持阶段应减少给药剂量，控制药物输注速度，不宜麻醉过深，避免循环功能抑制以及苏醒延迟，但也应避免麻醉过浅引起术中知晓。可使用 BIS 监测仪等仪器监测麻醉深度，同时应加强对患者的监护和管理，保证血流动力学平稳。全麻维持方法可采用全凭静脉麻醉和静吸复合麻醉。

1.全凭静脉麻醉

全凭静脉麻醉采用静脉麻醉药、镇痛药以及神经肌肉阻滞剂来维持麻醉效果。丙泊酚是临床上最常用于麻醉维持的静脉麻醉药，常联合镇痛药瑞芬太尼进行麻醉维持。虽然依托咪酯对老年患者循环功能影响最小，但是由于连续输注依托咪酯易引起肾上腺皮质功能抑制，故不宜采用依托咪酯进行长时间的麻醉维持。全凭静脉麻醉包括单次推注、连续输注和靶控输注三种给药方式。老年人对丙泊酚的清除率明显降低，血浆游离药物浓度增加，并且老年人对丙泊酚的中枢敏感性较年轻人增加，因此，无论采用何种输注方式，都应减少丙泊酚的用量，并严密监测血流动力学变化，避免药物过量引起不良反应。

单次推注丙泊酚仅适用于短小手术或操作，如各种内镜检查及日间手术。需要注意的是，对老年患者不主张快速注射丙泊酚，否则可引起明显的循环呼吸功能抑制。若手术时间较长，可连续输注丙泊酚维持麻醉。长时间连续给药对丙泊酚时量相关半衰期影响较小，输注时间对术后恢复无明显影响。丙泊酚用于成年人麻醉维持时的推荐剂量为 $4 \sim 12$ mg/(kg·h)，用于老年患者时应减少 30% $\sim$ 50% 的剂量。

老年患者静脉麻醉（非气管插管）方案参考：静脉注射艾司氯胺酮 $5 \sim 10$ mg，丙泊酚 $0.8 \sim 1$ mg/kg，继之以丙泊酚 $4 \sim 6$ mg/(kg·h) 输注维持。这一方案对患者呼吸抑制较轻，血流动力学较平稳，尤其适合心肺功能较差的老年患者。

2. 静吸复合麻醉

静吸复合麻醉维持是指在麻醉维持阶段复合使用静脉麻醉药和吸入麻醉药，以吸入麻醉为主并辅以静脉麻醉，或以静脉麻醉为主并辅以吸入麻醉。老年患者单纯应用静脉麻醉药进行长时间麻醉维持时，容易引起血流动力学紊乱、苏醒延迟及术后谵妄等多种不良反应。吸入麻醉药在体内代谢极少，个体间无明显代谢差异。复合使用吸入麻醉药有利于保持麻醉的稳定，减少静脉麻醉用药，避免循环抑制。

静吸复合麻醉虽然适用范围广，麻醉平稳性和安全性较高，但仍需注意合理配伍不同的静吸麻醉药。在满足手术要求的前提下，复合用药的种类应尽可能简单，应遵循"最小有效量"原则，尽可能以最少的麻醉药量达到满意的麻醉效果。

3. 靶控输注用于麻醉诱导及维持

靶控输注是以药代动力学为基础，通过调节血浆药物浓度来控制或维持麻醉在适当的深度，以满足临床要求的一种静脉给药方式，适用于麻醉诱导和麻醉维持。靶控输注分为开放环路和闭合环路，开放环路无反馈装置，因此，需要麻醉医生根据临床需求设定目标浓度，并根据患者的生命体征情况适时调整给药速度及目标浓度。闭合环路有利于避免老年患者药代动力学和药效动力学的个体差异，可以提供个体化的麻醉方案，根据患者的生命体征以及麻醉深度自动调控给药速度以及药物浓度。

丙泊酚因其具有起效快、作用时间短、苏醒迅速等特点，常作为靶控输注麻醉诱导时的首选药物。在成年患者中采用丙泊酚靶控输注麻醉诱导时，推荐血浆靶浓度为 $4 \sim 6$ µg/mL，复合用药诱导时丙泊酚推荐血浆靶浓度为 $3 \sim 3.5$ µg/mL，待患者意识丧失后丙泊酚血浆靶浓度应降至 $2.5 \sim 3.5$ µg/mL。但是老年患者中枢神经系统对丙泊酚的敏感性明显升高，并且药代动力学也发生一定改变，因此，老年患者麻醉诱导时丙泊酚的血浆靶浓度应适当减少。推荐使用丙泊酚靶控输注分级诱导方法，降低丙泊酚初始血浆靶浓度，从 1 µg/mL 开始，每隔 $1 \sim 2$ min 逐步增加血浆靶浓度 $0.5 \sim 1.0$ µg/mL，直至患者意识消失。

成年患者采用丙泊酚进行靶控输注麻醉维持时，血浆靶浓度推荐为 $3 \sim 6$ µg/mL，同时应根据手术刺激强弱和患者反应等适当调整靶浓度。如若手术时间较长、刺激较强，应联合使用阿片类药物。丙泊酚与阿片类药物配伍用药可以保证麻醉诱导平稳，体动反应少，麻醉效果满意，并且可以显著减少丙泊酚用量，患者呼吸抑制较轻，术后苏醒迅速。丙泊酚靶控输注联合阿片类药物的给药方案可参考表 3-2-2。对老年患者而言，由于体内丙泊酚清除率明显降低，血浆游离药物浓度增加，采用丙泊酚进行靶控输注麻醉维持时应适当降低血浆靶浓度，并且术中应严密监测血流动力学。根据血压、心率等监测指标调节丙泊酚和阿片类药物的靶浓度，避免因药物过量引起血流动力学紊乱以及苏醒延迟。

表 3-2-2　丙泊酚靶控输注与阿片类药物持续输注的剂量推荐

药物		输注方案		恢复时间
丙泊酚与舒芬太尼合用	丙泊酚	靶控输注：3.3～4.5 μg/mL		13～35 min
	舒芬太尼	诱导（30 s内）	0.15～0.25 μg/kg	
		此后	0.15～0.22 μg/(kg·h)	
丙泊酚与瑞芬太尼合用	丙泊酚	靶控输注：2.5～2.8 μg/mL		7～11 min
	瑞芬太尼	诱导（30 s内）	1.5～2.0 μg/kg	
		诱导后30 min	13～22 μg/(kg·h)	
		此后	11.5～19 μg/(kg·h)	
丙泊酚与阿芬太尼合用	丙泊酚	靶控输注：3.2～4.4 μg/mL		12～37 min
	阿芬太尼	诱导（30 s内）	25～35 μg/kg	
		诱导后30 min	50～75 μg/(kg·h)	
		此后	30～42.5 μg/(kg·h)	

（姜兆舜　顾卫东）

第三节 吸入麻醉药

吸入麻醉药具有特殊的理化性质，吸入后可直接进入肺循环，然后经血液弥散入中枢神经系统，从而发挥麻醉作用。吸入麻醉药的药代动力学特点是在体内的传输（扩散）靠分压，作用靠浓度。扩散达到平衡时，介质两侧的分压相等，浓度则取决于药物在该组织中的溶解度。

分配系数是吸入麻醉药的一个重要理化性质参数，指分压相等（即达到动态平衡）时，吸入麻醉药在两相中浓度的比值。例如，N_2O 在肺泡中的浓度是 80%，达到平衡时血中 N_2O 的浓度是 37.6%，N_2O 的血气分配系数即为 37.6% ÷ 80% = 0.47。血气分配系数越大，吸入麻醉药在血液中的溶解度越大。血气分配系数较大的吸入麻醉药称为易溶性吸入麻醉药（如甲氧氟烷），这类吸入麻醉药必须在血液中溶解较多的药物才能使分压升高，故诱导较缓慢。同理，停止给药后，血液中贮存了较多的药物，血中麻醉药分压下降缓慢，因此，使用这类药物后患者的苏醒期较长。

最低肺泡有效浓度（MAC）是吸入麻醉药的另一个重要参数，是吸入麻醉药药效动力学的重要指标，指在一个大气压下 50% 的患者对伤害性刺激（如切皮）不再产生体动反应时，呼气末潮气（相当于肺泡气）内该麻醉药的浓度。1.3 MAC 的吸入麻醉药可抑制 95% 的患者对伤害性刺激产生体动反应（相当于 ED_{95}）。常用吸入麻醉药的理化性质和 MAC 值见**表 3-3-1**。其中，血气分配系数影响吸入麻醉药的诱导和苏醒速度，油气分配系数反映了吸入麻醉药的脂溶性，脂溶性越高，药物效能越强。

表 3-3-1 常用吸入麻醉药的理化性质和 MAC 值

	七氟烷	地氟烷	异氟烷	N_2O
分子量	200	168	184.5	44
沸点（1个大气压）	58.5℃	23.5℃	48.5℃	−88℃
蒸汽压（20 ℃）	156.9 mmHg	670 mmHg	240 mmHg	39 000 mmHg
气味	香、无刺激	有刺激	有刺激	甜、舒适
MAC（吸入 O_2）	1.71 Vol%	7.25 Vol%	1.15 Vol%	105 Vol%
饱和气体容积（20 ℃）	184 mL	210 mL	196 mL	—
分配系数（37 ℃）				
血/气	0.69	0.42	1.4	0.47
油/气	53.9	19	94	1.4
脑/血	1.7	1.3	1.6	1.1
肌肉/血	3.1	2.0	2.9	1.2
脂肪/血	48.0	27.0	45.0	2.3
代谢率%	1～5%	0.1%	0.2%	0.004%

为老年患者实施精确的吸入麻醉对于提供舒适安全的麻醉具有重要意义。伴随老年人解剖和生理的变化，衰老对药代动力学和药效动力学均可产生显著的影响，老年患者对吸入麻醉药的需要量较年轻人明显降低。本节将重点阐述吸入麻醉药在老年患者中特定的药代动力学和药效动力学，并介绍老年患者的精确吸入麻醉方案。

一、老年患者吸入麻醉药的药代动力学特点

1. 吸入麻醉药药代动力学的基本特点

吸入麻醉药在体内的药代过程依次为吸入、摄取、分布和代谢。

1）吸入麻醉药的吸入　吸入麻醉药经气道到达肺泡，弥散入血后向组织分布。影响吸入麻醉药进入肺泡的主要因素是吸入麻醉药的浓度、肺通气量和新鲜气流量。吸入浓度越高，肺泡气药物浓度上升越快，血中吸入麻醉药的分压上升越快，称为浓度效应。因此，诱导期一般将吸入麻醉药的浓度开得较高。由于第二气体效应，即同时吸入高浓度气体（第一气体）和低浓度气体（第二气体）时，第二气体的肺泡气浓度及血中的浓度提高的速度，较单独使用该气体时更快，以前临床上为了加快诱导常合用含氟麻醉药和 N_2O。

新鲜气流量越大，带进肺泡的麻醉药越多，肺泡内麻醉药浓度上升得也越快，麻醉开始时设置较大的新鲜气流量可缩短诱导时间。回路与新鲜气流中麻醉气体的浓度达到平衡需要一定时间，时间常数与系统的总容积（回路系统和肺）成正比，与新鲜气体流量成反比：

$$T = V_s / (V_{Fg} - V_U)$$

式中，T 为时间常数（min），V_s 为系统容积（L），V_{Fg} 为新鲜气体流量（L/min），V_U 为人体摄取的气体流量（L/min）。1 T 时，回路中的麻醉气体可达 63% 设定值，2T 则到达 86%，3 T 可达到 95%。**表 3-3-2** 反映了新鲜气体流量与时间常数的关系，新鲜气体流量越大时，时间常数越小，回路中的麻醉气体浓度达到平衡的速度越快。新鲜气流量为 8 L/min 时，时间常数为 1 min，即只需 1 min，回路中的麻醉气体浓度即可达到设定值的 63%。3 min 时，回路中的麻醉气体浓度可达到设定值的 95%。因此，吸入麻醉诱导时新鲜气流量通常设置为 6～8 L/min。

表 3-3-2　新鲜气体流量与时间常数的关系

新鲜气体流量（L/min）	0.5	1	2	4	8
时间常数（min）	50	11.5	4.5	2.0	1.0

2）吸入麻醉药的摄取　影响吸入麻醉药从肺泡进入血液的三个因素分别是麻醉药在血液中的溶解度、心输出量和肺泡-静脉血麻醉药的分压差，三者的乘积除以大气压力即为血液对该麻醉药的摄取量：

$$摄取量 = \lambda \times Q \times (P_A - P_V) / 大气压$$

式中，λ 为麻醉药在血液中的溶解度（mg/L），Q 为心输出量（L/min），$P_A - P_V$ 为肺泡-静脉

血麻醉药的分压差（mmHg）。

3）吸入麻醉药的分布　影响吸入麻醉药从血液进入组织的三个因素分别是麻醉药在组织中的溶解度、组织的局部血流量、动脉血与组织内麻醉药的分压差。组织血分配系数越大，组织内分压上升越慢。局部组织血流量越大，则组织内麻醉药分压上升越快，由于脑组织血供丰富，故麻醉药可快速进入脑组织。动脉血与组织内麻醉药的分压差越大（如麻醉初始），组织中麻醉药分压上升越快，随着麻醉时间的延长，两相分压逐渐平衡，组织对吸入麻醉药的摄取逐渐减慢。

4）吸入麻醉药的代谢　吸入麻醉药大部分以原形从肺部排出，少部分在体内经过肝、肾等器官代谢。氟烷、恩氟烷、异氟烷和地氟烷被代谢成三氟乙酰化肝蛋白加合物可引起患者的肝损伤，其中氟烷的代谢大于其他吸入麻醉药。先后多次应用不同的卤代麻醉药可交叉致敏，出现肝损伤。七氟烷的代谢产物是六氟异丙醇、甲醛、无机氟化物和 CO_2，七氟烷在碱性 CO_2 吸收剂中可降解产生复合物 A。

地氟烷、恩氟烷和异氟烷与干燥的 CO_2 吸收剂（水含量＜5%）中的强碱反应后，均会产生少量 CO。影响 CO 生成的最重要的因素是 CO_2 吸收剂的干燥程度，越干燥则越容易产生CO，碱石灰含 15% 水，钡石灰含 13% 水。临床常规使用吸入麻醉药产生的 CO 水平均不具有临床意义，高流量使用 1～2 d 才可能造成患者 CO 水平增高。影响 CO 生成的另一因素是吸入麻醉药的种类。常用麻醉药中地氟烷产生 CO 最多，异氟烷次之，七氟烷产生的 CO 可忽略不计。此外，影响 CO 生成的因素还包括温度和吸收剂的成分。温度越高，或者碱性吸收剂从吸入麻醉药的二氟甲基上夺取质子的能力越强时，CO 的生成越多。以下措施可减少 CO 的生成：① 及时更换 CO_2 吸收剂；② 采用低流量技术；③ 降低吸收剂的温度；④ 再水化吸收剂（向每1.2 kg 吸收剂内加 230 mL 水）。

2. 衰老对吸入麻醉药药代动力学的影响

1）呼吸系统老化对药物代谢的影响　呼吸系统的老化主要表现为肺顺应性下降。气道从细支气管到肺泡水平都缺乏软骨的支撑，这段气道的打开依赖肺组织的弹性。从 40 岁开始，细支气管的直径随着年龄增加而逐渐变窄。老年患者肺结缔组织的弹性蛋白减少，肺泡壁消失，小肺泡融合成大的囊泡，肺的弹性降低，在呼吸过程中难以维持小气道开放，易导致小气道塌陷，功能残气量和闭合气量增加，解剖无效腔增加，通气/血流比例（V/Q）失调，因而容易发生低氧血症。老年患者的动脉氧分压平均每年降低 0.35 mmHg。同时肺泡间纤维组织增加，这些肺的衰老性组织学表现通常被称作老年性肺气肿。

老年患者合并肺气肿、慢性支气管炎或哮喘时，肺泡吸入麻醉药浓度的上升速度缓慢，吸入麻醉药的摄取减慢。此外，对于合并特发性肺纤维化或心衰的老年患者，由于吸入麻醉药从肺泡向血液扩散的距离增加，吸入麻醉药的弥散会减慢，但肺静脉血中吸入麻醉药分压的上升速度不受影响。

老年患者对缺氧和高碳酸血症的代偿反应减弱。当复吸入 CO_2 至 $PaCO_2$ 达 65 mmHg 时，26 岁左右的年轻人自主呼吸的分钟通气量可提高 3.4 L，而 70 岁左右的老年人仅提高 1.8 L。而且患者年龄越大，对调节分钟通气量的反应越迟钝。因此，残余吸入麻醉药未排尽时，老年患者呼吸受抑制，一旦发生术后缺氧和高碳酸血症，不易被代偿或调节。

2）循环系统老化对药物代谢的影响　老年患者多合并心血管疾病（如高血压、冠心病和动脉粥样硬化等），还常合并心电图的改变（如房室传导阻滞、房颤、ST段改变和异常Q波等）。老年患者左心室肥大的比例也明显增加，且每1000名80岁以上的老年人中就有20~30例患者合并心衰史。即便是健康的老年患者，动脉中层纤维化也会导致动脉弹性降低，血管和心脏顺应性降低，血管的自主调节能力下降。30岁以后，最大氧运输量每年下降约1%。当运动负荷增加时，老年患者心率的增加幅度小于年轻患者，而舒张末期容积的增加幅度和收缩末期容积的增加幅度均大于年轻患者。在上述因素的综合作用下，老年患者运动负荷增加时，心输出量的增加幅度与年轻患者相似。

心脏泵功能下降的老年患者心输出量减少，循环时间延长，吸入麻醉药需要更多的时间进入中枢神经系统，故起效较心输出量正常的患者更慢。随着时间的推移，心输出量降低的患者由于血液循环周期更长，携带吸入性麻醉药的分压更高，进入中枢神经系统的吸入麻醉药反而更多，实际麻醉深度更深（图3-3-1）。这种现象在使用易溶性吸入麻醉药（如氟烷和恩氟烷）麻醉时更明显，而低血气分配系数的麻醉药（如七氟烷和地氟烷）则受影响较小。

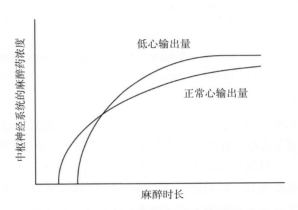

图3-3-1　正常心输出量和低心输出量患者中枢神经系统吸入麻醉药浓度的变化

循环减慢导致的麻醉深度加深在合并心脏疾病的患者中尤为明显，吸入麻醉药的心肌抑制作用又可进一步降低心输出量，从而形成恶性循环。因此，对合并心脏疾病的老年患者采用吸入麻醉时，更应警惕吸入麻醉药的心肌抑制作用。

吸入麻醉药还可以通过降低心肌收缩力和减慢心率等作用降低心输出量。传统的吸入麻醉药诱导时经常发生心动过缓。新型吸入麻醉药则较少引起心动过缓。由于地氟烷对迷走神经系统的抑制强于对交感神经系统的抑制，快速增加地氟烷浓度超过1MAC时，可能会诱发一过性的心动过速，但是临床意义不大。相较于对心率的影响，吸入麻醉药对心肌收缩力的影响更值得关注。

3）机体组成成分的改变对药物代谢的影响　老年人骨骼肌含量下降，含水量减少，脂肪比例上升。药物的脂溶性越高，脂肪分布容积越高。脂肪可看作是一个巨大的吸入麻醉药储蓄池。因此，伴随老年人脂肪比例的上升，诱导时更多的吸入麻醉药分布到脂肪组织中，脂溶性高的吸入麻醉药的诱导时间延长。同样地，苏醒时脂肪组织中蓄积的吸入麻醉药慢慢释放出来，容易出现苏醒延迟。因此，老年患者在吸入麻醉苏醒期容易出现过度镇静、呼吸抑制和术后谵妄，使老年患者在麻醉恢复室的停留时间延长。

由于老年患者身体组成成分的改变，故推荐对老年患者选择脂溶性较低的吸入麻醉药（如地氟烷和七氟烷）。相较于七氟烷，地氟烷的苏醒时间更短，气管拔管更早，更适合老年患者。

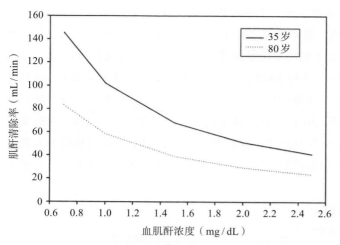

图 3-3-2　35 岁和 80 岁患者的肌酐清除率与血肌酐水平

引自：HUGHES VA, et al. Am J Clin Nutr, 2002,76（2）:473-481.

4）肾功能改变对药物代谢的影响　随着年龄的增长，老年患者的肾脏逐渐萎缩。80 岁时，肾脏重量可减少 20%，其中以皮质肾单位的减少最为明显。此外，老年患者的肾血流量也会降低。伴随这些解剖和生理的改变，大部分（约 70%）老年患者的肾小球滤过率和肌酐清除率会出现下降（**图 3-3-2**）。由于老年患者肌肉组织减少，肌酐生成减少，故血肌酐水平可不变。美国肾脏病基金会的指南推荐使用 Cockroft-Gault 公式评估老年患者的肾功能：肌酐清除率 =（140 - 年龄）× 体重（kg）/［血肌酐（mg/dL）× 72］（女性 × 0.85），该公式的适用年龄可达 92 岁，可用于筛查血肌酐正常的老年人群中肾功能下降的患者，以及用于指导药物的剂量调整。

目前临床常用的吸入麻醉药均为含氟化合物，老年人由于肾功能下降，面临的氟化物毒性风险更高。肝细胞色素 P450 酶系统在分解代谢吸入麻醉药的过程中可产生无机氟离子，无机氟离子可作用于集合管细胞的线粒体，损害集合管细胞顶部的水通道蛋白-2 对精氨酸加压素的反应，影响集合管的浓缩功能。

导致肾浓缩功能受损的氟离子浓度阈值为 50 μmol/L，以往有甲氧氟烷导致急性肾损伤的病例报道，但是现在常用的吸入麻醉药七氟烷和地氟烷基本不会发生无机氟离子所致的肾损伤。恩氟烷和氟烷可加重中度肾功能不全患者的病情。

七氟烷大部分以原形经肺排出，5% 由肝细胞色素 P450 2E 酶代谢，其中 3.5% 以游离氟离子形式从尿液中排出，患者体内的平均氟化物浓度约为 47 μmol/L。长时间进行七氟烷麻醉后，40% 的患者体内血浆氟离子浓度可超过 50 μmol/L，但远低于甲氧氟烷吸入麻醉时的氟离子浓度，一般不至于导致肾浓缩功能损伤。在中度肾功能损伤的患者中，七氟烷也不会影响血尿素氮、血肌酐水平及肌酐清除率，不会造成肾小管损伤。使用地氟烷麻醉的患者术后血浆氟化物浓度与基础浓度无显著差异，地氟烷不易代谢产生氟离子，对肾功能不全的老年患者无影响。

七氟烷在碱性二氧化碳吸收剂中会分解出具有肾毒性的复合物 A，在紧闭或半紧闭呼吸回路且气流量较低时尤为明显。新鲜气流量低、二氧化碳吸收剂温度升高及水分减少、七氟烷浓度高均可导致复合物 A 的生成增加。在大鼠中，复合物 A 的水平超过（25 ~ 50）× 10^{-6} 时，会发生肾损害，坏死部位主要位于髓质外带的近端小管细胞。复合物 A 对人体的肾毒性未见报道，这是因为大鼠的肾结合半胱氨酸 β-裂解酶的水平比人类高 20 ~ 30 倍，该酶在复合物 A 产生肾毒性中扮演着重要角色。此外，影响复合物 A 水平的主要因素是新鲜气流量，新鲜气流量为 2 L/min 时，仅在长期吸入七氟烷的患者中见到复合物 A 的水平超过引起肾功能变化的阈值，而且这种变化是一过性的，一般不具有临床意义。但对于已有肾病的患者，采用七氟烷麻醉时，建议新鲜气流量不宜低于 2 L/min。

5）肝功能改变对药物代谢的影响　老年人肝血流量减少且肝酶活性降低，故依赖肝脏代谢的药物在体内代谢减缓。但是吸入麻醉药的清除主要经肺泡呼出，体内生物转化很少，其代谢几乎不受影响。

20% 的患者应用氟烷后可出现轻度肝损害，少数患者可出现免疫介导的重型肝损害，即氟烷相关性肝炎，临床上表现为肝酶、胆红素和碱性磷酸酶升高以及肝大面积坏死，致死率达 50%～70%。现在常用的新型吸入麻醉药很少在肝脏代谢，仅 5% 的七氟烷和 0.02% 的地氟烷在肝脏代谢，即便肝脏老化对吸入麻醉药的代谢有影响，这种影响也不具有临床意义。

在体外培养的肝细胞中，七氟烷可降低纤维蛋白原、转铁蛋白和白蛋白的合成，恩氟烷可抑制白蛋白的合成。许多药物入血后会与血浆蛋白结合，一些静脉麻醉药也会结合血浆蛋白。其中，白蛋白是重要的药物载体，老年患者常出现血浆白蛋白降低，因此，血浆游离药物浓度更高。吸入麻醉药不依赖结合蛋白转运，因而对老年患者无显著影响。

二、老年患者吸入麻醉药的药效动力学

1.老年患者吸入麻醉药MAC值的变化

MAC 值是吸入麻醉药的药效动力学的重要指标，1.3 MAC 值相当于吸入麻醉药的 ED_{95}。对于成年人，异氟烷的 MAC 值是 1.15%，地氟烷的 MAC 值是 6%，七氟烷的 MAC 值是 1.85%。MAC 值不受种族、性别和麻醉时间的影响，但是 40 岁之后，年龄每增长 10 岁，吸入麻醉药的 MAC 值降低 6%。这种下降是非线性的，40～50 岁时其下降速度最快。在部分静脉麻醉药中也存在类似的非线性药效动力学变化。导致老年患者对吸入麻醉药需求量下降的因素包括：① 老年患者脂肪含量增加；② 老年患者代谢减慢；③ 老年患者心输出量降低；④ 老年患者药物清除率降低；⑤ 老年患者肝、肾、脑等重要器官萎缩。这些因素的综合作用使得老年患者对吸入麻醉药的敏感性显著增加。表 3-3-3 列出了导致 MAC 值升高和降低的因素。吸入麻醉药 MAC 值、年龄、呼气末吸入麻醉药浓度和 NO_2 之间的关系可见图 3-3-3。

临床上，MAC 值还有一些引申的概念。清醒 MAC 值是指 95% 的患者对简单的指令能睁眼时的肺泡吸入麻醉药浓度，清醒 MAC 值一般为 MAC 值的 1/4～1/3，表 3-3-4 列出了常见吸入麻醉药的清醒 MAC 值及其与 MAC 值的比值。抑制交感肾上腺素反应的 MAC 值称为 MAC-BAR，即能抑制 50% 的患者在机体受到刺激时不产生心动过速或血压升高等交感反应时吸入麻醉药的 MAC 值，清醒 MAC 值和 MAC-BAR 值均随年龄的增长而降低。

表 3-3-3　影响 MAC 值的因素

升高MAC值	降低MAC值
拟交感神经药	交感神经阻滞药
急性服用安非他明	甲基多巴

升高 MAC 值	降低 MAC 值
可卡因	右美托咪定
麻黄碱	苯丙胺
	可乐定
	左旋多巴
长期酗酒	急性酒精中毒
高钠血症	低钠血症
高体温（T＞42℃）	低体温
	缺氧（PaO_2＜40 mmHg）
	低血压（MAP＜40 mmHg）
	锂剂
	怀孕 8 w 至产后 72 h
	氯胺酮
	泮库溴铵
	毒扁豆碱（10 倍临床剂量）
	新斯的明（10 倍临床剂量）
	局部麻醉药（可卡因除外）
	阿片类药物、阿片类激动-拮抗剂
	巴比妥类药物、氯丙嗪、地西泮
	维拉帕米
	贫血（血细胞比容＜10%）

表 3-3-4　吸入麻醉药的清醒 MAC 值及清醒 MAC 值/MAC 值

	MAC 值	清醒 MAC 值/MAC 值
N_2O	68%	0.64
氟烷	0.41%	0.55
异氟烷	0.49%	0.38
地氟烷	2.5%	0.34
七氟烷	0.62%	0.34

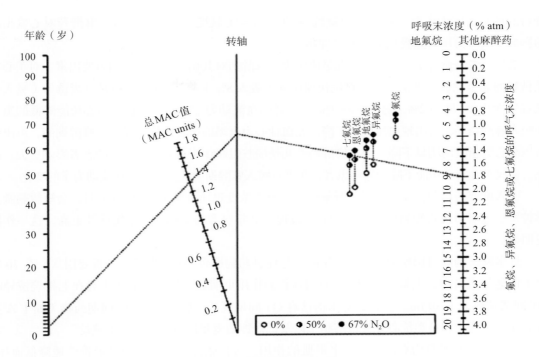

图 3-3-3　年龄、MAC 值、呼气末吸入麻醉药浓度和 N₂O 的列线图

示例：1个大气压下，3岁患儿的呼气末七氟烷浓度和 N₂O 浓度分别为1.8%和67%时，MAC 值为1.3。引自：LEROU JG. Br J Anaesth, 2004, 93(2): 288-291.

2. 吸入麻醉药对老年患者中枢神经系统的影响

老年患者常合并神经退行性疾病（如阿尔茨海默病和帕金森病），65 岁以上老年患者合并阿尔茨海默病的比例达 6%~8%。阿尔茨海默病的发病主要是因为 β 淀粉样蛋白（amyloid β-protein，Aβ）的沉积和细胞内 tau 蛋白聚集所致的神经纤维缠结。在动物实验中，短期吸入七氟烷可诱导 tau 蛋白的渗漏和迁移，促进 tau 蛋白扩散，异氟烷也有诱导 Aβ 寡聚化的作用。但是，吸入麻醉药对术后远期阿尔茨海默病的发病风险无明显影响。

此外，术后谵妄和术后认知功能障碍是老年患者常见的术后神经系统并发症，严重影响老年患者的术后康复和生存质量。65 岁以上的非心脏大手术患者出院时术后认知功能障碍的发生率可高达 41.4%，术后 3 月时仍有 12.7%。相较于丙泊酚，使用异氟烷麻醉的老年患者术后认知功能障碍的发生率更高，因为异氟烷可加重中枢神经系统的炎症以及 tau 蛋白的过度磷酸化。使用地氟烷和七氟烷麻醉的老年患者的术后认知功能障碍的发生率无显著差异，但使用地氟烷麻醉的患者苏醒更快，患者满意度更高。大多数临床研究发现，减少术中吸入麻醉药的使用可降低术后认知功能障碍的发生率，因此，建议合并神经退行性疾病的老年患者减少吸入麻醉药的用量。

3. 吸入麻醉药对老年患者循环系统的影响

老年患者的心血管解剖和生理与年轻患者存在区别，主要表现为心血管对儿茶酚胺的敏感性降低、肺动脉压升高和左心室充盈压增加。老年患者还常合并心血管疾病，术中血流动力学的波动更大。所有吸入麻醉药都可剂量依赖性地抑制心肌收缩力，1 MAC 的麻醉深度下，各麻醉药的抑制程度依次为：氟烷＝恩氟烷＞地氟烷＝七氟烷＝异氟烷。吸入麻醉药对心输出量的影响不大，对压力感受反射无明显抑制。

老年患者心血管疾病的控制情况是决定吸入麻醉药对其循环影响程度的重要因素。对于心功能良好的老年患者，无论采用七氟烷快速诱导（吸入 8% 七氟烷 3 min）还是分级诱导（吸入七氟烷浓度从 8% 降至 2%，每级下降 2%），患者的血流动力学都比较平稳。而心功能降低的患者在吸入麻醉诱导时可出现血压显著下降。充血性心力衰竭的患者在使用异氟烷麻醉期间，可出现血压和心脏指数的明显下降。吸入麻醉药的儿茶酚胺阻断作用对心功能下降的患者影响更大。因此，建议对合并心功能下降的老年患者，在进行吸入麻醉期间应严密监测血流动力学的变化。

吸入麻醉药可刺激交感神经。异氟烷和地氟烷浓度迅速升至 1 MAC 以上时，会短暂刺激交感神经，患者可出现短暂的高血压和心动过速。老年患者的交感神经系统活性更高，这一作用更明显。

许多麻醉药物可影响 QT 间期。年龄也是促进药物所致 QT 间期延长的重要因素。在 70 岁以上的老年患者中，七氟烷引起 QT 间期延长的作用更明显，38% 的老年患者在七氟烷诱导时 QT 间期延长大于 30 ms。因此，对术前已有 QT 间期延长、服用延长 QT 间期药物（如Ⅰ A 类抗心律失常药物和Ⅲ类抗心律失常药物）以及低血钾的老年患者，应慎用七氟烷。

所有吸入麻醉药均有舒张血管平滑肌的作用，可扩张外周血管，剂量依赖性地降低血压。除了 N_2O，其他吸入麻醉药均可降低外周循环阻力，相较于氟烷和恩氟烷，异氟烷、七氟烷和地氟烷降低外周血管阻力的程度更大。吸入麻醉药对冠状动脉有直接扩张作用，但它也能降低心肌氧耗，通过自身调节使冠状动脉收缩。吸入麻醉药对冠状动脉血管张力的作用取决于其直接和间接作用的综合结果。吸入麻醉药可减轻心肌缺血再灌注损伤，对缺血的心肌有保护作用。与丙泊酚比较，七氟烷和地氟烷对于心肺转流手术和冠状动脉旁路移植手术中的心肌均有保护作用，七氟烷和地氟烷患者术后肌钙蛋白 I 水平更低，住院时长更短。因此，在心脏手术中，七氟烷和地氟烷具有一定优势。

4. 吸入麻醉药对老年患者呼吸系统的影响

氟烷、异氟烷和七氟烷可刺激支气管上皮产生上皮源性舒张因子（如前列腺素和 NO），引起支气管舒张。氟烷可降低肺泡Ⅱ型细胞生成肺泡表面活性物质，浓度越高或麻醉时间越长，抑制作用越明显。肺泡表面活性物质可降低肺泡表面张力，维持肺泡稳定，防止肺泡塌陷，防止肺水肿的发生。由于氟烷抑制肺泡表面活性物质的生成，可损害合并肺部疾病的老年患者的肺功能，增加老年患者发生术后肺部并发症的风险。对于上述老年患者，应慎用氟烷。

三、吸入麻醉药在老年患者麻醉中的应用

七氟烷和地氟烷是目前用于老年患者吸入麻醉时最常用的药物。七氟烷具有芳香气味，对气道无刺激，具有器官保护作用，对循环影响较小，适用于老年患者。在现有的吸入麻醉药中，地氟烷的血气分配系数最低，且地氟烷的组织溶解度低，起效和恢复均迅速，在体内基本无代谢，对肝、肾功能影响很小。地氟烷用于老年患者时，麻醉的苏醒速度较快。

老年患者精确麻醉

1. 老年患者的吸入麻醉诱导

老年患者心脏储备功能下降，喉镜窥探和气管插管等操作可引起儿茶酚胺分泌增加和交感兴奋，导致老年患者血流动力学剧烈波动。七氟烷可有效抑制诱导和插管造成的循环波动。七氟烷的芳香气味易于被患者接受，且诱导时引起呼吸暂停的发生率仅为1.6%，远低于地氟烷。吸入麻醉诱导的方法主要有三种：① 潮气量法；② 浓度递增法；③ 肺活量法（表3-3-5）。

表3-3-5 吸入麻醉诱导方法的优缺点

诱导方法	诱导速度	是否需要患者配合	不良反应
潮气量法	快	不需要	较少
浓度递增法	慢	需要	呛咳、喉痉挛和呼吸道梗阻等
肺活量法	快	需要	较少

潮气量法诱导时，设置七氟烷的初始吸入浓度为8%，新鲜气流量设置为6~8 L/min，患者平静呼吸或深呼吸，意识消失后改为辅助通气，并降低七氟烷吸入浓度至3%~4%。潮气量法诱导速度快且平稳，不良反应较少，是目前最常用的吸入诱导方法。

浓度递增法吸入诱导时，建议新鲜气流量设置为6~8 L/min，嘱患者平静呼吸，设置七氟烷的初始吸入浓度为0.5%，每呼吸3次后增加0.5%，直至目标深度后改为辅助呼吸。诱导时可联合使用阿片类药物或神经肌肉阻滞剂，但需注意这些药物的协同作用。因为诱导时间长，麻醉深度较浅时患者可能出现呛咳、喉痉挛和呼吸道梗阻等不良反应，现已较少使用浓度递增法。

肺活量法的诱导速度最快。先预充呼吸回路，用4L储气袋预充45~60 s，使七氟烷浓度达到8%，嘱患者用力呼气后做一次肺活量呼吸（氧流量6~8 L/min），再屏气，20~40 s后患者意识消失，降低七氟烷浓度至3%~4%。肺活量法的诱导速度最快，但需要患者充分配合。

地氟烷由于具有气道刺激作用，诱导时可刺激感觉神经C-纤维，导致呛咳、分泌物增加甚至喉痉挛，且94.5%使用地氟烷诱导的患者会出现呼吸暂停伴支气管痉挛。此外，骤然增加地氟烷浓度可造成患者血压和心率一过性升高。因此，老年患者应避免采用地氟烷进行麻醉诱导。

2. 吸入麻醉药在老年患者非心脏大手术中的应用

老年患者通常手术时间通常较长，手术应激、创伤大，术后并发症发生率高。合理的药物选择和合适的用药方案有利于患者平稳地度过围手术期，加快术后康复。老年患者的肝、肾功能存在退行性改变，静脉药物的代谢往往受到影响。而吸入麻醉药，尤其是七氟烷和地氟烷，在体内的代谢很少，大部分以原形经肺排出，较少蓄积，清除时间受麻醉时长的影响较少，因而适用于老年患者的非心脏大手术。

老年患者维持吸入麻醉的目标MAC值较成年患者低，具体可参考图3-3-4，连接列线图左侧圆点与年龄轴上的患者年龄，与各吸入麻醉药相交点对应的MAC值即为该年龄患者所需的MAC值。术中根据患者的血流动力学反应和手术需要，及时调整吸入麻醉药浓度至稳定范围，老年患者术中应加强循环和呼吸监测。

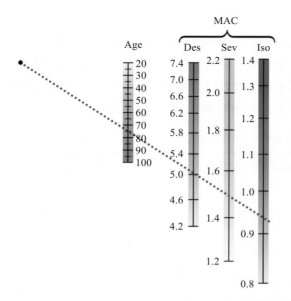

图 3-3-4　年龄与地氟烷、七氟烷和异氟烷 MAC 值的列线图

Age—年龄，MAC—肺泡最低有效浓度，Des—地氟烷，Sev—七氟烷，Iso—异氟烷。引自：RIVERA R, et al. Anesthesiology, 2009, 110(5): 1176-1181.

对 65 岁以上老年患者实施超过 4 h 的吸入麻醉时，采用 3.5% 地氟烷麻醉维持的患者平均的术后睁眼时间为 187 s，恢复对指令应答的时间为 253 s，拔管时间为 308 s；采用 1.0% 七氟烷麻醉维持的患者平均的术后睁眼时间为 315 s，恢复对指令应答的时间为 424 s，拔管时间为 510 s。地氟烷的血气分配系数更低，就苏醒速度而言，地氟烷较七氟烷更有优势。

吸入麻醉药苏醒方案仍存在争议，一部分麻醉医生主张苏醒期加大通气频率和新鲜气流量以排出吸入麻醉药，加快苏醒。另一部分麻醉医生主张自然苏醒，认为快速排出吸入麻醉药可能引起脑细胞水肿。老年患者较一般成年患者苏醒慢，更容易出现术后呼吸抑制和低氧血症，应苏醒完全再拔除气管导管。

3. 吸入麻醉药在老年患者心脏和大血管手术中的应用

在心脏手术中，相较于全凭静脉麻醉，吸入麻醉可能降低患者围手术期的并发症发生率和死亡率。吸入 1～2 MAC 的地氟烷，患者的心输出量不变或仅有轻度下降。地氟烷可剂量依赖性地抑制心肌，降低心肌耗氧量。动物实验证实，地氟烷可扩张冠状动脉。七氟烷也具有扩张冠状动脉的作用，可轻度抑制心肌收缩力，降低血压的程度较地氟烷轻，对心率无显著影响。

此外，吸入麻醉药对心肌缺血-再灌注损伤具有保护作用。吸入麻醉药可通过三磷酸腺苷敏感性钾通道的开放，降低线粒体内的钙离子水平，减少活性氧自由基的生成，减少细胞损伤，发挥心脏缺血预处理作用。七氟烷已被证明能降低心肌损伤标志物（如肌钙蛋白Ⅰ）的水平。

4. 低流量吸入麻醉的实施方案

目前最常用的吸入麻醉系统是部分重复吸入系统，即部分呼出气体仍保留在系统中。该系统的新鲜气流量应低于分钟通气量，高于氧摄取量。根据新鲜气流量的大小，吸入麻醉可分为高流量（3～6 L/min）、中流量（1～3 L/min）、低流量（0.5～1 L/min）和最低流量（＜0.5 L/min）麻醉。低流量麻醉具有费用低、增强湿化、减少热量丢失和减少麻醉药向环境排放等优点，在临床实践中被普遍采用。

采用低流量麻醉时，新鲜气流量应大于气体的摄取量和丢失量之和，包括：① O_2 和 N_2O 的摄取量；② 吸入麻醉药的摄取量；③ 丢失的气体（设备泄漏，经肠道、皮肤、塑料管道弥散，钠石灰罐吸收）；④ 旁流式气体监护仪的采样气。O_2 的摄取率（VO_2）为恒量：$VO_2 = 10 \times$ 体重 $^{3/4}$。N_2O 的摄取率随麻醉时长增加而降低：$VN_2O = 1000 \times t^{-1/2}$。式中，$t$ 为时间（min）。根据时间平方根法则，其他吸入麻醉药的摄取率在麻醉过程中呈指数下降：$V_A = fMAC \times \lambda_{B/G} \times Q \times t^{-1/2}$（mL/min）。式中，$fMAC$ 为设定的 MAC 值，$\lambda_{B/G}$ 为麻醉药的血气分配系数（atm），Q 为心输出量（mL/min），t 为时间（min）。例如，地氟烷麻醉深度为 1.2 MAC 时，第 1 min 的地氟烷摄取率为 $1.2 \times 0.45 \times 0.06$ atm $\times 5000$ mL/min = 162 mL/min，第 4 min 为 81 mL/min，第 9 min 为 54 mL/min。

麻醉诱导后的前 10 min 总的气体摄入量约为 570 mL，若此时将新鲜气体流量降至 0.5 L/min，可导致麻醉系统内气体短缺，且由于麻醉挥发罐的输出能力有限，不能提供足够的麻醉深度。因此，采用低流量麻醉的诱导起始阶段，应维持 10 ~ 20 min 的高新鲜气流量（约 4 L/min）。起始阶段和维持阶段的新鲜气体流量和挥发罐设置见**表 3-3-6**。

吸入麻醉药的用量计算公式为：吸入麻醉药用量 = $C \times F \times T$/饱和气体容积。式中，C 为吸入麻醉药浓度（%），F 为新鲜气体流量（mL/min），T 为吸入时间（min），饱和气体容积指 1 mL 吸入麻醉药挥发多少毫升气体。例如，吸入 3% 七氟烷，新鲜气体流量为 2 L/min，麻醉时长 1 h，七氟烷的用量为：0.03×2000 mL/min $\times 60$ min/184 ≈ 20 mL。

表 3-3-6　低流量麻醉的新鲜气体流量和麻醉药挥发罐设置

	起始阶段（10 ~ 20 min）	维持阶段
O_2 流量（L/min）	1.4	0.5
N_2O 流量（L/min）	3.0	0.5
异氟烷（vol.%）	1.0 ~ 1.5	1.5 ~ 2.0
七氟烷（vol.%）	2.5 ~ 3.0	2.5 ~ 3.0

低流量和最低流量麻醉禁用于以下情况：① 烟雾或有毒气体中毒（CO 中毒）；② 败血症；③ 恶性高热；④ CO_2 吸收剂耗竭；⑤ 监测不全；⑥ 麻醉机或呼吸回路有严重泄漏；⑦ 新鲜气体流量控制明显失准。低流量和最低流量麻醉的相对禁忌证包括：① 酒精中毒；② 糖尿病酮症；③ 麻醉诱导期；④ 以面罩实施的短时间麻醉；⑤ 有气道不密闭的情况存在（如纤维支气管镜检查）；⑥ 药物和 CO_2 吸收剂反应，不适合长时间最低流量和低流量。

采用低流量麻醉时，应将吸入氧浓度的报警低限设为 28% ~ 30%。管道脱落报警设置为气道峰压减 5 mbar。分钟通气量报警低限为设定值减 0.5 L。麻醉气体浓度的报警上限：异氟烷为 2.5%，地氟烷为 3.0%，七氟烷为 8.0%。

手术结束前 20 ~ 30 min 关闭吸入麻醉药挥发罐，拔管前 5 ~ 10 min 关闭 N_2O，O_2 流量增至 5 L/min，诱导患者恢复自主呼吸。

（陈永庄　顾卫东）

第四节　阿片类药物

目前阿片类药物依然是治疗围手术期疼痛最有效的药物之一。阿片类药物在发挥镇痛作用的同时，可诱发循环和呼吸等系统的不良反应，如掌握指征不严或应用剂量不当，在老年患者中可能产生严重后果，甚至危及生命。老年患者的生理变化可影响阿片类药物的药代动力学和药效动力学，并使阿片类药物不良反应发生率增加。阿片类药物诱发呼吸抑制的风险会随年龄的增长而增加，61～70岁的患者发生呼吸抑制的风险是16～45岁患者的2.8倍。因此，老年患者在使用阿片类药物时，需要更严密的监测，提高用药的安全性。

一、衰老对阿片受体的影响

20世纪90年代早期，分子生物学研究已经阐明阿片受体的分子结构和信号转导机制，并且分离出了阿片受体家族中4个不同种类的cDNA。现已证明，其中三个与 μ、δ 和 κ 阿片受体相对应。第四个受体为 σ 受体，与阿片类药物没有很高的亲和力。其后发现，痛敏肽（或孤啡肽）是阿片家族第四位成员的内源性激动剂。μ 受体存在于脑和脊髓中，可介导阿片类药物的各种药理作用。μ 受体又可进一步分为 μ_1、μ_2 和 μ_3 受体。μ 受体的翻译后修饰可能是 μ 受体亚型的分子学基础。对阿片受体的一级结构进行嗜水分析表明，阿片受体具有7个跨膜区，这是G蛋白耦联受体的特征性结构。μ、δ 和 κ 阿片受体和痛敏肽之间有50%的氨基酸序列同源性。

随着年龄的增长，人体内受体的敏感性会发生改变，其部分原因是药物受体-效应机制水平上的差异。有研究观察了幼鼠、成熟鼠和老年鼠的阿片受体，发现老龄小鼠的 μ 受体密度降低，而亲和力增加。也有研究发现随着年龄的增长，μ 受体密度降低，疼痛的敏感性也随之降低。老年大鼠脑啡肽受体减少，对脑啡肽敏感性降低。衰老同样可能引起阿片受体结合的改变。对多形核白细胞阿片受体的研究发现，环腺苷酸在成年动物细胞中与阿片受体结合减少，而在老年动物细胞中结合增加。增龄会诱导腺苷酸环化酶、鸟苷酸环化酶、环腺苷酸磷酸二酯酶和环鸟苷酸磷酸二酯酶的基础活性发生改变。

研究者检测了阿片类药物对幼龄大鼠和老年大鼠的镇痛效应。结果发现，在低强度刺激下（将尾巴浸入50℃水中），老年大鼠对阿片类药物的敏感性有增加的趋势，但差异不显著。然而，当大鼠受到高强度刺激（将尾巴浸入55℃的水中）时，老年大鼠对阿片类药物的敏感性是幼龄大鼠的两倍，两者存在显著差异。但这方面的研究仍存在争议，有人观察了吗啡在老年大鼠中的镇痛作用，发现阿片类药物对老年和成年动物的镇痛作用并没有差异。也有研究发现老年小鼠对吗啡的敏感性大约是成年小鼠的一半。总之，动物模型的证据显示老年动物大脑中的阿片受体密度减低、数量减少，但在受体的敏感性及其与阿片类药物的亲和力方面还存在争议。

二、衰老对痛觉的影响

阿片类药物不仅可直接抑制脊髓背角上行传导的伤害性感受信息，还可激活自中脑发出，经延髓头端腹内侧区（rostral ventromedial medulla，RVM）至脊髓背角的下行疼痛调控系统。阿片受体在中枢神经系统的各个区域均有表达，包括杏仁核、中脑网状结构、导水管周围灰质（periaqueductal gray matter，PAG）和腹侧髓质等，但阿片受体在这些区域中所扮演的角色还不十分清楚。

用显微注射法将吗啡注入 PAG 或直接电刺激这一区域，可以产生镇痛作用。这一镇痛作用可以被纳洛酮所阻断。阿片类药物作用于 PAG 也会影响 RVM，从而启动下行抑制通路，调控伤害性感受在脊髓后角的传导。阿片类药物不仅可以直接作用于脊髓产生镇痛作用，还可通过对其他部位的神经介导作用产生镇痛作用。

通过研究阿片受体在下行疼痛控制系统的分布，可以发现 μ 受体和 κ 受体的作用有重叠。μ 受体和 κ 受体的相互作用，在调节伤害性感受和脊髓后角的传导上均发挥重要作用。μ 受体在下行疼痛控制系统中产生的镇痛作用，部分通过抑制中脑 PAG 和 RVM 中神经元的 GABA 受体所介导。μ 受体激动剂只有镇痛作用，而 κ 受体激动剂则既有镇痛作用，又有拮抗镇痛的作用。在脑干，κ 受体激动剂对疼痛的调节作用与 μ 受体激动剂的作用正好相反。

除了作用于下行抑制系统，阿片类药物的另一镇痛作用部位在脊髓。阿片受体在脊髓灰质胶状质中有大量表达，阿片类药物可抑制脊髓灰质胶状质中的初级感觉神经元释放 P 物质。脊髓后角几乎没有阿片受体的 mRNA 表达，而脊髓背根神经节内阿片受体 mRNA 的转录水平却很高。这种分布表明，在脊髓水平阿片受体激动剂可能主要在突触前发挥镇痛作用。

慢性疼痛已成为许多老年患者日常生活的一部分，约 50% 的老年患者存在不同程度的慢性疼痛，老年患者比年轻人更容易发生慢性疼痛。年轻人和老年人对实验性疼痛的反应存在明显差异。老年人对实验性疼痛更敏感，这可能是由于老年人的内源性镇痛反应减弱所致，即伤害性刺激引起的内源性 β-内啡肽的生成减少。与年轻人相比，老年人需要更高强度的刺激才会报告疼痛，但在发生疼痛后，老年人会比年轻人经历更长时间的痛觉过敏。

衰老对疼痛的影响取决于传递疼痛的神经通路。研究发现，通过 C 纤维传递的疼痛不随年龄增长而发生变化，但是通过 Aδ 纤维传递的疼痛随年龄的增长而显著减少。因此，通过 Aδ 纤维传递的疼痛感知受衰老的影响更明显。

三、老年患者阿片类药物的药代动力学特点

阿片类药物的起效时间取决于给药途径、给药剂量、阿片类药物的药代动力学特性以及血浆和药物作用部位之间的浓度平衡（血脑平衡）。机体对阿片类药物的反应存在较大的个体差异，这一个体差异甚至可达 3~5 倍。因此，阿片类药物的给药方案应做到个体化。

1. 理化特性

阿片类药物呈弱碱性，溶于溶液时，解离成质子化和游离碱两种成分，两者的比例取决于

pH 和 pKa 值，游离碱较质子化成分的脂溶性高。高脂溶性有助于阿片类药物转运到生物相或作用部位，因此，脂溶性高的阿片类药物起效更为迅速。然而，由于阿片受体只识别质子化形式的阿片分子，故阿片类药物的作用强度与药物生物相的离子化程度密切相关。

所有阿片类药物在某种程度上都与白蛋白和 α_1-酸性糖蛋白等血浆蛋白相结合，只有非离子化的、未结合的部分构成溶解部分，从而在血和组织间形成浓度梯度，促进阿片类药物从血中向组织中弥散。因此，脂溶性和蛋白结合力可影响阿片类药物的起效速度。

2. 阿片类药的药代动力学共同特性

常用阿片类药物（如芬太尼、阿芬太尼、舒芬太尼、瑞芬太尼、吗啡、美沙酮、哌替啶、氢吗啡酮）在成人体内的药代动力学有所不同（表 3-4-1）。根据这些药代动力学参数，可以预测静脉给药后阿片类药物在血浆中的浓度变化。在血浆中消除速度最快的是瑞芬太尼，而美沙酮的半衰期最长。阿芬太尼在 8 种阿片类药物中半衰期排第二，芬太尼、哌替啶、舒芬太尼、氢吗啡酮和吗啡的半衰期居中。需要注意的是，给药 30 min 内，氢吗啡酮和吗啡的血浆药代动力学参数非常相似，但氢吗啡酮在初始分布阶段（即给药后最初 10 min 内）的药代动力学参数与瑞芬太尼类似。这一特性对于缩短患者的恢复时间具有重要的临床意义。

静脉注射阿片类药物后，在一次循环时间内在动脉血浆中的浓度迅速升高到峰值，然后进入快速再分布相及缓慢的消除相。阿片类药物的药代动力学特征可用房室模型来描述。进入中央室后，阿片类药物由中央室快速消除（通过分泌或生物转化）或分布到外周室。大部分阿片类药物在肝脏通过生物转化从血浆中清除。对于某些阿片类药物（如瑞芬太尼），肝外代谢更为重要。

由于大部分阿片类药物的脂溶性较高，因此，它们可广泛分布于各类机体组织。从药代动力学角度来看，这意味着阿片类药物稳态时的表观分布容积较大。由于阿片类药物能够广泛而快速地分布到机体各组织，因此，再分布对阿片类药物浓度的下降有显著影响，尤其在用药的早期。

阿片类药物可被肺摄取，这对其药代动力学有很大影响。阿片类药物浓度的达峰时间受肺摄取率的影响。高亲脂性的阿片类药物（如芬太尼）其初始剂量的 75% 被肺摄取，然后再快速从肺中释放。

表 3-4-1　常用阿片类药物的药代动力学参数

	芬太尼	阿芬太尼	舒芬太尼	瑞芬太尼	吗啡	美沙酮	哌替啶	氢吗啡酮
容积（L）								
V_1	12.7	2.2	17.8	4.9	17.8	7.7	18.1	11.5
V_2	50	7	47	9	87	12	61	115
V_3	295	15	476	5	199	184	166	968
清除（L/min）								
Cl_1	0.62	0.20	1.16	2.44	1.26	0.13	0.76	1.33
Cl_2	4.82	1.43	4.84	1.75	2.27	2.19	5.44	3.45
Cl_3	2.27	0.25	1.29	0.06	0.33	0.38	1.79	0.92

	芬太尼	阿芬太尼	舒芬太尼	瑞芬太尼	吗啡	美沙酮	哌替啶	氢吗啡酮
指数（min^{-1}）								
α	0.67	1.03	0.48	0.96	0.23	0.50	0.51	0.51
β	0.037	0.052	0.03	0.103	0.01	0.025	0.031	0.012
γ	0.001 5	0.006 2	0.001 2	0.011 6	0.001 3	0.000 5	0.002 6	0.000 5
半衰期（min）								
$t_{1/2}\alpha$	1.03	0.67	1.43	0.73	2.98	1.38	1.37	1.35
$t_{1/2}\beta$	19	13	23	7	68	28	22	59
$t_{1/2}\gamma$	475	111	562	60	548	1 377	271	1 261
血-脑平衡								
k_{e0}（min^{-1}）	0.147	0.770	0.112	0.525	0.005	0.110	0.067	0.015
$t_{1/2}k_{e0}$（min）	4.7	0.9	6.2	1.3	139	6.3	10.0	46
T_{peak}（min）	3.7	1.4	5.8	1.6	93.8	11.3	8.5	19.6
VD峰值效应（L）	76.9	6.0	94.9	17.0	590.2	30.9	143.3	383.3

引自：Reves JG, et al. Geriatric Anesthesiology·3rd ed New York：Springer, 2018.

血浆并不是阿片类药物的作用部位，因此，药代动力学参数中的浓度和起效时间会与效应室的浓度和起效时间不一致。将效应室浓度统一为峰值效应浓度，可以便于比较药物的起效时间。阿芬太尼和瑞芬太尼均在快速推注后 1.5 min 左右达到峰值，芬太尼的峰值出现在注射后 3.5 min 左右，而舒芬太尼的峰值出现在注射后 6 min 左右。美沙酮和哌替啶的达峰时间相似，约注射后 12 min 左右达到峰值。氢吗啡酮的峰值出现在注射后 15～20 min。吗啡比较特殊，快速推注后 5 min 左右吗啡浓度达到峰值的 50%，注射后约 90 min，在效应室达到浓度峰值。表 3-4-1 列出了各种阿片类药物达峰浓度的时间以及峰效应时的分布容积，后者可以用于计算阿片类药物的初始给药剂量。

四、老年患者阿片类药物的药效动力学特点

阿片类药物的药效动力学可以用等镇痛剂量来衡量。由于不同阿片类药物的内在相对效能、药代动力学特性及血脑平衡率存在较大差异，等镇痛剂量的计算较为复杂。表 3-4-2 列出了常用阿片类药物的等镇痛剂量，即最小有效镇痛浓度（minimum effective analgesic concentration, MEAC），简称为 MEC。麻醉医生对芬太尼较为熟悉，所有的计算均以芬太尼作为参考药物。等镇痛剂量受到药物作用时间的影响，例如，吗啡与芬太尼相比，芬太尼起效迅速，而吗啡相对起效缓慢。同时给药 10 min 后，5 mg 的吗啡与 50 μg 芬太尼是等镇痛剂量，但是给药 30 min 时，1 mg 吗啡与 50 μg 芬太尼呈等镇痛剂量。因此，由于药物在注射过程中的速率不同，阿片类药物的相对等镇痛剂量会随注射时间的延长而发生变化（表 3-4-2）。

表 3-4-2　常用阿片类药物的相对药效动力学参数

	芬太尼	阿芬太尼	舒芬太尼	瑞芬太尼	吗啡	美沙酮	哌替啶	氢吗啡酮
最小有效镇痛浓度（ng/mL）	0.6	14.9	0.056	1.0	8	60	250	1.5
等效剂量	（μg）	（μg）	（μg）	（μg）	（mg）	（mg）	（mg）	（mg）
峰值效应	50	92	5.5	17	4.9	1.9	37	0.6
10 min	50	197	4.4	72	5.3	1.4	28	0.4
30 min	50	174	3.9	282	2.0	0.9	17	0.2

引自：REVES JG, et al. Geriatric Anesthesiology · 3rd ed New York：Springer, 2018.

药物效应的消除是药代动力学和药物血浆浓度血脑平衡的结果。时量相关半衰期（血浆药物浓度下降 50% 的时间）是预测药物效应消除时间的重要指标（**图 3-4-1**）。瑞芬太尼的消除非常迅速，在时量相关半衰期图上紧贴 X 轴。需要注意的是，芬太尼的脂溶性高，容易在脂肪组织中聚集。因此，为维持稳定的芬太尼血浆浓度，需要持续输注大剂量的芬太尼，导致患者药物效应消除缓慢。哌替啶同样需要较长的消除时间。

另外，值得注意的是，血浆并不是阿片类药物的作用靶点，效应室药物浓度下降 50% 的时间可能更有临床意义。吗啡和氢吗啡酮的血浆时量相关半衰期曲线和效应室的时量相关半衰期曲线明显不同。图 3-4-1 的血浆时量相关半衰期曲线提示，吗啡和氢吗啡酮在持续输注停止后血浆内的药物会迅速消除。但由于血浆-脑平衡的延迟，导致吗啡和氢吗啡酮在效应室的消除速度远远慢于阿芬太尼和舒芬太尼（**图 3-4-2**）。

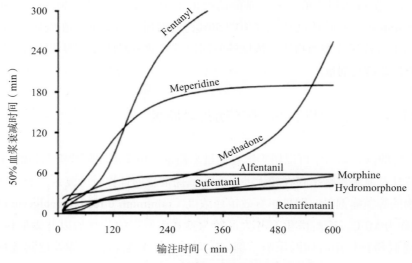

图 3-4-1　阿片类药物血浆的时量相关半衰期

Fentanyl—芬太尼；Meperidine—哌替啶；Methadone—美沙酮；Alfentanil—阿芬太尼；Sufentanil—舒芬太尼；Morphine—吗啡；Hydromorphone—氢吗啡酮；Remifentanil—瑞芬太尼。引自：REVES JG, et al. Geriatric Anesthesiology · 3rd ed. New York：Springer, 2018.

　　　　　　　　　　　　　　　　　　　　　老年患者精确麻醉

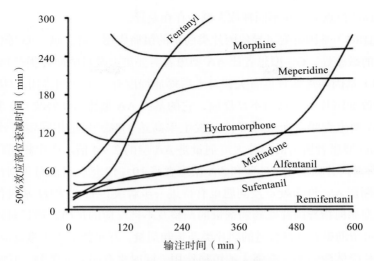

图 3-4-2　阿片类药物效应室的时量相关半衰期

Fentanyl—芬太尼；Morphine—吗啡；Meperidine—哌替啶；Methadone—美沙酮；Alfentanil—阿芬太尼；Sufentanil—舒芬太尼；Hydromorphone—氢吗啡酮；Remifentanil—瑞芬太尼。引自：REVES JG, et al. Geriatric Anesthesiology · 3rd ed. New York：Springer, 2018.

五、阿片类药物在老年患者中的应用

1. 吗啡

吗啡的 pKa（8.0）比生理 pH 值高，因此，静脉注射吗啡后，只有一小部分（10%～20%）呈非离子状态。与其他阿片类药物相比，吗啡进入大脑和由大脑清除的速度较慢。

吗啡主要通过肝脏以结合方式代谢，肾脏在吗啡的肝外代谢中起主要作用。吗啡的主要代谢产物是吗啡-3-葡糖苷酸（morphine-3-glucuronide，M3G），它不与阿片受体结合，几乎没有镇痛作用。M3G 可拮抗吗啡的作用，这可能与对于吗啡镇痛治疗中的反应及耐受的个体差异有关。吗啡-6-葡糖苷酸（morphine-6-glucuronide，M6G）占吗啡代谢产物的 10%，是一种强于吗啡的 μ 受体激动剂，其作用持续时间与吗啡相似。对于肾功能正常的患者，M6G 在吗啡的镇痛中起重要作用；对于肾功能不全的患者，M6G 的蓄积可致呼吸抑制等不良反应的发生率增高。由于肝脏对吗啡的摄取率高，因而口服给药的生物利用度（20%～30%）显著低于肌内或皮下注射。

μ 阿片受体的单核苷酸多态性与阿片类药物的镇痛作用密切相关，其中以 A118G 位点与阿片类药物镇痛作用的关系最为密切，该基因位点突变常导致镇痛作用、不良反应和阿片耐受出现个体差异，以及阿片成瘾倾向的变化。OPRM1（A118G）基因中与镇痛相关的位点有 A6V、N40D、R260H、R265H 和 S268P，其中 N40D 即 A118G 最为常见。A118G 突变是 OPRM1 基因第 118 位的核苷酸由腺苷酸（A）突变为鸟苷酸（G），使 μ 阿片受体第 40 位氨基酸天冬酰胺被天冬氨酸取代。OPRM1（A118G）基因可根据突变类型分为 AA 型、AG 型及 GG 型三种基因型。AG 及 GG 基因型为 G 等位基因携带，AA 及 AG 基因型为 A 等位基因携带。

OPRM1 基因 A118G 位点突变在不同种族人群中存在差异。

OPRM1（A118G）基因突变可导致阿片类药物的镇痛作用下降，携带 G 等位基因会降低患者对阿片类药物的敏感性，GG 型患者比 AA 型患者需要更大剂量的阿片类药物。研究还发现，*OPRM1*（A118G）基因与疼痛程度有关，对术后疼痛程度有一定预测作用。*OPRM1*（A118G）基因突变同样会改变阿片类药物的不良反应，它的基因 AA 型比 AG 型及 GG 型患者更容易发生呼吸抑制，AA 型患者吗啡所致呼吸抑制发生率高达 37%。到达相同镇痛效果时，*OPRM1*（A118G）基因 GG 型患者所需的阿芬太尼剂量是 AA 型的 2～4 倍。产生相同程度的呼吸抑制时，GG 型患者所需阿芬太尼较 AG 型和 AA 型患者高 10～12 倍。目前对于阿片受体基因多态性的研究仍在不断深入，许多疑点及问题也有待进一步解决，如 *OPRM1* 基因各基因型有无性别差异，各基因型如何指导阿片类药物剂量的调整及不良反应的预防。通过对阿片类受体基因的进一步探索，可帮助患者选择合适的阿片类药物和剂量，尽可能减少不良反应的发生。

吗啡是纯阿片受体激动剂，有强大的镇痛作用，同时也有明显的镇静、呼吸中枢抑制以及外周血管扩张作用，可导致老年患者过度镇静、呼吸抑制以及严重低血压等不良反应。年龄是决定吗啡用量的主要因素，这与吗啡的药代动力学及药效动力学特点相关。老年患者中央室和外周室容积减少，吗啡的稳态分布容积仅为年轻患者的 50%。因此，原则上老年患者对吗啡的需求量仅为年轻患者的一半。吗啡主要经肝脏代谢为活性代谢产物，后者经肾脏排出。随年龄增长，肝脏血流量和肝脏酶活性降低，同时肾小球滤过率下降，使吗啡的血浆清除率降低约 35%，导致老年人体内吗啡的平均消除半衰期（约 4.5 h）明显长于年轻人（约 2.9 h），并可使活性代谢产物堆积，药效增强且持久。老年人对吗啡的敏感性较高，同一剂量的镇痛效应可为年轻人的 3～4 倍，呼吸抑制程度是年轻人的 4 倍。

老年患者使用吗啡应谨慎，首次剂量可从年轻人的 1/3 开始，根据药效逐渐滴定至满意为止，同时应给予吸氧和心电监护，避免低氧血症、低血压等呼吸循环系统不良反应的发生。

2. 哌替啶

哌替啶为人工合成的阿片受体激动剂，其作用机制与吗啡相似，但镇静、镇痛等作用仅相当于吗啡的 1/10～1/8。静脉注射哌替啶后，肺的首过摄取约占 65%。哌替啶与血浆蛋白结合率较吗啡高，约 70% 与 α_1-酸性糖蛋白结合。由于哌替啶的肝摄取率相对较高，故肝血流量决定了其生物转化。哌替啶的主要代谢产物去甲哌替啶有镇痛活性，在动物中其致癫痫的作用约为哌替啶的 2 倍。去甲哌替啶的消除半衰期较哌替啶长，因此，在肾功能不全的患者中，重复给药易导致毒性代谢产物的蓄积，引起癫痫发作。

哌替啶对呼吸有一定程度的抑制作用，且有类似奎尼丁样降低心肌应激性的作用，对心肌产生直接抑制作用。此类效应在老年人中更加明显。其药理学机制可能为：① 哌替啶的蛋白结合率较低（40%～60%），而老年人血浆白蛋白含量及蛋白结合率均低于年轻人，因此，有更多的自由型活性药物分布到受体部位，从而使呼吸和心肌抑制作用明显增强。② 哌替啶主要通过肝脏代谢，而老年人肝脏代谢率降低，哌替啶在老年人中的清除率可下降 45%，其清除半衰期由在年轻人中的 4 h 延长至 7.5 h，从而导致药效增强而持久。

总之，老年人使用哌替啶时应从小剂量开始，且剂量需进行个体化调整。此外，由于哌替啶的代谢产物去甲哌替啶会导致中枢神经系统兴奋、震颤、癫痫发作以及术后谵妄，故老年人使用时需特别慎重。

3. 芬太尼

芬太尼为人工合成的强效麻醉性镇痛药，广泛应用于围手术期镇痛。其作用机制与吗啡相似，为阿片受体激动剂。临床上，可用三室模型描述芬太尼的药物代谢过程。肺脏具有明显的首过效应，可一过性摄取芬太尼注射剂量的75%。大约80%的芬太尼与血浆蛋白结合，且很大一部分（40%）被红细胞摄取。由于芬太尼广泛分布在机体组织中，故半衰期相对较长。芬太尼在肝脏主要经末端脱烷基作用和羟化作用代谢，注射后1.5 min代谢物开始在血浆中出现。在静脉注射芬太尼48 h后，尿液中仍可检测到其最初代谢产物去甲芬太尼。

有学者比较了老年患者和年轻患者对芬太尼的需求量，给20～88岁的志愿参与者持续输注芬太尼，通过脑电图评估药物效应。研究结果显示，产生相同效应所需芬太尼的剂量与年龄呈负相关，提示芬太尼的所需剂量随年龄增加而减少（**图3-4-3**）。芬太尼的清除依赖肝脏代谢，而肝血流量和代谢酶的活性随年龄增加而降低。与年轻患者相比，老年患者体内芬太尼的清除半衰期明显延长，芬太尼的血浆清除率下降。老年患者对芬太尼的需求量相对较低，重复注射容易发生药物蓄积，导致延迟性呼吸抑制。

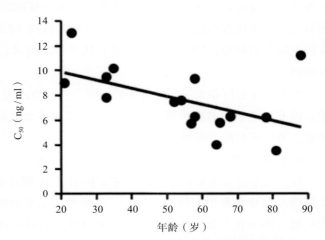

图 3-4-3　年龄对芬太尼 50% 最大有效剂量的影响

C_{50}—50%最大有效剂量。引自：REVES JG, et al. Geriatric Anesthesiology·3rd ed. New York：Springer, 2018.

老年患者对芬太尼的需求量相对较低，一般可减少50%，主要是由于老年患者对芬太尼的敏感性增高所致。此外，由于芬太尼脂溶性较高，分布容积广，重复注射后容易造成药物蓄积，在老年人中特别容易造成延迟性呼吸抑制。芬太尼的另一不良反应是记忆力受损，因此，中枢神经系统存在退行性或病理学改变的老年患者在芬太尼麻醉后，其精神状态改变的发生率很高，需加以重视。

4. 阿芬太尼

阿芬太尼为芬太尼的衍生物，主要作用于 μ 阿片受体，为短效镇痛药，镇痛强度为芬太尼的1/4。阿芬太尼与血浆蛋白（主要是糖蛋白）结合的比例较芬太尼高。在生理 pH 值条件下，由于其相对较低的pKa（6.5），大部分（90%）呈非解离形式。因此，尽管阿芬太尼与蛋白的结合力强，但其溶解部分多于芬太尼。这也部分解释了为什么静脉注射阿芬太尼后，其达到峰效应的时间较短。

阿芬太尼的主要代谢途径与芬太尼相同，包括末端脱烷基作用、临位脱甲基作用、芳香族羟化作用和葡糖苷酸形成。阿芬太尼降解产物无镇痛活性。人体中阿芬太尼的代谢主要通过细胞色素 P450 3A3 / 4，这种酶的活性在不同个体中至少相差 8 倍。

关于老年人阿芬太尼的药理学研究结果存在较大差异。一项针对 20 ~ 89 岁男性的研究显示，年龄对阿芬太尼的药代动力学无显著影响。另一项研究比较了 50 岁以上和 50 岁以下女性体内阿芬太尼的药代动力学，发现年龄仅与药物清除率存在负相关，高龄女性血浆清除率下降 30%，消除半衰期延长 40%，这可能与老年人肝血流和肝酶活性降低有关。此外，有研究使用阿芬太尼对 55 例 70 岁以上的患者进行全麻诱导，结果发现，能有效抑制气管插管时心血管反应的阿芬太尼剂量为 10 μg / kg，仅为年轻人诱导剂量的一半。由于年龄对阿芬太尼的药代动力学影响较小，老年患者麻醉诱导时所需阿芬太尼的剂量偏低可能是由于对阿芬太尼敏感性增加所致。阿芬太尼使老年人产生脑电抑制的半数有效量约为年轻人的 50%。另外，阿芬太尼的亲脂性较低，但血浆蛋白结合率却较高（约为 90%），分布容积小，导致老年人重复注射或长时间输注阿芬太尼后，其作用维持时间延长，并可在用药后 3 ~ 4 h 出现延迟性呼吸抑制。

老年人应用阿芬太尼容易出现肌肉僵直、心动过缓、低血压和术后通气功能抑制等不良反应，因此，老年患者在麻醉诱导和维持阶段阿芬太尼的剂量应减半，术后需监测患者的呼吸功能，警惕延迟性呼吸抑制的发生。

5. 舒芬太尼

舒芬太尼是芬太尼的衍生物，主要作用于 μ 阿片受体。其亲脂性和血浆蛋白结合率较芬太尼高，而分布容积则较芬太尼小，虽然其消除半衰期较芬太尼短，但与阿片受体的亲和力却较强，因而其不仅镇痛强度更大，而且作用持续时间也更长。舒芬太尼的药代动力学特性可通过三室模型来描述。静脉注射后，肺对舒芬太尼的摄取、保留和释放与芬太尼相似。在生理 pH 值条件下，舒芬太尼 pKa 与吗啡（8.0）相同，因此，只有一小部分舒芬太尼（20%）以非游离形式存在。舒芬太尼的脂溶性为芬太尼的 2 倍，与血浆蛋白（包括 α_1-酸性糖蛋白）高度结合（93%）。舒芬太尼的主要代谢途径包括脱烷基作用、脱甲基作用和芳香族羟化作用，其主要代谢产物为 N-苯基丙酰胺。

目前尚缺乏舒芬太尼在老年患者中应用的药理学研究，但从其他 μ 阿片受体激动剂的研究结果推断，在老年人中舒芬太尼的剂量应减少约 50%。这是由于：① 老年患者舒芬太尼初始分布容积下降，静脉注射舒芬太尼后易形成较高的血药峰浓度；② 舒芬太尼存在与其他 μ 阿片受体激动剂相似的药效动力学特点，老年患者对舒芬太尼的敏感性比年轻人高 40%。

6. 瑞芬太尼

瑞芬太尼也是芬太尼的衍生物，属于超短效 μ 阿片受体激动剂。虽然瑞芬太尼的化学结构与芬太尼具有相似性，但由于它具有酯键，其结构更为独特。瑞芬太尼的酯键易被血液和组织中的非特异性酯酶水解，导致其代谢非常迅速，因而瑞芬太尼是用于全麻维持的第一个超短效阿片类药物。瑞芬太尼的清除率较正常肝血流量大数倍，这与其有广泛的肝外代谢相一致。瑞芬太尼在肺脏无明显代谢。瑞芬太尼是一种弱碱性药物，其 pKa 值为 7.07，具有高脂溶性，在 pH 值为 7.4 时，其辛醇 / 水分配系数为 19.9。瑞芬太尼与血浆蛋白（主要是 α_1-

酸性糖蛋白）高度结合（70%）。甘氨酸被证实为一种抑制性神经递质，而瑞芬太尼的游离碱可与甘氨酸相结合，对啮齿类动物进行鞘内注射可引起可逆性运动无力，因此瑞芬太尼不能在蛛网膜下腔或硬膜外腔应用。

瑞芬太尼通过去酯化作用代谢，形成羟基酸代谢产物 GI90291。其效能为瑞芬太尼的 0.001 ~ 0.003 倍，GI90291 对 μ-受体亲和力低，且不易通过血脑屏障。GI90291 的排泄依赖于肾清除机制。对狗的研究表明，即使在肾功能衰竭的情况下，瑞芬太尼的代谢产物也完全无活性。肾功能衰竭和肝功能衰竭对其药代动力学无明显影响。在血液中，瑞芬太尼主要被红细胞中的酶所代谢。瑞芬太尼不是假性胆碱酯酶的底物，故其不受假性胆碱酯酶缺乏的影响。

瑞芬太尼起效快，在体内 1 min 左右即可迅速达到血-脑平衡。其维持时间短，主要是由于其代谢清除速度较快。在 80 岁老年人中瑞芬太尼的初始分布容积比 20 岁年轻人降低约 20%，因此，单次给予相同剂量的瑞芬太尼后，在老年人中的血药浓度比年轻人高，药效相对增强。老年人单次静脉注射瑞芬太尼后达到峰效应的时间约为 2 min，比年轻人延长一倍。老年人长时间输注瑞芬太尼后，苏醒时间比年轻人延长 40%。这主要是由于药物转运速率随年龄增加而降低所致。老年人血液和效应室药物浓度的平衡时间比年轻人有所延迟，因此，在老年人中药物起效和药效消除均延迟于年轻人。瑞芬太尼的代谢不受血浆胆碱酯酶及抗胆碱酯酶药物的影响，不受肝功能和肾血流量的影响，主要通过血浆和组织中非特异性酯酶水解代谢。与年轻人相比，老年人血浆和组织中非特异性酯酶的数量和活性降低 30%，意味着老年患者的瑞芬太尼清除率降低约 30%，因而瑞芬太尼在老年人中的药效更持久。与其他阿片类药物相似，老年人中枢神经系统对瑞芬太尼的作用更敏感，老年人产生脑电抑制峰效应的半数有效量较年轻人降低 50%。

对瑞芬太尼而言，根据年龄调整剂量远比根据体重调整剂量更为重要。老年患者应适当降低瑞芬太尼的初始注射剂量，在 65 岁以上老年患者中的初始剂量约为成人剂量的一半。此外，老年患者在麻醉维持阶段的瑞芬太尼的输注速度也应降低，在 65 岁以上老年患者中的维持速率应为年轻患者的 40% 左右。尽管瑞芬太尼靶控输注技术已广泛用于老年患者，但仍应注意瑞芬太尼剂量在老年患者中存在明显的个体差异，需警惕可能出现的呼吸循环抑制。

7. 阿片受体激动-拮抗药

阿片受体激动-拮抗药是一类对阿片受体兼有激动和拮抗作用的药物。这类药物主要激动 κ 受体，对 σ 受体也有一定的激动作用，而对 μ 受体则有不同程度的拮抗作用。由于对受体的作用不同，这类药物与纯阿片受体激动药相比有以下区别：① 镇痛效价一般较小；② 对呼吸抑制作用相对较轻；③ 不产生欣快感，有时反可引起烦躁不安、心血管兴奋等不良反应；④ 很少产生依赖性。根据其拮抗作用程度的不同，喷他佐辛、布托啡诺、纳布啡等阿片受体激动-拮抗药主要用作镇痛药，而烯丙吗啡则主要作为吗啡过量的解毒药。

阿片受体激动-拮抗药也可产生明显的呼吸抑制作用，导致缺氧和二氧化碳潴留，此作用在老年患者中更加明显。阿片受体激动-拮抗药在体内经过肝脏代谢和肾脏排泄。老年人的肝、肾功能与年轻人相比有所降低，因而可影响阿片受体激动-拮抗药的药物代谢，造成药效增强且持久。因此，在老年患者中使用阿片受体激动-拮抗药时，应减少初始剂量，并根据临床效果对维持剂量进行个体化调节。

六、阿片类药物节俭策略在围手术期镇痛中的应用

（一）阿片类药物相关不良反应

阿片类药物可以产生镇痛作用，同时也可引起困倦、情绪改变和意识模糊。阿片类药物镇痛的特点是它不易使人意识丧失。阿片类镇痛药不仅可改变人们对疼痛的感觉，同时也可改变人们的情感状态。在老年患者围手术期时使用阿片类药物进行镇痛产生的不良反应尤其值得关注，必须注意发生呼吸抑制的风险。一项回顾性队列研究发现，阿片类药物引起的继发性呼吸抑制风险随患者年龄的增长而增加，其引起 $61 \sim 70$ 岁的患者发生呼吸抑制的风险是 $16 \sim 45$ 岁患者的 2.8 倍。阿片类药物的不良反应还包括术后恶心呕吐。研究发现增龄并不是发生恶心呕吐的危险因素，增龄可能还会降低患者术后恶心呕吐的风险。年龄每增加 10 岁，患者出现术后恶心呕吐的风险可减少 13%。

（二）阿片类药物节俭策略

阿片类药物的不良反应越来越受到关注，临床医生一直在探索如何在保证患者舒适的情况下减少围手术期阿片类药物的使用。阿片类药物节俭策略即是在这方面的有益探索，它是指采用非阿片类镇痛药物和（或）区域麻醉的方法，减少围手术期阿片类药物的使用，从而减轻阿片类药物的不良反应，并减少阿片类药物的滥用和成瘾。在阿片类药物节俭策略中，常用的非阿片类辅助药物包括非甾体抗炎药、右美托咪定、氯胺酮、利多卡因、加巴喷丁等。区域神经阻滞技术包括椎管内阻滞、超声引导下神经阻滞等（表 3-4-3）。阿片类药物节俭策略对减少老年手术患者使用阿片类药物时出现的相关不良反应可能具有临床意义。近年来，有麻醉医生提出了无阿片类药物的麻醉策略（表 3-4-4），目的在于进一步减少患者围手术期对阿片类药物的使用，避免阿片类药物的不良反应，这一麻醉策略的利弊仍有待临床研究进一步明确。

表 3-4-3　阿片类药物节俭策略中常用的非阿片类辅助药物

	作用机制	减少阿片类药物的作用
右美托咪定、可乐定	兴奋脊髓背角和蓝斑核 a_2 肾上腺素受体	右美托咪定减少阿片类药物的作用更明显
氯胺酮	阻断NMDA受体，抑制伤害性感受和炎性痛信号的传递	可减少40%的阿片类药物的用量
加巴喷丁	与电压门控性钙通道 a_2 相互作用，减少兴奋性神经递质（如谷氨酸、P物质和降钙素基因相关肽）的释放	尽管加巴喷丁对减少术后阿片类药物用量有一定作用，但以往可能高估了这一作用
杜洛西汀	调控大脑和脊髓的下行疼痛抑制系统	不主张合用（合用可能发生呼吸抑制、嗜睡、低血压和昏迷）

	作用机制	减少阿片类药物的作用
利多卡因	减少促炎细胞因子（如IL-6和IL-8）的释放，NF-κB 调控的mRNA水平的下调，抑制NMDA受体	在开放和腹腔镜下腹部手术中的作用最明显
艾司洛尔	阻断中枢和外周神经系统疼痛信号的兴奋作用，调控中枢肾上腺素能活性	对减少术后阿片类药物用量有作用但临床效应不大
咖啡因	增加对镇痛药物的吸收（增加胃血流），减少药物清除（减少肝血流），阻断外周促伤害性感受的腺苷信号通路，激活中枢非腺苷通路	和镇痛药物合用，可增加疼痛缓解患者的数量（50%）

表 3-4-4 无阿片类药物麻醉方案

	方案一	方案二
麻醉诱导	右美托咪定 0.4～1.4 μg/kg， 丙泊酚 1.5～2 mg/kg， 利多卡因 1.5 mg/kg， 氯胺酮 0.5 mg/kg， 顺式阿曲库胺 0.15 mg/kg， 地塞米松 8 mg	右美托咪定 0.8 μg/kg， 丙泊酚 2 mg/kg， 利多卡因 2 mg/kg， 顺式阿曲库胺 0.3 mg/kg， 地塞米松 10 mg
麻醉维持	右美托咪定 0.4～1.4 μg/(kg·h)， 地氟烷 0.7～1.0 MAC， 利多卡因 1.5 mg/(kg·h)， 氯胺酮 0.25 mg/(kg·h)	右美托咪定 0.2 μg/(kg·h)， 丙泊酚 4～12 mg/(kg·h)， 利多卡因 1.5 mg/(kg·h)， 顺式阿曲库胺 0.1～0.2 mg/(kg·h)

（肖洁　何振洲）

3

第五节 神经肌肉阻滞剂及拮抗剂

对麻醉医生来说，在老年患者中如何合理使用神经肌肉阻滞剂是值得讨论的临床问题。神经肌肉阻滞作用的维持需考虑外科手术的要求、麻醉的种类、患者的基础情况、麻醉药物的使用、神经肌肉阻滞剂及拮抗剂的药理特性等因素。神经肌肉阻滞剂种类的选择和使用剂量直接影响老年患者的围手术期安全。

一、衰老对神经肌肉接头结构的影响

老年患者的全身肌力和协调性下降，总体液量和体重减少，肾功能、心输出量和内脏血流量减少，这些都可能影响神经肌肉阻滞剂的药代动力学和药效动力学。60 岁以上老年患者的神经肌肉接头可发生退行性改变，这种改变首先从脊髓前角的运动神经元数量减少开始。运动神经元的减少伴随着运动单位数量的减少，神经再生并不能补偿神经元的逐渐丢失。肌纤维也逐渐退化并被脂肪和纤维组织取代。一般认为，老年患者的肌肉质量可下降 25% ~ 35%，这是肌肉纤维数量丢失和快速收缩纤维长度缩小共同作用的结果。

衰老还伴随着神经肌肉接头结构的改变，表现为前端神经轴突数量增多，更多的轴突进入单一终板，前端轴突与运动终板之间的距离增加。此外，随着老年患者年龄的增长，运动终板上烟碱乙酰胆碱受体群落数量增多，运动终板长度增加，神经肌肉接头终板上的皱褶趋于平坦。

动物研究发现，神经肌肉接头处乙酰胆碱的储存和释放也存在增龄性改变。一方面，与成年大鼠相比，老年大鼠膈肌的神经肌肉接头处单个运动神经元释放的乙酰胆碱量明显减少。另一方面，膈肌的神经肉肌接头处每个终板能释放乙酰胆碱的神经末梢数量有所增加，这可能是老年大鼠神经肌肉能维持正常传递的原因。

二、老年患者神经肌肉阻滞剂的药代动力学特点

神经肌肉阻滞剂的起效时间除了取决于药物本身的药理特性外，还取决于它们到达神经肌肉接头所需的时间以及心输出量。神经肌肉阻滞剂到达肌肉后，必须扩散融合到神经肌肉接头，与乙酰胆碱受体结合，才能产生神经肌肉阻滞作用。随着年龄的增加，神经肌肉阻滞剂的起效时间逐渐延长（图 3-5-1）。

神经肌肉接头的敏感性升高可使神经肌肉阻滞剂的阻滞程度增加，作用时间明显延长。许多研究表明，神经肌肉阻滞剂的效能在老年患者中并没有显著变化。老年人颤搐刺激抑制 50% 和 95% 所需剂量（即 ED_{50} 和 ED_{95}）与年轻人相比没有差异。药代动力学参数 k_{e0} 代表药物在血浆及效应室之间的平衡常数。研究者发现，k_{e0} 在老年人中有所降低，这与神经肌肉阻滞剂在老年人群

中起效较慢相一致，可能是由于心输出量降低和局部血流改变等因素所致。k_{e0} 数值越低，意味着神经肌肉阻滞剂达到峰效应后，其血药浓度下降越缓慢，故老年人群中神经肌肉阻滞剂的阻滞时间延长。而且由于平衡缓慢，神经肌肉阻滞剂的效应室峰效应浓度降低，最大阻滞强度减弱。

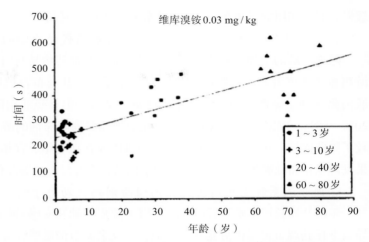

图 3-5-1　维库溴铵在 4 个年龄组产生最大神经肌肉阻滞作用所需的时间

引自：KOSCIELNIAK-NIELSEN ZJ, et al. Anesthesiology, 1993,79(2): 229-234.

1. 循环系统老化对神经肌肉阻滞剂药代动力学的影响

30 岁后，每增长 1 岁，心输出量降低约 1%。老年患者的心脏对儿茶酚胺的反应性较年轻患者明显降低，呈现出明显的前负荷依赖性。心输出量的降低可导致神经肌肉阻滞剂分布缓慢，从而造成神经肌肉阻滞剂在老年患者中的起效较慢。

2. 消化系统老化对神经肌肉阻滞剂药代动力学的影响

老年患者神经肌肉阻滞剂药代动力学参数的改变主要在于药物在体内的分布和清除。肝脏为药物代谢的主要场所。随着年龄的增加，老年患者的肝脏重量明显减轻。从 20 岁到 80 岁，肝脏重量减轻 18%～25%，肝脏占全身重量的百分比减少约 30%。老年人心输出量降低，内脏血流减少，肝血流量从 30 岁后每年减少 0.3%～1.5%，到 65 岁时减少 40%，药物进入肝脏缓慢，肝脏对药物的代谢能力也随之降低。但内脏血流减少对神经肌肉阻滞剂的影响并不明显，仅肝脏摄取率高（＞70%）的药物才受肝血流减少的影响。肝脏对维库溴铵的摄取量仅为 5%～25%，罗库溴铵与之相似。然而，增龄可使肝脏代谢率降低，而维库溴铵和罗库溴铵主要依赖肝脏降解，所以用于老年患者时，其药效时间会延长。增龄与霍夫曼清除无明显关系，故对阿曲库铵的清除无明显影响。老年患者假性胆碱酯酶活性变化不明显，故对米库氯铵的清除影响较小。

3. 泌尿系统老化对神经肌肉阻滞剂药代动力学的影响

大多数药物及其代谢产物主要通过肾脏进行排泄。随着年龄的增加，即使无肾脏疾病，经肾脏排泄的药物也可出现排泄减慢，导致肾清除率降低，药物的半衰期延长。进入老年后，肾血流量减少的程度较心输出量的减少更明显。与其他组织（如脑或骨骼肌等）相比，老年人肾血流量占心输出量的百分比下降更明显。65 岁老年人的肾血流量为年轻人的 40%～50%。20 岁后，每增长 10 岁，肾小球滤过率降低约 6%。老年患者肾小管的转运能力也出现降低。因此，老年患者应用经过肾脏排泄的药物时，容易发生排泄延迟。例如，筒箭毒碱主要由肾脏排泄，在老年患者中其清除半衰期为 268 min，而在年轻患者中为 173 min。反复应用神经肌肉阻滞剂或大剂量应用神经肌肉阻滞剂时，可使神经肌肉阻滞剂的阻滞作用明显延长。如果药物的清除为器官依赖性，而且当血药浓度下降十分缓慢时，逆转肌松作用的效果通常不理想。老年患者的神经肌肉阻滞剂器官清除率明显降低，神经肌肉阻滞剂在老年患者中的血药浓度下降速度更缓慢，肌松作用的时间在老年患者中较年轻人明显延长。

4. 血浆结合蛋白改变对神经肌肉阻滞剂药代动力学的影响

随着年龄的增加，血浆白蛋白含量下降。酸性药物易与白蛋白结合，所以导致这些药物的游离血药浓度升高。药物的蛋白结合率降低可使其分布容积增加、清除半衰期延长。而神经肌肉阻滞剂是碱性药物，能与血浆球蛋白结合，但神经肌肉阻滞剂的蛋白结合率不高，仅为20%~50%。血浆蛋白含量的轻微变化对神经肌肉阻滞剂的游离药物含量影响不大。有研究比较了阿曲库铵、美维库铵、杜什库铵和维库溴铵在老年、青年和肥胖患者中的蛋白结合率，结果发现老年和肥胖患者中上述药物的蛋白结合率并没有显著降低。

5. 内分泌系统老化对神经肌肉阻滞剂药代动力学的影响

年龄的增长可影响下丘脑-垂体-肾上腺皮质轴和交感-肾上腺髓质轴以及相关的激素水平，导致下丘脑调节神经内分泌功能减退，负反馈调节的敏感性降低，免疫功能和应激性降低。老年患者的体温调节功能常常有减退，因此在围手术期更容易发生低体温。在低温状态下，大多数神经肌肉阻滞剂的阻滞持续时间会延长。因此，老年患者体内神经肌肉阻滞剂作用的持续时间会延长，这在急诊或大手术中更容易发生。

三、老年患者神经肌肉阻滞剂的药效动力学特点

1. 呼吸系统老化对神经肌肉阻滞剂药效动力学的影响

老年患者呼吸中枢兴奋性较低，喉反射和咳嗽反射减弱，易发生异物误吸、排痰困难，从而造成肺部感染和肺不张。随着年龄的增加，潮气量、最大呼气量及肺容积均降低，肺顺应性下降，但功能残气量和闭合容积反而增加，从而导致小气道萎陷。随着年龄增大，动脉血氧张力逐渐下降，造成机体对缺氧和高碳酸血症的反应性降低，使老年患者易于发生呼吸系统并发症。

有研究观察了术后肌松残余程度与术后肺部并发症的关系。结果发现，应用泮库溴铵后术后肌松残余的发生率明显高于维库溴铵和阿曲库铵。在泮库溴铵组，术后出现肌松残余的患者更易发生术后肺部并发症（如肺浸润或肺不张）。而在维库溴铵组和阿曲库铵组，术后肺部并发症的发生率在有和没有肌松残余的患者之间没有明显差异。长时间手术、高龄以及神经肌肉阻滞剂的残余作用是术后发生肺部并发症的主要危险因素。

2. 老年患者肌肉和脂肪组织含量改变对神经肌肉阻滞剂药效动力学的影响

随着年龄的增加，机体水分降低，肌肉组织含量有所降低，仅为年轻人的50%。身体脂肪组织的含量增加。老年患者皮下脂肪丢失的同时，脂肪呈向心性聚集。因为肌肉组织是神经肌肉阻滞剂的靶器官，所以在老年患者中，依据体重计算神经肌肉阻滞剂的用量常会造成肌松效应延长。

四、神经肌肉阻滞剂在老年患者中的应用

神经肌肉阻滞剂分为去极化神经肌肉阻滞剂和非去极化神经肌肉阻滞剂两类，两者均是季

铵化合物。在正常 pH 值下，神经肌肉阻滞剂可充分离子化。去极化神经肌肉阻滞剂与乙酰胆碱受体结合后可产生乙酰胆碱样作用，接头后膜处于持续去极化状态，导致不同步的肌纤维成束收缩。由于接头后膜的持续去极化，使其对以后的神经兴奋所释放的乙酰胆碱不再发生反应而形成去极化阻滞，也称 I 相去极化阻滞。临床常用的去极化神经肌肉阻滞剂为琥珀胆碱。去极化神经肌肉阻滞特征为：① 肌松前出现肌纤维成束收缩；② 强直刺激或四个成串刺激（train of four stimulation，TOF）无衰减现象；③ 无强直后易化现象；④ 抗胆碱酯酶药可增强其阻滞程度。

大剂量或多次重复应用去极化神经肌肉阻滞剂后，接头后膜神经肌肉阻滞的性质容易发生改变，肌松时间延长，阻滞特征类似于非去极化阻滞。由 I 相去极化阻滞演变为 II 相阻滞，称为双相阻滞或脱敏感阻滞。临床表现为呼吸抑制延长，可有不同程度的衰减和强直后易化现象。年龄对各种去极化神经肌肉阻滞剂的活性影响轻微，但药物起效时间显著延迟。常用的非去极化神经肌肉阻滞剂在青年和老年患者中的药代动力学参数可参考表 3-5-1。

非去极化神经肌肉阻滞剂与接头后膜的乙酰胆碱受体（N_2 乙酰胆碱受体）结合，不引起膜通透性的改变，接头后膜处于极化状态而不能去极化。因与乙酰胆碱共同竞争性地与乙酰胆碱受体相结合，非去极化神经肌肉阻滞剂又称为竞争性神经肌肉阻滞剂。常用药物包括维库溴铵、罗库溴铵和顺式阿曲库铵等。非去极化神经肌肉阻滞的特征为：① 肌肉松弛前无肌震颤（即肌纤维成束收缩现象）；② 强直刺激及 TOF 时出现衰减；③ 强直刺激后继以单刺激，出现强直后易化现象；④ 阻滞可被抗胆碱酯酶药所拮抗。非去极化神经肌肉阻滞剂在老年患者中的药效时间明显延长，临床上应予以重视。

表 3-5-1　非去极化神经肌肉阻滞剂在青年和老年患者中的药代动力学比较

神经肌肉阻滞剂	患者	$T_{1/2}\beta$（min）	Cl [mL/（kg·min）]	V_d（L/kg）
维库溴铵	青年	78 ± 21	5.6 ± 3.2	0.49 ± 0.02
	老年	125 ± 55*	2.6 ± 0.6*	0.44 ± 0.01
阿曲库铵	青年	15.7 ± 2.5	5.3 ± 0.9	0.10 ± 0.01
	老年	21.8 ± 3.3*	6.5 ± 1.1	0.19 ± 0.06*
顺式阿曲库铵	青年	21.5 ± 2.4	4.6 ± 0.8	0.11 ± 0.01
	老年	25.5 ± 3.7*	5.0 ± 0.9	0.13 ± 0.02*
泮库溴铵	青年	107 ± 24	1.81 ± 0.36	0.27 ± 0.06
	老年	201 ± 69*	1.18 ± 0.39*	0.32 ± 0.10

$T_{1/2}\beta$ = 消除半衰期，Cl = 清除率，V_d = 表观分布容积。*$P < 0.05$，与青年组比较。

（一）去极化神经肌肉阻滞剂

琥珀胆碱：血浆胆碱酯酶活性的变化可能会影响老年人体内琥珀胆碱的作用持续时间，但有证据表明，尽管血浆胆碱酯酶活性随年龄增大而降低，但这并不足以导致琥珀胆碱的作用时间显著延长，这是因为琥珀胆碱可迅速被血浆中正常的胆碱酯酶水解。老年人心输出量降低可能会造成琥珀胆碱起效缓慢，但仍需进一步证实。

（二）非去极化神经肌肉阻滞剂

1. 阿曲库铵

阿曲库铵是苄异喹啉类非去极化神经肌肉阻滞剂。它可以在血浆中通过多种方式清除，包括酯类水解、被血浆中非特异性酯酶催化、霍夫曼降解和肾脏排泄。其中，霍夫曼降解是在正常 pH 值条件下的一种自动非酶类降解过程。阿曲库铵经霍夫曼降解后产生的代谢产物为劳丹碱（N-甲基罂粟碱），是一种中枢神经系统刺激物。实验研究发现，劳丹碱可使某些动物种属出现脑兴奋表现。劳丹碱和阿曲库铵还可能与用药后暂时性低血压有关。阿曲库铵有 10 种立体异构体，其中（1R）顺式和（1'R）顺式阿曲库铵可用于临床麻醉。

阿曲库铵的清除为非器官依赖性，所以理论上阿曲库铵在老年人中的作用时间不会发生显著改变。但这方面的研究得出的结论却不尽相同。有研究观察阿曲库铵在老年患者和年轻患者中的作用持续时间，结果发现，两组患者中阿曲库铵的作用持续时间相似，而且重复用药后也没有明显变化。也有研究的结果恰恰相反，他们发现随着年龄的增长，阿曲库铵的清除率逐渐降低，而且清除半衰期也随年龄的增长而逐渐延长，但分布容积没有明显变化。有研究观察了老年患者的性别、年龄及麻醉方式对阿曲库铵药代动力学的影响，结果发现年龄与清除速率常数 k_{e0} 之间呈负相关，但年龄对其他药代动力学参数无明显影响。此外，有研究观察了老年患者应用阿曲库铵后组胺的释放情况，结果发现老年患者组胺含量有所增加，但增加幅度低于年轻人。老年患者使用阿曲库铵后的组胺含量和心血管系统的稳定性并无相关性。没有证据表明老年患者使用阿曲库铵应调整剂量。

2. 顺式阿曲库铵

顺式阿曲库铵是 RR' 光学异构体。其效能比阿曲库铵强 4～5 倍，但起效稍缓。与阿曲库铵相比，顺式阿曲库铵具有更多优点，而且不会诱发组胺释放。其裂解产物 N-甲基罂粟碱的含量也比阿曲库铵低。霍夫曼降解是其主要清除途径，也有少量药物可以通过酯类水解而被清除。在健康人群中，约 16% 的药物经尿液排出。老年人给予 0.1 mg/kg 顺式阿曲库铵后，达 90% 阻滞效应所需时间（3.4 ± 1.0 min）远长于年轻人（2.5 ± 0.6 min）。顺式阿曲库铵在老年人中的清除半衰期（25.5 ± 3.7 min）稍长于年轻人（21.5 ± 2.4 min），分布容积（0.13 ± 0.01 L/kg）较年轻人（0.11 ± 0.01 L/kg）略增加。但两组间清除率相似。

老年患者应用 0.1 mg/kg 顺式阿曲库铵后，达最大阻滞效应时间（4.0 min）较年轻患者（3.0 min）明显延迟，而在老年患者和年轻患者中的作用持续时间以及血浆清除率相似。老年患者的表观分布容积（13.3 L）较年轻患者（9.7 L）增加。在老年患者中顺式阿曲库铵的 k_{e0} 较年轻患者降低，因而作用起效时间延迟。

3. 美维库铵

美维库铵是一种短效的苄异喹啉类神经肌肉阻滞剂，2～3 min 起效，临床作用持续时间约为 15～20 min，经血浆胆碱酯酶代谢失活。美维库铵比阿曲库铵更易引发组胺释放，临床表现为皮肤潮红。

有研究将美维库铵用于老年患者，根据 ED_{95} 进行剂量调节。结果发现长时间使用美维库铵后，其血药浓度并不升高。输注持续时间不影响术后肌松恢复，但老年人的输注速度 [4.3 μg/(kg·min)] 要低于年轻人 [6.0 μg/(kg·min)]。老年人输注速率减慢的原因可能与美维库铵的再分布和排泄的改变有关。美维库铵在老年人和年轻人中的作用持续时间没有明显差异。

老年患者和年轻患者使用 0.15 mg/kg 美维库铵后，两者的肌松起效时间相似，但老年患者恢复时间明显长于年轻患者。老年患者 T_1/T_2 恢复至 25% 的时间为 55 ± 5.7 min，而年轻人为 17.2 ± 4.4 min。老年患者和年轻患者四个成串刺激恢复至 0.7 所需的时间分别为 32.8 ± 7.1 min 和 26.1 ± 5.0 min。老年患者的平均药物需要量 [3.67（1.0 ~ 7.4）μg/kg] 较年轻患者 [5.5（3.5 ~ 7.4）μg/kg] 明显降低。老年患者使用美维库铵 15 s 后，血流动力学无明显变化。有 15% 的老年患者和 30% 的年轻患者发生皮肤潮红。

老年人使用美维库铵后其作用时间延长和输注速率降低，可能主要是由于血浆胆碱酯酶活性随年龄增长而逐渐降低所致。然而这方面的证据仍不充分，年龄对血浆胆碱酯酶活性的影响仍有待进一步研究。

4. 杜什库铵

杜什库铵是一种长效、非去极化神经肌肉阻滞剂。目前仅在美国应用，其临床作用持续时间为 60 ~ 120 min，经肝胆系统和肾脏系统清除。有研究将 30 μg/kg 杜什库铵分别用于老年患者和年轻患者，结果发现在两组患者中药物起效均较长，且在老年患者中尤其明显。T_1/T_0 恢复至 25% 所需时间不受年龄的影响。老年患者使用新斯的明拮抗后，TOF 值恢复至 0.7 的时间明显延长。老年患者和年轻患者使用杜什库铵后的血流动力学改变无明显差异。

5. 泮库溴铵

泮库溴铵是甾类非去极化神经肌肉阻滞剂，临床作用时间为 60 ~ 90 min，主要由肾脏排泄，同时也可经肝脏代谢，其代谢产物 3-去乙酰泮库溴铵仍然具有神经肌肉阻滞活性。与年轻患者相比，老年患者泮库溴铵的清除半衰期长于年轻患者（在老年患者中为 151 ± 57 min，在年轻患者中为 130 ± 37 min）。年龄与泮库溴铵清除率之间存在相关性，老年患者的泮库溴铵清除率明显降低，泮库溴铵的作用时间明显延长。

6. 维库溴铵

老年患者使用维库溴铵后，其自主呼吸恢复时间明显长于年轻人，老年患者 50% 恢复时间为 97.129 min，而在年轻患者中为 39.814 min，在老年患者和年轻患者中的恢复指数分别为 49.4 ± 11 min 和 15.08 min。维库溴铵在老年患者中的清除半衰期（125 ± 55 min）明显长于年轻患者（78 ± 21 min），血浆清除率 [0.16 ± 0.04 L/(kg·h)] 也较年轻患者 [0.34 ± 0.19 L/(kg·h)] 明显下降。老年患者体内维库溴铵作用时间延长的原因可能与其血浆清除率和分布容积的降低有关。

老年患者应用维库溴铵后，T_1/T_0 恢复至 25% 时所需时间（50 min）明显长于年轻人（36 min）。重复给药后，维库溴铵的作用时间也随之延长，这可能与其在老年患者中的清除率和 k_{eo} 的降低有关。

3

7. 哌库溴铵

哌库溴铵的作用持续时间为 60 min，不诱发组胺释放，很少引起心血管不良反应。50% 的哌库溴铵经肾脏排泄。哌库溴铵在老年患者中的起效时间（6.9 ± 2.6 min）明显慢于年轻患者（4.3 ± 1.5 min），两者的自主呼吸恢复所需时间相似。

8. 罗库溴铵

罗库溴铵在老年患者（4.5 ± 2.4 min）和年轻患者（4.1 ± 1.5 min）中的起效时间相似，但在老年患者中，其作用持续时间较年轻患者明显延长，老年患者和年轻患者 T_1/T_0 恢复至 25% 的时间分别为 42.4 ± 14.5 min 和 27.5 ± 7.1 min。在老年患者中的血浆清除率 $[0.22 \pm 0.06$ L/$(kg \cdot h)]$ 明显低于年轻患者 $[0.30 \pm 0.09$ L/$(kg \cdot h)]$，其分布容积（0.4 ± 0.12 L/kg）也明显小于年轻患者（0.55 ± 0.28 L/kg）。与年轻患者体内罗库溴铵的清除半衰期（82 ± 46 min）相比，其在老年患者中明显增加（98 ± 69 min），但因为个体差异较大，两者没有统计学差异。

五、衰老与肌松残余

根据药理特性，神经肌肉阻滞剂可分为长效、中长效和短效神经肌肉阻滞剂。长效神经肌肉阻滞剂主要依赖肾脏清除，而中长效和短效神经肌肉阻滞剂主要通过其他方式从体内清除（表 3-5-2）。神经肌肉阻滞剂在体内的清除方式与肌松残余密切相关。肌松残余的发生率可高达 62%，残余肌松是非常危险的临床隐患，虽然不同年段的患者均可发生肌松残余，但在老年患者中的发生率更高，其原因包括：① 老年患者肌松起效较慢，容易导致药物使用相对过量；② 老年患者的药物清除减慢；③ 老年患者的肌肉质量减少；④ 神经肌肉阻滞剂的作用时间在老年患者中个体差异较大。

表 3-5-2　神经肌肉阻滞剂在体内的清除途径

神经肌肉阻滞剂	清除途径
长效药物	
泮库溴铵	肾脏（85%），肝脏（15%）
中长效药物	
维库溴铵	肾脏（40%～50%），肝脏（50%～60%）
罗库溴铵	肾脏（10%），肝脏（70%）
阿曲库铵	肾脏（10%～40%），霍夫曼清除（60%～90%）
顺式阿曲库胺	肾脏（16%），霍夫曼清除（＞75%）
短效药物	
米库溴铵	肾脏（＜5%），丁酰胆碱酯酶（＞95%）

肌松残余可增加术后不良事件的发生率。一项前瞻性临床试验观察了潘库溴铵肌松残余的发生情况，结果发现潘库溴铵 TOF 值低于 0.7 的老年患者人数明显多于年轻患者。此外，最近

研究发现，麻醉术后复苏室中的老年患者更容易出现低氧血症和肌松残余，研究中有一位老年患者因肌松残余而导致术后发生肺部感染。通过大样本的临床研究发现，年轻患者使用的罗库溴铵剂量更大，但肌松残余在老年患者中更常见。老年患者在到达麻醉术后复苏室前更容易出现气道阻塞、低氧血症及肌无力，这可能与肌松残余影响吞咽功能恢复及颈动脉体化学感受器对缺氧的反应有关。残余肌松可导致老年患者住院时间延长、术后肺部并发症发生率增加。

六、肌松拮抗药

目前，常用的肌松拮抗药有抗胆碱酯酶药和舒更葡糖钠两类。

1. 抗胆碱酯酶药

使用新斯的明拮抗哌库溴铵时，老年患者 TOF 值从 0.6 恢复至 0.9 所需的时间（11 ± 0.24 min）明显长于年轻患者（5.08 ± 3.99 min）。另有研究比较了 0.07 mg/kg 新斯的明在中年（34 ~ 56岁）患者和老年（71 ~ 80岁）患者中拮抗二甲基筒箭毒碱的肌松作用，以及新斯的明的血药浓度衰减曲线，结果发现两组间的药理学特性相似。新斯的明的血药浓度和颤搐反应的恢复之间存在稳定的相关性。新斯的明在老年患者体内的平均初始分布容积（0.07 ± 0.02 L/kg）较年轻患者（0.1 ± 0.04 L/kg）轻度减小。有研究观察了 0.07 mg/kg 新斯的明和 0.14 mg/kg 吡啶斯的明用于拮抗二甲基筒箭毒碱的作用效果，结果发现吡啶斯的明在老年患者中的作用时间（35.3 ± 8.2 min）明显较年轻患者（14.4 ± 4.2 min）延长，新斯的明在老年患者中的作用时间（32 ± 10 min）也明显长于年轻患者（11 ± 2 min）。此外，滕喜隆在老年患者中的作用时间比在年轻患者中明显延长。抗胆碱酯酶药在老年患者中的作用持续时间明显延长，有助于减少再箭毒化的发生。抗胆碱酯酶药的具体药代动力学参数见表 3-5-3。

表 3-5-3　老年患者和青年患者中抗胆碱酯酶药物的药代动力学比较

抗胆碱酯酶药	患者	$T_{1/2}\beta$（min）	Cl[mL/(kg·min)]	V_d（L/kg）
滕喜隆 （1 mg/kg）	老年	84.2（17）*	5.9（2）*	0.72（0.3）
	青年	56.6（16）	121.4（4）	0.81（0.3）
新斯的明 （0.07 mg/kg）	老年	16.7（0.8）	23.5（5）	0.566（0.13）
	青年	18.5（7）	33.5（4）	0.549（0.12）

$T_{1/2}\beta$—消除半衰期，Cl—清除率，V_d—表观分布容积。*$P < 0.05$。引自：KITAJIMA T, et al. Anaesthesia, 1995,50(4): 359-361.

老年患者易发生酸中毒，从而影响肌松拮抗药的活性和作用持续时间。重症老年患者中的代谢性酸中毒常合并呼吸性酸中毒，会导致严重的"新斯的明抵抗性箭毒化"，患者可表现为昏迷、心动过速、抽搐和中心静脉压升高，应立即监测其酸碱平衡情况，并予以纠正。

抗胆碱酯酶药可引起患者心律失常，如心动过缓和传导阻滞。在老年患者中，使用抗胆碱酯酶药会增加心律失常的风险。新斯的明较吡啶斯的明更容易引起心律失常（发生率分别为 35% 和

14%)。抗胆碱酯酶药通常需与抗胆碱药物（如阿托品、格隆溴铵）联合使用，以减少心动过缓的发生。新斯的明起效时间为 2 min，持续时间为 2 h。阿托品起效时间为 0.5～1 min，持续时间为 30 min。因此，当常规把新斯的明和阿托品混合在同一个注射器内静脉注射时，患者首先出现心动过速，继之心率下降，有时甚至可低于注射新斯的明与阿托品的混合制剂之前的心率。格隆溴铵的起效时间为 1～2 min，持续时间为 2～4 h，因此，新斯的明和格隆溴铵合用时患者的心率更平稳。阿托品和格隆溴铵的药理学参数见表 3-5-4。在合并有心血管疾病的老年患者中，阿托品可增加心肌耗氧量，抗胆碱酯酶药有可能诱发冠状动脉痉挛，甚至导致心肌缺血，应分次缓慢给药并严密监测。抗胆碱药（如阿托品）可以通过血脑屏障。在中枢神经系统中，抗胆碱能药会影响中枢胆碱能通路，导致老年患者容易发生术后认知功能障碍，临床上应予以重视。

表 3-5-4　阿托品和格隆溴铵的药理学参数比较

	起效时间	维持时间	中枢神经系统	胃肠道张力	胃液分泌	气道腺体分泌	心率
阿托品	0.5 min	15～30 min	++	－ －	－	－	+++
格隆溴铵	1～2 min	120～240 min	0	－ － －	－ －	－ － －	+

+表示增强，－表示抑制，0表示无影响。

2. 舒更葡糖钠

舒更葡糖钠是一种 γ-环糊精，是由 8 个吡喃葡萄糖构成的环状结构。其外缘亲水而内腔疏水，可结合相应的客体，形成主客体包裹物。舒更葡糖钠可螯合甾类非去极化神经肌肉阻滞剂罗库溴铵和维库溴铵，对苄异喹啉类非去极化神经肌肉阻滞剂（如阿曲库铵等）及去极化神经肌肉阻滞剂（琥珀胆碱）无拮抗作用。舒更葡糖钠按 1∶1 的比例结合血中游离罗库溴铵或维库溴铵，使血中神经肌肉阻滞剂浓度迅速降低，神经肌肉接头处的罗库溴铵脱离乙酰胆碱受体，从而达到肌松恢复的效果。舒更葡糖钠可以快速有效地逆转神经肌肉阻滞作用，即使在深肌松状态也可逆转甾类非去极化神经肌肉阻滞剂的肌松作用。

舒更葡糖钠的给药剂量需根据肌松的监测结果，当 TOF 监测有两个以上肌颤搐反应时，可以给予 2 mg/kg 舒更葡糖钠进行肌松拮抗，当 TOF 监测没有反应而深度肌松时（强直刺激后单次肌颤搐计数为 1～2），可以给予 4 mg/kg 舒更葡糖钠进行肌松拮抗，舒更葡糖钠的最大推荐安全剂量为 16 mg/kg。

舒更葡糖钠可以有效逆转老年患者中罗库溴铵诱导的神经肌肉阻滞，但老年患者恢复到 TOF 值＞0.9 的速度慢于年轻人。使用舒更葡糖钠（8.0 mg/kg）逆转罗库溴铵（0.6 mg/kg）时，老年患者恢复到 TOF 值＞0.9 时间较年轻患者平均慢 40 s。较慢的起效时间与心脏指数无关，这表明年龄相关的心功能变化并不能解释老年患者的舒更葡糖钠起效时间较慢。

舒更葡糖钠的不良反应较少，最常见的是过敏反应，发生率为 0.3%。需要注意的是，舒更葡糖钠可能使某些药物（包括激素避孕药）的有效性降低，原因是舒更葡糖钠可降低游离药物的血浆浓度。舒更葡糖钠和舒更葡糖钠-罗库溴铵复合物通过肾脏排泄。随着老年患者肾血流量和肾功能下降，舒更葡糖钠的清除率降低。

综上所述，老年患者肝、肾和心脏功能的改变可减缓许多非去极化神经肌肉阻滞剂的起效时间和清除速度，衰老还伴随着神经肌肉接头结构的改变，使得乙酰胆碱的释放量总体减少。在老年患者中，阿曲库铵的清除半衰期轻度延长，但无显著的临床意义。尽管阿曲库铵可能引发组胺释放，但一般不足以造成严重的低血压。阿曲库铵和顺式阿曲库铵的清除具有非器官依赖的特性，所以非常适用于肝、肾功能受损的老年患者。而美维库铵、维库溴铵和罗库溴铵在老年患者中应用时，肌松作用时间可明显延长。应根据肌松监测结果，给予肌松拮抗药（如抗胆碱酯酶药或舒更葡糖钠）。临床上，应根据药物的药代动力学和药效动力学特性以及患者的年龄，合理地选择神经肌肉阻滞剂。

（肖洁　何振洲）

参考文献

［1］ HUNT NJ, KANG SWS, LOCKWOOD GP, et al. Hallmarks of aging in the liver［J］. Comput Struct Biotechnol J, 2019, 17: 1151-1161.

［2］ PINTO C, NINFOLE E, GAGGIANO L, et al. Aging and the biological response to liver injury［J］. Semin Liver Dis, 2020, 40(3): 225-232.

［3］ ZEEH J, LANGE H, BOSCH J, et al. Steady-state extrarenal sorbitol clearance as a measure of hepatic plasma flow［J］. Gastroenterology, 1988, 95(3): 749-759.

［4］ MARCHESINI G, BUA V, BRUNORI A, et al. Galactose elimination capacity and liver volume in aging man［J］. Hepatology, 1988, 8(5): 1079-1083.

［5］ 杨露, 王炳元. 肝脏衰老的基础［J］. 中国临床医生杂志, 2015, 43(3): 7-10.

［6］ ARAVINTHAN A, VERMA S, COLEMAN N, et al. Vacuolation in hepatocyte nuclei is a marker of senescence［J］. J Clin Pathol, 2012, 65(6): 557-560.

［7］ PANNARALE G, CARBONE R, DEL MASTRO G, et al. The aging kidney: structural changes［J］. J Nephrol, 2010, 23 Suppl 15: S37-S40.

［8］ WANG X, VRTISKA TJ, AVULA RT, et al. Age, kidney function, and risk factors associate differently with cortical and medullary volumes of the kidney［J］. Kidney int, 2014, 85(3): 677-685.

［9］ DENIC A, GLASSOCK RJ, RULE AD. Structural and functional changes with the aging kidney［J］. Adv Chronic Kidney Dis, 2016, 23(1): 19-28.

［10］ O'Sullivan ED, Hughes J, Ferenbach DA. Renal aging: causes and consequences［J］. J Am Soc Nephrol, 2017, 28(2): 407-420.

［11］ SOBAMOWO H, PRABHAKAR SS. The kidney in aging: physiological changes and pathological implications［J］. Prog Mol Biol Transl Sci, 2017, 146: 303-340.

［12］ HOMMOS MS, GLASSOCK RJ, RULE AD. Structural and functional changes in human kidneys with healthy aging［J］. J Am Soc Nephrol, 2017, 28(10): 2838-2844.

［13］ LIEN CA, MATTEO RS, ORNSTEIN E, et al. Distribution, elimination and action of vecuronium in the elderly［J］. Anesth Analg, 1991, 73(1): 39-42.

［14］ BOWIE MW, SLATTUM PW. Pharmacodynamics in older adults: a review［J］. Am J Geriatr Pharmacother, 2007, 5(3): 263-303.

［15］ CASPARY DM, HOLDER TM, HUGHES LF, et al. Age-related changes in GABA(A) receptor subunit composition and function in rat auditory system［J］. Neuroscience, 1999, 93(1): 307-312.

［16］ MILBRANDT JC, ALBIN RL, TURGEON SM, et al. GABAA receptor binding in the aging rat inferior colliculus［J］. Neuroscience, 1996, 73(2): 449-458.

［17］ SCHNIDER TW, MINTO CF, SHAFER SL, et al. The influence of age on propofol pharmacodynamics［J］. Anesthesiology, 1999, 90(6): 1502-1516.

［18］ 许霁虹, 张铁铮, 刘晓江, 等. 不同剂量丙泊酚对老年患者心血管功能的影响［J］. 临床麻醉学杂志, 2004, 20(8): 451-452.

［19］ SCHNIDER TW, MINTO CF, GAMBUS PL, et al. The influence of method of administration and covariates on the pharmacokinetics of propofol in adult volunteers［J］. Anesthesiology, 1998, 88(5): 1170-1182.

［20］ 王斌, 刘进. 近10年全球新型静脉麻醉药物临床研发动态［J］. 药学进展, 2017, 41(8): 569-573.

［21］ KOSCIELNIAK-NIELSEN ZJ, BEVAN JC, POPOVIC V, et al. Onset of maximum neuromuscular block following succinylcholine or vecuronium in four age groups［J］. Anesthesiology, 1993, 79(2): 229-234.

［22］ SUZUKI T, KITAJIMA O, UEDA K, et al. Reversibility of rocuronium-induced profound neuromuscular block with sugammadex in younger and older patients［J］. Br J Anaesth, 2011, 106(6): 823-826.

［23］ 杜丽芳, 闵红星. 咪达唑仑用于高龄老年患者术前镇静的合适剂量探讨［J］. 吉林医学, 2012, 33(4): 754-756.

［24］ FUJISAWA T, TAKUMA S, KOSEKI H, et al. Recovery of intentional dynamic balance function after intravenous sedation with midazolam in young and elderly subjects［J］. Eur J Anaesthesiol, 2006, 23(5): 422-425.

［25］ JACOBS JR, REVES JG, MARTY J, et al. Aging increases pharmacodynamic sensitivity to the hypnotic effects of midazolam［J］. Anesth Analg, 1995, 80(1): 143-148.

［26］ ANTONIK LJ, GOLDWATER DR, KILPATRICK GJ, et al. A placebo- and midazolam-controlled phase I single ascending-dose study evaluating the safety, pharmacokinetics, and pharmacodynamics of remimazolam(CNS 7056): Part I. Safety, efficacy, and basic pharmacokinetics［J］. Anesth Analg, 2012, 115(2): 274-283.

［27］ WILTSHIRE HR, KILPATRICK GJ, TILBROOK GS, et al. A placebo- and midazolam-controlled phase I single ascending-dose study evaluating the safety, pharmacokinetics, and pharmacodynamics of remimazolam (CNS 7056): Part II. Population pharmacokinetic and pharmacodynamic modeling and simulation［J］. Anesth Analg, 2012, 115(2): 284-296.

［28］ 罗凯, 符黄德, 姚洁民. 瑞马唑仑临床应用的研究进展［J］. 中华重症医学电子杂志, 2021, 7(1): 71-75.

［29］ 徐沁姣, 旷昕. 不同剂量瑞马唑仑全麻诱导对老年患者镇静深度及血流动力学的影响［J］. 医药前沿, 2020, 10(35): 162-164.

［30］ 陈瑜, 蔡姝, 朱晓刚, 等. 瑞马唑仑用于老年患者全麻诱导时的镇静效果［J］. 中华麻醉学杂志, 2020, 40(8): 974-976.

［31］ SU X, MENG ZT, WU XH, et al. Dexmedetomidine for prevention of delirium in elderly patients after non-cardiac surgery: a randomised, double-blind, placebo-controlled trial［J］. Lancet, 2016, 388(10054): 1893-1902.

［32］ 吕丹, 皋源, 杭燕南. 右美托咪定镇静对老年患者血流动力学的影响［J］. 临床麻醉学杂志, 2011, 27(5): 427-429.

［33］ VUYK J, MERTENS MJ, OLOFSEN E, et al. Propofol anesthesia and rational opioid selection: determination of optimal EC_{50}-EC_{95} propofol-opioid concentrations that assure adequate anesthesia and a rapid return of consciousness［J］. Anesthesiology, 1997, 87(6): 1549-1562.

［34］ 康艺涵, 朱尤壮, 秦上媛, 等. 艾司氯胺酮的研究进展［J］. 中国医师进修杂志, 2021, 44(5): 470-476.

［35］ WANG J, HUANG J, YANG S, et al. Pharmacokinetics and safety of esketamine in Chinese patients undergoing painless gastroscopy in comparison with ketamine: a randomized, open-label clinical study［J］. Drug Des Devel Ther, 2019, 13: 4135-4144.

［36］ BORNEMANN-CIMENTI H, WEJBORA M, MICHAELI K, et al. The effects of minimal-dose versus low-dose S-ketamine on opioid consumption, hyperalgesia, and postoperative delirium: a triple-blinded, randomized, active- and placebo-controlled clinical trial［J］. Minerva Anestesiol, 2016, 82(10): 1069-1076.

［37］ YASUDA N, LOCKHART SH, EGER EI 2ND, et al. Kinetics of desflurane, isoflurane, and halothane in humans［J］. Anesthesiology, 1991, 74(3): 489-498.

［38］ TURNER JM, MEAD J, WOHL ME. Elasticity of human lungs in relation to age［J］. J Appl Physiol, 1968, 25(6): 664-671.

［39］ RODEHEFFER RJ, GERSTENBLITH G, BECKER LC, et al. Exercise cardiac output is maintained with advancing age in healthy human subjects: cardiac dilatation and increased stroke volume compensate for a diminished heart rate［J］. Circulation, 1984, 69(2): 203-213.

［40］ MCDONAGH DL, BENEDICT PE, KOVAC AL, et al. Efficacy, safety, and pharmacokinetics of sugammadex for the reversal of rocuronium-induced neuromuscular blockade in elderly patients［J］. Anesthesiology, 2011, 114(2): 318-329.

［41］ HUGHES VA, FRONTERA WR, ROUBENOFF R, et al. Longitudinal changes in body composition in older men and women: role of body weight change and physical activity［J］. Am J Clin Nutr, 2002, 76(2): 473-481.

［42］ LEROU JG. Nomogram to estimate age-related MAC［J］. Br J Anaesth, 2004, 93(2): 288-291.

［43］ RIVERA R, ANTOGNINI JF. Perioperative drug therapy in elderly patients［J］. Anesthesiology, 2009, 110 (5): 1176-1181.

［44］ KADOI Y, NISHIDA A, SAITO S. Recovery time after sugammadex reversal of rocuronium-induced muscle relaxation for electroconvulsive therapy is independent of cardiac output in both young and elderly patients ［J］. J ECT, 2013, 29(1): 33-36.

［45］ SOERGEL DG, SUBACH RA, BURNHAM N, et al. Biased agonism of the μ-opioid receptor by TRV130 increases analgesia and reduces on-target adverse effects versus morphine: a randomized, double- blind, placebo-controlled, crossover study in healthy volunteers［J］. Pain, 2014, 155(9): 1829-1835.

［46］ MANGLIK A, LIN H, ARYAL DK, et al. Structure-based discovery of opioid analgesics with reduced side effects［J］. Nature, 2016, 537(7619): 185-190.

［47］ VISCUSI ER, WEBSTER L, KUSS M, et al. A randomized, phase 2 study investigating TRV130, a biased ligand of the μ-opioid receptor, for the intravenous treatment of acute pain［J］. Pain, 2016, 157(1): 264-272.

［48］ EDWARDS RR, FILLINGIM RB, NESS TJ. Age-related differences in endogenous pain modulation: a comparison of diffuse noxious inhibitory controls in healthy older and younger adults［J］. Pain, 2003, 101 (1-2): 155-165.

［49］ CEPEDA MS, FARRAR JT, BAUMGARTEN M, et al. Side effects of opioids during short-term administration: effect of age, gender, and race［J］. Clin Pharmacol Ther, 2003, 74(2): 102-112.

［50］ SKARKE C, DARIMONT J, SCHMIDT H, et al. Analgesic effects of morphine and morphine-6-glucuronide in a transcutaneous electrical pain model in healthy volunteers[J]. Clin Pharmacol Ther, 2003, 73(1): 107-121.

[51] DAHAN A, ROMBERG R, TEPPEMA L, et al. Simultaneous measurement and integrated analysis of analgesia and respiration after an intravenous morphine infusion[J]. Anesthesiology, 2004, 101(5): 1201-1209.

[52] AUBRUN F, MONSEL S, LANGERON O, et al. Postoperative titration of intravenous morphine in the elderly patient[J]. Anesthesiology, 2002, 96(1): 17-23.

[53] AUBRUN F, BUNGE D, LANGERON O, et al. Postoperative morphine consumption in the elderly patient [J]. Anesthesiology, 2003, 99(1): 160-165.

[54] FONG HK, SANDS LP, LEUNG JM. The role of postoperative analgesia in delirium and congnitive decline in elderly patients: a systematic review[J]. Anesth Analg, 2006, 102(4): 1255-1266.

[55] KHARASCH ED, HOFFER C, WHITTINGTON D. Influence of age on the pharmacokinetics and pharmacodynamics of oral transmucosal fentanyl citrate[J]. Anesthesiology, 2004, 101(3): 738-743.

[56] ALINEJAD S, KAZEMI T, ZAMANI N, et al. A systematic review of the cardiotoxicity of methadone[J]. EXCLI J, 2015, 14: 577-600.

[57] GLOTH FM. Pain management in older adults: prevention and treatment[J]. J Am Geriatr Soc, 2001, 49(2): 188-199.

[58] KOTAKE Y, OCHIAI R, SUZUKI T, et al. Reversal with sugammadex in the absence of monitoring did not preclude residual neuromuscular block[J]. Anesth Analg, 2013, 117(2): 345-351.

[59] BAYKARA N, SOLAK M, TOKER K. Predicting recovery from deep neuromuscular block by rocuronium in the elderly[J]. J Clin Anesth, 2003, 15(5): 328-333.

[60] ORNSTEIN E, LIEN CA, MATTEO RS, et al. Pharmacodynamics and pharmacokinetics of cisatracurium in geriatric surgical patients[J]. Anesthesiology, 1996, 84(3): 520-525.

[61] SOROOSHIAN SS, STAFFORD MA, EASTWOOD NB, et al. Pharmacokinetics and pharmacodynamics of cisatracurium in young and elderly adult patients[J]. Anesthesiology, 1996, 84(5): 1083-1091.

[62] BEVAN DR, FISET P, BALENDRAN P, et al. Pharmacodynamic behavior of rocuronium in the elderly[J]. Can J Anaesth, 1993, 40(2): 127-132.

[63] COOPER RA, MADDINENI RK, WIERDA JMKH, et al. Time course of neuromuscular effects and pharmacokinetics of rocuronium bromide(ORG 9426) during isoflurane anaesthesia in patients with and without renal failure[J]. Br J Anaesth, 1993, 71(2): 222-226.

[64] MURPHY GS, SZOKOL JW, AVRAM MJ, et al. Residual neuromuscular block in the elderly: incidence and clinical implications[J]. Anesthesiology, 2015, 123(6): 1322-1336.

[65] PIETRASZEWSKI P, GASZYNSKI T. Residual neuromuscular block in elderly patients after surgical procedures under general anaesthesia with rocuronium[J]. Anaesthesiol Intensive Ther, 2013, 45(2): 77-81.

[66] ARAIN SR, KERN S, FICKE DJ, et al. Variability of duration of action of neuromuscular-blocking drugs in elderly patients[J]. Acta Anaesthesiol Scand, 2005, 49(3): 312-315.

[67] CEDBORG AI, SUNDMAN E, BODÉN K, et al. Pharyngeal function and breathing pattern during partial neuromuscular block in the elderly: effects on airway protection[J]. Anesthesiology, 2014, 120(2): 312-325.

[68] BRUECKMANN B, SASAKI N, GROBARA P, et al. Effects of sugammadex on incidence of postoperative residual neuromuscular blockade: a randomized, controlled study[J]. Br J Anaesth, 2015, 115(5): 743-751.

[69] KITAJIMA T, ISHII K, OGATA H. Edrophonium as an antagonist of vecuronium-induced neuromuscular block in the elderly[J]. Anaesthesia, 1995, 50(4): 359-361.

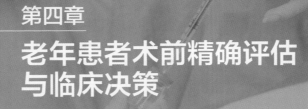

第四章
老年患者术前精确评估
与临床决策

第一节　脑功能精确评估与临床决策

老年手术患者常合并有中枢神经系统疾病，老年患者手术后更易发生脑卒中、谵妄、术后神经认知障碍等并发症。术前脑功能精确评估是精确麻醉理念的具体实践，通过评估术前脑功能状态及术后并发症发生的风险，并根据评估结果制订相应的麻醉和手术策略，目的在于提高患者的术后康复质量，降低术后并发症发生率和死亡率。

一、脑功能评估方法

术前脑功能评估应包括病史采集、神经系统体格检查和神经心理学评估，并根据临床表现，选择合适的检查方式，明确病变部位、性质和程度，作为临床诊治和转归判断的依据。下面介绍目前常用的神经心理学评估工具及中枢神经系统辅助检查方法。

（一）意识状态评估

意识是指人对外部环境及自身状态的感知能力。意识障碍是指人对自身所处环境及自身状态的觉察与识别能力发生障碍。意识障碍可以表现为觉醒程度改变、意识内容改变或特殊类型的意识障碍。严重的意识障碍称为昏迷（coma），患者对外界刺激反应减弱或消失，觉醒状态及睡眠觉醒周期丧失，注意、思维、情感、定向力、判断力和记忆等高级神经心理活动全部丧失。

以觉醒程度改变为主的意识障碍按程度从轻到重依次为嗜睡（somnolence）、昏睡（sopor）和昏迷。其中，昏迷又分为轻度、中度和深度昏迷。以意识内容改变为主的意识障碍包括意识模糊（confusion）和谵妄（delirium）。特殊类型的意识障碍包括去皮质综合征、无动性缄默症和植物状态。临床上，评定患者意识障碍程度的常用工具为 Glasgow 昏迷量表，该量表包括睁眼反应、言语反应和运动反应三方面的内容（表4-1-1）。Glasgow昏迷量表评分最高15分，最低3分，分数越低表明病情越重。通常情况下，8分及以上时患者恢复机会较大，7分及以下时患者预后较差，3~5分并伴有脑干反射消失的患者有潜在死亡危险。Glasgow昏迷评分可对昏迷程度作出量化评价，但须注意其局限性。例如，对眼肌麻痹、眼睑或眶部水肿的患者不能评价其睁眼反应；对气管插管或气管切开的患者不能评价其言语活动；对四肢瘫痪或接受肌松剂治疗的患者不能评价其运动反应；睁眼反应、言语反应和运动反应单项评分不同的患者总分可能相等，但不一定意味着意识障碍程度相同。必须认识到量表评定结果不能替代对患者神经系统症状和体征的细致观察。

表 4-1-1　Glasgow 昏迷量表

项目	描述/评分
睁眼反应	自发睁眼（4分）
	呼唤睁眼（3分）
	疼痛刺激时睁眼（2分）
	任何刺激无反应（1分）
言语反应	定向力正常（5分）
	句子完整（4分）
	可回答单词（3分）
	仅有声音（2分）
	无反应（1分）
非偏瘫侧运动反应	遵嘱活动（6分）
	疼痛反应能定位（5分）
	疼痛时可屈曲或有逃避反应（4分）
	疼痛时异常屈曲（3分）
	疼痛时可伸展（2分）
	无反应（1分）

（二）认知功能评估

近年来，神经心理学量表发展迅速，应用范围逐渐扩大，使人们对大脑功能的认识进一步加深。神经心理学量表常被用于评定患者的大脑功能状态，是临床实践和神经心理学研究中不可或缺的手段。神经心理学量表着重反映行为变化，可对脑功能进行量化，是脑功能的综合反映。

1. 简易精神状况检查量表

简易精神状况检查量表（Mini-Mental State Examination，MMSE）是一种被广泛使用的认知筛查工具，在筛查痴呆方面的灵敏度为92.5%，特异度为79.1%。它由30个问题组成，涉及多个认知领域，已被翻译成多种语言。完成MMSE的评估平均需要10 min，但对于精神错乱患者可能需要更长时间（表4-1-2）。

表 4-1-2　简易精神状况检查量表

项　目	评分（分）	
1. 今年是哪一年？	1	0
2. 现在是什么季节？	1	0
3. 现在是几月份？	1	0
4. 今天是几号？	1	0
5. 今天是星期几？	1	0
6. 你现在在哪个省（市）？	1	0
7. 你现在在哪个县（区）？	1	0
8. 你现在在哪个乡（镇、街道）？	1	0
9. 你现在在第几层楼？	1	0
10. 这里是什么地方？	1	0
11. 复述：皮球	1	0
12. 复述：国旗	1	0
13. 复述：树木	1	0
14. 计算 $100-7=$ ？	1	0
15. 计算 $93-7=$ ？	1	0
16. 计算 $86-7=$ ？	1	0
17. 计算 $79-7=$ ？	1	0
18. 计算 $72-7=$ ？	1	0
19. 回忆：皮球	1	0
20. 回忆：国旗	1	0
21. 回忆：树木	1	0
22. 辨认：手表	1	0
23. 辨认：钢笔	1	0
24. 复述：四十四只石狮子	1	0
25. 按卡片上的指令去做"闭上眼睛"	1	0
26. 用右手拿这张纸	1	0
27. 再用双手把纸对折	1	0
28. 将纸放在大腿上	1	0
29. 请写一句完整的句子	1	0
30. 请您按样子画图 	1	0

4

MMSE 的中文版已进行修订和测试，有良好的信度和效度。对于痴呆早期及血管性、多发硬化性和帕金森病的认知功能障碍，MMSE 量表的灵敏度差。对于失语症和构音障碍的患者，此检查不适用。MMSE 量表的具体评估方法：① 检查者准备一块手表、一支铅笔和一张纸。② 每个词语朗读时间 1 s，根据第一次复述结果评分，但是重复朗读单词直至患者可以复述，最多 6 次，如果患者最终仍不能完全复述所有单词，则认为回忆测试结果没有意义。③ 计算：每步 1 分，如果上一个答错了（如 100 - 7 = 90），但下一个答对了（如 90 - 7 = 83），则第二个仍给分。④ 书写：句子必须包括主语和动词，符合逻辑，不要求语法和拼写正确，但必须是患者自己书写的，不能是检查者口述的句子。语法、标点、拼写错误可以忽略。⑤ 要求患者画 2 个互相交错的五边形，应像例图显示的一样，必须包括 10 个角，其中 2 个角必须交错，可以忽略图形的颤抖和扭转。⑥ 引导语："我将向您问一些问题，检查您的记忆力和思考问题的能力，有些问题很简单，有些问题对于每个人来说都较难，尽您最大的努力回答问题，如果不会，您不必紧张。"⑦ 评分标准：每个问题答对给 1 分，答错或拒绝等则不记分。总分 30 分，划分痴呆的标准：文盲人员 ≤ 17 分、小学文化人员 ≤ 20 分、中学文化（包括中专）人员 ≤ 22 分、大学文化（包括大专）人员 ≤ 23 分。

2. 蒙特利尔认知评估量表

蒙特利尔认知评估量表（Montreal cognitive assessment scale，MoCA）涵盖注意、执行功能、记忆、语言、视空间、结构技能、抽象思维、计算力和定向力等认知域，旨在筛查轻度认知功能损害患者（图 4-1-1）。研究结果显示，以 26 分作为界值，MoCA 识别正常老人与具有轻度认知功能损害的老人的灵敏度为 90%，识别正常老人和轻度阿尔茨海默病患者的灵敏度为 100%，特异度均达 87%。MoCA 在识别帕金森病导致的认知障碍和痴呆方面优于 MMSE。

3. Hachinski 缺血量表

围手术期老年患者常合并多发性脑梗死或慢性缺血性脑损伤，其临床表现可能会与血管性痴呆（vascular dementia，VD）混淆。目前血管性痴呆尚无病理学诊断标准。Hachinski 缺血量表（Hachinski Ischemic Scale，HIS）由 Hachinski 于 1975 年制定，该版本由樊彬等根据中国常模修订（表 4-1-3）。HIS 评分可用于血管性痴呆与阿尔茨海默病、多发性梗死性痴呆的鉴别，但不能作为独立的血管性痴呆诊断标准。HIS 强调了血管性痴呆的特异性临床特征，如逐步恶化的病情、病程波动、高血压和脑卒中病史以及神经系统局灶症状。HIS ≥ 7 分对诊断血管性痴呆的灵敏度和特异度均为 90%。HIS 可以为鉴别老年性痴呆与血管性痴呆提供参考，但其鉴别混合型痴呆的效能较差。

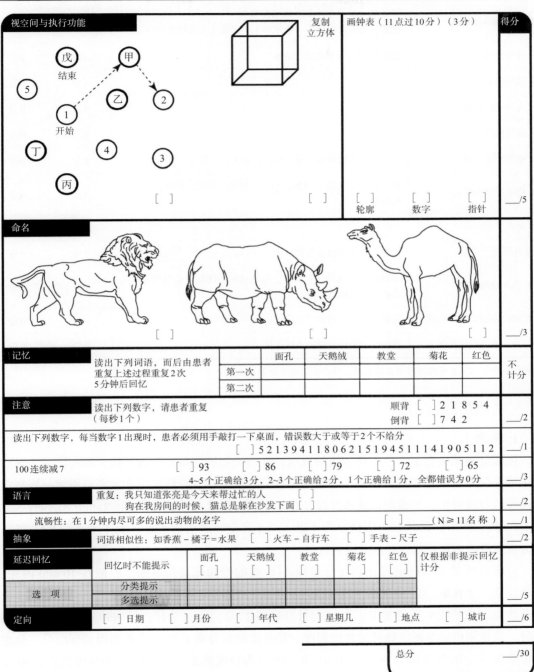

蒙特利尔认知评估基础量表中文版

Montreal Cognitive Assessment-Basic（MoCA-B）Chinese Version

姓名	
性别	年龄
教育年限	测试日期
检查者	

视空间与执行功能	复制立方体	画钟表（11点过10分）（3分）	得分

戊 结束　甲　乙　2
5　1 开始
丁　4　3
丙

[ ]　　　　[ ]

[ ] 轮廓　[ ] 数字　[ ] 指针 ___/5

命名

[ ]　　　[ ]　　　[ ] ___/3

记忆	读出下列词语，而后由患者重复上述过程重复2次 5分钟后回忆		面孔	天鹅绒	教堂	菊花	红色	不计分
		第一次						
		第二次						

注意	读出下列数字，请患者重复（每秒1个）	顺背 [ ] 2 1 8 5 4	___/2
		倒背 [ ] 7 4 2	

读出下列数字，每当数字1出现时，患者必须用手敲一下桌面，错误数大于或等于2个不给分 [ ] 5 2 1 3 9 4 1 1 8 0 6 2 1 5 1 9 4 5 1 1 1 4 1 9 0 5 1 1 2 ___/1

100连续减7　[ ] 93　[ ] 86　[ ] 79　[ ] 72　[ ] 65 ___/3
4~5个正确给3分，2~3个正确给2分，1个正确给1分，全都错误为0分

语言	重复：我只知道张亮是今天来帮过忙的人 [ ]	___/2
	狗在我房间的时候，猫总是躲在沙发下面 [ ]	
	流畅性：在1分钟内尽可多的说出动物的名字 [ ]_____（N≥11名称）	___/1

抽象	词语相似性：如香蕉－橘子＝水果 [ ] 火车－自行车 [ ] 手表－尺子	___/2

延迟回忆	回忆时不能提示	面孔 [ ]	天鹅绒 [ ]	教堂 [ ]	菊花 [ ]	红色 [ ]	仅根据非提示回忆计分	
选项	分类提示							___/5
	多选提示							

定向 [ ] 日期　[ ] 月份　[ ] 年代　[ ] 星期几　[ ] 地点　[ ] 城市 ___/6

总分 ___/30

图 4-1-1　蒙特利尔认知评估基础量表中文版

表 4-1-3　Hachinski 缺血量表

项目	说　明	是	否
1. 急性起病		2分	0分
2. 病情逐步恶化	指疾病或痴呆发生后，病情停留在一个水平上，然后病情又加重，接着又停留在一个水平上，多见于多次梗死时。	1分	0分
3. 波动性病程	指病情好转后又恶化的情况	2分	0分
4. 夜间谵妄		1分	0分
5. 人格保持良好		1分	0分
6. 情绪低落		1分	0分
7. 躯体不适主诉	指患者有任何躯体不适的诉述，如头痛、耳鸣、眩晕等	1分	0分
8. 情绪控制力减弱	指情感的控制能力减弱，易哭、易笑、易怒，但情感的维持时间很短	1分	0分
9. 高血压史		1分	0分
10. 中风史	包括短暂性脑缺血发作	2分	0分
11. 合并动脉硬化	主要指冠状动脉、肾动脉、眼底动脉的硬化，心电图、眼底检查或脑血流图检查的证据等	1分	0分
12. 神经系统局灶性症状	指提示定位性的神经系统症状	2分	0分
13. 神经系统局灶性体征	指提示定位性的神经系统体征	2分	0分

满分为18分。＜4分考虑为阿尔茨海默病，≥7分考虑为血管性痴呆。

（三）情绪状态评估

1. 焦虑

焦虑是住院患者中一种普遍的情绪反应，疾病（如慢性阻塞性肺疾病）和药物可能导致或加重潜在的原发性焦虑症。围手术期患者还容易并发急性诊疗性焦虑，主要是指对一些特定诊疗操作的过度恐惧，严重时可使诊疗操作难以完成。焦虑自评量表（Self-Rating Anxiety Scale，SAS）包含20个项目，每个项目分为4级，用于评定患者焦虑程度（**表4-1-4**）。SAS可简便地分析患者的主观症状，其信效度均较高。

焦虑自评量表的评定方法和注意事项：① 提前告知患者指导语。一般在 10 min 内完成，每题仅选一个答案。② 应强调"现在或过去一周"的实际感觉。避免漏项，研究或临床中应注意分数相对于基线水平的变化。③ 正向计分题按1、2、3、4分计；反向计分题按4、3、2、1计分。该量表用总分评定患者的焦虑程度。总分由原始分乘1.25后取整数得到标准分。焦虑自评量表标准分的分界值为50分，其中 50～59 分为轻度焦虑，60～69 分为中度焦虑，69 分以上为重度焦虑。

表 4–1–4　焦虑自评量表

项目	没有或很少时间（1分）	小部分时间（2分）	相当多时间（3分）	绝大部分或全部时间（4分）
1. 我觉得比平常容易紧张和着急				
2. 我无缘无故地感到害怕				
3. 我容易心里烦乱或觉得惊恐				
4. 我觉得我可能将要发疯				
5. 我觉得一切都很好，也不会发生什么不幸 *				
6. 我手脚发抖打颤				
7. 我因为头痛、颈痛和背痛而苦恼				
8. 我感觉容易衰弱和疲乏				
9. 我觉得心平气和，并且容易安静坐着 *				
10. 我觉得心跳得很快				
11. 我因为一阵阵头晕而苦恼				
12. 我有晕倒发作，或觉得要晕倒似的				
13. 我呼气、吸气都感到很容易 *				
14. 我感到手脚麻木和刺痛				
15. 我因为胃痛和消化不良而苦恼				
16. 我常常要小便				
17. 我的手脚常常是干燥温暖的 *				
18. 我脸红发热				
19. 我容易入睡并且一夜睡得很好 *				
20. 我做噩梦				
原始分（Z）				
标准分（Y = Z 乘 1.25 并取整数部分）				

带 * 项目反向计分。

2. 抑郁

患者健康问卷（Patient Health Questionnaire-9，PHQ-9）是符合《精神障碍诊断与统计手册（第五版）》（Diagnostic and Statistical Manual of Mental Disorders-5，DSM-5）诊断标准的抑郁自测量表，也是监测患者抑郁症状的标准量表（表 4–1–5）。该问卷包含 9 个问题，每个问题与 DSM-5 中单相重性抑郁的 9 项诊断标准相对应。PHQ-9 还包含 1 个评估社会心理损害的附加问卷。该量表测试可在 2 min 内完成。PHQ-9 的信度及内部一致性良好，并且对抑郁症状变化的灵敏度高。

该量表在医生指导下使用，评估患者过去 2 周抑郁症状的发作频率（0 = 没有，1 = 有几天，2 = 一半以上的时间，3 = 几乎每天）。总分范围为 0～27 分，0～4 分表示无抑郁，5～9 分为轻度抑郁，10～14 分为中度抑郁，15～19 分为中重度抑郁，20～27 分为重度抑郁。

表 4-1-5 患者健康问卷

序号	题 项	没有	有几天	一半以上时间	几乎每天
1	做事时提不起劲或没有兴趣	0	1	2	3
2	感到心情低落、沮丧或绝望	0	1	2	3
3	入睡困难、睡不安或睡得过多	0	1	2	3
4	感觉疲倦或没有活力	0	1	2	3
5	食欲不振或吃太多	0	1	2	3
6	觉得自己很糟，或觉得自己很失败，或让自己、家人失望	0	1	2	3
7	对事物专注有困难，例如看报纸或看电视时	0	1	2	3
8	行动或说话速度缓慢到别人已经察觉，或刚好相反，变得比平日更烦躁或坐立不安，动来动去	0	1	2	3
9	有不如死掉或用某种方式伤害自己的念头	0	1	2	3
	总分 =				
	PHQ-9 分级	建议措施			
	5～9分：轻度	建议咨询心理医生或心理医学工作者			
	10～14分：中度	最好咨询心理医生或心理医学工作者			
	15～19分：中重度	建议咨询心理医生或精神科医生			
	≥20分：重度	一定要看心理医生或精神科医生			
	如果你检查出了任何问题，这些问题对你的工作、家庭事务或与他人相处有多大的困难？	完全没有困难	有一点困难	非常困难	极端困难

（四）成人决策能力评估

决策能力指一个人做出决定的能力。对于认知能力可能下降的老年患者，评估决策能力至关重要，这也是医疗知情同意的关键组成部分。当患者认知能力受损，则需要判定其决策能力。

在临床实践中，决策能力的下降程度与认知损害的程度具有显著相关性。当伴有认知损害的患者面临一项重要决策时，都应正式评估其决策能力。由于认知损害程度不同，不是任何情况都能评估患者的决策能力。例如，手术患者伴有神经退行性疾病（阿尔茨海默病、帕金森病）、精神障碍（精神分裂症、抑郁）、创伤性脑病、吸毒或临终状态时，应考虑评估决策能力。认知功能筛查（如 MMSE）并不能替代决策能力评估。对于阿尔茨海默病患者，MMSE 分数高并不代表决策能力完整。

决策能力评估包括理解力、表达能力、领悟能力和推理能力四部分。评估者需明确以下问题：患者了解自身的疾病状况吗？患者是否理解这些选择与其所做决定的后果？患者是否能够进行合理的思考？患者是否能够表达自身的决定？患者是否拥有一套连贯的价值观和（或）目标？日常决策能力评估（Assessment of Capacity for Everyday Decision making，ACED）问卷可以提供一种灵活而结构化的方法，医护人员可以通过该方法评估和报告患者做出决策的能力（表4-1-6）。

表4-1-6　日常决策能力评估

决策能力	定义	问题	评价标准		
			充分	部分	不足
理解力	陈述相关信息的能力（如诊断、治疗的好处和风险，手术的指征和护理选项等）	在患者了解一定信息后，停下来问患者："您能用自己的话复述一下刚才我所说的内容吗？"	患者能清晰地回忆起相关内容。并不要求对专业术语复述，保证无信息丢失即可	不完整或含糊。患者能回忆一部分相关内容，但描述不准确，在医生努力解释后依然如故。患者表示理解，但回应过于宽泛或模糊，从而难以确定具体细节，或包含一些正确信息但缺乏对关键特征的描述	明显不准确且歪曲意思。例如，患者不能回忆起相关内容；描述内容明显不正确；即使在医生纠正后仍然严重歪曲意思；与问题无关或难以理解的回答。仅仅对内容逐字复述而没有相应描述，也不可视为充分理解
表达能力	陈述决定的能力	"根据我们前面关于'××问题'的讨论，能告诉我您的选择吗？"	患者做出清晰、唯一的选择	患者做出超过1个选择或模棱两可	患者完全无法做出选择
领悟能力	领悟信息如何作用于自身的能力	评价诊断："您能用自己的话告诉我，您现在的医疗问题是什么吗？"评价益处："无论您做出什么样的选择，您认为您的选择会给您带来好处吗？"评估风险："无论您做出什么样的选择，您认为您的选择会给您带来损害吗？"	患者对内容的理解和表述是基于合理推理，或者患者虽有不同意见，但理由合情合理、可解释，而非混乱不堪	患者表示理解问题，但否认一些关键特征，这些特征对于理解问题或解决问题至关重要。例如，患者承认只需要帮她打开药盒，而实际上她需要的是按时提醒服药。如果患者不同意或对问题持矛盾态度，但提供的理由是模棱两可的，也给予这种评级	患者不认为其对问题的解释不合理，但其推理有严重缺陷，且不是基于现实或已知的事实
推理能力	比较信息和根据选择推断结果的能力	评价比较："甲比乙好在哪里呢？"评估结果："某某情况是怎样影响到您的日常活动的？"	比较：患者在比较医疗选项时表述清晰、生动结果：患者能清晰、生动地表述，如果目前状况继续下去，将如何影响其生活。逻辑连贯性：患者的最终选择与推理过程连贯一致	比较：患者在比较不同医疗选项时没有说明具体后果结果：患者只能宽泛地描述目前状况对其今后生活的可能影响，而无细节描述逻辑连贯性：不能确定患者的最终选择与推理过程是否逻辑自洽	比较：患者不能比较医疗选择，逻辑混乱结果：患者不能描述可能的后果，逻辑不通逻辑连贯性：患者的最终选择与推理过程无逻辑关系

通常情况下，决策能力评估首先由临床医生说明相关事实，并评估患者对这些事实的理解情况。接下来，临床医生询问其选择，然后评估他们对这个选择的理解和推理，最后还要再次确认其选择。再次确认时，要注意其选择是否逻辑连贯且合理。

老年患者可出现视觉和听力障碍以及记忆和理解能力下降。因此，临床医生在获得知情同意时应格外谨慎，应避免将患者的回忆等同于理解和领悟。老年人能做出合理的决策，但事后常常不能回忆起决策过程与内容。医生常常低估患者的讨论欲望和高估患者做出决定的欲望。在获得老年人的知情同意时，需要清晰、个体化的沟通，需要有同情心。采用容易理解的方式（如连环画、视频等）可以增加老年患者对知情同意信息的理解。

（五）神经系统辅助检查

1. 磁共振成像

磁共振成像对软组织有极好的分辨力，能提供丰富的诊断信息。磁共振成像对于外力导致的闭合性颅脑损伤的解剖定位具有明显的优势。对于创伤后脑损伤、脑弥漫性轴索损伤和原发性脑干损伤等急性闭合性脑损伤，磁共振成像早期发现损伤的能力几乎是 CT 的两倍，对于非出血性病变的诊断有显著优势。

近年来，新的磁共振成像技术已进入临床使用，如弥散加权成像（diffusion weighted imaging，DWI）、弥散张量成像（diffusion tensor imaging，DTI）、灌注加权成像（perfusion weighted imaging，PWI）等。

DWI 利用人体内水分子的扩散程度在不同磁场脉冲下信号发生改变进行磁共振成像。使用 DWI 测得的脑缺血区的表观弥散系数（apparent diffusion coeffecient，ADC）显著低于正常脑组织，因此，DWI 可以用来快速、无创地监测细胞能量代谢变化、脑水肿、细胞坏死及脑卒中后的改变，尤其对进展中的局部脑缺血有较明显的诊断优势，使超早期（3～30 min）诊断脑梗死成为可能（图 4-1-2），而此时传统的 MRI 和 CT 图像可能仍然显示正常。

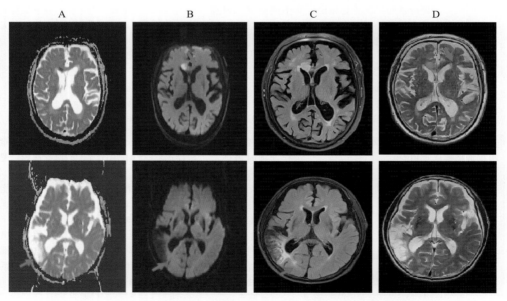

图 4-1-2　**新发（上排）和陈旧（下排）性脑卒中的磁共振成像图像**

A 列为表观扩散系数图像；B 列为 DWI 图像；C 列为液体衰减反转恢复序列图像；D 列为 T2WI 图像。箭头所示为卒中灶。图片由复旦大学附属华东医院磁共振室刘伟医生馈赠。

老年患者精确麻醉

磁共振血管成像（magnetic resonance angiography，MRA）可用于评估颅内外血管解剖形态（图4-1-3）。MRA 技术有二维或三维时间飞跃法磁共振血管成像（time of flight MRA，TOF-MRA）和对比增强磁共振血管成像（contrast enhanced magnetic resonance angiography，CE-MRA）两种技术。TOF-MRA 和 CE-MRA 均能准确发现高度动脉狭窄和闭塞，但对于中度或中度以下的狭窄其准确性欠佳。这两种 MRA 技术对于识别动脉闭塞或重度狭窄的灵敏度相近，灵敏度为 91%～99%，特异度为 88%～99%。

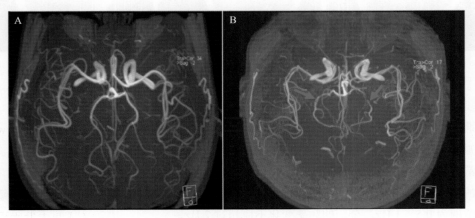

图 4-1-3　MRA 脑血管造影图像（TOF-MRA 法）

A. 正常脑血管 MRA 图像；B. 双侧大脑后动脉狭窄的 MRA 图像。红色箭头示意脑血管变得细而曲折。图片由复旦大学附属华东医院磁共振室刘伟医生馈赠。

2. CT

CT 的主要优势在于快速和易获得。在缺血性脑卒中发作后 6 h 内（超急性期），非增强 CT 的脑梗死检出率为 61%，在 24 h 后检测脑缺血的灵敏度增加。缺血性脑卒中行非增强 CT 可表现为大脑中动脉高密度征、豆状核轮廓模糊或部分消失、全岛叶或后部岛皮质边界模糊、局灶性梗死区域低密度改变、脑沟回肿胀及基底节灰白质分界消失。CT 灌注成像（CT perfusion imaging，CTP）和 CT 血管成像（computed tomography angiography，CTA）联合非增强 CT 在诊断缺血性脑卒中时准确性更高。

螺旋 CT 和新一代多排 CT 扫描速度快，并可对颅外和颅内脑动脉行 CTA 和 CTP，通常只需 5～10 min。CTA 或 CTP 能够快速识别脑缺血性卒中灶，如 Willis 环内大血管闭塞或颅外脑动脉闭塞，还能评估脑实质的灌注情况。CTA 图像可显示血管充盈缺损。与传统脑血管造影相比，不同研究中 CTA 检测颅内大血管狭窄和闭塞的灵敏度为 92%～100%、特异度为 82%～100%。

由于非增强 CT 的灵敏度极高，在超急性期，对所有疑似出血性脑卒中患者行非增强 CT 通常可以立即明确出血灶的大小和位置。CT 还能明确血肿是否进入脑室系统、是否存在脑组织水肿及移位（脑疝）的信息。一般情况下，超急性期出血性脑卒中表现为高密度影，但严重贫血的患者可能会出现等密度影；数周之后的亚急性期，出血灶呈现等密度影伴或不伴环形增强；

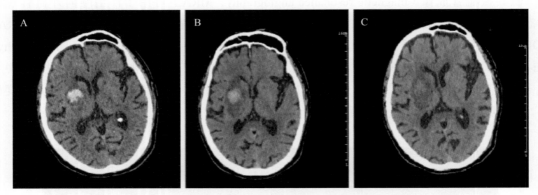

图 4-1-4　不同时期出血性脑卒中的 CT 表现

A. 急性期；B. 亚急性期；C. 慢性期。箭头所指为出血灶。图片由复旦大学附属华东医院放射科陈武飞医生提供。

在慢性期，出血灶呈现低密度（图 4-1-4）。

3. 脑电图

正常成年人的脑电图由 α 波、β 波、θ 波和 δ 波组成。60 岁以后 α 节律变慢，百岁健康老人的 α 节律以 8 Hz 为主。在成人的同一次记录中，α 节律的频率在两侧半球对应区域内的变化范围为 0.5 ~ 1 Hz。全脑的频率变化不应超过 2 Hz。

临床上可以通过各种生理和非生理方式诱发出异常脑电图。脑电图诱发试验包括睁-闭眼试验、过度换气、间断闪光刺激、图形诱发试验、睡眠诱发、Wada 试验等，前三种最常用于癫痫样脑电波的诱发。

脑电图可及时反映脑部状态的变化并可用于持续观察。大脑细胞对缺血、缺氧敏感，相比神经影像学（如头颅 CT、MRI 及脑血管造影）检查，脑电图能及时反映电生理状态，在脑血流被阻断后 30 s，脑电图即可出现异常改变。

重症脑功能损伤昏迷的患者常因不便搬动而无法行磁共振成像等影像学检查，而脑电图可在床旁重复检测或持续监测，为判断预后提供依据。但脑电图只能反映大脑皮质功能，而难以反映皮质下尤其是脑干功能，在头皮电极记录到的脑电等电位并不意味着皮质下脑电活动终止。脑电图对大脑皮质病变所致昏迷的预后具有较好的预测能力，而对脑干病变所致的昏迷则需结合其他指标（如反映脑干功能的诱发电位）进行判断。在临床应用脑电图判断患者的脑功能状态时，应注意排除中毒、内分泌危象、电解质或酸碱平衡紊乱、各种中枢抑制药物等情况导致的脑电图变化。

二、老年患者术前常见的中枢神经系统疾病及临床决策

（一）脑卒中

老年患者手术前可能合并脑卒中，多为陈旧性。在脑卒中早期，脑血管舒缩反应（如 CO_2 反应性、脑血管自身调节）可丧失。在一部分患者中，这种脑卒中后的变化持续超过 2 周。

PET-CT 检查发现，在脑卒中后 4 周仍然可以观察到血脑屏障的异常，较大面积梗死后脑组织在几个月内仍恢复不完全。Jørgensen 等在一项大型队列研究中发现，卒中后 3 个月内接受非心脏手术的患者不良心脑血管事件（新发脑卒中和心肌梗死）的发生率显著增加。在脑卒中后 9 个月，不良心脑血管事件的发生率趋于稳定。

1. 危险因素

围手术期脑卒中的独立预测因子包括年龄、术前 6 个月心肌梗死、急性肾衰竭、脑卒中病史、依赖肾透析、高血压、短暂性脑缺血发作史、慢性阻塞性肺疾病及吸烟。行不同类型手术的患者术后发生脑卒中的风险并不一致，以下手术后患者发生脑卒中的风险逐次降低：心脏手术、神经外科手术、颈动脉内膜剥脱术、大血管手术、腹腔内大手术、肺切除术、移植手术、关节成形术和沙滩椅位肩关节手术和头颈部手术。除此之外，术前和术中使用 β 受体阻滞剂也可能导致患者手术后发生脑卒中的风险增加。

（1）年龄。手术后发生脑卒中的风险随年龄的增加而增加。随着年龄增加，脑血管储备功能降低。一项纳入 36 634 例非心脏手术患者的队列研究发现，与 < 50 岁的患者相比，50 ~ 69 岁和 > 70 岁患者的围手术期脑卒中风险分别增加 4.7 倍和 23.6 倍。需要注意的是，由于合并共存疾病、神经系统体检和辅助检查缺失等原因，在围手术期可能会低估脑卒中的发病率。

（2）全身并存疾病。脑卒中的危险因素还包括全身并存疾病，如高血压、术前 6 个月内心肌梗死史、房颤、心脏瓣膜病、短暂性脑缺血发作史、脑卒中史、急性肾衰竭、需要透析的肾病、慢性阻塞性肺疾病。3 个月内发生的脑卒中可增加围手术期脑卒中发生的风险。一项包含 480 000 余例非心脏手术患者的回顾性队列研究发现，与既往无脑卒中的患者相比，缺血性脑卒中发作 3 个月内接受手术的患者脑卒中的发生率为 12%，相对危险度为 67 倍，脑卒中后 9 个月再次发生脑卒中的风险趋于平稳。而且，与有脑卒中病史但未手术的患者相比，既往有脑卒中且接受了手术的患者脑卒中复发的风险明显更高。

（3）手术类型。脑卒中的发生率与患者的手术类型相关，行心血管手术、胸内手术和移植手术的患者发生脑卒中的风险相对较高，其中伴有主动脉粥样硬化的患者行心内直视手术后脑卒中的发生率可高达 8.7%。成年患者围手术期脑卒中的总发病率在结肠手术后为 0.7%，在肺叶切除术或肺段切除术后为 0.2%，在全髋关节置换术后为 0.6%。而在 65 岁以上的患者中，上述手术后的围手术期脑卒中发病率分别为 1%、0.3% 和 0.8%。

（4）β 受体阻滞剂。术前和术中使用非心脏选择性 β 肾上腺素受体阻滞剂可能会增加患者围手术期发生脑卒中的风险。一项纳入 8 351 例患者的随机对照试验 POISE 研究发现，与安慰剂组相比，术前和术后服用缓释美托洛尔的患者发生脑卒中和死亡的风险增加。由于 β 肾上腺素受体阻滞剂存在低血压效应，因而可能增加围手术期脑卒中的发生率。在该 POISE 试验中，使用大剂量美托洛尔组的患者更容易发生低血压。

对于术前服用 β 受体阻滞剂的患者，不主张围手术期停药，因为停药可能会增加患者发生心血管不良事件的风险。特别是对于已用药的患有慢性高血压、冠心病或既往心肌梗死、房颤、心力衰竭的患者，围手术期主张继续服用 β 受体阻滞剂。而上述患者如未服用 β 受体阻滞剂，则应尽量避免在术前启用 β 肾上腺素受体阻滞剂。

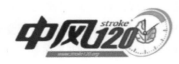

1 看 1 张脸
不对称
口角歪斜

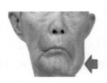

2 查 2 只胳膊
平行举起
单侧无力

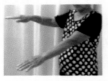

0（聆）听语言
言语不清
表达困难

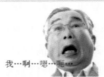

我…啊…嗯…

快打 120
有上述任何突发症状

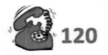

120

图 4-1-5　中风 1-2-0 早期发现脑卒中的示意图
引自：ZHAO J, et al. Lancet Neurol, 2017, 16(1): 27-28.

2. 围手术期管理

（1）术前脑卒中的识别。手术前识别脑卒中与社区识别脑卒中的策略一致。由于缺血性脑卒中的治疗存在黄金时间窗，故早期识别极其重要。在美国，2007 年"FAST"（face、arm、language、time）脑卒中识别工具被广泛使用，使得大量脑卒中患者得到及时救治。但这些工具翻译成中文使用时存在一定的文化差异，而赵静等发表的"中风 1-2-0"更容易记忆（图 4-1-5）。"中风 1-2-0"将急救电话号码 120 转化为三个识别中风的方法，其中 1 表示"1 看到 1 张不对称的脸"，2 表示"2 查手臂是否有单侧无力"，0 表示"聆听讲话是否清晰"。简而言之，即 1 张脸，2 只胳膊，0（聆）听语言，很容易记住，对于早期识别脑卒中很有帮助。

（2）缺血性脑卒中后择期手术的时机。对于合并脑卒中高危因素的患者，围手术期管理策略包括：在发生缺血性脑卒中后推迟择期手术，尽量使用心脏选择性 β 受体阻滞剂（如艾司洛尔或拉贝洛尔），维持血压稳定在基线 ±20% 的范围内以及进行恰当的抗凝治疗。

对于手术前有脑卒中病史的患者，应根据再发脑卒中风险、心血管不良事件的发生率、手术类型及推迟手术所带来的风险等因素决定手术时机。

以往认为，在脑卒中后早期进行颈动脉内膜剥脱术会增加颅内出血的风险，故建议至少推迟 6 周，以保证脑血管自动调节能力、CO_2 反应性和血脑屏障完整性的恢复。然而，在脑卒中患者中，再次脑卒中的发生率可高达 12%。脑卒中后延迟颈动脉内膜剥脱术可导致颈动脉完全闭塞的风险显著升高。早期行颈动脉内膜剥脱术可使脑灌注恢复到缺血半暗区，有助于促进远期功能的恢复。因此，应该评估梗死的大小和位置，再决定脑卒中后是否早期进行颈动脉内膜剥脱术。对于小梗死灶且未造成功能障碍者可以考虑手术，而对于较大病变或导致功能障碍的梗死灶，应更倾向于推迟手术。一项小型前瞻性研究表明，对于非致残性脑卒中患者，可在脑卒中后 2 周内安全实施早期颈动脉内膜剥脱术。早期行颈动脉内膜剥脱术的指征包括相对较小的脑梗死、神经症状完全或接近完全消失及同侧颈动脉狭窄的患者。对于有明显神经功能障碍、意识水平降低、CT 扫描显示中线偏移的严重脑卒中患者，通常应延迟颈动脉内膜剥脱术。

对于颈动脉内膜剥脱术以外的手术，目前还缺乏手术相关预后证据。一般认为，在神经系统恢复到稳定状态后至少推迟 4 周，最好推迟 6 周再进行择期手术似乎更合理。现推荐脑卒中后至少 3 个月，条件允许则推迟至脑卒中后 9 个月行择期手术。

（二）痴呆

阿尔茨海默病（Alzheimer disease，AD）是最常见的痴呆类型，65 岁以上和 85 岁以上老年人中阿尔茨海默病的发病率分别为 13% 和 32%。路易体痴呆（dementia with Lewy body，DLB）的发病率约占痴呆病例的 1/5。其他痴呆类型包括额颞叶痴呆、血管性（多发性梗死）痴呆和帕金森病痴呆。美国麻醉医师协会（American Society of Anesthesiologists，ASA)《脑健康倡议》推荐，超过 65 岁的患者应接受认知功能基线评估。这类患者如合并高危因素，在围手术期很可能出现神经认知障碍（如术后谵妄、注意或记忆障碍）。

1. 认知功能筛查

对于手术前主诉有认知障碍的患者，应仔细检查其认知功能和精神状态。若病史和认知功能筛查结果相符，则提示存在痴呆。主诉有认知功能受损而认知功能筛查结果却正常的情况通常见于轻度痴呆、抑郁、智力或受教育程度高的患者（认知功能筛查工具的天花板效应）。认知功能筛查提示认知功能障碍，而家属和患者都否认，可能是由于患者存在急性意识模糊、患者的智力或受教育程度非常低或者家属认知不足。在难以判断的情况下，可继续进行详细的神经心理评估，具体可参考本节认知功能评估的内容。

2. 围手术期管理

痴呆患者对抗胆碱能药（东莨菪碱或阿托品等）敏感，应尽量避免使用。路易体痴呆患者使用第一代或第二代抗精神病药可能导致严重不良反应（如意识障碍、自主神经功能紊乱、抗精神病药恶性综合征或不可逆性帕金森综合征）。阿尔茨海默病、路易体痴呆等患者常接受多奈哌齐、卡巴拉汀、加兰他敏等胆碱酯酶抑制剂治疗，可能并存血浆胆碱酯酶浓度降低，从而延长琥珀胆碱作用时间，故应避免使用或慎用琥珀胆碱。胆碱酯酶抑制剂还可能干扰新斯的明等抗胆碱酯酶药物的作用。

（三）帕金森病

1. 危险因素

40 岁以上的社区人群中帕金森病的患病率约为 0.3%，男性略高于女性。年龄较大和有帕金森病家族史的患者发病风险增加，而吸烟患者发病风险较小。

帕金森病的主要表现为震颤、强直、运动迟缓、姿势反射受损和自主神经功能障碍。伴自主神经功能障碍的患者，可表现为直立性低血压、控制体温变化大、异常出汗和流涎。

2. 围手术期管理

对帕金森病患者在围手术期的关注重点包括吞咽功能和肺功能的评估、抗帕金森病药物及容量状态的管理。

帕金森病患者常因运动迟缓和吞咽肌群强直而出现吞咽困难，并且可能在术后加重。围手术期停用或少用帕金森病治疗药物、使用其他药物、肌松药残余等因素都可能加重吞咽困难。所有中、重度帕金森病患者和主诉吞咽困难的患者都存在误吸风险。在术前应训练患者自主气道保护功能，如指导患者反复练习屏气、将下颌前倾至胸部、吞咽、咳嗽、再次吞咽等，以预防吸入性肺炎。

呼吸肌强直和运动迟缓可能使帕金森病患者发生术后肺部并发症。脊柱后凸、咽部功能障碍和流涎可能进一步加重限制性肺功能障碍。术前需行肺功能检查、动脉血气分析，必要时进行肺部 CT 检查，以评估肺功能受损的程度。手术后可以采用激励性肺量计、体位引流、翻身拍背和抗帕金森病药物，以促进肺功能的恢复。左旋多巴可增加帕金森病患者的分钟通气量和肺活量。

大多数帕金森病患者术前即存在一定程度的认知损害，并会随病情加重而更加严重。帕金森病患者术后容易发生神经认知障碍，包括认知功能下降和术后谵妄，特别在使用阿片类药物时。麻醉医生应关注患者的基线认知状态，以尽量减少发生术后谵妄的风险。手术后早期下床活动和理疗有助于减少神经认知障碍。

多数情况下，围手术期不应停用抗帕金森病药物，否则易导致帕金森病症状发作，出现运动和延髓症状，少部分患者还会发生抗精神病药恶性综合征或戒断综合征，从而增加麻醉管理的难度。因此，这类药物应继续使用至手术当天，并在术后尽快恢复使用。但在脑深部电刺激手术当天早晨，常需停用抗帕金森病药物。

对于短效药物（如卡比多巴-左旋多巴），可于手术前一晚服用。如果预计手术时间较晚，甚至可在手术日早晨给药。术后出现吞咽困难的患者可尝试用卡比多巴-左旋多巴口腔崩解片或左旋多巴片剂碾碎后经鼻饲管给药治疗。多巴胺激动剂（如普拉克索和罗匹尼罗）通常可使用至手术前，术后应尽早恢复给药（小口清水送服或通过鼻胃管给药）。罗替戈汀也是多巴胺激动剂，可选用透皮贴剂。

抗胆碱能药物（如苯扎托品和苯海拉明）有胃肠外剂型，可用于不能口服药物的患者。但是，因其可能诱发急性意识模糊，所以使用剂量应尽可能低，特别是对于老年患者。

急性症状发作时，可选用阿扑吗啡和麦角乙脲胃肠外给药，但用药时需特别谨慎。因为所有的抗帕金森病药物都可能导致精神状态改变或其他不良反应，如不自主运动增加、头晕、幻觉、肌张力障碍、意识模糊、嗜睡和失眠等。使用 B 型单胺氧化酶抑制剂（如司来吉兰、雷沙吉兰）的患者应避免使用哌替啶。

三、老年患者术后常见的中枢神经系统并发症的危险因素及预防措施

（一）苏醒延迟

1.常见原因

对于全身麻醉后未在预计时间觉醒或无反应的患者，应尽快寻找原因并及时处理。即使患者经历了长时间手术与麻醉，也应在术后 60～90 min 内对刺激作出反应。如果出现苏醒延迟，首先应评估患者的生命体征，包括动脉血压、心电图、氧饱和度和体温。肌松残余作用也可能引起苏醒延迟，可用外周神经刺激仪证实，并给予拮抗剂逆转。苏醒延迟的常见原因包括药物作用、代谢和体温、神经功能障碍等（表 4-1-7）。

表 4-1-7　苏醒延迟的常见原因

常见原因	具体表现
药物作用	阿片类药物、苯二氮䓬类药物、镇静催眠类药物、吸入麻醉药、抗胆碱能药物、神经肌肉阻滞剂、术前毒品或酒精中毒
代谢或体温	低氧血症、高碳酸血症、低体温或高热、低血糖、电解质失衡、甲状腺功能减退
神经功能障碍	急性脑卒中、颅内压增加、缺血缺氧性脑病、高灌注综合征

2.治疗措施

全身麻醉后患者苏醒延迟的最常见原因是麻醉药残余镇静作用。如果怀疑苏醒延迟与阿片类药物有关，应先检查瞳孔大小和呼吸频率，在保证镇痛充分的情况下再静脉注射纳洛酮，逐步增加剂量。可以每 2~5 min 给予 20~40 μg 纳洛酮，直到患者没有呼吸抑制的表现。纳洛酮的半衰期为 1~1.5 h。纳洛酮拮抗可能会诱发急性剧痛、高血压、心律失常、速发型肺水肿等，应严密观察和及时处理。

过量的东莨菪碱、阿托品或联合应用抗胆碱能药物也可导致苏醒延迟。如患者有谵妄、瞳孔散大、过热、发红或无汗等表现，则提示可能存在抗胆碱能药物过量。若高度怀疑抗胆碱能药物过量，可静脉缓慢注射毒扁豆碱 0.5~2 mg（或 25~50 μg/kg），同时持续监测是否伴重度心动过缓、癫痫或支气管痉挛。

如果苏醒延迟与苯二氮䓬类药物有关，则可考虑用氟马西尼拮抗。氟马西尼的作用时间短，应密切监测患者，必要时可重复给药。成人的氟马西尼初始剂量为 0.2 mg，30 s 内缓慢给药。可重复多次给药，最大总量为 1 mg，1 h 累积剂量应小于 3 mg。

吸入性麻醉药在停药后通常很快消退，但需排除用药时间长、分钟肺泡通气量低和心输出量低的情况。七氟烷、地氟烷的排出比氟烷、异氟烷更快。由于挥发性吸入麻醉药无逆转药物，故需要给予持续通气支持来消除残留麻醉效应。

在无法用药物效应来解释苏醒延迟时，应考虑其他的原因。低体温可减慢大部分麻醉药和辅助药物的代谢及消除。即便是轻度低体温（ < 35 ℃），也可能导致苏醒延迟。如果体温低于 33 ℃，则在复温的同时，可能需要在麻醉镇静下给予机械通气支持，以保证患者安全。除了体温的丢失，还要考虑某些疾病（如低血糖、肾上腺功能不全、脓毒血症和甲状腺功能减退等）导致的低体温。

除了低体温，发热至体温超过 38 ℃ 也可能引起苏醒延迟。体温过高最常见的原因包括过度加温和术后发热。可撤除加温措施、主动散热或给予对乙酰氨基酚 650 mg，以降低体温。

当考虑苏醒延迟与通气不足有关时，应检查动脉血气，并及时处理低氧血症和（或）高碳酸血症。由于大多数患者术后均吸氧，可导致通气不足和高碳酸血症的发现不及时。当考虑患者苏醒延迟与内环境紊乱相关时，应检查电解质、血糖和酸碱平衡，并及时进行处理。

急性严重低血糖（ < 2.8 mmol/L）可导致苏醒延迟，可快速静脉推注 25~50 g 葡萄糖，随后持续给予葡萄糖输注，每 30~60 min 测定一次血糖浓度。中枢神经症状的逆转可能滞后于葡萄糖水平的恢复。

宫腔镜、经尿道前列腺切除术或经尿道膀胱肿瘤切除术中，常需使用非电解质冲洗液，也可引起低钠血症。治疗低钠血症前应评估低钠血症的严重程度和症状的严重程度。血清钠浓度 < 120 mmol/L 为重度低钠血症，血清钠浓度介于 $120 \sim 129$ mmol/L 为中度低钠血症，而血清钠浓度 $130 \sim 134$ mmol/L 为轻度低钠血症。重度低钠血症可出现癫痫发作、昏迷和呼吸暂停。重度低钠血症常需要治疗，初始目标为 24 h 内血清钠浓度升高 $4 \sim 6$ mmol/L。24 h 血清钠浓度升高的最大速度应小于 8 mmol/L，以免发生中枢神经系统脱髓鞘改变。

围手术期高钠血症可能是由于输注大量盐水或碳酸氢盐、术中不显性失水或糖尿病所致，但并不常见。高钠血症的初始治疗包括静脉输注 5% 葡萄糖，速度为 $3 \sim 6$ mL/（kg·h），监测血钠和血糖水平（每 $2 \sim 3$ h 监测 1 次），直至血钠 < 145 mmol/L。血清钠浓度降至 145 mmol/L 后，5% 葡萄糖的输注速度应降为 1 mL/（kg·h），直至血钠浓度降至 140 mmol/L。中枢性尿崩症患者的治疗应增加去氨加压素。合并少尿型急性肾损伤的急性高钠血症患者，可用血液透析或连续性肾脏替代治疗。

镁剂治疗（如镁剂治疗子痫或子痫前期时）可导致高镁血症（> 4 mmol/L），通常在停药后缓解。高镁血症患者合并肾功能不全时，应停止所有镁剂且需静脉输注等张液体和（或）使用袢利尿剂。

甲状旁腺功能亢进、恶性肿瘤手术的患者可能发生术后高钙血症。轻度高钙血症（< 3 mmol/L）和中度高钙血症（$3 \sim 3.5$ mmol/L）患者一般不需要立即治疗，但应关注血钙急剧升高可能导致的神志变化，此种情况应给予生理盐水补液和双磷酸盐类药物治疗。重度高钙血症（> 3.5 mmol/L）需要积极治疗，具体措施包括：① $200 \sim 300$ mL/h 的初始速度扩充血容量，维持尿量 $100 \sim 150$ mL/h；② 给予鲑降钙素（4 U/kg）并密切监测血钙；③ 静脉注射唑来膦酸 4 mg 或 2 h 内输注帕米膦酸二钠 $60 \sim 90$ mg。

某些特定类型手术可导致患者苏醒延迟，如颅内血管手术、肿瘤切除、血肿清除、创伤等开颅神经外科手术。其他可能导致苏醒延迟的神经系统原因包括急性脑卒中、癫痫发作、缺氧缺血性脑病、颅内压升高、既往神经功能障碍和高灌注综合征等。当苏醒延迟可能与中枢神经系统病变有关时，应尽快行神经系统体格检查。对于意识水平下降的患者，可采用"中风 1-2-0"工具进行脑卒中筛查，采用 Glasgow 昏迷评分评估昏迷程度，必要时需行头颅磁共振成像或 CT 检查，同时请神经科会诊。

（二）术后谵妄和神经认知障碍

详见第六章第一节。

（三）术后脑卒中

手术后脑卒中是指术后 30 日内发生的脑卒中。非心脏、非颈动脉、非神经系统手术后的脑卒中发病率为 0.1%～0.8%。脑卒中是一种极严重的并发症，故对其进行早期识别非常重要。

1. 术后脑卒中的识别

手术后患者的脑卒中识别往往很困难。在苏醒早期，麻醉药物的残余可增加脑卒中的识别难度。手术后疼痛可能会增加运动功能评估的难度。发生术后谵妄和认知功能障碍时，患者难以配合检查也可能混淆评估结果。神志改变且不伴有局灶性功能障碍可能是脑卒中的唯一临床表现，临床上对此需提高警惕。

围手术期如果怀疑有新发脑卒中，应及时请神经科急会诊，同时启动急性脑卒中处理方案。对于全身麻醉苏醒后新发神经功能障碍的患者，紧急血管内干预的窗口可延长至脑卒中发作后16~24 h。

全身麻醉后苏醒延迟需与急性脑卒中鉴别诊断。在麻醉苏醒期，诊断急性脑卒中之前应排除麻醉药物作用、体温异常、血糖异常、电解质异常、低氧血症、甲状腺功能减退、癫痫、颅内压增加、缺血缺氧性脑病、苏醒期谵妄、高灌注综合征。

麻醉医生可采用FAAST量表检查患者的言语障碍、面部动作、上肢肌力来评估疑似脑卒中的患者。如果出现任何言语、面部或上肢问题且没有残余麻醉效应，则应立即请求脑卒中治疗团队协助诊断和治疗。FAAST工具包括面部（face）表情不对称或面部下垂无法自主活动，上肢（arm）或下肢麻木或无力且非手术麻醉所致，麻醉（anesthesia）残留效应，言语（speech）不清或难以理解言语，时间（time）指立即获得帮助。

根据病史、体格检查和脑部影像学检查（脑部磁共振成像），进一步查找脑卒中的病因。根据不同的病理生理过程，脑卒中可表现为短暂性脑缺血发作、蛛网膜下腔出血、脑内出血或缺血性脑卒中（血栓、栓塞或全身性灌注不足）。

2. 治疗措施

（1）控制生命体征。急性脑卒中的处理包括控制气道、稳定血压、管理液体、血糖和体温。对脑卒中患者应首先评估生命体征，确保气道、呼吸和循环稳定。这些患者可能意识下降或延髓功能被抑制而出现气道保护反射障碍，颅内出血、缺血可导致颅内压增高，患者可出现呕吐、中枢性呼吸功能衰竭或气道梗阻。呼吸功能障碍会造成CO_2潴留、缺氧，进一步导致脑血管扩张和颅内压增高。对这类患者，可行气管插管以便给予机械通气支持和避免误吸，并维持氧饱和度在94%以上。

（2）神经系统评估。维持患者的生命体征平稳后应迅速评估其神经系统情况。根据病史分析患者的发病时间、症状的进展、栓子可能的来源；根据神经系统体检，分析脑卒中的类型、卒中的部位及严重程度，诊断急性脑卒中最有价值的三项体检发现是面瘫、肢体无力和语言障碍。怀疑脑卒中的患者，紧急行头颅磁共振成像或CT检查是必要的。怀疑栓子为心脏来源时，应行心脏超声检查。其他必要的检查包括指尖血糖、氧饱和度、心电图、全血细胞计数、肌钙蛋白、凝血酶原时间和国际标准化比值（international normalized ratio，INR）、活化部分凝血活酶时间等。如果患者疑似癫痫发作，可考虑行脑电图检查。如果患者出现发热，需要进行胸片检查、尿液分析和血培养。

（3）液体治疗。维持适当的血容量可减少低灌注导致的继发性颅脑损伤，液体治疗首选不含葡萄糖的等张盐水。脑卒中患者常出现应激性高血糖（＞7 mmol/L）。高血糖可能与神经功能预后差相关。同时，避免低血糖（＜3.3 mmol/L）对于避免神经功能障碍非常重要，应尽快检测血糖并快速纠正。

（4）缺血性脑卒中的血压管理。应行磁共振成像或 CT 检查，以明确是急性缺血性脑卒中还是出血性脑卒中，并排除症状性大动脉狭窄。

现关于急性缺血性脑卒中早期降低血压是否有益于患者神经功能恢复尚存争议。在缺血性脑卒中患者中，阻塞远端的血管扩张，灌注压低，同时脑血管自动调节功能受损，故扩张血管的血流量有赖于颅内灌注压。有研究显示，急性缺血性脑卒中发作后 12 h 内将目标收缩压设为 161～180 mmHg 与更高或更低收缩压相比，患者的结局更好。另有观察性研究发现，急性缺血性脑卒中后 24 h 内降低体循环血压与临床恶化有关。对于适合静脉溶栓治疗的急性缺血性脑卒中患者，控制血压时需要特别注意：在采用阿替普酶溶栓治疗前，推荐维持收缩压 ≤ 185 mmHg 且舒张压 ≤ 110 mmHg；在溶栓后的 24 h，应维持血压 ≤ 180/105 mmHg。

对非溶栓的缺血性脑卒中患者，在急性期控制血压应慎重。若患者收缩压＞220 mmHg 或舒张压＞120 mmHg，或者患者合并不稳定性冠状动脉疾病、心力衰竭、主动脉夹层、高血压性脑病、子痫前期或子痫，可考虑在脑卒中发作后最初 24 h 谨慎降压 15% 左右。

对于神经系统情况趋于稳定的脑卒中患者，若高血压＞140/90 mmHg，如无降压治疗禁忌证，可在脑卒中发作后 24～48 h 开始降压治疗。对于伴颅外、颅内动脉狭窄的患者，在脑卒中后 7～14 日可考虑缓慢降压。

降压药物应选择便于调节剂量的静脉用药物，以便精确降压。拉贝洛尔、尼卡地平和氯维地平可作为一线降压药物。硝普钠可能会有使患者颅内压增高的风险，可作为二线药物备选。

（5）急性出血性脑卒中的血压控制。脑内出血患者的血压常会升高，这可能导致血肿增大。对于收缩压在 150～220 mmHg 的急性脑内出血患者，应控制收缩压在 140 mmHg 比较安全。对于收缩压＞220 mmHg 的急性脑内出血患者，应持续静脉输注降压药并严密监测血压（每 5 min 监测 1 次），将收缩压控制在 140～160 mmHg 较合理。

对于蛛网膜下腔出血患者的高血压，美国脑卒中协会建议将收缩压降至 160 mmHg 以下。避免使用硝普钠或硝酸甘油等舒张血管药，可考虑使用拉贝洛尔、尼卡地平和依那普利。

（6）再灌注治疗。在诊断为缺血性脑卒后，应尽快评估患者接受再灌注治疗的可能性。手术后许多患者都有溶栓的禁忌证，应予以评估。近期已行颅内或椎管内手术的患者，禁忌使用组织纤溶酶原激活剂。过去 2 周内接受过其他大手术是溶栓治疗的相对禁忌证，应权衡手术部位出血风险与保护神经功能的利害得失。

如果缺血性脑卒中是前循环近端大动脉闭塞所致，并且在脑卒中发生后的 24 h 内神经功能完整，这类患者可接受机械取栓术。选择机械取栓术时，需行神经系统评估和神经影像学检查，以确认大血管闭塞和可挽救的脑区。

（7）其他治疗。在口服药物或进食前应评估脑卒中患者的吞咽功能，以避免发生吸入性肺炎。脑卒中急性期，应考虑到颅内压增高的风险，可监测颅内压和动脉压，调节患者体位，以评估和调整脑灌注压，减少神经损伤。对于脑卒中患者，发热可加重神经功能恶化，应排查感染、吸入性肺炎和泌尿道感染等病因，并使用退热剂降低体温。

（张细学　顾卫东）

第二节　心血管功能精确评估与临床决策

随着我国人口老龄化进程的加速，患有心血管疾病的患者人数持续增加。《中国心血管健康与疾病报告 2019》报道，中国目前心血管病现患人数约 3.3 亿。在接受手术的老年患者中，有相当一部分患者合并有心血管疾病。对于非心脏外科手术，术前存在心脏疾病或存在心脏病风险的患者在围手术期心脏并发症的发生率达 3.9%，有高危心脏疾病的患者在围手术期心脏并发症的发生率超过 5%，老年患者更容易发生围手术期心血管不良事件。因此，精确地评估老年患者的心血管功能，可以指导围手术期临床决策的制订，对提高患者围手术期安全具有重要意义。

一、心血管功能评估方法

（一）心脏功能总体评估

1. 美国麻醉医师协会分级
麻醉前根据体质状况将患者分为六级。美国麻醉医师协会分级越高，患者围手术期的死亡率越高（表 4-2-1）。

表 4-2-1　ASA 分级与围手术期死亡率的关系

分级	标准	死亡率（%）
Ⅰ级	身体健康，各器官功能正常	0～0.08
Ⅱ级	合并轻度系统性疾病，器官功能代偿健全	0.2～0.4
Ⅲ级	合并重度系统性疾病，器官功能受限制	1.8～4.3
Ⅳ级	合并重度系统性疾病，经常面临生命威胁	7.8～23.0
Ⅴ级	垂死的患者，如不接受手术，则无生存可能	9.4～50.7
Ⅵ级	已宣布脑死亡患者，准备作为供体对其器官进行取出移植手术	—

2. 纽约心脏病协会心功能分级
纽约心脏病协会（New York Heart Association，NYHA）心功能分级是纽约心脏病协会于 1928 年提出并沿用至今的一种心功能评估方法，依据患者的症状和活动能力分为四级（表 4-2-2），是临床常用的心功能评估方法。适用于单纯左心衰、收缩性心力衰竭患者的心功能分级。具有简单、无创、可重复的特点，临床应用广泛，其不足之处在于评估带有一定的主观性。

表 4-2-2　NYHA 分级

分级	内　　容
Ⅰ级	患者有心脏病，但体力活动不受限制；一般体力活动不引起过度疲劳、心悸、气喘或心绞痛
Ⅱ级	患者有心脏病，以致体力活动轻度受限制；休息时无症状，一般体力活动引起过度疲劳、心悸、气喘或心绞痛
Ⅲ级	患者有心脏病，以致体力活动明显受限制；休息时无症状，但小于一般体力活动即可引起过度疲劳、心悸、气喘或心绞痛
Ⅳ级	患者有心脏病，休息时也有心功能不全或心绞痛症状，进行任何体力活动均使不适增加

3. 非心脏手术术前心脏风险指数（改良 Goldman 评分）

改良 Goldman 评分由 Goldman 根据心脏病的危险因素并结合其他因素所制订，是实用的分级方法（**表 4-2-3**）。改良 Goldman 评分与并发症及死亡率之间的相关性见**表 4-2-4**。累计总分越高，患者围手术期并发症的发生率及死亡率越高。

表 4-2-3　改良 Goldman 评分

危险因素		分数（分）
病史	年龄＞70岁	5
	6个月内心肌梗死病史	10
体格检查	第三心音奔马律或颈外静脉怒张	11
	明显主动脉瓣狭窄	3
心电图	术前心电图显示非窦性心律，有房性早搏	7
	术前任何时刻出现超过5个/min的室性早搏	7
一般情况	$PaO_2 ＜ 60$ mmHg 或 $PaCO_2 ＞ 50$ mmHg，$K^+ ＜ 3.0$ mmol/L 或 $HCO_3^- ＜ 20$ mmol/L，BUN＞18 mmol/L 或 Cr＞3.0 mg/dL，GOT 异常，慢性肝病，卧床	3
手术	腹腔手术、胸腔手术或主动脉手术	3
	急诊手术	4

PaO_2 为动脉氧分压，$PaCO_2$ 为动脉二氧化碳分压，BUN 为尿素氮，Cr 为肌酐，GOT 为血清天冬氨酸转氨酶。

表 4-2-4　改良 Goldman 评分与并发症及死亡率之间的相关性

分级	分数	并发症风险
Ⅰ级	0～5分	重要并发症率＜1%，心血管并发症风险＜0.2%
Ⅱ级	6～12分	重要并发症率7%左右，心血管并发症风险2%左右
Ⅲ级	13～25分	重要并发症率14%左右，心血管并发症风险5%左右
Ⅳ级	≥26分	重要并发症率78%，心血管并发症风险56%

4. 代谢当量

心脏功能状态常以代谢当量（metabolic equivalent，MET）表示，1 MET 是指健康成人 1 kg 体重在 1 min 内消耗 3.5 mL 氧气的运动强度。常见的日常生活、娱乐及工作活动的代谢当量见表 4-2-5。通常认为，患者体能状况 < 4 MET 提示功能状态不佳。欧洲和美国有关非心脏手术的指南均建议，如果功能状态为中等或更高（≥ 4 MET），则无须进行心脏功能的进一步评估。但是 MET 准确评估功能有时候会比较困难，尤其对于骨科疾病患者或无法进行身体锻炼的患者。

表 4-2-5　常见体育运动和日常活动对应的 MET

代谢当量	常见体育运动和日常活动
1 MET	能照顾自己
	能吃饭、穿衣或使用卫生间
	能室内散步
	能在平路上以 3.2 ～ 4.8 km/h 的速度行走 1 ～ 2 街区
	能在家干简单家务，如吸尘、洗碗
4 MET	能上一段楼梯或爬上小山坡
	能以 6.4 km/h 的速度在平地行走
	能短距离跑步
	能适当进行娱乐活动，如高尔夫球、保龄球、跳舞、棒球
> 10 MET	能参与剧烈运动，如游泳、篮球或滑雪

5. 杜克活动状况指数

杜克活动状况指数（Duke Activity Status Index，DASI）是一个体能自测量表，量表总共有 12 项内容组成，通过患者自我判断是否可以完成每项内容进行评估。每项内容因体能消耗不同而有不同分值，得分越高代表体能状况越好。该量表在国际上运用较为广泛，具有良好的信度和效度。

重庆医科大学虞乐华研究团队通过对 DASI 量表进行中文版编译（表 4-2-6），并对其进行信效度验证，显示重测信度和调查者间信度的组内相关系数分别为 0.980 和 0.969，提示该中文版 DASI 量表具有良好的信效度。

DASI 评分与手术后 30 d 内死亡或发生心肌梗死的主要结果显著相关，DASI 在预测术后不良事件的表现优于心肺运动测试。但是 DASI 尚未在衰弱的老年人中得到充分的验证。

表 4-2-6　DASI 体能自测量表

项目	活动	是	否	分值（分）
1	您能照顾自己吗？例如吃饭、穿衣、洗澡、上厕所			2.75
2	您能在室内走动吗？例如在家里			1.75
3	您能平地步行 1 ～ 2 个街区吗			2.75

项目	活动	是	否	分值（分）
4	您能上一段楼梯或爬一个小斜坡吗			5.50
5	您能跑一小段路吗			8.00
6	您能做轻松的家务吗？例如擦拭灰尘、做饭、洗碗			2.70
7	您能做中等强度的家务吗？例如使用吸尘器、扫地、拎日用杂物			3.50
8	您能做高强度的家务吗？例如擦净地板、搬动重家具			8.00
9	您能做园艺或农活吗？例如清扫树叶、锄地、使用电动除草机			4.50
10	您能进行性生活吗			5.25
11	您能参与中等强度的娱乐休闲活动吗？例如乒乓球、钓鱼、跳舞			6.00
12	您能参与剧烈运动吗？例如游泳、爬山、篮球			7.50

将"是"列中选中的所有问题的分值相加，然后除以3.5，可以计算DASI代谢当量。

6. 改良心脏风险指数

改良心脏风险指数（Revised Cardiac Risk Index，RCRI）专门用于预测心血管相关的不良事件，是一种简单的量化评估工具，RCRI对非心脏手术后的心血管不良事件有较好的预测效能。RCRI纳入6个危险因素，包括手术类型、缺血性心脏病史、脑血管疾病史、心力衰竭史、糖尿病及肾功能不全（**表4-2-7**）。无或仅有1个危险因素的患者发生心血管不良事件的风险较低，具有2个或更多危险因素的患者发生心血管不良事件的风险较高（**表4-2-8**）。一项针对丹麦人群中的研究发现，RCRI在全年龄段无风险因素的阴性预测值＞98%，有较高的阴性预测价值，因而RCRI得分低提示非心脏手术患者围手术期发生重大心血管不良事件的风险较低。

RCRI评估过程简单，评估结果客观，临床应用方便，但RCRI未考虑年龄、性别等差异，可能会低估风险的发生率。此外，RCRI对血管手术后心血管不良事件的预测效能不佳，RCRI不能评估急诊手术的风险。

表4-2-7　改良心脏风险指数评价表

次序	危险因素
1	缺血性心脏病史
2	充血性心力衰竭史
3	脑血管病史（脑卒中或短暂性脑缺血发作）
4	需要胰岛素治疗的糖尿病
5	慢性肾脏疾病（血清肌酐＞176.8 μmol/L）
6	腹股沟以上血管、腹腔、胸腔手术

表 4-2-8　危险因素个数与心血管不良事件发生率

危险因素个数（个）	心因性死亡、非致死性心肌梗死、非致死性心搏骤停发生风险（%）
0	0.4
1	0.9
2	6.6
3	11

7. 欧洲心血管手术危险因素评分系统Ⅱ

欧洲心血管手术危险因素评分系统（European system for cardiac operative risk evaluation，EuroSCORE）通过评估术前危险因素和手术相关危险因素，预测心脏外科手术的死亡率。由于 EuroSCORE 基于较早期的研究结果，过高估计了血运重建的死亡风险，因此，目前已研发出 EuroSCORE Ⅱ。通过回答相关问题，计算出心脏外科手术的预测死亡率。但是 EuroSCORE Ⅱ预测术后 30 d 以后死亡率的效能较低。在 ≥80 岁患者中，EuroSCORE Ⅱ的预测效能也相对较差。

（二）心血管辅助检查

1. 实验室检查评估

心肌细胞损伤时，心肌收缩细胞的心肌蛋白和心肌酶可较快地释放入血，成为诊断心肌损伤的标志物。通过实验室相关检查，可以为心肌损伤的诊断提供重要参考，常用的主要心肌损伤生物标志物如下。

1）肌酸激酶　肌酸激酶（creatine kinase，CK）存在于人体的心脏、肌肉及脑组织的细胞质和线粒体中，参与细胞内能量运转、三磷酸腺苷（adenosine triphosphate，ATP）再生、肌肉收缩，能够可逆地催化肌酸与 ATP 之间的转移磷脂酰基反应。

CK 有三种同工酶（CK-BB、CK-MM 和 CK-MB）。CK-BB 主要存在于脑细胞中，CK-MM 主要存在于各种肌肉细胞中，CK-MB 主要存在于心肌细胞中。CK-MB 在急性心肌梗死发生 4~6 h 上升，24 h 达高峰，48~72 h 恢复至正常水平。如果没有恢复正常，提示心肌梗死可能持续发展。CK-MB 还可以用于评估心肌梗死的范围或判断心肌再梗死，以及观察再灌注的效果。临床上除了测定 CK-MB 的值，还要注意 CK-MB 与 CK 的比值。两者比值在 4%~25% 时，急性心肌梗死的可能性较大。

CK-MB 已成为临床上诊断急性心肌梗死的常用指标，虽然目前开发了许多新的诊断指标，但 CK-MB 对于诊断急性心肌梗死依然具有重要参考价值。

2）脑钠肽和氨基末端脑钠肽前体　心肌细胞受到刺激时，脑钠肽前体（prohormone of brain natriuretic peptide，Pro-BNP）在活化酶的作用下裂解为脑钠肽（brain natriuretic peptide，BNP）和氨基末端脑钠肽前体（N-terminal prohormone of brain natriuretic peptide，NT-proBNP），血浆 BNP 和 NT-proBNP 水平是临床常用的心力衰竭标志物。术前 BNP 和 NT-proBNP 水平是非心脏手术后 30 d 不良心血管事件发生率的独立预测因子。血浆 NT-proBNP 的半衰期较长，受血浆内容物的影响较小，在左心室收缩功能不全患者中显著升高。NT-proBNP 在心力衰竭患者中随着心功能 NYHA 分级的增加而升高，适用于对 NYHA 心功能分级的评估。BNP（≤ 100 pg/mL）和 NT-proBNP（≤ 300 pg/mL）对于急性或非急性心衰的阴性预测值较高，而阳性预测值较低。

3）心肌肌钙蛋白　心肌肌钙蛋白（cardiac troponin，cTn）仅存在于心肌细胞中，由肌钙蛋白 T（cTnT）、肌钙蛋白 I（cTnI）、肌钙蛋白 C（cTnC）三种亚单位组成。cTnT 和 cTnI 是心肌细胞特有的抗原，在急性心肌梗死中具有快速诊断的临床价值。

cTn 的特异度和灵敏度极高，是诊断急性心肌梗死的"黄金标志物"。其中 cTnI 比 cTnT 的特异度更高，cTnI 不受肾脏疾病和骨骼肌损伤的影响，在非急性心肌梗死患者的血液中基本检测不出。cTnI 通常在急性心肌梗死发病 3~6 h 开始升高，14~20 h 可达高峰，5~7 d 可恢复正常，临床检验中通常将 cTnI 作为快速诊断急性心肌梗死的首选生化标志物。

cTnI 对心力衰竭、恶性心律失常、心源性猝死等主要心脏不良事件有较好的预测价值。研究发现，对于临床上无心血管疾病的患者，当其血液指标 cTnI 出现升高时，其死亡的风险也会增加。欧洲心脏病学会建议使用 cTn 作为心肌梗死的主要诊断指标之一。

2. 影像学检查评估

1）心电图和 24 h 动态心电图　术前心电图有助于发现心律失常、ST 段改变、传导阻滞、陈旧性心肌梗死、左心室肥大、QT 间期延长及高尖 T 波、预激综合征等。目前，对于哪些患者在术前必须接受心电图检查，还没有绝对的共识。建议以下患者术前需常规进行心电图检查：① 无症状的冠心病；② 存在心血管疾病危险因素的患者；③ 高龄患者；④ 大手术患者。需要注意的是，12 导联心电图作为一种术前的筛查手段，还存在一定的局限性。由于其灵敏度的限制，有近一半的慢性心绞痛患者其静态心电图可表现正常。

心电图 ST 段抬高对急性心肌梗死的诊断、梗死心肌和梗死血管的定位及患者预后的预测均有重要意义。值得注意的是，常规 12 导联心电图系统常忽略 aVR 导联作用，以致长期以来把 12 导联心电图常当成"11 导联"心电图进行解读。近年研究发现，aVR 导联 ST 段抬高往往提示左主干病变或左前降支近端急性病变可能性大，若 ST aVR-STV$_1$ > 0，则进一步支持左主干病变。aVR 导联 ST 段抬高者心脏收缩功能损害较无抬高者明显，梗死心肌面积较大，预后较差，可判定为高危患者，临床上应予以高度重视。

与常规的心电图监测相比，24 h 动态心电图对一过性心律失常和非持续性异位心律的检出率比较高，而且能够同时监测患者 ST 段和心律的变化趋势。老年患者冠状动脉狭窄等引起的冠状动脉血压持续下降，当冠状动脉血压低于正常值的 30%~65% 时，24 h 动态心电图对应的 ST 段导联会发生异常，故 24 h 动态心电图检查能够提高患者冠心病的检出率。在对 201 例心绞痛患者行 24 h 动态心电图检查后发现，24 h 动态心电图检查的灵敏度为 87.0%，特异度达到 95.3%，24 h 动态心电图监测对冠心病诊断的灵敏度和特异度为 61%~100%。

2）心电图负荷试验　心电图负荷试验通过运动或者使用药物来增加心脏负荷和心肌耗氧量，病变的冠状动脉由于不能相应地增加血流以满足心肌耗氧量的增加，从而引起心肌缺血，心电图出现相应改变。心电图负荷试验可用于稳定性冠状动脉疾病患者的诊断和预后评价。根据增加心脏负荷方法的不同，心电图负荷试验分为运动负荷试验和药物负荷试验。

老年患者随年龄的增加，心血管系统发生衰老性改变，较年轻人更易发生心血管疾病，心电图负荷试验可以对隐性冠心病进行评估。如果老年患者因合并其他疾病，无法进行运动试验，可以采用药物负荷试验。药物负荷试验的常用药物有双嘧达莫、腺苷和多巴酚丁胺。多巴酚丁胺负荷试验较腺苷负荷试验应用范围更广。多巴酚丁胺负荷试验诊断冠心病的灵敏度高于腺苷负荷试验，而特异度低于腺苷负荷试验。运动负荷试验的临床应用已从单纯判定心肌缺血发展到分析病情、评价疗效和预后。对于高危患者（RCRI 评分为 3 分）或接受中高风险手术的患者，可行心电图负荷试验，以帮助判断病情，制订围手术期管理方案和改善患者预后。

3）超声心动图 超声心动图具有无创、便携、可实时准确地判断患者的心脏结构和血流动力学变化等优点，已逐渐成为心血管领域重要的检查方法。临床常用经胸超声心动图、经食管超声心动图、负荷超声心动图等检测方法。

老年患者随着年龄的增加，其心脏瓣膜结缔组织发生退行性病变及纤维化，使瓣膜增厚、变硬、变形及钙盐沉积。超声心动图在诊断老年性退行性瓣膜病方面具有绝对优势。2014 年，美国心脏协会的指南中明确提出，对于疑似中度以上的瓣膜狭窄或关闭不全的患者应在术前进行超声心动图检查，对于一年内进行过超声心动图检查且健康状况未发生明显改变的患者可以不用再次行超声心动图检查。由于老年患者运动后超声心动图收缩和舒张功能各参数的变化和年轻人不同，用多普勒血流参数来评价左心室功能和预测冠状动脉病变时应考虑年龄因素。对于无心力衰竭或瓣膜病临床表现的患者，术前 6 个月内行静息超声心动图对提高其生存率和缩短住院时间无益。

多普勒超声心动图运动负荷试验可无创、实时记录收缩期主动脉和舒张期二尖瓣血流频谱，实时测定运动负荷下左心室收缩和舒张功能等参数的变化，对心脏的储备功能进行定量评估，同时观察左心室整体及局部运动状态，发现潜在的收缩功能减退。

4）冠状动脉 CT 血管造影及冠状动脉造影 冠状动脉 CT 血管造影是一种无创的成像方式，可提供有关冠状动脉解剖结构的详细形态学信息，已成为非心脏大手术患者或有冠心病风险患者有价值的术前筛查工具。冠状动脉 CT 血管造影具有较强的特异度，其阴性预测价值较高。冠状动脉 CT 血管造影可显著提高 RCRI 对围手术期心脏风险的预测价值。术前冠状动脉 CT 血管造影有助于避免不必要的药物治疗和冠状动脉有创操作，但冠状动脉 CT 血管造影可能会高估围手术期心脏并发症事件的风险。

冠状动脉造影检查是目前评价冠状动脉血管狭窄程度的"金标准"。通过向血管内注射造影剂后，可以在 X 线下从不同角度直观地判断血管的直径和形态。对于老年患者行中高手术风险和具有明显症状的心肌缺血患者，术前可以考虑行冠状动脉 CT 血管造影或冠状动脉造影检查。图 4-2-1、图 4-2-2 和图 4-2-3 分别为右冠状动脉、前降支和回旋支冠状动脉造影的正常图像及存在明显狭窄的图像。

5）核素心肌灌注显像 核素心肌灌注显像（myocardial perfusion imaging，MPI）是一种无创、可有效评价冠心病心肌缺血的功能性检查方法，能直接反映心脏冠状动脉供血心肌的血流灌注状态，明确心肌缺血的部位、范围及程度。显像设备有单光子发射计算机体层摄影（single

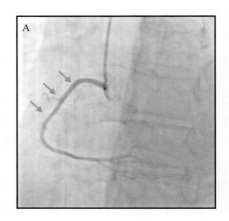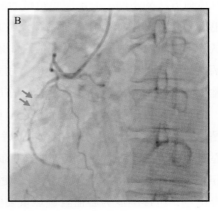

图 4-2-1 **右冠状动脉造影正常（A）及存在明显狭窄（B）的图像**

蓝色箭头示意右冠状动脉。红色箭头示意右冠状动脉中段狭窄 99%。

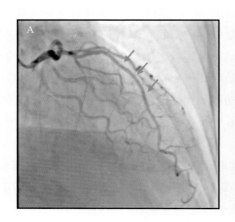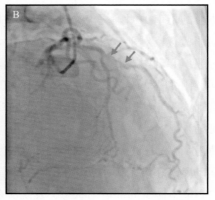

图 4-2-2 **左前降支造影正常（A）及存在明显狭窄（B）的图像**

蓝色箭头示意左前降支。红色箭头示意左前降支中段狭窄 85%～90%。

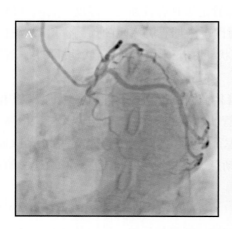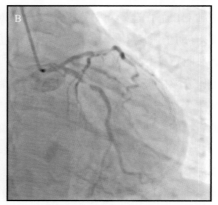

图 4-2-3 **左回旋支造影正常（A）及存在明显狭窄（B）的图像**

蓝色箭头示意左回旋支。红色箭头示意左回旋支近段狭窄 90%。

photon emission computed tomography，SPECT）和正电子发射体层摄影（positron emission tomography，PET），其中 SPECT 在临床开展较广泛。MPI 的原理是显像剂随冠状动脉血流到达心肌细胞局部，被正常的、有活性的心肌细胞摄取，这些显像剂在静脉注射后能聚集在心肌内，使正常心肌清晰显影。心肌细胞对于显像剂的摄取可以反映局部心肌的血流灌注情况与心肌的活力情况，病变的冠状动脉供血区的心肌血流灌注相对较少，心肌对显像剂的摄取绝对或相对减少，在心肌显像图上表现为放射性稀疏或缺损区。

核素心肌灌注显像分为静息显像和负荷显像。由于冠状动脉具备一定的血流储备功能，以及冠状动脉侧支循环的建立等原因，当冠状动脉狭窄程度不明显时，静息显像仍能维持正常的心肌灌注。而在负荷状态下由于心肌对于血流的需求增加，正常的冠状动脉血流量会增加 4～6 倍，而病变的冠状动脉往往扩张受限，正常的冠状动脉和病变的冠状动脉会显示出更明显的差异，提高了病变冠状动脉的检出率。负荷显像又可以分为运动负荷显像和药物负荷显像两种。核素心肌灌注显像有短轴图像、垂直长轴图像和水平长轴图像（**图 4-2-4**、**图 4-2-5** 和**图 4-2-6**）。

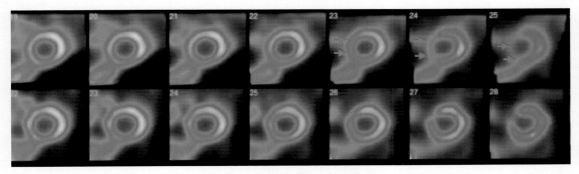

图 4-2-4　**核素心肌灌注显像短轴**

上排为负荷显像，下排为静息显像。箭头所指为负荷显像显示室间隔放射性缺损，提示室间隔心肌缺血。

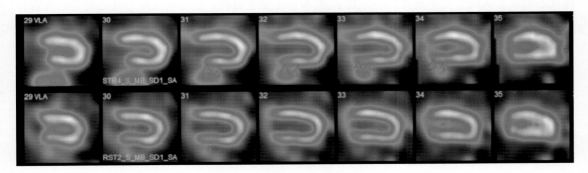

图 4-2-5　**核素心肌灌注显像水平长轴**

上排为负荷显像，下排为静息显像。箭头所指为负荷显像显示下壁放射性缺损，提示下壁心肌缺血。

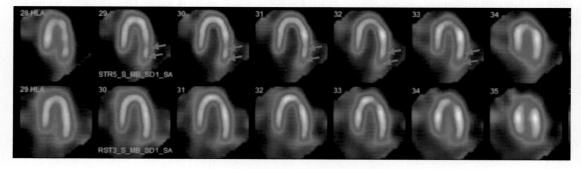

图 4-2-6 核素心肌灌注显像垂直长轴

上排为负荷显像，下排为静息显像。箭头所指为负荷显像显示外侧壁放射性缺损，提示外侧壁心肌缺血。

二、老年患者常见心血管疾病的精确评估和临床决策

1.高血压

随着我国人口的老龄化，老年人高血压的患病率不断增加。根据《老年高血压的诊断与治疗中国专家共识（2017 版）》，年龄 ≥ 60 岁、血压持续或 3 次以上非同日坐位收缩压 ≥ 140 mmHg 和（或）舒张压 ≥ 90 mmHg，可定义为老年高血压。在老年人群中，单纯的收缩压增高更常见，在 60 岁以上老年高血压患者中有单纯收缩期高血压的患者占 65%，70 岁以上老年高血压患者中有单纯收缩期高血压的患者占 90% 以上。单纯的收缩压增高导致心、脑、肾等靶器官损害，收缩压水平是心血管事件的独立预测因素。老年人血管弹性降低，脉压差增大（脉压 > 40 mmHg）。相比收缩压和舒张压，脉压增大是老年人心血管事件更重要的危险因素。60 岁以上老年人的脉压水平与心血管意外、脑卒中和冠心病发病均呈显著正相关。降压治疗可降低心脑血管病的发生率及死亡率，其中 70 岁以上老年男性、脉压增大或存在心血管系统合并症者获益更多。

高血压常用药物主要有钙通道阻滞剂、β 受体阻滞剂、血管紧张素转化酶抑制剂、血管紧张素受体拮抗剂和利尿剂五类。

未经治疗的高血压患者容易发生心肌缺血、心律失常和心力衰竭等。血压标准应以术前病房测量的血压和手术室第一次测量的血压的平均值作为基础血压。轻中度高血压（< 180/110 mmHg）可以进行手术，重度高血压（≥ 180/110 mmHg）应延迟择期手术，争取时间控制血压。老年患者进行择期手术时术前理想的降压目标为 < 140/90 mmHg。但是如需要接受急诊手术，则血压高低不应成为立即麻醉手术的障碍。

由于老年患者常并存多种疾病，《老年高血压的诊断与治疗中国专家共识（2017 版）》提出了患者并存不同疾病时的降压目标和药物选择方案（表 4-2-9）。

表 4-2-9　老年高血压合并疾病的降压目标及药物选择

合并疾病种类	降压目标及推荐用药
脑卒中	1. 急性缺血性脑卒中发病1周内降压治疗应谨慎，一般先处理焦虑、疼痛、恶心、呕吐和颅压增高等情况。若血压持续升高≥200/110 mmHg，可使用降压药物缓慢降压（24 h降压幅度＜15%），并严密观察血压变化 2. 急性缺血性脑卒中拟溶栓治疗时，血压应控制在180/100 mmHg以内 3. 急性缺血性脑卒中，如患者病情平稳，血压持续＞140/90 mmHg，可于脑卒中发病数天后恢复发病前使用的降压药物或启动降压药物治疗 4.缺血性脑卒中血压长期控制目标为＜140/90 mmHg，近期腔隙性脑梗死患者的血压可控制至＜130/80 mmHg 5. 急性脑出血早期积极降压可能改善预后，如无禁忌证，血压可降至140/90 mmHg。当颅内压增高时，血压≥180/100 mmHg时给予降压治疗，目标血压为160/90 mmHg 6. 脑出血患者的血压长期控制目标＜130/80 mmHg
冠心病	血压控制目标＜140/90 mmHg，如能耐受降压治疗可降至130/80 mmHg。如无禁忌证，首选β受体阻滞剂、ACEI，ACEI不能耐受时使用ARB。血压或心绞痛难以控制时，可使用CCB。舒张压低于60 mmHg时降压应谨慎。在密切监测下逐步达到收缩压降压目标
慢性心力衰竭	血压控制目标＜130/80 mmHg，高龄患者＜140/90 mmHg。若无禁忌证，首选β受体阻滞剂、ACEI、利尿剂及醛固酮拮抗剂治疗。ACEI不能耐受时使用ARB替代
肾功能不全	血压控制目标＜130/80 mmHg，高龄患者＜140/90 mmHg，若无禁忌证，首选ACEI或ARB，从小剂量开始并监测肾功能和血钾变化。慢性肾脏病4期［eGFR＜30 mL/(min.1.73m²)］患者可使用CCB、α受体阻滞剂及β受体阻滞剂等，慎用ACEI或ARB
糖尿病	血压控制目标＜140/90 mmHg，若能耐受可降至130/80 mmHg。首选ACEI或ARB

ACEI为血管紧张素转化酶抑制剂；ARB为血管紧张素受体拮抗剂；CCB为钙通道阻滞剂；eGFR为估算肾小球滤过率。

对于老年患者术前是否停用高血压药物，目前临床争论较多。除交感神经递质耗竭类药物（如利血平）考虑需要停药并改用其他药物外，一般都可继续服用至手术日晨。对于血管紧张素转化酶抑制剂和血管紧张素受体拮抗剂在术前是否需停药目前还存在争议。一般认为，如果仅单纯用于治疗高血压的患者，术前停药与否都可以，但是对于高血压合并心衰的患者，建议继续服用。美国麻醉医师学会与加拿大心血管协会发布的围手术期管理指南建议，术晨停用血管紧张素转化酶抑制剂和血管紧张素受体拮抗剂。对于服用血管紧张素转化酶抑制剂和血管紧张素受体拮抗剂诱导的血管麻痹综合征，术中可以通过扩容和使用血管活性药物来治疗。血管活性药物首选血管升压素，麻黄碱、去氧肾上腺素、去甲肾上腺素和肾上腺素也有效。

对于高血压新发脑梗死的患者，择期手术需要延迟4～6周后进行，脑出血患者需病情稳定1个月后进行非脑外科择期手术。高血压患者如果合并术前肌酐水平＞180 μmol/L（2 mg/dL）或肌酐清除率有明显降低，需要在择期手术前进一步治疗。高血压合并糖尿病的患者如果有眼底出血、视网膜和视盘水肿或出血，手术应暂缓；高血压患者应注意有无主动脉扩张及主动脉夹层，必要时行主动脉血管造影检查予以排除。

2. 冠心病

根据《中国心血管健康与疾病报告 2019》统计，目前我国冠心病的患者人数在 1 100 万人。随着年龄的增加，老年患者的冠心病患病率明显增加。冠心病是老年患者术前精确评估的重点。

冠状动脉病变容易累及的血管依次为左前降支、右冠状动脉、左回旋支和左主干。中国人在 80 岁前主要以单支病变为主，80 岁以后以三支病变为主。与白种人相比，黄种人冠心病患者中高血压比例较高，而高脂血症及糖尿病比例较低，中国人的冠状动脉特点以右冠状动脉优势型为主。美国心脏协会对冠状动脉造影狭窄程度的评定方法为：冠状动脉狭窄部位血管管径与邻近正常血管管径之比（表 4-2-10）。

表 4-2-10　冠状动脉造影狭窄程度的评定方法

分度	定义
25%	管腔直径减少但不超过25%
50%	管腔直径减少26%～50%
75%	管腔直径减少51%～75%
90%	管腔直径减少76%～90%
侧支主导	血管或者血管节段通过侧支通路被造影剂显影
99%	管腔几乎完全消失或缩小到头发的宽度（狭窄大于90%），但仍然有一些造影剂通过这个狭窄
100%	管腔完全闭塞

目前，由于接受经皮冠状动脉介入治疗（percutaneous coronary intervention，PCI）的患者不断增多，部分患者可能需要在 PCI 治疗后行择期非心脏手术，PCI 后行择期非心脏手术需间隔的时间见表 4-2-11。对于植入药物洗脱支架或裸金属支架后 4～6 周，需行紧急非心脏手术的患者，应继续双联抗血小板治疗，除非出血的相对风险超过预防支架内血栓形成的获益。对于植入冠状动脉支架但必须停用 P2Y12 受体阻断剂才可以手术的患者，在可能的情况下推荐继续使用阿司匹林，术后应尽快恢复 P2Y12 受体阻断剂治疗。冠心病患者行非心脏手术的术前心脏风险评估及临床决策流程见图 4-2-7。

表 4-2-11　PCI 后行择期非心脏手术需间隔的时间

PCI 类型	PCI 后行择期非心脏手术间隔时间（天）
冠状动脉球囊血管成形术	14
裸金属支架	30
药物洗脱支架	180～365

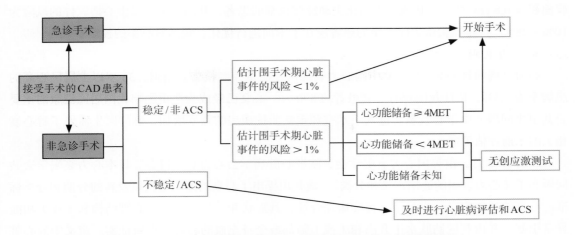

图 4-2-7 冠心病患者行非心脏手术的术前心脏风险评估及临床决策流程

CAD 为冠状动脉疾病；ACS 为急性冠脉综合征。引自：CAO D, et al. Nat Rev Cardiol, 2021, 18(1): 37-57.

3. 心脏瓣膜疾病

心脏瓣膜病是指心脏瓣膜因各种病因出现病变，影响血流的正常流动，从而造成心脏功能异常，瓣膜病变存在单瓣膜或多瓣膜病变。最常受累的为二尖瓣，约占 70%，二尖瓣合并主动脉瓣病变者占 20%~30%，单纯主动脉瓣病变为 2%~5%，而三尖瓣和肺动脉瓣病变者极为少见。

心脏瓣膜病的病因主要包括风湿、黏液变性、老年退行性改变、先天性畸形、缺血性坏死、感染和创伤等。在 65 岁以上人群中，约 50% 存在某种瓣膜性心脏病。对心脏瓣膜疾病患者术前评估的重点在于精确评估疾病类型以及心功能的损害程度。一般以狭窄为主的病变发展较关闭不全者迅速。心脏瓣膜关闭不全患者对麻醉手术的耐受力尚可，重度主动脉瓣狭窄或二尖瓣狭窄极易并发严重心肌缺血、心律失常（房扑或房颤）和左心衰，危险性较高。心脏主要瓣膜狭窄程度分级标准见**表 4-2-12**。

表 4-2-12 心脏主要瓣膜狭窄程度分级

狭窄程度分级	二尖瓣	主动脉
正常	正常成人瓣口面积 4~6 cm²	正常成人瓣口面积 3~4 cm²
轻度狭窄	瓣口面积 1.6~2.5 cm²	瓣口面积 > 1.5 cm² 或平均跨瓣压 < 25 mmHg
中度狭窄	瓣口面积 1.0~1.5 cm²	瓣口面积 1.0~1.5 cm² 或平均跨瓣压 25~50 mmHg
重度狭窄	瓣口面积 < 1.0 cm²	瓣口面积 < 1.0 cm² 或平均跨瓣压 > 50 mmHg

超声心动图是心脏瓣膜病的首选检查方法。在所有具有严重瓣膜性心脏病临床特征的患者中，术前超声心动图检查和 12 导联心电图都是评估瓣膜和左心功能不全的必要方法。瓣周纤维化引起传导系统障碍而导致缓慢性心律失常的患者，可能需要进行围手术期起搏。对于符合进行经皮瓣膜成形术或瓣膜植入的瓣膜重建或置换患者，应在择期非心脏手术前进行。对于有瓣

膜面积 < 0.8 cm² 的有症状或严重钙化主动脉瓣狭窄的患者，其围手术期发生心搏骤停的风险为 10% ~ 28%。严重二尖瓣关闭不全的患者应在手术前进行优化，包括对心率的控制。

4. 心力衰竭

心力衰竭简称心衰。《2020 中国心力衰竭医疗质量控制报告》报道，35 岁以上居民心衰的患病率为 1.3%，估计我国现有心衰患者约 890 万。心衰已经成为严重影响我国居民健康的重要公共卫生问题。由于心衰患者进入手术室和重症监护病房的频率增加，麻醉医生需要了解心衰相关的术前评估策略。

2021 年 3 月，由美国心力衰竭学会、欧洲心脏病学会心力衰竭协会、日本心力衰竭学会共同颁布了《心力衰竭的通用定义和分类》。该共识提出了心衰的通用定义以及新的分期和分类标准。心衰的通用定义：心衰是一种临床综合征，其症状和（或）体征由心脏结构和（或）功能异常引起，并由利尿钠肽水平升高和（或）肺部或全身充血的客观证据所证实。定义中的心脏结构和（或）功能异常包括射血分数（ejection fraction，EF） < 50%、心腔异常扩大、e/e' > 15、中/重度心室肥厚、中/重度瓣膜狭窄或反流。

心衰的诊断须经客观证据证实，至少需符合以下一项：① 利尿钠肽水平升高（表 4-2-13）；② 影像学（如胸片或超声心动图发现高充盈压）或血液动力学测量（如通过右心导管或肺动脉导管）提示肺部或全身性充血。

表 4-2-13　心衰诊断利尿钠肽水平

利尿钠肽	门诊	住院/失代偿
BNP（pg/mL）	35	100
NT-proBNP（pg/mL）	125	300

心力衰竭可分为 A 期、B 期、C 期和 D 期，具体分期标准如下：

（1）A 期（心衰风险期）。患者有心衰风险但目前或既往无心衰症状或体征，没有心脏病的结构或生物标志物异常证据，患有高血压、动脉粥样硬化性心血管疾病、糖尿病、肥胖、已知接触过心脏毒性物质、有心肌病或遗传性心肌病阳性家族史的患者属于这一类。这些患者并不都会发生心衰，但可能需要进行危险因素干预。

（2）B 期（心衰前期）。患者目前或既往无心衰症状或体征，但存在结构性心脏病或心功能异常或利尿钠肽水平升高的证据。结构性心脏病：左心室肥厚、心腔扩大、室壁运动异常、心肌组织异常、瓣膜性心脏病。心脏功能异常：左心室或右心室收缩功能降低，有创或无创检查中有充盈压增加的证据，舒张功能异常。患者利尿钠肽水平升高或心肌肌钙蛋白水平升高，尤其是在暴露于心脏毒性物质的情况下。

（3）C 期（心衰期）。患者目前或既往存在由心脏结构和（或）功能异常引起的心衰症状和（或）体征。

（4）D 期（心衰晚期）。患者在休息时有严重的心衰症状和（或）体征，尽管接受了指南引导药物治疗（guideline-directed medical therapy，GDMT），但仍反复住院，为难治性或对

GDMT 不耐受，需要接受高级治疗，如考虑心脏移植、机械循环支持或姑息治疗。

根据左室射血分数（left ventricular ejection fraction，LVEF），心衰可以分为射血分数降低的心衰、射血分数中间值的心衰、射血分数保留的心衰和射血分数改善的心衰四类（表 4-2-14）。

表 4-2-14　心衰分类

分　类	标　准
射血分数降低的心衰	LVEF ≤ 40%
射血分数中间值的心衰	LVEF 41% ~ 49%
射血分数保留的心衰	LVEF ≥ 50%
射血分数改善的心衰	基线 LVEF ≤ 40%，第二次测量时 LVEF 比基线增加 ≥ 10%，且 > 40%

心衰患者的精确评估内容应包括患者术前 MET、经胸超声心动图、BNP 或 NT-proBNP 的连续测量。

患者的体能状况在风险评估中非常重要，故准确测量代谢当量很有价值。但需注意的是，患者自我报告和医生主观评估的 MET 容易出错，尤其是在 MET 范围较低时。超声心动图是心衰诊断与评估的基本检查方法。欧洲心脏病学会和欧洲麻醉学会指南建议，使用经胸超声心动图充分检查疑似或已诊断为充血性心衰的患者。活动性心衰是围手术期并发症的独立危险因素。行非心脏大手术的心衰患者术后 30 d 内的全因再入院率明显增加。

利尿钠肽（如 BNP 和 NT-proBNP）是诊断心衰不可或缺的组成部分，特别是在诊断不确定时。对生物标志物水平的解释应个体化处理，充分考虑临床情况的复杂性。老年、房颤以及慢性肾脏病患者的利尿钠肽水平阈值需要调整。例如，< 50 岁的患者，NT-proBNP 阈值为 450 pg/mL；50 ~ 75 岁患者，NT-proBNP 阈值为 900 pg/mL；> 75 岁的患者，NT-proBNP 阈值为 1800 pg/mL。对于房颤患者，有学者建议将利尿钠肽阈值提高 20% ~ 30%。

有症状的充血性心衰患者的围手术期死亡率显著增加，症状稳定、控制良好的患者死亡风险并不一定会增加。失代偿性或严重慢性充血性心衰（恶化或新发的充血性心衰、心功能 Ⅳ 级）的患者需要推迟手术，进行术前优化。对于新诊断的充血性心衰患者，择期手术至少应推迟 3 个月，并进行抗心衰治疗，以改善左心室功能和使心肌重塑。除非有低血压或症状性心动过缓，否则在围手术期应继续使用 β 受体阻滞剂和血管紧张素转化酶抑制剂（或血管紧张素受体拮抗剂）。

临床研究发现，血管紧张素转化酶抑制剂和血管紧张素受体拮抗剂可延长慢性心衰患者的生存期。此外，肾上腺素能受体阻滞剂也可以降低心衰患者的死亡率。在心衰常规治疗中加入小剂量醛固酮拮抗剂可降低重度心衰患者的死亡率。地高辛可以改善心衰患者的症状和运动耐量，长期使用对死亡率无影响，但可降低心衰患者的住院风险。指南推荐地高辛可以用于利尿剂、肾素-血管紧张素系统阻滞剂、β 受体阻滞剂和螺内酯等治疗后仍持续有症状的射血分数降低的心力衰竭患者。心律失常导致的心脏性猝死是导致心衰患者死亡的常见原因。植入式心脏复律除颤器能明显降低猝死率，可用于心衰患者心脏性猝死的一级预防和二级预防。

5.心律失常

1）室上性心律失常　室上性心律失常是指起源于窦房结、心房、房室交界区的心律失常，主要表现为心脏搏动的频率、节律、起源部位、传导速度或激动次序的异常。室上性心律失常分为窦性心律失常（窦性心动过速、窦性心动过缓、窦性心律不齐、窦性停搏及病态窦房结综合征等）和房性心律失常（房性逸搏或房性逸搏心律、房性早搏、房性心动过速、房扑、房颤等）。其中，室上性心动过速的发病率为0.2%，在女性中的发病率是男性的2倍，在65岁以上老年人中的发病率是年轻人的5倍以上。对于室上性心动过速患者，要进行精确的病史评估，包括家族史和体格检查。对于未采集到发作时心电图的患者，病史的采集就更加重要。术前行心电图和超声心动图及电解质和甲状腺功能等实验室检查是必要的，存在心绞痛或有冠心病危险因素的患者需进行心肌缺血的评估。

病态窦房结综合征患者可在不同时间出现一种以上的心律失常，常同时合并心房自律性异常，部分患者同时有房室传导功能障碍。50%的病态窦房结综合征患者为60岁以上的老年患者。对于无症状者，术前无须治疗。对于有症状的患者，需要根据患者是否符合起搏器植入指征而植入临时或永久起搏器。慢快综合征的病态窦房结综合征患者，由于发生血栓栓塞的风险较大，应根据手术的种类和大小考虑进行抗凝治疗。

房性心动过速在老年人中的发病率高达13%，在合并慢性阻塞性肺疾病患者中的发病率约为20%。房性心动过速根据起源部位可分单源性房性心动过速和多源性房性心动过速。多源性房性心动过速常发生于60~70岁以上的老年人群，在男性和女性中的发病率无差异。约有60%的多源性房性心动过速患者有严重的肺部疾病，如慢性阻塞性肺疾病、肺炎及肺栓塞等。

房颤患者术前放置起搏器的指征：① 若存在一次或多次＞5 s的停搏，无论有无症状，均考虑心脏起搏器治疗。② 永久性房颤合并症状性心动过缓者，术前需要置入起搏器。房颤表现为慢且规则的心室率时，提示可能存在完全性房室传导阻滞，如持续不恢复，需要进一步检查。

2018年11月，美国心脏病学会、美国心脏协会以及美国心律协会共同发布了《心动过缓和心脏传导延迟患者的评估和管理指南》。心动过缓可分为窦房结功能障碍、房室传导阻滞和传导障碍三类。窦房结功能障碍主要与窦房结及其周围心房组织的进行性纤维化改变相关，呈年龄依赖性。窦房结功能障碍引起窦房结和心房冲动形成以及传导异常导致心动过缓，其相关的临床症状（如黑矇、晕厥、头晕、乏力、活动耐量下降、意识模糊、心力衰竭等）主要机制为心动过缓所致的脑血流低灌注。指南对相关定义进行了更新。窦性心动过缓的定义为窦性心率小于50次/min。窦性停搏指PP间期大于3 s。心脏变时性功能不全的广义定义为心率的增加不能达到满足机体代谢需求的水平（运动时心率储备小于预计值的80%）。

对于心动过缓和心脏传导延迟患者，术前应进行全面的病史评估和体格检查。对于可疑睡眠期间发作的心动过缓或传导障碍，推荐筛查阻塞性睡眠呼吸暂停。对于合并睡眠呼吸障碍的睡眠期间发作的心动过缓或传导障碍的患者，推荐首先治疗阻塞性睡眠呼吸暂停（夜间呼吸机持续正压通气治疗和减轻体重）。睡眠呼吸障碍和夜间心动过缓相对常见，治疗睡眠呼吸暂停不仅能减少心律失常的发作，还能带来心血管获益。如果存在夜间心动过缓，应考虑筛查睡眠呼吸暂停。而夜间心动过缓本身并不是永久性起搏的指征。对于心动过缓患者的评估主要应包括心电图评估、影像学评估和有创评估（表4-2-15、表4-2-16和表4-2-17）。

表4-2-15　心动过缓患者的心电图评估

推　荐
1. 对怀疑心动过缓和传导障碍的患者应进行12导联心电图检查，以记录心脏频率、节律和传导情况，并筛查器质性心脏疾病和系统性疾病
2. 对怀疑心脏变时性功能不全的患者，可进行运动心电图试验，以确定诊断和提供预后信息
3. 对在运动中出现症状，怀疑与心动过缓或传导障碍相关的患者，或者是2∶1房室传导阻滞而阻滞部位未知的患者，可考虑行运动心电图试验
4. 对已有或怀疑心动过缓和传导障碍的患者进行评估，各种心律监测设备有利于明确患者症状和心律失常的相关性，基于症状发作频率、特点以及患者意愿选择不同的心律监测设备

表4-2-16　心动过缓患者的影像学评估

推　荐
1. 对间断出现（发作间隔＞30d）可疑心动过缓症状的患者，如果无创评估未能明确诊断，可考虑使用植入式心电监测记录仪进行长程动态监测
2. 对可疑心动过缓的患者，如果无创评估未能明确诊断，可考虑进行电生理检查，以明确诊断和揭示心动过缓机制

表4-2-17　心动过缓患者的有创评估

推　荐
1. 对新发LBBB、二度Ⅱ型AVB、高度AVB或三度AVB的患者，不论有无明显的器质性心脏病或冠心病，均推荐行经胸心脏超声检查
2. 对非LBBB、二度Ⅱ型AVB、高度AVB或三度AVB的心动过缓患者，若怀疑有器质性心脏病，可行经胸心脏超声检查
3. 对心动过缓或束支阻滞的患者，若怀疑器质性心脏病，其他检查不能明确时，可进一步行经食管超声、CT、MRI或者核素等检查
4. 对无症状窦性心动过缓或者一度AVB且无器质性心脏疾病临床表现的患者，不推荐常规行心脏影像学检查

LBBB为左束支传导阻滞；AVB为房室传导阻滞。

2）室性心律失常　室性心律失常是指起源于心室的节律和频率的异常。主要包括室性早搏、室性心动过速、室扑和室颤。随着年龄的增加，老年人群中的室性心律失常的发生率明显增加。室性心律失常多发生于有基础心脏疾病的患者。

室性早搏是指起源于希氏束部位以下心室肌细胞提前除极而产生。在＞75岁的人群中，室性早搏的发病率可高达69%。对于频发室性早搏的患者（24 h＞500个），应进一步评估，以排除任何潜在的结构性心脏病，室性早搏负荷（室性早搏数量与24 h总心搏的比值）＞20%是全因死亡和心血管病死亡的高危因素。

室性心动过速是指起源于希氏束分叉以下的连续 3 ~ 5 个宽大畸形 QRS 波组成的心动过速。

室性心律失常是老年患者中常见的并存疾病，特别是快速性室性心律失常发作时易影响血流动力学，并伴随明显症状。术前应积极治疗和纠正心律失常，恢复稳定的血流动力学状态，同时需要对基础疾病及其诱因进行相应处理。

6. 心脏起搏器

在临床麻醉工作中，安装永久性心脏起搏器的老年患者人数逐渐增多。安装永久起搏器的患者主要是存在病态窦房结综合征或 II 度以上的房室传导阻滞的患者。术前需要了解起搏器的类型及参数设置，是否有磁失活模式。同时需要考虑手术的类型，特别是胸部、头部或颈部手术可引起电磁干扰，可能抑制起搏器或触发非同步起搏。对于植入心脏植入式电子设备的患者，特别是植入式心脏复律除颤器，麻醉医生应与相关的心脏病专家联系，确定设备的相关信息。必要时，需在手术前对植入式心脏复律除颤器的参数进行调整。

7. 糖尿病

中国目前糖尿病患者的人数居世界首位，共有 1.16 亿。糖尿病是心血管疾病的重要危险因素，术前血糖升高的患者术后发生心血管的风险显著增加。心血管疾病是 2 型糖尿病患者死亡的主要原因。

糖尿病是一组因胰岛素绝对或相对分泌不足和（或）胰岛素利用障碍引起的，以慢性高血糖伴碳水化合物、蛋白质和脂肪的代谢障碍为特征的代谢性疾病。主要分为 1 型糖尿病和 2 型糖尿病。老年人群以 2 型糖尿病为主。

对于老年患者人群，为防止发生围手术期低血糖，术前的血糖控制目标并不要求完全达到正常水平。过于严格的控制血糖水平，不能降低术后死亡率，同时还可能增加低血糖风险。在手术患者中，可以采用适当宽松的血糖控制目标，术前的空腹血糖控制在 ≤ 10 mmol/L，餐后血糖控制在 ≤ 12 mmol/L。大手术患者应在术前停用口服降糖药物，改用正规胰岛素治疗；而短小手术的患者可以继续口服降糖药物。

对糖尿病患者的术前评估，应详细了解患者的糖尿病类型及血糖的控制方法。糖化血红蛋白可以反映患者近三个月的血糖控制水平，对于高风险或者大手术的患者，术前应常规行糖化血红蛋白检查，糖化血红蛋白 ≤ 7% 表明患者近期血糖控制满意，围手术期风险相对较低；而糖化血红蛋白 > 8.5% 的患者则考虑推迟择期手术。由于老年患者糖尿病的病程多数较长，需要精确评估是否存在心、脑、肾等重要脏器相关并发症。糖尿病患者的术中血糖和手术应激相关，手术创伤大，血糖水平高。相比于区域麻醉，全身麻醉尤其是吸入性麻醉药物升高血糖作用大。但对糖尿病患者实施区域麻醉时应警惕神经损伤，故目前的指南并没有将区域麻醉作为糖尿病患者的首选麻醉方案。

三、老年患者常见术后心血管并发症的危险因素

手术的相关因素（如失血、炎症、患者体位、通气/血流不匹配及其他急性病理生理变化）

对术后心血管并发症的影响远高于患者本身疾病的固有风险。麻醉医生应了解不同手术存在的相应风险。传统上，门诊手术被认为风险相对较低，而血管手术则被认为风险较高。了解术后心血管并发症的危险因素，有助于术前制订合适的麻醉和手术方案，告知患者和家属相应的风险。不同手术的风险评级见**表4-2-18**。

表4-2-18   非心脏手术的心脏风险分级

心脏风险分级	手术类型
高风险（MACE > 5%）	动脉及主要大血管手术、外周血管手术
中风险（MACE > 1%~5%）	颈动脉内膜剥离术、头颈外科手术、腹腔内和胸腔内手术、矫形外科手术、前列腺手术
低风险*（MACE < 1%）	门诊手术、内镜手术、浅表手术、白内障手术、乳腺手术

MACE为主要心血管不良事件，主要包括心血管死亡、心肌梗死和脑卒中三个终点事件。*术前一般不需要进行进一步的心脏检测。

1. 心肌梗死

随着人口的老龄化，行非心脏手术的冠心病患者数量越来越多。老年患者中，发生心肌梗死等心血管并发症的人数也逐年增加。研究报道，50岁以上的患者接受非心脏手术，其术后心肌梗死的发病率可高达7%。围手术期心肌梗死的独立相关因素包括高危冠状动脉疾病、手术前6个月内有心肌梗死、行经皮冠状动脉介入治疗、加拿大心血管协会分级为Ⅲ级或Ⅳ级的心绞痛，手术前3个月内曾发生休克。

2. 心力衰竭

围手术期心力衰竭是指围手术期发生的各种心脏结构或功能性疾病导致心室充盈和（或）射血功能受损，心输出量不能满足机体组织代谢需要，以体循环和（或）肺循环淤血，组织血液灌注不足为主要临床表现的一组综合征。

围手术期心衰分为左心衰和右心衰。其中绝大多数的心力衰竭都是以左心衰竭开始的，即首先表现为肺循环淤血。急性心衰以肺水肿（左心衰）或低灌注（心源性休克）为特征。慢性或充血性心衰则以外周水肿和颈静脉压升高为特征。

围手术期左心衰的常见病因包括慢性心衰急性加重、急性心肌损伤（如急性冠状动脉综合征）、围手术期心肌病、急性重症心肌炎、高血压、左侧心脏瓣膜功能障碍、大面积心肌梗死、心脏压塞等。围手术期右心衰的常见病因包括右心室心肌病、右侧心脏瓣膜功能障碍、急性大面积肺栓塞、慢性肺病、原发性肺动脉高压等。

（刘松彬   顾卫东）

第三节　肺功能精确评估与临床决策

老年患者的肺功能评估是术前评估的重要方面。老年患者术后肺部并发症的发生与术前肺功能状态及术后肺功能下降程度密切相关。肺功能的储备随着年龄的增加而降低。老年人的肺泡表面积减少，肺的弹性回缩力和顺应性下降，肺活量和第一秒用力呼气量减少，通气/血流比值失调，气体弥散能力下降，这些因素均可影响老年患者的通气功能和氧合功能。老年患者对低氧和高碳酸血症的通气反应降低、气道保护性反射减弱，可导致呼吸的自身调节功能降低及误吸的风险增加。老年患者术前肺功能下降会直接影响术后转归。因此，对老年患者进行精确的术前肺功能评估十分重要。通过术前肺功能评估，可以明确患者呼吸系统的基本状态，预测术后肺部并发症的发生及其转归，指导临床决策的制订和术后肺部并发症的预防，改善老年手术患者的预后。

完善的术前肺功能评估至少应包括了解患者的病史和症状体征、实验室检查、肺功能检查及影像学检查等。对患有慢性阻塞性肺疾病、肺部感染、睡眠呼吸暂停等疾病的老年患者，应进行精确的临床评估，以指导围手术期管理。

一、肺功能评估方法

1. 肺功能评估问卷

临床上常采用肺功能的主观评价问卷来对患者的肺功能进行初步的评估，如肺功能主观评价问卷、呼吸困难程度分级评估表（表 4-3-1 和表 4-3-2）。虽然肺功能问卷受患者主观感受的影响较大，对肺功能评估的精确性欠佳，但操作简单快捷，适合麻醉人员对患者进行肺功能状态的初步筛查。

表 4-3-1　肺功能主观评价问卷

分级	肺功能情况	主观表述
1	正常	
2		能上楼梯，从第1层到第5层
2	轻度减退	能上楼梯，从第1层到第4层
2		能上楼梯，从第1层到第3层
3		按自己的速度，不休息能走 1 km
3	中度减退	按自己的速度，不休息能走 500 m
3		按自己的速度，不休息能走 200 m

分级	肺功能情况	主观表述
4		走走停停，能走 200 m
4	重度减退	走走停停，能走 100 m
4		走走停停，能走 50 m
5		起床，做日常的事就呼吸困难
5	极重度减退	卧床，做日常的事就呼吸困难
5		起床，说话也有呼吸困难

表 4-3-2 呼吸困难程度分级评估表

程度	主观表述
轻度	在平地行走时，步行速度可与同年龄、同体格的健康人相同，但在上缓坡或上楼梯时则落后
中度	与同年龄、同体格的健康人一起在平地行走时或爬一段楼梯时有呼吸困难
重度	在平地上按自己的速度走超过 4~5 min 后即有呼吸困难，稍用力即有气短，甚至在休息时也有气短。

2. 屏气试验

屏气试验简单易行，无场地和设备要求，除非患者无法沟通，在绝大多数患者中皆可实施。由于屏气时间的起止均以患者的主观感受为依据，测试者无法发现患者细小的呼吸动作。因此，屏气试验结果的可靠性与患者的配合度呈正相关。实施屏气试验时，嘱患者深吸气后，自己用手捏鼻并闭嘴，直至屏不住时，松手呼气。这能够帮助那些沟通理解能力欠佳的老年患者有效实施屏气试验，避免患者屏气时不自觉地细小呼吸。屏气试验结果与患者对非心胸手术耐受程度的关系见表 4-3-3。

表 4-3-3 屏气试验评估非心胸手术麻醉耐受程度

分级	屏气时间	主诉	非心胸手术麻醉耐受程度
Ⅰ级	＞30 s	耐受日常体力活动，活动后无气急	耐受好
Ⅱ级	20~30 s	对日常体力活动有不适感，自行控制活动量，不能耐受跑步	围手术期处理得当，耐受良好
Ⅲ级	10~20 s	一般体力活动后明显气急	耐受差
Ⅳ级	＜10 s	无法耐受体力活动，休息时气急感	耐受极差

3. 登楼试验

登楼试验无需大型设备，具有简便易行的优点。其要求是患者按自身平常的步行速度进行登楼，每一层楼的阶梯数为 20 个，每个阶梯高 15 cm，应注意登楼期间不能停顿。如患者能登 3 层或以上，提示围手术期并发症风险相对较低。登 3 层楼时氧饱和度下降 ≥4%

时，肺部手术后的肺部并发症显著增加，而登楼小于2层的患者围手术期并发症发生率及病死率显著升高。

4. 6分钟步行试验

6分钟步行试验（6 minutes walk test，6MWT）的测试相对简便，可在室内进行，患者仅需进行步行测试，因而患者的耐受性好，易被患者接受。6MWT主要用于评估患者的心肺功能状态和预测术后心肺功能转归，较心肺运动试验更适合于老年人和中重度心肺功能损害的患者。一般认为，6MWT分级中，Ⅰ～Ⅱ级的患者心肺储备低，术后转归差（表4-3-4）。6MWT的禁忌证为1月内有不稳定型心绞痛或心肌梗死。6MWT的主要指标是患者6分钟内最多可步行的距离。与心肺运动试验相比，由于6MWT中没有达到患者最大的运动储备，6MWT更能反映患者日常身体活动的功能运动水平。

表4-3-4　6MWT距离与分级

6MWT分级	步行距离（m）
Ⅰ级	＜300
Ⅱ级	300～375
Ⅲ级	375～450
Ⅳ级	＞450

行6 MWT时，受试者沿着一条封闭的、长而直的平坦走廊进行测试，走廊须为室内的硬质地面。步行走廊须超过30 m，走廊的全程每隔3 m就有一标记。出发地点为步道一端起点，同时也是每个60 m的终点，用明亮的颜色条带标于地面上。在术前1 d的同一时间段，由同一测试者完成对所有患者的6 MWT，记录患者的步行距离。每例患者均试验两次，两次的间隔时间为1 h，取步行距离较长的一次的试验结果进行数据分析。试验前后记录患者的血压、心率及血氧饱和度，并对测试前后的气促和疲劳情况进行Borg呼吸困难评分（表4-3-5）。

患者的准备如下：① 穿着舒适，穿适于行走的鞋子；② 试验过程中，患者可使用平时使用的步行辅助器材（如手杖、助步器等）；③ 患者日常的治疗方案仍继续；④ 试验当天饮食清淡；⑤ 试验前2 h内患者应避免过度运动。

测试流程如下：① 6 MWT开始前将圈数计数器、计时器、Borg量表和工作表等测试用品准备好并且放到出发点；② 让患者站立于起点处并阅读Borg量表，询问患者呼吸困难和疲劳的级别，用Borg量表评价患者基线呼吸困难和疲劳情况，测试结束后提醒患者运动前所选的级别，然后重新评价呼吸困难和疲劳的级别；③ 患者站在出发线，开始步行的同时开始计时，试验开始后测试者每过1 min给受试者标准的鼓励，试验过程中测试者站在出发线附近但不可跟随患者步行，不干扰患者；④ 测试者在试验过程中不可跟患者以外的其他任何人交谈，患者每次步行完一圈回到出发线时，测试者应立即记录步行圈数，并用较明显的身体动作让患者看到，不可使用其他鼓励性语言；⑤ 测试最后15 s时提醒患者时间结束时须立即停在原地，时间结束喊"停！"然后测试者到患者停止处做一标识。

表 4-3-5　Borg 呼吸困难评分

分值	评分标准
0分	完全没有，"没事"代表您没有感觉到任何费力，没有肌肉劳累，没有气喘吁吁或呼吸困难
0.5分	刚刚感觉到（非常微弱，刚刚有感觉）
1分	非常轻微（"很微弱"代表很轻微的费力。按照您自己的步伐，你愿意走更近的路程）
2分	轻微（"微弱"）
3分	中等（代表有些但不是非常的困难。感觉继续进行是尚可的、不困难的）
4分	稍微严重
5分	严重（"强烈严重"代表非常困难、劳累，但是继续进行不是非常困难。该程度大约是"最大值"的一半）
6分	5～7分之间
7分	非常严重（"非常强烈"代表您能够继续进行，但是你不得不强迫自己而且你非常劳累）
8分	7～9分之间
9分	非常非常严重（几乎达到最大值）
10分	最大值（"极其强烈－最大值"是极其强烈的水平，对大多数人来讲这是他们以前生活中所经历的最强烈程度）

　　由于 6MWT 结果受多种因素影响，其预测术后肺部并发症的灵敏度仅为 69.2%。6MWT 常作为心肺功能的初步评估方法。目前认为，基于 6MWT 计算的心肺适能（cardiorespiratory fitness，CRF）与心肺运动试验的最大氧耗之间有更好的相关性，对术后肺部并发症的预测效能优于单纯的 6 分钟步行距离。CRF_{6MWT} 的单位为代谢当量（MET）。

　　CRF_{6MWT} 计算公式：$CRF_{6MWT} = [（0.023 × 6MWT）-（6.79 × 性别）-（0.276 × 体重）-（0.191 × 年龄）-（0.193 × 静息心率）+70.161]/3.5$。其中，6MWD 为 6 分钟步行距离。性别为女性取 1，男性取 0。

　　5. 心肺运动试验

　　心肺运动试验是利用一定的运动负荷，对心肺功能进行评价。心肺运动试验可在患者尚处在心肺功能代偿期时，早期发现心肺功能受损，进而对患者的心肺功能进行精确评估。心肺运动试验的原理是根据受试者运动时的心肺反应及气体代谢等表现特征，评价受试者的心肺功能。心肺运动试验是评价心肺运动功能受损程度的"金标准"。

　　1）适应证　由于老年患者心肺疾病往往共存，心肺运动试验可分别评价心脏与肺脏负荷因素的重要性。心肺运动试验可用于慢性阻塞性肺疾病、间质性肺病、肺血管病、运动性哮喘等患者的术前肺功能评估，能发现早期的气体交换障碍。心肺运动试验还可以用于患者肺切除术和肺减容术的术前肺功能评估及术后肺功能的预测。

　　2）禁忌证　① 严重的心肺疾病：支气管哮喘急性发作、慢性阻塞性肺疾病急性加重期、心绞痛、心肌梗死、严重的心功能不全、严重的室性心律失常或高度房室传导阻滞、冠状动脉主干病变。② 安装起搏器患者。③ 衰弱患者。④ 行动不便者。

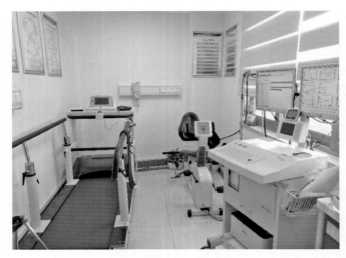

图 4-3-1　心肺运动试验的基本设备

包括运动器械（自行车功量仪、活动平板）、运动气体参数监测设备和心电图监测设备。图片由复旦大学附属华东医院何菡医生提供。

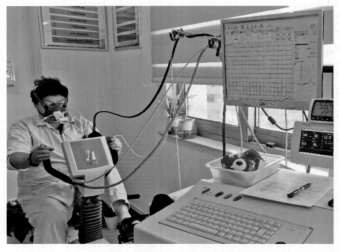

图 4-3-2　心肺运动试验中的蹬车运动

图片由复旦大学附属华东医院何菡医生提供。

心肺运动试验的基本设备包括：运动器械和监测设备。常用的运动器械为自行车功量仪和活动平板，监测设备包括运动气体参数监测设备和心电图监测设备（图 4-3-1）。

心肺运动试验的基本流程如下：设备定标后首先进行机体静态肺功能测试，之后进行负荷运动（图 4-3-2），依次为静息、空蹬、负荷递增和恢复四个阶段。静息阶段，患者保持静息状态 1 min 以上，测定患者静息时的心率、静息血压、基础代谢率等，不加载功率或较低的恒定功率（如 10 W）。空蹬阶段（或称热身阶段），患者踏车 3 min，速度保持在 55～65 转/分，接近结束时记录心率、血压、心电图、血氧饱和度等指标。负荷递增阶段，运动功率进行递增并记录相关指标，此阶段总时间维持在 10 min 以内，如期间患者发生失代偿（如呼吸窘迫、新发心绞痛、血氧饱和度降至 90% 以下等），则须终止试验。恢复阶段，受试者继续无负荷缓慢运动 1～2 min，最后回到静息状态。

3）心肺运动试验的主要指标

（1）最大摄氧量（VO_{2max}）：是指当摄氧量不随运动负荷上升而增加时的值。正常值应大于预计值的 84%。当 VO_{2max} 降低，提示氧合可能存在障碍。

（2）无氧阈（anaerobic threshold，AT）：是指有氧代谢尚未需要无氧代谢补充供能时的最大 VO_{2max} 值。AT 正常值＞预计值的 40%。AT 降低提示心肺功能受损。

（3）心率储备（heart rate reserve，HRR）：指最大心率与预计值之间的差值，正常应小于 15 次/min。HRR 增高提示呼吸系统受损。

（4）氧脉搏：指心脏每次搏动时进入肺循环的氧气量，正常值＞预计值的 80%。该值降低常见于低氧血症、贫血和心脏疾病等。

（5）通气储备：指最大运动通气量（maximal expiratory ventilation，VEmax）与最大通气量（maximal voluntary ventilation，MVV）的比值，正常值＞预计值的75%。通气储备升高常提示由呼吸系统疾病所致的运动受限。

（6）生理无效腔量与潮气量比值（VD/VT）：肺功能受损时，静息状态下该值即增高，运动时也不能降低，正常值应小于0.28。

（7）二氧化碳通气当量（VE/VCO$_2$）：该指标能极好地评价无效腔和通气量，正常值应小于34，该值增高常代表通气不足或无效腔通气增加。

（8）肺泡－动脉氧分压差（P$_{A-a}$O$_2$）：正常值＜4.67 kPa（35 mmHg），该值升高提示肺部通气/血流失衡、弥散功能障碍或存在解剖分流。

值得注意的是，由于心肺运动实验需要患者在大量运动时进行各项指标的检测，老年人常常合并多项器官功能障碍，对完成心肺运动试验存在不同程度的困难。对衰弱高龄的老年患者，心肺运动试验的适应度较为有限，甚至可能无法完成。

6. 肺功能检查

肺功能测定可对呼吸功能的基本状况做出较为准确的评价，明确肺功能障碍的程度和类型，观察肺功能损害的可逆性，对于明确疾病诊断、指导治疗、判断疗效、预测预后及评估胸腹部大手术的耐受程度都具有重要意义。

肺功能检查的适应证：① 判断患者呼吸功能的基本状态，明确有无通气功能障碍，以及判断通气功能障碍的类型和程度，如区分阻塞性和限制性通气功能障碍。② 评价各种平喘药物的疗效。③ 手术患者的术前评估、预测术后呼吸功能。④ 指导脱机时机的选择。

肺功能检查的局限性：① 主要反映呼吸生理功能变化，无法单独据此确定病因。② 某些检测指标个体差异较大。③ 某些指标受主观因素影响较大，可重复性差。

肺功能检查的禁忌证包括急性心肌梗死、严重心功能不全、肺功能严重减退、自发性气胸及咯血等。

肺功能检查可测定肺的容积、肺通气功能和肺弥散功能。

1）肺容积测定　肺容积测定的主要指标包括潮气量、肺活量和功能残气量等。这些指标体现了肺部静态解剖学特征。肺活量（vital capacity，VC）为最大吸气后所能呼出的最大气量。通常以其实际测得值比预计值的百分数来表示。该数值在60%～79%为轻度降低，40%～59%为中度降低，小于40%为重度降低，VC降低主要见于各种限制性通气功能障碍，重症慢性阻塞性肺疾病合并肥胖的老年患者VC可明显降低。功能残气量（functional residual capacity，FRC）指平静呼气后仍残留于肺内的气量。FRC的生理意义在于呼气末仍有足够的气体继续进行气体交换。慢性阻塞性肺疾病患者FRC增加。肺不张、气胸、胸腔积液及肺切除术后患者FRC减少。残气量（residual volume，RV）与肺总量（total lung capacity，TLC）的比值（RV/TLC）可以用来判定肺气肿的程度。

2）肺通气功能测定　肺通气功能是指在单位时间内随呼吸运动出入肺的气流和流速，又称动态肺容积。肺通气功能指标包括肺通气量、用力肺活量和最大呼气中段流量。

MVV是指以最快呼吸频率和尽可能深的呼吸幅度做最大努力重复呼吸1 min所得的通气

量，是肺通气量中常用的指标。MVV 占预测值的 80% 以下为异常。老年患者的 MVV 降低较常见，这与老年人的解剖和生理变化有密切联系。MVV 也可反映通气储备功能，常用于肺部手术前肺功能的评价，MVV < 86%，提示通气储备功能不佳；MVV < 70% 提示通气功能严重受损。临床上，MVV ≤ 40% 提示术后呼吸功能恢复差，术后呼吸机支持可能性大。

用力肺活量（forced vital capacity，FVC）是指深吸气后以最大用力、最快速度所能呼出的全部气量。第一秒用力呼气量（forced expiratory volume in first second，FEV_1）是指深吸气后快速呼气期间第一秒内的呼出气量，常用的相关指标是第一秒用力呼气量与用力肺活量的比值（FEV_1/FVC），正常值通常大于 80%。该数值降低时，通常表示阻塞性通气功能障碍，如慢性阻塞性支气管炎、阻塞性肺气肿等。而一些老年人因胸廓及肺弹性顺应性降低，呼吸运动迅速减弱到终止，致使肺活量的绝大部分在极短时间内提前迅速呼出，因而 FEV_1 减少但 FEV_1/FVC 正常或增加。

最大呼气流量-容积曲线（MEFV 曲线）是指深吸气后做最大用力呼气，将呼出的气体容积与相应的呼气流量所描记的曲线，正常人的 MEFV 曲线见**图 4-3-3**。此曲线在记录用力肺活量、肺总量的同时，也可描记时间相关性的各个 VC 的变化及下降的曲率。MEFV 曲线能综合反映患者的呼吸功能情况。不同疾病的 MEFV 曲线会出现相应的特征性表现（**图 4-3-4**）。

3）肺弥散功能测定　临床上用一氧化碳来检测肺的氧弥散功能。正常值范围为预期值的 80% ~ 120%。该指标对判定低氧血症的原因及评估肺泡膜间质毛细

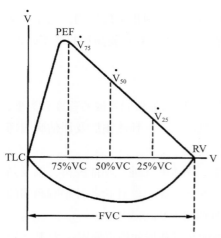

图 4-3-3　正常人的 MEFV 曲线及主要测量指标
TLC—肺总量，FVC—用力肺活量，VC—肺活量，PEF—最大呼气流速，RV—残气量。

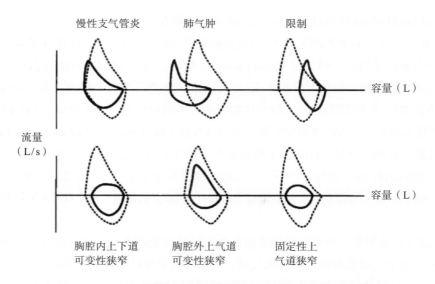

图 4-3-4　不同疾病的 MEFV 曲线特征（虚线为正常，实线为异常）

血管壁对氧的弥散具有重要参考意义。弥散功能降低常见于肺水肿、肺间质病变、肺血流量减少和严重贫血等。肺气肿早期因肺容量增大，肺弥散功能下降不明显，但弥散功能/肺容积的值会显著降低。弥散功能是肺纤维化的敏感指标。肺部影像学尚未表现出纤维化，弥散功能可能已出现下降，故肺弥散功能测定结果可作为弥漫性肺纤维化的诊断依据。

术前肺功能检测还可对手术后肺部并发症的危险性进行一定的预测（表 4-3-6）。

表 4-3-6 肺功能指标评估术后肺部并发症的风险

	低	中	高
$PaCO_2$（mmHg）	45~50	50~55	>55
PaO_2（mmHg）	60~70	50~60	<50
MVV%预计值	50~75	33~50	<33
FEV_1/FVC	>70	50~70	<50
FEV_1（L）	1.0~1.5	0.5~1.0	<0.5
VC（L）	1.5~2.0	1.0~1.5	<1.0

7. 动脉血气检查

动脉血气分析是判断呼吸衰竭的"金标准"。动脉血氧分压（arterial partial pressure of oxygen，PaO_2）的正常值随年龄的增加而下降，其预计值与年龄的关系为：PaO_2（mmHg）＝ 102－0.33×年龄（岁）±10.0。联合分析 PaO_2 和动脉血二氧化碳分压（arterial partial pressure of carbon dioxide，$PaCO_2$）可明确患者有无缺氧，评价缺氧程度以及对呼吸衰竭进行分型。当患者仅出现 PaO_2<60 mmHg 而 $PaCO_2$ 未升高时，诊断为 I 型呼吸衰竭。当患者的 PaO_2<60 mmHg 且伴有 $PaCO_2$>50 mmHg 时，诊断为 II 型呼吸衰竭。慢性阻塞性肺疾病 II～III 期，常表现为 II 型呼吸衰竭，并可伴随呼吸性酸中毒。严重的肺间质病变，可表现为 I 型呼吸衰竭。动脉血氧饱和度（arterial oxygen saturation，SaO_2）可以对经皮动脉血氧饱和度（percutaneous arterial oxygen saturation，SpO_2）的数值进行验证，在围手术期监测中具有重要作用。静脉血气分析由于受微循环和代谢因素影响大，其对呼吸功能的判断参考意义不大，但可反映组织氧合和酸碱情况。氧合指数＝动脉氧分压/吸入氧浓度，正常值为 400～500 mmHg，氧合指数<300 mmHg 是肺损伤的重要诊断标准。

8. 肺部影像学检查

胸部 X 线检查适用于长期吸烟及心肺疾病（如哮喘和慢性阻塞性肺疾病）近期发作的患者。合并稳定慢性心肺疾病的 70 岁以上老年患者如 6 个月内未做胸部 X 线检查者，也应进行胸部 X 线检查。术后可能入 ICU 治疗的患者，应常规术前进行胸部 X 线检查。

虽然肺部影像学筛查最常用的是胸部 X 线检查，但胸部 CT 有更好的分辨率。对老年患者常见的肺部疾病（如慢性阻塞性肺疾病、肺气肿、肺部感染和间质性肺病等），胸部 CT 既可以定性，又可以评价病情程度和治疗效果，对术前肺功能评估，尤其是对肺部手术前综合评估有显著优势。

二、老年患者常见肺部疾病的精确评估与临床决策

1. 慢性阻塞性肺疾病

慢性阻塞性肺疾病是一种常见的呼吸系统疾病，多见于老年人。截至 2020 年，全球慢性阻塞性肺疾病的患病率达 11.7%，是世界全因死亡率第三位的疾病。随着年龄的增大，慢性阻塞性肺疾病的发病率随年龄增加而显著升高。我国 40 岁以上人群中，慢性阻塞性肺疾病的总患病率达 8.2%，每年因慢性阻塞性肺疾病死亡的人数超过 100 万，因慢性阻塞性肺疾病致劳动力丧失的人数为 500 万 ~ 1000 万。

慢性阻塞性肺疾病是老年人常见的手术前肺部并存疾病，以持续性气道阻塞和气流受限为特征。慢性阻塞性肺疾病患者小气道的慢性炎症导致小气道管腔狭窄，气道阻力增加；老年人闭合气量的增加促进了慢性阻塞性肺疾病患者呼气相时的小气道闭合，又进一步导致气道阻力增加。慢性阻塞性肺疾病患者肺功能检查的特征性表现为阻塞性通气功能障碍和换气功能障碍。慢性阻塞性肺疾病还可引起全身炎症和骨骼肌功能不良，使患者活动能力受限，预后进一步变差。慢性阻塞性肺疾病晚期可发展成肺源性心脏病。

慢性阻塞性肺疾病患者的首发症状多为咳嗽，以晨间咳嗽多见。标志性症状是活动后气短或呼吸困难，随病程发展而逐渐加重，重症或进行性加重期可出现喘息和胸闷。呼吸困难是诊断慢性阻塞性肺疾病的关键指标，采用改良版英国医学研究委员会呼吸困难量表（modified Medical Research Council，mMRC）和慢性阻塞性肺疾病评估测试（chronic obstructive pulmonary disease assessment test，CAT）可对慢性阻塞性肺疾病患者进行分级评估（表 4-3-7 和表 4-3-8）。与 mMRC 相比，CAT 还涵盖了活动能力等其他信息。

综合 mMRC、CAT 和临床症状急性加重史，可对慢性阻塞性肺疾病患者进行 ABCD 分级（表 4-3-9）。首先，评估慢性阻塞性肺疾病患者未来急性加重的风险，慢性阻塞性肺疾病患者未来急性加重的风险与其过去一年当中急性加重的次数有关。如果慢性阻塞性肺疾病患者过去一年当中急性加重的次数 ≥ 2 次或者出现了一次比较严重的急性加重，需要去急诊或者住院治疗，就可以评为急性加重风险比较高，即分到 C 组和 D 组，否则分到 A 组和 B 组。其次，评估慢性阻塞性肺疾病患者症状的严重程度。如果 mMRC 评分 ≥ 2 分或 CAT 评分 ≥ 10 分，就分到症状重的两组（B 组和 D 组）。如果 mMRC 评分小于 2 分或 CAT 评分小于 10 分，就分到症状轻的两组（A 组和 C 组）。慢性阻塞性肺疾病的 ABCD 分级有助于指导药物治疗。

表 4-3-7　改良英国医学研究委员会呼吸困难量表

呼吸困难评价等级	呼吸困难严重程度
0 级	只有在剧烈活动时才感到呼吸困难
1 级	在平地快步行走或步行爬小坡时出现气短

呼吸困难评价等级	呼吸困难严重程度
2级	由于气短，平地行走时比同龄人慢或者需要停下来休息
3级	在平地行走100 m左右或数分钟后需要停下来喘气
4级	因严重呼吸困难以至于不能离开家，或在穿衣服、脱衣服时出现呼吸困难

表4-3-8 慢性阻塞性肺疾病评估测试

程度0	评分（分）	程度5
我从不咳嗽	0　1　2　3　4　5	我一直在咳嗽
我肺里一点痰都没有	0　1　2　3　4　5	我肺里有很多痰
我一点也没有胸闷的感觉	0　1　2　3　4　5	我有很重的胸闷的感觉
当我在爬坡或爬一层楼梯时并不感觉喘不过气来	0　1　2　3　4　5	当我在爬坡或爬一层楼梯时感觉非常喘不过气来
我在家里的任何活动都不受慢性阻塞性肺疾病的影响	0　1　2　3　4　5	我在家里的任何活动都很受慢性阻塞性肺疾病的影响
尽管我有肺病我还是有信心外出	0　1　2　3　4　5	因为我有肺病，所以对于外出完全没有信心
我睡得好	0　1　2　3　4　5	因为我有肺病，我睡得不好
我精力旺盛	0　1　2　3　4　5	我一点精力都没有

表4-3-9 慢性阻塞性肺疾病的 ABCD 分级

分组	特征	急性加重次数	CAT	mMRC
A组	症状少、低风险	≤1	<10	0~1
B组	症状多、低风险	≤1	≥10	≥2
C组	症状少、高风险	≥2	<10	0~1
D组	症状多、高风险	≥2	≥10	≥2

肺功能检测是诊断慢性阻塞性肺疾病的"金标准"。其中 FEV_1/FVC 是最主要的指标，根据2020年慢性阻塞性肺疾病全球倡议（global initiative for chronic obstructive lung disease，GOLD），使用支气管扩张剂之后 $FEV_1/FVC < 70\%$，是慢性阻塞性肺疾病的客观诊断依据。根据 FEV_1 占预计值的百分比（$FEV_1\%$），可将慢性阻塞性肺疾病分为4级（表4-3-10）。然而，临床上由于老年患者在肺功能检查配合度方面存在不足，采用 FEV_1/FVC 单个指标可能存在诊断偏差。因此，老年人慢性阻塞性肺疾病的评估应结合其他指标，如呼吸困难程度、肺部 CT、血气分析结果等。

表 4-3-10　慢性阻塞性肺疾病通气受阻程度 GOLD 分级

分级	严重程度	肺功能（基于使用支气管舒张剂后 FEV$_1$%）
1级	轻度	FEV$_1$% ≥ 80%
2级	中度	50% ≤ FEV$_1$% < 80%
3级	重度	30% ≤ FEV$_1$% < 50%
4级	极重度	FEV$_1$% < 30%

基本条件为使用支气管舒张剂后 FEV$_1$/FVC < 0.7；FEV$_1$%—FEV$_1$ 占预计值百分比，GOLD—慢性阻塞性肺疾病全球倡议。

肺部 CT 是老年慢性阻塞性肺疾病患者的有效筛查工具，有利于对合并呼吸道感染、肺气肿或肺部占位性病变的患者进行术前评估，对于行肺部手术的老年人，必须进行肺部 CT 检查。慢性阻塞性肺疾病患者可能存在低氧血症、高碳酸血症，根据动脉血气指标可进行呼吸衰竭的诊断。

术前改善慢性阻塞性肺疾病的措施包括：① 戒烟 ≥ 2 个月；② 使用支气管扩张药物（吸入性 β$_2$ 肾上腺素受体激动剂、糖皮质激素、异丙托溴铵）；③ 合并慢性支气管炎症加重的患者需抗生素治疗；④ 呼吸激励设备有助于改善术前肺功能。

2. 肺部感染

老年患者肺部感染的发病率比年轻患者明显上升。呼吸系统解剖结构和肺功能的衰老性改变可导致老年人肺部感染的发病率显著增加，这些衰老性改变包括咳嗽反射减弱、免疫系统功能下降、营养不良、存在多种慢性基础疾病等。老年人的肺部感染更易被误诊和漏诊，应对老年患者手术前可能存在的肺部感染进行仔细评估。

在老年患者肺部感染中，吸入性肺炎较常见。相对于普通成年人而言，老年人的隐性误吸更常见。老年人隐性误吸的临床症状不明显，不易被发现。存在神经系统疾病、长期卧床、口腔疾病、胃食管疾病及气管切开的老年患者更容易发生误吸。

老年人肺部感染的主要临床表现为呼吸急促，主要肺部体征是湿啰音。大部分肺部感染高龄患者的肺部听诊可正常或仅有呼吸音降低。老年肺部感染患者的外周血白细胞和中性粒细胞可不出现升高。降钙素原是老年患者肺部细菌感染的敏感指标。

老年人肺部感染后胸部 X 线片多无特异性改变，仅表现为肺纹理紊乱，小斑片状模糊影。胸部 CT 对于肺部感染的诊断优于胸部 X 线片。对于胸部 X 线片阴性的可疑肺炎患者，建议行胸部 CT 检查。

呼吸和循环支持评分量表（SMART-COP）常用于预测患者是否需要机械通气支持（表 4-3-11）。该量表名称分别由以下英文单词的首字母组成：收缩压（systolic blood pressure）、胸部 X 线多叶浸润（multilobar chest radiography）、低白蛋白（low albumin level）、呼吸频率（respiratory rate）、心动过速（tachycardia）、意识障碍（confusion）、低氧（low oxygen）、动脉

表 4-3-11　呼吸和循环支持评分量表

项　　目	得分（分）
收缩压＜90 mmHg	2
多肺叶浸润	1
白蛋白＜35 g/L	1
呼吸频率（按年龄分） 　年龄≤50 岁且呼吸频率≥25 次/min 　年龄＞50 岁且呼吸频率≥30 次/min	1
心动过速≥125 次/min	1
意识障碍	1
氧合作用（按年龄分） 　年龄≤50 岁：动脉血氧分压＜70 mmHg 或脉搏血氧饱和度≤93% 或氧合指数＜333 　年龄＞50 岁：动脉血氧分压＜60 mmHg 或脉搏血氧饱和度≤90% 或氧合指数＜250	2
pH＜7.35	2

pH 值（arterial pH）。当 SMART-COP 评分≥3 分，提示需要呼吸监测或呼吸机支持，可考虑收治入 ICU。

3. 阻塞性睡眠呼吸暂停

阻塞性睡眠呼吸暂停（obstructive sleep apnea，OSA）是常见的睡眠障碍相关的严重呼吸系统疾病。其诊断依据是完全性气道梗阻超过 10 s。OSA 患者在睡眠中有反复发作的呼吸暂停和低氧血症。患者常主诉打鼾并伴有呼吸暂停、夜间睡眠障碍、日间嗜睡和头痛。OSA 可发展为肺动脉高压、充血性心衰和 II 型呼吸衰竭。85% 的 OSA 患者是由于上呼吸道梗阻所致。OSA 的危险因素包括打鼾、肥胖和家族史。OSA 的严重程度可通过呼吸暂停低通气指数（apnea-hypopnea index，AHI）确定，重度 OSA 患者在睡眠期间呼吸暂停和低通气次数≥30 次/h。

围手术期 OSA 患者上呼吸道梗阻、低氧血症、肺不张、肺炎等不良事件发生率显著升高。阿片类药物的呼吸抑制作用在 OSA 患者人群中更为显著，老年 OSA 患者尤其应注意围手术期阿片类药物的呼吸抑制作用。

术前应对疑似 OSA 患者进行筛查，常用的筛查工具为 Stop-Bang 量表（表 4-3-12）。对于 Stop-Bang 量表得分≥3 分的高危患者，应注意全麻术后的上呼吸道梗阻、低氧血症等术后肺部并发症。对疑似合并心衰或肺动脉高压者，应行心脏超声检查。对于已确诊 OSA 的患者，应继续现有 OSA 的治疗至术前，并在术后继续进行 OSA 的治疗（如持续气道正压通气呼吸治疗）。OSA 患者优先选择区域阻滞麻醉和周围神经阻滞镇痛，以减少术后阿片类镇痛药和镇静药物的使用。术后可考虑转入 ICU。

表 4-3-12　Stop-Bang 量表

问题	是（1分）	否（0分）
1.打鼾：你是否大声打鼾（比普通说话声音大，或者隔着关闭的门也能听到）？		
2.疲劳：你是否白天感觉累、疲惫或者想睡觉？		
3.目击呼吸暂停：是否有人观察到你睡觉时有呼吸停止现象？		
4.血压：你是否曾经或者目前是高血压患者？		
5.BMI：体重指数是否大于 35 kg/m² ？		
6.年龄：年龄是否超过 50 岁？		
7.颈围：颈围是否大于 40 cm ？		
8.性别：是男性吗？		

总分 ≥ 3 分为阻塞性睡眠呼吸暂停高危，< 3 分为阻塞性睡眠呼吸暂停低危。

4.肺动脉高压

静息状态下肺动脉收缩压大于 25 mmHg 即为肺动脉高压。肺动脉高压按肺动脉压力可分为 3 级，即① 轻度肺动脉高压：肺动脉收缩压 30 ~ 40 mmHg；② 中度肺动脉高压：肺动脉收缩压 40 ~ 70 mmHg；③ 重度肺动脉高压：肺动脉收缩压 > 70 mmHg。肺动脉高压的常见肺内病变因素有慢性低氧血症（如慢性阻塞性肺疾病和间质性肺病）、肺动脉血栓栓塞。肺动脉高压的临床表现隐匿，60% 的患者早期以呼吸困难为主要表现。轻度肺动脉高压患者预后较好，但发生晕厥时往往提示存在右心衰竭，此类患者病情严重且围手术期死亡率很高。采用超声心动图和心电图可发现肺动脉高压。典型的肺动脉高压的心电图表现为电轴右偏、右束支传导阻滞（right bundle-branch block，RBBB）、V_1 和 V_2 导联 R 波高尖。肺动脉高压患者 6 分钟步行距离 < 332 m 或 250 m 内氧饱和度下降 > 10%，提示预后不良（表 4-3-13）。

肺动脉高压患者术前应常规吸氧，可考虑使用利尿剂、抗凝药物、钙通道阻滞剂、磷酸二酯酶抑制剂、内皮素受体阻滞剂以及前列腺素治疗。

表 4-3-13　肺动脉高压预后评估

指标	预后较好	预后不良
右心衰竭	无	有
病程进展	慢	快
晕厥	无	有
心功能	Ⅰ、Ⅱ级	Ⅲ、Ⅳ级
6分钟步行试验	> 500 m	< 300 m
BNP 或 NT-proBNP	正常或接近正常	显著升高
超声心动图	无心包积液，三尖瓣环收缩期位移 > 2.0 cm	心包积液，三尖瓣环收缩期位移 < 1.5 cm
血流动力学	右房压 < 8 mmHg 或心脏指数 ≥ 2.5 L/(min·m²)	右房压 > 15 mmHg 或心脏指数 ≤ 2.0 L/(min·m²)

5. 拟行肺切除术患者的术前评估

随着电视胸腔镜外科手术（video-assisted thoracic surgery，VATS）的快速发展，肺部手术后的老年患者再次行手术的情况愈发常见。对于再次行手术，尤其是再次行肺部手术的老年患者，术前不但需要评估肺功能的基础状况，更需要对本次术后早期肺功能恢复情况及术后并发症进行预估，从而制订切实有效的围手术期管理措施，改善这类患者的术后并发症和生存率。

肺部手术总体肺功能评估可采用"三足凳方案"（图 4-3-5）。

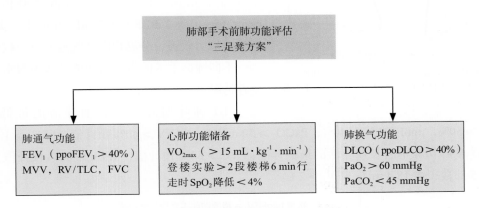

图 4-3-5　肺部手术前肺功能评估的"三足凳方案"

FEV1—第一秒用力呼气量；ppoFEV$_1$%—FEV$_1$预测值；MVV—最大通气量；RV—残气量；TLC—肺总量；FVC—用力肺活量；VO$_{2max}$—最大摄氧量；DLCO——氧化碳弥散能力；ppoDLCO——氧化碳弥散能力预测值。

通过术前肺功能检查结果，可以对肺切除手术的整体风险进行预估（表 4-3-14）。

表 4-3-14　肺切除手术危险性的术前评估

指标	低	中	高
FEV$_1$（L）	＞1.5	1.0～1.5	＜1.0
FEV$_1$%	＞50	40%～50	＜40
MVV%	＞50	35%～50	＜35
ppoFEV$_1$%（L）	＞1.0	0.8～1.0	＜0.8
D$_L$CO%	＞60	50%～60	＜50
PaO$_2$（mmHg）	＞60	50～60	＜50
PaCO$_2$（mmHg）	＜40	40～45	＞45

预测肺部手术后肺部并发症的最有效的通气功能指标是 FEV$_1$ 预测值（ppoFEV$_1$%）。其计算公式为：ppoFEV$_1$% ＝ 术前 FEV$_1$% ×（42 - 肺组织切除量）/42。其中，功能肺组织切除量按肺部亚段解剖结构来计算（图 4-3-6）。例如，右肺下叶切除时，ppoFEV$_1$% ＝ 术前 FEV$_1$% ×

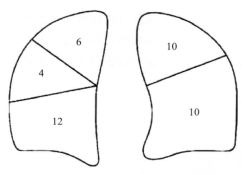

肺段
总的亚段 = 42

图 4-3-6　各肺叶的亚段数量

正常双侧肺的总亚段数为42段，其中左上肺叶10段，左下肺叶10段，右上肺叶6段，右中叶肺4段，右下叶肺12段。

（42－12）/42。当ppoFEV$_1$%＞40%（即 FEV$_1$%＞56%）时，可耐受单一肺叶切除。ppoFEV$_1$%也可用于指导术后拔管（**表 4-40**）。换气功能的有效指标——一氧化碳弥散能力预测值（ppoDLCO）的计算公式同ppoFEV$_1$%，ppoDLCO＝术前DLCO×（42－肺组织切除量）/42。当ppoDLCO＜40%（即 DLCO＜56%）时，提示术后心肺并发症发生率显著增加。此外，当呼气流量峰值（peak expiratory flow，PEF）＞3 mL/min时，提示患者咳痰能力较强，分泌物阻塞气道的风险较低。

不同肺部手术的术前肺功能参数预测术后长期生存情况：

（1）肺叶切除术后长期存活的最低标准：FEV$_1$%＞50%，ppoFEV$_1$%＞40%，PaCO$_2$＞50 mmHg，MVV＞40%预计值，FEV$_1$＞1.6 L。

（2）全肺切除术后长期存活的最低标准：FVC＞80%预计值，MVV＞65%预计值，能一口气上 5 层楼（约 18.4 m），FEV$_1$＞2 L。

表 4-3-15　采用 ppoFEV$_1$% 指导肺部手术后气管拔管

范围	标准
ppoFEV$_1$%＞40%	完全清醒，配合度好，手术室拔管
ppoFEV$_1$% 30%～40%	心功能、肺实质功能良好，依据患者伴随状况决定是否手术室拔管
ppoFEV$_1$% 20%～30%	心功能、肺实质功能良好，镇痛完善，可考虑早期拔管，但存在呼吸机支持可能
ppoFEV$_1$%＜20%	术前预计转ICU，需呼吸机支持可能性大

三、老年患者常见术后肺部并发症的危险因素和预防措施

术后肺部并发症（postoperative pulmonary complications，PPCs）是影响术后转归的重要因素，是导致患者住院时间延长和术后早期死亡的主要原因之一。高危患者非胸科手术 PPCs 的发生率可达22%。对术后肺部并发症进行个体化的预测，有助于采用适当的干预措施改善患者的术后转归结果，优化医疗资源的分配和使用，对于老年患者而言更具意义。

1. 术后常见肺部并发症的临床表现及分级

术后肺部并发症常见于大手术后，上腹部和肺部手术后 PPCs 的发生率为20%～30%。PPCs 的临床表现主要是呼吸道症状、低氧血症及肺部影像学改变。非心胸手术后常见 PPCs 主要有肺不张、肺炎、支气管痉挛、气胸等。PPCs 按程度可分为 0～4 级（**表 4-3-16**）。3～4 级 PPCs 患者，常常需要辅助通气才能改善氧合。

表 4-3-16 术后肺部并发症临床表现和分级

分级	临床表现
0级	无任何肺部异常表现
1级	咳嗽，干咳
	微小肺不张：异常肺部体征和体温超过37.5 ℃，无其他明确原因；胸部影像学检测正常或无
	呼吸困难：无其他明确原因
2级	支气管痉挛：原有哮喘加重或新发哮喘需改变治疗
	咳嗽、痰多：无其他明确原因
	低氧血症：有呼吸困难或喘息症状、$PaO_2 < 60$ mmHg 或脉搏血氧饱和度 < 90%
	高碳酸血症：短暂性或需治疗（呼吸兴奋剂或过度通气）
	肺不张：影像学确定伴肺部异常表现或体温超过37.5 ℃
3级	疑似肺炎：影像学证实，可无病原学证据
	胸腔积液：需行胸腔穿刺引流
	气胸：影像学显示胸腔内空气且无血管床影像；或伴胸痛、刺激性咳嗽、呼吸困难等症状
	确诊肺炎：影像学证实并加上革兰氏染色或培养确定的病原微生物学证据
	术后再次插管或带管呼吸机支持，机械通气时间不超过48 h
4级	呼吸衰竭：术后呼吸机支持时间超过48 h，或再次插管后呼吸机支持时间超过48 h

2.术后肺部并发症的危险因素

PPCs 的危险因素较多，包括患者术前因素、手术因素和麻醉因素等。患者术前危险因素包括高龄、吸烟史和合并疾病等；手术因素包括手术部位、方式等；麻醉因素包括气管插管和全身麻醉等（表 4-3-17）。值得注意的是，控制良好的哮喘患者发生 PPCs 的风险较低。

表 4-3-17 术后肺部并发症的危险因素

危险因素	具体内容
患者术前因素	年龄 ≥ 70 岁、男性、BMI ≥ 27 kg/m²、ASA 分级 ≥ Ⅲ级、主动吸烟者、酗酒*、近6个月体重降低超过10%、近1月肺部感染、认知功能障碍、静息时呼吸困难、充血性心力衰竭、慢性阻塞性肺疾病、术前存在脓毒症、恶性肿瘤、肾衰竭、胰岛素依赖型糖尿病、胃食管反流疾病、长期类固醇激素治疗、血氧饱和度 ≤ 95%、血红蛋白 < 10 g/dL、白蛋白 < 35 g/L、血清尿素氮 ≥ 30 mg/dL
手术因素	开胸手术、心脏手术、上腹部手术（开放/腹腔镜）、腹部大血管手术、手术时间 > 2 h、急诊手术、术中出血 ≥ 100 mL
麻醉因素	全身麻醉（尤其是气管插管）、高呼吸驱动压力（ ≥ 13 cmH₂O）、高吸入氧分压、输大量晶体液、输注红细胞、肌松作用残余、留置鼻胃管、
术后相关因素	术后呼吸次数 ≥ 20次/min、术后机械通气、术后疼痛

*过去2周每日饮酒 > 2标准杯。不同国家的标准杯：美国为14~15 g酒精，英国为8 g酒精，日本为19.75 g酒精。

表 4-3-18　加泰罗尼亚外科患者呼吸风险评估表

危险因素	评分（分）	危险因素	评分（分）
年龄（岁）		手术部位	
≤ 50	0	上腹部	15
51 ~ 80	3	胸内	24
> 80	16	手术时间（h）	
术前氧饱和度		≤ 2	0
≥ 96%	0	2 ~ 3	16
91% ~ 95%	8	> 3	23
≤ 90%	24	急诊手术	
近1个月呼吸道感染		是	8
是	17	否	0
否	0	PPCs风险程度（PPCs发生率）	
术前贫血		低（1.6%）	< 26
是	11	中（13.3%）	26 ~ 44
否	0	高（42.1%）	> 44

术前可通过评分系统对患者 PPCs 风险等级进行精确评估。加泰罗尼亚外科患者呼吸风险评估表（Assess Respiratory Risk in Surgical Patients in Catalonia，ARISCAT）是较可靠的评估系统，该系统将 PPCs 风险分为低、中、高三个等级，其相应的 PPCs 发生率分别为 1.6%、13.3%、42.1%（表 4-3-18）。

3. 术后肺部并发症的术前预防措施

在众多的 PPCs 的危险因素中，有一部分因素可在术前进行干预改善。对于长期吸烟者，戒烟十分必要。对于没有肺部感染的一般患者，大手术前应戒烟至少 2 周，老年患者应戒烟 4 周。戒烟 8 周以上可使 PPCs 发生率降低 47%。长期酗酒的患者常常合并上消化道疾病，应在戒酒的同时进行上消化道功能的改善，以降低老年患者的围手术期反流误吸。对于静息时呼吸困难的患者，可进行呼吸锻炼（如激励式肺量仪）。对于慢性呼吸衰竭急性发作的患者，可采用无创正压通气（non-invasive positive pressure ventilation，NPPV）改善肺功能，一般在手术前 1 周开始进行，呼吸模式可采用双水平气道正压通气或压力支持通气（pressure support ventilation，PSV），每天两次，每次 1 ~ 2 h。

1）肺栓塞　肺栓塞是手术后严重的肺部并发症，发生率为 0.7% ~ 25%，常发生于术后 7 d内。肺栓塞可导致心肺功能紊乱，甚至心肺功能衰竭。老年患者肺栓塞的临床表现不典型，大面积肺栓塞可表现为剧烈胸痛、呼吸困难等。肺动脉造影是肺栓塞的诊断"金标准"。肺栓塞的常见病因是下肢深静脉血栓脱落，由于术后大面积肺栓塞（> 80%）的病死率极高，因此，预防和早期发现下肢深静脉血栓形成和脱落尤为重要。

肺梗死的主要危险因素包括长期吸烟、高龄、长期卧床、充血性心力衰竭、下肢静脉曲张、恶性肿瘤、脑卒中、糖尿病以及长时间手术等。老年患者的深静脉血栓发生率显著升高，对于术前深静脉血栓高危患者，应常规行下肢深静脉血管超声检查。

预防措施包括：术前戒烟至少 4 周，减少卧床，抬高下肢 20°～30°，膝关节屈曲 5°。深静脉血栓高危患者应穿着加压弹力袜。术中采用下肢间断性充气加压装置，以踝部 45 mmHg、小腿 30 mmHg、大腿 20 mmHg 的压力梯度，增加下肢静脉回流。预防术中低体温；控制手术时间，减少术中止血带充气时间。围手术期抗凝药物的合理使用和低分子肝素桥接（详见第四章第四节）。术后早期进行下肢被动运动（如按摩比目鱼肌和腓肠肌、踝关节被动运动）。

2）肺不张和肺炎　肺不张是最常见的术后肺部并发症，发生率为 17.1%。老年人因肺部闭合气量的增加，非麻醉时的肺不张面积较年轻人更多，术后肺不张的面积也更大。几乎所有的全身麻醉（机械通气）患者都会发生肺不张，并且这种肺不张在麻醉诱导时就已经迅速发生且可能持续数小时，甚至持续到术后几天。肺不张是术后肺炎的重要危险因素，当术后肺不张持续超过 72 h 时，肺炎的发生几乎不可避免。术后肺炎是老年患者术后死亡的主要因素。

肺不张的术前预防措施主要有：① 戒烟（至少 4 周）。② 控制肺部炎症。对于肺部感染的老年患者，术前应采用针对性的抗生素治疗。③ 改善肺部合并症患者（如慢性阻塞性肺疾病）的术前肺通气功能，可有效减少肺内分流，缓解肺不张。

预防肺不张最有效的措施是优化麻醉管理和通气策略。具体措施包括：① 全麻诱导期间采用持续气道正压通气，这可以减少诱导期间功能残气量的降低，缓解肺不张。② 降低术中机械通气的吸入氧浓度至 40%，可有效减少术后肺不张。③ 术中采用 5～10 cmH_2O 的呼气末正压通气（positive end expiratory pressure，PEEP），对于肺部疾病、肥胖、腹腔镜气腹及头低位手术的患者，应采用个体化 PEEP 设定（详见第五章第三节）。④ 机械通气患者采用肺复张手法。⑤ 气管拔管后氮气稀释肺泡氧气，可保护肺免于吸收性肺不张。⑥ 缓解术后疼痛和体温保护。⑦ 鼓励患者主动深呼吸和咳嗽，术后尽早下床活动。

综上所述，要对老年患者进行术前肺功能评估，除了关注病史和体格检查之外，还需要采用各种工具和技术，进行精确的评估。通过详尽的术前评估，不但可以预测麻醉风险，优化术中麻醉管理方案，还有利于降低老年患者的围手术期发病率和提高远期生存率。

针对复合复杂基础疾病、术前合并肺功能减退疾病的老年患者，麻醉医生应从既往史中发掘有价值的信息，遵循多个医学专科的最新术前评估共识和循证指南，运用评估工具对其进行精确的麻醉前呼吸功能和呼吸系统疾病评估。基于术前的精确评估，麻醉医生还可以同外科团队和会诊医生共同合作，优化老年患者的围手术期管理。

（卫炯琳　顾卫东）

第四节　出血和血栓风险精确评估与临床决策

静脉血栓栓塞（venous thromboembolism，VTE）包括下肢深静脉血栓形成（deep vein thrombosis，DVT）和肺血栓栓塞症（pulmonary thromboembolism，PTE）。随着人口老龄化及心血管疾病发病率的上升，静脉血栓栓塞已成为围手术期患者的常见并发症及死亡的重要原因。全球范围内静脉血栓栓塞的平均发病率约为 1.17‰，其中约 34% 表现为突发致死性肺栓塞。静脉血栓栓塞多见于老年患者，以及骨科、妇产科、血管外科和胸科手术患者，其中尤以骨科手术的围手术期静脉血栓栓塞最为常见。自 2009 版《中国骨科大手术静脉血栓栓塞症预防指南》发布以来，围手术期抗栓治疗已越来越受到重视。我国人工全髋关节置换术后深静脉血栓发生率已逐渐由 20.6%～47.1% 降低至 2.4%～6.49%，人工全膝关节置换术后深静脉血栓发生率由 30.8%～58.2% 降低至 3.19%。

近年来，越来越多的患者在接受外科手术前，常因各种原因（如机械瓣膜置换术后、慢性房颤、冠心病支架置入术后等心脏疾病及周围血管疾病）需使用抗栓药物。对于长期服用抗栓药物的患者，手术前需对患者进行出血风险评估，并根据评估结果决定围手术期的抗栓药物管理策略。对住院患者进行全面的静脉血栓栓塞风险评估，识别静脉血栓栓塞高危患者并进行有效的预防和治疗，不仅可以降低发生肺栓塞的风险、降低患者死亡率，还可有效地降低医疗费用。

一、静脉血栓栓塞的危险因素

任何引起静脉损伤、静脉血流停滞及血液高凝状态的原因都是静脉血栓栓塞的危险因素。临床上，静脉血栓栓塞的危险因素主要包括患者因素和手术操作因素两类。

（1）患者因素：高龄、静脉血栓栓塞病史、恶性肿瘤及其治疗史（使用激素、放化疗）、妊娠或产后、肥胖、脓毒血症、炎症性肠病、肾病综合征、遗传性或获得性易栓症、瘫痪、制动、中心静脉置管、促红细胞生成药物、口服避孕药等。

（2）手术操作因素：手术时间、手术类型、麻醉方式等。行腹盆腔开放性手术或恶性肿瘤手术的患者发生静脉血栓栓塞的风险较高。全身麻醉患者发生静脉血栓栓塞的风险高于椎管内麻醉。

二、老年患者围手术期静脉血栓栓塞的危险因素及预防

老年患者发生静脉血栓栓塞的风险随着年龄增加而增加，同时手术出血的风险也相应增加。因此，针对老年患者制订相应的围手术期静脉血栓预防指南尤为重要。以下是欧洲麻醉学会关

于老年手术患者围手术期静脉血栓预防的指南。

（1）静脉血栓栓塞风险随年龄增加而增加，年龄＞70岁是发生术后静脉血栓栓塞的危险因素（B级）。

（2）术前存在多种并存疾病的老年患者，术后静脉血栓栓塞的风险显著增加。建议早期识别可增加静脉血栓栓塞风险的并存疾病，如充血性心力衰竭、肺循环障碍、肾功能衰竭、淋巴瘤、转移性癌症、肥胖、关节炎、绝经后雌激素治疗。尽可能纠正术前贫血和凝血功能障碍等（2C级）。进行早期风险分层、及时纠正不利的风险因素和围手术期持续的血栓预防措施在这些患者中至关重要。

（3）对于老年和衰弱患者，不建议同时进行双侧膝关节置换术（2C级）。

（4）建议老年患者使用VTE预防药物的时机和剂量参照非老年人群（2C级）。

（5）对于肾衰竭的老年患者，可以采用低剂量普通肝素或者根据体重计算低分子肝素（low molecular weight heparin，LMWH）的剂量以预防静脉血栓栓塞（2C级）。

（6）对于老年患者，建议术后早期给予静脉血栓栓塞的预防药物并尽早进行术后康复锻炼（1C级）。

（7）建议对老年和体弱患者采取多种静脉血栓栓塞预防措施，早期采用非药物预防手段（如间歇充气加压装置）。药物预防包括低分子肝素和口服抗凝剂，口服抗凝剂对老年人有效并且耐受性较好。膝关节或髋关节置换术后可直接口服抗凝剂（1C级）。

三、静脉血栓栓塞的常用诊断方法

静脉血栓栓塞的临床表现通常缺乏特异性，与蜂窝织炎、血肿、浅表血栓性静脉炎和充血性心力衰竭等常常无法区分。肺栓塞的表现与心肌梗死、充血性心衰等其他疾病的表现也比较相似。因此，深静脉血栓和肺栓塞不能仅仅靠临床症状和体征进行诊断。及时准确的诊断对于制订恰当的治疗方案、避免血栓增大或栓塞、降低并发症发生率及死亡率至关重要。临床上，静脉血栓栓塞的常用检查方法如下。

1. 多普勒超声和静脉加压超声

多普勒超声和静脉加压超声是诊断深静脉血栓的首选方法（图4-4-1）。B超检查对下肢静脉血栓形成的诊断率可达90%，而对较深部位的静脉血栓诊断相对欠佳。采用加压超声探查法可使诊断准确率提高至97%。

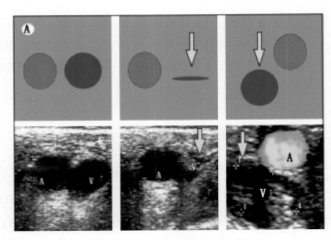

图 4-4-1　加压超声检查方法

上排为加压超声检查时的动静脉示意图。超声探头下压后，静脉管腔可被压闭（箭头所一示），而动脉形状无明显改变；下排为相应的超声图像。A—动脉；V—静脉。

2. D-二聚体

D-二聚体诊断静脉血栓栓塞的灵敏度高，但特异度较差，恶性肿瘤大手术后、感染、创伤等皆可导致D-二聚体升高。而且随着年龄的增加，D-二聚体的特异度会进一步下降。D-二聚体升高时不能确诊为深静脉血栓，但D-二聚体小于0.5 mg/L（超过50岁，以年龄×10对应值为标准）可基本排除深静脉血栓。此外，D-二聚体与Wells评分联合应用，可以提高诊断和排除深静脉血栓的准确率。

3. 顺行静脉造影

顺行静脉造影是诊断深静脉血栓的"金标准"。对于体内较深部位的静脉血栓，通过顺行静脉造影进行诊断较为准确，是诊断深静脉血栓最可靠的方法，但顺行静脉造影属于有创检查，费用相对较高。此外，CT血管造影也是检查下肢静脉、下腔静脉及肺动脉有无血栓的有效方法（图4-4-2）。

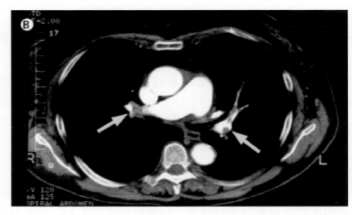

图 4-4-2　CT血管造影图像

显示右肺动脉、左肺和部分肺段动脉有血栓栓塞（箭头所示）。

4. 其他检查方法

诊断静脉血栓栓塞的检查方法还包括放射性核素显像（放射性标记白蛋白、放射性标记纤维蛋白原）、磁共振静脉血管成像、血管内镜、血管内超声等，上述方法在临床上应用得相对较少。

四、血栓弹力图及旋转血栓弹性测定仪的工作原理及临床应用

（一）血栓弹力图的原理及检测参数的临床意义

血栓弹力图（thromboelastography，TEG）是一种从凝血开始，至血凝块形成及纤维蛋白溶解全过程的全血检测方法。与传统凝血检测相比，TEG更接近生理状态，能更真实和准确地反映患者的凝血全貌。TEG可以全面分析血栓和出血性疾病患者真实的凝血或纤溶状态，以利于临床医生及时获取有效信息，为血栓和出血性疾病制订合理的治疗措施。

TEG检测时，载有血标本的测试杯以4°45′角度和每9 s一周的速度匀速转动，凝血强度

随着扭线运动逐渐形成，直到几乎固定在最大凝块稳定性的时刻。一旦血栓形成，置于血标本检测杯中的金属探针受标本凝血、血栓形成过程的切应力作用，随之左右旋动，金属针在旋动过程中由切割磁力线产生电流。经处理，便可得到反映从凝血块形成开始，至血栓最大稳定性的一段时间内的运动轨迹特征图，通过描记图的形态及各项参数结果，与正常情况相比较，得到该份标本的凝血状态（图4-4-3）。TEG的检测参数包括凝血反应时间、血凝块形成时间、最大纤维蛋白凝块强度等。

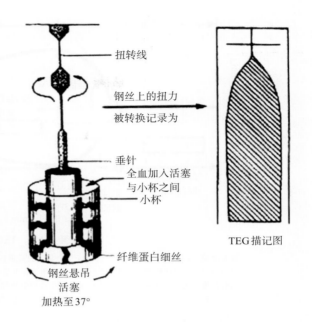

图 4-4-3　TEG 检测全血标本的原理示意图

引自：王玲玲，等 . 中华临床实验室管理电子杂志，2016, 4(1): 26-29.

1. 凝血反应时间

血标本开始检测到纤维蛋白形成所需的时间，为凝血反应时间，在 TEG 中用 R 表示，正常值为 5 ~ 10 min。R 值延长表明凝血因子功能不足或受抗凝剂影响，血液低凝，出血风险高；R 值缩短表明凝血因子活性增高。

2. 血凝块形成时间

从凝血开始至 TEG 描记图振幅达到 20 mm 所需的时间，为血凝块形成时间，在 TEG 中用 K 表示，正常值为 1 ~ 3 min。α-Angle 为凝固角，是从血凝块形成点至描记图最大弧线切线与水平线的夹角，代表血凝块形成的速率，正常值为 53° ~ 72°。K 延长、α-Angle 减小表明纤维蛋白原功能低下；K 缩短、α-Angle 增大表明纤维蛋白原功能亢进。

3. 最大纤维蛋白凝块强度

最大纤维蛋白凝块强度在 TEG 中用 MA 表示，主要代表血小板的功能（占 80%），反映血凝块绝对强度，正常值为 50 ~ 70 mm。MA 减小，表明血小板功能低下；MA 增大，表明血小板功能增强。

4. 30 min 纤维蛋白溶解率（LY30）和最终纤溶百分比预测值

LY30 为 MA 确定后 30 min 纤维蛋白溶解率，正常值为 0% ~ 8%。最终纤溶百分比预测值（estimate percent lysis，EPL）为预测在 MA 值确定后 30 min 内血凝块将要溶解的百分比，正常值为 0% ~ 15%。LY30 与 EPL 代表纤溶系统功能。LY30 或 EPL 增大，表明纤维蛋白溶解功能亢进。

5. 凝血指数

凝血指数（coagulation index，CI）正常值为 -3 ~ 3，CI < -3 为低凝，CI > 3 为高凝（图4-4-4）。

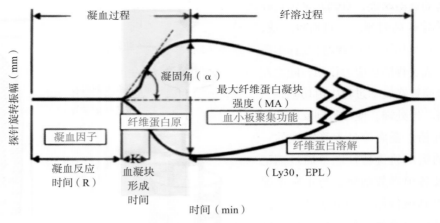

图 4-4-4　TEG 图

凝血反应时间（R）为凝血启动至形成首个明显血栓的时间；血凝块形成时间（K）为从凝血开始至
TEG 描记图振幅达到 20 mm 所需的时间；凝固角（α）是从血凝块形成点至描记图最大弧线切线与水平
线的夹角，代表血凝块形成的速率；最大纤维蛋白凝块强度（MA）为最大血凝块强度，即血栓的最大
强度。引自：王玲玲，等. 中华临床实验室管理电子杂志, 2016, 4(1): 26-29.

（二）TEG 的临床应用

围手术期出血及出血导致的凝血功能障碍是麻醉医生和外科医生经常遇到的手术风险之一。快速准确地评估出凝血情况，并针对性地进行合理输血，可有效降低手术风险。传统的凝血检测项目［如活化部分凝血活酶时间（activated partial thromboplastin time，APTT）、凝血酶原时间（prothrombin time，PT）、凝血酶时间（thrombin time，TT）、纤维蛋白原（fibrinogen）］检测的是离体血浆和凝血级联反应中的某部分，而不是机体整体的凝血状况，且不能确定血小板及纤溶系统是否正常。不少患者的血小板（platelet，PLT）、PT、APTT 值正常，但仍可能有活动性出血和凝血功能异常。目前 TEG 已成为评估手术患者术前、术中和术后出血及血栓风险等的可靠工具，可帮助临床医生选择恰当的手术时机，综合监测抗凝情况，全面分析出血原因及血栓风险，指导合理输血。对某些静脉血栓栓塞而言，TEG 图像可直观反映患者的凝血功能。若呈高凝状态改变（R 时间缩短、MA 值增大），提示患者易发生血栓性疾病。TEG 的 MA 值增大可以预测严重下肢创伤患者发生静脉血栓栓塞的风险。快速血栓弹力图（rapid-TEG，r-TEG）通过在血栓弹力图样品杯中加入适量的组织因子，促进凝血过程启动，可以缩短其凝血激活时间，因而可比血栓弹力图更快速地获取凝血功能检测结果。r-TEG 的 MA 值也是肺栓塞的独立预测因素。

（三）旋转血栓弹性测定仪的原理及检测参数的临床意义

旋转血栓弹性测定仪（rotational thromboelastometry，ROTEM）是 TEG 的改进版，与 TEG 原理相同，两者的区别在于 ROTEM 检测时烧杯固定，自由悬针以一定的角度和转速旋转（**图 4-4-5**），参数也有所不同，检测结果见**图 4-4-6**，主要参数有以下几类。

（1）凝血时间（clotting time，CT）相当于 TEG 的 R。

　　　　　　　　　　　　　　　　　　　　老年患者精确麻醉

（2）血凝块形成时间（clotting formation time，CFT）相当于 TEG 的 K。

（3）凝固角（α angle，α）TEG 曲线两条切线与水平线所形成的夹角。

（4）最大血栓强度（maximum clot firmness，MCF）相当于 TEG 的 MA。

（5）A5 和 A10：CT 后 5 min 和 10 min 时血凝块振幅。

（6）纤溶指数（LY30 或 LY60）MA 后 30 min 或 60 min 血凝块消融速度。

在欧洲国家，ROTEM 较 TEG 使用广泛。

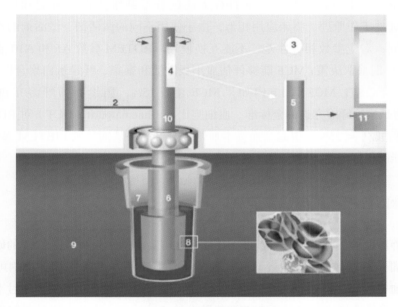

图 4-4-5 　旋转血栓弹性测定仪

1—振荡轴；2—反力弹簧；3—LED光束；4—镜；5—探测器（电子相机）；6—传感探针；
7—血样比色管；8—纤维蛋白链和血小板聚集物；9—加热比色管支架；10—滚珠轴承；
11—数据处理单元。引自：WHITING D, et al. Am J Hematol, 2014, 89(2): 228-232.

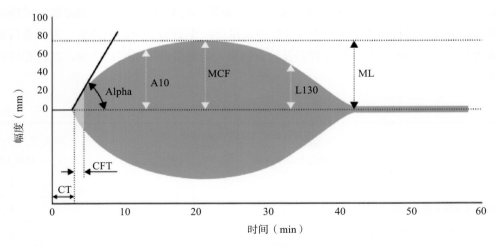

图 4-4-6 　ROTEM 检测结果

ROTEM设备有一个电子吸管、四个独立分析通道，方便吸取不同的试剂，同时独立地进行各种类型的检测。其软件提供分步操作指导，仪器操作方便。ROTEM可以通过添加不同的激活剂或抑制剂，以反映内源性凝血途径［内源性凝血途径激活的旋转式血栓弹力测定（intrinsically activated ROTEM，INTEM）］和外源性凝血途径［外源性凝血途径激活的旋转式血栓弹力测定（extrinsically activated ROTEM，EXTEM）］。通过添加细胞松弛素D，抑制血小板功能，以反映纤维蛋白原功能［纤维蛋白原聚合的旋转式血栓弹力仪检测（fibrinogen polymerization ROTEM，FIBTEM）］，而TEG无法区分低纤维蛋白原血症和血小板减少症。TEG和ROTEM的工作原理、临床应用相似，由于使用不同的激活剂、激活剂的不同浓度，其参考值范围不同，对应参数相关性差，不能互换使用。ROTEM参数A5和A10能够很好地预测MCF，帮助早期采取决策；MCF能够评估血小板激活和聚集、纤维蛋白聚合以及通过FXIII交叉耦合的综合效应。MCF后1 h内如果MCF衰减15%，则诊断为纤溶亢进。TEG或者ROTEM被认为是检测纤溶亢进的金标准。血细胞比容（haematocrit，HCT）对ROTEM有明显的影响，HCT降低（＜25%）引起全血标本血浆成分升高，从而导致FIBTEM参数中MCF升高，FIBTEM能够很好地检测纤维蛋白原缺乏。

五、静脉血栓栓塞临床诊断流程

临床上，静脉血栓栓塞往往很难被准确诊断，在可疑病例中只有不到20%的确诊率，对每一个可疑病例都进行影像学检查并不现实。通过风险预测评估和D-二聚体检测可以排除29%的可疑深静脉血栓栓塞，排除28%的可疑肺栓塞患者。剩下的患者仍然需要通过下肢血管超声检查或者CT肺血管造影来判断是否存在深静脉血栓或肺栓塞。因此，麻醉科医生如怀疑患者术前有深静脉血栓或者肺栓塞形成，可首先通过计算其临床发生概率，对静脉血栓栓塞风险进行评估，深静脉血栓采用Wells评分，肺栓塞采用Wells评分和修订的Geneva评分进行评估。具体诊断流程为：① 分析病史和评估危险因素，进行深静脉血栓形成危险分级、Wells评分及Geneva评分（表4-4-1）；② 评分为可能性小的患者，检测D-二聚体，如正常，可排除深静脉血栓；如异常，进行加压超声探查及其他相关检查；③ 评分为可能的患者，直接进行加压超声探查及各项相关检查。根据上述评分及检查结果，与患者及家属交代病情，制订相应的手术麻醉方式（图4-4-7）。

表4-4-1　深静脉血栓和肺栓塞的临床评分标准

深静脉血栓形成的Wells评分	
病史及临床表现	分值（分）
活动性肿瘤	1
下肢瘫痪或近期下肢石膏制动	1
近期卧床＞3天或过去4周内经历了重大手术	1

深静脉血栓形成的 Wells 评分	
病史及临床表现	分值（分）
沿深静脉走行有局部压痛	1
下肢肿胀	1
两侧胫骨结节下 10 cm 处周径之差 > 3 cm	1
单侧小腿凹陷性水肿	1
侧支浅静脉	1
既往深静脉血栓形成	1
可作出非深静脉血栓形成的其他诊断	−2
肺栓塞的 Wells 评分	
病史及临床表现	分值（分）
其他鉴别诊断的可能性低于肺栓塞	1
深静脉血栓的临床症状或体征	1
心率 ≥ 100 次/min	1
既往深静脉血栓形成或肺栓塞史	1
过去 4 周经历过手术或者固定体位	1
进展期癌症	1
咯血	1
肺栓塞的修订后 Geneva 评分	
病史及临床表现	分值（分）
心率 ≥ 95 次/min	2
心率 75 ~ 94 次/min	1
下肢深静脉触诊时疼痛及单侧下肢水肿	1
单侧小腿疼痛	1
既往深静脉血栓形成或肺栓塞史	1
进展期癌症	1
咯血	1
最近 4 周内手术或骨折过	1
年龄 > 65 岁	1

根据 Wells 评分，深静脉血栓的可能性为：Wells 评分 ≤ 2 分可能性低；Wells 评 > 2 分为可能性高。根据 Wells 评分，肺栓塞的可能性为：Wells 评分 ≤ 1 分可能性低；Wells 评 > 1 分为可能高。根据修订的 Geneva 评分，肺栓塞的可能性：评分 ≤ 4 分为可能性低，评分 > 4 分为可能性高。

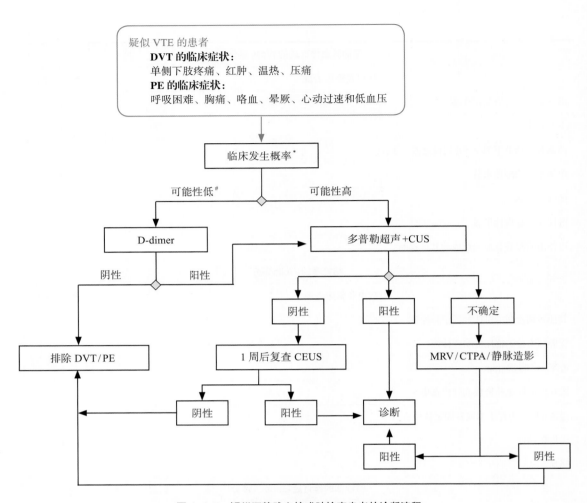

图 4-4-7　疑似深静脉血栓或肺栓塞患者的诊断流程

VTE—静脉血栓栓塞；DVT—深静脉血栓形成；PE—肺栓塞；CEUS—对比增强超声造影；CUS—对比超声造影；MRV—磁共振静脉血管成像；CTPA—CT肺血管造影。*深静脉血栓采用Wells评分，肺栓塞采用Wells评分或修订的Geneva评分。#根据修订的Geneva评分，可将患者被分为深静脉血栓形成可能性低和可能性高两类，而Wells评分可将患者分为不太可能和很可能发生深静脉血栓两类。

在静脉血栓栓塞发生率较低的情况下，可疑肺栓塞患者不满足以下任何一条标准时可以被安全排除：① 年龄≥50岁；② 脉率≥100次/min；③ 脉搏氧饱和度<95%；④ 单侧腿部肿胀；⑤ 咯血；⑥ 近期有手术或创伤史；⑦ 既往肺栓塞或者深静脉血栓形成史；⑧ 使用外源性雌激素。

六、围手术期静脉血栓栓塞症的风险评估

围手术期静脉血栓栓塞的防治需要术者与麻醉科医生共同协商，制订术前、术中和术后规范化的防治措施并严格实施，才能有效降低其发生率，减少相关不良事件。因此，术前应对静脉血栓栓塞的危险因素进行精确评估和管理。

（一）术前评估和管理

1.危险因素评估

术前应评估导致血栓形成的各种诱发因素，针对可改善的危险因素给予相应处理，并选择适合患者的手术及麻醉方式。急诊手术也应采取相应的预防措施，最大程度地降低静脉血栓栓塞的发生。术前可采用 Caprini 评分（表 4-4-2）对不同手术进行术前静脉血栓栓塞风险评估（表 4-4-3），也可根据静脉血栓栓塞的危险因素进行分层（表 4-4-4）。

表 4-4-2　手术患者静脉血栓性疾病改良 Caprini 危险评估模型

1分	2分	3分	5分
41～60岁	61～74岁	≥75岁	脑卒中（＜1月）
小手术	关节镜手术	静脉血栓栓塞病史	择期关节成形术
BMI＞25 kg/m²	大手术（＞45 min）	静脉血栓栓塞家族史	髋、骨盆或腿部骨折
下肢水肿	腹腔镜手术（＞45 min）	莱顿第五因子	急性脊髓损伤（＜1月）
下肢静脉曲张	恶性疾病	凝血酶原20210A	
妊娠或产后	严格卧床（＞72 h）	狼疮抗凝物	
原因不明或习惯性流产史	石膏固定	抗心磷脂抗体	
口服避孕药或激素替代治疗	中心静脉通路	血清同型半胱氨酸升高	
脓毒症（＜1月）		肝素诱导血小板减少	
严重肺部损伤，包括肺炎（小于1月）		其他遗传性或获得性血栓栓塞疾病	
肺功能异常			
急性心肌梗死			
充血性心力衰竭（＜1月）			
严重性肠病病史			
卧床患者			

此表格仅用于普外、腹盆腔、肥胖症、血管和整形修复手术。

表 4-4-3　静脉血栓栓塞风险评估

手术风险分类	分数（分）	无药物或机械预防时，静脉血栓栓塞的风险（%）
非常低危	0	＜0.5
低危	1～2	1.5
中危	3～4	3.0
高危	＞4	6.0

表 4-4-4　静脉血栓栓塞危险因素分层

危险分层	危险因素
低危*	术前卧床＞3 d，或大手术4周内；截瘫或近期下肢石膏固定；久坐不动；肥胖；妊娠分娩；静脉曲张等。
中危*	年龄40～60岁；膝关节手术（2周内）；中心静脉置管；恶性肿瘤或化疗；充血性心衰；呼吸衰竭；激素替代治疗或口服避孕药；脊髓瘫痪；妊娠产后；DVT后；血栓形成倾向；高血压糖尿病病史多年等。
高危*	年龄＞60岁；骨盆、髋、股骨骨折；胫、腓骨骨折及下肢严重软组织损伤；髋、膝关节置换术（预计2周内进行）；重大腹部外科手术后（1个月内）；严重创伤；大面积烧伤；脊髓损伤；高血压Ⅲ级；糖尿病酮症；严重凝血功能障碍等。
极高危*	具有2项或2项以上高度危险因素；1项高度危险因素附加低、中度危险因素2项。

*指仅含有所列危险因素中的一项。

2. 术前管理

在保证患者围手术期基本生命体征稳定的情况下，可根据术前危险因素评估结果，给予相应的处理，详见表4-4-5。术前根据病史、D-二聚体及下肢多普勒超声等检查，进行详细的静脉血栓栓塞风险评估，对于静脉血栓栓塞中度以上风险的患者，应与患者及家属进行充分沟通，术中应加强管理，并给予高度重视。对于术前采用药物预防静脉血栓栓塞的患者，应该充分评估药物作用对于术中管理和有创操作的影响，根据药物代谢特点、患者因素、麻醉和手术要求等选择继续使用或停用抗栓药物。

表 4-4-5　术前 VTE 危险因素评估与处理措施

危险分层	处理措施
低危	检查：D-二聚体如为阳性，进行下肢静脉B超检查；如B超提示有DVT，明确其位置。 处置：低危且无血栓者，采用基础预防措施，健康教育包括下肢肌肉按摩、足踝活动、抬高患肢；辅助措施包括弹力袜、足底泵等。
中危、重危	检查：尽快进行下肢静脉B超检查；如无血栓，一周后或术前一日复查；如B超提示有DVT，明确其位置、状态。 处置：① 中危、高危但无血栓者，在采取基础预防措施的同时，进行药物预防，维持至术前12 h。具体措施：低分子肝素，12 500 IU 或25 000 IU，qd；② 中危、高危且有血栓者，尽量采用抗凝溶栓。如有抗凝禁忌或严重的髂静脉血栓不能抗凝者，请相关科室会诊，确定是否需要放置静脉滤网，或转血管外科手术治疗。
极高危	检查：尽快进行下肢静脉B超检查，如无血栓，一周后或术前一日复查；如B超提示有DVT，明确其位置，评估其状态。 处置：术前必须进行抗凝治疗，维持至术前12 h，低分子肝素，12 500 IU，bid，根据患者凝血及血栓变化情况决定抗凝持续时间。如抗凝后有出血倾向，应记录出血的时间、部位、程度；查凝血指标和D-二聚体，根据病情变化请相关科室会诊，做出相应处理，并向患者或家属交代风险。

DVT—深静脉血栓形成。

（二）术中评估和管理

1. 术中危险因素评估

术中是否会发生血栓形成，与患者术前的状况、手术体位、手术时间长短、术中是否输血、术中是否使用止血药物等密切相关。术中危险因素评估见**表4-4-6**。

表4-4-6　术中危险因素评估

危险分层	危险因素
低危	年龄＜40岁，术前生命体征平稳，术中血压、血糖控制稳定，术中仰卧位且未改变体位，手术时间＜30 min，未输血、未使用止血药物，无其他危险因素。
中危、高危	年龄40～60岁，术前有血栓病史，且术中血压、血糖控制不稳定及电解质紊乱，术中持续低血压或低氧血症，术中采用特殊体位（如俯卧位、头高脚低位、肾脏手术体位等），手术时间＞3 h，术中不适当使用止血药物及利尿药物，术中大量输血，术中使用止血带及骨水泥，大量神经肌肉阻滞剂的使用等。
极高危	在上述2种以上中、高危险因素基础上，年龄＞60岁，骨科大手术（全髋关节置换、全膝关节置换、髋部骨折手术），重度创伤，脊髓损伤等大手术。

2. 术中管理

根据术中危险因素评估结果，给予相应的预防措施。术中预防静脉血栓栓塞的首选方法为间歇充气加压装置，其次是弹力袜。不推荐腔静脉滤器作为术中一级预防措施。其处理措施见**表4-4-7**。术前下肢多普勒超声检查可作为围手术期静脉血栓栓塞评估的常规检查方法；应重视中度以上风险的静脉血栓栓塞患者，维持术中血流动力学稳定，尤其需警惕极高危的静脉血栓栓塞。

表4-4-7　术中危险因素评估后的处理措施

危险分层	处理措施
低危	低危且无血栓者：术前采用基础预防措施，术中保持血流动力学稳定，手术尽量避免损伤静脉内膜。
中危、高危	（1）中危、高危但无血栓者：在采取基础预防措施的同时，维持血压和血糖稳定，轻度稀释血液（血细胞比容维持在0.35左右），适度补液，规范使用止血带，避免不恰当使用止血药及利尿药。 （2）中危、高危且有血栓者：在上述预防措施的基础上，维持血流动力学稳定，严格控制止血带压力及使用时间，及时给予防止血小板聚积的药物，合理控制容量。如术中发生VTE，应及时给予溶栓治疗，如尿激酶或重组组织型纤溶酶原激活剂（recombinant tissue plasminogen activator，rtPA）。 （3）术中全麻患者及特殊体位患者：应高度关注麻醉恢复期及体位变动。
极高危	除对上述中高危因素进行处理外，应更加注意维持血流动力学稳定，止血带使用时间及骨水泥适应证，关注容量的合理控制及凝血功能的变化。

VTE—静脉血栓栓塞。

（三）术后评估和管理

1. 术后危险因素评估

术后发生血栓栓塞症较术前和术中更常见。诱发术后静脉血栓栓塞的危险因素包括：① 既往有血栓形成病史，术后卧床过久，活动受限；② 某些特殊部位的手术，如骨科大手术（全髋关节置换、全膝关节置换、髋部骨折手术）、重度创伤和脊髓损伤等；③ 术中使用骨水泥不当，或长时间使用止血带；④ 术后容量不足，利尿脱水治疗不当；⑤ 术后止血药物或脂肪乳剂使用不当；⑥ 术后弥散性血管内凝血（disseminated intravascular coagulation，DIC）救治不当等。

2. 术后管理

（1）基本预防措施。① 术后抬高患肢，防止深静脉回流障碍；② 常规进行静脉血栓知识宣教，鼓励患者勤翻身，早期功能锻炼，下床活动，做深呼吸及咳嗽动作；③ 术后适度补液，多饮水，避免脱水；④ 建议患者改善生活方式，如戒烟、戒酒、控制血糖及控制血脂等。

（2）物理预防措施。利用机械原理促使下肢静脉血流加速，减少血液滞留，降低术后下肢深静脉血栓形成的发生率。包括：① 足底静脉泵；② 间歇充气加压装置；③ 梯度压力弹力袜等。单独使用物理预防仅适用于合并凝血异常疾病、有高危出血风险的患者。出血风险降低后，仍建议与药物预防联合应用。对患侧肢体无法或不宜采用物理预防措施的患者，可在对侧肢体实施预防措施。应用前宜常规筛查禁忌证，包括：① 充血性心力衰竭，肺水肿或下肢严重水肿；② 下肢深静脉血栓症、血栓（性）静脉炎或肺栓塞等；③ 间歇充气加压装置和梯度压力弹力袜不适用于下肢局部情况异常（如皮炎、坏疽、近期接受皮肤移植手术）；④ 下肢血管严重动脉硬化或其他缺血性血管病及下肢严重畸形等。

（3）药物预防措施。对有出血风险的患者应权衡预防深静脉血栓形成与增加出血风险的利弊。常用的抗栓药物包括：① 低分子肝素：皮下注射，可根据体重调整剂量。严重出血并发症较少，较安全。一般无须常规监测凝血功能变化。② Xa 因子抑制剂：可用于肝素诱发的血小板减少症，其治疗剂量较稳定，无须进行常规血液监测。与低分子肝素相比，能显著减少静脉血栓的发生，且不增加出血风险。Xa 因子抑制剂有间接和直接抑制剂两类，间接 Xa 因子抑制剂（如磺达肝癸钠）较依诺肝素能更好地降低骨科大手术后下肢深静脉血栓形成的发生率。用于皮下注射，安全性与依诺肝素相似。直接 Xa 因子抑制剂（如利伐沙班）为口服制剂，与药物及食物的相互作用少，使用方便。③ 维生素 K 拮抗剂：目前临床上最常使用的是维生素 K 拮抗剂（如华法林），可用于下肢深静脉血栓形成的长期预防。华法林的主要缺点有：① 治疗剂量个体差异大，需常规监测国际标准化比值（INR），根据 INR 调整剂量，控制 INR 在 $1.5 \sim 2.0$。$INR > 2.5$ 时会增加出血危险。② 抗凝作用易受药物及食物影响。

药物预防血栓形成的注意事项：① 由于每种药物的作用机制、分子质量及抗 Xa 和抗 IIa 因子活性等存在差异，药物预防过程中只能使用一种药物，不能相互替换。低分子肝素、磺达肝癸钠不适用于严重肾损害患者。② 在进行椎管内置管操作（如手术、穿刺等）前、后的短时间内，应避免使用抗凝药物，并注意抗凝药物停药时间及拔除硬膜外导管的时机。

药物预防血栓形成的禁忌证：① 绝对禁忌证：肝素和低分子肝素的绝对禁忌证包括近期有活动性出血及凝血障碍、严重头颅外伤或急性脊髓损伤、血小板低于 $20 \times 10^9 / L$、肝素诱发血小板减少症、急性细菌性心内膜炎等。孕妇禁用华法林。② 相对禁忌证：既往颅内出血、既往胃肠道出血、急性颅内损害或肿物、血小板减少至（$20 \sim 100$）$\times 10^9 / L$、类风湿视网膜病患者。

非骨科手术患者血栓预防的管理请参考表 4-4-8，骨科手术患者血栓预防的管理请参考表 4-4-9，肥胖患者血栓预防的管理请参考表 4-4-10，不能接受肝素或低分子肝素的患者血栓预防的管理请参考表 4-4-11。

表 4-4-8　基于静脉血栓栓塞和出血风险推荐意见的非骨科手术血栓预防方案

手术种类	预防性选择	期限
普外科和腹部盆腔手术		
静脉血栓栓塞风险很低 （0.5%，Caprini 评分：0）	除早期活动外，没有特定的药物或机械预防	
静脉血栓栓塞风险很低 （1.5%，Caprini 评分：1～2）	IPC/ECS（最好是 IPC）	
静脉血栓栓塞中等风险 （3%，Caprini 评分：3～4），无出血的高风险	LMWH 或 UFH 或 IPC/ECS（最好是 IPC）	7～10 d 或直至出院
静脉血栓栓塞中等风险 （3%，Caprini 评分：3～4），伴有出血的高风险	IPC/ECS（最好是 IPC）	7～10 d 或直至出院
静脉血栓栓塞高风险 （6%，Caprini 评分：＞4），无出血的高风险	应在药物预防中加入 LMWH 或 UFH 或 IPC/ECS（最好是 IPC）	7～10 d 或直至出院
静脉血栓栓塞高风险 （6%，Caprini 评分：＞4），伴有出血高风险	IPC/ECS（最好是 IPC）在出血风险降低时启动 LMWH 或 UFH	7～10 d 或直至出院
普外科和腹部－盆腔肿瘤手术	LMWH	30 d
静脉血栓栓塞中风险 （6%，Caprini 评分：＞4），且不伴有出血风险		
心脏手术	如果住院时间延长，IPC/ECS（最好是 IPC）加入 LMWH 或 UFH。	7～10 d 或直至出院
胸外科		
静脉血栓栓塞中度风险 （3%，Caprini 评分：3～4），无出血的高风险	LMWH 或 UFH 或 IPC/ES（最好是 IPC）	7～10 d 或直至出院
静脉血栓栓塞高风险 （6%，Caprini 评分：＞4），无出血的高风险	应在药物预防中加入 LMWH 或 UFH 或 IPC/ECS（最好是 IPC）	7～10 d 或直至出院
静脉血栓栓塞中度或高风险，伴有出血高风险	IPC/ECS（最好是 IPC）在出血风险降低时启动 LMWH 或 UFH	7～10d 或直至出院
开颅手术	IPC/ECS（最好是 IPC）	7～10 d 或直至出院
静脉血栓栓塞极高风险的开颅手术（如肿瘤切除）	IPC/ECS（最好是 IPC）在出血风险降低时启动 LMWH 或 UFH	7～10 d 或直至出院
脊柱手术	IPC/ECS（最好是 IPC）	7～10 d 或直至出院
静脉血栓栓塞极高风险的脊柱手术（如肿瘤切除）	IPC/ECS（最好是 IPC）在出血风险降低时启动 LMWH 或 UFH	7～10 d 或直至出院
创伤手术	LMWH 或 UFH 或 IPC/ECS（最好是 IPC）	7～10 d 或直至出院
静脉血栓栓塞风险很高的创伤手术（如脊髓损伤和创伤性脑损伤）	LMWH 或 UFH，并且在药物预防中加入 IPC/ECS（最好是 IPC）（排除下肢创伤禁忌）	7～10 d 或直至出院
创伤手术伴有出血高风险	IPC/ECS（最好是 IPC）在出血风险降低时启用 LMWH 或 UFH	7～10 d 或直至出院

LMWH 的用法：达替肝素每天 5000 IU，皮下注射；依诺肝素每天 40 mg，皮下注射；依诺肝素 30 mg，皮下注射，bid；替扎肝素每天 3500 IU，皮下注射；UFH 5000 U，皮下注射，bid。静脉血栓栓塞—VTE；IPC/ECS—间歇充气加压装置/弹力袜；LMWH—低分子肝素；UFH—普通肝素。

表 4-4-9　骨科手术患者血栓预防方案

手术类型	预防性方案	期限
髋关节或膝关节置换术	利伐沙班 10 mg，口服，每天 1 次 阿哌沙班 2.5 mg，口服，每天 2 次 依诺肝素 30 mg，皮下注射，每天 2 次或 40 mg，皮下注射，每天 1 次 达替肝素 5 000 U，皮下注射，每天 1 次 亭扎肝素 4 500 U，皮下注射，每天 1 次或 75 U/kg，每天 1 次	14～35 d
臀部骨折	依诺肝素 术前：30 mg，皮下注射，每天 1 次 术后：40 mg，皮下注射，每天 1 次 达替肝素 术前：2500 U，皮下注射，每天 1 次 术后：5000 U，皮下注射，每天 1 次 亭扎肝素 术前：3500 U，皮下注射，每天 1 次 术后：4500 U，皮下注射，每天 1 次	14～35 d
严重的骨科创伤	低分子肝素（依诺肝素 30 mg，皮下注射，每天 2 次；达替肝素 5 000 U，皮下注射，每天 1 次，或亭扎肝素 4 500 U，皮下注射，每天 1 次）机械止血后出血风险降低时采用	直至出院（含康复）
脊柱手术 a. 术式简单 b. 复杂术式（肿瘤，下肢无力，既往静脉血栓栓塞，前后入路联合）	a. 单纯早期下床活动 b. 术后低分子肝素每天一次	直至出院（含康复）
单纯膝关节以下部位骨折	出院患者或第 2 d 出院患者无需预防措施，住院患者低分子肝素每天一次	直至出院（含康复）
膝关节镜检查 a. 低风险 b. 高风险（膝关节翻修，既往静脉血栓栓塞）	a. 无特殊预防 b. 低分子肝素每天一次	5～30 d
下肢截肢术	低分子肝素每天一次	直至出院（含康复）
其他：卧床、切口及引流等	低分子肝素每天一次	直至出院

表 4-4-10　肥胖患者的静脉血栓栓塞预防方案

药物	非肥胖剂量（BMI＜30）	肥胖患者推荐剂量
普通肝素	5000 U，皮下注射，每天 2 次	5000 U，皮下注射，每天 3 次
依诺肝素	30 mg，皮下注射，每天 2 次或 40 U，皮下注射，每天 1 次	40 mg，皮下注射，每天 2 次（BMI 40～50）；60 mg，皮下注射，每天 2 次（BMI＞50）
达替肝素	5000 U，皮下注射，每天 1 次	5000 U，皮下注射，每天 2 次

表 4-4-11　不能接受普通肝素或者低分子肝素的患者的静脉血栓栓塞预防方案

药物	剂量	说明
磺达肝癸钠	2.5 mg，皮下注射，每天 1 次	1. 用于髋关节骨折手术、关节置换术、腹部手术和住院患者 2. 严重肾功能不全的患者禁用（CrCl < 30 mL/min） 3. 体重 < 50 kg 的患者禁用
达比加群	220 mg，口服，每天 1 次	1. 用于髋关节和膝关节置换术 2. 严重肾功能不全的患者禁用（CrCl < 30 mL/min） 3. 术后 1～4 h，110 mg po 可用于术后第 1 d
利伐沙班	10 mg，口服，每天 1 次	1. 用于髋关节、膝关节置换术和住院患者 2. 严重肾功能不全的患者禁用（CrCl < 30 mL/min）
阿哌沙班	2.5 mg，口服，每天 2 次	1. 用于髋关节、膝关节置换术和住院患者 2. 严重肾功能不全的患者禁用（CrCl < 25 mL/min）
阿司匹林	160 mg，口服，每天 1 次	1. 仅适用于髋关节骨折手术 2. 效果可能差于抗凝剂

CrCl—肌酐清除率。

（4）放置下腔静脉滤器（inferior vena cava filter，IVCF）：不推荐 IVCF 作为术中预防静脉血栓栓塞的一级预防措施。放置 IVCF 的指征：存在抗凝绝对禁忌证的静脉血栓栓塞患者或抗凝过程中发生静脉血栓栓塞的患者，为防止栓子脱落引起肺栓塞等严重并发症。IVCF 长期放置可使下肢深静脉血栓发生率增高。因此，对于下肢远端多条静脉血栓、近端深静脉血栓无法进行抗凝溶栓治疗，且近期确实需要接受手术的患者，术前尽量使用临时性下腔静脉滤器（过滤网），以减少并发症发生。

术后血栓预防推荐意见：① 对围手术期中度以下风险的静脉血栓栓塞患者，应及时采用机械物理方式预防静脉血栓栓塞，密切观察凝血指标，必要时应尽早联合药物预防；② 对围手术期中度以上风险的静脉血栓栓塞患者，在接受某些特殊部位手术（如全髋关节置换、全膝关节置换、髋部骨折手术、重度创伤、脊髓损伤等）时，一旦出血风险降低，应尽早开始药物预防或联合机械物理方法预防血栓形成。药物预防应采用低分子肝素或普通肝素。

七、接受抗凝或抗血小板治疗且需要手术的患者围手术期管理

对于长期服用抗栓药物并需要行普通外科手术的患者，药物导致的凝血功能障碍会影响患者围手术期的安全，应该对患者实施多学科评估，并根据评估结果决定围手术期是否应该暂停抗栓药物，以及暂停药物期间是否需要进行桥接抗栓治疗。

（一）心脏机械瓣膜置换术后、房颤、静脉血栓栓塞患者的围手术期管理

《中国普通外科围手术期血栓预防与管理指南》给出了心脏机械瓣膜置换术后、房颤、静脉血栓栓塞患者血栓风险分层及桥接抗凝推荐意见（表 4-4-12、表 4-4-13 和表 4-4-14）。

根据手术类型评估出血风险并决定是否需要术前停用抗凝药物。接受低出血风险手术的患者，可以继续抗凝治疗。对于非低出血风险的手术患者，术前应暂停抗凝药物。对正在服用华法林的患者需根据患者发生血栓栓塞的风险，决定停药后是否要行桥接抗凝。常见手术及操作的出血风险见表4-4-15。

表 4-4-12　心脏机械瓣膜置换术后患者血栓风险分层及桥接抗凝治疗推荐

危险分层	危险因素	暂停维生素K拮抗剂后是否行桥接抗凝
高危	二尖瓣置换；笼球瓣或斜碟形主动脉瓣置换术；6个月内脑卒中或短暂性脑缺血发作	推荐
中危	双叶状主动脉瓣膜置换和下列因素中的1个或多个：房颤、既往有脑卒中或短暂性脑缺血发作、高血压、糖尿病、充血性心力衰竭、年龄＞75岁	推荐
低危	双叶状主动脉瓣置换，且无心房纤颤和其他脑卒中的危险因素	无须桥接

表 4-4-13　房颤患者血栓风险分层及桥接抗凝治疗推荐

危险分层	危险因素	暂停维生素K拮抗剂后是否桥接抗凝
高危	$CHADS_2$评分5或6分 3个月内脑卒中或短暂性脑缺血发作 风湿性心脏瓣膜疾病	推荐
中危	$CHADS_2$评分3或4分	无须桥接
低危	$CHADS_2$评分≤2分	无须桥接

$CHADS_2$评分，充血性心力衰竭1分，高血压1分，年龄＞75岁1分，糖尿病1分，脑卒中或短暂性脑缺血发作2分。

表 4-4-14　有 VTE 病史的患者血栓风险分层及桥接抗凝治疗推荐

危险分层	危险因素	暂停维生素K拮抗剂后是否桥接抗凝
高危	3个月内VTE史 严重的血栓形成倾向（蛋白S、蛋白C、抗凝血酶缺乏；抗磷脂抗体等）	推荐
中危	既往3~12个月内VTE史 不严重的血栓形成倾向（凝血因子Leiden杂合子、凝血酶原基因突变） VTE复发 肿瘤治疗6个月内或姑息性治疗	推荐
低危	既往VTE史＞12个月，且无其他危险因素	无须桥接

VTE—静脉血栓栓塞。

表 4-4-15　常见手术及操作出血风险

风险分级	手术及操作
低风险	内镜检查无外科操作 皮肤浅表手术 脓肿切开引流、皮肤活检
中等风险	经内镜取组织活检 前列腺和膀胱活检
高风险	脊髓或硬膜外麻醉 腹部外科手术 肝脏活检

（二）长期口服维生素 K 拮抗剂患者的围手术期管理

（1）建议长期服用维生素 K 拮抗剂的患者行普通外科手术前进行血栓与出血风险评估。

（2）低出血风险手术可不中断维生素 K 拮抗剂治疗，保持国际标准化比值（international normalized ratio，INR）在治疗范围内。

（3）高出血风险手术需在中断维生素 K 拮抗剂治疗后，进一步评估其血栓形成的风险。低危患者，一般无须桥接抗凝。如果手术伴随明显的血栓形成风险增加，则应使用桥接抗凝；中危患者，建议给予低剂量或中间剂量的低分子肝素或普通肝素桥接；高危患者，建议采用治疗剂量的低分子肝素或普通肝素行桥接抗凝。

（4）房颤患者：对于 CHADS$_2$ 评分 ≤ 4 分的中危和低危患者，在围手术期停用维生素 K 拮抗剂治疗后可不采取桥接抗凝。对于 CHADS$_2$ 评分 5 ~ 6 分的高危患者，仍推荐给予治疗剂量的低分子肝素桥接抗凝。

（5）术前停药方案：术前 5 天停用华法林，术前 1 天监测 INR，若 INR 仍延长（＞1.5）但患者需及早手术，则口服小剂量维生素 K（1 ~ 2 mg）使 INR 尽快恢复正常。

（6）桥接抗凝时间：一般在停用华法林后第 2 天启用普通肝素或低分子肝素治疗，术前 4 ~ 6 h 停用普通肝素，术前 20 ~ 24 h 停用低分子肝素。术后根据不同的出血风险，在 24 ~ 72 h 后开始使用普通肝素或低分子肝素。对于出血风险高的大手术，普通肝素或低分子肝素在术后 48 ~ 72 h 恢复。

（7）术后患者如血流动力学稳定，应在术后 12 ~ 24 h 恢复华法林治疗（常用剂量，一般在手术当晚或第 2 天）。当 INR 达到 2 或以上时，停用肝素类药物。

（三）服用新型口服抗凝药患者的药物调整

（1）由于此类药物半衰期较短，生物活性具有明确的"开关"效应，大多不需要肝素桥接治疗。

（2）正在服用新型口服抗凝药的患者如果接受择期手术，应根据手术本身创伤的大小及出血的风险和后果决定何时停药、何时恢复服用。

（3）药物调整的具体策略。① 一般出血风险类手术可在停药 48 h 后手术。② 高出血风险手术的患者，需停药 72 h 后手术。③ 除考虑手术出血风险外，肾功能减退的患者可能需要术前停药更长时间。对于主要经肾脏排泄的新型口服抗凝药，术前停药时间还需考虑患者的肾功能情况。④ 大多数外科手术和操作应在手术后 1～2 天（有些患者需延迟到术后 3～5 天），出血风险下降后再开始服用新型口服抗凝药。⑤ 对于大多数手术，如果术后 48～72 h 直接使用完整剂量的利伐沙班，可能会增加出血风险，建议开始时减量至 10～15 mg，1 次/天（高血栓风险者使用 15 mg），72 h 内恢复至完整剂量 20 mg。

（四）接受抗血小板治疗患者的围手术期管理

1.服用抗血小板单药的患者药物管理策略

（1）出血风险低的小手术，可以不停用抗血小板药物。

（2）服用阿司匹林单药的患者：① 心血管事件低危者，术前 7～10 天停用，术后 24 h 恢复。② 心血管事件中高危者，可不停药，但需注意出血风险。③ 术中血流动力学很难控制者，术前可考虑暂时停用阿司匹林治疗。

（3）服用 P2Y12 阻滞剂单药的患者，如不伴严重心血管缺血风险，可考虑停用替格瑞洛或氯吡格雷 5 天后再手术，或停用普拉格雷 7 天后再手术。

2.服用双联抗血小板药物的冠状动脉支架置入患者的药物管理策略

（1）推迟外科手术至金属裸支架植入后至少 6 周，药物洗脱支架植入后至少 6 个月，围手术期可继续服用阿司匹林；术前 5 天停用氯吡格雷或替格瑞洛，或术前 7 天停用普拉格雷，术后 24 h 恢复使用。

（2）裸支架植入术后 6 周内或药物洗脱支架植入术后 6 个月内需要外科手术时，推荐在手术前继续双联抗血小板治疗。若发生严重出血，可输注单采血小板或其他止血药物。

目前，尚无证据表明长期服用抗血小板药物患者围手术期需用肝素桥接治疗。有研究提出围手术期可使用短效 GPⅡb/Ⅲa 抑制剂进行桥接，但这方面的证据尚不充分。

（五）长期服用抗凝或抗血小板药物患者行急诊手术的管理

（1）外科医生术前应仔细询问病史和查体，以了解患者血小板和凝血功能，如刷牙是否有出血，皮下有无淤斑，术前抽血后压迫是否较易止血等。

（2）术前应常规检查凝血功能，一般而言，INR＜1.5 时，大部分手术均可安全进行，而无须特殊处理。

（3）对于术前口服华法林等药物的患者，若需急诊手术，而 INR 明显延长，可以给予输注新鲜冰冻血浆（5～8 mL/kg）或凝血酶原复合物。

（4）术前口服氯吡格雷等药物的患者，若需急诊手术或发生大量出血，可以给予输注单采血小板或其他止血药物（如抗纤溶药物、重组凝血因子）。

（5）对于联合服用阿司匹林和氯吡格雷等抗血小板药物的患者，可测定血小板动态功能（血栓弹力图）和静态功能（血小板聚集）。但检测结果仅供临床参考，不作为手术依据。

对于特殊患者，在抗血小板治疗不能长期停药的情况下，建议围手术期使用 GPⅡb/Ⅲa 抑制剂（如替罗非班）桥接；或特定时间点输注血小板，短暂逆转阿司匹林和氯吡格雷作用。

（六）特殊人群的桥接治疗

（1）肾功能不全患者：对使用低分子肝素治疗剂量进行桥接抗凝的患者，严重肾功能不全患者（肌酐清除率 < 30 mL/min）应使用比标准剂量小的低分子肝素剂量。例如，依诺肝素应减量至 1 mg/kg，1 次/d，考虑同时检测 anti-Xa 活性。

（2）低体重患者：建议评估低体重患者的肌酐清除率，并调整用药剂量。

（3）年龄 ≥ 75 岁的患者：如果采取治疗剂量的桥接，依诺肝素可减量至 0.75 mg/kg，1 次/12 h。

（蔡雨汐　顾卫东）

第五节　衰弱精确评估与管理

衰弱多见于老年人，美国 65 岁以上的老年人口中，衰弱的发生率约为 15%。相较于正常老年人，衰弱老年人的不良健康结局和死亡风险均较高。由于衰弱老年患者的术后并发症发生率等不良结局风险较高，近年来医务人员已越来越关注如何准确识别衰弱老年患者这一特殊群体。本节主要对衰弱的定义、患病率、危险因素、评估方法、围手术期管理及临床干预措施等方面进行阐述。

一、概念

衰弱是一种以无力、体重减轻、易疲劳、运动耐力降低和累积并存疾病为特征的老年人健康减退状态。衰弱是一种增龄相关性的老年综合征，常伴有各系统、器官储备能力的下降，最终可导致老年人残疾、住院或死亡等不良结局风险增加。2004 年，美国老年医学会和美国老年研究所将衰弱定义为"老年人对外源性应激敏感性增加的脆弱状态，由增龄相关的神经肌肉系统、免疫系统和新陈代谢等生理储备功能减退所介导"。

二、衰弱的两种经典模型

近年来，国内外研究人员制订了多种衰弱评估量表，这些量表绝大多数都是基于"衰弱表型"和"缺陷积累模型"这两种经典模型（图 4-5-1）。

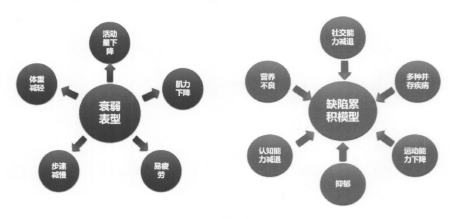

图 4-5-1　衰弱的两种经典模型

2001 年，Fried 将四肢无力、体重减轻和步速减慢等综合征定义为衰弱，并将以上临床表现称为衰弱表现类型（简称"衰弱表型"）。由于老年人新陈代谢、营养物质利用和骨骼肌之间的相互影响，任一系统出现问题都可能会引发恶性循环，最终导致老年人生理功能的整体减退。通常这种恶性循环的始发因素是急性疾病、特殊用药和增龄相关性生理功能的衰退。在临床实际应用中，衰弱表型主要用于可行走老年人的衰弱评估，其评估内容包括体重减轻、易疲劳、肌力下降、步行速度降低和活动量下降，符合其中 3 项及 3 项以上标准的老年人评估为衰弱。衰弱表型已在大量人群队列中得到验证，并且发现衰弱表型与老年人不良健康结局密切相关。以衰弱表型为基础进行改进，研究人员已开发了多种衰弱评估方法（表 4-5-1）。

Rockwood 将衰弱定义为一种由于疾病、失能、认知功能减退等缺陷累积的综合反映，即多种缺陷介导的衰弱。老年人合并的缺陷越多，则衰弱的风险程度越高。目前，尽管已有大量的人群队列研究使用缺陷累积模型识别高危的衰弱老年患者，但是由于缺陷累积模型中相关指标的来源不具有特异性，在识别出衰弱老年人后，对其开展干预研究较为困难。

表 4-5-1　常用衰弱评估工具及其分类

分类	常用衰弱评估工具
衰弱表型	Fried 衰弱表型
	FRAIL 衰弱问卷
缺陷累积模型	衰弱指数（Frailty Index，Fi）
	基于照护者的老年综合评估衰弱指数（Care Partner Derived Frailty Index Based Upon Comprehensive Geriatric Assessment，Cp-Fi-Cga）
	临床衰弱量表（Clinical Frailty Scale，Cfs）
	衰弱综合评估工具（Comprehensive Frailty Assessment Instrument，Cfai）
	Edmonton 衰弱量表（Edmonton Frailty Scale，Efs）
	Tilburg 衰弱指数（Tilburg Frailty Index，Tfi）
	Groningen 衰弱指标（Groningen Frailty Indicator，Gfi）
	维持自理整合服务研究项目 -7（Program of Research on Integration of Services for the Maintenance of Autonomy，Prisma-7）

三、患病率和危险因素

研究人员采用不同的衰弱评估工具和（或）研究不同地区的老年人群，得到的衰弱患病率也不尽相同。根据美国和加拿大的大规模人口资料统计，65 岁及以上的老年人中衰弱的患病率为 4%～16%。而我国的社区老年人口筛查结果显示，老年人群中衰弱的患病率为 11%～24%。其中，80 岁以上老年人衰弱的患病率达 50% 以上。

衰弱的危险因素包括人口因素和慢性病两大类。前者包括年龄、教育水平、吸烟、婚姻状态、种族、是否独居和睡眠情况等因素。后者包括多种老年常见疾病。此外，心理健康程度也可能是导致衰弱的重要危险因素。一项国外的系统性评价使用 15 项衰弱评估指标对 44 894 名老年人的评估结果进行二次分析，结果发现衰弱的患病率为 9.9%。在其纳入的研究中，有 8 项

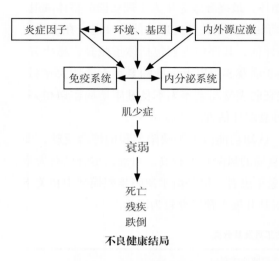

图 4-5-2　衰弱的病因

研究共计 24 072 名老年人同时接受了社会心理因素评估，最终得到纳入心理因素评估的 24 072 名老年人衰弱的患病率为 13.6%，这一结果提示心理健康程度也是影响衰弱的重要因素。

四、病因

内分泌系统、炎症因子、免疫系统和应激系统的失调是影响衰弱发生发展的主要原因（表 4-5-2）。这些系统的失调与环境、基因、内外源应激炎症因子改变等密切相关（图 4-5-2）。机体衰弱的主要临床表现为肌少症、增龄相关性骨骼肌数量减少和肌肉力量下降。骨骼肌数量和质量的下降与增龄相关的激素变化、炎症通路的激活密切相关。

表 4-5-2　衰弱的病因

分类	分子	变化	影响
内分泌	生长激素	降低	1.肌力降低 2.运动能力降低
	胰岛素样生长因子-1	降低	
	肾上腺雄激素 硫酸脱氢表雄酮	降低	1.肌肉量减少 2.间接抑制炎症因子通路的作用减弱
	性激素	降低	不明
	维生素D	降低	肌力下降
	皮质醇	增加（尤其在下午）	1.肌肉量减少、肌力下降 2.抑制免疫系统
炎症因子	IL-6	增加	1.骨骼肌、食欲、适应性免疫系统功能和认知产生负性影响 2.导致贫血
	C反应蛋白	增加	非特异性慢性炎症
	血白细胞	增加	非特异性慢性炎症
	单核细胞	增加	不明
免疫	巨细胞病毒易感性	增加	对巨细胞病毒易感性增加
	对流感疫苗的免疫应答	减弱	1.对流感易感性增加 2.流感感染率高
应激	自主神经系统	失调	经受手术等应激事件后，不良事件的发生率增加
	肾素-血管紧张素-醛固酮系统	失调	

五、评估方法

美国老年医学会推荐，年龄超过 70 岁、患有多种慢性病或一年内体重减轻超过 5% 的老年人均应进行衰弱筛查。衰弱评估量表种类较多，至今还没有衰弱评估的金标准，推荐依据受试人群特点和临床用途选择合适的评估量表（表 4-5-3）。

表 4-5-3　衰弱评估方法表

量表名称	评估维度/条目数量	汉化版/信效度检验	信度	效度	评估时间	适用范围
Fried 衰弱表型	5 个条目	无/无	—	—	5 ~ 10 min	他评、社区、筛查
FRAIL 衰弱量表	5 个条目	有/有	0.826	0.980	< 5 min	自评、社区、筛查
FI-CGA	36 个条目	有/无	—	—	20 ~ 30 min	他评、社区、筛查
CP-FI-CGA	44 个条目	有/有	0.833	0.829	5 min	他评、住院患者
CFS	7 个等级	有/有	0.684	0.689	< 3 min	社区、筛查
CFAI	4 个维度 24 个条目	有/有	0.837	0.782	15 ~ 20 min	自评、社区
EFS	9 个维度 11 个条目	有/有	0.599	0.723	15 min	他评、住院患者
TFI	5 个维度 26 个条目	有/有	0.75	0.51	3 ~ 7 min	自评
GFI	4 个维度 15 个条目	有/有	0.712	0.823	5 min	自评、临床、社区
PRISMA-7	7 个条目	无/有	0.409	0.477	< 10 min	自评、社区、筛查

FI-CGA—老年综合评估衰弱指数；CP-FI-CGA—基于照护者的老年综合评估衰弱指数；CFS—临床衰弱量表；CFAI—衰弱综合评估工具；EFS—Edmonton 衰弱量表；TFI—Tilburg 衰弱指数；GFI—Groningen 衰弱指标；PRISMA-7—维持自理整合服务研究项目 -7。

目前常用的评估量表有 Fried 衰弱表型、FRAIL 衰弱量表、基于老年综合评估的衰弱指数（Frailty Index Based on the Comprehensive Geriatric Assessment，FI-CGA）、基于照护者的老年综合评估衰弱指数（Care Partner Derived Frailty Index Based upon Comprehensive Geriatric Assessment，CP-FI-CGA）、临床衰弱量表（Clinical Frailty Scale，CFS）、衰弱综合评估工具（Comprehensive Frailty Assessment Instrument，CFAI）、Edmonton 衰弱量表（Edmonton Frailty Scale，EFS）、Tilburg 衰弱指数（Tilburg Frailty Indicator，TFI）、Groningen 衰弱指标（Groningen Frailty Indicator，GFI）和维持自理整合服务研究项目-7（Program of Research on Integration of Services for the Maintenance of Autonomy，PRISMA-7）（见附录）。其中信度较好的有 FRAIL 衰

4

弱问卷、CP-FI-CGA 和 CFAI，效度较高的有 FRAIL 衰弱问卷、CP-FI-CGA 和 GFI。除 FI-CG 以外，其余量表均可在 15 min 左右完成。CP-FI-CGA 和 EFS 量表常用于住院患者的衰弱评估。

衰弱评估量表中的画钟试验、握力测试和"起立 – 行走"计时测试需要在受试者的配合下完成。其具体要求如下。

（1）画钟试验的评估标准：① 画出闭锁的圆 = 1 分；② 将数字安放在正确的位置 = 1 分；③ 表盘上包括全部 12 个正确的数字 = 1 分；④ 将指针安放在正确的位置 = 1 分。总分 3 ~ 4 分表明认知水平正常，0 ~ 2 分则表明认知水平下降（图 4-5-3）。

（2）握力测试：受试者保持身体直立，双足分开、上肢自然下垂，全力紧握至最大限度并维持 5 s。测试过程中握力计不能与身体和衣物接触，且避免使用瞬间冲力。重复测量 2 次，2 次测量间休息 30 s，记录最大读数值，用于数据分析（图 4-5-4）。

（3）"起立 – 行走"计时测试：患者坐在靠背椅上，身体靠在椅背上。如果使用助行工具（如手杖、助行架），则将助行工具握在手中。在离座椅 3 m 远的地面上贴一条彩条或画一条可见的粗线或放一个明显的标记物。当评估者发出"开始"的指令后，患者从靠背椅上站起。站稳后，按照平时走路的步态，向前走 3 m，过粗线或标记物处后转身，然后走回到椅子前，再转身坐下，靠到椅背上。测试过程中其他人员不能给予患者任何帮助。评估者记录患者背部离开椅背到再次坐下（靠到椅背）所用的时间（以秒为单位）。正式测试前，允许患者练习 1 ~ 2 次，以确保患者理解整个测试过程（图 4-5-5）。

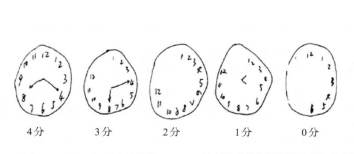

4 分　　3 分　　2 分　　1 分　　0 分

图 4-5-3　画钟试验的评分标准

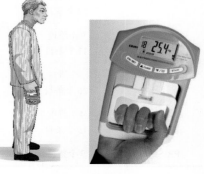

图 4-5-4　握力测试

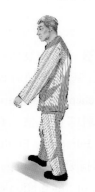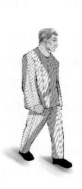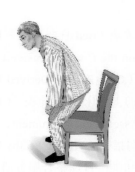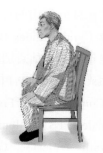

图 4-5-5　"起立 – 行走"计时测试

老年患者精确麻醉

六、衰弱与围手术期不良结局

近年来，大量临床研究发现，衰弱老年患者术后并发症发生率和全因死亡率明显增加（图4-5-6）。术前采用 Fried 衰弱表型评估老年患者发现，衰弱老年患者术后并发症发生风险可增加 2.54 倍，住院时间可延长 1.69 倍。衰弱和术后并发症、死亡率之间存在显著的相关性。老年患者术前衰弱程度越严重，则术后并发症发生率越高、并发症相关性死亡风险越大。

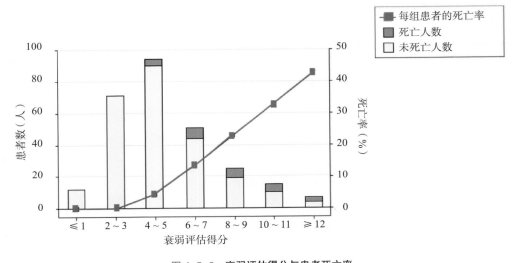

图 4-5-6　衰弱评估得分与患者死亡率
引自：KIM SW, et al. JAMA Surg, 2014, 149(7): 633-640.

Tessa 等针对 260 名拟行颅内肿瘤手术的患者进行临床资料采集，经过衰弱评估后分为衰弱组和非衰弱组，研究结果显示非衰弱组术后并发症（肺炎、尿路感染、深静脉血栓、肺栓塞、新发神经功能障碍、脑脊液漏、伤口裂开或感染）发生率为 18.0%，衰弱组术后并发症发生率则高达 30.3%。廖兵尧等对 148 例因老年自发性脑出血手术治疗的患者术后并发症进行分析后发现，经多因素 Logistic 回归校正性别、年龄、婚姻状况、饮酒、吸烟等混杂因素后，衰弱老年患者术后更易于发生尿路感染、肺部感染、电解质紊乱和低蛋白血症。

衰弱老年人的围手术期意外跌倒事件发生率也显著增加。一项多中心的前瞻性队列研究结果显示，衰弱老年人跌倒的发生率是非衰弱老年人的 3.0～3.6 倍。跌倒的原因可能与下肢肌力减退、神经肌肉控制能力下降、本体感觉减退和认知注意力减弱有关。维持人体平衡的 3 个重要环节包括：① 精确的身体信息输入；② 正常的中枢神经系统信息加工与整合；③ 准确而快速的运动系统反应。以上三个环节中任何一个环节出现问题均可能导致跌倒的发生。跌倒可以造成机体软组织损伤、出血、骨折、运动功能障碍、残疾甚至死亡（图 4-5-7）。全球每年约 40 余万人的死亡与跌倒密切相关，其中绝大多数为老年人。2012 年上海市

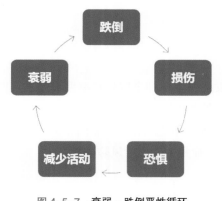

图 4-5-7 衰弱 – 跌倒恶性循环

卫生统计数据显示，上海市每年因跌倒及相关并发症致死的老年人约为 2000 人，占上海市 65 岁以上老年人死亡总数的 80% 以上，跌倒已成为老年人伤害性死亡的首要原因。临床医务工作者早期识别跌倒高危人群，有助于预防跌倒事件的发生。针对住院患者，医护人员常采用 Morse 跌倒风险评分量表进行评估，得分 > 45 分为跌倒高危患者，25 ~ 45 分为跌倒中危患者，≤ 25 分为跌倒低危患者（表 4-5-4）。

表 4-5-4　Morse 跌倒风险评估量表

项目	评价标准	得分
跌倒史	近 3 个月内无跌倒史	0
	近 3 个月内有跌倒史	25
超过 1 个医学诊断	没有	0
	有	15
行走辅助	不需要/完全卧床/有专人扶持	0
	拐杖/手杖/助行器	15
	扶家具行走	30
静脉输液/置管/使用特殊药物	没有	0
	有	20
步态	正常/卧床休息/轮椅代步	0
	虚弱乏力	10
	平衡失调/不平衡	20
认知状态	了解自己能力，量力而行	0
	高估自己能力/忘记自己受限制/意识障碍/躁动不安/沟通障碍/睡眠障碍	15

七、围手术期管理和临床干预

衰弱老年患者的围手术期管理可以从术前评估与预康复、术中管理和术后康复三个方面进行干预。

1. 术前评估与预康复

衰弱老年患者术前如果存在可治疗的并存疾病，应给予积极治疗，使机体的整体状态得到改善。术前实验室检查应包括血常规、肝肾功能检查，以及维生素 D、维生素 B_{12} 和促甲状腺激素等指标。注意完善肺功能、心电图和心脏超声的检查。临床医务人员应优化及共同制订手术决策。对大多数衰弱老年患者而言，保证生活质量可能比短暂延长寿命更为重要。因此，如果手术治疗并非必需，则可考虑非手术治疗或替代性手术治疗。运动是术前预康复的主要干预方法之一，可以通过增加衰弱老年患者的肌力、协调性等提高其生理储备能力，增加肢体活动的灵活度和改善骨密度等，减少跌倒的发生率。研究发现，即使每周两次的运动训练也可以改善衰弱老年患者的术后结局。对于运动功能严重受限的重度衰弱老年患者，开始时先让患者完成每两天一次的 5 min 步行，也可显著改善这类患者的运动功能。对于重度衰弱的老年患者，无须强制其达到目标运动量。研究表明，尽管其运动量小于目标运动量，但只要术前坚持训练，仍可改善重度衰弱老年患者的预后，达到预康复的目的。

2. 术中管理

对于衰弱老年患者术中应个体化给药，注意老年患者对药物的代谢速度减慢等特点，维持衰弱老年患者术中呼吸系统、循环系统的稳定，减轻气管插管、气管拔管带来的应激，完善围手术期镇痛，避免疼痛等不良刺激导致的循环波动及镇痛药物过量对呼吸系统的抑制作用。

3. 术后康复

衰弱老年患者术后恢复期间，临床医生应注意治疗其并存疾病，加强营养支持。研究发现，围手术期服用免疫营养调节剂和维生素 D 有助于改善患者临床结局，降低术后伤口感染的发生率。此外，衰弱老年患者早期进行肢体运动康复训练（每周 3 次，每次 30 min 的中等强度步行）和呼吸功能锻炼（呼吸训练器），有助于降低术后不良事件发生率。

预防老年人围手术期跌倒的措施有：① 术前适当地加强骨骼肌功能锻炼。研究发现，老年人经常进行太极拳运动可以有效降低日常生活中意外跌倒的发生率。② 注意围手术期用药。老年患者对麻醉药物敏感性增强、药物代谢减慢，因此易于发生麻醉药物在体内的蓄积。与此同时，因麻醉药、镇静药残余所致的药理作用的影响，患者可能伴有血压的下降或直立性低血压。因此，老年患者麻醉苏醒后，家属及临床医务人员仍应密切观察。注意避免突然起床诱发头晕致意外跌倒等不良事件的发生。

总之，衰弱是一种增龄相关性老年综合征。目前国内外尚缺乏衰弱的统一诊断标准，但是基于衰弱表型和缺陷累积模型的各种衰弱评估量表已在大量人群队列研究中得到验证。衰弱的危险因素包括人口学因素和并存疾病两个方面，内分泌系统、炎症因子、免疫系统和应激系统的失调是衰弱发生、发展的主要原因。由于衰弱老年患者围手术期并发症发生率高，且术后全因死亡率、意外跌倒等不良事件的发生率明显增加，因此，临床医务人员应加强对围手术期衰弱老年患者的术前预康复、营养支持和运动训练等，从而降低衰弱老年患者围手术期不良结局的发生率，改善衰弱老年患者的术后恢复质量。

（朱蕊　顾卫东）

第六节　营养不良和肌少症的精确评估和管理

营养风险和营养不良是影响老年患者不良临床结局的主要因素之一，合理的营养支持可以改善患者的营养状况，从而降低并发症发生率、缩短住院时间、减少医疗费用。近年来，肌少症对手术患者临床结局的影响也越来越受到重视。本节将从营养不良和肌少症的定义、筛查与评估方法、营养管理等方面分别进行阐述。

一、营养不良

（一）营养不良的定义

营养风险是由于营养相关因素而对患者的临床结局（如住院时间、住院费用、感染相关并发症等）产生不良影响的风险。需要强调的是，营养风险并不是指"营养不良的风险"。"营养风险"是一个与"临床结局"有关的概念，只有改善患者的临床结局才能使患者真正受益，即改善临床结局是临床营养支持和治疗的终点。

营养不良是指因为能量、蛋白质及其他营养素缺乏或过度，导致机体功能乃至临床结局发生不良影响。临床上比较常见的是蛋白质-能量营养不良。

（二）营养不良的发生率和危险因素

随着老龄化问题的日益突出，老年住院患者营养不良问题引起了临床的广泛关注。国外一项荟萃分析显示，约有22%的老年住院患者存在不同程度的营养不良。2012年我国的一项调查发现老年患者发生营养不良的风险为49.70%，营养不良的患者可达14.67%。

老年患者发生营养不良的原因众多，主要包括年龄相关的衰弱、器官功能变化、疾病等因素。衰弱是自然界中所有生命的生物学过程，是一组由于机体退行性改变和多种慢性病引起的机体易损性增加的综合征。衰弱与老年患者营养不良密切相关，营养不良在衰弱老年人群中的发生率约为8.4%。此外，衰老的过程还伴随着生理和心理的变化。研究显示，老年住院患者的厌食症发病率高达31.5%，引起食欲的改变，导致食物摄入减少，进而引起体重、体脂和肌肉量下降。究其原因，可能是由于食欲调节激素释放水平的改变，也可能与神经介质和饱腹中枢的变化有关，最终导致食欲减退。

随着年龄的增加，消化系统中消化酶活力下降、胃肠道蠕动和排空速度减慢，导致肠道对营养素的消化和吸收能力降低。一部分高龄患者存在肺功能下降，严重者出现肺气肿和低氧血症，进一步引起消化系统功能下降。心血管系统亦会出现心输出量下降、静脉回流减少、心脏代偿能力降低，较容易诱发充血性心力衰竭，加重胃肠道淤血及缺氧，影响消化系统对营养素的消化和吸收。泌尿系统同样会出现肾单位萎缩、肾功能下降和肾小球滤过率下降，导致机体对排泄水分、电解质平衡的维持反应减慢，从而使老年人容易出现失水、脱水和水中毒。

老年人由于体力活动减少、骨骼肌减少、身体脂肪增多、基础代谢率降低等，使得其能量消耗也随之降低。此外，体内蛋白质的分解代谢超过合成代谢，进而出现负氮平衡。2010—2013 年中国居民营养与健康监测数据显示，我国 65 岁以上老年人蛋白质的摄入量并未达到推荐摄入量。老年人由于体内脂肪含量增加，外表可能并不表现为"瘦削"，这在某种程度上也使得他们容易忽略因膳食摄入不足而引起的蛋白质缺乏。同样，由于摄食不足或摄入食物的种类较为单一，微量营养素的缺乏也较为常见。

（三）营养筛查和评定

营养筛查（nutritional screening）包括营养风险筛查和营养不良筛查两大类，是指采用特定的量表来初步了解患者的营养状态，从而判断患者是否有营养风险或发生营养不良的风险。

营养评定（nutritional assessment）是指临床营养专业人员通过膳食调查、人体组成测定、人体测量、生化检查、临床检查及复合营养评定等，对患者的营养代谢和机体功能进行综合评估。

1.常用的营养筛查评估工具

目前已有多种工具可用于营养筛查和评估。用于营养风险筛查的工具有营养风险筛查 2002（nutritional risk screening 2002，NRS2002），用于营养不良风险筛查的工具有营养不良通用筛查工具（malnutrition universal screening tool，MUST）和营养不良筛查工具（malnutrition screening tool，MST）。营养评估量表也有多种选择，临床上多采用主观整体评估（Subjective Global Assessment，SGA）、患者主观整体评估（Patient-Generated Subjective Global Assessment，PG-SGA），以及国际上新推出的营养评估方法——国际领导人营养不良倡议（Global Leadership Initiative on Malnutrition，GLIM）。微型营养评估（mini nutritional assessment，MNA）是为老年人开发的一个工具，既可用于筛查，也能用作评估工具。最常用于老年人营养筛查的评估工具为 NRS2002 和 MNA。

1）营养风险筛查 2002（NRS2002） 2016 年，美国肠外肠内营养学会和重症医学会在《成人重症患者营养支持疗法提供与评定指南》中指出，在当前的筛查工具中，NRS2002 同时考虑到疾病的严重状态和营养状态的改变，是具有循证依据的筛查工具。中华医学会肠外肠内营养学分会和欧洲临床营养与代谢协会均推荐在住院患者中使用 NRS2002 作为营养筛查工具，对有营养风险的患者进行营养支持治疗可改善患者的临床结局。按照 2013 年发布的《临床营养风险筛查》，NRS2002 的适用对象为：① 年龄 18～90 岁；② 住院过夜；③ 入院次日 8：00 前未进行急诊手术；④ 神志清楚；⑤ 愿意接受筛查的住院成年患者。由此可见，NRS2002 同样适合老年住院患者。NRS2002 可分为初步筛查和最终筛查两个部分。

（1）初步筛查。主要包括四个判断性的问题，包括 BMI、体重减轻情况、摄入情况和病情严重情况：① BMI < 18.5 kg/m^2？② 患者在过去 3 个月有体重下降吗？③ 患者在过去的 1 周内有摄入减少吗？④ 患者是否有严重疾病？

若以上任何一个问题的答案为"是"，则进入下一步最终筛查。若上述所有回答为"否"，表明患者目前没有营养风险，无须进行第二步筛查，但是应在一周后复查。

（2）最终筛查。主要包括营养状况受损、疾病严重程度及年龄三部分。具体评分见**表4-6-1**。

表4-6-1　NRS2002筛查内容和评分

评分类别	筛查内容
营养状态受损评分	0分：正常营养状态，BMI≥18.5 kg/m²；近1~2个月体重无变化；近1周进食量无变化 1分：近3个月体重下降＞5%，或近1周进食量减少25%~50% 2分：一般情况差，近2个月体重下降＞5%，或近1周进食量减少50%~75% 3分：BMI＜18.5 kg/m²，且一般情况差，或近1个月体重下降＞5%（或近3个月体重下降＞15%），或近1周进食量减少75%以上
疾病严重程度评分	0分：无 1分：营养需要量轻度增加的疾病，包括髋关节骨折、慢性疾病急性发作或有并发症、慢性阻塞性肺疾病、血液透析、糖尿病、一般恶性肿瘤等 2分：营养需要量中度增加的疾病，包括腹部大手术、脑卒中、重度肺炎、血液恶性肿瘤 3分：营养需要量明显增加，包括颅脑损伤、骨髓移植、APACHE-Ⅱ评分＞10分的ICU患者
年龄评分	0分：18~69岁 1分：≥70岁

评分和意义：当总分值≥3分时，表明患者存在营养风险，需要制订营养治疗计划。

2）微型营养评估（MNA）　MNA是根据老年人群的特点而设计的，专门用于评价老年患者营养状况的工具，以量表的形式进行判定，其评定内容包括人体测量、整体评价、膳食问卷和主观评定四部分，总分为30分，评分分级标准：≥24分为营养正常；17~24分为存在营养不良风险；＜17分为营养不良。MNA适用于所有老年人群，操作简单，可在床边进行操作，患者容易接受。

随着量表的不断改良，并考虑到在临床实际工作中体重和身高的测量常常不可能完成，所以在其中新增加了一个可选择性的条目，即小腿围（calf circumference，CC）进行代替，从而形成新的简化版MNA（MNA short-form，MNA-SF）。若可以测量身高和体重，计算出BMI，则不需要测量小腿围。MNA-SF的具体操作和判断标准见**表4-6-2**。MNA-SF包括6个条目、1个替代条目，当所有条目评分结束后，可给予判定。12~14分为营养正常；8~11分为有营养不良的风险；0~7分为营养不良。

表4-6-2　新版MNA-SF工作表

A	
过去3个月内有没有因为食欲不振、消化不良、咀嚼或吞咽困难而减少摄入量？ 0分＝食量严重减少 1分＝食量重度减少 2分＝食量没有减少	● 在过去3个月，你吃得比正常少吗？ 　✓ 如果"不是"，计2分 ● 如果"是"，继续询问： 　是因为食欲不振、消化不良、无法咀嚼或吞咽困难吗？ ● 如果"是"，继续询问： 　你比以前吃得只是少一点还是远远少于以前？ 　✓ 如果"只少一点"，计1分 　✓ 如果"远远少于"，计0分

B	
过去3个月体重下降的情况 0分＝体重下降大于3 kg 1＝不知道 2＝体重下降1～3 kg 3＝体重没有下降	● 你有没有在过去3个月努力地减肥？ ● 你的裤腰变得宽松了吗？ ● 你认为你已经失去了多少重量？ ● 多于或少于3 kg？ 虽然超重老年人减肥可能是适当的，但体重降低也可能是由于营养不良。当删除体重降低的问题时，MNA会失去其敏感性，因此，即使是因为超重必须减肥的患者也必须询问此问题。

C	
活动能力 0分＝需长期卧床或坐轮椅 1分＝可以下床或离开轮椅，但不能外出 2分＝可以外出	● 如何描述你的活动能力？ ● 是否需要别人的协助才能从床或椅子离开，或坐在轮椅上？ 　✓ 如果"需要"，计0分 ● 是否能够离开床或椅子，但不能离开外出 　✓ 如果"是"，计1分 ● 是否能够离家出走？ 　✓ 如果"能"，计2分

D	
过去3个月内有没有受到心理创伤或患有急性疾病 0分＝有 1分＝没有	● 你最近觉得压力大吗？ ● 你最近得了严重的疾病吗？

E	
精神心理问题 0分＝严重痴呆或抑郁 1分＝轻度痴呆 2分＝没有精神心理问题	● 你有过长期的或严重的悲伤的情绪吗？ 患者的护理人员或医疗记录可以提供有关（痴呆症）患者的精神心理状况的信息

F1	
体重指数BMI（kg/m^2） 0分＝BMI ＜19 1分＝BMI 19～21 2分＝BMI 21～23 3分＝BMI ≥23	● 在计算BMI之前，先记录身高和体重 ● 可使用MNA工具中的BMI计算表查询 ● 如特殊情况，不能取得BMI，可以F2替代

F2	
小腿围 0分＝小腿围＜31（cm） 3分＝小腿围≥31（cm）	针对卧床或昏迷的患者 卷起裤腿，露出左侧小腿 仰卧位，左膝弯曲90°

2.人体学测量

人体学的测量指标主要包括身高、体重等，还可以通过多频生物电阻抗技术检测老年患者的人体组成。在对老年患者进行营养筛查和评定时，需要考虑其人体组成与中青年的差别。老年人由于椎间盘萎缩、脊柱缩短，导致身高降低，所以其身高应当进行实际测定而不能仅仅依靠询问获得。监测体重的时候需要同步考虑脱水、水肿等体液改变对测定值的影响。

三头肌皮褶厚度、上臂围和上臂肌围这三项指标分别反映机体的体脂和骨骼肌总量，但这方面的指标缺乏老年人群的正常参考值范围，测定时重复性也较差，因此在临床中甚少应用。

3.膳食营养调查

膳食营养调查是营养评估的重要组成部分，通过调查可以了解患者在一定时期内膳食摄入、膳食结构和饮食习惯。通过了解调查对象在一定时间内膳食摄入的食物种类、数量和频次等，可发现患者在膳食营养方面存在的问题，并根据该问题提出合理有效的膳食营养干预措施。常用的膳食调查方法包括 24 小时膳食回顾法、食物频率法、膳食史法、食物记录法、化学分析法和记账法。对于住院患者，可以采用 24 小时膳食回顾法，可以是一日 24 小时膳食回顾法和连续 3 天的膳食调查法。此外，还可以借助膳食调查软件的应用使膳食调查变得更加容易、更加准确。

24 小时膳食回顾法简称 24 小时回顾法，是当前最常用的回顾性膳食调查方法之一，可用于住院患者的膳食回顾调查和住院期间膳食营养摄入状况的调查（表 4-6-3）。营养师通过询问被调查对象过去 24 h 内的食物摄入种类和摄入量，并对其营养成分进行计算和评价。24 小时回顾法可以全面了解被调查者的膳食习惯，具有操作简便、节省时间和精力、不影响被调查者日常膳食的特点。24 小时食物回顾法对调查者的专业性要求较高，调查人员应是具有营养专业背景的人员或经过专业严格培训的营养从业者，并具有良好的沟通能力、掌握膳食询问技巧和保持耐心。但由于食物量的估计是根据被调查者的表达和记忆而做出判断，其准确性往往受到影响。因此，对于 75 岁以上的老人，可以通过询问其看护人获得膳食摄入情况。

24 小时回顾法要求调查对象回顾并描述从当前最后一餐开始向前推 24 h 内所摄入的所有食物的种类和数量。在调查前做好调查时间、调查表、笔、录音笔、食物模型及图谱等准备工作。调查时最好不要提前通知调查对象什么时候来调查及调查的内容。这是由于事先通知往往会改变调查者的饮食习惯，易出现与日常饮食不符的现象。为了更全面地评估膳食摄入量和种类，一般选用连续住院 3 天进行调查，从而可以更加全面地了解调查对象的膳食摄入情况。

表 4-6-3　24 小时膳食回顾法调查表

项目	进餐时间	食物名称	原料名称	原料重量（克）	可食部
1					
2					
...					

进餐时间分为早餐、上午零食、午餐、下午零食、晚餐、晚上零食。根据调查目的可以考虑添加进餐地点、制作方法和制作地点等项目。

（四）营养管理

合理的营养支持有助于改善营养风险或营养不良患者的营养状况，改善其临床结局。根据中华医学会肠外肠内营养学分会老年营养支持学组于 2020 年颁布的《中国老年患者肠外肠内营养应用指南》、中国抗癌协会肿瘤营养与支持治疗专业委员会于 2015 年颁布的《营养不良的五阶梯治疗》和国内外营养管理的研究，老年患者围手术期的营养管理通常包括以下内容。

1.营养支持小组

营养支持小组（nutritional support team，NST）是指由专科医生、营养（医）师、临床专科护士和药师等共同组成的营养管理团队。研究证实，NST能提高营养支持的规范性和有效性，尤其在降低营养支持相关并发症、降低住院医疗费用、减少住院时间等方面起到重要作用。NST的成立可为老年患者提供更合理的营养支持，包括：① 识别是否存在营养不良或营养风险；② 制订合理的营养支持方案；③ 提供安全、合理和有效的营养支持；④ 监测及评价营养支持的效果。

2.营养管理流程

规范的营养管理流程起始于营养风险或营养不良风险筛查，通过使用合适的工具（如NRS2002或MNA-SF）对患者进行筛查，识别出有营养风险或营养不良风险的患者，进行营养评估并制订个性化的营养干预方案，并定期监测营养干预的有效性，及时调整方案。对于筛查结果为"无风险"的患者，则应在住院期间每周进行复测，以便及时发现营养状况的减退并及时干预。

3.营养支持方案

对于需要营养干预的患者，可以采用图4-6-1所示的五阶梯营养干预流程，当下一阶梯不能满足60%的目标能量需求3～5天时，应该选择上一阶梯。以下为五阶梯的具体内容。

老年患者的能量需求值可以采用多种方式进行测定，使用代谢车进行静息能量消耗测定是确定患者能量需求的"金标准"。但是考虑到临床工作中的操作简便性和可推广性，当前国内外指南中一般推荐老年患者可将 $20 \sim 30$ kcal/(kg·d) 作为能量供给的目标。对于无慢性肾病的老年住院患者，每日蛋白质可将 $1.0 \sim 1.5$ g/kg 作为目标摄入量，乳清蛋白制剂更易被消化利用。患有严重肾脏疾病［肾小球滤过率 < 30 mL/(min·1.73 m^2)］且未接受透析的患者，需要限制蛋白质的摄入。

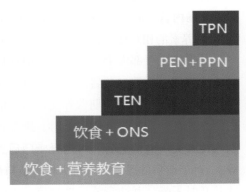

图 4-6-1　五阶梯营养干预模式

TPN—全肠外营养；PPN—部分肠外营养；PEN—部分肠内营养；TEN—全肠内营养；ONS—口服营养补充；营养教育包括营养咨询、饮食指导与饮食调整。

（1）第一阶梯：饮食＋营养教育。饮食指导和营养教育是营养不良患者（不能经口摄食的患者除外）的首选治疗方法，是一项经济、实用且有效的方式，也是营养治疗的基础。对于轻度营养不良患者，通常采用第一阶梯治疗即可完全改善营养状况。营养教育包括营养咨询、饮食指导及饮食调整。对于需要膳食指导和营养教育的患者，首先应对其进行相应的膳食调查。

（2）第二阶梯：饮食＋口服营养补充（oral nutritional supplements，ONS）。ONS是指除了正常食物以外，经口摄入特殊医学用途配方食品进行营养补充。当饮食＋营养教育不能达到患者能量需求的60%的能量时，可给予饮食+ONS。而且每天通过ONS提供的能量大于400 kcal时，才能更好地发挥ONS的营养补充作用。中华医学会肠外肠内营养学分会发布的《成人口服营养补充专家共识》建议，预计围手术期不能正常进食超过5天，或口服进食少于推荐目标量热卡和蛋白质的60%时，术前应给予ONS；术前ONS可以维持或改善新辅助放、化疗患者的营养状况，有助于手术的进行和术后的康复；术前ONS至少使用10～14天，非限期手术患者推荐使用ONS直至相关营养指标得以改善或可以满足手术条件为止。

对于接受口服营养补充或肠内营养治疗的老年住院患者，应结合疾病状态及胃肠道耐受能力，选择合适的制剂。通常，标准整蛋白配方适合大多数老年患者的肠内营养，优化脂肪酸的配方长期应用可改善脂代谢和降低心血管事件发生。膳食纤维有助于减少管饲肠内营养患者腹泻和便秘的发生，膳食纤维摄入 ≥ 25 g/d 有助于减少管饲肠内营养患者的便秘和临床结局。

（3）第三阶梯：全肠内营养（total enteral nutrition，TEN）。TEN 是指在完全没有进食的情况下，患者所摄入的所有营养素全部由肠内营养制剂来供给。一般情况下，常需要管饲喂养，常用的喂养途径包括鼻胃管、鼻肠管、胃造瘘、空肠造瘘。喂养途径的选择主要取决于患者的胃肠道解剖结构上的连续性、消化吸收能力的完整性、实施的时间、有无误吸风险等因素。

鼻胃管通常适用于较短时间（2～3周）接受肠内营养管饲的老年患者，管饲时应注意适当将上身抬高30°～45°，可减少吸入性肺炎发生的风险。在实施过程中，为避免发生堵管，并确保导管长期正常地使用，应每隔4 h用20～40 mL的无菌生理盐水或温开水冲洗管道。喂养管尽量只用于肠内营养液的输注，若必须用其给患者喂药，应征得药师的许可，以避免喂养管堵塞和药物 – 营养素的相互作用，并在输注药物前、后分别使用无菌生理盐水或温开水冲洗管道。

对于接受腹部大手术，且在术前评估预计术后需要较长时间管饲的老年患者，可考虑在术中放置胃或空肠造口装置。当施行近端胃肠道吻合后，可通过放置在吻合口远端的空肠营养管进行肠内营养。需要长期营养支持治疗的老年患者，相比鼻胃管更推荐使用胃造瘘；当管饲肠内营养预计使用超过4周以上时，推荐胃造瘘（如经皮内镜下胃造瘘）进行营养支持。对于高吸入性肺炎风险的患者，可选择幽门后置管（如鼻空肠管、空肠造口术或经皮内镜下小肠造口等）。对于造瘘的患者，应每天检查造口部位皮肤有无红肿，并在造口处皮肤完全愈合后定期清洗并及时干燥，并注意旋转造口管，以防发生包埋综合征。在管饲喂养和给药前后，都应给予20 mL的生理盐水或温开水冲洗管道。当更换新的肠内营养液或对导管位置有任何怀疑时，应观察抽吸物的颜色和（或）采用 pH 试纸来判断导管的位置。

管饲营养的输注方式主要有推注法、间歇滴注法、夜间输注法、连续输注法。在选用推注法时，推注速度不能快于30 mL/min，多用于能够活动或不愿使用连续喂养的患者；采用间歇滴注法时，可持续输注3 h，休息2 h，可让患者有一定的活动度和胃肠道的休息；夜间输注常用做补充口服摄入不足，但应注意避免液体量过多。肠内喂养泵可用于以下情况：① 当肠内营养液较为浓稠时，如高能量或高营养密度配方；② 十二指肠或空肠喂养时；③ 需要限定时间的输注；④ 为防止短时间内输入过量的营养液，如高渗液体。

肠内营养的实施过程中，也可能会出现相关的并发症，如机械性并发症、胃肠道并发症、代谢并发症、再喂养综合征等情况。当出现相关并发症时，应注意与原发疾病进行区别，并给出适当的处理办法。在众多的并发症中，以胃肠道和代谢相关的并发症最为常见，应注意监测，在出现相应症状时，应给予对症治疗。

总体来说，在 TEN 实施的过程中，根据中国抗癌协会肿瘤营养与支持治疗专业委员会提出的《营养不良的五阶梯治疗》的建议，有以下五点注意事项（**表 4-6-4**）。

表 4-6-4　TEN 实施时的注意事项

	注意事项
"一"	一个原则，即个体化，根据每一位患者的实际情况，选择合适的营养制剂及其用量、输注途径和方法。
"二"	了解两个不耐受，即胃不耐受及肠不耐受，前者多与胃动力有关，后者多与使用方法不当有关。
"三"	观察上、中、下三个部位；上，即上消化道表现，如恶心、呕吐；中，即腹部，观察腹痛、腹胀、肠型、肠鸣音；下，即下消化道表现，如腹泻、便秘、大便次数、性质与形状。
"四"	特别重视四个问题，即误吸、反流、腹胀、腹泻。
"五"	注意五个度：输注速度、液体温度、液体浓度、耐受程度（总量）及坡度（患者体位，30°～45°角）

（4）第四阶梯：部分肠内营养（partial enteral nutrition，PEN）＋部分肠外营养（partial parenteral nutrition，PPN）。当 TEN 不能满足目标能量的需要时，可以考虑选择 PEN 和 PPN，即在肠内营养的基础上给予补充性肠外营养进行补充，以满足老年患者对能量和蛋白质的需求，从而维持营养状态和器官功能，改善患者的临床结局。而且在临床的实际工作中，通常是比较现实的选择，尤其在肿瘤患者中使用更为广泛。

老年患者的肠外营养配方应根据机体代谢特点而定，能量和蛋白质的供给总量应包括肠内营养的摄入量。相对于单瓶输注氨基酸、葡萄糖、脂肪乳剂，老年患者应采用全合一的方式，将各种营养物质混合后输注，以减少代谢并发症的发生。自配型的肠外营养处方，常用于有特殊疾病需要的患者，符合个体化治疗原则，可在营养医生的指导下，进行个体化配方的制订，在给予足量的必需营养物以满足机体代谢需要的同时，尽可能选择对肝、肾功能影响较少的营养制剂。维生素和电解质是机体有效利用三大营养素发挥相应生理功能的基础，因此，肠外营养处方中应包括常规剂量的脂溶性和水溶性维生素，以及电解质，并根据病情和生化指标进行个体化更改。目前临床上还有多种规格的工业化多腔肠外营养制剂，适合用于病情稳定和短期应用的老年患者。

（5）第五阶梯：全肠外营养（total parenteral nutrition，TPN）。出现以下情况时，应禁止使用肠内营养支持，如严重的感染、衰竭和休克、完全性器质性肠梗阻、活动性消化道出血、大量腹水、高流量小肠瘘、严重的腹泻和极度吸收不良、重度恶心和呕吐、严重腹腔内感染及其他可能加重病情的情况。在完全不能使用肠道进行营养支持时，TPN 是患者获取营养的唯一途径。全肠外营养的适应证主要包括消化道功能丧失、消化道不能被利用（如完全性肠梗阻、腹膜炎、顽固性呕吐、严重腹泻、高流量肠漏、短肠综合征初期、严重吸收不良）、急性胰腺炎和炎症性肠病不能耐受肠内营养时等情况。

全肠外营养作为患者的唯一营养来源，应密切监测肠外营养相关性并发症，如导管相关性并发症、代谢性并发症及胃肠道并发症等。导管相关并发症是肠外营养支持的主要感染性并发症，与置管时间和位置相关，应在导管放置和留置期间，注意严格无菌操作，每日无菌处理连接管路，并使用 2% 氯己定消毒皮肤，更换敷料。肠外营养常见的代谢性并发症主要包括高血糖、低血糖、高血脂、肝功能异常、电解质紊乱等。在临床实践中，应注意葡萄糖的用量、输注速度、胰岛素的使用量等，以及注意脂肪乳剂的来源、用量、比例等，并定期监测血糖、血脂、肝肾功能、电解质等指标，从而可进一步调整配方。

以上即是营养治疗的五阶梯原则，一般情况下营养方案可由下往上依次进行。但在临床实际工作中，阶梯与阶梯之间并非不可逾越，患者可能逾越上一阶梯直接进入更高一级阶梯，也可能从上一级进入下一级，不同阶梯也可以同时使用，如饮食 +ONS+PPN。在临床营养的工作实践中，应根据患者的情况，选择不同的阶梯，进行个体化的营养治疗。

（五）加速康复外科中的营养管理

近些年，加速康复外科的理念和路径在我国有了较为快速的普及和应用。加速康复外科是以循证医学为依据，通过外科、麻醉、护理、营养等多学科协作，对围手术期的处理路径进行优化，达到减少患者的生理和心理创伤应激反应的目的，从而可以减少围手术期的应激反应、术后并发症，缩短住院时间，促进患者的康复。在营养方面，一般营养支持治疗时间为 7～10天。若存在严重营养风险的患者，可能需要更长时间（10～14天）的营养支持，以改善患者的营养状况，进而降低相关术后并发症的发生率。营养支持的方案首选肠内营养，若无法满足患者的能量需求，则可考虑肠外营养支持。

营养状况改善后开始行手术治疗。关于术前禁食方面，传统观点认为，术前 10～12 h 应开始禁食，胃、肠手术的禁食时间则更长。但在加速康复外科的营养支持理念中，除合并胃排空延迟、胃肠蠕动异常和急诊手术等患者外，目前提倡禁饮时间延后至术前 2 h，在这之前可口服清饮料，包括清水、糖水、无渣果汁、碳酸类饮料、清茶及黑咖啡（不含奶）等，但不包括含酒精类饮品；禁食时间延后至术前 6 h，在这之前可进食淀粉类固体食物（牛奶等乳制品的胃排空时间与固体食物相当），但油炸类和肉类食物则需要更长的禁食时间。术前推荐口服含碳水化合物的饮品，通常是在术前 8～10 h 可为患者提供含碳水化合物的饮品 800 mL，术前 2 h 饮用 ≤ 400 mL。

综上所述，老年住院患者是营养风险和营养不良的高危人群，临床科室应组建相应的营养支持小组，对患者开展营养筛查-评估-干预的规范化营养干预。在病情允许的前提下应首选肠内营养支持。通过合理、有效的干预改善老年围手术期患者的营养状况，并降低患者相关并发症的发生风险，缩短住院时间，减少住院费用，进而改善其术后的生活质量。

二、肌少症

（一）肌少症的定义

肌少症的全称为肌肉衰减综合征，是一种进行性、广泛性的骨骼肌疾病，特征为肌量减少和（或）肌强度下降或肌肉生理功能减退。肌少症最早由美国的 Rosenberg 教授于 1989 年提出，于 2016 年 10 月被正式纳入国际疾病分类（International Classification of Diseases，ICD）编码中。肌少症多发于老年人，相关数据显示，社区老年人肌少症的患病率为 8.9%～38.8%，而80 岁以上老年人此病的患病率可高达 67.1%。肌少症不仅可造成跌倒、骨折等不良后果，还会严重影响患者的独立生活能力和生活质量。随着研究的深入，人们发现肌少症也可发生于年轻患者，影响手术患者的临床转归。

（二）肌少症的筛查和评定标准

目前推荐 60 岁以上的老年人每年进行一次肌少症筛查。此外，若近期出现以下功能下降或受损也应该接受筛查：① 1 个月内非意向性体重下降 ≥ 5%；② 抑郁或认知功能受损；③ 反复跌倒；④ 营养不足；⑤ 慢病患者（如慢性心功能衰竭、慢性阻塞性肺疾病、糖尿病、慢性肾脏疾病、结缔组织病、结核感染和其他慢性消耗性疾病）。

亚洲肌少症工作组（Asian Working Group for Sarcopenia，AWGS）发布的《2019 亚洲肌少症的诊断及治疗共识》，参考 2018 年欧洲老年人肌少症工作组（European Working Group on Sarcopenia in Older People，EWGSOP）发布的共识，提出了肌少症的诊断流程，包括发现、评估、确诊和严重程度分级四个步骤，同时给出了适合于社区基层医疗机构、医院及研究机构的筛查方法（图 4-6-2）。

为便于临床及社区筛查，AWGS 建议使用小腿围或简易五项评分问卷（SARC-F 或 SARC-CalF 问卷）先进行筛查。

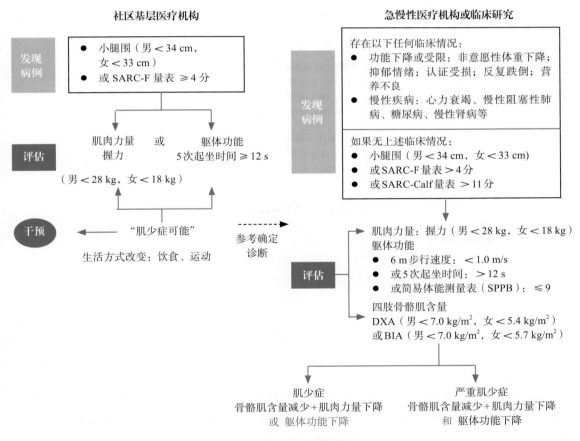

图 4-6-2　亚洲肌少症诊断策略 2019

引自：Chen LK, et al. J Am Med Dir Assoc, 2020, 21(3): 300-307.e2.

1. 小腿围

采用非弹性带测量双侧小腿的最大周径，小腿围可以作为肌肉质量的替代指标，AWGS 在 2019 版的共识中对肌肉衰减症的小腿围诊断界值为：男性 < 34 cm，女性 < 33 cm。也可以用"指环试验"作为替代测量小腿围的方法，用自己双手的示指和拇指环绕围住非优势小腿最粗的部位，如果测量到的小腿围刚好合适或比指环小，患肌少症的风险就会增加。

2. SARC-F 或 SARC-CalF 问卷

SARC-F 是一份简单的患者自评调查问卷，内容包括力量、辅助行走、起立、爬楼梯和跌倒，共计 5 项内容（表 4-6-5），与老年人的功能状态密切相关。问卷得分范围为 0 ~ 10 分，总分 ≥ 4 分为筛查阳性。SARC-F 的优点是不需依赖检测仪器及界值，不受年龄和性别差异的影响，是简单、快速、有效的筛查工具。SARC-CalF 通过添加小腿围这项指标，提高了 SARC-F 的灵敏度，评分 ≥ 11 为筛查阳性。

表 4-6-5　简易五项评分问卷

	检测项目	询问方式
1	力量 （strength）	举起或搬运 4.5 kg 重物是否存在困难 0 分——没有困难 1 分——稍有困难 2 分——困难较大或不能完成
2	辅助行走 （assistance in walking）	步行穿过房间是否存在困难，是否需要帮助 0 分——没有困难 1 分——稍有困难 2 分——困难较大，需要使用辅助器具，需要他人帮助
3	起立 （rise from a chair）	从椅子或床上起立是否存在困难，是否需要帮助 0 分——没有困难 1 分——稍有困难 2 分——困难较大，需要使用辅助器具，需要他人帮助
4	爬楼梯 （climb stairs）	爬 10 层台阶是否存在困难 0 分——没有困难 1 分——稍有困难 2 分——困难较大或不能完成
5	跌倒 （falls）	过去 1 年内的跌倒情况 0 分——过去 1 年内没有跌倒史 1 分——过去 1 年内跌倒 1 ~ 3 次 2 分——过去 1 年内跌倒 4 次及以上

3. 骨骼肌质量

AWGS 在 2019 版共识中推荐使用双能 X 射线吸收法（dual energy X-ray absorptiometry, DXA）或多频生物电阻抗测试（bioelectric impedance analysis, BIA）测量肌肉质量。不推荐家庭使用 BIA 设备，因其诊断的准确性不高。2019 版共识中对肌少症的骨骼肌肌肉质量的诊断界值为：DXA 测定时，男性 < 7.0 kg/m²，女性 < 5.4 kg/m²；或 BIA 测定时，男性

$< 7.0\,kg/m^2$，女性$< 5.7\,kg/m^2$。

4. 肌肉力量

2019 版共识中仍然建议使用握力判断肌肉力量，推荐弹簧式握力器和液压式握力器用于肌肉力量评估：① 使用液压式握力器。受试者取坐位，90° 屈肘测量握力；② 使用弹簧式握力器。受试者取站立位，伸肘测量握力；如果老年人不能独立站立，则选用坐位测量。用优势手或两只手分别最大力量等距收缩，至少测试 2 次，选取最大读数。对肌少症握力的诊断界值为：男性$< 28.0\,kg$，女性$< 18.0\,kg$。

5. 躯体功能

AWGS 在 2019 版共识中推荐使用简易体能状况量表（short physical performance battery，SPPB）、6 m 步速、5 次起坐试验评估躯体功能。

1）简易体能状况量表　简易体能状况量表为综合性测试工具，包含重复性椅子站立测试（计算连续完成 5 组起立-坐下的时间）、平衡测试（包含 10 秒双脚左-右侧方站立、半前后脚站立、前后脚站立测试三个部分）、步行测试（以常规步行速度通过 4 m 距离的时间）三项，以 0 ~ 12 分表示个体的体能水平，分数越高者体能越好，简易体能状况量表得分$\leqslant 9$分提示躯体功能下降。

2）步速测量　从移动开始，以正常步速行走 6 m 所需时间，中途不加速、不减速，并至少测量两次，记录平均速度，步速诊断界值为 1.0 m/s。如果诊室没有 6 m 步行路程的空间，AWGS 在 2019 版共识中建议将 5 次起坐时间$\geqslant 12\,s$作为反映躯体功能下降的界值，并且可以替代步速。

（三）肌少症对外科患者临床结局的影响

近年来，手术患者的肌少症越来越引起研究者的关注。手术是治疗外科疾病的主要方法，但同时也会对机体造成创伤应激，引起机体代谢变化和营养受损，加上原发疾病以及基础疾病，从而影响肌少症的发生发展，而后者亦可反之影响患者的临床结局。

一项纳入 6505 个病例的多中心研究发现，外科患者术前肌少症发生率可达 37.1%。另外在消化道恶性肿瘤患者中的调查发现，术前约 25.4% ~ 28.8% 的患者存在肌少症。已有多项研究显示，骨骼肌的含量和功能与外科手术患者的短期和长期临床结局存在密切的关系。对肿瘤患者而言，骨骼肌丢失不仅显著影响手术、放化疗等的治疗效果，还会增加内科和外科治疗的相关并发症，影响患者的生活质量，缩短无病生存时间和总体生存时间。一项纳入 140 例食管癌患者的研究发现，肌少症患者（58 例，占 41.4%）术后肺炎、心律失常、总体并发症发生率及手术并发症分级均高于非肌少症患者，同时术后住院时间延长、生活质量显著下降。

手术还会导致骨骼肌含量发生变化。日本一项研究发现，在 254 例行肝外胆管切除术的患者中，54 例男性患者术后一周腰大肌总面积减少$> 5\%$，31 例女性患者术后腰大肌总面积减少$> 2.6\%$。另一项研究显示，行食道肿瘤切除术 6 个月后，患者的骨骼肌指数平均下降 11.64%。究其原因，可能与患者术后的休息制动、营养补充不足及药物等多种因素有关。

（四）肌少症的营养干预

肌少症的治疗主要采用以营养干预和抗阻锻炼为主的生活方式管理，以及包括激素替代疗法在内的药物治疗。目前，这些治疗方式在手术患者中的探索应用仍然相对缺乏。营养干预主要涉及蛋白质、必需氨基酸、维生素 D、钙及抗氧化剂及 n-3 脂肪酸等的补充。

1. 蛋白质

对于成年人，蛋白质摄入量达到每日 1.0 g/kg 有利于维持正氮平衡。老年人对蛋白质的消化吸收效率降低，蛋白合成代谢反应迟钝，因此，为保持正氮平衡和预防肌肉数量的减少及肌肉力量的丢失，推荐老年人平均每日摄入 1.0 ~ 1.2 g/kg 蛋白质。我国推荐老年人蛋白质的摄入量应维持在 1.0 ~ 1.5 g/kg。若膳食摄入不足，可采用口服营养补充剂及肠内营养进行强化营养支持。

在蛋白质种类的选择上，乳清蛋白优于酪蛋白、水解酪蛋白和植物蛋白，能更有效地促进肌肉蛋白合成。此外，每日蛋白质摄入量均衡分配至三餐较一餐摄入大量蛋白质更能有效促进肌肉蛋白的合成。

2. 氨基酸

必需氨基酸可促进肌肉蛋白合成。亮氨酸、异亮氨酸和缬氨酸等支链氨基酸可为骨骼肌提供能量底物，并刺激胰岛素合成，增强胰岛素敏感性，降低蛋白质的降解速度，促进蛋白质合成，形成老年人肌肉蛋白合成的良性刺激。β-羟基 β-甲基丁酸（β-hydroxy β-methylbutyric acid，HMB）是亮氨酸的关键活性代谢产物，在蛋白质合成和裂解中发挥重要作用，其血浆浓度与四肢肌肉量和肌肉力量显著相关。随着年龄增大，内源性 HMB 浓度减少。老年人补充 HMB 可改善肌肉数量减少和力量丢失。同时补充支链氨基酸（2.5 g 亮氨酸）和 HMB 对肌肉数量和功能改善的效果可能更佳。

3. 维生素 D 及钙

维生素 D 对肌肉功能有直接影响，血清 25-羟基维生素 D［25（OH）D］水平降低与肌肉数量减少、握力下降、体力活动受限以及衰弱等有关。低维生素 D 者，肌少症的发生风险是正常维生素 D 水平者的 5 倍。

补充维生素 D 可有效改善肌肉力量与功能状况。对血清 25（OH）D 浓度 < 25 nmol/L 的老年人，补充维生素 D 能改善髋部肌肉力量；但对于 > 25 nmol/L 的老年人，补充维生素 D 的效果并不明显。因此，应监测血清 25（OH）D 的水平，将其作为补充维生素 D 的依据。

肌少症患者每日钙摄入量明显低于健康者。研究显示，在 60 岁及以上不肥胖的人群中，每日钙摄入量与身体总脂肪比例呈负相关，与四肢肌肉量呈正相关。建议中青年人每日钙摄入总量达到 800 ~ 1000 mg，老年人每日钙摄入总量达到 1000 ~ 1200 mg。为此，每日饮用 300 ~ 500 mL 牛奶及奶制品，并辅以钙质补充剂是必需的。

4. n-3 多不饱和脂肪酸

n-3 多不饱和脂肪酸（n-3 polyunsaturated fatty acid，n-3 PUFA）具有一定的抗炎作用，可降低体内炎性水平，对提高肌肉力量和改善躯体功能有正向作用。研究显示，抗阻训练结合每日补充 2 g n-3 PUFA，较单纯抗阻训练更能增加肌肉力量及改善肌肉功能。

5.抗氧化微量营养素

补充大剂量抗氧化营养素（维生素 C 和维生素 E 等）并不能改善人体的肌肉数量与力量，而硒则与肌肉功能状况呈负相关。多酚有重要的抗氧化和抗炎症效果，但对肌少症的预防和治疗作用尚不明确。绿叶蔬菜（生菜、菠菜、芹菜和甜菜根）等富含抗氧化物的食物缓解肌少症和衰弱的证据仍不足。

6.食物选择

在食物选择上，应强调多样化和均衡性。依据《中国居民膳食指南（2016）》的标准，每日食物种类应超过 12 种，每周超过 25 种。同时，注意增加食物的蛋白质和能量密度。对于限制液体入量的患者，应考虑采用高能量密度（2 kcal/mL）肠内营养制剂。对于口腔健康受损的患者，应改变食物的性状，进餐时给予必要的辅助并提供加餐。对于吞咽障碍的患者，要同时进行吞咽康复训练或评估管饲的必要性及可行性等。

7. 肠内及肠外营养支持

在饮食摄入不足的情况下，如患者胃肠道功能允许，可补充肌少症专用的特殊医学用途配方食品、口服营养素补充剂、微量营养素补充剂及肠内营养等；如胃肠道功能不允许，或肠内营养短时间内不能达到目标喂养量的 60%，应考虑开展肠外营养。

（牛杨　陈艳秋　陈敏　吴江）

第七节　术前预康复

术前预康复有别于传统意义上的康复，康复通常指针对损伤或术后的功能恢复，而预康复旨在提高身体机能，以帮助患者耐受手术、减轻术前心理压力和提高术后恢复质量，是一项对老年手术患者非常有益的健康管理计划。术前预康复是加速康复外科（enhanced recovery after surgery，ERAS）策略的重要组成部分，术前预康复的内容不仅包含健康宣教、功能锻炼，也包含自身疾病的治疗，如控制血糖和血压、纠正贫血和营养不良、戒烟等，因此，术前预康复是一项针对患者各个层面的多模式康复计划。本章的前几节已经介绍了老年人术前心肺功能、营养、衰弱等评估内容，本节内容将介绍术前预康复的具体干预措施。

一、健康宣教

康复健康教育是康复医学与健康教学相结合的一门综合性应用学科。术前预康复的健康教育旨在减轻患者对手术的心理压力、减少术后并发症、提高术后康复疗效。

（一）术前预康复健康教育原则

1.科学性

健康教育是一项科学性很强的工作，观点和传授方法要正确，同时要激发受教育者的兴趣，保证教育效果。

2.阶段性

根据老年人疾病及身心适应的不同阶段，对老年患者及家属开展适时的、阶段性的康复健康教育。

3.程序性

康复健康教育与全面康复程序相同，通过全面评定、认定需求，制订计划、教育实施、效果评价的过程，保证及时性、有效性及连续性，避免随意性。因此，程序性是开展康复健康教育的重要保证。

4.整体性

康复团队在进行健康教育时，要注意整体性。内容上需围绕"康复"主题，将康复理论知识、心理卫生知识教育与行为干预相结合。关于健康教育的宣教对象，应兼顾患者及其家属。在康复训练方法指导中，要保持整体性指导教育。不要遗漏患者生活自理及家庭照料的知识和技能，帮助老年患者提高生存质量。

5.通俗性

应根据受教育者的教育程度和接受能力选择恰当的健康教育方法，使患者和家属乐于接受，易于理解，便于学会。

（二）术前预康复健康教育方法

包括书面教育、口头言语介绍、看录像和电视、多媒体幻灯片等，目的是使患者的康复训练计划能得以有效进行。

（三）术前预康复健康教育内容

1.入院教育

入院教育是住院患者健康教育中最基础的内容之一，包括医院环境、生活设施、住院注意事项、手术及麻醉方式等内容介绍。其目的是使患者积极调整心理状态，减轻对手术的恐惧，适应医院环境，配合术后康复训练，促进身心全面康复。

2.对患者家属的教育

家属是患者的陪护人、监护者和重返社会的支持者，在患者康复过程中起重要作用，积极争取患者家庭和社会的支持可提高康复训练的效果。对家属进行康复健康教育，使其认识到康复的重要性和必要性，能给患者本身带来许多益处，使其功能障碍得到最大限度的恢复，减轻家庭负担，尽早回归家庭、回归社会。日常活动和主动康复训练除了由患者靠自身努力完成外，对于一些日常的、不复杂的康复辅助和训练，由患者家属继续执行更现实，并且也较为可靠。

对家属的教育除了康复相关知识外，也要教会其康复训练的操作技能，如麻醉后肢体的被动摆放和体位移动方法，患者在康复训练和日常生活中的安全保护方法等。同时也要告知家属做好患者的膳食和心理疏导。

二、运动处方

为了耐受手术，术前预康复的核心之一是有组织的运动锻炼计划。国内外很多研究已证实，有规律、有计划的运动锻炼可以降低老年手术患者的死亡风险，改善基础疾病（如糖尿病、心血管疾病、慢性阻塞性肺疾病和阿尔茨海默病）及降低患者癌症的复发率。美国卫生与公众服务部的指南建议，老年人每周应至少进行 150 min 的中等强度或 75 min 的高强度体育活动，才能从中获得健康收益。但在实际情况中，老年人进行体育活动需要考虑其身体情况、营养状况、基础疾病情况、用药情况等因素，因而需要个体化地制订运动处方。

（一）运动处方的制订

术前预康复的运动处方需要包含抗阻和有氧训练，并辅以柔韧性训练，同时根据老年人所需接受的手术类型增加训练项目。例如，对于需接受关节手术的老年人应增加关节活动度的训练，而对于需接受心肺手术的老年人应增加心肺功能训练等。据统计，在超过 65 岁的老年人中，只有约 1/3 平时有规律运动的习惯，因此，制订运动处方时需要认真细致地考虑老年人的个体情况。

运动处方的制订通常遵循FITT原则，即频率（frequency）、强度（intensity）、时间（time）、类型（type）。

1. 频率

建议每周至少保证3次有氧运动，而力量训练应该每周做2~3次，中间休息一天，让肌肉恢复，防止受伤。老年人在适当的监督下，完全有能力学习如何使用器械，并以适当的技术进行力量训练。

2. 强度

运动强度通常会高于老年人本身的基础能力，对于缺乏运动的老年人，有氧运动的强度可以从中等强度开始（自觉用力程度分级为12~14级或达到50%~70%的心率储备）。而力量训练的强度适宜维持在2~3组动作重复8~12次后再做一次就很困难的程度。

心率储备（heart rate reserve，HRR）的计算公式为：

$$心率储备 = （最大心率 - 安静心率）× （50\% ~ 85\%）。$$

自觉用力程度分级（Rating of Perceived Exertion，RPE）是一项视觉量表，用于衡量运动强度，共分6~20级。RPE量表详见表4-7-1。

表 4-7-1 自觉用力程度分级量表

RPE	主动运动感觉
6	
7	非常非常轻松
8	
9	非常轻松
10	
11	轻松
12	
13	稍费力
14	
15	费力
16	
17	很费力
18	
19	非常费力
20	

3.时间

一般情况下，每周运动计划的时间设定需含 75 min 的高强度运动、150 min 的中等强度运动，或两种运动的混合。持续时间根据有氧运动方式（快走、慢跑、游泳）和力量训练的强度进行调整。长时间低强度的训练方式和短时间高强度的训练方式都可以使老年人获益。

4.类型

任何可以使心率上升的运动都可算作有氧运动，并且这类运动对心血管系统有好处。有氧运动包括但不限于散步、慢跑、骑自行车和跳舞等。而任何能产生运动阻力的器械都可以进行力量训练，包括但不限于橡皮筋、哑铃、杠铃等。抗阻训练的目标需要针对手臂、肩膀、胸部、背部、腹部、臀部和腿部的主要肌肉群，通常一组动作重复 8～10 次。此外，还可以对老年人进行一些平衡功能的训练，如转身、单腿站立等。在选择运动方式的时候同样需要考虑老年人自身对运动的喜好及本身基础疾病的禁忌证。

（二）运动处方的制订

制订运动处方应遵从个体化原则，需要包含筛查、评估、干预以及监督等多个步骤。

1.筛查

功能性筛查从确诊开始，运用简单的工具对身体功能、营养情况、心理状态进行风险评估。筛查流程需要快速、高效地评估患者的风险情况，以下是可用于筛查心肺功能风险的量表。

（1）美国纽约心脏病协会（New York Heart Association，NYHA）心功能分级：NYHA 心功能分级由纽约心脏病协会于 1928 年提出，操作简单，根据诱发心力衰竭症状的活动程度将心功能受损分为四级。

（2）6 分钟步行试验：指 6 分钟内步行尽可能远的距离，速度可自由控制，中途可以休息或放慢速度，用于评估患者亚极限运动的耐力。可用于评价运动耐力、监测治疗反应、评估病情发展、预测发病率和病死率。

（3）主观呼吸功能评定：包含慢性阻塞性肺疾病自我评估量表、呼吸困难评定及呼吸功能改善或恶化程度。主要根据患者的主观症状进行分级。

2.评估

根据筛查的风险情况，运用评估工具进行客观量化，根据评估结果制订运动处方。

（1）心电图运动试验：旨在通过分级运动的方式，充分调动心血管储备，诱发相应的生理和病理表现，以确定最大心脏负荷能力；或通过运动检测，了解患者运动训练的安全性。试验类型包含：亚极量运动试验、症状限制性运动试验和低水平运动试验。常用试验方案有：活动平板试验、踏车试验、手摇车试验、等长收缩试验、简易运动试验等。活动平板试验中运用最广泛的是 Bruce 方案和 Naughton 方案，Bruce 方案的优点是易于达到预定心率、最高级别负荷量最大，一般人均不会超过其最大级别；而 Naughton 方案的主要特点是运动起始负荷低，总做功量较小，适合危重患者。常用指标：自觉用力程度分级、心率-收缩压双乘积、心率反应、血压反应等。

（2）肺功能检查：包括肺活量测定、通气功能检查、换气功能检查、呼吸力学检查、小气道功能检查、血气分析等。国内根据《肺功能测定原理和临床应用》的标准评估肺功能的损害程度，其中包含肺功能不全分级、限制性通气功能障碍分级及阻塞性通气功能障碍分级。

3. 干预

干预的设计需考虑以下方面：个体化（单模态、多模态或特定处方）、持续时间、地点（医院、社区、家庭）、治疗强度（普遍或针对性）。根据FITT原则，运动处方的基本内容包括：运动类型、强度、时间、频率。运动实验的结果是制订运动处方的依据。一般情况下，在患者参加运动训练4~6周后应复查运动实验，根据结果修正运动处方。

（1）运动类型。大肌群参与的活动（如步行、慢跑、骑车、游泳、滑冰、园艺、家务劳动等活动）都是可供选择的有氧耐力运动方式，但对于老年人或有身体残疾而妨碍从事上述活动者，力所能及的日常生活活动同样可以产生有益的作用，如整理床铺、收拾房间、打扫卫生等。

（2）运动强度。有氧耐力训练的运动强度要根据患者的病情、年龄、心肺功能状况、过去运动习惯及康复目标，制订出适合患者情况的个体化运动强度。常用的有氧运动强度指标有：最大摄氧量、心率、代谢当量数、自觉用力分级及无氧阈。

（3）持续时间。持续时间应结合运动强度、患者健康状况及体力适应情况而定。运动强度与运动持续时间的乘积为运动量。如果运动强度较高、运动持续时间可以较短；反之，运动强度低时可进行稍长时间的运动，以达到运动效果。

（4）运动频率。主要取决于运动量大小。一般推荐运动频率为每周3~5次。少于2次的训练不能提高机体的有氧耐力，而超过5次的训练，并不能增加训练效果。训练后老年人无持续的疲劳感和其他不适，且不加重基础疾病的症状，为运动量合适的指标。

4. 监督

运动处方实施前需向患者详细地介绍运动处方的内容，并且在实施干预的前、中、后及时进行评估。只有在感觉良好时进行运动，如出现不适症状及体征，则需在相应的症状及体征消失两天以上才能恢复运动。并需要根据季节、环境条件和个人能力调整运动。患者应定期接受检查和评估，调整运动处方。

三、营养计划

营养不良是外科手术患者常见的状况之一，且与患者的预后、住院天数、对辅助治疗的耐受程度、生活质量以及住院费用有关。对于高危患者，术前进行营养干预能减少营养不良引发的围手术期并发症。术前营养计划通常包含两个部分：避免营养不良和促进合成代谢。营养计划需保证均衡的膳食结构，因为营养的缺乏和过量均会产生额外的风险。运动处方与营养计划的协同作用在术前预康复中逐渐受到人们的重视。

个体化营养咨询结合口服补充营养是目前推荐的术前营养计划的执行方式之一。术前营养计划的重点是满足手术营养目标，支撑预康复运动处方和保持术前生理储备。目前的指南建议，为了配合抗阻训练，蛋白质的每日摄入量需达到2.0 g/kg。此外，也有研究指出，适当补充omega-3脂肪酸、二十碳五烯酸（eicosapentaenoic acid，EPA）和二十二碳六烯酸

（docosahexaenoic acid，DHA）可以减少炎症和氧化应激，这些营养素可以通过摄取鱼油进行获取。最后，在老年人的营养计划中也应包括对多种维生素和钙质的摄取。

虽然目前已有的证据不足以支持制订术前营养计划的指南，但其包含的内容具有一定的共性，包括能量摄取平衡、蛋白质供给、维生素和钙质及免疫营养。对营养的关注也是术前预康复的重要组成部分，因为营养支持有助于增加患者的储备功能。

四、骨科手术术前预康复

术后康复的目的旨在改善患者的手术预后，减少住院天数，以及减少患者的住院费用。目前的研究已证实，在关节置换术后早期介入康复治疗，以一套完整的、有针对性的流程进行康复训练，能显著提高患者回归正常生活的速度。康复治疗包括：负责关节运动的肌肉（如股四头肌、臀大肌等）的局部强化、无痛情况下关节活动度训练、行走及平衡功能训练。近年来，人们开始关注通过设计术前针对性的康复训练，加强患者对手术的准备，改善术后结局。例如，骨性关节炎是关节置换术的主要适应证，而体育锻炼本身已被证实是治疗骨性关节炎的保守疗法之一，因此，关节置换术患者术前进行针对性的康复训练有助于改善手术预后。

以膝关节置换术为例，术前预康复主要加强特定肌肉力量和增强本体感觉。具体训练方式有：弹力带、泳池训练、本体感觉训练（如单腿站立和下蹲）、渐进性抗阻训练以及关节活动度训练。以下介绍几种训练方法。

（1）立位单腿负重训练。训练目的是激活膝关节周围肌肉。单侧腿站立，完全支持自身重量后抬起另一条腿，坚持10 s后，再换另一侧腿，同样坚持10 s。可扶墙训练（图4-7-1）。

（2）前后平衡训练。训练目的是身体前后重心转移。身体重心放于一侧腿，另一侧脚做迈步动作，随后重心转移至另一侧腿，身体向前，另一侧重复进行（图4-7-2）。

（3）坐位踢腿训练。坐位下进行踢腿训练，目的是锻炼股四头肌肌力，配合弹力带增加阻力以达到抗阻训练的效果（图4-7-3）。

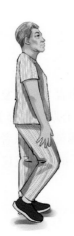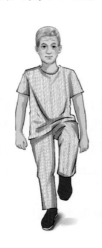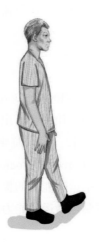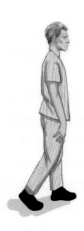

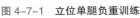
图4-7-1　立位单腿负重训练

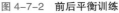
图4-7-2　前后平衡训练

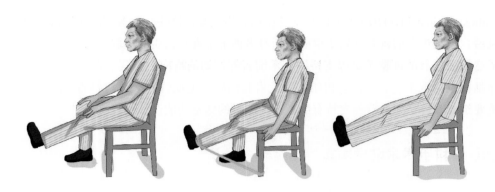

图 4-7-3　坐位踢腿 + 弹力带训练

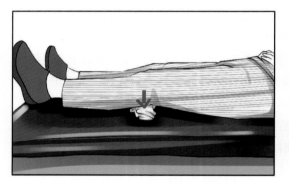

图 4-7-4　股四头肌等长收缩训练

（4）股四头肌等长收缩训练。主要目的是锻炼股四头肌肌力。在不活动关节的情况下进行股四头肌的肌肉收缩，可垫高膝关节增加训练难度（**图 4-7-4**）。

除安排患者来治疗区域进行训练外，也可以为患者制订家庭训练计划。有研究要求拟行膝关节置换的患者每周在家至少进行 5 次家庭训练动作，包括股四头肌和腘绳肌的拉伸、股四头肌的等长及等张收缩、腘绳肌等张收缩及步行训练。下肢肌肉力量和日常生活质量在坚持进行家庭训练计划的患者中较未能坚持的患者得到了一定程度的提高。

骨科手术前预康复的干预时间通常需要大于 6 周，术前预康复可减少患者的住院天数，但对于能否改善术后结局尚缺乏强力的证据支持。由于不同研究的术前预康复干预方式存在异质性，目前仍缺乏一套统一的术前干预流程，未来需要更多大样本、多中心的临床研究来验证骨科手术前预康复的受益，并制订统一的康复流程。

五、肺部手术术前预康复

肺部手术技术的进步（如胸腔镜下肺切除术）减轻了手术创伤，有助于患者早期康复，但仍不能完全避免术后并发症（如心律失常、出血、肺不张、胸腔积液、气胸及心肌缺血等）。术后并发症可导致患者住院时间延长、再入院率增加、围手术期死亡率增高，甚至影响患者的远期生存率。欧洲胸外科协会（European Society of Thoracic Surgeons，ESTS）的指南建议术前进行多模式的护理，其中就包括运动能力的提升。

肺部术前预康复的干预主要包括运动能力的提升和呼吸功能训练。

1.有氧运动

涉及大肌群的动态的耐力训练，如快走、骑车、跑步等。可分为两种模式：一是持续训练模式，即能保持一段时间的训练，不休息。二是有间歇的训练模式，高强度训练（4 min）穿插低强度训练（3～4 min），完成 3～4 组训练。强度一般设定在 40%～89% 的运动后心率下降值，即适中但有点累，强度可以随着训练的不同阶段线性增加，并不是一成不变的。

2. 力量训练

运用抗阻训练来增强肌肉大小、力量和无氧耐力。包括使用各种工具，如弹力带、力量训练器等。强度在 60%～70% 最大肌力左右。

3. 呼吸训练

目的是使患者建立生理性呼吸模式，恢复有效的腹式呼吸。全身有氧训练可以改善呼吸机的力量和耐力，但针对性的专项训练更为有效。呼吸肌的训练原理和其他骨骼肌相似，主要通过一定的负荷使其收缩能力增强。训练原则如下：① 过量负荷，指超过所能承受的负荷训练强度，即运动再学习中的"过量运动"；② 可逆能力，指呼吸训练的效果是暂时的、可逆的，所以训练需要循序渐进，持之以恒。

具体训练方法如下：

（1）体位摆放。在出现轻微呼吸困难时需停止目前正在执行的动作，并且使用呼吸控制和缩唇呼吸来防止呼吸困难进一步加重，并将身体摆放于轻松的位置，通常将身体前倾。

（2）膈肌呼吸训练。又称腹式呼吸训练，是正常也是最有效的呼吸方式。训练前患者应处于放松体位，放松紧张的辅助呼吸肌群，减少呼吸肌耗氧量。可以在卧位、半卧位、前倾依靠位、椅后依靠位时进行，情况较好的患者可以取前倾站立位。

腹式呼吸的训练口诀是：经鼻吸气，经口呼气，吸鼓呼憋，深吸慢呼，不可用力。训练人员可将手或者患者的手置于腹部，感受呼吸时腹部的上下活动。对于怀疑有膈肌粘连的老年人，可以配合屈髋屈膝踩在床上，利用抬臀呼气法，在重力的作用下，利用腹腔脏器来增加膈肌活动度（图 4-7-5 和图 4-7-6）。

（3）缩唇呼吸训练。指在呼气时缩紧嘴唇如同吹笛一样，使气体缓慢均匀地从两唇之间缓缓吹出。具体方法是：患者处于放松体位，向患者解释在呼吸时应放松，不要引起腹部肌肉的收缩，训练者需要将手放在患者腹部上，感受腹部肌肉是否收缩，要求患者深而慢地吸气，然

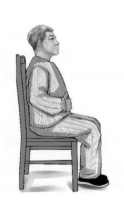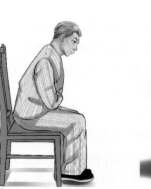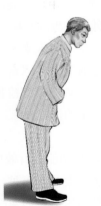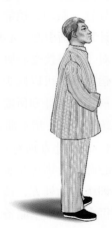

图 4-7-5　腹式呼吸训练　　　　　　　　图 4-7-6　站立位腹式呼吸训练

后缩唇将气体缓慢地呼出，用鼻吸气，用口呼气，吸呼比为 1：2（图 4-7-7）。第 1 步：从鼻孔吸入空气，嘴唇紧闭。第 2 步：撅起嘴唇，慢慢呼气，如同吹口哨。

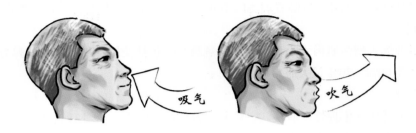

图 4-7-7　缩唇呼吸训练

（4）深慢呼吸训练。有助于减少解剖无效腔的影响，提高肺泡的通气量。保持吸气时间和呼气时间的比为 1：2。每次练习前，先设置呼吸节律，可用节拍器帮助。随着训练次数增加，所设置的节律逐渐减慢，适当延长呼吸过程，使呼气更加完善，减少肺泡内的残气量。

越来越多的证据表明，肺部手术前进行运动训练可以提升心肺功能、肌肉力量及肺功能指标，并且能减少术后并发症发生率和住院天数。此外，也有研究指出，通过相应的预康复训练，可以使原本因肺功能严重受损而不能手术的患者有可能接受手术治疗。但是，目前的研究存在很强的异质性，研究者所使用的训练方案各不相同，因此缺乏最佳的、统一的训练方案。由于老年人普遍的耐力问题，加之呼吸训练存在暂时效应，呼吸训练的长期受益需要持之以恒的干预计划。

六、心脏手术术前预康复

老年人往往因虚弱、肌肉减少及身体功能下降而造成心脏手术的术后不良结果，或是无法耐受手术。骨骼肌减少被定义为肌肉力量差、肌肉数量或质量降低及其功能低下。而骨骼肌减少是 70 岁以上心脏手术患者生存率降低的独立预测因素。结合术前营养干预，在术前优化身体功能和肌肉质量可能比单纯地接受术后康复更能使患者获益。心脏手术患者术后状态复杂，疼痛、导管、制动、镇静药物的使用均可能造成接受锻炼的机会减少。因此，心脏手术的术前预康复计划逐渐引起了心脏外科医生的兴趣。

对于即将接受心脏手术的老年人来说，术前进行包含运动锻炼的预康复计划是安全且有益的，运动锻炼可以减少交感神经过度兴奋、改善胰岛素敏感性及增加体脂率。目前的研究给出了术前预康复计划所需包含的内容：有监督的运动计划、强化心血管系统的有氧运动、加强呼吸系统的训练、增加肌肉力量的抗阻训练。

1.心肺耐力训练

心肺耐力训练是提高心肺功能最有效的方法。表 4-7-2 列出了根据 FITT 原则制订的心肺耐力训练运动处方，该处方只是指导意见，患者在使用运动处方时必须做到个体化。相对训练强度可在最大心率储备或储备摄氧量的 40%～80% 之间调整。自主感觉劳累分级是监测心率的辅助方式。部分患者可遵循间歇性（即间隔）运动方案，在系统化的训练中通常建议每次进行至少20 min的持续运动。部分患者因基础疾病、平衡差、肌肉骨骼不适感等症状或生活方式等因素，可能需要在每天训练中逐渐增加小段的锻炼（多次，10 min/次）。一旦制订了初步的运动处方，患者应逐渐达到预定的或重新设定的目标。许多因素（如体能、积极性和骨骼肌肉因素限制等）会影响患者的进展速度，所以在运动计划中没有固定的训练模式。一般建议改变其中的一些组成部分，并在下一阶段训练之前评估目前运动的适应情况（至少1次运动训练课程）。在时间允许的情况下，在增加训练强度前应该先增加运动时间和频率。在训练人员观察患者主观反应的基础上，可以在最近一次评估规定的范围内适时、适度地增加强度。

表4-7-2　心肺耐力训练运动处方

项目	内容
强度	40%～80%的最大心率储备或储备摄氧量 RPE量表评分12～16分，作为心率客观测量的辅助指标
	有以下情况时，心率控制在100次/min以下： 1. 心绞痛或存在其他心功能不全的症状 2. 收缩压＞240 mmHg，舒张压＞110 mmHg 3. ST段压低，水平或下斜形压低＞1 mm 4. 血管造影提示可逆性心肌缺血或心脏超声检查提示中重度室壁活动异常 5. 室性心律失常频率增加 6. 其他心电图异常（Ⅱ度或Ⅲ度房室传导阻滞、房颤、室上性心动过速等） 7. 运动不耐受的其他症状或体征
持续时间	训练总时长需达到20～60 min，建议1 d内进行多次或长时间运动，目的是增加总能量的消耗，达到一定的减脂效应
频率	理想状况下，每周大部分时间（2～4 d在治疗室进行心脏康复，2～3 d居家康复）
运动类型	有节奏的、大肌群活动（步行、自行车、椭圆机、可控制活动和保持运动强度的上肢下肢功率车）

2.抗阻训练

经过适当筛选评估后，部分老年患者可在时间允许的情况下，完成心肺耐力训练后应进行抗阻训练。比较抗阻训练与有氧运动的研究发现，当患者进行抗阻训练时，心肌耗氧量需求更低、缺血反应减弱、心内膜下心肌灌注增高。虽然抗阻训练消耗热量比耐力运动少，但肌肉力量增加通常伴随基础代谢率的增加，因此，抗阻训练是一种合适的训练形式，有助于患者达到和保持健康体质。提高和保持肌肉力量和肌肉耐力可帮助患者快速恢复正常工作和娱乐活动，并可能延长老年患者独立生活的时间。

虽然有充分的证据支持抗阻训练的安全性和有效性，但对患者的选择要慎重。在确定患者是否适合抗阻训练时，心脏康复训练人员应考虑以下因素，参与有监测的心肺耐力训练时应不存在：① 急性充血性心力衰竭。② 未控制的心律失常。③ 严重瓣膜病。④ 不稳定的高血压（收缩压＞160 mmHg或舒张压＞100 mmHg）。患者应进行适当的血压管理，尽管其并不是参与抗阻训练的绝对禁忌证。⑤不稳定的症状（如伴有发热、全身疼痛、未控制的精神疾病等）。一旦患者被允许参与抗阻训练，肌肉力量的基线测量将有助于建立一个安全的初始训练程序，并随着时间的推移观察患者的训练适应性。在整个肌力评估过程中，应监测患者的心率、RPE

评分、心电图，并应强调适当的呼吸技术（避免憋气或紧张）。可以在重复开始前测量血压，然后在最后一次重复完成后立即再次测量血压。

以下为抗阻训练的运动处方（表4-7-3），值得注意的是，和心肺耐力训练的运动处方相同，抗阻训练的处方也应根据患者的具体情况进行个体化调整。

表4-7-3　肌肉力量和耐力训练运动处方

项目	内容
强度	抗阻训练，重复10～15次没有明显疲劳（RPE评分11～13分） 在关节活动范围内尽可能完成动作，避免憋气和紧张（Valsalva手法），在运动用力阶段呼气、在恢复阶段吸气 保证安全，但不要用力抓紧保护措施（如扶手），注意血压变化及RPE评分不要超过心肺耐力训练的设定强度
运动量	每次训练至少保证一组动作，至多三组，避免疲劳 一旦习惯训练内容，可增加2～3组训练动作，以上下肢及躯干大肌群的训练为主，可选择的动作有：胸前推举、肩部推举、肱三头肌伸展、肱二头肌屈曲、背部下拉、背部伸展、卷腹运动、股四头肌伸展、腿（腘绳肌）屈曲和伸展等
频率	保证间歇的情况下，每周2～3 d
运动类型	自由重量、负重辅助器、弹力带、滑轮拉力器、哑铃等，原则是安全、舒适、有效的设备

患者若能达到规定的重复训练范围上限时，负荷增加不超过5%。

3. 柔韧性训练

最佳的肌肉骨骼功能指患者的所有关节均能保持足够的关节活动范围（range of motion，ROM）。尤其重要的是要保持下背部和大腿后部的灵活性。由于这些区域缺乏柔韧性，可能会引起慢性腰痛的风险增加。预康复运动计划应该包括促进保持柔韧性的运动。而老年人的运动计划应强调适当的伸展，特别是上、下躯干，以及颈部、臀部。

此外，也不应忽视术前预康复对患者产生的心理作用。预康复的执行通常以患者为中心进行个体化设计，不仅可以改善患者术后的身体功能，提高其日常生活质量，对其心理健康也存在一定帮助。有研究指出，接受预康复的心脏手术患者抑郁症和精神疾病的发生率明显低于对照组。

七、术前认知评估和干预

高龄患者容易出现术后谵妄（postoperative delirium，POD）和术后认知功能障碍（postoperative cognitive dysfunction，POCD），而术前认知障碍已被证明是POD和POCD的危险因素之一。因此，早期识别认知障碍并施加预防措施，可减少术后出现谵妄和认知障碍的风险。

（一）常用筛查工具

1. 简易智力状况检查量表

MMSE简单易行，已在国内外得到广泛应用，是痴呆筛查的首选量表。该量表包括以下7

个方面：时间定向力、地点定向力、即刻记忆、注意力及计算力、延迟记忆、语言、视空间。共 30 项题目，每项回答正确得 1 分，回答错误或答不知道评 0 分，量表总分范围为 0 ~ 30 分。测验成绩与文化水平密切相关，正常界值划分标准为：文盲＞17 分，小学＞20 分，初中及以上＞24 分。

2. 蒙特利尔认知评估量表

MoCA 由 Nasreddine 教授于 2004 年研究编制，用于快速筛查轻度认知障碍（mild cognitive impairment，MCI），评定的认知领域包括注意与集中、执行功能、记忆、语言、视结构技能、抽象思维及计算和定向力，量表总分为 30 分。正常值为 ≥ 26 分。

3. 意识模糊评估法量表

意识模糊评估法量表（Confusion Assessment Method，CAM）由 SharonInouye 博士于 1990 年专门为非精神科医生开发的临床谵妄评估工具。CAM 评估谵妄主要基于其 4 个诊断特征是否存在：① 急性发病和病情波动性变化；② 注意力不集中；③ 思维混乱；④ 意识水平改变。特征①和特征②均为阳性，加上特征③或特征④阳性，表示存在谵妄。使用 ICU 意识模糊评估方法（confusion assessment method for the intensive care unit，CAM-ICU）进行谵妄诊断时，特征①使用 Richmond 躁动-镇静等级量表（Richmond Agitation and Sedation Scale，RASS）进行评估。如果镇静分级有波动或有急性变化的证据，则认为该特征存在；特征②使用注意力筛选检查进行评估，包括察觉到字母 A 的任务和图片识别；特征③的评估基于患者正确回答 2 个是或否问题和遵循基本命令的能力；特征④使用 RASS 进行评估，0 以外的值被视为异常。在确定每个 CAM 特征存在或不存在之后，使用 CAM 诊断法来确定是否存在谵妄。

4. 重症监护谵妄筛查量表

重症监护谵妄筛查量表（Intensive Care Delirium Screening Checklist，ICDSC）由 Bergeron 等研究设计，结合了 DSM-4 和谵妄的临床特征，是为方便 ICU 护士使用而开发的评估工具。包括 8 个评估项目：① 意识变化水平；② 注意力不集中；③ 定向力障碍；④ 幻觉-幻想性精神病状态；⑤ 精神运动型激越或者阻滞；⑥ 不恰当的言语和情绪；⑦ 睡眠-觉醒周期失调；⑧ 症状波动。

根据存在与否，得 1 分或者 0 分，计算总计分数（0 ~ 8 分），总分 ≥ 4 分提示存在谵妄。研究表明，ICDSC 可作为诊断危重患者谵妄的筛查工具，其诊断谵妄的灵敏度为 81.0%，特异度为 87.7%。ICDSC 通过其非二分法的特点，可以诊断亚临床谵妄，可以识别具有潜在治疗效益的患者，这具有积极的预后改善意义。缺点是 ICDSC 的假阳性率较高，评估过程中主观性较强，耗时长，因其中有对患者言语能力的评估，故对气管插管或机械通气患者具有一定的局限性。

（二）干预方法

一些简单的策略在术前床旁实施就可以防止术后谵妄的发生，具体策略包括：① 提供一个积极向上的氛围；② 鼓励家属在床旁多与患者互动；③ 限制患者周围的陌生人；④ 在和患者交流时保持眼神交流和适当的语气；⑤ 把患者个人物品摆放于床旁，创造熟悉的环境；⑥ 护理人员应适当地给患者灌输信心；⑦ 保证患者处于舒适体位；⑧ 给有视力和听力障碍的患者配备合适的矫正设备；⑨ 确保足够的营养；⑩ 尽量减少静脉置管、导尿管、引流管等导管的使用；⑪ 保证昼夜作息；⑫ 有效的疼痛管理；⑬ 适当的镇静药物及物理约束的使用。

目前认为高龄、教育情况、身体功能及合并症是影响老年患者术后出现认知障碍的主要因素，而在术前对这类因素进行干预，是减少术后认知障碍的策略之一。年龄相关性大脑神经退行性病变患者更易出现术后认知障碍，而高中教育水平以上的患者发病率却较低。目前的研究多基于快速康复理念，在老年患者术前预康复方案中增加认知功能训练，能有效预防术后认知障碍的发生。具体可选用的方法如下。

1. 传统作业活动

利用纸笔练习、桌面作业活动器具，如纸牌、棋类、积木、模型等安排作业疗法。此种方法简便易行，可因地制宜地安排较为丰富的康复训练活动，且与日常生活较为紧密联系。

2. 电脑辅助认知功能训练

电脑辅助认知功能训练是目前较为普及的训练方法。由专业人员针对不同的认知障碍类型，通过程序编写训练软件，可从基本训练开始，根据患者成绩逐步增加难度，过渡到较为复杂的认知功能训练，且可保留患者的训练数据，能科学地安排有针对性的训练任务，循序渐进，及时反馈患者的训练成绩，易于提高患者的兴趣和积极性。

3. 虚拟现实训练

近年来不断发展完善的虚拟现实训练是一项将集成技术、计算机图形学、传感技术、人机交互技术和人工智能等领域的高新技术综合运用产生的三维虚拟人工环境。患者可以在复杂的虚拟环境中进行复杂的活动，较真实环境中的训练更具安全性。虚拟现实技术通过各种游戏反复训练，不仅有助于维持和提高患者的逻辑推理、思维、记忆、协调、注意力等认知功能，还可以用于运动功能的训练，从而综合提高患者处理复杂事物的能力。

综上所述，加速康复外科策略的普及使外科医生在围手术期的管理上开始逐渐重视术前预康复作用。目前已有研究证实，术前预康复有助于改善患者预后、减少术后并发症发生、改善患者的生活质量以及减少患者的住院天数。然而这些研究仍存在一定的异质性，每项研究都基于各自的康复计划，缺乏统一的标准，并且多为单中心的研究，样本量较少，导致了证据的力度不足。此外，专门针对老年人术前预康复的研究也较少。但是，随着人口老龄化的加速，未来将有越来越多的老年人需要接受手术治疗，因此，需要更多高质量、大规模的临床研究来进一步验证术前预康复是否可以使老年手术患者获益。术前预康复是一项针对患者各个层面的多模式康复计划。本节对术前预康复计划中应包含的健康宣教、营养管理、运动处方、术前认知评估和干预等相关内容进行了描述，并分别对骨科、肺部、心脏手术的术前预康复模式进行了介绍。由于受衰老、基础疾病等因素的影响，在对老年患者的治疗上需要更加全面的考虑，故需要构建一个由外科医生、康复医生、康复治疗师、护士、营养师等组成的多学科合作团队，共同管理和制订具有个体化的老年患者术前预康复计划。

（刘星洲　李勇）

第八节　围手术期药物精确管理

老年患者往往合并有高血压、糖尿病和心血管疾病等多种基础疾病，常需服用多种药物，这些药物是否会对围手术期管理产生影响，产生何种影响以及如何预防处理等问题，已成为临床上需要重点关注的内容。本章节通过介绍老年患者常用药物的药理学特点及围手术期管理要点，以指导围手术期药物的合理使用。

一、老年患者不合理用药的管理

据世界卫生组织统计，由药物相关不良反应造成的死亡病例数已占全球每年死亡病例数的1/3，占综合性医院每年死亡病例数的 10%～20%。2009 年因药物不良反应住院的病例数约占我国全年住院总数的 5%。由于老年人药效动力学的增龄性变化，老年人更容易发生药物不良反应，加上老年人往往多病共存、多药合用，药物-疾病和药物-药物间相互作用，使得药物不良反应成为老年人住院和死亡的重要原因。因此，避免药物不良反应、提高生活质量和延长生存期已成为老年人药物治疗的三大目标。

判断老年患者是否存在潜在不适当用药（potentially inappropriate medication，PIM）可以根据美国老年医学会制订的 Beers 标准（2019 版），该标准适用于除临终关怀和姑息治疗外的所有门诊、急诊和健康照护机构中的 65 岁及以上的患者，能优化药物的选择，指导患者合理用药，减少药物不良反应，在临床上已得到广泛应用。表 4-8-1 至表 4-8-6 详细介绍了 2019 年美国老年医学会关于潜在不适当用药的 Beers 标准，可作为围手术期药物使用的参考。

表 4-8-1　老年患者潜在不适当用药

器官系统/治疗类别/药物	避免使用的理由	建议
抗胆碱能药物		
第一代抗组胺药：溴苯那敏、卡比沙明、氯苯那敏、氯马斯汀、赛庚啶、右溴苯那敏、右氯苯那敏、茶苯海明、苯海拉明（口服）、多西拉敏、羟嗪、氯苯甲嗪、异丙嗪、美吡拉敏、曲普利啶	高抗胆碱能活性；高龄患者清除率降低，用作催眠药时易耐受；有神志混乱、口干、便秘和其他抗胆碱作用或毒性风险；苯海拉明可用于急性严重过敏反应的治疗	避免
抗帕金森病药物：苯甲托品（口服）、苯海索	不推荐用于抗精神病药物引起的锥体外系症状的预防和治疗；目前临床上有更有效的治疗帕金森病的药物	避免

器官系统/治疗类别/药物	避免使用的理由	建议
解痉药：阿托品（不包括眼用）、颠茄生物碱、克利溴铵-氯氮卓、双环后马托品（不包括眼用）、莨菪碱、甲基东莨菪碱、普鲁本辛、东莨菪碱	高抗胆碱能活性，疗效不确切	避免
抗血栓药物		
双嘧达莫、口服短效药（阿司匹林双嘧达莫缓释制剂除外）	可导致直立性低血压；有更有效的抗栓替代药	避免
抗感染药物		
呋喃妥因	潜在的肺毒性、肝毒性和周围神经病变，尤其在长期使用时；有更安全的替代药	避免在肌酐清除率＜30 mL/min 的患者中使用；避免长期使用
心血管系统		
外周 α_1 受体阻滞剂治疗高血压：多沙唑嗪、哌唑嗪、特拉唑嗪	易发生直立性低血压；不推荐用于高血压的常规治疗；目前有获益/风险比更好的替代药	避免用于高血压的治疗
中枢 α 受体激动剂 可乐定 其他中枢 α 受体激动剂：胍那苄、胍法辛、甲基多巴、利血平（＞0.1 mg/d）	易引起中枢神经系统不良反应；可导致心动过缓和直立性低血压；不推荐用于高血压的常规治疗	避免作为一线抗高血压药；避免使用其他中枢 α 受体激动剂
丙吡胺	强负性肌力作用可导致老年人心力衰竭；抗胆碱能作用强；有更合适的替代药物	避免
决奈达隆	可使永久房颤、严重或近期失代偿心衰患者预后变差	避免在永久房颤、严重或近期失代偿心衰患者中使用
地高辛（房颤或心力衰竭的一线治疗）	房颤：不推荐一线用药，有更安全有效的心率控制替代药 心衰：获益/风险比的相关证据级相互矛盾，质量低；有更合适的替代药；大剂量并不增加获益，反而增加中毒风险，尤其合并肾清除率降低时；4期或5期慢性肾病患者应减量	避免作为房颤一线用药；避免作为心衰一线用药；当用于治疗房颤或心衰时，避免剂量＞0.125 mg/d
速释硝苯地平	低血压、心肌缺血风险	避免
胺碘酮	可有效地维持房颤患者的窦性节律，但比其他抗心律失常药毒性更大；对于合并心衰或显著的左心室肥厚患者，节律控制优于心率控制时可作为一线用药	避免作为房颤的一线用药，除非合并心衰或显著的左心室肥厚时
中枢神经系统		
抗抑郁药（单独使用或联合使用）：阿米替林、阿莫沙平、氯米帕明、地昔帕明、多塞平＞6 mg/d、丙咪嗪、去甲替林、帕罗西汀、普罗替林、曲米帕明	高抗胆碱能活性、镇静作用，易导致直立性低血压； 低剂量多塞平（≤6 mg/d）安全性与安慰剂组相当	避免

器官系统/治疗类别/药物	避免使用的理由	建议
抗精神病药，第一代（常规）和第二代（非典型）	增加痴呆患者脑血管意外（脑卒中）风险及认知减退和死亡风险；避免用于控制痴呆或谵妄患者的行为异常，除非其他方法失败，患者威胁要对自己或他人造成严重伤害时	避免，除非用于精神分裂症或双相障碍或者作为止吐剂短暂使用
巴比妥类药物：异戊巴比妥、仲丁巴比妥、布他比妥、甲基苯巴比妥、戊巴比妥、苯巴比妥、司可巴比妥	易躯体依赖和耐受，小剂量情况下药物易过量	避免
短效和中效作用的苯二氮䓬类：阿普唑仑、艾司唑仑、劳拉西泮、奥沙西泮、替马西泮、三唑仑 长效作用的苯二氮䓬类：氯氮卓（单用或与阿米替林或克利溴铵合用）、氯硝西泮、氯氮卓、地西泮、氟西泮、夸西泮、	老年患者对苯二氮䓬类药物敏感性增强，对长效制剂代谢减慢；增加老年患者认知损害、谵妄、跌倒、骨折及机动车事故风险；可用于癫痫发作、快动眼睡眠行为障碍、苯二氮䓬类戒断、酒精戒断、严重的广泛性焦虑障碍和围手术期麻醉	避免
甲丙氨酯（眠尔通）	易产生躯体依赖、镇静	避免
非苯二氮䓬类，苯二氮䓬受体激动剂催眠药（Z-药物）：右旋佐匹克隆、扎来普隆、唑吡坦	不良反应与苯二氮䓬类药物类似（谵妄、跌倒和骨折等）；增加急诊和住院风险；增加机动车事故风险；微弱改善睡眠潜伏期和持续时间	避免
甲磺酸二氢麦角碱、异克舒令	缺乏效果	避免
内分泌系统		
雄激素：甲基睾酮、睾酮	可能产生心脏问题；禁用于前列腺癌患者	除非临床症状证实性腺功能减退，否则应避免使用
干粉甲状腺激素	对心脏有影响；有更安全的替代药	避免
雌激素联合或不联合孕激素	潜在的致癌风险（乳腺癌和子宫内膜癌）；雌激素对老年女性患者缺乏心脏和认知保护作用；阴道用雌激素治疗阴道干燥时安全有效；有乳腺癌病史且对非激素治疗无反应的女性建议尝试小剂量的阴道用雌激素（＜25 µg，每周2次）	避免全身使用（口服或贴剂）；小剂量阴道用雌激素可用于治疗性交困难，反复下尿路感染和其他阴道症状
生长激素	可导致水肿、关节痛、腕管综合征、男性乳房发育和空腹血糖受损	避免，除非患者经严格诊断后判定其病因与生长激素缺乏有关
胰岛素，滑动剂量（依据目前血糖水平仅使用短效或速效胰岛素，不同时使用基础或长效胰岛素）	不改善高血糖管理，增加低血糖风险；避免只使用短效或速效胰岛素，而不同时使用基础或长效胰岛素的给药方案	避免
甲地孕酮	对体重影响很小，增加老年患者血栓形成和死亡风险	避免

4

器官系统/治疗类别/药物	避免使用的理由	建议
长效磺酰脲类：氯磺丙脲、格列美脲、格列本脲	氯磺丙脲：老年患者的半衰期延长，可导致持续的低血糖和抗利尿激素分泌失调综合征。格列美脲和格列本脲：老年患者严重低血糖的风险较高	避免
胃肠道系统		
甲氧氯普胺（胃复安）	可引起锥体外系反应，包括迟发运动障碍，尤其是衰弱和长期药物接触的老年患者	避免使用，除非用于胃轻瘫（使用时间不超过12周）
口服矿物油	潜在的误吸风险，有更安全的替代药	避免
质子泵抑制剂	难辨梭状芽孢杆菌感染，有骨质流失和骨折风险	避免服药>8周；除非用于高危患者（口服糖皮质激素或NSAIDs），糜烂性食管炎，Barrett食管炎及其他必要的维持治疗（停药失败或H2受体拮抗剂治疗失败）
镇痛药		
哌替啶	常规剂量下镇痛效果欠佳，易导致神经毒性（谵妄等）；有更安全的替代药	避免
非选择性环氧化酶抑制剂（口服）：阿司匹林>325 mg/d、双氯芬酸、二氟尼柳、依托度酸、非诺洛芬、布洛芬、酪洛芬、甲氯芬那酸、甲芬那酸、美洛昔康、萘丁美酮、萘普生、奥沙普秦、吡罗昔康、舒林酸、托美汀	高危人群（>75岁，口服/肠外给予糖皮质激素、抗凝药物、抗血小板药物）中胃肠道出血或消化性溃疡的风险增加；口服质子泵抑制剂或米索前列醇只能降低但不能消除这种风险；NSAIDs引起的上消化道溃疡、大出血或穿孔发生率在服用3~6个月的患者中约占1%，在服用1年的患者中约占2%~4%，随着使用时间延长，发病率逐渐增加；同时可导致血压升高和诱发肾功能损伤；风险高低与用药剂量相关	避免长期使用，除非替代药效果欠佳，同时服用胃黏膜保护剂（质子泵抑制剂和米索前列醇）
吲哚美辛、酮咯酸（尼松）	增加胃肠道出血、消化性溃疡和急性肾功能损伤的风险；相比其他NSAIDs，吲哚美辛更易导致中枢神经系统不良反应，且不良反应最强	避免
骨骼肌松弛药：卡立普多、氯唑沙宗、环苯扎林、美他沙酮、美索巴莫、邻甲苯海拉明	老年患者对多数肌肉松弛药耐受性差，因为有些药物具有抗胆碱能不良反应、镇静作用，增加骨折风险；老年患者可耐受的有效剂量存在争议	避免
泌尿生殖系统		
去氨加压素	低钠血症高风险，有更安全的替代药	避免用于夜尿症或夜尿增多的治疗

NSAID—非甾体抗炎药。

表 4-8-2　老年患者潜在不适当用药——因存在药物与疾病或综合征相互作用

合并疾病	避免使用的药物	理由	建议
心血管疾病			
心力衰竭	西洛他唑 非二氢吡啶类钙通道阻滞药（地尔硫䓬，维拉帕米等）：射血分数降低的心力衰竭患者避免使用； NSAIDs：无症状的心衰患者慎用，有症状的心衰患者避免使用； 噻唑烷二酮类 决奈达隆	NSAIDs、非二氢吡啶类钙通道阻滞剂和噻唑烷二酮类：水钠潴留，加重心衰； 西洛他唑、决奈达隆：增加老年心衰患者的死亡率	避免或谨慎使用
晕厥	胆碱酯酶抑制剂、非选择性外周 α_1 受体阻滞剂、第三代三环类抗抑郁药、抗精神病药（氯丙嗪、奥氮平和甲硫哒嗪）	胆碱酯酶抑制剂会引起心动过缓；非选择性外周 α_1 受体阻滞剂会引起直立性低血压；第三代三环类抗抑郁药和抗精神病药增加直立性低血压和心动过缓的风险	避免
中枢神经系统			
谵妄	抗胆碱能药物、抗精神病药物*、苯二氮䓬类药物、糖皮质激素（吸入和外用剂型除外）、H2受体拮抗剂（西咪替丁、法莫替丁、雷尼替丁、尼扎替丁）、哌替啶、非苯二氮䓬类、苯二氮䓬受体激动剂催眠药	可诱发或恶化谵妄，谵妄或谵妄高风险患者避免使用；抗精神病药物避免用于控制痴呆或谵妄患者的行为异常，除非其他方法失败，患者威胁对自己或他人造成严重伤害时。抗精神病药物会增加痴呆患者脑血管意外（脑卒中）和死亡的风险	避免
痴呆、认知障碍	抗胆碱能药物、苯二氮䓬类药物、非苯二氮䓬类苯二氮䓬受体激动剂催眠药、抗精神病药物*	产生中枢神经系统不良反应；抗精神病药物避免用于控制痴呆或谵妄患者的行为异常，除非其他方法失败，患者威胁对自己或他人造成严重伤害时，抗精神病药物会增加痴呆患者脑血管意外（脑卒中）和死亡的风险	避免
跌倒或骨折史	抗癫痫药物、抗精神病药物*、苯二氮䓬类药物、非苯二氮䓬类苯二氮䓬受体激动剂催眠药、抗抑郁药物（TCAs、SSRIs、SNRIs）、阿片类药物	引起共济失调、精神运动障碍、晕厥、意外跌倒等； 短效苯二氮䓬类药物并不比长效药物更安全；假如必须使用其中一种药物，则需要减少其他中枢活性药物的使用	除非没有更安全的替代品，否则应避免使用； 抗癫痫药物仅用于控制癫痫发作和心境障碍；阿片类药物仅用于控制严重的急性疼痛（例如，近期骨折或关节置换）
帕金森病	止吐药（甲氧氯普胺、丙氯拉嗪和异丙嗪）、所有抗精神病药物（喹硫平、氯氮平除外）	多巴胺受体拮抗剂加重帕金森病症状；喹硫平和氯氮平很少会加重帕金森病症状	避免

合并疾病	避免使用的药物	理由	建议
胃肠道系统			
胃或十二指肠溃疡史	阿司匹林＞325 mg/d；非选择性 COX-2 抑制剂	加重溃疡或引起新的溃疡	除非其他药无效，否则应避免使用；可同时服用胃黏膜保护剂
泌尿系统			
慢性肾病Ⅳ-Ⅴ期（肌酐清除率＜30 mL/mim）	NSAIDs（COX选择性/非选择性，口服和肠外，非乙酰化水杨酸盐）	引起急性肾功能损伤和加重肾功能不全	避免
女性尿失禁	口服和透皮雌激素（阴道用除外）；外周 α_1 受体阻滞剂（多沙唑嗪、哌唑嗪和特拉唑嗪）	口服雌激素：缺乏疗效；外周 α_1 受体阻滞剂：加重尿失禁	女性避免使用
下尿路症状，良性前列腺增生	强效抗胆碱能药物；用于治疗尿失禁的抗毒蕈碱药物除外	导致尿流变细和尿潴留	男性避免使用

COX—环氧化酶；NSAID—非甾体抗炎药；SNRI—5-羟色胺去甲肾上腺素再摄取抑制剂；SSRI—5-羟色胺选择性再摄取抑制剂；TCA—三环类抗抑郁药。* 当合并精神分裂症、双相情感障碍和其他精神问题障碍时，尽量小剂量、短时间使用。

表 4-8-3　老年患者应慎用的药物

药物	理由	建议
阿司匹林用于心血管疾病和结直肠癌的一级预防	老年患者因阿司匹林导致的大出血风险明显增加；阿司匹林用于心血管疾病一级预防的利弊尚无定论；通常适用于已患有心血管疾病老年患者的二级预防	≥70岁的老年患者慎用
达比加群酯利伐沙班	当用于长期治疗≥75岁的老年患者VTE或房颤时，其胃肠道出血风险比华法林和已报道的其他直接口服抗凝药高	谨慎用于≥75岁的老年患者VTE和房颤的治疗
普拉格雷	增加老年患者出血的风险；药物对于高风险老年患者（心肌梗死或糖尿病史）经皮冠状动脉介入治疗急性冠脉综合征时利弊相抵	≥75岁的老年患者慎用
抗精神病药物 卡马西平 奥卡西平 利尿剂 米氮平 SNRIs类药物 SSRIs类药物 TCAs类药物 曲马多	引起或加重SIADH和低钠血症；老年患者开始使用或调整剂量时监测血钠水平	慎用
右美沙芬/奎尼丁	对痴呆的行为症状缺乏疗效；增加跌倒和临床显著药物相互作用的风险；不适用于PBA的治疗	慎用
复方新诺明（复方磺胺甲噁唑）	当肌酐清除率降低时，与ACEI或ARB合用时，发生高钾血症的风险会增加	肌酐清除率低的服用ACEI或ARB的患者慎用

ACEI—血管紧张素转化酶抑制剂；ARB—血管紧张素受体拮抗剂；PBA—假性延髓麻痹；SIADH—抗利尿激素分泌失调综合征；SNRI—5-羟色胺去甲肾上腺素再摄取抑制剂；SSRI—5-羟色胺选择性再摄取抑制剂；TCA—三环类抗抑郁药；VTE—静脉血栓栓塞。

表 4-8-4　老年患者应避免的药物–药物相互作用

药物类别	产生相互作用的药物	理由	建议
RAS 系统抑制剂（ACEIs、ARBs）；保钾利尿剂（阿米洛利、氨苯蝶啶）	另一种 RAS 系统抑制剂	增加高钾血症的风险	慢性肾脏疾病 III～V 期时避免常规使用
阿片类药物	苯二氮䓬类	增加药物过量的风险	避免
阿片类药物	加巴喷丁、普瑞巴林	增加呼吸抑制和死亡等镇静相关的严重不良事件风险	避免，除非是为了阿片类药物治疗转变为加巴喷丁或普瑞巴林治疗，或减少阿片类药物剂量；但在任何情况下都应谨慎使用
抗胆碱能药物	抗胆碱能药物	增加认知功能减退的风险	避免
抗抑郁药（TCAs、SSRIs 和 SNRIs），抗精神病药，苯二氮䓬类，非苯二氮䓬类苯二氮䓬受体激动剂催眠药，阿片类药物	≥3 种中枢活性药物合用*	增加跌倒（所有列出药物）和骨折（苯二氮䓬类、非苯二氮䓬类苯二氮䓬受体激动剂催眠药）的风险	避免 ≥3 种中枢活性药物同时使用
糖皮质激素	NSAIDs	增加消化性溃疡或胃肠道出血的风险	避免；若必须合用，同时加用胃黏膜保护剂
锂剂	ACEIs、髓袢利尿剂	增加锂中毒风险	避免；监测血锂浓度
外周 α_1 受体阻滞剂	髓袢利尿剂	增加老年女性尿失禁风险	老年女性避免合用
苯妥英钠	复方新诺明	增加苯妥英钠中毒风险	避免
茶碱	西咪替丁、环丙沙星	增加茶碱毒性风险	避免
华法林	胺碘酮、环丙沙星、大环内酯类（阿奇霉素除外）、复方新诺明、NSAIDs	增加出血风险	尽量避免合用，合用时严密监测 INR

ACEI—血管紧张素转化酶抑制剂；ARB—血管紧张素受体拮抗剂；INR—国际标准化比值；NSAID—非甾体抗炎药；RAS—肾素-血管紧张素系统；SNRI—5-羟色胺去甲肾上腺素再摄取抑制剂；SSRI—5-羟色胺选择性再摄取抑制剂；TCA—三环类抗抑郁药。*中枢活性药物包括：抗癫痫药物，抗精神病药物，苯二氮䓬类，非苯二氮䓬类苯二氮䓬受体激动剂催眠药，TCAs，SSRIs，SNRIs 和阿片类药物。

表 4-8-5　老年患者肾功能受损时应避免使用或减量的药物

药物	CrCl（mL/min）	理由	推荐
抗感染药物			
环丙沙星	<30	中枢神经系统不良反应（如癫痫发作、意识混乱）和肌腱断裂的风险增加	当 CrCl<30 mL/min 时，用于治疗常见感染通常需减量
复方新诺明	<30	肾功能恶化和高钾血症风险增加	CrCl 为 15～29 mL/min：减量 CrCl<15 mL/min：避免

药物	CrCl（mL/min）	理由	推荐
心血管系统药物和止血药物			
阿米洛利	< 30	升高血钾，降低血钠	避免
阿哌沙班	< 25	缺乏在老年患者中疗效和安全性的证据	避免
达比加群酯	< 30	缺乏有效性和安全性的证据	避免；当CrCl > 30 mL/min且存在药物相互作用时调整剂量
多非利特	< 60	QTc延长和尖端扭转型室性心动过速	CrCl为20 ~ 59 mL/min：减量 CrCl < 20 mL/min：避免
依度沙班	15 ~ 50 < 15 或 > 95	CrCl < 30 mL/min时有效性和安全性的证据缺乏	CrCl为15 ~ 50 mL/min：减量 CrCl < 15 mL/min或 > 95 mL/min：避免
依诺肝素	< 30	增加出血风险	减量
磺达肝癸钠	< 30	增加出血风险	避免
利伐沙班	< 50	CrCl < 30 mL/min时有效性和安全性的证据缺乏	非瓣膜性房颤：CrCl为15 ~ 50 mL/min时减量，CrCl < 15 mL/min时避免 VTE的治疗和预防（髋、膝关节置换时）：CrCl < 30 mL/min时避免
螺内酯	< 30	升高血钾	避免
氨苯蝶啶	< 30	升高血钾，降低血钠	避免
中枢神经系统药和镇痛药物			
度洛西汀	< 30	增加恶心、腹泻等胃肠道不良反应	避免
加巴喷丁	< 60	中枢神经系统不良反应	减量
左乙拉西坦	≤ 80	中枢神经系统不良反应	减量
普瑞巴林	< 60	中枢神经系统不良反应	减量
曲马多	< 30	中枢神经系统不良反应	速释型：减量 缓释型：避免
胃肠道药物			
西咪替丁	< 50	精神状态改变	减量
法莫替丁	< 50	精神状态改变	减量
尼扎替丁	< 50	精神状态改变	减量
雷尼替丁	< 50	精神状态改变	减量
高尿酸血症			
秋水仙碱	< 30	胃肠道、神经肌肉和骨髓毒性	减量，监测不良反应
丙磺舒	< 30	缺乏有效性	避免

CrCl—肌酐清除率；QTc—校正的QT间期；VTE—静脉血栓栓塞。

表 4-8-6　具有强抗胆碱能特性的药物

药物类别	具体药物
抗心律失常药	丙吡胺
抗抑郁药	阿米替林、阿莫沙平、氯米帕明、地昔帕明、多塞平（＞6 mg）、丙咪嗪、去甲替林、帕罗西汀、普罗替林、曲米帕明
止吐药	丙氯拉嗪、异丙嗪
第一代抗组胺药及抗胆碱药	溴苯那敏、卡比沙明、氯苯那敏、氯马斯汀、赛庚啶、右溴苯那敏、右氯苯那敏、茶苯海明、苯海拉明（口服）、抗敏安、羟嗪、氯苯甲嗪、克利溴铵-氯氮卓、双环胺、后马托品（不包括眼用）、莨菪碱、甲基东莨菪碱、普鲁本辛、异丙嗪、美吡拉敏、曲普利啶
抗毒蕈碱药（尿失禁）	非索罗定、曲司氯胺、黄酮哌酯、奥昔布宁、索利那新
抗帕金森病药	苯甲托品、苯海索
抗精神病药	氯丙嗪、氯氮平、洛沙平、奥氮平、奋乃静、甲硫哒嗪、三氟拉嗪
解痉药	阿托品（不包括眼用）、颠茄生物碱、东莨菪碱（不包括眼用）
骨骼肌松弛药	环苯扎林、邻甲苯海明

二、围手术期抗高血压药物管理

高血压是临床常见病和多发病，全球约有 8.74 亿成年人的收缩压增高。我国 2012—2015 年 18 岁及以上人群的高血压患病率为 27.9%，且患病率随年龄的增加而显著增高。据估计，60 岁以上人群的高血压总体患病率已超过 60%。因此，许多老年手术患者往往合并有高血压。围手术期情绪紧张、疼痛应激及不恰当的药物停用会引起患者入室血压升高。而术前禁食禁饮、继续服用高血压药物（如血管紧张素转化酶抑制剂）有时也会导致术中顽固性低血压，造成重要脏器灌注不足，导致预后不良。围手术期常用降压药物的药理学机制和围手术期管理策略可参考表 4-8-7。

表 4-8-7　常见降压药物作用机制及围手术期管理

药物类别	作用机制	围手术期管理要点	停药时机
血管紧张素转化酶抑制剂（卡托普利等）	抑制血管紧张素 I 转化为血管紧张素 II，抑制激肽酶的降解	长期应用引起血钾升高、双侧肾动脉狭窄、高钾血症，妊娠妇女禁用	术前停药24 h，术后尽快恢复使用，手术当天如出现血压升高，可以予以二氢吡啶类降压药（如硝苯地平等）
血管紧张素受体拮抗剂（氯沙坦等）	阻断血管紧张素 II 受体		
β受体拮抗剂（美托洛尔等）	抑制过度激活的交感神经，抑制心肌收缩和降低心率等	II～III度房室传导阻滞和哮喘患者禁用；长期应用突然停药会引起撤药综合征；手术当天不能首次使用作为降压药物	手术当天继续服用

药物类别	作用机制	围手术期管理要点	停药时机
二氢吡啶类钙通道拮抗剂	阻断血管平滑肌细胞上的钙离子通道，扩张血管	反射性交感神经激活，急性冠脉综合征不建议使用短效硝苯地平	手术当天继续服用
非二氢吡啶类钙通道拮抗剂	阻断心肌、血管平滑肌细胞上的钙离子通道，降低心率，扩张血管	抑制心脏收缩和传导；Ⅱ～Ⅲ度房室传导阻滞、心衰患者禁用	
噻嗪类利尿剂（氢氯噻嗪）	主要抑制远曲小管近端 Na^+-Cl^- 同向转运体	长期使用可引起低钾血症；痛风者禁用	
袢利尿剂（呋塞米）	主要作用于髓袢升支粗段的 $Na^+-K^+-Cl^-$ 同向转运系统	长期使用可引起低钾血症	术前停药 24 h
保钾利尿剂（氨苯蝶啶）	主要作用于远曲小管和集合管上的 Na^+ 通道	肾衰竭、高血钾者禁用	
醛固酮受体拮抗剂（螺内酯）	拮抗醛固酮的水钠潴留	可导致血钾升高	
中枢作用药物			
利血平	耗竭中枢和外周儿茶酚胺	耗竭体内内源性儿茶酚胺，术中出现低血压，推荐使用直接拟交感神经药物（去甲肾上腺素和去氧肾上腺素）	术前可不必停药（术中用直接拟交感神经药物纠正低血压）
可乐定	中枢 α_2 受体激动剂	突然停药引起撤药综合征	手术当天继续服用

三、围手术期降糖药物管理

2017 年，国际糖尿病联盟估计全球 18～99 岁人群中有 4.25 亿患有糖尿病，到 2045 年这一数字将增加至 6.93 亿。近 30 年来，我国糖尿病患病率显著增加，截至 2017 年底，国内 18 岁及以上人群糖尿病患病率已达 11.2%。外科手术患者中，糖尿病患者比例已升至 10%～20%。围手术期血糖异常（高血糖、低血糖和血糖波动）会增加手术患者的死亡率，导致伤口感染、不愈合及心脑血管事件等并发症的发生。围手术期禁食、手术应激、降糖方案未及时调整或不恰当的中断治疗等造成的血糖波动危害更大，因此，围手术期血糖管理的要点在于维持血糖平稳。除了严密的血糖监测外，还应合理地调整降糖药物。目前，对于多数围手术期糖尿病住院患者推荐的围手术期血糖控制目标为 7.8～10.0 mmol/L，进行心脏及整形科手术则要求围手术期血糖控制在 6.1～7.8 mmol/L，对于存在严重合并症或低血糖风险高的患者，则可将血糖控制目标放宽到 10.0～13.9 mmol/L。糖尿病患者血糖 < 3.9 mmolL 时属于低血糖，应及时处理。传统观点认为，手术当天应停用所有口服降糖药，但这不适用于短小门诊手术及加速康复外科手术。因此，应对围手术期降糖药实行个体化管理。对于时间短且无须禁食的门诊手术，手术当天应继续服用口服降糖药物。对于需禁食的大中手术，术前应停用相关口服药物，改为胰岛素控制血糖。常用降糖药物的药理学机制和围手术期管理策略可参考图 4-8-1 和表 4-8-8。

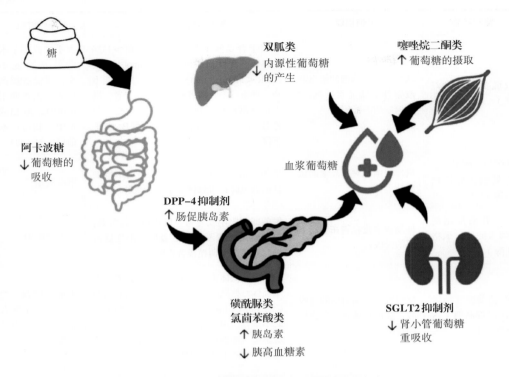

图 4-8-1　常用口服降糖药物的分类和作用机制

DDP-4—二肽基肽酶Ⅳ；SGLT2—钠-葡萄糖共转运蛋白2。引自：PREISER JC, et al. Anesthesiology, 2020, 133(2): 430-438.

表 4-8-8　常用降糖药物作用机制及围手术期管理

	降糖药物	降糖机制	围手术期管理要点	停药时机
促进胰岛素分泌为主	磺酰脲类（格列本脲、格列齐特、格列吡嗪、格列喹酮等）	主要刺激胰岛β细胞分泌胰岛素	低血糖风险，尤其是老年及肝肾功能不全患者（轻度肾功能不全时宜选择格列喹酮）；体重增加；增加心衰风险	手术当天停用
	格列奈类（瑞格列奈等）	主要刺激胰岛素的早时相分泌降低餐后血糖，有一定的降空腹血糖作用	需在餐前服用；不能与磺酰脲类合用；低血糖风险，体重增加；肾功能不全者可以使用	手术当天停用
	DPP-4i（西格列汀等）	抑制DDP-4，减少胰高糖素样肽-1（GLP-1）在体内的失活，升高内源性GLP-1的水平，后者以葡萄糖浓度依赖方式增加胰岛素和抑制胰高糖素分泌	单独使用不增加低血糖风险；利格列汀在肝肾功能不全患者中无须调整剂量	继续服用

	降糖药物	降糖机制	围手术期管理要点	停药时机
其他降糖机制	双胍类（二甲双胍）	减少肝脏葡萄糖的输出和改善外周胰岛素抵抗，2型糖尿病一线用药	禁用于肾功能不全（男性血肌酐＞132.6 μmol/L，女性血肌酐＞123.8 μmol/L，或eGFR＜30 mL/（min·1.73 m²）、肝功能不全、严重感染、缺氧和大手术的患者；潜在的乳酸酸中毒风险；碘造影检查时暂停使用；长期应用引起维生素 B_{12} 水平下降	大手术或小手术合并肾功能不全，接受造影剂检查，正在使用NSAIDs、ACEI或ARB药物时：术前停用24～48 h
	噻唑烷二酮类（罗格列酮、吡格列酮等）	增加靶细胞对胰岛素的敏感性	增加骨折和心衰风险；单独使用不增加低血糖风险；可致体重增加和水肿	继续服用
	α 糖苷酶抑制剂（阿卡波糖、米格列醇）	抑制碳水化合物在小肠上部的吸收	餐前即刻服用或与第一口食物一起咀嚼；单独使用一般不引起低血糖；出现低血糖时应使用葡萄糖或者蜂蜜	禁食后停用
	钠-葡萄糖共转运蛋白2抑制剂（达格列净）	抑制肾脏对葡萄糖的重吸收，降低肾糖阈，促进尿糖排出	一定的降低体重和血压作用；单独应用不增加低血糖风险；重度肝功能受损（Child C级）和eGFR＜30 mL/（min·1.73 m²）时不推荐使用；可引起泌尿系统和生殖系统感染、血容量不足；警惕血糖正常的糖尿病酮症酸中毒和急性肾功能损伤	术前停用24～72 h，术后待患者正常饮食后再继续服用
注射降糖药	胰岛素	模拟内源性胰岛素作用	适用于1型糖尿病和2型糖尿病伴明显高血糖症状、酮症或DKA，以及急诊手术；基础胰岛素剂量调整，手术当天早上给予原剂量60%～80%长效胰岛素或50%中效胰岛素，停用所有速效或短效胰岛素	继续应用，调整剂量
	GLP-1RA（贝那鲁肽）	激活 GLP-1，增加胰岛素和抑制胰高血糖素分泌；增加肌肉和脂肪组织对葡萄糖的摄取，抑制肝脏葡萄糖生成，抑制胃排空和食欲	改善高血脂、高血糖和高血压，降低体重；引起恶心、呕吐等胃肠道反应	胃肠道反应明显时停用

ACEI—血管紧张素转化酶抑制剂；ARB—血管紧张素受体拮抗剂；DDP-4i—二肽基肽酶Ⅳ抑制剂；DKA—糖尿病酮症酸中毒；eGFR—估计肾小球滤过率；GLP-1—胰高糖素样肽-1；NSAID—非甾体抗炎药。

四、围手术期抗栓药物管理

随着我国人口的老龄化，外科手术患者术前长期服用抗栓药物的比例不断增加。抗栓药物包括抗血小板药物、抗凝药物和纤溶药物等。围手术期继续服用抗栓药物可增加出血风险，而停用则会增加血栓形成和栓塞的风险。如何平衡出血和栓塞风险是围手术期麻醉管理的一大挑战。下面介绍常用的抗栓药物的药理学特点、合理的术前停药时机、紧急情况下出血的处理以及区域神经阻滞时抗栓药物的管理。

（一）围手术期抗血小板药物的管理

抗血小板药物通过抑制血小板的黏附、激活和聚集，从而抑制血栓形成，用于动脉血栓形成的预防和治疗。据统计，心脏支架置入术后2年内约有25%的患者需要接受非心脏手术。围手术期口服抗血小板药物可增加出血风险，尤其是在女性、年龄＞75岁、肾功能受损、贫血、低体重（＜60 kg）、既往短暂性脑缺血发作和脑卒中史、复杂或急诊手术等高危因素时。药物半衰期决定术前停药的时机，药物起效时间决定术后恢复给药的时间。围手术期应严密监测血小板功能（浊度透光率测量、血栓弹力图和血小板功能分析仪等）。常用抗血小板药物的药理学机制及围手术期管理策略可参考**表4-8-9**、**表4-8-10**和**表4-8-11**。

表4-8-9　常用抗血小板药物药理学特点及围手术期管理

	阿司匹林	氯吡格雷	普拉格雷	替格瑞洛	坎格雷洛	阿昔单抗	依替巴肽	替罗非班
给药途径	口服	口服	口服	口服	静脉	静脉	静脉	静脉
作用机制	环氧化酶抑制剂，抑制血栓素A2合成	抑制血小板表面的P2Y12受体与ADP的结合	抑制血小板表面的P2Y12受体与ADP的结合	抑制血小板表面的P2Y12受体与ADP的结合	抑制血小板表面的P2Y12受体与ADP的结合	糖蛋白Ⅱb/Ⅲb抑制剂	糖蛋白Ⅱb/Ⅲb抑制剂	糖蛋白Ⅱb/Ⅲb抑制剂
血药浓度达峰时间	30～40 min	1 h	30 min	1.5 h	几秒	剂量依赖	剂量依赖	剂量依赖
血药浓度稳态时间	—	2～8 h	30 min～4 h	30 min～2 h	几秒	初始剂量和持续输注	初始剂量和持续输注4~6 h	初始剂量和持续输注10 min
血浆半衰期	15～30 min	8 h	7 h	7 h	2～5 min	10～15 min	2.5 h	2 h
血小板抑制可逆性	不可逆	不可逆	不可逆	可逆	可逆	可逆	可逆	可逆
停药后血小板功能恢复时间	7～10 d	7～10 d	7～10 d	5 d	60 min	12 h	2～4 h	2～4 h
推荐术前停药时间	0～5 d	5～7 d	7～10 d	5～7 d	1～6 h	48 h	8 h	8 h
术后恢复给药时机	长效口服抗血小板药物可待术后出血风险控制后，尽早恢复，阿司匹林可在手术当天恢复使用，P2Y12抑制剂可在术后24～72 h内尽快恢复负荷剂量，并推荐使用氯吡格雷。							
停药后桥接方案	停用长效抗血小板药物后，72 h内予以坎格雷洛（术前1～6 h停药）或替罗非班/依替巴肽（术前4～6 h停药；肾功能减退时，酌情减量和术前8～12 h停药）等桥接，血小板功能监测可以指导桥接方案。肝素并不适合于抗血小板药物的桥接治疗							

表 4-8-10　基于血栓形成和出血风险的双联抗血小板治疗的围手术期管理

		出血风险					
		低		中		高	
手术类型	栓塞风险	阿司匹林	P2Y12 抑制剂	阿司匹林	P2Y12 抑制剂	阿司匹林	P2Y12 抑制剂
择期手术	低	继续	停用	继续	停用	停用	停用
	中–高	推迟手术#	推迟手术	推迟手术	推迟手术	推迟手术	推迟手术
限期或急诊手术	中	继续	继续	继续	停用	继续	停用
	高	继续	继续	继续	停用*	继续	停用*

#指推迟手术至双联抗血小板治疗方案完成（PCI术后1个月、ACS支架置入术后最短6个月，12个月最佳）；*表示停用 P2Y12抑制剂，72 h内用短效抗血小板药物桥接治疗。ACS—急性冠脉综合征；PCI—经皮冠状动脉介入术。

表 4-8-11　抗血小板药物的围手术期管理

风险等级	心血管事件风险		
围手术期出血风险	低–中等心血管事件风险	高心血管事件风险 ACS＞12个月 PCI/DES＞6个月 PCI/BMS＞1个月 CABG＞6周 CVA/TIA＞1个月 周围血管疾病	极高心血管事件风险 ACS＜12个月 PCI/DES＜6个月 PCI/BMS＜1个月 CABG＜6周 CVA/TIA＜1个月
低出血风险（单纯内镜检查、体表手术等）	阿司匹林 术前停用5 d 术后停用7 d	阿司匹林继续服用；停用 P2Y12抑制剂	择期手术推迟；急诊手术和肿瘤限期手术行多学科讨论 继续服用阿司匹林，停用 P2Y12抑制剂，伴随或不伴随替罗非班或坎格雷洛的桥接治疗
中等出血风险（活检，治疗性内镜检查，心胸、骨科、泌尿外科、血管外科、耳鼻喉科及内脏手术）			
高出血风险（肝胆及脊柱手术等） 极高出血风险（颅内手术）		阿司匹林术前停用5 d，术后停用1～2 d；停用 P2Y12抑制剂	

ACS—急性冠脉综合征；BMS—金属裸支架；CABG—冠状动脉旁路搭桥术；CVA—脑血管意外；DES—药物洗脱支架；PCI—经皮冠状动脉介入术；PVD—周围血管疾病；TIA—短暂性脑缺血发作。

（二）围手术期抗凝药物管理

抗凝药物可抑制凝血系统的激活，抑制纤维蛋白凝块的形成，常用于预防或治疗静脉血栓栓塞和房颤相关的血栓栓塞。围手术期继续服用抗凝药物可增加出血风险，尤其存在年龄＞75岁、合用阿司匹林、糖尿病、低体重（＜50 kg）等高危因素时。不恰当的停用抗凝药物又会增加高栓塞风险患者的血栓栓塞风险，因此，围手术期应根据栓塞和出血的风险评级、患者服用抗凝药物的特点，制订个体化的管理方案，从而尽量维持出血和栓塞之间的平衡。

目前不推荐低出血风险及低危患者术前停用口服抗凝药物，也不推荐低栓塞风险患者停用口服抗凝药物的桥接治疗。高出血风险或高栓塞风险患者建议停用维生素 K 拮抗剂（华法林）

并桥接治疗；对于中等出血风险和中等栓塞风险的患者则需要评估后实施个体化管理；新型口服抗凝药物两个血浆半衰期（血浆浓度<25%）后足以达到出血风险降低和栓塞预防之间的平衡，但是在肾功能减退或高出血风险手术的情况下，停药时间则应适当延长。术后恢复抗凝药物时，需要评估出血风险、肾功能及是否有硬膜外置管等。临床上，应根据标准凝血试验和凝血因子Ⅹa活性测定的结果指导新型抗凝药物的围手术期管理。

抗血小板药物和抗凝药物合用可以改善缺血，但同时也会明显增加出血的风险，因此，二者合用时剂量应适当降低，并在评估出血和栓塞的风险后予以个体化管理。传统抗凝药物和新型口服抗凝药物的药理学机制和围手术期管理策略可参考表4-8-12、表4-8-13和表4-8-14。

表4-8-12　常用抗凝药物的作用机制和围手术期管理

特点	口服	新型口服				肠外				
	华法林	达比加群酯	阿哌沙班	依度沙班	利伐沙班	普通肝素（皮下或静脉）	低分子肝素（皮下）	磺达肝癸钠（皮下）	阿加曲班（静脉）	比伐芦定（静脉）
作用机制	维生素K拮抗剂	直接抑制凝血因子Ⅱa	直接抑制凝血因子Ⅹa	直接抑制凝血因子Ⅹa	直接抑制凝血因子Ⅹa	间接抑制凝血因子Ⅹa＝Ⅱa	直接抑制凝血因子Ⅹa＞Ⅱa	间接抑制凝血因子Ⅹa	直接抑制凝血因子Ⅱa	直接抑制凝血因子Ⅱa
血浆半衰期	20～60 h	12～14 h	8～15 h	10～14 h	7～10 h	1 h	4 h	17 h	50 min	24 min
停药后作用时间	48～96 h	48 h	24 h	24 h	24 h	剂量依赖性	剂量依赖性	48～96 h	2～4 h	1 h
达血浆峰值浓度时间	个体差异交大	2 h	2.5～4 h	1～2 h	1～3 h	4 h（皮下注射）	3 h	2 h	－	0.25～2 h
清除	新陈代谢	80%经肾脏	25%经肾脏	50%经肾脏	50%经肾脏，50%经肝脏	网状内皮系统	肝脏代谢，10%经肾脏排泄	肾脏	65%粪便，22%尿液	20%经肾脏
药物相互作用	CYP2C9，CYP3A4，CYP1A2	P-糖蛋白抑制剂	CYP3A4，P-糖蛋白抑制剂	P-糖蛋白抑制剂	强CYP3A4抑制剂或诱导剂和P-糖蛋白抑制剂					
推荐术前停药时间	5 d	依据肾功能和出血风险				4～6 h（静脉）12～24 h（皮下）	24 h（治疗剂量）			
术后恢复时间	12～24 h	低出血风险：24 h 高出血风险：48～72 h				低出血风险：24 h 高出血风险：48～72 h				

表 4-8-13 新型口服抗凝药的围手术期管理

药物	肾小球滤过率（mL/min）	出血风险	停药时间（h）	恢复时机
达比加群酯	＞50	中	36	
	50～30	中	48～72	
	＜30	中	至少72	
	＞50	高	48～72	
	50～30	高	96	
	＜30	高	至少120	
利伐沙班＜10mg		中	18	
		高	24	
利伐沙班＞15mg	＞50	中	24	术后药物恢复时机依据手术出血风险分级、肾功能、抗凝指征及是否需要硬膜外置管等。建议至少术后6 h再恢复使用
	50～30	中	48	
	＜30	中	至少72	
	＞50	高	48	
	50～30	高	72	
	＜30	高	至少72	
阿哌沙班	＞50	中	24	
	50～30	中	48	
	＜30	中	至少72	
	＞50	高	48	
	50～30	高	72	
	＜30	高	至少72	
依度沙班	＞50	中	24	
	50～30	中	48	
	＜30	中	至少72	
	＞50	高	48	
	50～30	高	72	
	＜30	高	至少72	

表 4-8-14 常用抗凝药物术前停药时间、桥接方案和术后恢复给药时机

	术前停药时间	桥接方案	术后恢复给药时机
华法林	5 d	高血栓栓塞风险：INR低于治疗范围，予以低分子肝素（术前24 h停药）治疗剂量桥接；低血栓栓塞风险：不桥接治疗	术后12～24 h
新型口服抗凝药物	达比加群酯：36～120 h 利伐沙班：18～72 h 阿哌沙班：24～72 h 依度沙班：24～72 h	不推荐桥接	低出血风险：术后24 h 高出血风险：术后48～72 h

（三）抗栓药物的紧急逆转策略

长期口服抗血小板或抗凝药物的患者需行急诊高出血风险手术或术中大量出血时，应在短时间内减弱或拮抗这些药物的作用，同时积极纠正存在的酸中毒、低钙血症和低体温等内环境紊乱，以减少手术出血。正在出血患者的抗栓药物逆转方案可参考表4-8-15。

表4-8-15　正在出血患者的抗栓药物逆转方案

	抗栓药物	实验室检查	停用抗栓药物；启动逆转方案（推荐级别依次递减①→③）		
长期应用抗栓药物的患者，在遇到危及生命的大出血时，需要紧急拮抗抗栓药物的作用	达比加群酯	稀释凝血酶凝固时间（校正）*	① 特异性拮抗剂 Idarucizumab 5 g	② PCC 25～50 IU/kg	③ aPCC 50 IU/kg
	阿加曲班		① PCC 25～50 IU/kg	② aPCC 50 IU/kg	③ rⅦa 90 μg/kg
	利伐沙班	抗Xa因子活性	① PCC 25～50 IU/kg	② aPCC 50 IU/kg	③ rⅦa 90 μg/kg
	阿哌沙班				
	依度沙班				
	磺达肝癸钠				
	低分子肝素	抗Xa因子活性、APTT	① 鱼精蛋白1 mg/100U肝素	② PCC* 25～50 IU/kg	③ aPCC 50 IU/kg
	肝素	APTT			
	维生素K拮抗剂	PT/INR	① 维生素K 10 mg（静脉）	② PCC 25～50 IU/kg	③ aPCC 50 IU/kg
	阿司匹林	血小板聚集率测定	① 去氨加压素	② 单采血小板输注	③ rⅦa 90 μg/kg
	氯吡格雷				
	替格瑞洛				
	普拉格雷				
	溶栓药物	纤维蛋白原水平	① 冷沉10U（初始剂量，可追加）② 抗纤溶药物（氨甲环酸）		
	一般处理原则	尽量床旁测定：黏弹性测试（TEG）血小板聚集率	① 大量失血时启动输血方案：红细胞悬液等； ② 血小板减少症时：单采血小板悬液； ③ 条件允许时：血液透析清除体内达比加群酯，早期口服活性炭清除体内的DOACs（服用后2 h内）； ④ 新鲜冰冻血浆，包含所有凝血因子，但其中凝血因子浓度明显低于凝血因子浓缩物，主要用来维生素K拮抗剂的逆转		

aPCC—活化的凝血酶原复合物；APTT—活化部分凝血活酶时间；DOACs—直接口服抗凝药物；INR—国际标准化比值；PCC—凝血酶原复合物；POC—床旁；PT—凝血酶原时间；rⅦa—活化的重组Ⅶ因子；TEG—血栓弹力图。*PCC含有四种维生素K依赖的凝血因子（Ⅱ因子、Ⅶ因子、Ⅸ因子和Ⅹ因子）及蛋白C、蛋白S等。*甲苯胺蓝纠正试验：甲苯胺蓝呈碱性，可中和肝素；在TT延长的受检血浆中加入少量甲苯胺蓝，再测定TT，若延长的TT恢复至正常或明显缩短，表示受检血浆中有类肝素物质存在或肝素增多；否则表示受检血浆中存在其他凝血酶抑制物或纤维蛋白原缺乏。

（四）区域阻滞时抗栓药物的管理

区域阻滞麻醉包括椎管内麻醉（硬膜外阻滞和蛛网膜下腔阻滞）和外周神经阻滞。术前长期服用抗栓药物可增加区域神经阻滞时的出血风险。单次蛛网膜下腔穿刺的出血风险小于硬膜外麻醉，硬膜外和周围神经导管置入及拔除的出血风险是一样的，因此，在抗栓药物的管理原则上也一致。对于术前是否要停用抗栓药物，麻醉医生要评估获益/风险比。对于低出血风险的区域阻滞，获益明显大于风险时，可不停用目前正在应用的单抗或双抗血小板药物；对于高出血风险的区域阻滞，在获益大于风险时，可不停用正在单独服用的阿司匹林。表4-8-16列出了各种区域阻滞的出血风险分级。区域阻滞穿刺、置管或导管拔除时抗栓药物的停药及恢复时机可参考表4-8-17。

表4-8-16　区域阻滞的出血风险分级

低危	高危
浅表、可压迫的神经丛或外周神经阻滞（股神经、腋路臂丛和腘窝入路坐骨神经等）	椎管内麻醉；深部不可压迫的神经丛或外周神经阻滞（锁骨下臂丛、骶旁坐骨神经和后腰路腰丛阻滞等）

表4-8-17　区域阻滞穿刺、置管或导管拔除时抗栓药物的停药及恢复时机

抗栓药物	穿刺、置管或拔管前是否停药及时间	置管时是否应用抗栓药物	穿刺或拔管后恢复给药时机
抗血小板药物			
阿司匹林	继续	术后早期预计使用其他抗栓药物时，避免留置导管	继续
NSAIDs	继续		继续
阿司匹林-双嘧达莫	停用24 h	不推荐	6 h
坎格雷洛（静脉）	停用3 h	不推荐	8 h
氯吡格雷	停用5~7 d	不推荐	非负荷剂量时立即恢复；负荷剂量时6 h
普拉格雷	停用7~10 d	不推荐	非负荷剂量时立即恢复；负荷剂量时6 h
替格瑞洛	停用5~7 d	不推荐	非负荷剂量时立即恢复；负荷剂量时6 h
阿昔单抗（静脉）	24~48 h	不推荐	术后禁用4周；如若使用，监测神经功能
替罗非班（静脉）	4~8 h	不推荐	
依替巴肽（静脉）	4~8 h	不推荐	
抗凝药物（注射）			
肝素5 000 U q8h或q12 h（皮下）	4~6 h	可以，监测神经功能	1 h
肝素7 500 U q8h或q12 h（皮下）	12 h且APTT正常	可以，监测神经功能	1 h

抗栓药物	穿刺、置管或拔管前是否停药及时间	置管时是否应用抗栓药物	穿刺或拔管后恢复给药时机
肝素（静脉）	4~6 h且APTT正常	可以，监测神经功能	1 h
达肝素	≥12 h	不推荐	4 h
依诺肝素 40 mg/d（皮下）	≥12 h		4 h
依诺肝素 30 mg q12 h（皮下）	≥12 h	禁止 有椎管内血肿的风险	4 h
依诺肝素 1.5 mg/（kg·d）或 1 mg/kg q12 h（皮下）	≥24 h		4 h
磺达肝癸钠	36~42 h	禁止	6 h
抗凝药物（口服）			
阿哌沙班 2.5 mg~5 mg Bid	3 d	不推荐	6 h
利伐沙班 15~20 mg/d	3 d	不推荐	6 h
贝曲沙班 80 mg/d	3 d	不推荐	5 h
依度沙班 30~60 mg/d	3 d	不推荐	6 h
达比加群酯 75~150 mg Bid	CrCl<30 mL/min：不推荐区域阻滞 CrCl 30~49 mL/min：5 d CrCl 50~79 mL/min：4 d CrCl≥80 mL/min：3 d	不推荐	6 h
华法林	4~5 d且INR正常	置管期间每天监测INR和神经功能；INR1.5~3时评估获益/风险比	拔管指征：INR<1.5时或第一次给药后24 h内
直接凝血酶抑制剂（静脉注射）			
阿加曲班	避免使用区域阻滞		
比伐芦定	避免使用区域阻滞		
溶栓药			
阿替普酶（足量用于脑卒中和心肌梗死等的治疗）	48 h且凝血正常	不推荐	待纤维蛋白原恢复正常

CrCl—肌酐清除率；NSAID—非甾体抗炎药。

五、围手术期抗精神疾病药物管理

中国精神卫生调查（China Mental Health Survey，CMHS）的数据显示，排除痴呆后，2013—2015年我国六大类精神障碍（焦虑障碍、心境障碍、精神分裂症及相关精神病性障碍、酒精或药物使用障碍、进食障碍、冲动控制障碍）的加权12个月患病率为9.3%，加权终生患病率为 16.6%。其中，焦虑障碍是加权 12 月患病率及终生患病率最高的一类精神障碍，分别为 5.0% 和 7.6%。其次为心境障碍，分别为 4.1% 和 7.4%。精神分裂症及其他精神病性障碍的加权终生患病率为 0.7%，30 d 患病率为 0.6%。我国精神类疾病总体患者数超过 1 亿，其中有相当部分长期口服各种类型的抗精神类疾病药物的患者需接受手术治疗。目前常用的抗精神疾病药物包括抗精神病药、抗抑郁药、抗躁狂药和抗焦虑药等，围手术期如何管理这些药物，已成为临床医生关注的重点。

（一）抗精神病药

表 4-8-18 和表 4-8-19 介绍了常用抗精神病药及其不良反应。抗精神病药物的围手术期管理策略可参考图 4-8-2。

表 4-8-18　常用抗精神病药物的分类

传统经典类	非经典类
非特异性阻断脑内多巴胺 D2 受体的四条通路；锥体外系反应较常见	特异性阻断多巴胺 D2 受体与 5-羟色胺受体；锥体外系等不良反应较少，应用广泛
吩噻嗪类（氯丙嗪、奋乃静和三氟拉嗪）；硫杂蒽类（氯普噻吨和氟哌噻吨）；丁酰苯类（氟哌啶醇）；其他类（五氟利多、舒必利）	氯氮平、奥氮平、利培酮、喹硫平、阿立哌唑和齐拉西酮等

表 4-8-19　常用抗精神病药的不良反应及严重程度

药物	镇静	抗胆碱能效应	低血压*	QT 间期延长	糖耐量受损	体重增加
阿立哌唑	−	+/−	+	−	−	+
氯丙嗪	+++	++	+++	++	++	++
氯氮平	+++	+++	+++	+	+++	+++
氟哌噻吨	+	++	+	+		
奋乃静	+	++	+	+	+	
氟哌啶醇	+	+	+	+	+	+
奥氮平	++	+	+	+	+++	+++
喹硫平	++	+	++	++	+	++
利培酮	+	+	++	+	+	++
舒必利	−	−	−	+		

*抗精神病药物与肾上腺素等 α、β 受体激动剂合用时，会导致持续的 α 受体阻断和 β 受体作用增强，从而翻转肾上腺素的升压作用，造成顽固性的低血压。

术前	术中	术后
1. 继续服用抗精神病药物。 2. 术前不用抗胆碱能药物（阿托品，东莨菪碱等）。 3. 精神科会诊，评估和调整治疗方案。 4. 宜选用全身麻醉。	1. 麻醉诱导，警惕低血压。 2. 禁用氯胺酮和恩氟烷。 3. 升压药应选择单纯 α 受体激动剂（去氧肾上腺素和去甲肾上腺素）。 4. 加强保温和自我防护。	1. 完善镇痛。 2. 苏醒期不宜过早停用丙泊酚，避免躁动。 3. 严密监测患者精神行为。 4. 必要时转入监护室继续治疗。

图 4-8-2　抗精神病药物的围手术管理

（二）抗躁狂药及情绪稳定剂——锂剂

表 4-8-20 介绍了锂中毒的临床表现及处理方案。锂剂的围手术期管理策略可参考**图 4-8-3**。

表 4-8-20　锂中毒及处理

血锂浓度	临床表现	处理
≤ 1.4 mmol/L	1.4 mmol/L 为有效治疗浓度的上限，急性治疗时血锂浓度为 0.6~1.2 mmol/L，维持治疗时为 0.4~0.8 mmol/L	
> 1.4 mmol/L	超过 1.5 mmol/L，出现不同程度的中毒症状，1.5~2.0 mmol/L 以上时可危及生命；早期中毒表现为恶心、呕吐、腹泻、厌食等消化道症状；继而出现肌无力、四肢震颤、共济失调、嗜睡、意识模糊，甚至昏迷等	立即停药；对症处理，纠正酸碱电解质失衡，控制惊厥；出现肾功能衰竭时，予以透析

术前	术中	术后
1. 手术术前可不停用，大手术术前停用 72 h；警惕突然停药会加重患者病情。 2. 慎用噻嗪类利尿剂、NSAIDs、ACEI 和甲硝唑等，防止血锂升高，肾功能衰竭，锂剂中毒。	1. 延长肌松阻滞效应，加强肌松监测。 2. 低血压：阻断脑内去甲肾上腺素和多巴胺的释放，合用去甲肾上腺素时，后者升压作用减弱。 3. 房室传导阻滞，加强监护。	围手术期中断锂剂的治疗应在术后恢复正常进食且电解质正常，血流动力学稳定情况下恢复给药，监测血锂浓度。

图 4-8-3　锂剂的围手术期管理

ACEI—血管紧张素转化酶抑制剂；NSAIDs—非甾体抗炎药。

（三）三环类抗抑郁药

三环类抗抑郁药（tricyclic antidepressants，TCAs）包括阿米替林、丙咪嗪和多塞平，通过非选择性抑制去甲肾上腺素和5-羟色胺的再摄取，从而发挥抗抑郁作用，目前这类药物还可用于慢性疼痛的辅助治疗。**图4-8-4**列出了三环类抗抑郁药的常见不良反应。三环类抗抑郁药的围手术期管理策略可参考**图4-8-5**。

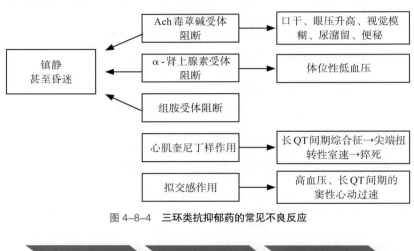

图 4-8-4　三环类抗抑郁药的常见不良反应

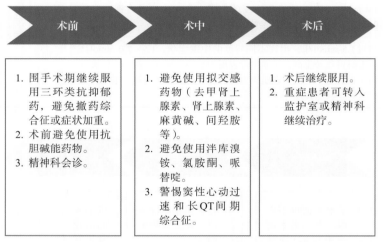

图 4-8-5　三环类抗抑郁药的围手术期管理

（四）选择性5-羟色胺再摄取抑制剂

选择性5-羟色胺再摄取抑制剂（serotonin-selective reuptake inhibitors，SSRIs）是目前最常用的抗抑郁药，通过选择性地抑制神经元对突触间隙5-羟色胺的再摄取，发挥抗抑郁作用。常用药物包括氟西汀、帕罗西汀、舍曲林、氟伏沙明和西酞普兰等。相比于三环类抗抑郁药，选择性5-羟色胺再摄取抑制剂的不良反应较少，安全性更高。选择性5-羟色胺再摄取抑制剂的最严重不良反应是由于5-羟色胺过量释放，引起的5-羟色胺综合征。后者是由于脑干和脊髓突出间隙内 5-羟色胺浓度过高而引起的一种潜在致命性的毒性反应（图 4-8-6），常见于 SSRIs 过量使用或与单胺氧化酶抑制剂（monoamine oxidase inhibitors，MAOIs）及其他具有 5-羟色胺活性的药物（如三环类抗抑郁药、亚甲蓝、司琼类、哌替啶、曲马多和右美沙芬等）合用时。SSRIs 的围手术期管理策略可参考图 4-8-7。

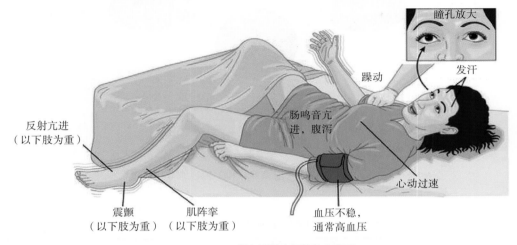

图 4-8-6　5-羟色胺综合征的临床表现

引自：BOYER EW, et al. N Engl J Med, 2005,352（11）:1112-1120.

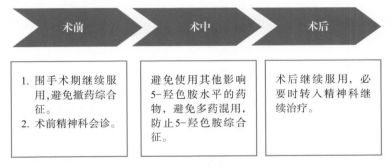

图 4-8-7　5-羟色胺选择性再摄取抑制剂的围手术期管理

（五）单胺氧化酶抑制剂

单胺氧化酶抑制剂通过抑制中枢神经末梢的单胺氧化酶，使单胺类递质降解减少，增强单胺类递质的功能，发挥抗抑郁作用。单胺氧化酶抑制剂有多种生物学作用（图 4-8-8），与其他药物存在相互作用（表 4-8-21）。单胺氧化酶抑制剂包括 A 型单胺氧化酶抑制剂（作用于 5-羟色胺、去甲肾上腺素和肾上腺素）和 B 型单胺氧化酶抑制剂（选择性代谢非极性芳香族胺类苯乙胺和甲基乙胺）两类。常用 A 型单胺氧化酶抑制剂有吗氯贝胺、氯吉兰和托洛沙酮等。常用 B 型单胺氧化酶抑制剂有帕吉林和司来吉兰等。吗氯贝胺是一种新型的 A 型单胺氧化酶抑制剂，不要求患者严格控制酪胺饮食，无抗胆碱能效应和肝脏毒性，且是短效药物（消除半衰期 1～3 h），作用可逆。围手术期单胺氧化酶抑制剂的管理策略可参考图 4-8-9。

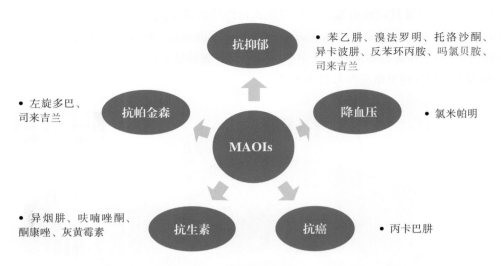

图 4-8-8　单胺氧化酶抑制剂的多重生物学作用

表 4-8-21　单胺氧化酶抑制剂与其他药物的相互作用

药物	不良反应
间接拟交感药（麻黄碱和间羟胺）	潜在致命性的高血压危象，绝对禁忌
直接拟交感药物（肾上腺素、去甲肾上腺素和去氧肾上腺素）	MAOIs增强其受体敏感性
严格控制酪胺（去甲肾上腺素前体）饮食（奶酪、腌制青鱼、肉汁、鸡肝及巧克力等）	警惕酪胺介导的高血压危象
阿片类药物	Ⅰ型反应：哌替啶阻断突触前膜对5-羟色胺的再摄取，增强MAOIs升高脑内5-羟色胺浓度效应，引起5-羟色胺综合征
阿片类药物	Ⅱ型反应：MAOIs抑制肝药酶系统，哌替啶、芬太尼、吗啡等代谢减少，体内堆积，引起阿片类药物中毒反应
5-羟色胺能药 　右美沙芬 　亚甲蓝 　抗抑郁药（SNRIs、SSRIs、TCAs等） 　利奈唑胺	合用易导致5-羟色胺综合征
麻醉药 　巴比妥类 　可卡因	MAOIs减少巴比妥类在肝脏的代谢，使用时减量；丙泊酚、氯胺酮及依托咪酯可安全使用；除可卡因外，其他局部麻醉药可安全使用，但合用肾上腺素时应密切观察

MAOIs—单胺氧化酶抑制剂；SNRIs—5-羟色胺去甲肾上腺素再摄取抑制剂；SSRIs—5-羟色胺选择性再摄取抑制剂；TCAs—三环类抗抑郁药。

老年患者精确麻醉

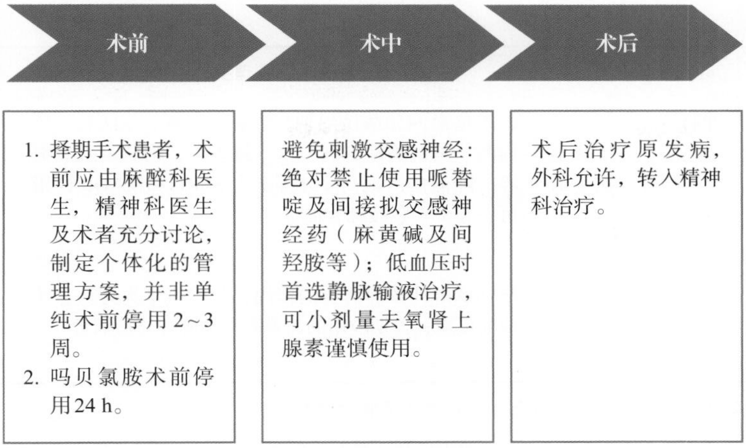

术前	术中	术后
1. 择期手术患者，术前应由麻醉科医生，精神科医生及术者充分讨论，制定个体化的管理方案，并非单纯术前停用2~3周。 2. 吗贝氯胺术前停用24 h。	避免刺激交感神经：绝对禁止使用哌替啶及间接拟交感神经药（麻黄碱及间羟胺等）；低血压时首选静脉输液治疗，可小剂量去氧肾上腺素谨慎使用。	术后治疗原发病，外科允许，转入精神科治疗。

图 4-8-9　围手术期单胺氧化酶抑制剂的管理

六、围手术期中药管理

中药在临床上使用广泛，越来越多的老年患者服用中药进行预防保健和疾病治疗。由于中药成分复杂，药物影响广泛，可能存在心血管风险和中药-西药协同或拮抗作用，从而易引起药物不良反应，增加围手术期药物管理难度。美国区域麻醉和疼痛医学学会认为中药并不显著增加椎管内麻醉脊髓血肿的风险，但是美国麻醉医师协会和美国麻醉护士协会的患者教育手册均建议术前停止服用中药至少1周（建议1~2周），但是两个协会并没有给出明确的指南。目前，国内缺乏围手术期中药管理的相关指南。结合国内外文献证据，列举了常用中药的围手术期推荐建议（表4-8-22），以供手术医生和麻醉医生参考。

表 4-8-22　常用中药制剂的药理作用和围手术期管理

中药名称	药理作用	围手术期管理要点	停药时机
菊花	激活细胞介导的免疫	过敏反应，抑制免疫抑制剂的作用，长期应用（8周以上）潜在的免疫抑制，肝毒性	过敏体质者慎用；预期有肝功能损害时术前尽早停药
麻黄	直接和间接的拟交感效应，提高心率和血压	心动过速和高血压诱发心肌梗死和脑卒中；氟烷麻醉时诱发室性心律失常；长期应用耗竭内源性儿茶酚胺，造成术中循环不稳；与单胺氧化酶抑制剂合用时可导致高热、高血压和昏迷，危及生命	至少术前24 h
大蒜	抑制血小板的聚集和增加纤溶	增加出血风险，尤其与其他抑制抗血小板聚集药物合用时	至少术前7 d
银杏	抑制血小板激活因子	增加出血风险，尤其是与其他抑制抗血小板聚集药物合用时	至少术前36 h
人参、西洋参	降低血糖，抑制血小板聚集，延长PT和APTT	低血糖，增加出血风险，抑制华法林的抗凝作用；与苯乙肼等MAOIs合用可能诱发高血压危象	至少术前7 d

中药名称	药理作用	围手术期管理要点	停药时机
贯叶连翘	抑制神经递质（5-羟色胺、去甲肾上腺素、多巴胺）的再吸收	细胞色素P450酶诱导剂，影响环孢素、华法林、类固醇、蛋白酶抑制剂、苯二氮䓬类、钙通道阻滞剂等；降低血清地高辛水平；与SSRIs和MAOIs合用可引起5-羟色胺综合征	至少术前5 d
缬草	镇静	增加麻醉性镇静药物的作用；苯二氮䓬类药物急性戒断反应；长期应用的患者需增加麻醉药物剂量	术前逐渐减量，术后出现戒断反应时可予以苯二氮䓬类药物

MAOIs—单胺氧化酶抑制剂；SSRIs—5-羟色胺选择性再摄取抑制剂。

综上所述，老年患者是一个特殊的群体，其生理机能随着年龄的增加而随之减退，出现药物代谢减慢、药物敏感性增强、易过量和耐受等；加上老年患者通常合并多种基础疾病，服用多种不同类型的药物，临床上易出现协同或拮抗效应，加大了围手术期药物管理的难度。2019年美国老年医学会的潜在不适当用药 Beers 标准，总结了老年患者可能接触到的潜在不适当用药，从而给出避免使用或慎用的推荐意见，以及老年患者在特定情况下的潜在不适当用药建议。

高血压、糖尿病、精神疾病及血栓性疾病等是老年患者的多发病，通常需要长期服用药物来控制症状，围手术期继续服用这些药物有时会造成术中低血压、低血糖和大出血等，而停用这些药物则会导致症状反弹，无论哪种情况都不利于老年患者的预后。因此，为进行精确的围手术期药物管理，提高围手术期安全和改善老年患者预后，临床医生应根据评估情况和目前现有的循证学依据，制订个体化的最佳药物管理方案。

（孙发发　顾卫东）

参考文献

［1］ RANTNER B, PAVELKA M, POSCH L, et al. Carotid endarterectomy after ischemic stroke--is there a justification for delayed surgery?［J］. Eur J Vasc Endovasc Surg, 2005, 30(1): 36-40.

［2］ JØRGENSEN ME, TORP-PEDERSEN C, GISLASON GH, et al. Time elapsed after ischemic stroke and risk of adverse cardiovascular events and mortality following elective noncardiac surgery［J］. JAMA, 2014, 312(3): 269-277.

［3］ BALLOTTA E, DA GIAU G, BARACCHINI C, et al. Early versus delayed carotid endarterectomy after a nondisabling ischemic stroke: a prospective randomized study［J］. Surgery, 2002, 131(3): 287-293.

［4］ MASHOUR GA, SHANKS AM, KHETERPAL S. Perioperative stroke and associated mortality after noncardiac, nonneurologic surgery［J］. Anesthesiology, 2011, 114(6): 1289-1296.

［5］ SHARIFPOUR M, MOORE LE, SHANKS AM, et al. Incidence, predictors, and outcomes of perioperative stroke in noncarotid major vascular surgery[J]. Anesth Analg, 2013, 116(2): 424-434.

[6] KIKURA M, OIKAWA F, YAMAMOTO K, et al. Myocardial infarction and cerebrovascular accident following non-cardiac surgery: differences in postoperative temporal distribution and risk factors[J]. J Thromb Haemost, 2008, 6(5): 742-748.

[7] ANYANWU AC, FILSOUFI F, SALZBERG SP, et al. Epidemiology of stroke after cardiac surgery in the current era[J]. J Thorac Cardiovasc Surg, 2007, 134(5): 1121-1127.

[8] DEVEREAUX P, YANG H, YUSUF S, et al. Effects of extended-release metoprolol succinate in patients undergoing non-cardiac surgery (POISE trial): a randomised controlled trial[J]. Lancet, 2008, 371(9627): 1839-1847.

[9] ZHAO J, LIU R. Stroke 1-2-0: a rapid response programme for stroke in China[J]. Lancet Neurol, 2017, 16(1): 27-28.

[10] SUN Z, YUE Y, LEUNG CC, et al. Clinical diagnostic tools for screening of perioperative stroke in general surgery: a systematic review[J]. Br J Anaesth, 2016, 116(3): 328-338.

[11] WHITLOCK EL, KIM H, AUERBACH AD. Harms associated with single unit perioperative transfusion: retrospective population based analysis[J]. BMJ, 2015, 350: h3037.

[12] BERGER M, SCHENNING KJ, BROWN CH, et al. Best practices for postoperative brain health: recommendations from the Fifth International Perioperative Neurotoxicity Working Group[J]. Anesth Analg, 2018, 127(6): 1406-1413.

[13] KNOPMAN DS. The initial recognition and diagnosis of dementia[J]. Am J Med, 1998, 104(4A): 2S-42S.

[14] ANTHONY JC, LERESCHE L, NIAZ U, et al. Limits of the 'Mini-Mental State' as a screening test for dementia and delirium among hospital patients[J]. Psychol Med, 1982, 12(2): 397-408.

[15] HENSEL A, ANGERMEYER MC, RIEDEL-HELLER SG. Measuring cognitive change in older adults: reliable change indices for the Mini-Mental State Examination[J]. J Neurol Neurosurg Psychiatry, 2007, 78(12): 1298-1303.

[16] NASREDDINE ZS, PHILLIPS NA, BÉDIRIAN V, et al. The Montreal Cognitive Assessment, MoCA: a brief screening tool for mild cognitive impairment[J]. J Am Geriatr Soc, 2005, 53(4): 695-699.

[17] DAVIS DH, CREAVIN ST, YIP JL, et al. Montreal Cognitive Assessment for the diagnosis of Alzheimer's disease and other dementias[J]. Cochrane Database Syst Rev, 2015, (10): CD010775.

[18] PRINGSHEIM T, JETTE N, FROLKIS A, et al. The prevalence of Parkinson's disease: a systematic review and meta-analysis[J]. Mov Disord, 2014, 29(13): 1583-1590.

[19] KIEBURTZ K, WUNDERLE KB. Parkinson's disease: evidence for environmental risk factors[J]. Mov Disord, 2013, 28(1): 8-13.

[20] PAULSON GD, TAFRATE RH. Some "minor" aspects of parkinsonism, especially pulmonary function[J]. Neurology, 1970, 20(12): 14-17.

[21] BOYER EW, SHANNON M. The serotonin syndrome[J]. N Engl J Med, 2005, 352(11): 1112-1120.

[22] PAVLIN DJ, RAPP SE, POLISSAR NL, et al. Factors affecting discharge time in adult outpatients[J]. Anesth Analg, 1998, 87(4): 816-826.

[23] BLACK S, ENNEKING FK, CUCCHIARA RF. Failure to awaken after general anesthesia due to cerebrovascular events[J]. J Neurosurg Anesthesiol, 1998, 10(1): 10-15.

[24] POWERS WJ, RABINSTEIN AA, ACKERSON T, et al. Guidelines for the early management of patients with acute ischemic stroke: 2019 update to the 2018 guidelines for the early management of acute ischemic

stroke: a guideline for healthcare professionals from the American Heart Association/American Stroke Association[J]. Stroke, 2019, 50(12): e344-e418.

[25] ZINI R, MORIN D, SALVADORI C, et al. Tianeptine binding to human plasma proteins and plasma from patients with hepatic cirrhosis or renal failure[J]. Br J Clin Pharmacol, 1990, 29(1): 9-18.

[26] NASI LA, MARTINS SCO, GUS M, et al. Early manipulation of arterial blood pressure in acute ischemic Stroke(MAPAS): Results of a randomized controlled trial[J]. Neurocrit care, 2019, 30(2): 372-379.

[27] HEMPHILL JC, GREENBERG SM, ANDERSON CS, et al. Guidelines for the management of spontaneous intracerebral hemorrhage: a guideline for healthcare professionals from the American Heart Association/American Stroke Association[J]. Stroke, 2015, 46(7): 2032-2360.

[28] WARDLAW JM, MIELKE O. Early signs of brain infarction at CT: observer reliability and outcome after thrombolytic treatment--systematic review[J]. Radiology, 2005, 235(2): 444-453.

[29] CHOW WB, ROSENTHAL RA, MERKOW RP, et al. Optimal preoperative assessment of the geriatric surgical patient: a best practices guideline from the American College of Surgeons National Surgical Quality Improvement Program and the American Geriatrics Society[J]. J Am Coll Surg, 2012, 215(4): 453-466.

[30] CAO D, CHANDIRAMANI R, CAPODANNO D, et al. Non-cardiac surgery in patients with coronary artery disease: risk evaluation and periprocedural management[J]. Nat Rev Cardiol, 2021, 18(1): 37-57.

[31] TATEOSIAN VS, RICHMAN DC. Preoperative cardiac evaluation for noncardiac surgery[J]. Anesthesiol Clin, 2018, 36(4): 509-521.

[32] KRISTENSEN SD, KNUUTI J, SARASTE A, et al. 2014 ESC/ESA guidelines on non-cardiac surgery: cardiovascular assessment and management: The Joint Task Force on non-cardiac surgery: cardiovascular assessment and management of the European Society of Cardiology(ESC) and the European Society of Anaesthesiology(ESA)[J]. Eur Heart J, 2014, 35(35): 2383-2431.

[33] DE HERT S, IMBERGER G, CARLISLE J, et al. Preoperative evaluation of the adult patient undergoing non-cardiac surgery: guidelines from the European Society of Anaesthesiology[J]. Eur J Anaesthesiol, 2011, 28(10): 684-722.

[34] RICHARDSON KM, SHEN ST, GUPTA DK, et al. Prognostic significance and clinical utility of intraventricular conduction delays on the preoperative electrocardiogram[J]. Am J Cardiol, 2018, 121(8): 997-1003.

[35] KARTHIKEYAN G, MONCUR RA, LEVINE O, et al. Is a pre-operative brain natriuretic peptide or N-terminal pro-B-type natriuretic peptide measurement an independent predictor of adverse cardiovascular outcomes within 30 days of noncardiac surgery? A systematic review and meta-analysis of observational studies[J]. J Am Coll Cardiol, 2009, 54(17): 1599-1606.

[36] RODSETH RN, PADAYACHEE L, BICCARD BM. A meta-analysis of the utility of pre-operative brain natriuretic peptide in predicting early and intermediate-term mortality and major adverse cardiac events in vascular surgical patients[J]. Anaesthesia, 2008, 63(11): 1226-1233.

[37] RYDING AD, KUMAR S, WORTHINGTON AM, et al. Prognostic value of brain natriuretic peptide in noncardiac surgery: a meta-analysis[J]. Anesthesiology, 2009, 111(2): 311-319.

[38] TAO J, OPREA AD. Updates in periprocedural management of direct oral anticoagulants[J]. Curr Opin Anaesthesiol, 2020, 33(3): 423-431.

[39] GOGARTEN W, VANDERMUELEN E, VAN AKEN H, et al. Regional anaesthesia and antithrombotic agents: recommendations of the European Society of Anaesthesiology[J]. Eur J Anaesthesiol, 2010, 27(12):

老年患者精确麻醉

999-1015.

[40] BANGALORE S, PURSNANI S, KUMAR S, et al. Percutaneous coronary intervention versus optimal medical therapy for prevention of spontaneous myocardial infarction in subjects with stable ischemic heart disease[J]. Circulation, 2013, 127(7): 769–781

[41] 中国老年学学会心脑血管病专业委员会, 中国医师协会循证医学专业委员会. 老年高血压的诊断与治疗中国专家共识(2011版)[J]. 中国心血管病研究, 2011, 9(11): 801-808.

[42] 国家心血管病医疗质量控制中心专家委员会心力衰竭专家工作组. 2020中国心力衰竭医疗质量控制报告[J]. 中国循环杂志, 2021, 36(3): 221-238.

[43] 中华医学会心电生理和起搏分会, 中国医师协会心律学专业委员会. 2020室性心律失常中国专家共识(2016共识升级版)[J]. 中国心脏起搏与心电生理杂志, 2020, 34(3): 189-253.

[44] LEE TH, MARCANTONIO ER, MANGIONE CM, et al. Derivation and prospective validation of a simple index for prediction of cardiac risk of major noncardiac surgery[J]. Circulation, 1999, 100(10): 1043-1049.

[45] BILIMORIA KY, LIU Y, PARUCH JL, et al. Development and evaluation of the universal ACS NSQIP surgical risk calculator: a decision aid and informed consent tool for patients and surgeons[J]. J Am Coll Surg, 2013, 217(5): 833-42.e423.

[46] TREML B, OSWALD E, SCHENK B. Reversing anticoagulation in the hemorrhaging patient[J]. Curr Opin Anaesthesiol, 2019, 32(2): 206-212.

[47] 中国心血管健康与疾病报告编写组. 中国心血管健康与疾病报告2019概要[J]. 中国循环杂志, 2020, 35(9): 833-854.

[48] PREISER JC, PROVENZANO B, MONGKOLPUN W, et al. Perioperative management of oral glucose-lowering drugs in the patient with type 2 diabetes[J]. Anesthesiology, 2020, 133(2): 430-438.

[49] FILIPESCU DC, STEFAN MG, VALEANU L, et al. Perioperative management of antiplatelet therapy in noncardiac surgery[J]. Curr Opin Anaesthesiol, 2020, 33(3): 454-462.

[50] KALIL AC, METERSKY ML, KLOMPAS M, et al. Management of adults with hospital-acquired and ventilator-associated pneumonia:2016 clinical practice guidelines by the infectious diseases society of America and the American thoracic society[J]. Clin Infect Dis, 2016, 63(5):e61-e111.

[51] OLOTU C, WEIMANN A, BAHRS C, et al. The perioperative care of older patients[J]. Dtsch Arztebl Int, 2019, 116(5): 63-69.

[52] MINNELLA EM, COCA-MARTINEZ M, CARLI F. Prehabilitation: the anesthesiologist's role and what is the evidence?[J]. Curr Opin Anaesthesiol, 2020, 33(3): 411-416.

[53] DRUDI LM, TAT J, ADES M, et al. Preoperative exercise rehabilitation in cardiac and vascular interventions[J]. J Surg Res, 2019, 237: 3-11.

[54] HILL A, ARORA RC, ENGELMAN DT, et al. Preoperative treatment of malnutrition and sarcopenia in cardiac surgery: new frontiers[J]. Crit Care Clin, 2020, 36(4): 593-616.

[55] VASTA S, PAPALIA R, TORRE G, et al. The influence of preoperative physical activity on postoperative outcomes of knee and hip arthroplasty surgery in the elderly: a systematic review[J]. J Clin Med, 2020, 9(4): 969.

[56] AKHAVAN S, HASHEMIAN SM. The role of electrical impedance tomography for monitoring during bronchoscopy: A case report[J]. J Crit Care, 2018, 48: 311-313.

[57] TOMICIC V, CORNEJO R. Lung monitoring with electrical impedance tomography: technical considerations and clinical applications[J]. J Thorac Dis, 2019, 11(7): 3122-3135.

4

［58］ DI NM, VAN EN, BÜLLER HR. Deep vein thrombosis and pulmonary embolism［J］. Lancet, 2016, 388 (10063): 3060-3073.

［59］ BELL BR, BASTIEN PE, DOUKETIS JD, et al. Prevention of venous thromboembolism in the Enhanced Recovery After Surgery (ERAS) setting: an evidence-based review［J］. Can J Anaesth, 2015, 62(2): 194-202.

［60］ 中华医学会外科学分会. 中国普通外科围手术期血栓预防与管理指南［J］. 中华外科杂志, 2016, 54(5): 321-327.

［61］ 中华医学会心血管病学分会, 中华医学会心电生理和起搏分会, 中国医师协会心律学专业委员会. 非瓣膜病心房颤动患者新型口服抗凝药的应用中国专家共识［J］. 中华心律失常学杂志, 2014, 18(5): 321-329.

［62］ DOUKETIS JD, SPYROPOULOS AC, KAATZ S, et al. Perioperative bridging anticoagulation in patients with atrial fibrillation［J］. N Engl J Med, 2015, 373(9): 823-833.

［63］ ROFFI M, PATRONO C, COLLET JP, et al. 2015 ESC Guidelines for the management of acute coronary syndromes in patients presenting without persistent ST-segment elevation: Task Force for the Management of Acute Coronary Syndromes in Patients Presenting without Persistent ST-Segment Elevation of the European Society of Cardiology (ESC)［J］. Eur Heart J, 2016, 37(3): 267-315.

［64］ WELLS PS, ANDERSON DR, RODGER M, et al. Evaluation of D-dimer in the diagnosis of suspected deep-vein thrombosis［J］. N Engl J Med, 2003, 349(13): 1227-1235.

［65］ 许春秀, 孟超. 老年人衰弱的发生率及危险因素分析［J］. 山西医药杂志, 2019, 48(6): 650-652.

［66］ 奚兴, 郭桂芳. 社区老年人衰弱现状及其影响因素研究［J］. 中国护理管理, 2014, 14(12): 1315-1319.

［67］ DE VRIES OJ, PEETERS GM, LIPS P, et al. Does frailty predict increased risk of falls and fractures? A prospective population-based study［J］. Osteoporos Int, 2013, 24(9): 2397-2403.

［68］ 王坤, 陈长香, 李淑杏. 衰弱综合评估工具的汉化及信效度检验［J］. 中国康复理论与实践, 2017, 23(1): 72-76.

［69］ HANDFORTH C, CLEGG A, YOUNG C, et al. The prevalence and outcomes of frailty in older cancer patients: a systematic review［J］. Ann Oncol, 2015, 26(6): 1091-1101.

［70］ BUTA BJ, WALSTON JD, GODINO JG, et al. Frailty assessment instruments: systematic characterization of the uses and contexts of highly-cited instruments［J］. Ageing Res Rev, 2016, 26: 53-61.

［71］ BENTOV I, KAPLAN SJ, PHAM TN, et al. Frailty assessment: from clinical to radiological tools［J］. Br J Anaesth, 2019, 123(1): 37-50.

［72］ CHAN DC, TSOU HH, CHEN CY, et al. Validation of the Chinese-Canadian study of health and aging clinical frailty scale (CSHA-CFS) telephone version［J］. Arch Gerontol Geriatr, 2010, 50(3): e74-e80.

［73］ ROCKWOOD K, SONG X, MACKNIGHT C, et al. A global clinical measure of fitness and frailty in elderly people［J］. CMAJ, 2005, 173(5): 489-495.

［74］ 乔玉凤, 刘学军, 杜毓锋, 等. 基于照护者的老年综合评估衰弱指数问卷的汉化及信效度检验［J］. 中华老年病研究电子杂志, 2016, 3(3): 16-23.

［75］ CHEN S, CHEN T, KISHIMOTO H, et al. Development of a Fried Frailty Phenotype Questionnaire for use in screening community-dwelling older adults［J］. J Am Med Dir Assoc, 2020, 21(2): 272-276.

［76］ 黄韵芝, 林清. 格罗宁根衰弱指标的汉化研究［J］. 护理学报, 2019, 26(18): 1-5.

［77］ YAMAN H, ÜNAL Z. The validation of the PRISMA-7 questionnaire in community-dwelling elderly people living in Antalya, Turkey［J］. Electron Physician, 2018, 10(9): 7266-7272.

［78］ 李菲, 刘慧松, 查龙肖, 等. 中文版老年人衰弱评估量表的修订和信效度评价［J］. 护理学杂志, 2017, 32(7): 18-20.

［79］ KIM SW, HAN HS, JUNG HW, et al. Multidimensional Frailty Score for the prediction of postoperative mortality risk［J］. JAMA Surg, 2014, 149(7): 633-640.

［80］ 中华医学会肠外肠内营养学分会老年营养支持学组. 中国老年患者肠外肠内营养应用指南(2020)［J］. 中华老年医学杂志, 2020, 39(2): 119-132.

［81］ 中华医学会肠外肠内营养学分会老年营养支持学组. 老年患者肠外肠内营养支持中国专家共识［J］. 中华老年医学杂志, 2013, 32(9): 913-929.

［82］ DONINI LM, DOMINGUEZ LJ, BARBAGALLO M, et al. Senile anorexia in different geriatric settings in Italy［J］. J Nutr Health Aging, 2011, 15(9):775-781.

［83］ MALAFARINA V, URIZ-OTANO F, GIL-GUERRERO L, et al. The anorexia of ageing: Physiopathology, prevalence, associated comorbidity and mortality. A systematic review［J］. Maturitas, 2013, 74(4): 293-302.

［84］ 中华医学会肠外肠内营养学分会老年营养支持学组. 老年患者肠外肠内营养支持中国专家共识［J］. 中华老年医学杂志, 2013, 32(9): 913-929.

［85］ SOBOTKA L, SCHNEIDER SM, BERNER YN, et al. ESPEN guidelines on parenteral nutrition: geriatrics［J］. Clin Nutr, 2009, 28(4): 461-466.

［86］ BAUER J, BIOLO G, CEDERHOLM T, et al. Evidence-based recommendations for optimal dietary protein intake in older people: a position paper from the PROT-AGE Study Group［J］. J Am Med Dir Assoc, 2013, 14(8): 542-559.

［87］ ARENDS J, BODOKY G, BOZZETTI F, et al. ESPEN Guidelines on Enteral Nutrition: Non-surgical oncology［J］. Clin Nutr, 2006, 25(2): 245-259.

［88］ BOZZETTI F, ARENDS J, LUNDHOLM K, et al. ESPEN Guidelines on Parenteral Nutrition: non-surgical oncology［J］. Clin Nutr, 2009, 28(4): 445-454.

［89］ LOCHS H, ALLISON SP, MEIER R, et al. Introductory to the ESPEN Guidelines on Enteral Nutrition: Terminology, definitions and general topics［J］. Clin Nutr, 2006, 25(2): 180-186.

［90］ 中华医学会肠外肠内营养学分会. 成人口服营养补充专家共识［J］. 中华胃肠外科杂志, 2017, 20(4): 361-365.

［91］ WEIMANN A, BRAGA M, CARLI F, et al. ESPEN guideline: Clinical nutrition in surgery［J］. Clin Nutr, 2017, 36(3): 623-650.

［92］ FELDHEISER A, AZIZ O, BALDINI G, et al. Enhanced Recovery After Surgery (ERAS) for gastrointestinal surgery, part 2: consensus statement for anaesthesia practic［J］. Acta Anaesthesiol Scand, 2016, 60(3): 289-334.

［93］ 中华医学会外科学分会结直肠外科学组, 中华医学会外科学分会营养支持学组, 中国医师协会外科医师分会结直肠外科医师委员会. 结直肠癌围手术期营养治疗中国专家共识(2019版)［J］. 中国实用外科杂志, 2019, 39(6): 533-537.

［94］ 中华医学会外科学分会, 中华医学会麻醉学分会. 加速康复外科中国专家共识及路径管理指南(2018版)［J］. 中国实用外科杂志, 2018, 38(1): 1-20.

［95］ CHEN LK, WOO J, ASSANTACHAI P, et al. Asian Working Group for Sarcopenia: 2019 consensus update on sarcopenia diagnosis and treatment［J］. J Am Med Dir Assoc, 2020, 21(3): 300-307.

［96］ 姜珊, 康琳, 刘晓红. 2019亚洲肌少症诊断及治疗共识解读［J］. 中华老年医学杂志, 2020, 39(4): 373-

376.

［97］ ZHANG S, TAN S, JIANG Y, et al. Sarcopenia as a predictor of poor surgical and oncologic outcomes after abdominal surgery for digestive tract cancer: a prospective cohort study［J］. Clin Nutr, 2019, 38(6): 2881-2888.

［98］ 邱田, 刘子嘉, 黄宇光. 预康复在加速术后康复中的价值［J］. 临床麻醉学杂志, 2018, 34(3): 296-298.

［99］ 李幼生. 营养不良、预康复与加速康复外科［J］. 中华医学杂志, 2018, 98(40): 3227-3229.

［100］HASAN TF, KELLEY RE, CORNETT EM, et al. Cognitive impairment assessment and interventions to optimize surgical patient outcomes［J］. Best Pract Res Clin Anaesthesiol, 2020, 34(2): 225-253.

［101］YAU DKW, UNDERWOOD MJ, JOYNT GM, et al. Effect of preparative rehabilitation on recovery after cardiac surgery: a systematic review［J］. Ann Phys Rehabil Med, 2021, 64(2): 101391.

［102］AVANCINI A, CAVALLO A, TRESTINI I, et al. Exercise prehabilitation in lung cancer: Getting stronger to recover faster［J］. Eur J Surg Oncol, 2021, 47(8): 1847-1855.

［103］KUZULUGIL D, PAPEIX G, LUU J, et al. Recent advances in diabetes treatments and their perioperative implications［J］. Curr Opin Anaesthesiol, 2019, 32(3): 398-404.

［104］MOSS J, YUAN CS. Herbal medicines and perioperative care［J］. Anesthesiology, 2006, 105(3): 441-442.

第一节 老年患者术中麻醉深度监测和精确管理

一、麻醉深度的概念

1. 定义

麻醉深度主要取决于麻醉镇痛药的效能及手术刺激强度两者之间的平衡，是麻醉药物的抑制与伤害性刺激之间相互作用的一种中枢神经系统状态。Guedel 在 1937 年对乙醚麻醉过程中的麻醉深度进行了分期，共分为 4 期，包括遗忘期、兴奋期、外科麻醉期及延髓麻醉期。此后许多麻醉医生开始使用与肌肉张力和反射有关的体征来反映麻醉深度。但当神经肌肉阻滞剂在临床广泛应用后，以前对于麻醉深度的判断标准已不再适用。目前国内外对于麻醉深度的定义还没有统一的标准。

2. 老年患者术中麻醉深度监测的意义

由于老年患者多存在多器官功能减退、衰老、共病、衰弱等因素，可使老年患者对麻醉和手术的耐受力降低，全麻后发生不良事件的风险显著增加。术中伤害性刺激所致的强烈应激反应可引起术后严重的并发症，增加病死率。麻醉过深可造成术后苏醒延迟、术后认知功能损害、并发症增多及住院时间延长等，麻醉过浅则可能发生体动、剧烈血流动力学波动、术中知晓等不良反应。因此，老年患者术中维持适宜的麻醉深度，抑制伤害性刺激诱发的应激反应，既有利于手术操作，也有利于保证老年患者围手术期安全、加快术后康复。

术中知晓（intraoperative awareness）是指在全身麻醉过程中发生意识恢复，患者对周围环境或声音存在着一定程度的感知与记忆，全麻后患者能回忆起术中发生的事情，常主诉术中能够听到声音，或感到疼痛但无法呼吸或移动肢体等。报道最多的术后症状包括睡眠障碍、噩梦、创伤性记忆和焦虑。术中知晓属于全麻严重并发症之一，会对患者造成严重的心理和精神障碍。

大部分术中知晓的患者无后遗症，但一些患者可能发展为创伤后应激障碍（post-traumatic stress disorder，PTSD）。

对于老年患者这一高危人群，特别是对于接受全凭静脉麻醉和神经肌肉阻滞剂的老年患者，强烈建议使用麻醉深度监测，以减少术中知晓的发生，避免镇静过深导致血流动力学波动、术后苏醒延迟及并发症发生率的增加。同时，麻醉深度监测有助于指导麻醉药物的精确给药，缩短患者在术后恢复室的滞留时间，降低医疗成本。下面主要介绍目前临床上常用的麻醉深度监测指标及临床管理。

二、脑电双频指数的监测与管理

脑电双频指数（bispectral index，BIS）是一种经验性指数，作为一种监测患者全身麻醉和镇静水平的方法，由 Aspect Medical System 公司（后被 Covidien 公司收购）于 1994 年推出。

（一）BIS 的监测方法及原理

1. BIS 的监测原理

BIS 是在功率谱分析的基础上复合脑电相干函数谱分析，反映大脑皮质的抑制水平，能较好地监测大脑皮质的功能状态及其变化。已知 BIS 结合了频谱分析、双频谱分析和爆发抑制的时域分析三种脑电图分析技术。频谱分析是根据频率将脑电图解析成以率为参数的时间函数。双频谱分析是时间函数测谱图中一对频率之间的非线性耦合度。BIS 算法通过测定频谱、双频谱特征及爆发抑制水平，采用一种特定的加权方式最终转换成 BIS 指数。BIS 能矫正多种脑电图伪迹，其监测仪可显示指数数值和未经处理的脑电图、频谱图及肌电活动。

2. BIS 的监测方法及注意事项

BIS 通过前额集成的四导联电极采集脑电信号，并能够通过 BIS 的运算法接近实时地对脑电图进行处理，并运算成介于 0～100 的数值，用以表示患者的意识水平（表 5-1-1）。最低值 0 为等电位脑电，代表患者处于深昏迷或深度意识消失的状态；最高值 100 则对应患者完全清醒。BIS 指数需要仪器进行大量的运算，所以其数值与对应的脑电图之间有 20～30 s 的滞后情况。目前认为，BIS 值在 40～60 之间代表麻醉达到了合适的深度。

一般来说，BIS 值会随着患者的意识水平变化而变化。对大多数麻醉

表 5-1-1　麻醉深度与脑电双频谱指数的对应关系

数值	麻醉深度
100	清醒 ● 对正常声音有反应
80	轻度/中度镇静 ● 对大声命令、轻度刺激或摇动有反应
60	全身麻醉 ● 外显回忆的概率低 ● 对语言刺激无反应
40	深度催眠状态
20	爆发抑制
0	脑电图呈直线

药而言，当患者进入较深的麻醉状态后，脑电图开始出现低频高幅振荡。但有三种麻醉药不在此列，分别为右美托咪定、氧化亚氮和氯胺酮。右美托咪定镇静时有明显的慢波振荡，尽管此时的 BIS 值已达到相当于意识消失的水平，但由于右美托咪定不会引起深度意识消失，患者仍随时可被语言指令或者轻微摇晃唤醒。氧化亚氮增加高频脑电图的波幅并降低低频脑电图的波幅，但它对 BIS 值几乎无影响。氯胺酮分离麻醉期间出现的是高频振荡而非慢波振荡。因此，氯胺酮麻醉患者意识消失时，BIS 值仍较高。

影响老年患者 BIS 数值的因素包括肌电图干扰和神经肌肉阻滞药的使用（前额肌张力过高可能增加 BIS 值）、医疗仪器（起搏器等）的使用、一般状态（衰弱、低血容量、低体温、低血糖等）、异常脑功能状态（痴呆、脑损伤等）、某些麻醉药和辅助药（如氯胺酮和氟烷）的应用。尤其需要注意的是，低体温会延长老年患者 BIS 恢复时间，影响丙泊酚的代谢速度，术中保温有利于防止此类现象发生。

（二）BIS 指导下老年患者的麻醉管理策略

1. BIS 指导下老年患者的静脉麻醉管理

BIS 已被广泛用于监测全身麻醉的深度，但在临床研究中，观察到患者意识消失时的 BIS 值存在较大的差异。造成这种差异的原因可能有多种，其中一个重要因素就是患者的年龄。老年患者（平均 78 岁）接受丙泊酚静脉麻醉时意识消失时的 BIS 值与年轻患者（平均 35 岁）相比高出约 30%。另一个重要因素是阿片类药物与丙泊酚的同时给药。在中年患者（平均 48 岁）中，同时使用舒芬太尼与丙泊酚的患者，意识消失时的 BIS 值显著高于单独接受丙泊酚的患者。2018 年的一项研究发现，接受舒芬太尼复合丙泊酚静脉麻醉的老年患者意识消失时的 BIS 值（平均值为 75）高于仅接受丙泊酚的患者（平均值为 70）。多数情况下，这种差异可能对麻醉效果几乎没有影响，但可能对老年患者的预后产生影响，尤其是老年男性患者。因此，在临床工作中，老年患者需要的麻醉药物剂量更少，意识消失时的 BIS 值更高。如果我们仍然按照正常成人的给药剂量设定目标 BIS 值，则可能造成麻醉过深。已有研究结果表明，术中低血压和低 BIS 值（双低）可能增加心脏病患者手术后死亡率、严重并发症发生率和延长住院时间。

目前，靶控输注泵已在临床上广泛应用，可通过计算机辅助药代动力学输注算法自动控制镇静药物的剂量。但是，当考虑老年患者的年龄和合并症时，靶控输注泵中的药代动力学模型可能不是最佳的。因此，对老年患者静脉麻醉时，推荐采用 BIS 监测联合靶控输注系统，设定适合每个患者的个体化用药剂量，避免麻醉过深。

合适的静脉麻醉药物及适宜的剂量，对于需要进行全麻手术的老年患者来说非常重要。丙泊酚是目前临床上常用的静脉麻醉诱导药物，起效迅速，作用时间短暂，患者使用后苏醒迅速，但其对呼吸、循环有一定的抑制作用。目前临床常用的舒芬太尼联合丙泊酚靶控输注，可安全用于老年患者的全麻诱导，舒芬太尼的效应室浓度为 0.3 ng/mL，患者意识消失时丙泊酚的效应室浓度为（1.7±0.5）μg/mL，此时 BIS 值约为 70~75。而当采用瑞芬太尼联合丙泊酚进行麻醉诱导时，瑞芬太尼的效应室浓度为 2 ng/mL，患者意识消失时丙泊酚的效应室浓度为（3.5±0.8）μg/mL，此时 BIS 值约为 40~50。如不采用靶控输注诱导，而是采用常规静脉诱导，常用的药物及剂量为依托咪酯 0.1 ~ 0.15 mg/kg，舒芬太尼 0.2 ~ 0.3 μg/kg，此时 BIS 值约在 40 ~ 50。患者年龄越大则诱导剂量越低，且选择喉罩置入的患者诱导剂量可略低于气管内插管的患者。当患者联用了区域阻滞麻醉或仅需要镇静时，可单独应用丙泊酚，靶控输注时起始血药浓度可设定为 1.0 mg/mL，逐步增加，目标 BIS 值的上限可根据患者的年龄设定在 60 ~ 80，且目标 BIS 值不低于 40。仅采用常规静脉麻醉时，丙泊酚的负荷剂量为 1.0 mg/kg，维持剂量为 1 ~ 2 mg/(kg·h)，目标 BIS 值可根据手术的不同在 40 ~ 80 范围内调整。

右美托咪定作为一种高度选择性 α_2 型肾上腺素受体激动剂，具有镇静、镇痛和麻醉作用，广泛用于病房或重症监护病房的镇静患者，其对心脏、神经、肾脏和肝脏的多方面保护作用已被广泛报道，适用于老年患者。对于仅需镇静的老年患者，右美托咪定的负荷量可设置为 0.4 μg/kg，泵注 10 min 后改为维持量 0.2 ~ 0.4 μg/(kg·h)，目标 BIS 值可控制在 75 ~ 85，注意泵注期间可能出现心动过缓。对于术前存在窦性心动过缓或传导阻滞的老年患者，可仅泵注维持剂量的右美托咪定，必要时联合其他镇静药物。

瑞马唑仑是由德国 Paion 公司开发的一种新型的水溶性超短效苯二氮䓬类药物，代谢迅速，在体内不易蓄积，无注射痛，安全性良好，且对呼吸和循环影响轻微。研究表明，瑞马唑仑可安全有效地用于老年患者麻醉诱导时镇静，在 0.075 ~ 0.300 mg/kg 的剂量范围内递增可使镇静加深，给药后即刻改良警觉/镇静评分 < 2 分，BIS 值为 60 ~ 70，适宜的麻醉诱导剂量为 0.3 mg/kg，此时 BIS 值 ≤ 60。

2. BIS 指导下老年患者吸入麻醉的管理

由于开发 BIS 算法的数据库未包含来自老年人的脑电图数据，BIS 监测在老年患者中应用的准确性尚不清楚。随着患者年龄的增长，BIS 监测在老年患者的麻醉深度监测中可能会出现误差。国外一篇个案报道显示，老年患者浅麻醉期间［吸入七氟烷浓度 0.9%，瑞芬太尼 0.2 μg/(kg·min)］BIS 显示数值为 20 左右，麻醉医生随后将七氟烷吸入浓度增加至 3%，1 min 后患者的 BIS 反而上升至 50 左右，6 min 后 BIS 再次降低至 < 20，同时伴有爆发抑制（burstsuppression，BS）（图 5-1-1）。这可能是因为老年患者有时脑电波幅较小，此时的 BIS 监测仪数值极低或被误报为爆发抑制。另一项研究结果也表明，老年患者在接受较高浓度的吸入麻醉时，BIS 值反而会异常地升高。因此，不推荐在老年患者行吸入麻醉时单独应用 BIS 监测判断麻醉深度，可联用包括呼气末麻醉气体监测在内的其他监测方法。

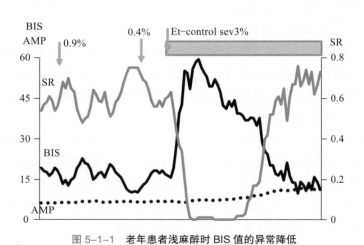

图 5-1-1　老年患者浅麻醉时 BIS 值的异常降低

Et-control sev—呼气末七氟烷浓度；BIS—脑电双频谱指数；AMP—EEG 振幅；SR—抑制比。箭头所示为调整呼吸末七氟烷浓度的时间点。引自：Hayashi K, et al. Eur J Anaesthesiol, 2016,33(2): 150-152.

三、Narcotrend 指数的监测与管理

Narcotrend 是一种基于脑电图的新一代麻醉深度监测仪器（**图 5-1-2**），由德国汉诺威大学医学院研发，由德国 Monitor Technik 公司生产，同时获得美国食品药品监督管理局的批准。

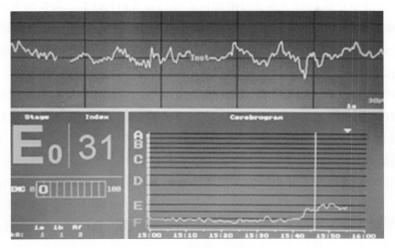

图 5-1-2　Narcotrend 监测仪

显示 Narcotrend 分期与实际值（左下图）、趋势（右下图）、原始脑电图信号（上图）。

（一）Narcotrend 指数的监测方法及原理

1. Narcotrend 指数的监测原理

Narcotrend 指数（Narcotrend Index，NI）应用的自动分类算法是在脑电图视觉评估的基础上开发的，其起源与睡眠分类有关。1937 年，Loomis 等描述了人类睡眠期间脑电图的系统变化并定义了 5 个阶段（A~E），以区分不同的脑电图模式。该量表随后被其他研究者通过子阶段的定义进行了改进及扩展，并应用于麻醉期间记录的脑电图的分类。Schultz 等使用包含子阶段 A、B0-2、C0-2、D0-2、E0-1 和 F0-1 的量表，对使用不同挥发性和静脉药物麻醉期间观察到的脑电图模式进行视觉表征和分类。

NI 开发的第一步是建立一个包含 A 到 F 所有子阶段典型实例的数据库。根据患者脑电图的数据集，从时域和频域中提取大量的定量特征（如示例谱参数、熵度量和自回归参数）。通过对提取的参数进行统计分析，以确定最适合区分不同脑电图子阶段的参数子集。此外，基于非常平坦的脑电图片段的比例和强度开发了 F 阶段的分类算法。随后采集和分析患者在使用吸入麻醉药（包括异氟醚、安氟醚、七氟醚）和静脉麻醉药丙泊酚时，由单通道、前额导联常规临床脑电图记录的 1148 个时间段数据，验证了这一算法的可行性。

Narcotrend 监测仪能通过单通道导联标准电极记录麻醉或镇静下的原始脑电图信号。通过自动分析后，原始脑电图信号通过 Kugler 多元分析算法进行处理，然后对脑电信号进行分级，从而显示麻醉或镇静深度。Narcotrend 算法区分了从 A 到 F 的 6 个脑电图阶段及 15 个子阶段，

以表示患者不同的意识状态。其中，A 表示清醒状态，B、C 分别表示镇静、催眠状态，D、E 表示麻醉状态，F 代表爆发抑制增加直至进入等电位状态。

2. NI 的监测方法及注意事项

使用 Narcotrend 监护仪时，需要将其电极片粘贴于患者前额的没有毛发的光滑皮肤上，常用带有三个电极的单通道导线，两个测量电极之间必须至少相距 8 cm，参比电极可以置于中间。使用时尽量减少皮肤褶皱，注意其电阻抗需保持在 5 kΩ 以下。采集脑电图信号转换成为 NI 指数，范围在 0 ~ 100，分为 A 至 F 六级，又细分为 15 个亚级，适宜的麻醉深度为 D ~ E 阶段，相当于全麻中 BIS 值 40 ~ 64（表 5-1-2）。此外，Narcotrend 监护仪还可显示未经处理的脑电图及其频谱图。

已有的研究结果显示，NI 与 BIS 具有很好的相关性，适用于各个年龄阶段的患者。在一项早期研究中，50 名接受丙泊酚-瑞芬太尼麻醉的患者术中同时使用 BIS 和 NI 进行麻醉深度监测。结果表明，NI 随着 BIS 值的变化而变化，当患者清醒且 BIS 值在 85 ~ 100 时，患者的 NI 分期为 A 或 B；当患者处于全麻状态时，BIS 值为 40 ~ 60，NI 分期为 D 或 E。另一项研究结果表明，在地氟醚-瑞芬太尼麻醉的恢复期，患者从麻醉状态到苏醒时，对应的 NI 分期由 C/D/E 变化为 A/B/C。

在麻醉诱导期和苏醒期时，NI 与 BIS 相比，监测数值波动小，变化迅速且准确。但 Narcotrend 监测仪容易受其他电信号干扰。监测过程中出现数值和分级均不显示的现象，被称为"黑屏现象"。这一现象在患者清醒或麻醉阶段皆可存在，可能会误导麻醉医生对患者麻醉深度的判断。此外，NI 指数的监测电极采集的是患者的前额脑电信号，不能反映大脑皮质的全部功能状态，且监测仪的脑电记录及信号转换有延迟，可能引起 NI 分级及数值与麻醉药物的代谢不同步，造成患者术中知晓。

表 5-1-2　麻醉深度与 Narcotrend 分期及 NI 指数的对应关系

麻醉深度	Narcotrend 分期	NI 指数
清醒	A	95 ~ 100
	B0	90 ~ 94
镇静	B1	85 ~ 89
	B2	80 ~ 84
浅麻醉	C0	75 ~ 79
	C1	70 ~ 74
	C2	65 ~ 69
全身麻醉	D0	57 ~ 64
	D1	47 ~ 56
	D2	37 ~ 46
全身麻醉（深镇静）	E0	27 ~ 36
	E1	20 ~ 26
	E2	13 ~ 19
全身麻醉（爆发抑制）	F0	5 ~ 12
	F1	1 ~ 4

引自：KREUER S, et al. Best Pract Res Clin Anaesthesiol, 2006, 20(1): 111-119.

（二）NI 指导下老年患者的麻醉管理策略

老年患者因衰老导致重要脏器功能退化，常伴发如糖尿病、高血压在内的基础疾病，导致其对全麻药物的耐受性较差。全身麻醉时，麻醉诱导、气管插管、切皮等一系列伤害性刺激容易导致老年患者血流动力学的剧烈波动，增加心脑血管意外的发生率。为维持围手术期老年患者血流动力学稳定和抑制应激反应，需要将麻醉深度精确控制在合适的水平。应用 Narcotrend 监测仪可避免使用全麻药物剂量过大，镇静过深，而导致血流动力学不平稳，从而降低麻醉风险。目前推荐术中将 NI 分级维持在 D0 ~ D2 水平能够更好地维持血流动力学稳定。

临床工作中，麻醉药物诱导及维持参考剂量的区间范围大，且老年患者存在个体差异，导致仅凭血压、心率等指标无法准确判断麻醉深度。因此，老年患者苏醒延迟在临床麻醉中发生率较高。由于无法判断患者的意识水平，只能凭经验使用麻醉拮抗药物，但是效果往往不是很理想。Narcotrend 在手术患者全麻苏醒期能够及时准确地反映意识状态的变化，实时动态地监测药物输注，缩短麻醉清醒时间。研究表明，无论是短小的内镜检查手术，或是相对复杂的常规手术，在围手术期老年患者中应用 Narcotrend 监测，均能够减少麻醉药物的用量，达到精确麻醉的目的。

四、患者状态指数的监测与管理

患者状态指数（patient state index，PSI）于 2000 年通过美国食品药品监督管理局批准用于临床，是纽约大学医学院脑研究实验室 E.Roy John 博士的研究成果。后由美国 Physiometrix 公司研制开发，现由美国 Masimo 公司生产并销售。

（一）PSI 的监测方法及原理

1. PSI 的监测原理

脑电图及其衍生指数是目前研究最广泛的麻醉深度客观监测手段。全身麻醉时通过引起可逆的中枢神经系统兴奋和抑制，从而达到意识消失和镇痛的目的，而脑电图是皮质锥体细胞树突产生的树突电位与突触后电位的总和，通过粘贴于头颅的电极片收集电信号，显示由大脑产生的自发且有节律的电活动，主要以振幅、频率和相位 3 种特征性的定量分析指标来描述。目前临床上采用脑电图相关技术评估麻醉镇静深度的方法主要包括：基于计算机定量分析的定量脑电图、基于脑电图的神经网络的处理方法、95% 的边缘频谱率、诱发电位的智能处理方法等。PSI 是基于计算机分析的定量脑电图原理，通过收集 4 通道高分辨率的脑电图信息，并通过一种专门的算法（依赖于脑电波的功率谱和频率谱及位相信息等特征）计算。最初的 PSI 脑电监测仪（PSA4000® 监测仪，美国）可提供 2 个交互可视窗口，对 4 道脑电图信息实时诊断，以不同的颜色表示患者的 PSI，每 2.5 s 更新一次读数，每 6.4 s 更新一次趋势显示。

2. PSI 的监测方法及注意事项

PSA4000® 监测仪是借助一次性脑电图电极装置采集和分析脑电图信号并显示 PSI 值。PSI

以耳部电极为参考电极，采用前额四导联脑电图集成电极及国际标准记录点固定记录电极，同时记录 Fp1、Fpz1、Cz 和 Pz 等位点，其预检时间通常为 1～3 min（取决于患者发量）。PSA 电极是一种弹性头戴式电极，前额电极和乳突片具有很好的黏性，中间和顶部电极自身带有传导胶，能够将装置固定在头部并允许患者自行调节，且易与头皮接触。每个记录位点每秒采集 2500 个脑电图数据样本，过滤范围为 0.5～70 Hz。当监测位点阻抗 > 15 kΩ 时将会自动报警。

PSI 可用于评估全身麻醉和镇静患者的意识水平，其范围是 0～100（**图 5-1-3**），50～100 为轻度镇静状态，25～50 时患者意识消失，0～25 代表深睡眠状态。除能显示 PSI 值外还可实时显示头部左右两侧未经处理的脑电图及其频谱图、肌电活动、抑制率及伪迹指数。抑制率介于 0～100，主要衡量爆发抑制占整个脑电图的时间比例。监护仪还允许使用者通过切换屏幕，显示未经处理的脑电图记录、频谱图和各时间点的指数值。

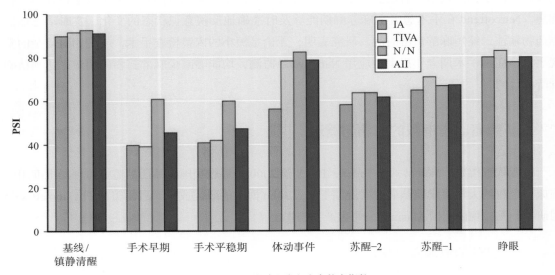

图 5-1-3　麻醉深度和患者状态指数

柱状图显示 PSI 值对应的麻醉深度。IA—吸入麻醉药；N/N—氧化亚氮；TIVA—全凭静脉麻醉。引自：DROVER D, et al. Best Pract Res Clin Anaesthesiol, 2006, 20(1): 121-128.

与 BIS 相比，PSI 具有更好的信号采集与抗干扰能力，不易受电刀的干扰。需注意的是，PSI 在监测氯胺酮、氧化亚氮、右美托咪定麻醉的老年患者时，数值的指导意义不强。

（二）PSI 指导下老年患者的麻醉管理策略

PSI 是目前临床上较新的围手术期麻醉深度监测方法。PSI 的范围是 0～100，老年患者建议维持 PSI 在 25～50 的范围内，避免过度镇静增加老年患者术后谵妄、术后延迟性认知功能恢复等神经系统并发症的发生风险。

理想的麻醉深度监测方法要求指标值与不同的麻醉药物间剂量相关性较好。对静脉麻醉药及吸入麻醉药与 PSI 关系的研究显示，PSI 与静脉或吸入麻醉药单独应用或联合使用均有良好的相关性。PSI 与吸入麻醉的关联性优于 BIS，研究显示，在地氟烷麻醉期间采用 PSI 监测麻醉深度，在不增加术中知晓发生率的同时，可减少地氟醚的用量，且患者苏醒迅速、拔管时间及定向力恢复时间均明显缩短。因此，老年患者行吸入麻醉时建议监测 PSI 指数，亦可联合呼气末麻醉药浓度，以增加对麻醉深度监测的准确性，避免麻醉过深而产生脑电爆发抑制。

与 BIS 相比，PSI 在对意识水平改变的分辨力方面，灵敏度和特异度更好。部分是由于计算方法的改进，采用了自我范数技术，该方法考虑了个体间脑电图的差异及不同患者对不同麻醉药脑部反应的差异。PSI 的另一个优点是其抗电刀及其他干扰能力明显优于 BIS。因此，置入永久或临时起搏器的老年患者或术中使用电刀频率较高的患者，可考虑采用 PSI 监测麻醉深度。当老年患者接受某些特殊类型的手术（如胰岛素瘤切除术）时，可借助 PSI 监测围手术期低血糖，并且 PSI 对心搏骤停患者的监测也有较好的应用前景。

五、意识指数的监测与管理

意识指数（index of consciousness，IoC）是目前国内一种新的麻醉深度监测指标，主要包括脑电意识指数（index of consciousness 1，IoC1）及伤害敏感指数（index of consciousness 2，IoC2），两者结合能够准确地反映麻醉镇静深度及镇痛是否完善，合适的麻醉深度既能减少麻醉药物用量及不良反应，又能避免过浅麻醉，减少术中知晓的发生，从而有助于优化老年患者麻醉方案。

（一）IoC 的监测方法及原理

IoC1 的算法是利用脑电频谱和爆发抑制比进行计算的。脑电频谱是进入自适应性神经模糊推理系统进行计算。根据警觉 / 镇静观察评分（Observer's Assessment of Alertness / Sedation，OAA / S）取值标准和 Ramsay 取值标准，产生一个具有参考性的数值。当麻醉患者完全失去知觉状态，脑电波能量的大小可以评价麻醉患者的痛觉程度。能量越高，对痛越敏感。能量越低，对痛越不敏感。因此，提取患者的脑电功谱信号，通过脑电的能量要素，建立数学模式来计算伤害敏感指数 IoC2，可用于评价患者的镇痛程度。目前，这一监测方法已经获得了国家发明专利，伤害敏感指数联合意识指数，不仅可以评价麻醉及镇静状态下的镇痛水平，而且把镇静水平明确分成四个部分，以实现精确麻醉。IoC1 及 IoC2 实现了镇静程度和镇痛程度数字化，也实现了麻醉最佳状态数字化逻辑分析。

Angel-6000 是深圳威浩康医疗与西班牙艾瑞公司（费森尤斯下属企业）联合研发，具有麻醉中镇痛监测作用的第二代麻醉深度监测产品。Angel-6000A 型多参数监护仪能直接通过分析脑电波四个基本频段的频率和波幅变化（脑能量值）计算 IoC1 和 IoC2、肌电指数及爆发抑制（表 5-1-3）。目前有研究表明，IoC1 与 BIS、NI、听觉诱发电位指数等指标具有较好的相关性。此外，Angel-6000 可采集眼肌电，肌电指数数字化显示，诱导期 40 以下可以插管，恢复期 70以上可以拔管；若术后患者出现苏醒延迟，可参考肌电指数，如果肌电指数小于 40 则考虑患者的肌张力没有恢复。此外，该监测仪还可显示爆发抑制指标，老年患者及脆弱脑功能患者需密切注意，避免麻醉过深导致脑电爆发抑制，引起术后认知功能受损。

表 5-1-3 　脑电双参数监测的监测指标与功能

监测指标	测试范围	临床作用	临床评价内容/条件
IoC2/qNOX	0～99	评价术中镇痛，意识深度参照	当患者处于麻醉状态下，IoC2需根据IoC1确定术中最佳数值
IoC1/qCON	0～99	评价清醒程度	评价睡眠、昏迷、镇静程度
EMG	0～99	插管40/拔管70	评估复苏期肌张力恢复的程度
BS	0～99	避免麻醉过深	评价麻醉过深，可评价脑死亡

IoC2/qNOX—伤害敏感指数；IoC1/qCON—脑电意识指数；EMG—面部肌电指数；BS—爆发抑制比。

（二）IoC 指导下老年患者的麻醉管理策略

在老年患者手术时，如将 BIS 均控制在 40～60，则有些患者可能会麻醉偏深，但采用 IoC 监测麻醉深度时，可根据患者的 IoC1 和 IoC2 确定最适合该患者的麻醉深度。《2017 版中国麻醉学指南与专家共识》中的临床麻醉监测指南推荐，IoC1 介于 40～60、IoC2 介于 30～50 是合适的全身麻醉状态正常值。诱导插管过程刺激较大，以往麻醉医生根据自己的经验掌握插管时机，但往往会出现血流动力学的剧烈波动，当采用 IoC 监测时，IoC2 达到 35 以下则患者不会出现应激反应；若患者的 IoC2 没有达到 35 以下则需追加瑞芬太尼，剂量的大小可根据监测参数与 35 之间差值的大小来确定，追加后 40 s 可进行气管插管，此时患者不会出现明显的应激反应。因此，在老年患者进行伤害性刺激较强的手术操作时，可采用 IoC2 指导麻醉用药，维持适宜的麻醉深度，保证血流动力学平稳，减少术后并发症。

六、熵指数的监测与管理

熵是一个在物理学、数学和信息论领域常用的概念，用于描述体系中无序、缺乏同步性或一致性的程度。采用熵指数监测全身麻醉或镇静患者的意识水平是一种相对较新的方法。熵指数监测仪由 Datex-Ohmeda 公司研发，该公司现已并入 GE Healthcare 公司。熵指数监测仪采用频域分析和爆发抑制测量麻醉患者脑电图的熵。

（一）熵指数的监测方法及原理

1. 熵指数的监测原理

全身麻醉患者进入较深的意识消失状态时，一个明显的特征是其脑电图模式会变得更加规律和有序（图 5-1-4），因而可观察到脑电图信号的熵明显下降。熵指数监测是基于熵算法获得和处理原始脑电图和额肌肌电图信号并加以处理，以反映伤害性刺激的程度。熵监测仪设有两个熵值，分别为反应熵（response entropy，RE）和状态熵（state entropy，SE），以助于解读脑电图的分析结果。RE 反映较高频范围（0.8～47 Hz）内脑电图功率的变化，可用来表示镇静水平；而 SE 反映较低频范围（0.8～32 Hz）内脑电图功率的变化（图 5-1-4）。RE 与 SE 的相对变化有助于区别真正的脑状态改变和肌电活动引起的熵值改变，两者的差值可用来表示镇痛水平。一般来说，肌电活动通常在 RE 监测的高频范围内。当患者进入深度意识消失时，RE 比 SE 下降得更快，这有助于鉴别意识消失和体动干扰。

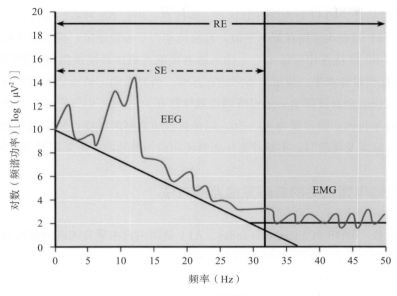

图 5-1-4　频谱熵的示意图

RE 由 0～40 Hz 频段的功率计算所得。SE 由 0～32 Hz 频段的功率计算所得。32～47 Hz 频段的功率被认为代表肌电图干扰。RE 和 SE 的差异可以帮助麻醉医生鉴别麻醉深度改变引起的脑电变化和干扰、体动所致的脑电图变化。

2. 熵指数的监测方法及注意事项

熵指数监测通过熵模块（S/5M-Entropy）测定。清洁患者的前额皮肤，于前额正中、右侧眉弓上方、外眼角处放置监测电极。熵指数分析原始脑电图信号及额肌电信号，对不同的脑电频段分析产生 RE 和 SE，从而将麻醉深度和意识水平量化成具体数值。此外，研究表明熵指数变化水平与伤害性刺激强度存在一定的相关性，可作为监测麻醉后伤害性刺激强度的有效指标。

熵指数的优点为反应迅速，能预测体动反应，反映镇痛深度，抗干扰能力强，能有效降低术中知晓的发生率。与 BIS、PSI 和 Narcotrend 一样，熵值与意识水平具有相关性。在全麻期间，若疼痛刺激使患者的面部肌肉出现高频活动，则面部肌肉的活动可以对苏醒做出早期提示，熵指数监测则表现为 RE 的快速升高。建议以 SE 指导镇静，同时以 RE 与 SE 的差值指导镇痛。但熵指数监测也存在缺点，如患者的个体差异（如年龄、体温和低血糖等）会对脑电信号产生影响，记录数值过程中易产生"蝴蝶效应"而存在一定偏差。此外，监测耗材昂贵也限制了该方法的应用。与 BIS、PSI 相同，熵指数在监测氯胺酮、氧化亚氮麻醉时，其读数为矛盾性的高数值。当老年患者在接受右美托咪定深度镇静时，脑电图可出现高度有序的慢波，但并不预示着患者处于意识消失的状态，此时采用熵指数监测麻醉深度可能会误导麻醉医生。此外，熵指数不能有效体现阿片类麻醉药（如芬太尼和瑞芬太尼等）对伤害性刺激的抑制程度。

（二）熵指数指导下老年患者的麻醉管理策略

采用熵指数监测麻醉深度时，RE、SE 在 80～100 代表正常清醒状态，60～80 代表镇静状态，40～60 代表麻醉状态，40 以下为深麻醉状态。需注意，RE、SE 两者均维持在高水平值表示患者已清醒；RE、SE 两者均维持在低水平值，且血流动力学参数稳定，提示患者处于合适的麻醉水平；RE 升高，SE 维持在相对低水平，提示患者可能有机体活动或患者可能感觉有疼痛；RE 升高，SE 维持在相对高水平，提示患者可能在苏醒。研究表明，熵指数的监测结果与 BIS 的变化一致。在老年患者全身麻醉中一般可将熵指数维持在 40～60，但气管插管对机体的伤害性刺激比较大，此时可将该指数设置为 40～50，以维持合适的麻醉深度。采用氯胺酮、氧化亚氮及右美托咪定进行麻醉及镇静时，不推荐老年患者使用熵指数监测，可采用其他监测方式。

七、其他脑电图相关的麻醉深度监测方法

麻醉深度指数（depth of anesthesia index，AI）是国内自主研发的麻醉深度监测方法。主要原理是基于脑电图复杂度分析中的样本熵（sample entropy，SampEn）、频域分析中的边缘频率和时域分析中的爆发抑制比等脑电参数，并通过特定算法计算得到的数值。AI 的范围与 BIS 类似，均为 0～100，其数值越低代表麻醉程度越深。患者意识消失时的 AI 平均值为 61，当 AI < 40 时发生原始脑电爆发抑制的可能性增大，推荐麻醉深度维持 AI 监测数值在 40～60。

脑功能状态指数（cerebral state index，CSI）作为一种新的脑功能监测指标，能够客观定量地反映大脑的功能状态，为评估脑功能提供了新途径。采用 CSI 监测麻醉深度时，首先需要清洁患者前额及耳后乳突部位的皮肤，按照国际通用头皮电极定位 10/20 系统法，将无创脑电电极分别放置于前额双眉中心点上方 2 cm（FZ）、双侧眉弓上方（左侧 FP1，右侧 FP2），双侧乳突位放置参考电极（左侧 C1，右侧 C2），采集的信号同步传入下一级。CSI 监测包括脑混沌、脑内敛、记忆加工、内专注及反应速度等 5 个成分，数值范围均在 0～100。基于脑电提取的脑状态指数，不仅能够监测围手术期的镇静水平和麻醉深度，还能反映测试者的睡眠、焦虑、反应速度、记忆力、认知等多项脑功能。但 CSI 监测数值不稳定，容易受到多种因素干扰，包括监护仪器自身的稳定性、老年患者在测试过程中注意力不集中、周围环境的干扰等。

听觉诱发电位（auditory evoked potentials，AEPs）是事件相关电位（eventrelated potentials，ERPs）的一个子类。事件相关电位是对某些"事件"进行时间锁定的大脑反应。这个事件可能是一种感官刺激（如视觉闪光或听觉声音）、心理事件（如对特定目标刺激的识别）或省略刺激（如刺激之间的时间间隔增加）。对 AEPs 来说，这一事件是声音。AEPs 记录的脑电来源位于大脑内（如听觉皮质、听觉脑干结构、听觉第八脑神经），其监测原理与听觉及患者的清醒程度有关。听觉诱发电位提取的是中枢神经信号，其准确率高于其他提取皮质脑电图计算的麻醉深度指数。AEPs 可监测手术伤害性刺激、镇痛和体动等，其数值在 0～100，< 30 代表临床麻醉状态，30～40 代表浅麻醉状态，40～60 代表睡眠状态，60～100 代表清醒状态。与 BIS 相比，AEP 能较全面地反映麻醉深度，预测体动和术中知晓。BIS 反映皮质脑电图，代表患者的自发

脑电位；但 AEP 监测的是诱发脑电位，可以提供使用大量镇痛药后手术刺激、镇痛、镇静催眠等多方面的信息。因此，AEPs 能够更加全面地反映麻醉深度，监测其瞬时变化，反应灵敏、实时、准确。AEPs 要求患者听觉正常，故不适用于听觉障碍患者。此外，AEPs 对使用环境的要求高，抗外界干扰能力差，尤其是抗电刀干扰能力差。近年来，随着电刀的临床使用增加，该仪器逐渐退出医疗市场。而老年患者听力下降较为普遍，故 AEPs 在老年患者麻醉深度的监测中实用性不高。

八、非脑电图相关的麻醉深度监测与管理

以往判断麻醉深度主要依赖对患者的临床体征观察，主要包括血压、心率、瞳孔、眼球运动及流泪、体动反应等。但这些指标对于不同患者特异性均不强，且影响因素众多，患者的个体差异大，难以准确客观地反映麻醉深度。

（一）呼气末麻醉药浓度

1965 年，Eger 及同事首次提出最低肺泡有效浓度（minimal alveolar concentration，MAC）的概念，5 年后，Eger 的团队又提出了 MAC-awake 的概念，即对语言指令无反应时的吸入麻醉药 MAC。MAC 中位数（即 50% 患者无体动反应时所需的吸入麻醉药浓度）仍然是指导吸入麻醉药给药的"金标准"。目前，一些先进的麻醉机已经可以根据患者的呼气末麻醉气体浓度计算年龄校正的 MAC 值。不同吸入麻醉药的 MAC 与 MAC-awake 之比相差较大，这提示 MAC 不能用于定义或预测麻醉患者的脑状态。动物实验也显示，麻醉药诱导的脑电图模式与体动之间并无明显相关性，而且吸入麻醉药抑制体动反应的作用主要是通过脊髓而非大脑。尽管如此，由于 MAC 的概念已被广泛接受，呼气末麻醉药浓度已成为一种监测吸入麻醉期间意识消失水平的方法。

1. 呼气末麻醉药浓度监测

MAC 定义为 50% 的患者对切皮没有反应时的肺泡吸入麻醉药浓度，而 MAC 在临床麻醉深度监测中的意义是依靠监测呼气末吸入麻醉药浓度实现的，无论在肺泡内吸入麻醉药浓度逐渐升高、饱和还是逐渐降低的过程中，呼出气体麻醉药浓度均可较好地反映肺泡吸入麻醉药的浓度。监测呼出气吸入麻醉药物浓度，并结合不同吸入麻醉药的 MAC，可以间接反映麻醉深度。因此，深入广泛研究不同吸入麻醉药的剂量反应曲线可以弥补 MAC 不能反映刺激强度的缺陷。

B-Unaware 研究证实，无论术中维持 BIS 值在 40～60，还是维持呼气末麻醉药浓度在 0.7～1.3 MAC，术中知晓的发生率并无差异。BAG-RECALL 试验同样将研究对象限定为术中知晓的高危患者，结果发现，BIS 监测组发生术中知晓的患者例数虽然不多，但明显多于呼气末麻醉药浓度监测组的例数。BIS、PSI、熵和 Narcotrend 都是基于脑电图的脑活动监测方法，而呼气末麻醉药浓度则是将脑活动与肺内呼气末浓度相关联，其假设为肺内的麻醉药物浓度与脑内的浓度是平衡的。但麻醉药物导致患者意识消失的作用部位在脑部而非肺部，因此，

基于呼气末麻醉药的标准是一种间接的、不精确的意识水平监测方法。基于脑电图的标准和肺-气体的标准在监测全身麻醉期间意识水平时结果相似，只能说明基于脑电图的监测方法在设计上存在缺陷，而非基于呼气末麻醉药的标准更具优越性。呼气末麻醉药标准只能间接反映意识水平，其在术中知晓预防方面的作用可能是由于药物过量。基于呼气末麻醉药的标准最大的缺陷是不能用于全凭静脉麻醉患者。

2. 呼气末吸入麻醉药浓度监测的注意事项

临床中常根据吸入麻醉药 MAC 切皮或 MAC 插管等指导调整术中吸入麻醉药的浓度。但吸入麻醉受多种因素影响，需合用其他麻醉深度监测方法。通过监测全身麻醉（仅限使用吸入麻醉药维持麻醉）过程中呼气末吸入麻醉药的浓度可评估麻醉深度。在单纯使用吸入麻醉药物维持麻醉时，$0.5 \sim 0.7\,MAC$ 可以使所有患者对指令动作无反应，$1.0\,MAC$ 可以使 50% 患者对切皮刺激无反应，$1.3\,MAC$ 可以使 95% 的患者对切皮刺激无反应。但是在临床实践中，通常选用静吸复合麻醉，目前推荐在术中维持呼气末麻醉药浓度 $> 0.7\,MAC$，以减少术中知晓的发生，但尚不明确呼气末麻醉药浓度 $\geqslant 0.7\,MAC$ 是否能保证患者的催眠和遗忘。国外数据表明呼气末麻醉药浓度 $> 1.2\,MAC$ 能够使 95% 的人对切皮刺激不会产生反应，但国内的数值略低于国外，吸入麻醉药浓度位于 $0.7 \sim 1.3\,MAC$ 即可预防术中知晓。

（二）临床常用的镇静评分及意义

临床麻醉及术后复苏的过程中，准确评估老年患者的镇静程度有利于调整麻醉及镇静药的剂量以达到预期镇静深度。目前临床常用的镇静评分系统有 OAA/S、Ramsay 评分、Riker 镇静-躁动评分（Sedation-Agitation Scale，SAS）、Richmond 躁动-镇静评分（Richmond Agitation-Sedation Scale，RASS）及自主活动评分法（Motor Activity Assessment Scale，MAAS）等主观性镇静评分。但是主观评估方法存在一定的缺陷，包括评估者的主观差异较大、患者依从性较差、无法连续监测镇静深度、评估过程可能干扰患者以及老年患者评估结果不准确等。因此，为避免人为误差，必须对参与评估的人员进行统一培训，使得个人认知和评估方法达到一致。

1. 警觉/镇静观察评分

OAA/S 是临床镇静评分中有代表性的一种评分方法，OAA/S 主要通过对患者进行声音指令和触觉干扰指令来评估镇静水平。评分标准见表 5-1-4。

表 5-1-4　警觉/镇静观察评分标准

分值	镇静水平	反应	语言回答	面部表情	眼部反应
5分	警觉	对正常语调呼名反应快	正常	正常	无上睑下垂
4分	轻度	对正常语调呼名反应迟钝	稍缓慢或含糊	稍微放松	目光呆滞，上睑下垂
3分	中度	仅对大声呼名有反应	明显迟钝或缓慢	明显放松	凝视，上睑明显下垂
2分	深度	仅对轻推或摇动有反应	吐字不清	—	—
1分	深度睡眠，无意识	对轻推或摇动均无反应	—	—	—

2. Ramsay 评分

Ramsay 评分是临床上使用最为广泛的镇静评分标准，分为六级（**表 5-1-5**），分别反映三个层次的觉醒状态（1、2、3）和三个层次的睡眠状态（4、5、6）。Ramsay 评分被认为是可靠的镇静评分标准，但缺乏特征性的指标来区分不同的镇静水平。

表 5-1-5　Ramsay 评分标准

分值	描述	
1	患者焦虑、躁动不安	
2	患者配合，有定向力、安静	
3	患者对指令有反应	
4	嗜睡，对轻叩眉间或大声听觉刺激反应敏捷	
5	嗜睡，对轻叩眉间或大声听觉刺激反应迟钝	
6	嗜睡，无任何反应	

3. Riker 镇静-躁动评分

Riker 镇静-躁动评分是 Riker 等于 1999 年提出的，根据 7 项不同的行为对患者的意识状态和躁动程度进行评分。分值（1~7 分）均为正值，7 分代表危险躁动，1 分代表着深度镇静；分值越低，代表躁动程度越轻和镇静程度越深。Riker 镇静-躁动评分是评估成年 ICU 患者镇静质量与深度较为有效和可靠的工具（**表 5-1-6**）。

表 5-1-6　Riker 镇静-躁动评分标准

分值	定义	描述
7分	危险躁动	拉拽气管内插管，试图拔除各种导管，翻越床栏，攻击医护人员，在床上辗转挣扎
6分	非常躁动	需要保护性束缚并反复语言提示劝阻，咬气管插管
5分	躁动	焦虑或身体躁动，经言语提示劝阻可安静
4分	安静合作	安静，容易唤醒，服从指令
3分	镇静	嗜睡，语言刺激或轻轻摇动可唤醒并能服从简单指令，但又立即入睡
2分	非常镇静	对躯体刺激有反应，不能交流及服从指令，有自主运动
1分	不能唤醒	对恶性刺激无或仅有轻微反应，不能交流及服从指令

恶性刺激指吸痰或用力按压眼眶、胸骨或甲床 5 s。

4. Richmond 躁动-镇静评分

Richmond 躁动-镇静评分是由 Sessler 等于 2002 年提出的，评分从攻击性躁动（+4 分）到对身体接触性刺激无反应（-5 分）共分为 10 级（**表 5-1-7**）。0 分代表清醒自然状态，分值向正值方向变化其绝对值越大代表躁动程度越明显，分值向负值方向变化其绝对值越大代表镇静程度越深。

表 5-1-7　Richmond 躁动-镇静评分标准

分值	定义	描述
+4	有攻击性	有暴力行为
+3	非常躁动	试着拔出呼吸管、胃管或静脉点滴
+2	躁动焦虑	身体激烈移动，无法配合呼吸机
+1	不安焦虑	焦虑紧张但身体只有轻微移动
0	清醒平静	清醒自然状态
−1	昏昏欲睡	没有完全清醒，但可保持清醒超过10s
−2	轻度镇静	无法维持清醒超过10s
−3	中度镇静	对声音有反应
−4	重度镇静	对身体刺激有反应
−5	昏迷	对声音及身体刺激均无反应

5. 自主活动评分

自主活动评分又称为肌肉运动评分法，也是一种主观镇静深度评分法，将患者的镇静程度分为7个等级，从6分到0分（见表 5-1-8）。7分代表危险躁动，分值越低，代表躁动程度越轻和镇静程度越深，0分代表着深度镇静。

表 5-1-8　自主活动评分标准

分值	定义	描述
6	危险躁动	无外界刺激就有活动，不配合，拉扯气管插管及各种导管，在床上翻来覆去，攻击医务人员，试图翻越床栏，不能按要求安静下来
5	躁动	无外界刺激就有活动，试图坐起或将肢体伸出床沿。不能始终服从指令（如能按要求躺下，但很快又坐起来或将肢体伸出床沿）
4	烦躁但能配合	无外界刺激就有活动，摆弄床单或插管，不能盖好被子，能服从指令
3	安静、配合	无外界刺激就有活动，有目的地整理床单或衣服，能服从指令
2	触摸、叫姓名有反应	可睁眼，抬眉，向刺激方向转头，触摸或大声叫名字时有肢体运动
1	仅对恶性刺激有反应	可睁眼，抬眉，向刺激方向转头，恶性刺激时有肢体运动
0	无反应	恶性刺激时无运动

恶性刺激指吸痰或用力按压眼眶、胸骨或甲床5s。

6. 其他

其他监测麻醉深度的方法还包括食管下段收缩性、心率变异性分析以及手术体积描计指数等。其中食管下段收缩性是指发生于食管下段的继发性蠕动性收缩，其发生机理尚不清楚，但研究发现其数值与多种麻醉药浓度呈负相关，与手术刺激呈正相关，被认为可用于麻醉深度的判断。由于食管下段收缩性的监测准确性不高，目前已基本不在临床应用。心率变异性是指连续心脏搏动瞬时心率（即R-R间期）的微小涨落现象，主要反映交感神经-肾上腺髓质系统的兴奋性，被认为是较好的描述机体伤害性刺激的指标。临床上通过对心率变异性进行定量分析，能够反映自主神经系统对伤害刺激的反应性，其动态变化可直接反映镇痛水平。故有学者更支持将BIS与心率变异性两种监测方法相结合，这对麻醉深度的监测将会更全面。心率变异性在国外一般作为镇痛监测的指标，其在国内未广泛应用，可能是由于其监测结果数据受麻醉药物的影响较大，心率变异性不能实时分析且需要特殊的软件。手术体积描计指数通常被用于监测术中镇痛，主要通过光电容积脉搏波监测仪来测定患者手指尖端的光吸收谱，量化交感神经系统激活导致的远端血管收缩，从而评估外周交感神经活动，其数值与BIS类似，在0~100，数值越大说明伤害性刺激较强，镇痛不足。通常麻醉深度满足术中镇痛要求时，手术体积描计指数的数值在50左右。需要注意的是，老年人血管弹性较差且自主神经系统自我调节能力降低，机体对疼痛刺激的反应启动慢，需要采用ΔSPI反映老年患者的镇痛强度是否合适。

九、典型病例

患者，女，94岁，超高龄，身高163 cm，体重34 kg，BMI 12.80 kg/m²，以"确诊肠梗阻3 d"收入院。3周前出现纳差、呕吐伴发热1周就诊于外院，诊断"肠梗阻、心功能不全、肺部感染、电解质紊乱"，予以抗感染、纠正水电解质紊乱、加强营养等治疗后，转入我院行急诊剖腹探查术。

体格检查：患者神志可，意识清，心率97次/min，无创血压147/88 mmHg，呼吸25次/min，体温36.5 ℃，视觉模拟评分法（visual analogue scale，VAS）评分5分，语言交流能力正常。腹部膨隆，无压痛、反跳痛，肠鸣音低。

既往史：高血压病史40年，平日口服硝苯地平0.5 mg，1次/d，血压控制不佳、收缩压145~160 mmHg；有缺血性脑卒中病史10年；否认糖尿病、冠心病病史。

实验室及其他辅助检查：血常规示血红蛋白90 g/L；生化检查示Na^+153 mmol/L，白蛋白27 g/L；凝血功能检查示D-二聚体4.25 g/mL，纤维蛋白原9.82 μg/mL；心肌酶及相关标记物：肌钙蛋白I 0.05 ng/mL，BNP 1390 pg/mL，乳酸脱氢酶276U/L。心电图示窦性心动过速、下壁异常Q波、前壁R波递增不良、T波变化；胸片示双侧肺部感染，腹部肠管积液、积气；胸部CT示双肺炎症伴胸腔积液，低位结肠梗阻；下肢血管超声示下肢动脉粥样硬化，双侧小腿肌间静脉血栓形成。

【麻醉方案】

1）术前评估　该患者ASA分级Ⅳ级，运动耐量评级<3 METs。老年专科评估：衰弱评分5分，MMSE评分21分。

2）入手术室情况　患者入室后行常规心电监测，16 G留置针开放上肢外周静脉通路，行超声引导下桡动脉穿刺置管术监测有创动脉。患者前额酒精擦拭后粘贴专用电极片，连接Masimo脑电监测仪监测PSI，术前PSI值为88（**见图5-1-5**）。

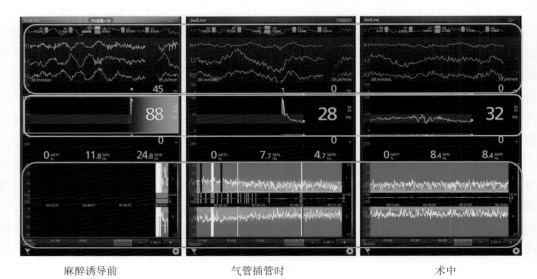

麻醉诱导前　　　　　　　　气管插管时　　　　　　　　术中

图 5-1-5　患者术中的 PSI 监测图像

蓝色方框所示为原始脑电图信号、黄色方框所示为 PSI、绿色方框所示为脑电频谱图。

3）麻醉方法　选择气管插管全身麻醉联合腹横肌平面阻滞。选择静脉注射舒芬太尼 15 μg、依托咪酯 8 mg 和罗库溴铵 30 mg 行麻醉诱导，气管插管术后连接麻醉机行机械通气。气管插管术后在超声引导下行双侧腹横肌平面阻滞，使用 0.33% 罗哌卡因共 30 mL。切皮前 30 min 静脉注射氟比洛芬酯 20 mg。麻醉维持选择术中静脉输注丙泊酚 2～5 mg/(kg·h)、瑞芬太尼 0.05～0.10 μg/(kg·min) 和右美托咪定 0.6 μg/(kg·h)，维持 PSI 25～50（见图 5-1-5）。间隔 30～60 min 静脉注射罗库溴铵 10mg 维持肌松。

4）术中情况　术中静脉输注乳酸钠林格液和羟乙基淀粉溶液维持输注［6～8 mL/(kg·h)、晶胶比 1：1］。采用保护性肺通气策略：吸入氧浓度 60%，潮气量 6～8 mL/kg，呼吸 10～12 次/min，呼气终末正压 5 cmH$_2$O，术中每 30 min 间断手法肺复张。静脉输注去甲肾上腺素 0.05～0.10 μg/(kg·min) 和单次静脉注射去氧肾上腺素，维持 MAP 波动幅度不超过基础值的 20%，维持心率 80～100 次/min，采用暖风机和输液加温装置，维持中心体温 36～37℃。手术结束前 30min 静脉注射氟比洛芬酯 20mg。术毕连接静脉镇痛泵，静脉输注舒芬太尼（80 μg）＋氟比洛芬酯（80 mg）混合液（用生理盐水稀释至 100 mL）2 mL/h。麻醉时间 130 min，手术时间 105 min。术中输注晶体液 300 mL，胶体液 300 mL，红细胞 2 U，尿量 200 mL。

5）术后转归　术毕带气管导管转入 ICU，持续静脉输注去甲肾上腺素和右美托咪定，术后 1 h 自主呼吸恢复，调整呼吸机参数采用同步间歇指令通气（synchronized intermittent mandatory ventilation，SIMV）模式。术后第 1d 停止输注右美托咪定后患者意识恢复；继续予以抗感染、雾化、支持治疗等，限制补液量及速率。术后第 7 d 排气，第 10 d 进食流质，第 14 d 气管切开状态转回普通病房，第 24 d 气管切开造口封闭，第 29 d 在患者家属要求下出院。住院期间未下床活动，未发生术后谵妄等神经系统并发症。

【病例分析】

此例患者为超高龄，且既往合并缺血性脑卒中病史，是脆弱脑功能状态，需注意该患者还合并有高血压。此类患者脑保护措施的基础是个体化血压管理策略，即将术中血压维持在术前基线血压水平。该患者术中依据 PSI 进行麻醉深度监测，调整麻醉药用量，维持 PSI 25～50，避免过度镇静增加老年患者术后谵妄、术后延迟性认知功能恢复等神经系统并发症的发生风险；除观察镇静指标 PSI 外，实时监测爆发抑制发生情况、左右侧大脑谱缘频率等，对原始脑电进行视觉分析，能更准确、更全面地调整麻醉深度，进一步减少术后脑功能不全的风险。另外，此例患者还可采用脑氧饱和度监测，术中及时调整血流动力学以及通气策略，维持脑组织氧饱和度波动幅度不超过基础值的 20% 或绝对值 > 50%，亦是脑保护的重要举措。

（汪欢　刘学胜）

第二节 老年患者术中血流动力学监测和精确管理

血流动力学是指血液在心血管系统中流动而产生的流体力学现象，主要研究血流量、血流阻力、血压以及他们之间的相互关系。老年患者多并存有多种疾病，高龄、高血压、糖尿病等是动脉发生粥样硬化的主要危险因素。动脉血管发生硬化后，顺应性变差。冠状动脉的硬化伴斑块形成，则意味着患者心脏功能的受损，易导致心肌缺血、心律失常等影响血流动力学的稳定。老年患者耐受缺血、缺氧的能力明显减弱，术中血流动力学管理不当与术后谵妄、认知功能障碍、肾功能损伤等不良事件相关。因此，老年患者手术中血流动力学的监测和精确管理具有重要意义。

一、心电图监测

（一）术中心电图监测方法

心电图（electrocardiogram，ECG）是最常用的术中监测心率和心律的方法。手术患者需连续监测心电图，考虑到手术区域的无菌要求和避免患者术中四肢体动反应对监测的影响，常常使用简化的心电图导联，如三导联心电图监测和五导联心电图监测。

三导联心电图监测是最简单，也是手术室内最常用的心电图监测方法。三导联仅在患者体表放置4个肢体导联电极，并对位置做了相应调整：左、右上肢电极分别调整到左、右锁骨上窝；左下肢电极调整到左侧肋弓下；而右下肢电极则不做具体要求，但一般放置在右侧腹部。通过以上电极，可以获得肢体Ⅰ、Ⅱ、Ⅲ导联心电图。因为缺少心前区电极，所以三导联心电图在使用上存在一定局限性，无法区分左、右束支传导阻滞，不能用于诊断由于心室内传导异常而产生的室性、室上性心动过速，对心肌缺血的诊断敏感性较差。因此，三导联心电图在临床上主要用于辨识患者的基本心脏跳动节律，或在同步电复律时，用于识别R波。

五导联心电图在三导联监测的基础上，增加一个心前区电极，该电极可放置在V1～V6电极的任意一个位置。增加的心前区导联对于辨别心律失常、心肌缺血有重要意义（V3～V5导联对心肌缺血具有高度敏感性）。老年患者多数存在冠状动脉系统病变，术中出现心肌缺血风险高，因此，对于老年患者推荐使用五导联心电图监测。

（二）6步法心电图判读法

对心脏节律的准确诊断仍依赖于心电图监测，通常推荐使用"率、律、比、形、判、治"6步法判读心电图（图5-2-1）。率，判断患者心率；律，观察心跳节律是否整齐；比，比较心电图中P波和QRS波群的比例关系；形，观察QRS波群的形态是否异常；判，判断患者心率、心律失常所存在的临床风险；治，根据临床风险大小，决定是否给予干预及干预措施。

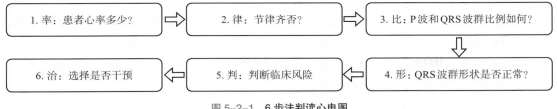

| 1. 率：患者心率多少？ | → | 2. 律：节律齐否？ | → | 3. 比：P波和QRS波群比例如何？ |

| 6. 治：选择是否干预 | ← | 5. 判：判断临床风险 | ← | 4. 形：QRS波群形状是否正常？ |

图 5-2-1 6步法判读心电图

（三）术中常见心律失常及处理

1. 窦性心动过速

一般将患者窦性心律超过 100 次/min 定义为窦性心动过速。多种原因都可引起患者心率的增快，如疼痛刺激、麻醉深度过浅、血容量不足、发热、低氧血症、高碳酸血症、心功能衰竭及药物作用等。对于术前即存在缺血性心肌病的老年患者，其耐受快速心率的能力变弱。随着心率的增快，心肌做功增加、耗氧量增多，而舒张期缩短导致冠状动脉灌注时间变短，心肌氧供减少。因此，推荐在术前疑似或确诊有缺血性心肌病的老年患者，术中将患者心率控制在 70 ~ 80 次/min。此外，对于二尖瓣和（或）主动脉瓣狭窄的患者，发生心肌缺血的风险也高于正常人，在控制心率方面，应该等同于缺血性心肌病的处理。

窦性心动过速的治疗，应根据病因处理。术中出现需要处理的窦性心动过速时，需首先判断出现的原因，如手术疼痛、麻醉深度过浅、有效循环血容量不足等，并针对病因做出相应处理。术前合并缺血性心脏病的患者，一旦出现心动过速，可以考虑使用 β 受体阻滞剂。

2. 窦性心动过缓

临床上一般将心率低于 60 次/min 定义为窦性心动过缓。老年手术患者因术中麻醉药物的使用、交感神经相对被抑制等因素，术中窦性心动过缓的发生率为 11%。多数情况下，单纯窦性心动过缓不需要干预。当心率低于 40 次/min 时，心输出量会受到明显影响，人体重要脏器灌注可能会出现不足。窦性心动过缓若同时伴有严重低血压、室性早搏以及脏器灌注不足，则麻醉医生必须施加干预。

对于窦性心动过缓，临床上常用的干预方法包括：① 阿托品，0.5 ~ 1.0 mg 静脉推注，可 3 ~ 5 min 重复一次，极量不可超过 0.04 mg/kg；② 麻黄碱，5 ~ 25 mg 静脉推注；③ 多巴胺或多巴酚丁胺，3 ~ 10 μg/（kg·min）静脉泵注；④ 肾上腺素，2 ~ 10 μg/（kg·min）静脉泵注；⑤ 异丙肾上腺素，2 ~ 10 μg/（kg·min）静脉泵注。必要时，可考虑经皮植入临时起搏器。

3. 房性早搏

异位起搏点位于心房的异位心律称为房性早搏，其心电图主要表现为，心律不齐，P 波的形态较正常窦性心律 P 波有变异，甚至倒置，P 波和 QRS 波群之间呈现 1:1 的关系。房性早搏一般无明显临床症状，无须特别处理，但过于频繁的房性早搏，可能会引起室上性心动过速的发生。在临床工作中，若患者有较为频繁的房性早搏出现，常常提示该患者可能存在心脏疾病，特别是提示其心房的形态可能已发生改变（心房增大）。

4. 阵发性室上速

阵发性室上速是一种由于心内电信号传导异常而引起的一类快速心律失常。主要心电图表现包括：① 快速心室率 130～270 次/min；② 大部分心律齐；③ P 波和 QRS 波群多数表现为 1 : 1 的关系；④ 因异位起搏点位于心室希氏束以上，故 QRS 波群形态正常。若心率过快，出现心肌缺血时，可出现 T 波或 ST 段的改变。

室上速约占术中心律失常的 2.5%，自主神经功能紊乱、药物影响、循环容量的改变等均可能引发阵发性室上速的发生。阵发性室上速发作时，若心室率过快，心室舒张期缩短，充盈不足，左心室射血量明显减少，可导致明显的低血压。在老年患者中，心肌氧供需平衡失调，还可能导致明显的心肌缺血。

术中发生阵发性室上速时，首先要判断血流动力学是否稳定，对于血流动力学稳定的阵发性室上速，首选药物治疗。对于血流动力学不稳定的阵发性室上速，首选心脏同步电复律，在心脏电复律前需排除心房内血栓形成。治疗阵发性室上速的药物有：① 腺苷单次 6 mg 快速静推，无效时可增加剂量至 12 mg、18 mg 再次给药；② 维拉帕米 2.5～10 mg 静脉注射，可逆转大约 90% 的阵发性室上速；③ 胺碘酮 150 mg 稀释后缓慢静脉注射（大于 10 min）；④ 艾司洛尔 1 mg/kg 静推，随后以 0.05～0.3 mg/(kg·min) 泵注；⑤ 去氧肾上腺素 100 μg 静推，可用于治疗因低血压引起的室上速。腺苷、维拉帕米、胺碘酮和艾司洛尔都有一定程度心肌抑制或扩血管作用，给药后可能引起血压下降，因此，在给药前最好先建立有创动脉监测。血压下降时，可通过静脉注射去氧肾上腺素维持血压。

5. 心房扑动

心房扑动是异位起搏点位于心房，节律较房性心动过速更快，且伴有房-室差异性传导的心律失常。其主要心电图表现包括：心房率约 230～350 次/min，而心室率在 150 次/min 左右，同时 P 波消失，取而代之的是锯齿状扑动波的 F 波，QRS 波表现多正常。

房扑的出现多提示患者存在严重心脏疾病，如冠心病、二尖瓣病变、肺动脉栓塞、甲状腺功能亢进、心脏外伤或心肌炎等。房扑的药物治疗方式可通过静脉给予抗心律失常药，如 β 受体阻滞剂（艾司洛尔、普萘洛尔）或钙通道阻滞剂（地尔硫草），必要时可选择同步电复律，但是复律前，必须明确心房内有无血栓形成。

6. 心房颤动

心房颤动是一种心房失去有效收缩功能，取而代之的表现为无规律、非协调的"颤动"。心电图主要表现为：心率绝对不齐，P 波消失，出现心房颤动的 f 波，心房节律为 350～500 次/min，而心室节律为 60～150 次/min，QRS 形态正常。引发房颤的病因与房扑大致相似，均提示患者存在明显的心脏疾病。心房收缩功能的丧失，使心室充盈受损，进而降低心输出量。相较于窦性心律，房颤患者的心输出量损失约 20%。对于合并有左心室舒张功能受损的患者，心房收缩对心室充盈的意义更大，因而房颤对心输出量的影响更为明显。房颤发生后 24 h，心房内血栓形成的风险即开始增加，进而可能出现心脑血管事件。手术后房颤明显增加患者术后致残率、病死率、住院时间和住院费用。

对新发房颤进行药物治疗时，类同于房扑的处理，但尤其应该注意左心室功能的维护。若患者存在明显的血流动力学波动，则可考虑同步电复律。对于房颤发生时间超过48 h的患者，实施电复律前，必须仔细评估左房内血栓形成的风险。

慢性房颤的治疗强调抗凝治疗和控制心室率。老年患者推荐使用华法林进行抗凝，以降低心房内血栓形成的风险。控制心室率的药物包括β受体阻滞剂、钙通道阻滞剂、洋地黄类药物。Ⅰa类抗心律失常药因有致心律失常的不良反应，目前已较少应用于房颤患者的治疗。对于存在心脏结构性异常的房颤患者，胺碘酮可作为选择之一。

7. 交界区心律

交界区心律，指房室交界区逸搏而产生心脏跳动节律。正常交界区细胞无4期自动去极化能力，所以交界区心律的产生来源于交界区周边的细胞，可发生于房室结的上游或下游。交界区心律的心电图表现主要有：① 心率波动于40~180次/min；② 心律齐；③ P波与QRS波群的关系取决于异位起搏点的位置，P波可能在QRS波之前、之后或隐藏于QRS波群之中。交界区心律改变心房、心室的收缩节律，心房、心室收缩间歇过短或同步收缩，心房收缩产生的舒张期心室充盈血流无法正常进入心室内，进而降低心输出量，大约可降低心输出量的20%，在并存心脏其他疾病的患者中可降低30%左右。多数情况下，交界区心律无须处理，且可自动转复为窦性心律。若明显影响血流动力学稳定，则可通过提高窦性心律的方式来改善。阿托品、麻黄碱、异丙肾上腺素等均可用于交界性心律的治疗。必要时，临时起搏器也可用于交界性心律的处理。

8. 室性早搏

当异位起搏点位于房室结下游，电信号在心肌或心室传导系统内传递，即可形成一次室性早搏。心电图表现为宽大畸形的QRS波，且该QRS波前无P波。室性早搏是术中常见的心律失常类型，约占总心律失常的15%。常见致病原因包括电解质异常、内环境紊乱、术中药物的相互作用、脑干刺激、心脏表面的直接刺激或创伤。此外，患者术前已并存心脏疾病也会导致术中出现室性早搏。

对于新发的室性早搏，应综合考虑其发生原因，如心肌缺血、低钾血症、洋地黄类药物中毒以及低氧血症等。多数无临床表现的室性早搏无须处理，若有其他证据表明患者可能存在心肌缺血，应考虑积极干预。对于多源性和发生于心肌复极早期的室性早搏，发展成心室颤动的风险较高，也应积极处理。

室性早搏的治疗措施，首先应该考虑去除引起早搏的病因，如低钾血症、低氧血症等。静脉注射利多卡因是一种常用的治疗手段，初始负荷量可给予1.5 mg/kg，后续若未见好转，可继续给予1~4 mg/min泵注。此外艾司洛尔、普萘洛尔、普鲁卡因、奎尼丁、阿托品和维拉帕米等抗心律失常药物也常用于室性早搏的治疗。心脏的超速起搏也是治疗室性早搏的方法之一。

9. 室性心动过速

当异位心律起始于希氏束分叉以下的位置而引发的心率大于100次/min，且连续出现3个或3个以上的自发性室性电除极，即称为室性心动过速。根据发生时长是否超过30 s可以分为非持续性室性心动过速和持续性室性心动过速。室性心动过速一旦发生就可能是致命的，需要立即处理。若发生时，患者血流动力学尚稳定，可考虑药物治疗，首选胺碘酮，负荷剂量

150 mg 稀释后，10 min 缓慢静脉注射，随后以 1 mg/min 静脉泵注。使用过程中应注意对低血压和心动过缓的防治。此外利多卡因和普罗卡因也是常用的药物。对于持续性室性心动过速，应及早实施同步电复律，以尽快恢复循环稳定状态，避免重要脏器功能的受损。

10. 心室颤动

心室肌细胞持续性异常去极化，造成心室整体收缩功能消失，而表现为不协调、不同步的"蠕动"。心电图提示 QRS 波群消失。室颤一旦发生，心脏射血功能消失，重要脏器血供停止，为致命性心律失常，需要快速识别并立即开始心肺复苏。及时有效的心外按压、尽早电除颤是复苏成功的关键。常见的导致室颤的因素包括：心肌缺血、低氧血症、低体温、电解质紊乱、电击及药物的作用等。

（四）术中心肌缺血的心电图监测及处理

术中心肌缺血是因冠状动脉供血不足或心肌氧耗增加引起心肌的氧供需失衡状态。老年患者常合并冠状动脉粥样硬化或长期高血压引起的左心室肥厚，从而造成冠状动脉供血的绝对或相对不足，故术中心肌缺血的发生率较高。急性心肌缺血影响舒张期心肌的复极化过程，心电图主要表现为 ST 段和 T 波变化，也可出现 U 波和 QT 间期改变、J 波和 J 波电交替、Wellen's 综合征以及心律失常等。对老年患者术中应严密监测并识别心肌缺血相关的心电图变化，及时发现并处理术中心肌缺血。

1. 心肌缺血的心电图表现及其机制

心室的复极化过程由心外膜向心内膜进行，发生心肌缺血时，根据心室壁受累层面不同，可出现两种类型的心电图改变：

（1）心内膜下心肌缺血。围手术期心肌缺血的常见类型，心肌复极延迟，心内膜下心肌复极时，缺乏与之相抗衡的心电向量存在，使得心内膜下心肌复极异常突出，产生了与 QRS 主波方向一致的高大 T 波。

（2）心外膜下心肌缺血。心肌复极顺序发生逆转，心内膜复极在先，心外膜复极在后，出现与 QRS 主波方向相反的 T 向量。

典型的缺血性 T 波为冠状 T（不论直立或倒置），形态为双肢对称、顶端或低端尖锐、呈箭头样。然而冠状 T 出现并不常见，多数情况下，T 波因众多因素影响而呈非特异性改变。并且左心室心内膜下心肌缺血时 T 向量背离左心室，指向右心室，心电图 I、aVL、V4～V6 导联可表现为 T 波倒置，并非 T 波高耸。因此，T 波对心肌缺血的诊断价值较低。

ST 段对应心室肌细胞动作电位的平台期，心肌缺血时缺血区与非缺血区之间存在电压梯度，形成损伤电流导致 ST 向量的改变。ST 段变化对术中心肌缺血诊断的意义比 T 波更具价值，是对急性心肌缺血最敏感的心电图成分。与 T 波的改变类似，ST 段抬高提示心外膜下心肌缺血或全层透壁心肌缺血，常见于冠状动脉一过性痉挛或完全闭塞。急性期 ST 段的抬高呈多态性，常为斜型向上或弓背向上型，可与直立 T 波的升肢融合成单向曲线、墓碑样改变。术中心肌缺血的常见类型为心内膜下心肌缺血，表现为 ST 段下移且通常下移 ≥ 0.05 mV，下移形态分为水平型、下斜型和上斜型。水平型下移对心肌缺血的诊断意义最大、最为敏感，其次为下斜型。

部分患者术前因慢性供血不足已有 ST 段下移,当急性供血不足时,ST 段可在原有基础上进一步下移达 0.1 mV 以上。

缺血消失或缓解后,ST 段可恢复到正常或缺血前状态。部分患者可出现异常 Q 波,持续数小时后消失,提示严重缺血引起心肌顿抑。缺血持续时间过长引起心肌氧供需失衡,持续重度失衡则发展为急性心肌梗死,心电图表现分为非 ST 段抬高型和 ST 段抬高型。非 ST 段抬高型心肌梗死通常 ST 段下移幅度 ≥ 0.1 mV,提示冠状动脉未完全闭塞或完全闭塞后存在充足的侧支循环,通常梗死面积较小。当冠状动脉血管急性完全闭塞时,心电图通常表现为 ST 段抬高,伴有其数小时至数天相同导联的 T 波倒置,以及病理性 Q 波和 Q-T 间期延长。2017 年欧洲心脏病学会发布的指南中,以下情况 ST 段抬高提示发生冠状动脉急性闭塞:① 40 岁以下男性连续 2 个以上导联 ST 段抬高 ≥ 2.5 mV;② 40 岁以上男性 ST 段抬高 ≥ 2 mV;③ 女性各年龄段 V2 ~ V3 导联 ST 段抬高 ≥ 1.5 mV,其他导联抬高 ≥ 1 mV。

ST-T 的影响因素除心肌缺血外,还包括其他心源性因素(如心肌炎、心肌病、心包炎、心力衰竭、心律失常等)及非心源性因素(如电解质紊乱、急性呼吸衰竭、休克、急性胰腺炎、甲亢等)。此外,洋地黄类药物使用、体位或心脏位置的改变、心电图电极片位置的不同,均能引起 ST 段形态和数值的改变。因此,术中出现 ST-T 改变时,应首先排除非冠状动脉性的因素。ST-T 的动态演变对心肌缺血的诊断更为重要。

2. 不同部位心肌缺血的心电图表现

当心肌缺血或梗死的部位不同时,心电图各导联的变化也有所不同。临床上常用标准 12 导联心电图或 18 导联心电图来明确心肌缺血或心肌梗死发生的位置。胸前导联 V1 ~ V6 的 ST-T 改变提示前壁的缺血:V1 ~ V3、aVR 导联提示前间壁心肌缺血,病变血管在前降支近端;aVL 导联的变化对应左心室外侧壁,若此导联出现异常 Q 波、ST-T 改变,提示病变血管在左前降支近端至第一对角支之间;V4 ~ V6、Ⅰ、Ⅱ、aVF 导联提示心尖或侧壁心肌缺血,ST 对应性压低伴 T 波双相,病变血管在前降支远端。Ⅱ、Ⅲ 和 aVF 导联的改变提示病变为下壁,病变血管多为右冠状动脉,若冠状动脉为右冠优势型,可伴 V5 ~ V6 导联 T 波倒置。心脏后方电击导联(V7 ~ V9)的 ST 段改变,提示后壁心肌缺血或梗死,可能为右冠状动脉或左回旋支病变(表 5-2-1)。Wellen's 综合征是以心电图 T 波改变为特征,伴严重的左前降支冠脉近端狭窄的临床综合征,临床上又称左前降支 T 波综合征。其心电图表现包括:① V2 和 V3 导联有双向或深倒的 T 波,有时 V1、V4 甚至 V5 和 V6 导联也可出现;② 相关导联 ST 段在等电位线或轻度抬高(< 0.1 mV);③ 无 R 波振幅下降或消失;④ 无病理性 Q 波。

表 5-2-1　冠状动脉供血范围

部位	血液供应
左心室	
前间壁、前壁	LAD
前侧壁	LAD(对角支)和 LCX(钝缘支)

部位	血液供应
后侧壁	LCX 或 RCA
下壁	多为 RCA（后降支）或 LCX
后壁	RCA（左心室后侧支）和（或）LCX
室间隔	前上 2/3 和心尖部→LAD
	后下 1/3→RCA 或 LCX
右心室	
前壁	RCA 右心室支
侧壁	RCA 锐缘支
后、下壁	RCA 后降支
流出道和肺动脉圆锥部	RCA 圆锥支

LAD—左前降支，LCX—左回旋支，RCA—右冠状动脉。

新发的冠状动脉狭窄或堵塞，心肌出现透壁性心肌缺血或坏死，会在相应的导联出现 ST 段抬高的表现。若实施标准 12 导联监测，可根据异常的心电图导联来确定心脏缺血位置和可能出现病变的冠状动脉分支。以往一般根据标准导联（Ⅰ～Ⅲ导联）、加压单极肢体导联（aVL、aVF 导联）和胸导联（V1～V6 导联）ST 段变化，判断梗死相关的冠状动脉，心肌缺血的心电图判断通常不包括 aVR 导联。近年发现，aVR 导联的 ST 段变化是一个较传统标准的心电图表现更敏感的新指标（图 5-2-2）。aVR 导联 ST 段抬高往往预示左主干或左前降支近端病变可

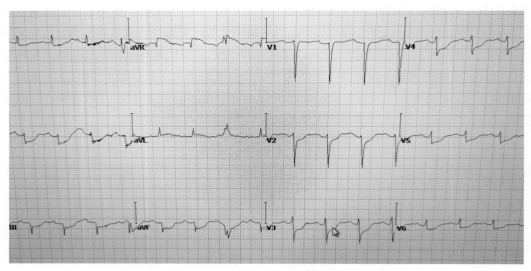

图 5-2-2　aVR 导联 ST 段抬高的心电图

能性大，心脏收缩功能下降较明显，梗死心肌面积较大，预后较差。近年有学者提出诊断左主干急性心肌梗死的"6+2"心电图诊断标准：≥6个导联的ST段明显下降（主要分布在前壁V2～V6以及Ⅱ、Ⅲ、aVF、Ⅰ、aVL导联）；2个导联的ST段抬高（aVR、V1导联），同时ST段抬高＞1 mm且STaVR＞STV1。心电图特征符合以上标准时，其诊断左主干发生病变的灵敏度为90%，特异度为86.7%。因此，术中一旦出现aVR导联ST段抬高，麻醉医生应高度重视，予以积极处理。

术中监测采用的五导联心电图，仅能提供一个胸导联，增加了心肌缺血判别和定位的难度。单独胸导联用于诊断术中心肌缺血时，V5导联的敏感性最高（75%），V4导联次之（61%）。胸导联联合标准导联和肢体导联，能进一步提高术中心肌缺血诊断的灵敏度，并辅助判断病变血管的位置。术中若多个区域对应的导联均出现ST-T的改变，则需考虑术前多支病变或围手术期功能性因素，如心脏耗氧增加或低血压引起的广泛心内膜下心肌缺血。

3. 术中心肌缺血的处理

术中心肌缺血的常见原因为手术刺激、交感兴奋等引起心肌氧耗增加，或者由于持续性低血压导致心肌供血不足而引起心内膜下缺血，心电图主要表现为ST段的压低。此类患者的处理首先为病因治疗，包括加强疼痛管理，降低交感神经的兴奋性，控制患者的心率和血压，降低氧耗；对于低血压患者，应尽快根据低血压的原因予以纠正，必要时可使用血管活性药物。血流动力学稳定时可使用硝酸甘油或钙通道阻滞剂（硝苯地平、尼卡地平等）扩张冠状动脉。术中血液丢失较多的患者，应及时输血或增加吸入氧浓度通气，保证血液的携氧能力。机械通气时可允许呼吸性酸中毒，增加冠状动脉血流量。

术中出现急性心肌梗死时，应立即严密监护、维持血流动力学稳定。出现室颤或持续性多形性室性心动过速，应及时启动心肺复苏，进行心外按压、电除颤或同步电复律。合并室性早搏或室性心动过速时，可给予利多卡因50～100 mg静推，可重复使用，极量300 mg，必要时使用胺碘酮。心率减慢时使用阿托品0.5～1.0 mg静脉注射。出现顽固性低血压时，通常提示心源性休克，应泵注多巴胺、多巴酚丁胺、去甲肾上腺素或肾上腺素等正性肌力或血管活性药物。急性心肌梗死预后较差，一旦发现应立即启动抢救程序、心血管内科会诊，急性期内考虑血管再通治疗。

二、血压的监测和管理

（一）动脉血压的监测

1. 无创间接血压监测

目前临床工作中常用自动无创血压计监测血压，其工作原理是振荡法。在对血压计袖带进行充气-放气过程中，血管内的血液流动会产生一定频率的振荡波，监护仪测得的震荡波峰值时的血压，为该次心动周期的平均动脉压，然后根据各生产厂家特定的算法推算出收缩压和舒张压（图5-2-3）。相比有创动脉测压，自动无创法会低估收缩压，同时高估舒张压，脉压差会减小。在高血压患者中，自动无创法的测量值偏低；而在低血压患者中，其测量值偏高。

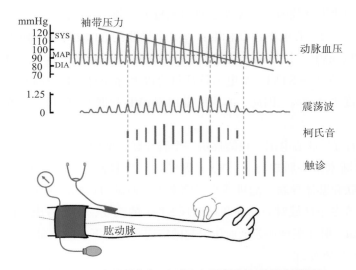

图 5-2-3　根据震荡波、柯式音和触诊测定无创血压的原理

监护仪测得的震荡波峰值时的血压为平均动脉压，然后根据各厂家特定的算法推算出收缩压和舒张压。听诊柯氏音时，第一次肱动脉搏动声对应的汞柱数值为收缩压，声音消失时对应的汞柱数值为舒张压。触诊法只能判断收缩压。SYS—收缩压；MAP—平均动脉压；DIA—舒张压。引自：KUCK K, et al. Anesth Analg, 2018,127(2): 408-411.

2. 有创直接动脉测压

　　动脉血管内置管行有创血压监测可以提供持续、实时、准确的血压数据，被广泛应用于外科手术中，尤其是老年危重患者中。桡动脉由于位置表浅，穿刺置管成功率高，且因手掌接受桡动脉和尺动脉双重血供，因而置管后并发症少，成为临床上最常用的穿刺置管部位；其次为足背动脉、股动脉、肱动脉和胫后动脉。动脉穿刺的并发症包括：动脉远端缺血、假性动脉瘤、动静脉瘘、出血、动脉内血栓形成、感染、周围神经损伤等。近年来，随着超声可视化技术在临床麻醉工作中的推广使用，超声引导动脉穿刺置管大大提高了置管的成功率和安全性。

　　动脉置管除了可以测量动脉血压外，动脉脉搏波形还可反映心肌收缩力、外周血管阻力和每搏心输出量情况。动脉脉搏波形的升支斜率与心肌收缩力相关，降支形态以及降中波和降中峡的位置和外周阻力相关，而曲线下面积和每搏心输出量相关（**图 5-2-4**）。

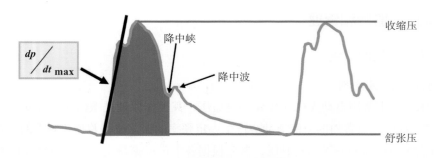

图 5-2-4　与动脉脉搏波形相关的血液动力学

动脉脉搏波形的升支斜率与心肌收缩力相关，降支形态以及降中波和降中峡的位置和外周阻力相关，曲线下面积（红色阴影）和每搏心输出量相关。

（二）老年患者术中血压的精确管理

1. 一般原则

老年手术患者多并存多种疾病，机体各器官的储备功能下降。因此，需要强调术前对患者进行详细的评估，了解重要脏器的功能状态，制订个体化的管理方案，针对不同个体制订不同的血压调控水平，在保证重要脏器血供的同时，尽可能避免心脏过度做功。

一般认为手术患者术中血压的波动范围为基础血压的20%，但目前关于基础血压的认定存在一定争议。患者入室后，可给予少量镇静药物（如咪达唑仑1~2 mg），待患者处于轻度镇静状态时，所测得的血压可作为该患者的基础血压，术中血压的调控目标为该血压水平的20%上下波动。

动脉血压是循环系统内多个因素共同作用下的外在表现，是多种因素综合作用的结果。心血管系统内有足够的血液充盈是形成动脉血压的前提条件，心室收缩射血为血压的形成提供能量、适当的外周阻力是影响动脉血压的重要因素。因此，对术中血压的调控应该全面分析血压出现波动的病因所在，根据病因针对性地实施干预，实现术中血压的精确管理。

2. 术中低血压的预防和治疗

低血压是手术患者术中最常见的并发症之一，严重的低血压可能会导致患者组织血液灌注不足，造成缺氧。而老年患者常常并存不同程度的血管疾病（动脉粥样硬化），进而发展为动脉狭窄，如冠状动脉粥样硬化、颈动脉狭窄等。狭窄的动脉会造成相应器官耐低血压的阈值降低，低血压时更易出现组织器官的缺血、缺氧。因此，对老年患者术中低血压的预防和治疗显得尤为重要。术前针对老年患者进行详细的评估，以指导术中血压的调控。若患者术前即存在心、脑等重要脏器的缺血表现，则不应按常规的20%范围调控血压，而应将患者血压维持在相对较高的水平，以确保重要脏器不出现缺血和缺氧。

术中多种因素均可导致低血压的发生。全身麻醉药物或辅助用药会抑制交感神经，或药物本身可能就存在直接的心肌抑制和（或）血管扩张作用；椎管内麻醉在阻滞平面范围内会引起明显的交感神经阻滞，容量和阻力血管扩张；长时间手术患者体液进出量失衡、酸中毒、低体温等多种因素也会引起低血压；手术失血过多而得不到及时充分的补充、手术操作挤压心脏或大血管、手术刺激导致迷走神经张力过高等手术因素也会引起患者的血压明显波动；患者并存的基础疾病，如失血性休克、肾上腺皮质功能衰竭、严重低血糖等，在手术中也会成为低血压的病因。

多数情况下，导致患者术中低血压的病因并非单一病因，而是多种因素共同作用的结果。例如，出血性休克的患者在麻醉后，除了有效血容量的丢失外，全身麻醉药物诱发的心肌抑制、血管扩张以及交感神经抑制，多种因素共同作用，使患者出现明显的低血压。根据血流动力学的机制，影响血压的根本因素包括心肌收缩力、有效循环血容量、后负荷和心率。理论上来说，所有引起低血压的原因根本上都是通过以上四种因素起作用。因此，在临床工作中，应全面、综合地考量患者的病情特点，判断患者出现低血压的病因和发生机制，选择最优麻醉方案，合理补液，适当选择血管活性药物，及时纠正患者的低血压状态，确保患者安全。

3. 术中高血压的预防和治疗

一般将血压升高超过患者术前基础值的 20% 或超过 160/95 mmHg 称为术中高血压。老年患者循环系统中弹性血管的应变性差，心输出量的轻度增加即可引起外周循环系统血压的明显增高。过高的血压，会增加心脏做功，心肌氧供需平衡失调，在冠心病的患者中易导致心肌缺血。术中过高的血压若得不到及时处理，患者出现心脏功能衰竭、脑卒中、肺水肿的风险会增加。术中高血压常见于气管插管操作的刺激、手术刺激、术中麻醉深度过浅以及某些特殊类型的手术（如嗜铬细胞瘤、甲状腺功能亢进）。

针对术中高血压，首先应综合评估患者的病情，了解术前有无可能导致术中高血压的其他因素存在。其次应根据麻醉和手术操作进程，提前干预，在强刺激前及时加深麻醉或加强镇痛。最后，对于排除麻醉镇痛深度等相关因素引起的顽固性高血压，可采用 α 受体或 β 受体阻滞剂、血管扩张剂等对症治疗，避免长时间的高血压引发不良后果。

三、心输出量的监测和精确管理

心输出量（cardiac output，CO）为每分钟心脏搏出的血液总量。其数值等于左心室每次心搏所射出的血量与心率的乘积。稳定的心输出量是患者术中血流动力学平稳的基础。

（一）心输出量的监测方法

1. 热稀释法

通过 Swan-Ganz 导管快速连续测定心输出量。由 Feger 在 1954 年首次提出。热稀释法目前仍被认为是测定心输出量的标准方法。具体方法为：将 5% 的葡萄糖冰水经 Swan-Ganz 导管的近端孔注入右心房后，冰水与血液混合，而后经由右心室被泵入肺动脉内，在此过程中，在混合作用下，冰水的温度会升高，此时在 Swan-Ganz 导管的远端温度感受器测定温度的变化值，通过 Stewart Hamilton 公式即可计算出心输出量。Stewart Hamilton 公式：

$$CO = \frac{V \times (T_B - T_I)}{A} \times \frac{(S_I - C_I)}{(S_B \times C_B)} \times \frac{60 \times C_T \times K}{1}$$

式中，CO = 心输出量，V = 注射的容量，T_B = 血液温度，T_I = 注射剂温度，A = 温度曲线下面积，S_I = 注射剂的比重，C_I = 注射剂的热度，S_B = 血液的比重，C_B = 血液的热度，C_T = 注射剂加温的修正因子，K = 校准系数。注射剂使用葡萄糖时，$(S_I - C_I)/(S_B \times C_B)$ =1.08。

Swan-Ganz 导管可以测量三方面的核心参数：① 心输出量参数，如心输出量。② 压力参数：肺动脉压力、肺毛细血管楔压、右房压等。③ 氧合参数：混合静脉血氧饱和度。在此基础上，还可计算心脏指数、每搏量、体循环外周阻力、肺循环外周阻力、射血分数、左心室每搏功指数和右心室每搏功指数等血流动力学参数。上述血流动力学参数的正常值可参考表 5-2-2。

表 5-2-2　血流动力学参数的正常值

参数	缩写	正常值	单位
① 心率	HR	60～100	次/min
② 中心静脉压	CVP	6～12	cm H$_2$O
③ 右房压	RAP	-1.0～8（4）	mmHg
④ 右心室压	RVP	15～28（24）/0～8（4）	mmHg
⑤ 肺动脉压	PAP	12～28（24）/5～16（10）	mmHg
⑥ 肺毛细血管楔压	PCWP	5～12（9）	mmHg
⑦ 左房压	LAP	4～12（7）	mmHg
⑧ 左心室压	LVP	90～140（130）/4～12（7）	mmHg
⑨ 平均动脉压	MAP	85～95	mmHg
⑩ 心输出量	CO	4～8	L/min
⑪ 心脏指数	CI	2.5～4.2	L/(min·m^2)
⑫ 每搏心输出量	SV	50～110	mL
⑬ 每搏心排血指数	SVI	30～65	mL/(次·m^2)
⑭ 体循环外周阻力	SVR	900～1400	dyne·sec·m^{-5}
⑮ 肺循环外周阻力	PVR	150～250	dyne·sec·m^{-5}
⑯ 射血分数	EF	＞0.50	
⑰ 左心室每搏功指数	LVSWI	43～61	g/(m·m^2)
⑱ 右心室每搏功指数	RVSWI	7～12	g/(m·m^2)

①～⑩为直接测得的参数，⑪～⑱为计算得到的参数。

2. 基于动脉压力波形的心输出量测定方法

近年来基于动脉压力波形的变化估算心输出量的方法逐渐在临床得到推广。基于动脉压力波形分析的心输出量测定方法可分为有外部校正和无外部校正两类，前者有 PICCO（热稀释法校正）和 LiDCO（锂稀释法校正），后者有 FloTrac、Most Care 等。临床上可以根据手术需求和患者病情选择合适的监测方法（**图 5-2-5**）。

1）PICCO　PICCO 由德国 Pulsion 公司开发，是一种微创的心输出量监测方法。PICCO不需要置入肺动脉导管，只需将冷晶体液经深静脉导管注入，继而在外周动脉内（多为股动脉）测定温度变化。结合热稀释曲线，经数学转换，即可获得心输出量、每搏量变异度（stroke volume variation，SVV）、胸内血容量、心脏前负荷和血管外肺水等相关血流动力学数据。SVV

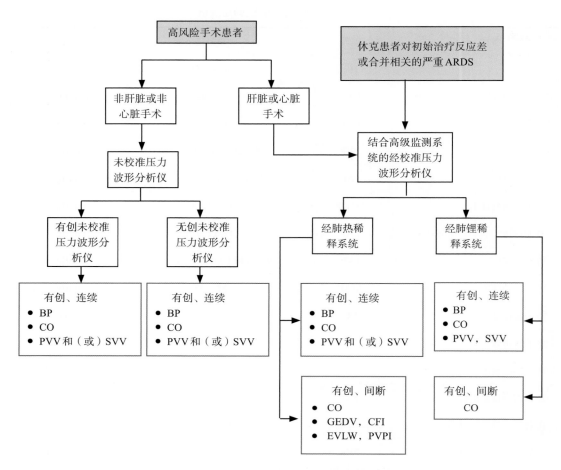

图 5-2-5　基于动脉压力波形的心输出量测定方法的选择

BP—血压；CO—心输出量；PVV—脉压变异率；SVV—每搏量变异度；GEDV—全心舒张末期容积；CFI—心功能指数；
EVLW—血管外肺水；PVPI—肺血管通透性指数。引自：OZWIAK M, et al. Anesth Analg,2018,126(6): 1930-1933.

正常值≤10%，全心舒张末期容积指数（global end diastolic volume index，GWDVI）的正常值为 680～800 mL/m²，胸内血容量指数（intrathoracic blood volume index，ITBVI）的正常值为 850～1000 mL/m²，血管外肺水（extravascular lung water，EVLW）的正常值为 3.0～7.0 mL/kg。PICCO 系统的计算方法依赖于冷指示剂在循环系统内的流动，因此，冷指示剂丢失、剂量错误，或患者循环系统存在反流、分流等，皆会影响 PICCO 系统的准确性。在临床使用过程中，应该辨别其适用范围。

　　2）LiDCO　LiDCO 由英国 LiDCO 公司生产，测定心输出量的基本原理与 PICCO 相似，但不再使用冷水，取而代之的是注射氯化锂。通过外周或中心静脉注入锂离子后，经由外周动脉系统测定锂离子的浓度变化，进而估算心输出量。该方法相较于 PICCO，对动脉压力波形的波动耐受能力好，不再要求大动脉，使用常规有创动脉血压测定所用的桡动脉即可。因为需要测定锂离子的浓度变化，因此，接受锂离子治疗的患者，其测量值可能会偏大。另外，罗库溴铵、泮库溴铵等神经肌肉阻滞剂分子会被动脉探测系统识别，因此，在使用 LiDCO 系统时，还应避免使用上述神经肌肉阻滞剂。

3）FloTrac　FloTrac 由 Edwards 公司开发生产，其对血流动力学数据的测定不需要额外的指示剂（无外部校正），而是通过人类学群体指标（年龄）和外周动脉压力波形计算测得。因此，无需中心或者外周静脉，仅需连接外周有创动脉测压系统即可，临床使用更加方便。但若患者的生物学特征存在明显异常（如身高、体重），或者生物学特征短时间存在明显改变（如肝功能衰竭、感染性休克、快速大量补液及大剂量血管活性药物的使用等），其测量结果可能存在较为明显的错误。

4）Most Care　Most Care 是目前投入商业使用的微创且无需校正的心输出量测量方式，由法国的 Vygon 公司开发，通过精确测定动脉压力波形的每搏变化，进而计算出血流动力学的相应指标和数据。因其计算过程灵敏度较高，因此，对动脉压力传感器的准确性要求很高，若存在压力传输错误，可能得出错误的结果。在使用过程中，需要注意密切观察压力波形的变化，确保压力传输的准确性。

（二）老年患者心输出量的精确管理

老年患者并存疾病多，术中血流动力学出现波动时，影响因素较多。若术中可精确监测患者的心输出量变化，则可为血流动力学管理提供非常有意义的指导。传统的热稀释法测定心输出量需要放置 Swan-Ganz 导管，创伤较大，费时且患者花费高。近年来不断出现的微创及无创的、基于有创动脉压力波形分析的心输出量测定方法，为术中连续监测心输出量提供了更为方便的选择，但选择上述方法必须要了解每种方法的适用性和局限性。

术中心输出量的监测，应尽量做到连续、动态监测，并记录基线，通过对比血流动力学波动前后的心功能相关指标，指导临床工作中强心药物或者缩血管药物的选择，以达到精确管理血流动力学的目标。

（三）低心排综合征的精确管理

低心排综合征多指心脏外科大手术后出现的心脏泵血功能障碍，患者出现以低血压、脉压差较小、少尿甚至无尿等为主要表现的综合征。在老年非心脏手术患者中，该综合征也时有发生。发生原因主要与患者原发疾病有关，如冠心病、扩张性心肌病等。该综合征一旦发生，单纯从动脉血压变化较难诊断，临床处理方案与常见的麻醉原因引发的低血压截然不同。连续心输出量监测有助于及时发现、诊断和指导低心排综合征的处理。

低心排综合征最常见于体外循环之后，主要与心脏缺血、缺氧以及再灌注损伤有关。此外，电解质紊乱、酸碱失衡、有效循环血容量过少、心脏受压以及心律失常也会引起心功能受损，导致心输出量明显减少。另外，急性或亚急性冠脉综合征（如冠状动脉气栓）也会影响心肌氧供需平衡，导致心功能受损。

低心排综合征的处理应该综合考虑患者的病理生理状态，寻找造成这一症状的病因。若为容量不足，应及时输血和输液；若为内环境原因引起的心肌收缩功能受损或心律失常，则应积极纠正内环境失衡状态；单纯因为心肌收缩功能异常，可考虑使用一定剂量的血管活性药物或者强心药物，如β受体激动剂（肾上腺素、多巴酚丁胺）、磷酸二酯酶抑制剂（如米力农）和强心苷类药物等。

四、心脏前负荷的监测和精确管理

正常心肌在一定范围内，改变心肌细胞初长度会引起心肌收缩强度的改变。因此，心室舒张末期容积增加可提高心肌的收缩力，增加搏出量。若将心脏的后负荷不变，随着前负荷的增加，心脏的主动张力也随之增大，当主动张力达到最大值时，称之为最适前负荷。此刻若前负荷继续增加，主动张力将逆向变小。在实际临床工作过程中，对容量的精确测量存在一定的困难，通常使用中心静脉压力和肺毛细血管楔压间接反映右心室和左心室的前负荷。

（一）心脏前负荷的监测

1. 中心静脉压

静脉系统压力较低，测压系统零点位置必须准确，一般选择右心房中线作为校零点。中心静脉压（central venous pressure，CVP）绝对数值在个体间有差异，且基础值低，因此，单一时间点的绝对值不可作为判断右房压的指标，更可靠的做法是根据中心静脉压的动态变化情况来综合判断。此外，正常的 CVP 波形由 a、c、v 三个正波和 x、y 两个负波组成。其中 a 波由心房收缩形成；x 波反映右心房舒张时容量减少；c 波则是三尖瓣关闭所产生的逆向波所致；v 波是右心充盈同时伴有右心室收缩；三尖瓣关闭由心房膨胀的回力所引起，y 波代表了三尖瓣的开放，右心房排空。正确理解 CVP 波形的组成，并对其进行相应分析，有助于更好地针对病因做出诊断。

2. 肺毛细血管楔压

要评价左心室的前负荷状态，最准确的指标是测量左心室的舒张末期容积。但在临床工作中，直接测量左心室的容积难度很大，难以实现。若不考虑左心室的舒张功能受限，则左心室的收缩末期容积与左心室舒张末期的压力具有相关性，而在舒张末期左房压等于左心室压，因此，临床可通过放置肺动脉导管测量左房压，间接反映左心室的前负荷状况。肺毛细血管楔压（pulmonary capillary wedge pressure，PCWP）可直接反映左房压。正常值为 5~15 mmHg，平均约 10 mmHg。若 PCWP 升高，则可能提示左心室前负荷过重或左心功能不全。

3. 其他

1）每搏量变异度　正常情况下，由于负压通气导致的胸内压变化，动脉压在吸气时降低、呼气时增加，正常人动脉压的变异范围为 5~10 mmHg。在正压机械通气患者中，这一现象会逆转，即动脉压会在吸气时增加、呼气时降低。每搏量变异度虽然不能反映容量负荷的大小，但是在预测液体治疗反应性方面，具有很高的灵敏度和特异度。

正常情况下，机械控制正压通气下，每搏量变异度应小于 10%~15%。在考虑容量不足的患者中，给予容量治疗的同时，连续监测每搏量变异度的变化，可评估容量治疗的效果。目前相关文献仅支持在正压机械通气患者中使用，且要求潮气量设定大于 8 mL/kg，另外还要求呼吸频率保持恒定。在房颤或存在明显心律不齐的患者中，每搏量变异度指导容量治疗的作用有限。

2）被动抬腿试验　若考虑患者容量不足，可通过被动抬高平卧位患者双下肢 45°，增加静脉的回心血量（下肢容量血管往心脏回输约 300 mL 血容量），观察患者的血流动力学变化。该试验可判断患者是否处于容量不足的状态。在缺乏有效监测手段的情况下，该试验是判断容量不足的简单有效的方法。需要注意的是，下肢创伤、颅内压增高、浅镇静和腹内压增高等因素可能会限制被动抬腿试验结果的可靠性。

3）液体冲击试验　在 30 min 内快速给患者输注 500～1000 mL 晶体液或者 300～500 mL 胶体液，然后观察患者血流动力学指标的变化情况。在手术室中因手术体位和手术区域限制无法进行被动抬腿实验的患者中，此方法尤为常用。

4）超声评估患者容量　超声是近年来评估容量的常用方法，可在直视下评估心脏舒张末期容量或观察下腔静脉随呼吸运动的变异度，以判断容量是否充足（见后述）。

（二）老年患者心脏前负荷的管理

1. 基本原则

老年手术患者常合并高血压、糖尿病、动脉粥样硬化等基础疾病，多存在一定程度的冠状动脉狭窄。若患者有效循环血容量不足时，心率会代偿性增快，心肌耗氧量增加，老年患者的冠状动脉无法代偿性增加心肌氧供，心肌缺氧的风险增大。因此，老年患者对快速心率耐受差，手术中应避免因前负荷不足而导致心肌缺血风险增加。老年患者心脏储备功能降低，对前负荷过多的耐受性也降低。补液过多或过快，容易导致肺水肿和急性心衰。因此，对老年患者前负荷的管理，应全面考虑患者的并存疾病，了解液体的丢失和进入量，结合术中监测，动态评估，制订合理的临床决策。

2. 目标导向性液体管理

目标导向性液体治疗（goal-directed fluid therapy，GPFT）旨在通过动态监测能够反映患者前负荷的指标，按照有效的标准治疗流程（图 5-2-6），获得理想的前负荷和氧输送，以改善患者的微循环和组织氧供。传统上反映前负荷的指标为中心静脉压和肺动脉楔压，但两者反映前负荷的准确性和敏感性较弱。随着临床监测技术的进步，近年来开始将每搏量变异度或脉压变异率作为目标来指导术中的液体治疗。

每搏量变异度的监测应在正压机械通气状态下，且潮气量设定大于 8 mL/kg，呼吸频率恒定，另外患者不能有心律失常。监测过程中，若每搏量变异度大于 13% 则提示患者循环系统内有效循环血容量不足，需要补液；在每搏量变异度低于 13% 时，则可按 1～2 mL/（kg·h）的速度补充生理需要量即可；若手术过程中有明显的血容量丢失，连续实时监测的每搏量变异度会出现增大，此刻需要快速补液直至将其降低至低于 13%。基于每搏量变异度的血流动力学管理方案可参考图 5-2-7。脉压变异率也可作为目标导向容量治疗的指标，其临床治疗的控制标准为 15%，高于 15% 提示前负荷不足，低于 15% 是液体治疗的目标。

近年有学者提出了中心静脉与动脉血二氧化碳差值（central venous-to-arterial carbon dioxide gap，DCO_2）辅助的目标导向血流动力学管理策略。$DCO_2 > 6\,mmHg$ 时，如果脉压变异率 < 12，则给予多巴酚丁胺强心治疗。如果脉压变异率 > 12，则进行液体冲击试验。研究发现，这一策略有助于改善大手术患者的氧合指标，缩短患者在 ICU 的停留时间。

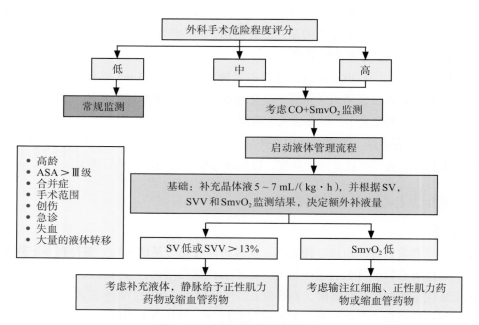

图 5-2-6　围手术期液体管理方案

CO—心输出量；$SmvO_2$—混合静脉血氧含量；SV—每搏量；SVV—每搏量变异度。

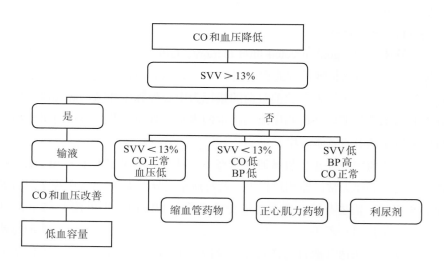

图 5-2-7　基于每搏量变异度的血流动力学管理方案

CO—心输出量；SVV—每搏量变异度；BP—血压。

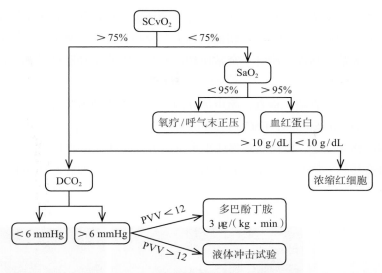

图 5-2-8　中心静脉与动脉二氧化碳差值辅助的目标导向血流动力学管理策略

液体冲击试验给予 4 mL/kg 或 250 mL 平衡晶体液（取液体较少者）。监测脉压变异率前，潮气量设定为 10 mL/kg。SCvO$_2$—中心静脉血氧饱和度；SaO$_2$—动脉血氧饱和度；DCO$_2$—中心静脉 - 动脉血二氧化碳差值；PVV—脉压变异率。引自：HNLK, et al. Anesth Analg, 2022,134(5): 1010-1020.

五、术中超声心动图在老年患者血流动力学管理中的应用

超声心动图可以直接观察心脏的结构和功能，在老年危重手术患者术中血流动力学管理方面具有重要的价值。

（一）超声心动图诊断的常用切面

1. 经食管超声心动图的常用切面

根据经食管超声心动图（trans-esophageal echocardiography，TEE）探头的放置位置，可将基本切面归为 4 大类：食管上段切面（6 个切面）、食管中段切面（8 个切面）、经胃和深胃底切面（6 个切面）。

食管上段切面包括主动脉弓长轴切面 + 短轴切面、升主动脉长轴切面 + 短轴切面、降主动脉长轴切面 + 短轴切面。食管中段切面包括主动脉瓣长轴切面 + 短轴切面、四腔心切面（0°）、二尖瓣交界切面（60°）、两腔心切面（90°）、左心室长轴切面（120°）、右心室流入流出道切面、上下腔静脉切面。经胃和深胃底切面包括经胃左心室基底部短轴切面、经胃左心室乳头肌短轴切面、经胃左心室两腔心切面、经胃左心室长轴切面、经胃底右心室流入道切面、经深胃左心室长轴切面。

2. 经胸超声心动图的常用切面

临床上常用的经胸超声心动图（transthoracic echocardiography，TTE）声窗有胸骨旁（6 个切面）、心尖（4 个切面）、剑突下（2 个切面）和胸骨上窝（2 个切面）。胸骨旁常用切面有胸骨旁左心室长轴切面、胸骨旁主动脉根部短轴切面、胸骨旁二尖瓣口短轴切面、胸骨旁乳头肌

短轴切面、胸骨旁右心室流入道长轴切面、胸骨旁肺动脉长轴切面。心尖常用切面有心尖四腔心切面、心尖五腔心切面、心尖二腔心切面、心尖三腔心切面。剑突下常用切面有剑突下四腔心切面、剑突下下腔静脉切面。胸骨上窝常用切面有胸骨上窝主动脉弓长轴切面、胸骨上窝主动脉弓短轴切面。

相较于传统的全面心脏超声检查，超声指导围手术期血流动力学管理可采用重点心脏超声检查（focused cardiac ultrasound，FoCUS），FoCUS以目标为导向，不需要检查所有切面，而更强调发现和解决临床问题，以肉眼观察或半定量的方式快速完成心超检查。FoCUS检查常用的切面有：胸骨旁短轴、胸骨旁长轴、心尖四腔心切面、剑突下四腔心切面和剑突下下腔静脉切面（图5-2-9）。

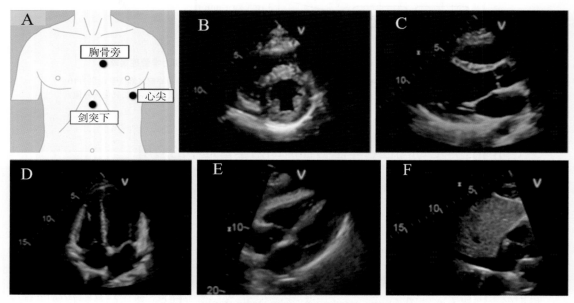

图 5-2-9　经胸超声心动图 FoCUS 检查常用切面

A.经胸心超探头放置；B.胸骨旁左心室短轴；C.胸骨旁左心室长轴；D.心尖四腔心；E.剑突下四腔心；F.剑突下下腔静脉。引自：GROPPER MA, et al. Miller's Anesthesia. 9th ed. Philadelphia：Elsevier, 2020.

（二）超声心动图在血流动力学测量中的应用

1. 心输出量的测量

通过多普勒法测定左心室流出道的血流速度，对速度进行速度-时间积分（velocity time integral，VTI）。VTI的含义是血液中细胞在一个心动周期内平均移动的距离。因此，若将每次心动周期搏出的血流视作圆柱体，则可根据公式计算出一个心动周期内左心室的搏出量：

$$SV = CSA \times VTI$$

式中，SV为每搏量，CSA为左心室流出道的横截面积，VTI为左心室流出道血流的速度-时间积分。将每搏量乘以心率，即可获得心输出量（图5-2-10）。

左心室流出道直径可在经食管中段左心室长轴切面进行测量，然后可在经心尖五腔心切

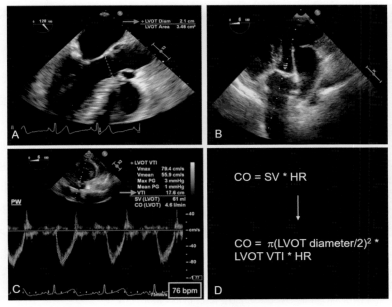

图 5-2-10　超声测量心输出量

A.食道中段左心室长轴切面测量左心室流出道直径。B.经深胃左心室长轴切面找到左心室流出道血流频谱。C.测定流出道流速，描计 VTI，自动得出心输出量数据。D.计算心输出量公式。CO—心输出量，SV—每搏量，HR—心率，LVOT diameter—左心室流出道直径，LVOT VTI—左心室流出道血流速度-时间积分。引自：GROPPER MA, et al. Miller's Anesthesia. 9th ed. Philadelphia：Elsevier, 2020.

面测量左心室流出道血流的 VTI，超声仪可自动计算出每搏量。采用 TEE 时，则采用食道中段左心室长轴切面测量左心室流出道直径，在经深胃左心室长轴切面测量左心室流出道血流的 VTI。

2. 左心室收缩功能的评估

左心室收缩功能的评估通常采用左心室射血分数，左心室射血分数有 Teich 法和 Simpson 法两种超声测量方法。

1）Teich 法　Teich 法适用于无节段性室壁运动异常者的左心室射血分数测量。胸骨旁左心室长轴切面、二尖瓣腱索水平，将 M 超取样线垂直于室间隔和左心室后壁，测量左心室舒张末期内径、收缩末期内径（图 5-2-11）。根据公式 $V=[7.0/(2.4+D)]D^3$，式中，V 为容积，D 为左心室内径，

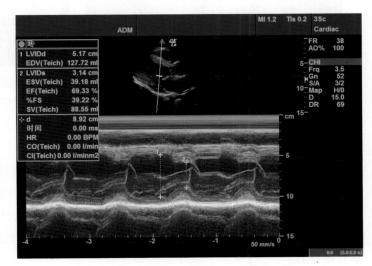

图 5-2-11　Teich 法测量左心室射血分数

LVIDd—左心室舒张末期内径；EDV—左心室舒张末期容积；LVIDs—左心室收缩末期内径；ESV—左心室收缩末期容积；EF—射血分数；%FS—缩短分数；SV—每搏量。

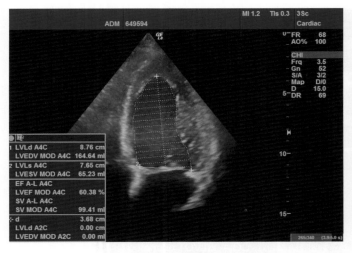

图 5-2-12　Simpson 法测量左心室射血分数

在心尖四腔心切面和心尖两腔心切面分别勾画舒张末期和收缩末期左心室心内膜边界。LVLd A4C—四腔心舒张末期左心室长径；LVEDV MOD A4C—估算的四腔心左心室舒张末期容积；LVLs A4C—四腔心收缩末期左心室长径；LVESV MOD A4C—估算的四腔心左心室收缩末期容积；EF A-L A4C—面积长度法估算的四腔心射血分数；LVEF MOD A4C—估算的四腔心左心室射血分数；SV A-L A4C—面积长度法估算的四腔心每搏量；SV MOD A4C—估算的四腔心每搏量。

计算得到左心室舒张末期容积和收缩末期容积，并进一步计算得到左心室射血分数。

2）Simpson 法　Simpson 法可用于节段性室壁运动异常者的左心室射血分数测量。获取心尖四腔心切面和二腔心切面，描记左心室舒张末期和收缩末期心内膜，根据 Simpson 公式原理计算左心室容积和射血分数（图 5-2-12）。

3. 右心室收缩功能的评估

右心室收缩功能通常采用三尖瓣环收缩期位移（tricuspid annular plane systolic excursion，TAPSE）评估（图 5-2-13），TAPSE < 8 mm 提示重度右心室收缩功能障碍。

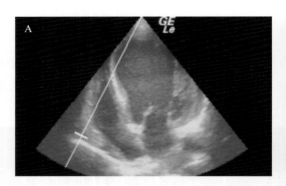
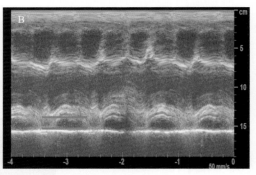

图 5-2-13　三尖瓣环收缩期位移的测量方法

A.四腔心切面行 M 超检查，采样线置于外侧三尖瓣环。B.测量三尖瓣环收缩期的位移距离（两条红线间距离）。

4. 容量的评估

1）下腔静脉扩张指数　采用剑突下下腔静脉切面，测量呼气末和吸气末的下腔静脉直径（图 5-2-14），根据公式 dIVC=（IVC_{max}-IVC_{min}）/IVC_{mean}，计算得到 dIVC。式中，dIVC 为下腔静脉扩张指数（distensibility index of the inferior vena cava），IVC_{max} 为自主呼吸呼气末下腔静脉直径，IVC_{min} 为自主呼吸吸气末下腔静脉直径，IVC_{mean} 为下腔静脉平均直径。dIVC > 12% 提示容量不足。

2）血流速度—时间积分变化率　对于下腔静脉显示不清楚的患者，还可以采用血流速度—时间积分变化率（ΔVTI），评估容量情况。采用心尖五腔心切面，获取左心室流出道血流频

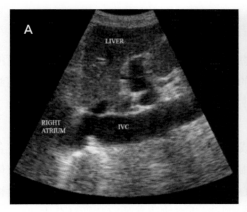
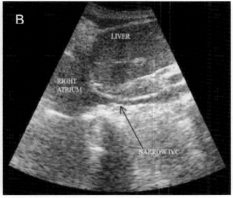

图 5-2-14　下腔静脉扩张指数的测量

A. 自主呼吸呼气末下腔静脉直径。B. 自主呼吸吸气末下腔静脉直径。LIVER—肝脏；RIGHT ATRIUM—右心房；NARROW IVC—狭窄的下腔静脉。

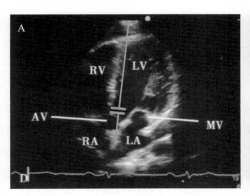
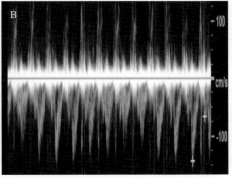

图 5-2-15　速度－时间积分变化率的测量

A. 经心尖五腔心切面，多普勒取样框（蓝线）置于左心室流出道。B. 左心室流出道的血流频谱图。RV—右心室；RA—右心房；LV—左心室；LA—左心房；AV—主动脉瓣；MV—二尖瓣。

谱，描记 VTI（图 5-2-15）。根据公式 $\Delta VTI = (VTI_{max} - VTI_{min})/VTI_{mean}$，计算得到 ΔVTI。式中，ΔVTI 为速度－时间积分变化率，VTI_{max} 为自主呼吸呼气末左心室流出道血流的 VTI，VTI_{min} 为自主呼吸吸气末左心室流出道血流的 VTI，VTI_{mean} 为左心室流出道血流的平均 VTI。$\Delta VTI > 20\%$ 提示容量不足。

3）左心室舒张末期面积　采用胸骨旁左心室乳头肌短轴切面，测量舒张末期面积（图 5-2-16）。左心室舒张末期面积 < 8 cm² 提示容量不足。

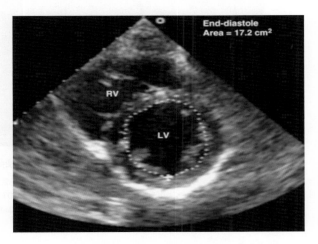

图 5-2-16　胸骨旁左心室短轴切面测量左心室舒张末期面积

RV—右心室；LV—左心室；End-diastole Area—舒张末期容积。

（三）超声心动图在循环衰竭和休克患者管理中的应用

血流动力学不稳定、循环衰竭在老年手术患者中时有发生，特别是在并存多种疾病的衰弱患者中。因此类患者病情复杂，对其循环衰竭的病因诊断往往具有一定困难，进而可能给治疗带来一定困难。超声心动图可以为病因的诊断带来诸多有意义的信息。

1. 心室功能异常

超声心动图检查有助于发现双心室的收缩或舒张功能异常，超声心动图评估左心室各节段收缩功能，有助于判断患者有无缺血性心功能损害。心源性休克的超声表现有：心肌整体收缩功能降低，心室出现离心性增大。若存在急性心肌缺血，还可通过超声心动图发现节段性室壁运动异常，甚至逆向运动。运动异常的部位有助于判断狭窄或堵塞的冠状动脉分支。

2. 低血容量

超声心动图可直接评估心室的形态和舒张末期容积，更为直观地评价心脏的充盈状态，为临床诊断低血容量提供更有价值的信息。严重低血容量时，左心室短轴乳头肌切面可见收缩末期心室腔明显变小，两根乳头肌相互接触，称之为"Kiss 征"。此外，还可根据 dIVC 和 Δ VTI 判断容量情况。

3. 左心室流出道梗阻

肥厚性心肌病患者可出现心肌不对称肥厚，室间隔厚度与心室后壁厚度的比值常大于 1.5，临床表现为心肌收缩力正常，但心输出量不足，可伴或不伴有难治性低血压。对肥厚性心肌病的诊断在临床上存在一定的困难，低血压时的治疗措施有别于其他类型的低血压，不可采用正性心肌力药物提升血压。超声心动图对检查肥厚性心肌病非常有帮助，并可明确有无左心室流出道梗阻，进而指导临床治疗。左心室流出道梗阻的超声表现为：流出道前向血流加速，同时"虹吸"二尖瓣前叶，造成前叶无法与后叶对合，导致继发性二尖瓣反流，超声心动图可见"人"字形彩色血流（图 5-2-17）。

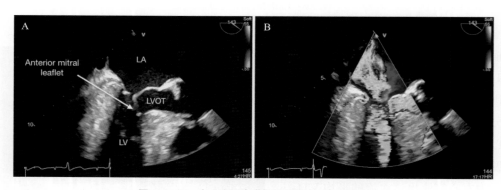

图 5-2-17　左心室流出道梗阻的超声心电图图像

A. 二尖现象（箭头所指）。B. "人"字形彩色血流。因 SAM 现象，二尖瓣前叶收缩期无法闭合，导致二尖瓣反流，超声心电图可见彩色的"湍流"。LA—左心房；LV—左心室；LVOT—左心室流出道；Anterior mitral leaflet—二尖瓣前叶。
引自：Michael A. Gropperl. Miller' Anesthesia. Ninth edition.Philadelphia: Elsevier, 2020.

4. 心包压塞

术中或术后新发的心包压塞多为急性，需要紧急处理，否则可能危及生命。术中发生的心包压塞可与手术操作等原因相关，发病具有隐匿性，早期可无症状，常规监测手段亦无提示，后期可表现为血压的变化和静脉系统的回流受阻。与右心功能衰竭、肺动脉栓塞等较难鉴别诊断，而超声心动图对心包压塞的诊断非常有帮助，具有很好的特异度和灵敏度。心包压塞的超声表现为心包和心脏分离，心包下可见明显的液性暗区，还可见心房受压或右心室受压的表现（图5-2-18）。

5.急性肺动脉栓塞

急性肺动脉栓塞（acute pulmonary embolism，APE）是手术室内相对常见且可能致命的不良事件。尽管诊断肺动脉栓塞的"金标准"为肺动脉造影，但术中发生肺动脉栓塞时，患者常因血流动力学极度不稳定而无法进行肺动脉造影，此时超声心电图就成为非常有价值的肺动脉栓塞诊断方法。肺栓塞的超声心电图表现包括左心室"D"字征、下腔静脉怒张、McConell征和60/60征（图5-2-19）。一般情况下，超声难以找到明确的肺动脉栓子，而仅发现肺动脉栓

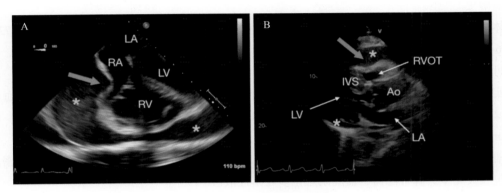

图 5-2-18　心包压塞的超声图像

A. 右房受压（蓝色剪头）。B. 右心室受压（绿色箭头）。黄色星号示液性暗区。LA—左心房；RA—右心房；LV—左心室；RV—右心室；IVS—室间隔；RVOT—右心室流出道；Ao—主动脉。*引自：GROPPER MA, et al. Miller's Anesthesia. 9th ed. Philadelphia：Elsevier, 2020.

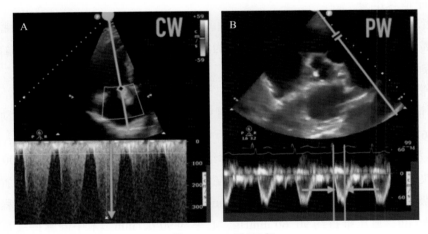

图 5-2-19　**60/60征**

A. 心尖四腔心切面测量肺动脉收缩压。B. 胸骨旁肺动脉切面测量肺动脉收缩加速时间。肺动脉收缩压＜60 mmHg且肺动脉收缩加速时间＜60 ms提示60/60征阳性。CW—持续多普勒；PW—脉冲多普勒。

塞后肺动脉压增高和右心室衰竭的表现。怀疑肺动脉栓塞时，还需行下肢深静脉加压超声检查，以寻找有无下肢深静脉血栓。需要注意的是，超声对于肺动脉栓塞诊断的特异度较高，而灵敏度不够。超声下无阳性结果，不能排除肺动脉栓塞的诊断。一旦超声明确发现肺动脉栓塞后心脏功能和形态出现相应改变，一般提示患者预后不良。

六、典型病例

【病史简介】

患者，男，68岁。因"外伤后2 h"入院。患者外出步行时被摩托车侧面撞击后诉腹部疼痛，无法站立，遂急诊送院。病程中无意识障碍、呕吐、大小便失禁等。

既往史：日常活动尚可、生活自理。否认高血压、糖尿病、冠心病、心律失常等病史。无手术麻醉史。

体格检查：体温36.6℃，心率95次/min，呼吸22次/min，血压101/55 mmHg，身高172 cm，体重64 kg。神志淡漠，精神稍差。颜面部及双手掌可见皮肤软组织擦伤、无活动性出血，左侧腹部可见皮肤淤血，大小约12 cm×8 cm。

实验室检查：红细胞计数$3.98×10^{12}$/L，血红蛋白74 g/L，红细胞压积22.5%，血小板计数$256×10^9$/L，白细胞计数$4.12×10^9$/L，尿素氮13.1 mmol/L，肌酐116 μmol/L，尿酸225 μmol/L，葡萄糖7.2 mmol/L，钠137 mmol/L，钾4.9 mmol/L。

辅助检查：心电图示窦性心律，ST-T改变，心率99次/min。腹部超声提示脾脏内密度不均、包膜欠完整，脾肾隐窝、盆腔内可见多处暗性液区。

术前诊断：腹部外伤，创伤性脾破裂，贫血（中度），多发软组织挫伤。

拟行手术：急诊行剖腹探查术。

【围手术期管理】

1. 术前评估及准备

术前患者精神差，神志稍淡漠，对答尚切题。患者虽禁食满8h，考虑患者系腹腔内脏器创伤可能，仍需按照饱胃处理。另外，患者诊断为脾破裂合并中度贫血，术前联系输血科备血，备自体血回输装置。

2. 术中管理

1）入室情况　心电监测示窦性心律，心率98次/min，局部麻醉下行左侧桡动脉穿刺置管，BP 106/62 mmHg。

2）麻醉方案　入室后充分给氧去氮，静脉给予依托咪酯15 mg、瑞芬太尼100 μg、罗库溴铵50 mg快诱导，行经口气管插管术，成功置入7.5#气管导管。呼吸机参数设置：潮气量500 mL，呼吸频率12次/min，呼气末正压5 cmH_2O，吸入氧浓度100%。诱导过程中推注去氧肾上腺素80 μg，血压维持约90/60 mmHg、心率约90次/min。术中静脉持续泵注丙泊酚200～350 mg/h、瑞芬太尼500～800 μg/h，间断给予舒芬太尼、罗库溴铵。

3）术中经过　麻醉诱导结束后行中心静脉穿刺术，监测CVP 3 cmH_2O。1 h内快速输注晶体液 1000 mL + 人工胶体液（羟乙基淀粉）500 mL + 红细胞悬液 1.5 U，患者血压逐渐回升到约 110/70 mmHg，心率约 90 次 / min，CVP 7 ~ 9 cmH$_2$O。术中探查腹腔时吸出血液约 900 mL，脾脏包膜不完整、脾周大量血凝块，行脾切除术。

麻醉后 1.5 h、脾切除后，患者血压有下降趋势，需反复予以去氧肾上腺素静推维持血压。30 min 内输注胶体液（羟乙基淀粉）500 mL + 红细胞悬液 1 U + 血浆 350 mL，并泵注去甲肾上腺素 0.05 ~ 0.15 μg/（kg·min）。患者血压趋于稳定，约 100/60 mmHg，CVP 11 ~ 12 cmH$_2$O。

麻醉后 2.5 h，患者开始出现氧饱和度下降，20 min 内由 100% 逐渐下降到 88%，动脉血氧分压下降至 56 mmHg、二氧化碳分压在正常范围内。听诊双肺呼吸音对称，期间通过增加潮气量、呼吸频率、PEEP 以及手法复张等方式，患者氧合未见明显好转。予以限制液体输注，静脉缓慢给予呋塞米 20 mg，停用去甲肾上腺素，改为泵注多巴胺 4 ~ 9 μg/（kg·min）。手术结束时患者氧合逐渐好转，动脉血氧分压可达 120 mmHg。

手术历时 2.5 小时，术中输晶体液 1200 mL，胶体液 1000 mL，红细胞 2.5 U，血浆 350 mL，出血量 1100 mL，尿量 200 mL。

3. 术后转归

患者转运至重症监护室继续监护治疗。术后第 1 d 早晨拔除气管导管，床边心脏超声检查提示全心扩大，左心室收缩能力减弱，LVEF 38%。心血管内科会诊考虑患者扩张性心肌病可能。术后第 2 d 转出重症监护室。术后第 8 d 出院，心血管内科门诊继续治疗。

【病例分析】

此患者存在创伤后急性出血、体液量丢失，麻醉诱导后出现血压降低时，采用短时间内快速大量的补液和缩血管药物来纠正患者的休克状态。因术前检查不完善导致诊断遗漏扩张性心肌病史，以至活动性出血的原因纠正后仍存在血压下降趋势时，麻醉医生认为仍是外周阻力不足或有效循环血容量不足所致。另外，仅以 CVP 作为前负荷监测指标并不能及时有效地反映容量状态，同时也缺乏心功能尤其是收缩功能的监测指标，因此，继续增加液体入量和缩血管药物的用量后，出现心功能的进一步恶化。

老年患者常存在高血压、糖尿病、冠心病等多种并发症，且在没有明显临床表现前，无就医史，多数否认相关病史。若术前检查不完善，尤其是缺乏心血管系统的详细评估时，可能遗漏重要诊断，从而造成术中突发心血管事件时可能处理不当。因此，对老年危重患者围手术期应加强血流动力学的监测和管理，尽可能采用基于动态的前负荷监测指标的目标导向液体治疗，同时利用多种监测仪器如 TEE 等实时对心脏收缩和舒张功能进行全面评估，最大限度保证患者安全、降低并发症。

（余永奇　曹袁媛　刘学胜）

5

第三节　老年患者术中呼吸监测和精确管理

术中呼吸功能监测的目的在于评价肺部氧气和二氧化碳的交换功能及患者的通气储备是否充分有效，以及监测呼吸力学的改变。术中呼吸功能的监测项目较多，除体格检查之外，还应对患者的肺容量、肺通气功能、换气功能、呼吸力学、血气分析等进行监测。此外，近年来肺部超声和电阻抗断层成像技术为呼吸功能的监测提供了新的手段。

一、肺通气功能监测

1. 潮气量和通气量

每分钟静息通气量为 VT 与每分钟呼吸频率的乘积，其平均值在男性中为 6.6 L，在女性中为 4.2 L。呼吸抑制（如使用镇痛药和肌松药等）和呼吸衰竭时，VT 减少。手术刺激和 $PaCO_2$ 升高时，VT 增加。若呼吸频率超过 25～30 次/min，则提示呼吸机械运动已不能满足机体需要，并且可导致呼吸肌疲劳。机械通气的指征为分钟通气量 < 3 L/min 或潮气量 < 200 mL；撤机指征为潮气量 > 5 mL/kg。

2. 无效腔气量和潮气量之比

正常成人解剖无效腔约 150 mL，占潮气量的 1/3。面罩、气管导管、麻醉机、呼吸机的接头和回路等均可使机械无效腔增加。肺弹性组织减少和肺容量增加、支气管扩张时，解剖无效腔增加。临床上，无效腔通气并不仅仅由解剖无效腔造成，往往还受肺泡腔内无效通气（又称肺泡无效腔通气）影响。如果某些肺泡因无血流灌注或灌注不足而不能进行正常的气体交换，进入肺泡的气体就成为无效腔通气，故生理无效腔包括解剖无效腔和肺泡无效腔。若每分钟通气量不变，生理无效腔越大则肺泡通气量越小，造成的后果为 $PaCO_2$ 升高。临床上常以生理无效腔量与潮气量之比（VD/VT）作为判断指标。生理无效腔占潮气量之比可用 Bohr 公式计算：VD/VT ＝（$PaCO_2$ – $P_{ET}CO_2$）/$PaCO_2$。式中，VD 为生理无效腔量，VT 为潮气量，$PaCO_2$ 为动脉血二氧化碳分压，$P_{ET}CO_2$ 为呼气末二氧化碳分压。

VD/VT 正常值约为 0.25～0.3。生理无效腔是反映肺内通气与血流比例是否正常的指标，有助于判断肺部疾病的严重程度。生理无效腔增大见于各种原因引起的肺血管床减少、肺血流量减少或肺血管栓塞。例如，肺栓塞时，VD/VT 可高达 0.6～0.7。VD/VT 还和机体的代谢状态有关，临床上通常以血中二氧化碳含量高低来确定通气适当与否。$PaCO_2$ 高于正常值提示通气量可能过低，反之则提示通气可能过度。

二、肺换气功能监测

肺容量改变、通气量减少、肺内气体分布不均、肺血流障碍、血液成分改变等，都可直接或间接地影响肺的换气功能。肺的换气功能监测主要包括弥散功能和通气/血流比（VA/Q）监测。

1. 肺的弥散功能

肺内气体的弥散过程可分为以下三个步骤：① 肺泡内气体弥散；② 气体通过肺泡壁毛细血管膜的弥散；③ 气体与毛细血管内红细胞血红蛋白的结合。气体弥散量的大小与弥散面积、距离、时间、气体分子量及其在弥散介质中的溶解度有关。肺泡壁毛细血管膜由肺泡表面液层、肺泡上皮、基底膜、间质和毛细血管内皮组成，厚度为 $1 \sim 4~\mu m$，易被气体通过。当发生肺泡和间质的水肿、肺泡内透明膜形成及肺纤维化时，都可使肺泡膜厚度增加，弥散距离加大，弥散速度减慢。弥散量的计算公式为：

$$弥散量 = \frac{(SA \times \Delta P \times Sol)}{(h \times \sqrt{MW})}$$

式中，SA 为气体接触的肺泡膜表面积，ΔP 为气体驱动压，Sol 为气体在血液中的溶解度，h 为肺泡膜的厚度，MW 为气体分子量。正常情况下，肺泡中的氧分压应为 100mmHg，混合静脉血的氧分压应为 40 mmHg。因此，氧气的驱动压为 60 mmHg。氧气的分子量为 32，二氧化碳的分子量为 44。二氧化碳在血液中的溶解度是氧气的 30 倍。由此可以计算出二氧化碳的弥散能力约为氧气的 20 倍。因此，肺弥散功能发生障碍时，主要表现为缺氧。肺部疾病一般不会影响二氧化碳的弥散。

2. 通气/血流比

正常人每分钟静息肺泡通气量约为 4 L，肺血流量约为 5 L，则通气/血流比（V_A/Q）的正常值为 0.8。如果肺泡通气量大于血流量（比值升高），则无效腔量增加。手术中患者的体位、吸入氧浓度以及许多病理因素可影响 V_A/Q。影响气道阻力与血管阻力的病理因素（如慢性支气管炎、肺气肿、肺水肿与肺间质纤维化等）也可影响 V_A/Q。由于二氧化碳解离曲线呈直线，通气超过相应血流的肺泡（即高 V_A/Q 区）可排出较多的二氧化碳。而氧的摄取则因氧解离曲线已处于平坦部分，虽然 PaO_2 有所增加，但氧饱和度增加有限。因此，高 V_A/Q 区的肺泡可以代偿低 V_A/Q 区的二氧化碳潴留，而对低氧血症的纠正帮助不大。因而 V_A/Q 失调主要引起 PaO_2 下降，对 $PaCO_2$ 影响不大。

3. 肺泡-动脉血氧分压差

肺泡-动脉血氧分压差（$A-aDO_2$）是反映弥散功能和 V_A/Q 的一个重要指标。正常吸空气时，$A-aDO_2$ 为 $8 \sim 24$ mmHg，吸纯氧时为 $25 \sim 75$ mmHg。$A-aDO_2$ 增大反映弥散功能障碍或分流增加。$A-aDO_2$ 可以用于监测肺水肿、肺栓塞等疾病的病情变化以及治疗效果。

4. 肺动静脉分流量（Q_S）与分流率（Q_S/Q_T）

使用特殊技术可测定分流率（即分流量/心输出量）和分流量，计算公式如下：$Q_S/Q_T = (Cc'O_2 - CaO_2)/(Cc'O_2 - CvO_2)$。式中，$Cc'O_2$ 为肺泡毛细血管末端血内的氧含量，CaO_2 为动脉血氧含量，CvO_2 为混合静脉血氧含量。分流率正常值 < 7%。分流率与心输出量的乘积即为分流量。在排除心脏右向左分流的情况下，肺内分流量增加是诊断呼吸衰竭的重要指标。

5.氧合指数

氧合指数（PaO_2/FiO_2）是常用的评价肺氧合和换气功能的指标。正常氧合指数 > 300 mmHg，氧合指数降低提示肺换气功能障碍。氧合指数 < 200 mmHg 是急性呼吸窘迫综合征（acute respiratory distress syndrome，ARDS）的诊断标准之一。

三、氧供及氧耗监测与管理

氧供（oxygen delivery，DO_2）是单位时间内运送到组织的氧量，等于心输出量与动脉血氧含量的乘积。正常静息情况下，大约每分钟有 1000 mL 的氧运送到组织中（心输出量为 5 L/min，动脉血氧含量为 20 mL/dL），其中约 250 mL 为机体所消耗，剩余的 75% 在混合静脉血内。正常状态下，在一定的氧供范围内，机体的氧耗并不会因为氧供的变化而改变，即 DO_2 和氧耗（oxygen consumption，VO_2）处于非依赖性关系。机体通过氧摄取率的改变，代偿 DO_2 的变化，维持机体 VO_2 的稳定。但当氧供降低到某一临界值时，机体氧摄取率增加到最大，随着 DO_2 的进一步下降，VO_2 会随之下降，形成生理性的 DO_2 依赖。无论氧供上升或下降，氧摄取率都保持不变，DO_2 与 VO_2 呈线性关系，这种在病理状态下形成的 DO_2 依赖，称之为病理性的氧供依赖。

麻醉期间 DO_2 的临界值约为每分钟 330 mL/m^2 或每分钟 7~8 mL/kg，此值也被认为是有氧代谢与无氧代谢的临界点。更低者可降到每分钟 5mL/kg 仍可维持正常的 VO_2。由经验得知，DO_2 临界值与 DO_2 降低的原因无关（如贫血或低氧血症）。对于进行性贫血而没有扩容者，维持 DO_2 于临界值的血红蛋白浓度为 4 g/dL，但前提是患者的心血管功能和 VO_2 正常。对于有脓毒血症和（或）呼吸衰竭的危重患者，DO_2 增长高于正常水平后，VO_2 也相应增高，以至于很难估算其 DO_2 的临界值，这就是所谓的病理性氧供依赖。这可能是由于微循环异常引起的氧气交换异常和（或）细胞呼吸功能受损所致。维持 DO_2 于正常高限值之上（如每分钟 600 mL/m^2）可提高生存率，降低血乳酸含量，也与生存率改善相关。

监测 DO_2 需要通过置入肺动脉导管测定心输出量，同时测定动脉血氧含量，这使 DO_2 监测在危重患者中的应用受到一定限制，但动态监测 DO_2 与 VO_2，对指导重危患者的抢救和治疗确有重要价值。麻醉期间 DO_2 无须作为常规监测指标，但可通过血红蛋白浓度、脉搏氧饱和度与血压来间接反映。无创的心输出量测定或连续心输出量监测技术有利于 DO_2 监测的临床推广。

四、脉搏氧饱和度监测

脉搏氧饱和度（SpO_2）通过对动脉脉搏波动的分析，测定出血液在一定的氧分压下，氧合血红蛋白占全部血红蛋白的百分比值。成人 SpO_2 的正常值 ≥ 95%；新生儿第一天 SpO_2 最低，为 91%，第 2~7 天 SpO_2 为 92%~94%。成人 SpO_2 为 90%~94% 时称为氧失饱和状态；

老年患者精确麻醉

< 90% 为低氧血症（吸入氧浓度 = 0.21）。

监测 SpO_2 有助于了解机体的氧合功能，为早期发现低氧血症提供了有价值的信息，提高了麻醉和呼吸治疗的安全性。当气管导管不慎滑出、呼吸道梗阻、呼吸管理不当造成通气不足，致使 SpO_2 降至低于预定标准下限时，应及时查找原因，尽快处理。

五、呼气末二氧化碳监测和管理

呼气末二氧化碳是指呼气终末期呼出的混合肺泡气含有的二氧化碳分压（$P_{ET}CO_2$）或二氧化碳浓度（$C_{ET}CO_2$）值。呼气末二氧化碳监测技术有旁流型和主流型两种。旁流型是在患者气道出口处连接采样管或将采样管放在患者的面罩内，由具有流量调节的采气泵将气体标本送至红外线测量室进行检测。旁流型的优点是传感器在主机内，远离患者，工作环境稳定，有利于精确测量。主流型是将红外线传感器连接在气管导管接头处，直接测量通过的呼吸气流。主流型的优点是反应快、波形失真少。缺点是传感器本身有一定重量且容易损坏。由于传感器靠近患者，易受水蒸气干扰。此外，主流型不便将传感器放置于患者面罩内检测自主呼吸患者的 CO_2 波形。

正常情况下，呼气末二氧化碳分压为 35～45 mmHg，呼气末二氧化碳浓度为 5%（4.6%～6.0%）。影响呼气末二氧化碳分压的因素：CO_2 产量、肺换气量、肺血流灌注及机械故障四个方面（表 5-3-1）。

表 5-3-1　呼气末二氧化碳分压影响因素

	CO_2 产量	肺换气量	肺血流灌注	机械故障
呼气末二氧化碳分压值升高	高代谢危象	肺换气不足	心输出量增加	CO_2 吸收剂耗竭
	恶性高热	支气管插管	血压急剧升高	新鲜气体不足
	甲亢危象	部分气道阻塞		通气回路故障
	败血症	重吸入		活瓣失灵
	静脉注射碳酸氢钠			
	放松止血带			
	静脉栓塞			
呼气末二氧化碳分压值降低或缺如	低温	过度换气	心输出量降低	呼吸回路脱落
	呼吸停止	低血压	采样管漏气	
	气道严重阻塞	循环血量减少	通气回路失灵	
	气管导管误入食管	肺动脉栓塞		
		心搏骤停		

呼气末二氧化碳分压监测可用来评价肺泡通气、整个气道及呼吸回路的通畅情况、通气功能、循环功能、肺血流及细微的重复吸入情况。

1. 监测通气功能

无明显心肺疾病的患者 V_A/Q 比值正常，一定程度上呼气末二氧化碳分压可以反映 $PaCO_2$，

5

若通气功能有改变时，呼气末二氧化碳分压即可发生变化。

2. 指导机械通气参数调节

全麻期间或呼吸功能不全患者使用呼吸机时，可根据呼气末二氧化碳分压来调节通气量，避免发生通气不足或过度通气，造成高碳酸血症或低碳酸血症。

3. 确定气管导管位置

目前，证实气管导管在气管内的方法有三种：①确定看到气管导管进入声门。②看到 CO_2 波形。③看到正常的顺应性环（压力容量环）。单纯依靠听呼吸音、手控呼吸时呼吸囊张缩以及胸廓的活动来判断气管导管在气管内，有时不完全可靠。

4. 及时发现呼吸机的机械故障

呼吸回路接头脱落、回路漏气、导管扭曲、气道阻塞、活瓣失灵及其他机械故障时，呼出气二氧化碳波形可发生改变，应积极寻找原因。

5. 监测体内 CO_2 产量的变化

体温升高、静脉注入大量碳酸氢钠、突然放松止血带及恶性高热时，CO_2 产量增多，呼气末二氧化碳分压升高。

6. 了解肺泡无效腔量及肺血流量的变化

若呼气末二氧化碳分压显著低于 $PaCO_2$，CO_2 波形上升呈斜形，说明肺血流量减少或肺泡无效腔量增加。

7. 监测循环功能

发生休克、心搏骤停或肺梗死，血流减少或停止时，CO_2 浓度迅速下降，甚至降至零，CO_2 波形消失。呼气末二氧化碳分压还有助于判断胸外心脏按压是否有效，心肺复苏是否成功。当呼气末二氧化碳分压 $> 10 \sim 15$ mmHg，表示肺已有较好的血流灌注。

8. 观察 CO_2 波形

临床上，除注意呼气末二氧化碳分压外，还应密切观察 CO_2 波形（图 5-3-1）。正常的 CO_2 波形可分四段：Ⅰ相——吸气基线，应处于零位，是呼气的开始部分，相当于 AB 段；Ⅱ相——呼气上升支，较陡直，为肺泡和无效腔的混合气，相当于 B-C 段；Ⅲ相——呼气平台，呈水平形，是混合肺泡气，相当于 C-D 段；Ⅳ相——呼气下降支，迅速而陡直下降至基线，新鲜气体进入气道，相当于 D-E 段。a 角为Ⅱ相和Ⅲ相的夹角，与肺通气/血流比有关。β 角为Ⅲ相和Ⅳ相的夹角，通常为 90°，用以评估重复呼吸。

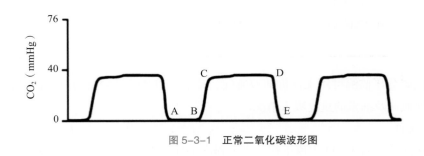

图 5-3-1　正常二氧化碳波形图

CO_2 波形应从以下五个方面进行观察：①基线，代表吸气 CO_2 浓度，一般应等于零；②高度，代表 $C_{ET}O_2$ 浓度；③形态，区别正常 CO_2 波形与不正常波形；④频率，反映呼吸频率；⑤节律，反映呼吸中枢或呼吸机的功能。临床上，异常的 CO_2 波形有以下几种常见类型。

1）突然降到零附近　呼气末二氧化碳分压降为零或近似到零常常预示情况危急（图 5-3-2），如气管导管误入食道、导管连接脱落、完全的通气故障或导管阻塞，其中任何一种原因都可使 CO_2 波形突然消失。

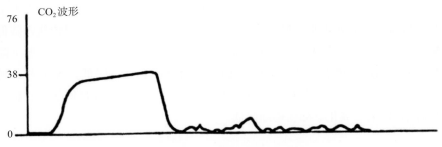

图 5-3-2　呼气末二氧化碳分压降为零或近似到零

2）突然降低至非零浓度　呼气末二氧化碳分压下降未到零（图 5-3-3），说明气道内呼出气不完整，可能是面罩通气时漏气。如果是气管插管在适当的位置，应考虑气囊注气是否足够，主流式监测仪传感器位置不当时可产生类似图形，测定气道压有助于明确诊断。

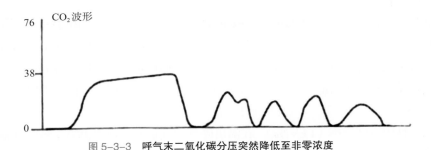

图 5-3-3　呼气末二氧化碳分压突然降低至非零浓度

3）呼气末二氧化碳分压呈指数下降　呼气末二氧化碳分压呈指数下降在短时间内发生（图 5-3-4），预示可能发生心搏骤停，其原因可能是生理性无效腔通气增加或从组织中扩散到肺内的 CO_2 减少，其致病因素包括失血、静脉塌陷性低血压、循环崩溃、肺栓塞（血栓、气栓）等。

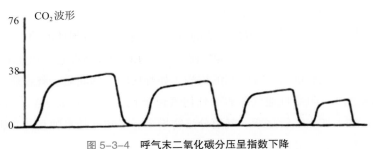

图 5-3-4　呼气末二氧化碳分压呈指数下降

4）持续低浓度　没有正常的平台，平台的缺失说明吸气前肺换气不彻底或呼出气被新鲜气流所稀释，后者可在低潮气量和高气体抽样率时发生。如伴有特殊的呼吸音（如哮鸣音），提示肺呼气不彻底、支气管痉挛或分泌物增多造成小气管阻塞。

5）平台偏低　呼气末二氧化碳分压偏低且显著低于$PaCO_2$时，提示可能存在生理无效腔增大。正常情况下，$PaCO_2$和呼气末二氧化碳分压的差值（$P_{a-ET}CO_2$）小于5 mmHg。肺炎、小儿支气管肺组织发育异常可使$P_{a-ET}CO_2$增加。此外，由血容量减少引起的肺动脉灌注不良也可造成$P_{a-ET}CO_2$增加。

6）平台逐渐降低　正常波形的呼气末二氧化碳分压在几分钟或几小时内缓慢降低，其原因可能与低体温、过度通气、全麻和（或）肺血容量不足、肺灌注降低有关。体温下降时，代谢和CO_2产生减少，如通气没有变化，肺泡气CO_2和动脉血CO_2将降低，呼气末二氧化碳分压逐渐下降。低心输出量造成组织弥散入血液的CO_2减少、生理无效腔量增加、心脏衰竭或低血容量等也可造成呼气末二氧化碳分压逐渐降低。

六、呼吸力学监测

呼吸力学监测是指导临床呼吸道管理的重要手段。连续气道监测能连续测定通气压力、容量、流率、顺应性和阻力等指标，并可动态监测顺应性环（PV环）和阻力环（FV环）。常用的呼吸力学监测指标如下。

（1）流率：流速乘以气体采样管的截面积即为流率。测量范围为4～100 L/min（0.07～1.7 L/s）。

（2）吸（呼）潮气量。实际是数毫秒测一次容量，然后把一次吸（呼）气期所测的数百次容量相加，得到吸（呼）潮气量。测量范围为250～2000 mL，准确性为±6%。

（3）吸（呼）分钟通气量。用20 s的平均潮气量乘以呼吸频率。测量范围为2.5～30 L/min，准确性为±6%。

（4）第一秒用力呼出率（$FEV_1\%$）。在测出呼气潮气量后，计算出第一秒呼气量占全呼出潮气量的百分率。

（5）气道峰压（Ppeak）。测量范围为-20～+80 cmH_2O。

（6）平台压（Pplat）。为吸气末气流方向转变时的压力。

（7）驱动压：是促使肺泡开放的压力，等于气道平台压与PEEP的差。

（8）吸气开始时第0.1 s的气道压（P0.1）。

（9）呼吸频率（RR）和呼吸比（I∶E）。

（10）气速指数。指最大通气量占预计值的百分比与肺活量占预计值的百分比的比值。一般认为，气速指数小于1.0为阻塞性通气功能障碍，大于1.0为限制性通气功能障碍。限制性通气障碍为任何导致肺扩张或胸廓活动受限制的疾病（如肺切除、肺间质、胸膜病变、腹水、气腹、妊娠和神经肌肉疾病）；阻塞性通气障碍为任何气道导致支气管黏膜炎症、水肿、管腔狭窄等气道阻力增加的疾病（如支气管痉挛、气道分泌物增多、哮喘、肺水肿和肺心病等）。熟悉掌握上述分型对正确诊疗很有益处。

（11）胸肺总顺应性：可分为静态顺应性（Cstat）和动态顺应性（Cdyn）。静态顺应性是指在压力与容量改变静止时测得的胸肺总顺应性。其计算公式为 Cstat=VT/（Pplat − PEEP）。式中，VT 为潮气量，Pplat 为平台压，PEEP 为呼气末正压。需要注意的是，计算静态顺应性的压力应为平台压，即吸气末屏气时的气道压力，去除了吸入气流产生的阻力。静态顺应性降低可导致平台压上升。动态顺应性是指在呼吸周期中连续、动态地测量胸肺总顺应性。其计算公式为 Cdyn=VT/（Ppk − PEEP），式中，VT 为潮气量，Ppk 气道峰压，PEEP 为呼气末正压。气道峰压的大小与气道阻力和胸肺顺应性有关，而平台压只与胸肺顺应性有关。动态顺应性正常值为 40~80 mL/cmH$_2$O。

七、血气分析

肺通气、肺换气、肺血流及呼吸力学发生改变，最终都有可能影响血气指标，因此，血气分析仍是测定肺呼吸功能的重要指标。从动脉血直接测得 PaO$_2$、PaCO$_2$ 和 pH，由这些数值又可推算出 HCO$_3^-$、SaO$_2$、BE 等。根据以上参数变化可以对气体交换、酸碱平衡及心肺的整体状况做出评价。

1. 动脉血气分析

采取动脉血做血气分析仍是目前临床上常用和可靠的监测手段，有助于全面了解肺功能的状况。PaO$_2$ 正常值随年龄而变化，一般每增加 10 岁，其平均值下降约 4 mmHg。正常 A-aDO$_2$ 值为 10~30 mmHg，随年龄增加而增加。PaCO$_2$ 主要受通气的影响，静脉血二氧化碳分压（PvCO$_2$）亦可大致反映 PaCO$_2$ 的情况，但它们之间并无恒定的关系。pH 值对判断患者全身酸碱平衡有重要意义。

2. 混合静脉血气分析

在临床手术中，测量混合静脉血气对评价危重患者的血流动力学、预测预后、监测组织的氧合状态等方面有着非常重要的意义。

对于缺氧，临床上往往会首先想到进行动脉血气分析检查，了解动脉血的氧分压和氧含量。在有足够心输出量的情况下，这部分氧含量代表了身体可以输送到组织中的氧量。但是，在危重患者中，尤其是处于休克状态的危重患者，缺氧实际上是指组织缺氧。只了解动脉血液的氧分压和氧含量，并不能反映组织水平的缺氧。动脉的氧含量正常或升高并不能除外组织缺氧的存在。因为组织缺氧同时还会受到循环系统对组织的灌注情况、血红蛋白含量、组织的氧摄取率、组织的氧耗量、组织的需氧量、氧解离状态、细胞的氧利用情况等多种因素的影响，而混合静脉血的氧含量可以反映这些因素的共同结果。如果将动脉血气和混合静脉血气结合起来进行分析，则对组织缺氧可以有更全面的了解。

混合静脉血氧饱和度的正常范围为 65%~80%，混合静脉血氧分压的正常值为 40 mmHg。在临床上，影响氧摄取率和氧供的因素均可影响混合静脉血氧饱和度。造成混合静脉血氧饱和度降低的常见原因包括：① 心力衰竭、低血容量、低氧、贫血和一氧化碳中毒等导致氧供减少；② 疼痛、寒战、躁动、体温升高等导致氧摄取增加。造成混合静脉血氧饱和度升高的常见原因包括：①正性肌力药物、静脉输液、输血和氧疗等使氧供增加。②镇静、麻醉、镇痛和呼吸支持等使氧摄取下降。

氧分压处于静脉血水平时，血红蛋白氧离曲线处于快速上升段，吸入氧浓度的轻微增加即可引起混合静脉血氧饱和度显著升高。因此，采用混合静脉血氧饱和度评估组织氧供时，应结合吸入氧浓度进行分析。此外，脓毒血症患者由于氧摄取障碍，即使存在组织低氧，混合静脉血氧饱和度仍可正常，临床上应予以注意。

根据动脉和静脉血 CO_2 分压可以计算得到动静脉血 CO_2 差值。当 CO_2 的生成保持相对稳定时，动静脉血 CO_2 差与心输出量呈非线性的反比关系。因此，动静脉血 CO_2 差可作为判断心输出量是否足以清除组织中 CO_2 的指标。

直接测量混合静脉血氧饱和度需置入 Swan-Ganz 导管，这使得混合静脉血氧饱和度的监测受到一定限制。临床上也可采用上腔静脉血代替混合静脉血。上腔静脉血氧饱和度主要反映脑和上肢的氧供需平衡，通常比混合静脉血氧饱和度低 2%～5%，这是因为内脏和肾脏的静脉血氧含量相对较高。然而，在血流动力学不稳定时，由于血液重分布至身体的上部，上腔静脉血氧饱和度和混合静脉血氧饱和度的关系可能出现反转，两者的差值可能也会显著增加，临床上应予以注意。

八、肺部超声

随着可视化技术在麻醉学领域的广泛开展，近年来肺部超声技术的应用受到广泛关注。相对于胸部平片和断层扫描技术，肺部超声具有快速简便、无创直观的优点，尤其是在床旁评估和快速诊断上具有优势。肺部超声在老年患者术中心肺状态实时评估方面同样具有重要价值。

A 线和 B 线是肺部超声中两种重要的基本征象（图 5-3-5）。前者一般为正常征象，由于正常胸膜下充满气体的肺组织或胸膜腔内少量的气体阻碍了超声波穿透，A 线仅由胸壁软组织和充气肺表面的强反射形成，其深度是皮肤和胸膜线间距离的数倍，可随呼吸移动。B 线又称彗

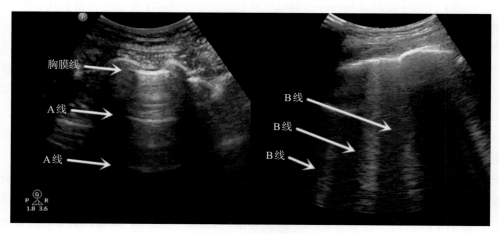

图 5-3-5 肺部超声图像

尾征，是肺间质水肿的超声征象。目前认为当一个物质和其周围物质之间的声阻抗差异比较显著时，可出现单条或多条线，而其数量的多少取决于肺通气的损失程度，该回声强度随吸气运动增加。正常人群中也可检查出 B 线。一个肋间隙超声视野内 B 线数量在 3 条或 3 条以上，提示存在肺间质水肿。

1. 肺部超声用于气胸的诊断

机械通气患者处于仰卧位时，气体易聚集于顺应性好的区域，因此，肺部超声检查时应从前部开始。脏层和壁层胸膜之间存在的气体可以使得局部一些原先潜在的结构呈现出特殊的征象，如肺滑动征消失和找到肺点时（图 5-3-6），应高度怀疑气胸。肺点是诊断气胸最为关键的征象，即在肺侧部和下部动态地移动超声探头，当出现气胸征象向正常肺组织征象过渡的区域时，该区域即称为肺点，诊断阳性率高达 100%。肺点的存在也为鉴别诊断胸膜粘连和肺大疱提供了重要的客观依据。在进行气胸诊断的操作时，检查的范围应尽可能扩展至胸部侧壁，因为肺点易在侧壁区域发现。使用二维超声探头检查顺应性好的肺区域时，肺点的滑动会在吸气相出现而在呼气相消失。

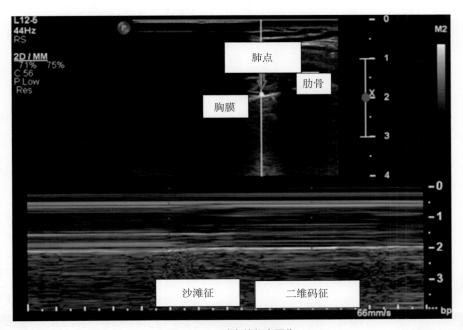

图 5-3-6　肺点的超声图像

引自：CHAE MS, et al. BMC Surg, 2020, 20(1): 206.

2. 肺部超声用于肺水肿的诊断

通过对比各检查区的 B 线征象，可以判断出肺水肿的来源是心源性还是非心源性。若是心源性，则肺部超声在各个区域的 B 线征象均为一致，反之则考虑是非心源性（如急性呼吸窘迫综合征）。心源性肺水肿时，独立 B 线、B 线融合及肺泡融合均可存在。受重力的影响，前部和侧部肺外水肿的 B 线会受到一定的影响。肺水肿和 B 线的相关性良好，可以作为新的评估指标。

3. 肺部超声用于呼吸机相关肺炎的诊断

肺部超声在诊断呼吸机相关性肺炎上要优于普通胸片。呼吸机相关肺炎典型的肺部超声变化是 B 线由肺部的中心区域扩散到外周区域（以前部和侧部为主），并且各区域从独立 B 线逐渐变为融合 B 线；当扩散至胸膜下区域时一般都能发现某一肺叶甚至一侧肺的实变。尽管通过肺部超声能发现一些呼吸机相关肺炎的征象，但目前还没有研究表明其能诊断早期的呼吸机相关肺炎。

4. 肺部超声用于指导呼吸机撤机

近年来，有学者提出采用全肺部超声评分指导呼吸机撤机方案。将一侧胸部分成 6 个区（图 5-3-7），对双侧肺进行超声评估，根据 B 线数量和是否有胸腔积液进行评分（图 5-3-8），12 个肺区的得分之和即为全肺部超声得分。根据全肺部超声得分，指导呼吸机的撤机（图 5-3-9）。

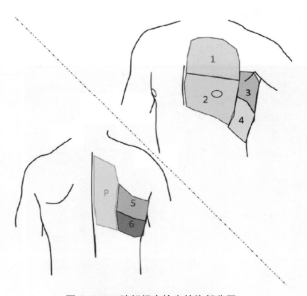

图 5-3-7　肺部超声检查的胸部分区

引自：MONGODI S, et al. Anesthesiology, 2021,134(6): 949-965.

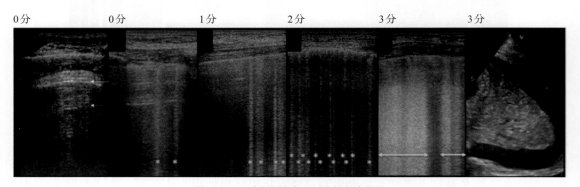

图 5-3-8　肺部超声表现对应的超声得分

引自：MONGODI S, et al. Anesthesiology, 2021,134(6): 949-965.

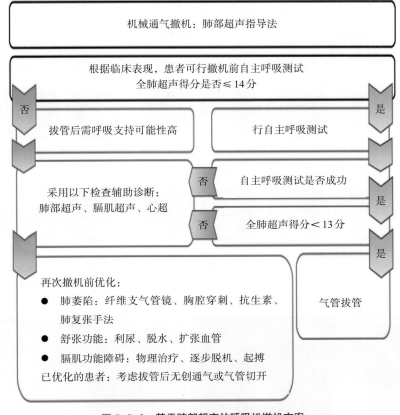

图 5-3-9　基于肺部超声的呼吸机撤机方案

引自：MONGODI S, et al. Anesthesiology, 2021,134(6): 949-965.

九、电阻抗断层成像

电阻抗断层成像（electrical impedance tomography，EIT）已成为一种新型的肺部影像学监测方式（**图 5-3-10**）。相对于 CT 设备，EIT 具有小型化和可移动的特点。目前，EIT 已越来越多地被用于患者的床旁连续性肺部通气监测。EIT 的工作原理是通过对人体表面施加微弱的电流后，测量电流通过人体到达接收电极上的电压值，根据电压与电流之间的关系重构出人体内部电阻抗值或者电阻抗的变化值，最后将数据处理后以图像呈现。由于肺组织的阻抗会因空气含量不同而变化，肺通气时的胸腔内容积变化引起的电阻抗变化就能形成 EIT 图像（**图 5-3-11**）。

当患者存在某些肺部疾病而导致肺通气改变时（如慢性阻塞性肺疾病、肺不张和 ARDS 等），EIT 可以用动态图像的方式

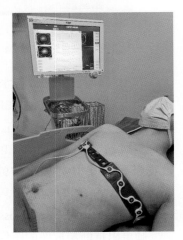

图 5-3-10　电阻抗断层成像仪及其电极的放置方式

直观反映肺部的通气情况（图 5-3-12）。EIT 成像速度快且能形象、动态地显示肺内通气状况，有利于对肺通气状况进行动态监测。目前，EIT 已被用于指导呼吸机设置、最佳呼气末正压设定、评估肺复张效果、评估自主呼吸情况、调整患者体位等。

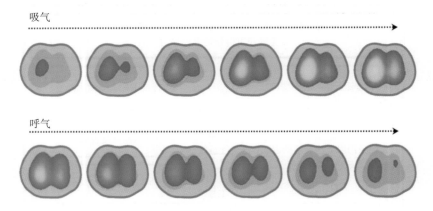

图 5-3-11 正常人呼吸时肺部电阻抗断层图像

上排图像为吸气开始至吸气末，下排图像为呼气开始至呼气末。引自：TOMICIC V, et al. J Thorac Dis, 2019,11（7）:3122-3135.

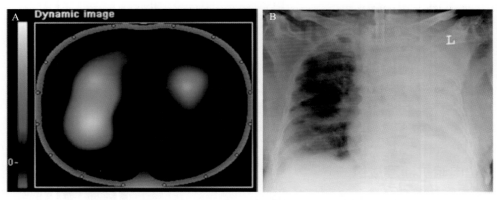

图 5-3-12 左肺实变的电阻抗断层成像图像（A）及胸部 X 线图像（B）

电阻抗断层成像显示肺上部通气显著减少，左肺下部无通气。引自：AKHAVAN S, et al. J Crit Care, 2018,48:311-313.

PEEP 如何设置到最佳水平，一直是呼吸管理的难点。肺电阻抗断层成像可用于指导急性呼吸窘迫综合征患者 PEEP 的设定。ARDS 患者肺的通气异质性通常与损伤机制的存在有关，如小气道和肺泡的塌陷、反复开放不张的肺泡及肺泡过度扩张，临床医生可以通过肺电阻抗断层成像观察不同 PEEP 对肺不张和肺过度通气的影响，从而指导最佳 PEEP 的设定。通过观察不同 PEEP 水平下的肺电阻抗断层成像，得到继发于高 PEEP 顺应性减少（compliance loss secondary to high PEEP，C loss HP）曲线和继发于低 PEEP 顺应性减少（compliance loss secondary to low PEEP，C loss LP）曲线，两条曲线的交点即为最佳 PEEP 水平（图 5-3-13）。

肺电阻抗断层成像的图像属于功能图像，具有灵敏度高、安全性好、成本低廉、连续成像等优势。通过肺电阻抗断层成像可以观察到疾病的早期变化，可以持续对患者的病情变化进行

老年患者精确麻醉

评估，其临床应用前景广阔，麻醉科医生可以利用肺电阻抗断层成像指导围手术期肺功能保护。

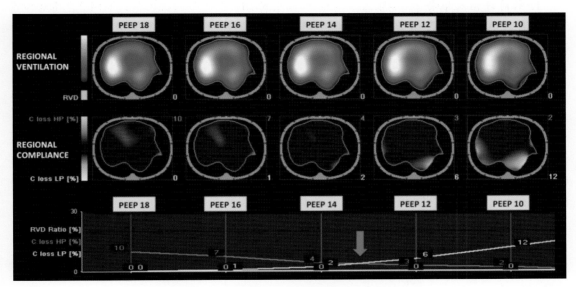

图 5-3-13　肺电阻抗断层成像指导最佳 PEEP 设定

继发于高 PEEP 顺应性减少（C loss HP）曲线和继发于低 PEEP 顺应性减少（C loss LP）曲线交点即为最佳 PEEP 水平（红色箭头所指）。REGINAL VENTILATION—区域通气；REGINAL COMPLIANCE—区域顺序性；RVD Ratio—区域通气延迟比率。引自：SELLA N, et al. Respir Med, 2021,187:106555.

十、典型病例

【病史简介】

患者，女，69 岁。患者于 7 d 前无明显诱因出现腹痛，疼痛呈间断性，无放射痛，伴腹胀，无恶心、呕吐，无反酸、嗳气，无寒战、高热，在当地医院给予抗炎、补液处理，效果差，腹痛、腹胀持续加重，无排气、排便。患病以来，患者神志清，精神差，睡眠饮食欠佳，小便量少，体重无明显变化。

既往史：患者有高血压、冠心病病史，无糖尿病病史及脑血管病史。否认肝炎、结核或其他传染病史，预防接种史不详，否认手术史，否认输血史，否认食物和药物过敏史。

体格检查：体温 36.3 ℃，心率 68 次/min，呼吸 18 次/min，血压 147/80 mmHg，身高 162 cm，体重 66 kg。胸廓无畸形，双肺听诊呼吸音清，心前区无隆起，心界不大，心率 68 次/min，律齐。四肢活动自如，神经系统未及阳性体征，双下肢未见水肿。

实验室检查：肝肾功能正常。凝血功能、免疫球蛋白补体系列、肿瘤标志物、IL-6、抗中性粒细胞胞质抗体、空腹血糖、糖化血红蛋白、红细胞沉降率正常。

辅助检查：心电图正常。肺功能检查示通气功能正常。腹部 CT 示降结肠中下段占位并狭窄，口端肠梗阻。

术前诊断：腹痛待诊，肠梗阻，腹膜炎。

拟行手术：腹腔镜探查术。

【围手术期管理】

1. 术前评估及准备

患者 ASA 分级Ⅲ级，运动耐量评级＜ 3METs，口服硝苯地平缓释片至手术日晨。术前一周行呼吸功能锻炼。术前准备阿托品、麻黄素、多巴胺、肾上腺素和去甲肾上腺素等血管活性药物。

2. 术中管理

1）入室情况　入室后行 5 导联心电图、脉搏氧饱和度、BIS 监测，开放中心静脉、桡动脉有创测压，使用对流空气加热及变温毯维持体温。

2）麻醉方案　麻醉诱导采用咪达唑仑 2 mg，地佐辛 5 mg，多拉司琼 12.5 mg，苯磺酸顺式阿曲库铵 20 mg，依托咪酯 18 mg，舒芬太尼 40 μg。喉镜置入后声门暴露满意，顺利插入 6.5 号气管导管，插入深度 21 cm，机械通气。麻醉维持采用持续吸入七氟烷，静脉泵注丙泊酚、瑞芬太尼，维持适当麻醉深度。

3）术中经过　术中探查发现降结肠中下段占位和狭窄，合并肠梗阻，实施结肠切除手术。术中血压维持在 120/60 mmHg～150/80 mmHg，心率 80～100 次/min，脉搏氧饱和度 100%。术中输注晶体液 1500 mL，胶体液 1000 mL，血浆 580 mL，红细胞悬液 600 mL。出血 150 mL，尿量 300 mL。

3. 术后转归

术后患者入麻醉恢复室，气管拔管后患者呼吸急促，自述憋气，咳少量粉红色泡沫痰，紧扣面罩吸氧，脉搏氧饱和度 95%，脉搏氧饱和度不能维持，听诊双肺湿啰音。复查血气示 pH 7.31，PCO_2 36 mmHg，PO_2 57 mmHg，Na^+ 138 mmol/L，K^+ 4.1 mmol/L，Ca^{2+} 1.08 mmol/L，Glu 6.5 mmol/L，Lac 1.8 mmoL/L，Hct 38%，HCO_3^- 18.1 mmol/L，TCO_2 19.2 mmol/L，BE −7.4 mmol/L，Hb 129 g/L。用 8 区法对患者进行肺部超声检查，显示双侧肺部弥漫性 B 线影，对 B 线条数进行计数，共计 35 条，提示存在重度肺水肿，考虑患者为短时间内输血、输液过多引起的急性肺水肿。给予患者地塞米松 10 mg，呋塞米 20 mg，氨茶碱 125 mg，西地兰 0.2 mg，吸氧。20 min 后，患者呼吸情况有所改善，双肺湿啰音减少。送入 ICU，术后第 2 d，听诊双肺无湿啰音，呼吸平稳，患者于 10 d 后出院

【病例分析】

急性肺水肿是指多种病因引起肺组织血管外液体积聚过多，肺泡内充满液体的现象。急性肺水肿严重影响气体交换，主要表现为急性呼吸困难，呼吸做功增加，皮肤黏膜发绀，两肺布满湿啰音，甚至可从气道涌出大量泡沫样痰。体格检查、床边 X 线胸片、CT 等诊断方法为肺水肿提供了基本的临床评价，对评估血管外肺水增多有一定的参考价值。然而，前两种方法的精度不佳，而 CT 扫描需要运送患者，增加了安全隐患。随着床旁超声技术的普及与推广，有研究证实，经胸肺部超声的 B 线评分可以敏感反映肺间质水肿的严重程度，能直观反映肺水肿情况。在此病例中，肺部超声的应用使急性肺水肿得以被迅速诊断，从而麻醉医生能及时对患者进行治疗。

（王心涛　崔德荣）

第四节　心脏植入式电子设备的围手术期精确管理

心脏植入式电子设备（cardiac implantable electronic devices，CIEDs）主要包括心脏起搏器、植入式心律转复除颤器和心脏再同步治疗（cardiac resynchronization therapy，CRT）装置，主要用于病窦综合征、严重的房室传导阻滞、双束支传导阻滞、顽固性室性心律失常和房颤等心律失常，肥厚性梗阻性心肌病及严重的收缩性心力衰竭的诊断和治疗。近年来，随着人口老龄化，植入CIEDs的老年患者数量逐年增长，而这类患者有时不得不面对非心脏部位的手术治疗。据统计，植入CIEDs的手术患者约占总手术人数的2%。

CIEDs的功能常会因暴露于单极电灼、射频消融和放射治疗等而被电磁干扰。其中，单极电灼是最常见的干扰因素，它既能抑制起搏器功能，引起患者严重心动过缓甚至停搏，也能使起搏器自动转换为非同步起搏，从而产生与内源性心律竞争的节律，还可以导致植入式心律转复除颤器产生异常电除颤。此外，电磁干扰还可能导致CIEDs的控制器损坏、导线失效或感应失灵。

因此，对植入CIEDs患者的围手术期管理具有一定挑战性。美国心律学会（Heart Rhythm Society，HRS）、美国麻醉医师协会（American Society of Anesthesiologist，ASA）、美国心脏协会（American Heart Association，AHA）和胸外科医生协会于2011年联合颁布了《植入式心律转复除颤器、起搏器和心律失常检测器患者的围手术期处理专家共识》。共识提出，CIEDs管理团队应在充分评估手术本身和患者潜在风险的基础上，尽可能在术前获取设备和患者的相关信息，包括CIEDs的类别、植入原因、相关程序设定及患者对装置的依赖性，必要时与手术团队进行充分交流，以制订周密的围手术期管理策略。

一、CIEDs在老年患者中的应用

老年患者的心律失常多由冠心病引发，当冠状动脉不能向窦房结提供足够的血液时，窦房结和心房功能下降。缓慢性心律失常和房颤是老年患者施行心脏起搏器植入术的最主要指征，而植入式心律转复除颤器同时具备起搏、电转复及除颤等功能，使用CIEDs可明显改善患者的症状。

起搏器植入术的指征有：① 窦房结功能障碍，伴有症状的心动过缓或药物引起的有症状的窦性心动过缓；② 窦房结功能障碍，心率低于40次/min；③ 因颈动脉窦高敏感性或者颈动脉窦受压而引发＞3 s的心室停搏所致的反复晕厥；④ Ⅲ度或者Ⅱ度Ⅱ型房室传导阻滞合并有心动过缓症状，或由房室传导阻滞所致室性心律失常；⑤ 已证实的心室停搏超过3 s，逸搏心律＜40次/min，或者房室结以下部位的逸搏心律（表现为宽QRS波群），窦性心律的无症状的Ⅲ度或者Ⅱ度Ⅱ型房室传导阻滞；⑥ Ⅰ度或者Ⅱ度房室传导阻滞合并有起搏器综合征或者危及血流动力学症状；⑦ 慢性双束支阻滞合并Ⅱ度Ⅱ型房室传导阻滞或者持续Ⅲ度房室传导阻滞；⑧ 交替性左、右束支传导阻滞；⑨ 先天性长QT综合征或有持续的停搏依赖性室性心动过速病史；⑩ 扩张型心肌病（EF小于35%）、QRS间期＞120 ms、窦性节律的患者最佳治疗（如双室起搏）后仍有纽约心脏病协会心功能分级D1级或者Ⅳ级心衰症状；⑪ 三束支传导阻滞。此外，老年房颤患者也常使用起搏器治疗，适应证包括：① 阵发性房颤，当房颤终止后出现严重窦性停搏、窦性心动过缓或窦房传导阻滞，有症状的窦性停搏且R-R间期大于3 s；② 房颤合并心动过缓的患者心搏暂停＞5 s；③ 持续性房颤伴慢心室率，且患者有慢心室率所引起的乏力、胸闷或气短等症状；④ 顽固性阵发性房颤的发作间歇或持续性房颤复律后，需要用抗心律失常药物维持窦性心律，但在治疗过程中出现药物所致的缓慢性心律失常伴明显症状；⑤ 持续性房颤伴心功能不全患者需应用对房室结有抑制作用的药物（如β受体阻滞剂、地高辛）治疗，而在服药过程中由于慢心室率使心衰加重。

近年来，植入式心律转复除颤器的功能日益强大，兼具抗心动过缓起搏、抗心动过速起搏、低能电转复及高能电除颤等功能。植入式心律转复除颤器可通过电极导线接收来自心脏的电信号，实时监测心脏的电活动。当心脏电活动正常时，植入式心律转复除颤器仅起到监测作用；当恶性室性心律失常出现并持续存在时，植入式心律转复除颤器就会自动分析这些异常电活动并启动相应的治疗措施。当发生心动过缓时，植入式心律转复除颤器发挥起搏功能，保持一定的心率，维持泵血功能；当室性快速心律失常发生时，植入式心律转复除颤器能释放比室性心动过速更快的电脉冲刺激心脏，从而超速抑制并终止室性心动过速，以恢复正常心律。植入式心律转复除颤器还可释放小电量（20～30 J）的电击来终止室颤。如一次放电无效，可隔20～40 s再次放电1次，最多可放电3次。与抗心律失常药物相比，植入式心律转复除颤器可明显降低恶性室性心律失常患者的病死率，是恶性室性心律失常治疗的首选。

心衰患者常常伴发窦房结、房室结功能异常及心室传导阻滞，引起右心室或左心室的收缩功能异常，如左心室和右心室之间或其内部的不同步收缩，这会增加患者的死亡风险。当严重的左心室扩大或肥大时，常发生左束支传导异常，引起左心室侧壁（游离壁）和室间隔收缩不同步，从而造成心输出量降低。目前心脏再同步治疗在心力衰竭治疗中的地位逐步提升，已成为最有效的治疗手段之一，有25%～30%伴有症状的心衰患者采用这种治疗方式。心脏再同步治疗通过双心室起搏治疗可显著改善进行性心衰患者的心输出量、血流动力学、心衰症状和生活质量，缓解中至重度心衰（心功能Ⅲ～Ⅳ级）患者的症状。

二、CIEDs的工作原理

（一）起搏器的工作原理

通常将起搏器脉冲发生器埋植在上胸部的皮下，而导线通过静脉到达心脏。导线远端的电极固定在心脏的内侧面心肌上。起搏器工作时，脉冲发生器发出电脉冲，经导线和电极传到心肌，使心肌产生收缩。同时，起搏器电极也将心脏的电活动收集起来存入脉冲发生器的芯片内，以便进行分析。起搏器的性能和工作方式用英文字母代表，于1987年由北美心脏起搏和电生理学会（North American Society for Pacing and Electrophysiology，NASPE）与英国心脏起搏和电生理学组（British Pacing and Electrophysiology Group，BPEG）专家委员会制定，称为 NASPE/BPEG 代码，即 NBG 代码。详见表 5-4-1。

表 5-4-1　起搏器的 5 位 NBG 代码

字母位置	代表意义	举例
第 1 位	起搏的心腔	A 为心房起搏，V 为心室起搏，D 为心房心室双腔起搏，O 为无起搏，S 为单腔起搏
第 2 位	感知的心腔	A 为心房感知，V 为心室感知，D 为心房和心室双腔均感知，O 为无感知，S 为单腔感知
第 3 位	起搏器感知心脏自身电活动后的反应方式	T 为触发，即感知事件后触发起搏脉冲发放；I 为抑制，即感知事件后抑制心腔起搏脉冲的发放；D（T/I）为既有触发反应又有抑制反应，O 为无此项功能；R 为逆向反应，即当患者发生心动过速时发放脉冲呈逆向反应
第 4 位	程控、遥测和频率应答功能	P 为简单程控，M 为多功能程控，C 为遥测功能，R 为频率应答功能，O 为无程控功能或频率应答功能
第 5 位	抗快速性心律失常或多部位起搏	P 为抗心动过速起搏，S 为电转复，D 为两者都有，O 为无此功能，B 为触发成串脉冲刺激；N 为与正常频率竞争刺激，E 为体外控制脉冲的发放

1. 单腔起搏

单腔起搏器是最简单的起搏器，包括 AOO 和 VOO 两种起搏模式，分别表示心房和心室的非同步起搏。但是，这种设备不适合长期使用，因为大多数患者的心脏仍保留一定程度的内在节律。理想的起搏器应可以检测到心脏的内在搏动，并相应地延迟起搏脉冲，这种抑制起搏称为按需起搏。例如，心室的按需起搏模式 VVI，是指心室起搏并被心室感知，对感知的反应为抑制起搏。

按需起搏模式的控制参数包括基本速率、脉冲幅度和脉冲持续时间等。基本速率，也称最低速率限制，是起搏心跳出现的最早时间。例如，60 次/min 的基本速率意味着在上一个心搏（无论是感知还是被起搏）后不迟于 1 s 出现一个起搏心跳；而如果设备在 1 s 内感知到了自发去极化，则起搏心跳被抑制，定时器被重置。

根据起搏原理，如果患者自身心率比设定的起搏心率慢，心电图或监护仪监测到的心率应与起搏心率保持一致，如若慢于起搏心率，则提示电池不足。值得注意的是，起搏器电池不足时通常会先出现感知异常，随后才出现起搏输出下降。每个起搏波峰后都应有 QRS 波（100% 夺获）和可触及的动脉搏动。而在起搏器感知功能正常的情况下，如果患者的心率比设定的起搏心率快，将无起搏波峰。

2. 双腔起搏

双腔起搏模式是指两个心腔的起搏均允许被感知和相继触发或抑制，可以保持房室同步，类似于生理性起搏，能起到优化左心室充盈、房室瓣功能和增加心输出量的作用，并能减少由孤立性心室起搏和逆行性心房去极化导致的房室瓣关闭不全的发生。

如果窦房结功能正常，优先由窦房结控制心率，这种起搏模式通常为 DDD 模式，首先感知心房去极化，然后倒计时心室去极化所需时间。例如，当基本速率为 60 次/min 时，预计在上一次心室去极化后不迟于 1 s 再次出现心室去极化，当房室延迟设定为 150 ms，那么该装置预计在最后一次心室去极化后 850 ms 应出现自发的心房去极化，如果没有感知到心房去极化，则发送电脉冲至心房。无论心房是通过自发去极化还是通过起搏脉冲去极化，该装置都预计在房室延迟结束时出现心室去极化。如果心室出现去极化，将重置 1 s 的时钟设置，使整个过程重新开始。如果心室未见去极化，则向心室发送起搏脉冲。因此，DDD 模式可以观察到四种可能的基本节律（参见图 5-4-1）：① AS-VS，心房和心室均自发去极化，心脏传导系统完整，如同正常的窦性节律；② AP-VS，心房被起搏，而心室自发去极化，心脏传导系统可能完整；③ AS-VP，心房自发去极化，而心室被起搏（正常的房室传导太慢，超过了程序设定的房室延迟时间，或完全传导失败）；④ AP-VP，心房和心室都被起搏。

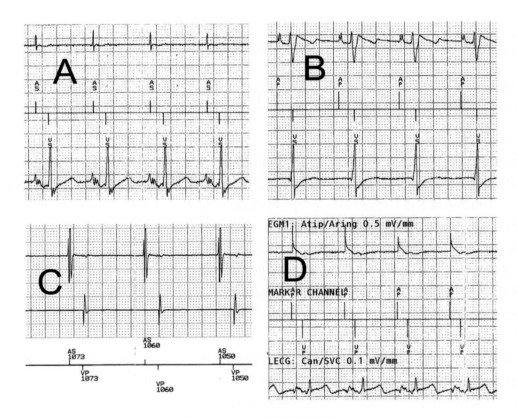

图 5-4-1　DDD 的四种起搏模式

A. AS-VS 节律，见于窦性心律高于起搏器设定的基本速率时。B. AP-VS 节律，见于心脏传导系统完整时，心房被起搏，引起心室在设定的房室延迟时间内自发去极化。C. AS-VP 节律，适于自发心房率快于设定的起搏基本速率时。D. AP-VP 节律，心房和心室均被起搏。图中第一排和第二排心电图分别为来自心房、心室导联的信号，第三道类似于体表导联的心电图，由 ICD 线圈与装置之间的电压差产生。AS—心房自发去极化；VS—心室自发去极化；AP—心房起搏；VP—心室起搏。引自：ROOKE GA, et al. Anesth Analg, 2013, 117(2): 292-294.

以 AS-VP 为例，以心房的自发节律去"触发"心室的起搏，心室的起搏脉冲是跟踪心房活动的，这种模式也被称为"跟踪模式"，常见于完全心脏传导阻滞但窦房结功能正常的患者。这种模式下，为保持心房和心室同步，心室率往往远高于设定的基本速率。为缓解这种情况，通常需要设置上限，超过这个上限时，心房将不会引起心室起搏。对于一位久坐不动的年长患者，这个上限可能是 120 次/min；而对于年轻患者，则需要更高的上限。

3. 起搏抑制和触发

如果起搏器在每次心房去极化后都起搏心室，房颤或房扑就会引起非常快的心室起搏。尽管通过设置起搏心率上限能限制心室的起搏速度，但通过转换模式来阻断心房电活动和心室起搏之间的联系却是更好的办法。当检测到非常快的心房率时，即切换起搏模式，如 DDD 模式转换成 DDI 模式，感知的节律只能抑制起搏，而非触发起搏（图 5-4-2）。

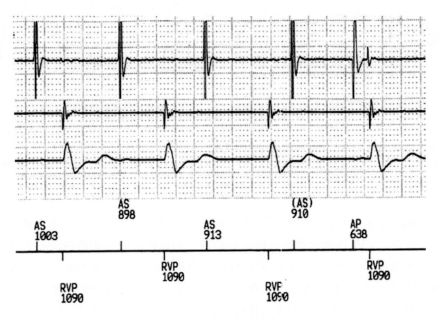

图 5-4-2　DDI 起搏模式

完全房室传导阻滞患者的起搏模式暂时从 DDD（60次/min）转换为 DDI（55次/min）。心房频率约为 66 次/min，但由于 DDI 模式下，追踪功能被关闭，心室起搏不再与心房电活动相关，心室的起搏速率转为 55次/min。随着 AS 和 RVP 之间的时间逐渐延长，房室分离逐渐明显，直至出现心房起搏。AS—心房自发去极化；AP—心房起搏；RVP—快速心室起搏。引自：ROOKE GA, et al. Anesth Analg, 2013, 117(2): 292-294.

触发特性会引发起搏器介导的心动过速（pacemaker mediated tachycardia，PMT）。如果心室去极化可以逆行进入心房，心房去极化被感知后，会在房室延迟后引发心室起搏。根据典型的房室延迟时间、逆行传导时间和心房去极化检测时间，整个周期通常需要 0.5 s 左右，这会导致心率在 120 次/min 左右的范围波动。通过设置心室后心房不应期（post-ventricular atrial refractory period，PVARP）可预防 PMT 的发生，所有双腔起搏设备均具有这一功能。PVARP 的设定时间一般是 250 ms，在此期间，心房去极化虽被感知，但不会触发心室去极化，只有当逆行 P 波落在 PVARP 尾部外的区域时，心房感知才会触发心室去极化（图 5-4-3）。

按照起搏器的功能进行分类，最常用的有心房按需型（AAI）、心室按需型（VVI）和双腔起搏器（DDD）。AAI 是指起搏电极位于右心房，起搏器感知心脏自身 P 波，如有心房搏动，

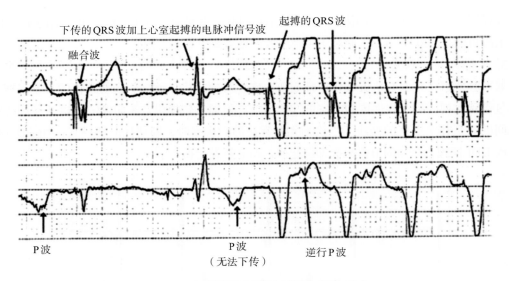

图 5-4-3　起搏器介导的心动过速（PMT）

两个体表导联心电图显示前两个QRS复合波分别构成融合波和假性融合波。假性融合后，有一个心房起搏无法传导至心室。在DDD模式下，通常会故意设置较长的房室延迟，以便尽可能多地允许内在传导发生。心室去极化引起的逆行P波超出了心室后心房不应期（240 ms），触发了心室去极化，并不断重复。此时如果在起搏器上放置一块磁铁，模式将转换为DOO，从而打破起搏器介导的心动过速。引自：ROOKE GA, et al. Anesth Analg, 2013, 117(2): 292-294.

则起搏器被抑制；如未感知到心房搏动，则发放脉冲起搏心房，并下传激动心室，可保持心房和心室的顺序收缩。VVI是指起搏电极位于右心室，如起搏器能感知到内在心室搏动，则抑制起搏，反之则发放脉冲起搏心室。VVI只能保证心室的起搏节律，而不能保持心房和心室收缩的协调。DDD是在心房和心室各有一个电极，可同时感知心房和心室的搏动，然后根据情况自动转换为AAI或VVI等模式。无论选择何种起搏模式，均应尽量保持良好的房室同步收缩，以维持最佳的血流动力学。

4. 频率应答

正常状态下，人们的心率会在运动时增加，以提高心输出量。如果运动的患者无法增加心率，则会导致运动能力受限。CIEDs的频率应答特性能够感知患者的活动并相应地提高心率，最常用的方法是加速度计，几乎所有的设备都具有该功能，通过检测运动引起的加速度，并相应地按比例增加起搏心率。但如果心率超过频率应答设定的上限，则起搏被抑制。

生物阻抗法是另一种根据活动程度改变起搏速率的方法。肺容积的变化会使尖端和设备之间的电阻（阻抗）随着呼吸而变化，阻抗变化的幅度可用于反映潮气量大小，故该方法被称为分钟通气传感器法。此外，还有一种替代的生物阻抗方法，运动后交感神经系统的变化能通过刺激心肌引起导线阻抗产生微小的变化，这些阻抗的变化可用于增加起搏器的起搏速率。与其他速率响应方法类似，生物阻抗法也需设置上限速率。频率应答特性可用含四个字母的代码表示，且第四个字母为"R"。例如，VVIR表明心室按需起搏，并具有频率应答特征。

电磁干扰可干扰频率应答功能，引起不必要的心率增快。不同的设备对不同的电磁干扰反应各异，如某些CIEDs的频率应答功能开关可被电刀的电流激活，从而引起加速起搏。

（二）植入式心律转复除颤器的工作原理

植入式心律转复除颤器的体积很小，可埋藏于胸大肌和胸小肌之间，也可以像起搏器一样埋藏于皮下囊袋中。几乎所有植入式心律转复除颤器都具有起搏器的功能，但这些起搏功能可能并未被使用。窦房结和传导系统功能正常的患者使用植入式心律转复除颤器时，可能将其设定为基本速率为 40 次/min 的 VVI 模式。事实上，如果患者需要，植入式心律转复除颤器可以提供上文提到的所有起搏器功能。

植入式心律转复除颤器与起搏器的区别在于它们具有治疗快速型室性心律失常的能力，特别是室性心动过速和室颤。但植入式心律转复除颤器不能像临床医生那样通过分析心电图的节律来判断心律失常，它无法识别心室整体去极化状态，而只能检测到电极接触的一小部分心肌的电活动，因而植入式心律转复除颤器对于室性心动过速或室颤的基本判定是基于心室率来确定的。如果植入式心律转复除颤器监测到超过某一数值的心率，就判断为室性心动过速；如果监测到更高值的心率，则判断为室颤。如果同时有心房导联，则可以通过心室率高于心房率来确认室性心律失常的存在。

植入式心律转复除颤器对心率的判定决定了后续的治疗，在室性心动过速时，可以先尝试超速起搏。如若失败，再尝试一系列的同步心脏转复治疗。如果判断为室颤，可以在除颤充电时先尝试超速起搏，再进行除颤，但主要治疗还是电除颤。需要注意的是，这些治疗方法都应限制尝试次数，并限制电击能量在 25～40 J 内。与体外电除颤设备相似，植入式心律转复除颤器也是双向电击，但电流会被控制在体内，电击时触摸患者不会造成危险。

（三）心脏再同步治疗设备的工作原理

左心室严重扩大或肥厚时，左束支传导障碍常使左心室去极化不得不从右心室开始，经室间隔后再到达左心室，使左心室侧壁（游离壁）最后去极化。当室间隔收缩时游离壁会松弛并膨出。而当游离壁收缩时，室间隔也会松弛并膨胀到右心室。这样每侧心室壁都部分地膨出到另一侧，就会降低心输出量。心脏再同步化治疗（cardiac resynchronization therapy，CRT）通过在左心室游离壁放置起搏导线，可以使大部分的左心室同时收缩。往往将 CRT 的 PR 间隔设置为一个较短的时间，以便在上述右心室-室间隔-左心室的内在激活发生之前，先发送起搏脉冲到左心室，这样就在心电图上显示为心室的起搏波，但应注意这种情况下患者并非起搏依赖，因为当起搏抑制时仍会有传导经右心室到达左心室。

三、电磁干扰对 CIEDs 的影响

麻醉医生除了关注 CIEDs 设备本身是否正常外，更需注意术中各种设备和器械产生的电磁干扰对 CIEDs 的功能是否有影响。高频电刀的使用是最常见的电磁干扰来源，其他干扰来源包括体外心脏电复律、射频消融术、脊髓刺激器、放射治疗和经皮神经电刺激等。射频消融术对 CIEDs 的干扰类似电刀，但干扰时间更长，影响可能更大。了解电磁干扰对 CIEDs 功能的影响有助于正确解读术中监护仪上观察到的心电节律，有助于 CIEDs 的术中管理。

（一）高频电刀

高频电刀的原理是应用聚焦射频电流对组织进行切割和凝固，其电流特征可分为双极和单极两种。双极电刀的电流在靠近的两个镊子尖端的电极之间流动，向组织提供高频电能，使双极镊子两端之间的血管脱水而凝固，以达到止血的目的。双极电刀的作用范围只限于镊子两端之间，对 CIEDs 产生的干扰极小，CIEDs 一般不会检测到双极电刀产生的电磁干扰，双极电刀也不会抑制按需起搏或触发快速心律失常。因此，除非与 CIEDs 直接接触，否则双极电刀一般不影响其功能。

单极电刀由高频发生器、电极板、连接导线和电极组成，其电流会通过导线和电极穿过患者身体，再由体表粘放的负极板和导线返回发生器，当电流通过 CIEDs 及其附件就可能干扰CIEDs。单极电刀是手术室内对 CIEDs 产生干扰的最重要的来源，包括引起起搏器过度感知，抑制起搏输出；引起植入式心律转复除颤器或有抗心动过速功能的起搏器发生功能抑制，而导致 CIEDs 检测心律失常失败；导致基于阻抗的频率应答系统出现误判，达到频率上限；更严重时，使脉冲发生器重置或损坏。装置重置的目的是在当 CIEDs 出现严重故障时，能够为患者提供安全的基础支持。不同厂家的重置参数大多不同。虽然装置重置后的参数并非患者的最佳选择，但至少不会对患者造成生命威胁。但需注意的是，对于重置后的 CIEDs，需要专业人士尽早将起搏模式、心律失常检测和治疗的各项参数恢复至最佳设置。

（二）过度感知

过度感知是电磁干扰对 CIEDs 最常见的干扰形式，可引起起搏输出抑制，心室持续过度感知有可能触发噪声反转模式；而植入式心律转复除颤器过度感知则会引起心动过速的误感知，进行不必要的抗心动过速治疗，包括抗心动过速起搏和电除颤，均可诱发持续性室性心律失常。过度感知的风险取决于使用单极电刀的部位、持续时间和电极片贴放的部位等。当电流直接穿过 CIEDs 或电极时，过度感知的风险最大；而当电流通路距离 CIEDs 超过 15 cm 时，风险则大大降低。因此，如果手术部位在左上肢时，电极贴片就应该放置于同侧上肢而非对侧肋部，以免电流通过 CIEDs。

CIEDs 是否能感应到电磁干扰取决于许多因素，导线上的电磁干扰信号的振幅是否超过心肌去极化的最小电压是关键问题。在 CEIDs 导线处检测到的电压受到电磁干扰强度、距离CIEDs 导线的距离、两个起搏器电极与电磁干扰源之间的距离差的影响。起搏器工作时也存在电流环路：单极（起搏/感知）是以起搏电极的头端作为阴极，以起搏器表面作为阳极，起搏环路经过体表；双极是指以起搏电极的头端作为阴极，而在头端后部的环形电极作为阳极，起搏环路不经过体表。如果导线的尖端和环形电极距离干扰源是等距的，这两个电极呈现相同的信号，电压差为零，则检测不到电磁干扰。对于双极电极的起搏器，两个导线尖端之间只有1 cm 的距离，因此，电磁干扰不太可能在这两个导线之间产生电压差，特别是当单极电刀的电磁干扰源离导线较远时。因此，单极感知比双极感知的 CIEDs 更容易探测到电磁干扰。

在脐以下使用单极电刀时，出现电磁干扰致过度感知的可能性非常小，即便患者起搏依赖，也通常不需要将 CIEDs 调整为非同步状态。临床研究表明，400 例手术中，在脐以下使用单极电刀时，CIEDs 均未检测到电磁干扰。而在脐以上（上腹部、胸部、上肢和头颈部）使用单极电刀时，出现电磁干扰致过度感知的风险较高，需要应用磁铁或调控设备。使用磁铁比调控设备更为便捷，但其对不同类型 CIEDs 的影响不同，如磁铁会使起搏器转换为非同步状态，会使植入式心律转复除颤器关闭心律失常检测功能，但并不影响起搏功能。所以，对于起搏依赖的植入式心律转复除颤器植入患者，需要将其调整为非同步状态。应用磁铁的优势主要体现在发生室性心动过速或室颤时，可以通过简单的移除磁铁来恢复 CIEDs 检测和治疗功能。一项随机对照试验将 80 例患者分为应用磁铁组和程控组，结果显示在脐以下部位应用单极电刀未检测到电磁干扰，而脐以上部位电磁干扰的发生率为 15%。磁铁组比程控组的治疗所需时间更短，两组均未发生不良事件，但是程控可能会因未及时调回程序，导致心动过速检测和治疗功能不能重新启动，而应用磁铁没有这类现象。

（三）噪声反转

噪声反转是目前起搏器的一种特殊功能，使起搏器在误感知肌电位、电磁信号等时，也能确保起搏器以低限频率或传感器驱动频率起搏，不至于发生刺激脉冲发放受到抑制的情况。电磁干扰被 CIEDs 过度感知后，会被误解读为心脏内高频率的固有电活动，导致起搏抑制（图 5-4-4）或抗快速心律失常治疗（图 5-4-5）。起搏抑制的后果取决于心脏自身，如果自身心率稍低于最低起搏率，其结果可能仅仅是心率的小范围减慢；而如果心脏已经没有内在节律，则后果可能是停搏。对于植入式心律转复除颤器，电磁干扰会引发针对快速心律失常的除颤治疗，但实际上电磁干扰促发植入式心律转复除颤器电击治疗的发生率较低。

以起搏器为例，噪声反转能防止电磁干扰导致抑制起搏（图 5-4-6）。如上所述，电磁干扰通常被解读为异常快速的心率，如果起搏器能识别到这些异常快于生理的"去极化"，电磁干扰会被判断为噪声。由于无法确定心脏是否能够搏动，起搏器即发出起搏脉冲，并和内在节律相互竞争。如果没有噪声反转特性，或者电磁干扰无法将其触发，则被感知的电磁干扰将会抑制按需起搏。

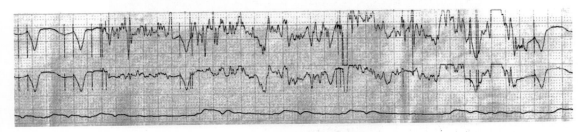

图 5-4-4　电磁干扰导致起搏抑制

上、中、下图分别为 Ⅱ 导联、V5 导联和动脉压波形。心电图显示起搏依赖的患者在使用单极电刀期间出现了起搏抑制。患者房室起搏速率基线为 75 次/min（DDD），电灼使动脉搏动变少和不规律，提示电灼噪声能被感知并抑制起搏。

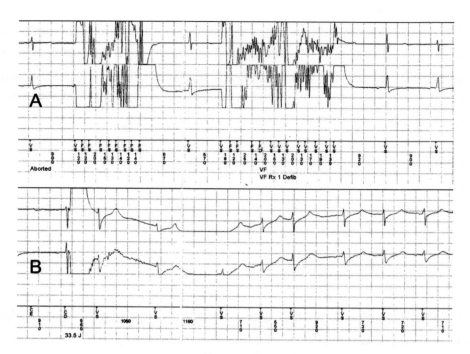

图 5-4-5　电磁干扰触发植入式心律转复除颤器产生电击

A.右心室导线心电信号，显示单极电刀短脉冲切割设备周围的瘢痕组织产生的噪声；B.体表心电图。可见电磁干扰触发植入式心律转复除颤器产生电击（见 B 图底部的 33.5 J）。电击后会出现短暂的心动过缓，几次搏动后心脏才能恢复到正常节律。引自：ROOKE GA, et al. Anesth Analg, 2013, 117(2): 292-294.

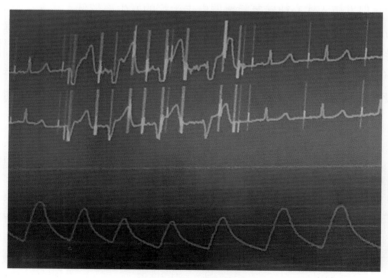

图 5-4-6　噪声反转实例

监护仪显示两个心电图导联和有创动脉波形，在使用单极电刀前，心房的起搏可传入心室（AP-VS）。单极电刀产生的电磁干扰会抑制起搏，而当噪声反转功能开启时，电磁干扰被认定是非生理的噪声，起搏模式会转变为 DOO，心室起搏呈宽 QRS 波形。停止使用电刀后，模式恢复到 AP-VS。引自：ROOKE GA, et al. Anesth Analg, 2013, 117(2): 292-294.

（四）电磁干扰对 CIEDs 电池的影响

电磁干扰能导致电池电压短暂下降，当电压低于最小值时，设备将关闭，有可能会引起严重的后果。只有当电池恢复后，设备才能被启动，但程序恢复到了出厂设置的默认值，这种现象被称为上电复位。默认设置通常是非个体化的，起搏参数可能并不适合患者。植入式心律转复除颤器上电复位的后果可能更加严重，重新启动电源将恢复已经关闭了的快速心律失常的检测功能，如果此后出现电磁干扰，可能会启动植入式心律转复除颤器的电除颤功能。

虽然 CIEDs 不会被高强度的电磁干扰任意改变程控，但如果电磁干扰直接接触设备，仍会破坏 CIEDs 的功能。在 CIEDs 上放置磁铁可以减少电磁干扰的不良影响，但并不适用于所有情况。对设备重新进行程控也能一定程度预防电磁干扰的影响，这样既能消除磁铁滑动的担忧，也能对术中可能出现的频率应答等功能提前进行处理。但当无法重新进行程控时，使用磁铁就是唯一的选择。

术前在心电监测下检查起搏器对磁铁的反应非常有必要。可将磁铁放置在起搏器上 30 s 左右，如果能观察到预期的非同步起搏心率，可判断在手术期间使用磁铁应该能够保证足够的心率。此外，放置磁铁测试还能提示电池状态。磁铁会使植入式心律转复除颤器心动过速的检测功能失灵，可以通过磁铁使植入式心律转复除颤器发出声音的音调进行判断。必须提前判断设备对磁体的响应情况，以确定设备能否感知到磁铁。如果没有观察到预期响应，应在术前及时检测设备。需要注意的是，不同公司 CIEDs 对磁铁的反应不尽相同（**表 5-4-2**）。

表 5-4-2 不同公司 CIEDs 对磁铁的反应

公司、网址和技术支持	起搏器对磁铁的反应	ICD 对磁铁的反应
Biotronic biotronic.com 800-547-0394	非同步起搏率为 90 次/min，除非该功能被关闭。使用磁铁后心率在 80 次/min 以上即可	暂停对快速性心律失常的感知。无报警音。在某些模式中，放置磁体 8 h 后，可以恢复快速心律失常的感知功能
Boston Scientific/Guidant b ostonscientific.com 800-227-3422	非同步起搏率为 100 次/min，但可通过程控使其对磁铁无反应。使用磁铁后心率在 85 次/min 以上即可	与 R 波同步的报警音提示快速心律失常感知暂停（报警音无限持续）。可以通过程控来暂停磁铁响应功能
Ela/Sorin livanova.sorin.com 877-663-7674	非同步起搏率 80 次/min 以上（一般从 96 次/min 开始下降）	一般会暂停快速心律失常感知功能。起搏速率随磁体变化，但仍处于按需起搏模式
Medtronic medtronic.com 800-723-4636	非同步起搏率 85/min，使用 VOO 模式替代时起搏率为 65 次/min	一般会暂停快速心律失常感知功能。在磁铁放置开始时报警音，持续 10～30 s
St. Jude sjm.com 800-933-9956	非同步起搏率至少为 98 次/min，除非该功能被关闭。使用 VOO 模式替代时起搏率低于 87/min	暂停对快速心律失常的感知，但该功能可以通过程控关闭。无报警音

引自：ROOKE GA, et al. Anesth Analg, 2013,117（2）:292-294.

四、植入 CIEDs 患者的围手术期管理

（一）麻醉医生主导的围手术期 CIEDs 管理的必要性

2011 年，ASA 公布 CIEDs 患者围手术期管理建议，同年，HRS 和 ASA 出版了相关专家共识。共识提出，应由麻醉医生来主导围手术期 CIEDs 的管理，这样更易于保障患者的围手术期安全。麻醉医生的工作贯穿整个围手术期，对术中预期的电磁干扰较为熟悉，而且麻醉医生更关注术中患者的血流动力学改变和心电节律特点。培训后的麻醉医生在术中管理和团队协作中居主导地位会更具优势，能更好地制订围手术期管理预案，能更及时地发现异常心脏节律及其对血流动力学的影响，也能尽早发现装置故障，从而能够快速做出判断和处理。

（二）术前评估

术前评估是保证 CIEDs 患者围手术期安全的最重要部分，大致可分为以下三类管理方案：① 不需做任何处理，如脐以下手术（尤其是下肢手术，电磁干扰对 CIEDs 几乎无影响）、患者非起搏器依赖、预计使用双极电刀；② 需放置磁铁（手术时电刀使用部位在脐以上，适用于植入式心律转复除颤器或大多类型的起搏器）；③ 需要程序设置，须安排有资质的心内科医生进行程控。术前对 CIEDs 装置和患者进行规范的评估，这对保障患者手术安全是非常必要的，在脐以上部位使用单极电刀、患者高度起搏依赖、装置对磁铁无响应（罕见，但具有潜在严重风险）、CIEDs 电池耗竭或电刀的负极板安放的位置不合适等，都可能会增加心脏不良事件的风险。

1. 植入 CIEDs 患者术前评估的主要原则

麻醉医生术前应向手术医生询问手术相关事宜，包括手术类型、手术部位、患者体位、术中是否应用单极电刀及应用部位、有无其他来源电磁干扰、是否需要电复律或除颤、术后是否转入 ICU 等，并制订术中管理预案。

术前评估的总体原则包括：① 并非所有的手术或操作都需要将起搏器设为非同步状态，或关闭植入式心律转复除颤器的心律检测功能。② 磁铁可使起搏器转换成非同步起搏，预防起搏器被电磁干扰抑制；在植入式心律转复除颤器的脉冲发生器上方放置磁铁可使心律失常检测功能关闭，但无法使其转为非同步起搏。③ 对于手术部位在脐以上的起搏依赖患者，使用电刀或射频消融等操作时，最好将 CIEDs 调至非同步状态；所有脐以上的手术操作，均应将植入式心律转复除颤器的心律失常检测功能关闭。④ 脐以下的手术操作，术前一般不需要对起搏器进行程序调整。⑤所有择期手术的植入起搏器患者均应在过去的 12 个月内进行过设备的常规检测；而植入式心律转复除颤器的患者应在 6 个月内进行过检测。

2. 术前 CIEDs 功能的评估

麻醉医生术前应积极获取 CIEDs 的基本信息，并确认其功能正常。手术部位、是否使用单极电刀或其他射频设备、电磁干扰的范围（电灼爆发的频率和持续时间）及患者的病情等都应在制订管理预案的考虑之中。例如，如果仅在脐以下使用单极电刀，且使用的是双极 CIEDs，那么其受到电磁干扰影响的风险就非常低，无须对设备程控；如果预见到起搏器被电磁干扰抑

制的概率不高，一次只有几秒钟，则无需特殊处理。对于 CIEDs 信息的评估可以分为以下步骤。

（1）对起搏器、植入式心律转复除颤器、心脏再同步治疗设备进行鉴别，识别设备类型、生产厂商和型号（表5-4-3）。如果患者无法提供，可从信息卡上获取设备和电极型号的代码、植入日期和操作医生，以及最后一次设备检测的日期。此外，胸部 X 线检查可通过观察标志性图标、设备形状和内部模式来获得关于品牌和制造商的信息，并区分起搏器和植入式心律转复除颤器。起搏器的电极很细且均匀，而植入式心律转复除颤器的电极较粗，通常在上腔静脉和右心室处有密集不透射线的部分（图5-4-7）。也可以打电话向相关公司询问患者所使用设备的详细信息。

表 5-4-3　术前需从 CIEDs 获得的信息

信息	预期结果
设备类型和植入原因	起搏器、植入式心律转复除颤器或心脏再同步治疗设备
起搏器在12个月内的检测，植入式心律转复除颤器和心脏再同步治疗设备在6个月内的检测	设备运行正常（无警报），未发现新的异常心律，导线功能测试正常且稳定
电池寿命预期	至少3个月
起搏模式和起搏速率	起搏心腔（心房、右心室还是左心室）
频率应答模式	是否启动（如果是，何种方法？加速度、分钟通气量还是组织阻抗），低限频率如何
植入式心律转复除颤器治疗	与治疗相关的最低心室率
起搏依赖	起搏心率所占时间百分比
起搏依赖较明显者的内在心率	如果起搏被暂时抑制，心率如何
起搏器的磁铁反应	非同步起搏是否能诱导产生？心率多少
植入式心律转复除颤器的磁铁反应	是否能暂停快速心律失常的检测功能？磁铁是否能使设备发出声音来确定快速心律失常的暂停？
去除磁铁后的设备反应	植入式心律转复除颤器的心律失常检测功能是否自动恢复

引自：ROOKE GA, et al. Anesth Analg, 2013,117（2）:292-294.

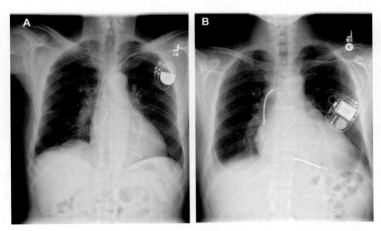

图 5-4-7　双腔起搏器（A）和植入式心律转复除颤器（B）的胸部 X 线图像

双腔起搏器的导线常放置在右心房、右心室或双腔，导线细且均匀；植入式心律转复除颤器的电极较粗，并有密集不透射线的部分。引自：STONE ME, et al. Br J Anaesth, 2011,107 Suppl 1:i16-i26.

应询问患者最后一次检查设备的时间，如果设备一直进行常规检查，那么就可以认为该设备运行正常。建议术前电池至少有 3 个月的剩余寿命，如果电池快要耗尽，应更频繁地检测，并告知患者。新一代的起搏器在不同的电池状态下，会被磁铁改变起搏率，术前可以用磁铁进行电池检查。当电池电量不足时，放置磁铁引发的起搏心率可能会较预期心率低。术前 X 线检查可排除起搏器导线断裂或移位，如果怀疑起搏器功能障碍，则必须咨询专科医生。

（2）确定患者使用 CIEDs 的原因，以及是否起搏依赖。观察心电图有助于观察患者的内在心律及是否有起搏依赖。例如，有Ⅲ度房室传导阻滞病史的患者可能存在起搏依赖。

（3）在心电图监测下观察 CIEDs 对磁铁的反应。如果电池电量充足，起搏频率决定于生产厂家、初始设置的频率和剩余电量。如果电池电量不足，观察到的频率可较设定频率降低至少 10 次/min，只要不是极其紧急的情况，都应该请专业人员评估和处理电池低电量。磁铁可以防止植入式心律转复除颤器对电磁干扰的过度感知，以免误认为发生了室颤或室性心动过速而触发异常电除颤。对于没有起搏依赖的植入式心律转复除颤器患者，如果磁铁易于放置和保持其位置，术中可以选择磁铁。因此，术前需要考虑 CIEDs 的类型、手术部位、磁铁是否易于放置、电磁干扰对患者心率影响的后果及磁铁对这些后果的预防效果等因素，以确定是否需要进行 CIEDs 程控。

（4）在对 CIEDs 有任何疑问时，应联系有资质的心脏电生理专家会诊，以协助分析治疗。麻醉医生和外科医生对拟行的手术和操作了解较为全面，心脏电生理专家熟悉 CIEDs 的程控资料，多方讨论下可以拟定出合适的术中管理方案。

对 CIEDs 患者心电监护时，需将监护仪滤波功能关闭，使起搏峰能够出现在屏幕上。监护仪上观察到的往往不是真正的起搏峰电信号，而是由外界的电噪声引起的伪影，应区分伪影和真正的起搏峰（图 5-4-8）。如果正常状态下观察不到起搏峰，可在起搏器上放置一块磁铁使其转为非同步起搏，只要起搏脉冲在不应期内出现，每个起搏脉冲都应该导致一次去极化。有两种情况提示设备出现严重故障：①起搏峰存在，但不见心肌去极化时，提示捕获失败；②自发去极化后可见起搏峰紧邻其后，提示自发去极化没有被设备感知到。

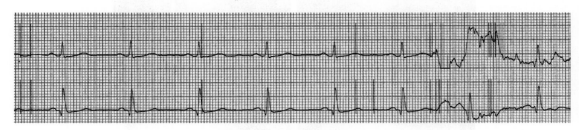

图 5-4-8 电噪声伪影

未植入 CIEDs 的患者Ⅱ和 V5 导联心电图显示随机出现的起搏峰，特别是在使用单极电刀之后，图上所有的起搏峰均为伪影。引自：ROOKE GA, et al. Anesth Analg, 2013, 117(2): 292-294.

3. 对患者心律的评估

麻醉医生需通过问询患者和心内科专家意见，查阅医疗记录和心电图获取足够的信息，以判断患者是否存在起搏依赖。通过心电图监测可作出以下分析。

（1）如果心电图上仅见P波和狭窄的QRS波，看不到起搏峰，为正常窦性心律，则很可能患者是非起搏依赖。

（2）如果能观察起搏峰，则患者有可能存在起搏依赖，也可能不是。

（3）不能简单机械地认为心室起搏就一定是起搏依赖，它也可能因为在CIEDs装置对心室进行起搏之前，自身传导碰巧太慢而无法到达心室；或者在双心室起搏时，希望在自身传导到达心室之前启动心室收缩，房室延迟被刻意缩短；也有可能患者有完全的心脏传导阻滞，需要心脏再同步治疗。

简而言之，在多数情况下，麻醉医生不能仅通过观察心电图来确定心脏对起搏器的依赖程度。

（三）术中管理

对于植入CIEDs的老年患者，应在手术室内进行心电图和脉搏血氧饱和度或动脉压波形监测，为可能发生的紧急心脏电复律、除颤或经皮起搏做好准备；计划使用单极电刀或其他可产生电磁干扰的装置时，应采取预防措施（图5-4-9）。对于麻醉方法的选择，原则上要保证充分给氧，保证呼吸道通畅，保持心肌的氧供需平衡和血流动力学平稳。尽量选用对血流动力学影响小的麻醉方法，慎用对心脏或交感神经有明显抑制作用的麻醉药物，并以不损害脏器功能为原则。行下腹部、下肢、会阴部手术可选择椎管内麻醉；行胸、腹腔镜手术可选择全身麻醉。缓慢性心律失常和房颤是老年患者植入CIEDs的主要指征，植入CIEDs的患者行非心脏手术治疗的风险和麻醉管理难度均增加，需要麻醉科、手术科室和心内科通力合作，才能保障患者围手术期的安全。麻醉管理的重点是术中CIEDs和电刀等电磁干扰设备使用的管理（表5-4-4）。

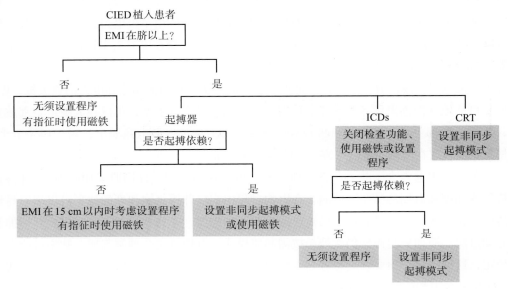

图5-4-9　CIEDs患者术中管理的流程图

EMI—电磁干扰；ICD—植入式心律转复除颤器；CRT—心脏再同步化治疗。

表 5-4-4　植入 CIEDs 老年患者的麻醉管理要点

阶段	管理要点
术前评估和准备	手术部位是否在脐以上、患者是否起搏依赖
	CIEDs 的类型、植入原因、近一年检测情况、电池电量的评估
	起搏模式和起搏速率的确定
	频率应答模式是否开启
	CIEDs 对磁铁的反应及去除磁铁后设备的反应
	心内科医生对 CIEDs 进行合理的程序设置
	磁铁、血管活性药、除颤器及心脏临时起搏设备
麻醉方式选择	全身麻醉：头、颈、胸、上腹部及脊柱手术，胸、腹腔镜手术
	椎管内麻醉：下腹部、下肢、会阴部手术
	区域麻醉或联合全身麻醉：上下肢手术
术中管理	麻醉药物：慎用对心脏或交感神经有明显抑制作用的麻醉药物
	循环管理：保证血流动力学平稳和心肌氧供平衡
	呼吸管理：保证充分给氧、呼吸道通畅
	CIEDs 的管理：设置非同步起搏或关闭心律失常检测功能
	电磁干扰管理：优选双极电刀，明确使用单极电刀的部位是否在脐以上，电刀远离设备 15 cm 以上，电凝时间小于 3 s，负极板贴放远离设备
术后管理	在患者离开监护室之前检查 CIEDs，由心内科医生调整设备参数

（1）如果电刀的使用引起心室过度感知，引起起搏器停止起搏，则须限制心脏停搏时间，必要时行体外起搏支持。术中优先使用双极电刀，如果必须使用单极电刀，则应尽量缩短使用时间，减少能量连续输出，建议连续放电时间不超过 3 s。严禁在电凝头未接触患者组织前启动电凝器，避免电凝电流直接在起搏器及其电极上放电。

（2）单极电刀负极板放置的位置非常重要。电流会从电灼的尖端流到电刀的负极板，因此，电流应尽可能地导向远离设备和导线的位置。对于胸部以下的手术，可以在大腿或臀部放置负极板；对于头颈部手术，最好将负极板放置在起搏器对侧的上肢三角肌上；对于肩关节手术，应尽量将负极板放在同侧手臂的下方、同侧背部或侧面。

（3）单极电刀通常会干扰心电图的解读，在电刀使用期间应该同时采用其他形式的监测，如脉搏氧饱和度和有创动脉压力监测。在电灼过程中观察脉搏氧饱和度的波形可以很容易地显示脉搏的变化。例如，如果起搏器已被设置为非同步起搏，电灼期间就不应观察到起搏抑制引起的心动过缓；而如果起搏器仍然处于按需起搏模式，电灼可能会抑制起搏，脉率可能会下降且不稳定，这种情况必须要确定患者是否能耐受。如果脉率过低，可以考虑放置磁铁，或者叮嘱外科医生减少电灼的时间和频率。

（4）对于电刀以外的电磁干扰也应积极处理，如预计术中需行体外心脏电复律时，应将电刀的负极板贴于前后位；射频消融术中，应避免消融导管与 CIEDs 和导线的直接接触；放射治疗时，应尽量减少放疗剂量。

（5）急诊手术时，麻醉医生应尽量收集关于 CIEDs 的信息。首先应确定 CIEDs 的型号，然后确定患者是否存在起搏依赖。若患者无起搏依赖，术中出现起搏抑制时可使用磁铁来启动非同步模式。除下肢手术外，所有植入式心律转复除颤器的植入患者均应使用磁铁来关闭心动过速检测功能。若无法确定患者 CIEDs 的类型，可在备好磁铁后，在严密监护下尝试使用电刀。所有急诊手术的 CIEDs 患者均应放置具有起搏或除颤功能的体表电极贴膜，以防患者术中出现意外。

（6）如术中需行中心静脉置管，在放置中心静脉导丝时必须非常小心，避免导丝进入心脏。如果导丝接触到感知电极，会触发植入式心律转复除颤器的抗心律失常治疗，甚至引发放电。此外，导丝置入过程引发的心律失常也会诱发植入式心律转复除颤器的抗心律失常治疗。植入式心律转复除颤器的导线植入时间不超过 3 个月时，导线容易脱落，深静脉置管时也应谨慎。一般而言，如果中心静脉导丝不进入心室，则对植入式心律转复除颤器的影响不大。

五、术后管理

使用磁铁减少电磁干扰的优点是手术结束后只要移除磁铁就很容易使 CIEDs 恢复功能。而对于术前和术中对 CIEDs 进行程控的患者，术后应该由专业人员及时恢复术前设置，并严密监测患者术后的血流动力学改变，避免术后循环不良事件的发生。尤其是心胸外科手术、术中进行了心脏电复律、除颤或射频消融、血流动力学不稳定（胸外按压、大出血和长时间低血压）、放置中心静脉导管、紧急情况下的脐以上手术，以及术中在装置或电极附近使用单极电刀等情况，需要立即咨询专家，并在患者离开监护之前检查和调整装置的特性和参数。大多数 CIEDs 植入患者在术后 1 个月内需要到门诊接受设备评估。

六、典型病例

【病史简介】

患者，男，72 岁，因“跌倒致胸腰部疼痛，活动受限 10 d，加重 1 d”入院。诊断为 $T_8 \sim T_9$ 压缩性骨折。

既往史：高血压 20 余年，既往口服替米沙坦降血压治疗。冠心病 10 年，口服小剂量阿司匹林，5 年前行冠状动脉搭桥术治疗。2 年前由于窦性心动过缓在左锁骨下区域植入永久性双腔 DDDR 起搏器（双室起搏、双室感知、对感知双向反应和具有频率应答功能，Medtronic 型号 #4568/4092；Medtronic，Shoreview，MN）。

体格检查：体温 36.6 ℃，心率 85 次/min，呼吸 20 次/min，血压 151/90 mmHg，体重 97 kg，身高 170 cm，神志清晰，精神尚可。

实验室检查：红细胞计数 4.02×10^{12}/L，血红蛋白 130 g/L，红细胞压积 36.8%，血小板计数 238×10^9/L，白细胞计数 6.26×10^9/L，尿素氮 8.1 mmol/L，肌酐 146 μmol/L，尿酸 332 μmol/L，葡萄糖 5.2 mmol/L，钠 137 mmol/L，心肌肌钙蛋白 T 0.039 ng/L，pro-BNP 6 305 pg/mL。

辅助检查：心电图示窦性心律，87 次/min，窦性停搏，使用 DDD 模式双腔起搏器，起搏器功能未见异常。

术前诊断：胸椎压缩性骨折，起搏器植入术后。

拟行手术：$T_8 \sim T_9$ 减压、椎板切除术和 $T_6 \sim T_{10}$ 后路融合术。

【围手术期管理】

1. 术前评估和准备

术前确认起搏器的电池、捕获和感知功能均运行正常，心电图上可观察到多处起搏心律，提示患者可能起搏依赖。术前请心内科医生关闭频率应答功能，将起搏器转换为 DDD 模式。术前准备阿托品、麻黄素、多巴胺、肾上腺素和去甲肾上腺素等血管活性药物，以及磁铁、除颤仪、心脏临时起搏设备。

2. 术中管理

1）入室情况　患者入室后进行面罩吸氧，接心电图和脉搏氧饱和度监测，关闭监护仪滤波功能，观察患者自发心律和起搏心律。开放外周静脉通路，给予托烷司琼 5 mg、地塞米松 5 mg。诱导前局部麻醉下进行桡动脉穿刺，进行有创动脉压监测。

2）麻醉方案　全麻诱导采用缓慢静脉注射 2 mg 咪达唑仑、30 μg 舒芬太尼、15 mg 依托咪酯和 10 mg 苯磺酸顺阿曲库铵后行气管插管。麻醉期间保证呼吸末二氧化碳分压在 35 ~ 45 mmHg，麻醉维持使用 0.8% ~ 2% 七氟烷和 0.05 ~ 0.1 μg/(kg·min) 瑞芬太尼。

3）术中经过　患者在俯卧位下手术。高频电刀的电切模式和电凝模式的设置均符合标准。未使用电灼时，动脉收缩压在 110 ~ 120 mmHg，平均动脉压在 70 ~ 80 mmHg。切皮后，逐步分离皮下组织至深筋膜，用电刀凝固小血管。在使用电凝模式后，突然出现心动过缓，平均动脉压和收缩压下降，随后出现短暂的心搏骤停和动脉波形消失。立即停止电凝，恢复正常的动脉波形和心电图。将电极板的位置从右上肢（位于起搏器的对面）转移到右下肢，远离手术部位。再次尝试应用电凝模式，同样观察到类似的收缩压下降、心动过缓及短暂的心搏停止，电凝停止后立即自发恢复到正常的窦性节律和基线血压。由于早期在电切模式下并没有引起明显的血流动力学改变，通过与骨科医生沟通，剩余的手术均在短脉冲电切模式下进行，没出现任何血流动力学障碍，手术顺利进行。

3. 术后转归

手术结束后请心内科医生会诊，将起搏器程序恢复至初始设置。患者术后 30 min 在手术室内拔除气管导管，改为面罩辅助通气，安返病房。术后询问医生和患者得知电刀使用未引起起搏器的任何故障，术后第 6 d 患者平安出院。

【病例分析】

该患者高龄、肥胖，既往有高血压和冠心病病史，曾行冠状动脉搭桥术治疗，并植入永久性双腔 DDDR 起搏器。术前评估患者一般情况良好，无心室功能异常，在做好充分准备的情况下可行择期手术。确认起搏器的电池、捕获和感知功能均运行正常，心电图上可观察到多处起搏心律，提示患者可能有起搏依赖，术中应严密监控。为避免和减少术中心血管不良事件的发生，术前准备阿托品、麻黄素、多巴胺、肾上腺素和去甲肾上腺素等血管活性药物，以及磁铁、除颤器、心脏临时起搏设备。考虑老年人的血管系统弹性较差，对麻醉药物敏感，缓慢逐渐增加剂量力求诱导过程平稳，并使用缩血管药物避免低血压。

术中在使用电刀电凝模式后，患者出现心动过缓、血压下降及短暂的心搏骤停，判断是电磁干扰抑制了起搏器功能，立即叫停电凝，待动脉波形和心电图恢复正常。更换电极板的位置后，又尝试应用电凝模式，再次出现起搏抑制现象。通过与骨科医生沟通，剩余的手术均在短脉冲电切模式下进行，血流动力学稳定，手术顺利进行。术后请心内科医生检查起搏器，恢复初始模式。

总结和思考该患者的围手术期麻醉管理，如果术前能够请心内科医生将起搏器调整为非同步模式，或许患者术中就能避免经历 2 次血流动力学的波动。此外，使用双极电刀和积极使用磁铁也是预防和处理术中起搏抑制的有效方法。

（孙丽　高昌俊）

第五节 老年普外科手术的精确麻醉管理

胃肠道手术、肝胆手术、胰腺手术和腹壁手术为老年患者常见的普外科手术。其中，胃肠道手术、肝胆手术和胰腺手术的创伤大，术后并发症多，对麻醉的要求高。实施精确的麻醉管理对改善患者的术后转归具有重要意义，本章节将对老年胃肠道手术、肝胆手术和胰腺手术的精确麻醉管理进行详细阐述。

一、胃肠道手术

（一）老年胃肠道疾病的特点

1. 胃肠道肿瘤

老年人胃黏膜萎缩，且随着年龄增长其萎缩范围不断扩大，萎缩程度不断加重，导致胃酸分泌不足，有利于胃内细菌的生长。而胃内增加的细菌可促进亚硝酸盐类等致癌物质的产生，长期作用于胃黏膜将导致癌变。胃黏膜在萎缩的同时，其上会出现异常形态的增生，可能导致癌变。老年人肠道黏膜变薄、消化腺逐渐萎缩、肠道血供减少等特点也可增加肠道癌前病变的发生。胃肠道肿瘤可引起消化道出血及梗阻，在老年患者中的发病率较高。

2. 胃肠道出血

老年人胃肠道肿瘤、溃疡、急性出血性胃炎、食管胃底静脉曲张破裂等可引起胃肠道出血，常需要内镜下治疗，经内科治疗后仍难以控制出血者则需急诊手术。这些患者术前多伴有不同程度的贫血、低蛋白血症、失血性休克、肝功能不全及酸碱紊乱等。由于胃肠蠕动以及胃肠内容物与出血病灶的接触，加上老年人凝血功能减退，暂时停止的出血有可能再次发生活动性出血。

3. 胃肠道梗阻

胃肠道梗阻是普外科的常见病、多发病。在老年患者中，肿瘤所致胃肠梗阻的比例明显增加。幽门梗阻主要表现为反复发作的呕吐，丢失大量水分和胃酸，易造成脱水、碱中毒及营养障碍。肠梗阻时可出现呕吐及大量体液向肠腔渗出，易造成水和电解质丢失，血容量减少，肠壁通透性增加导致肠腔内细菌容易进入门静脉和腹腔，从而引起腹膜炎和败血症等。

4. 胃肠道穿孔

老年人胃肠道穿孔的发生率较高，与肿瘤、溃疡的发生率增加有关。老年人基础病较多，糖尿病、冠心病、高脂血症等可导致胃肠道神经及血管的改变，服用多种药物又可使组织纤维化并发组织水肿或缺血，引发老年人胃肠道穿孔。此外，老年人消化系统退化，对食物的消化能力减退，且老年人自主神经功能减退，较易发生便秘，某些食物如枣核、残渣等会引发急性胃肠穿孔。穿孔后，胃肠内容物进入腹腔，化学性刺激和细菌性感染引起腹膜炎，严重者可导致感染性休克。

（二）常见胃肠道手术简介

1. 胃切除术

最常见的老年胃切除术为胃癌的根治性手术。手术方式分为开腹手术、腹腔镜手术和机器人手术，指南推荐对于肿瘤浸润深度 < T4a 期并可达到 R_0 根治手术的胃癌患者可施行腹腔镜或机器人微创手术。根据肿瘤的位置及切除范围，可分为根治性近端胃切除术、根治性远端胃切除术及根治性全胃切除术。手术基本原则为切除胃的部分或全部、清除胃周围淋巴结、重建消化道。局限型胃癌的胃切缘、食管胃结合部癌的食管切缘、侵犯幽门管肿瘤的十二指肠切缘均距肿瘤应大于 3 cm，浸润型胃癌的胃切缘距肿瘤应大于 5 cm。早期胃癌患者具备条件时，可考虑行保留迷走神经或保留幽门等保留功能手术。早期胃癌行 D_2 以下淋巴结清扫即可。进展期胃癌及侵犯黏膜下层伴淋巴结转移的早期胃癌，原则上应行 D_2 淋巴结清扫。消化道重建时近端胃切除多采用胃食管吻合，远端胃切除可选用胃空肠 Billorth II 式吻合或 Billorth I 式手术，全胃切除常行食管空肠 Roux-en-Y 吻合。

2. 肠切除术

老年肠切除术常见于结肠癌根治手术和直肠癌根治手术。结肠癌根治手术需切除包括肿瘤所在肠袢及其系膜以及区域淋巴结，对于盲肠和升结肠癌需切除右半横结肠、升结肠、盲肠以及长约 15～20 cm 的回肠末段，做回肠与横结肠端端或端侧吻合。对于结肠肝曲的癌肿，还需切除横结肠和胃网膜右动脉组的淋巴结。对于横结肠癌，需切除整个横结肠和胃结肠韧带的淋巴结组，行升结肠和降结肠端端吻合。对于结肠脾曲和降结肠癌，需切除横结肠左半、降结肠及部分或全部乙状结肠，行结肠间或结肠与直肠端端吻合。对于乙状结肠癌，需切除整个乙状结肠、部分或全部降结肠或部分直肠，行结肠直肠吻合。直肠癌根治手术的常见术式有 Miles 手术、Dixon 手术及 Hartmann 手术。Miles 手术适用于腹膜返折以下的直肠癌，切除乙状结肠远端、全部直肠及系膜、肠系膜下动脉及其区域淋巴结、肛管、肛提肌及肛门括约肌等，行永久性乙状结肠造口。Dixon 手术原则上适用于齿状线 5 cm 以上的直肠癌，远端切缘应距癌肿下缘 2 cm 以上。Hartmann 手术适用于不易行以上两种术式的患者，癌肿切除后，行近端造口及远端封闭。

3. 空腔脏器穿孔修补术

一般认为，对于空腔脏器穿孔的患者，穿孔时间超过 8 h，腹腔内感染及炎症水肿严重，有大量脓性渗出液，无出血、梗阻等并发症风险，无法行彻底性溃疡手术等的患者，可行单纯穿孔修补。修补常采用经腹手术，间断横向缝合，以大网膜覆盖或网膜补片修补。

4. 消化内镜手术

常见的消化内镜手术有息肉切除、异物取出、静脉曲张治疗及早期肿瘤的切除等。近年来，内镜黏膜下剥离术（endoscopic submucosal dissection，ESD）的手术数量明显增加。内镜黏膜下剥离术的手术适应证包括：① 直径大于 2 cm 的息肉、癌前病变；② 高级别上皮内瘤变；③ 局限于黏膜层的分化型癌，尤其是未侵犯黏膜肌层的分化型癌；④ 侵犯黏膜下层浅层的分化型癌；⑤ 黏膜内且 < 1 cm 的未分化胃癌；⑥ 黏膜下层的平滑肌瘤、间质瘤、脂肪瘤等。超声

内镜可确定来源于黏膜肌层和黏膜下层甚至固有肌层的病变。内镜黏膜下剥离术的主要手术步骤包括确定病变的范围和程度、病灶边缘标记、黏膜下注射、切开黏膜、黏膜下剥离及创面处理。

（三）老年患者行胃肠道手术的麻醉管理

1. 术前评估与准备

1）心血管系统评估与准备　主要评估患者贫血、低蛋白血症和低血容量的情况。消化道疾病患者多存在贫血，老年患者对失血的耐受性较年轻患者差，择期手术前应将血红蛋白纠正到90 g/L 以上，使血浆总蛋白达到 60 g/L 以上，必要时术前给予输血和补充白蛋白。

2）呼吸系统评估与准备　主要评估患者的肺功能及反流误吸风险。术前合并慢性阻塞性肺疾病或哮喘的患者，应询问疾病类型、治疗情况等，需行择期手术的老年吸烟患者需戒烟至少4 周。肺功能结果显示第 $FEV_1 \leqslant 600$ mL、FEV_1 占预计值百分比 $\leqslant 50\%$、$FEV_1/FVC \leqslant$ 正常值的 27%、$VC \leqslant 1700$ mL，$PaO_2 \leqslant 60$ mmHg 或呼气高峰流量 $\leqslant 82$ L/min，则提示患者存在术后通气功能不足或咳痰困难的风险，易发生坠积性肺炎、肺不张，甚至呼吸衰竭。老年患者胃排空的速度减慢，发生反流误吸可造成低通气或低氧血症。疑似饱胃、肠梗阻等急诊患者，应行胃部超声评估，如胃内容物为液体，麻醉前应尽可能吸除，并采用快速序贯诱导，减少围手术期呕吐、误吸的发生。

3）消化系统评估与准备　主要评估是否存在消化道疾病引起的脱水、酸碱紊乱、梗阻等。患有胃肠道疾病的患者可发生呕吐、腹泻或肠内容物潴留，易出现脱水、血液浓缩、低钾血症。患有上消化道疾病的患者因大量胃酸丢失易出现低钾血症、低氯血症及代谢性碱中毒。患下消化道疾病时，可并发低钾血症和代谢性酸中毒，应在术前给予纠正。长期呕吐伴手足抽搐者，术前应给予补钙和镁。此外，胃肠道疾病本身、疼痛、禁食时间不足、糖尿病、肥胖、使用镇痛药、β 肾上腺能药及抗胆碱药等，均可延迟胃内容物排空或改变食管下段括约肌张力，显著增加误吸的风险。对于肠梗阻的患者，术前应注意抗感染，并放置鼻胃管行胃肠减压，既有利于术野显露，也可防止反流误吸。高位肠梗阻时，呕吐出现较早且频繁，应密切监测患者的电解质及酸碱平衡情况，并观察生命体征，如有休克应行抗休克处理。低位肠梗阻患者腹胀明显，由于腹部膨隆，膈肌上抬，影响肺部气体交换，以及受疼痛的影响，老年患者更易出现缺氧，必要时给予吸氧。

4）肾功能评估与准备　老年胃肠疾病患者常因脱水、失血、低血压等造成肾血流减少，抗生素等药物的使用可引起肾功能减退。同时老年患者肾组织萎缩，肾单位数量下降，肾小球滤过率和浓缩功能下降，保留水的能力下降，容易发生肾功能不全。术前应注意患者的尿量及肾功能，补充容量。

5）营养状态评估与准备　主要评估患者的免疫状况，增强营养。老年患者胸腺退化及T 细胞功能改变等使免疫反应受到抑制，导致老年人易于受到感染。胃肠道疾病患者免疫功能降低可能容易发生菌群失调、败血症、腹膜炎等。此类患者术前常饮食不佳而导致营养不良、消瘦、脱水及电解质紊乱，术前应加强支持治疗，改善营养状况，提高免疫功能。术前营养评估时，出现下列任一种情况，就需要考虑进行≥1周术前营养支持治疗：① 血浆白蛋白 < 30 g/L；② 过去 6 个月内，体质量下降 > 10%；③ BMI < 18.5 kg/m^2；④ 主观全面评价（subjective global assessment，SGA）为 C 级。治疗方法首选肠内营养支持治疗。

2. 麻醉方法的选择

1）全身麻醉　全身麻醉是胃肠道手术常用的麻醉方式。其优点是可对呼吸道进行有效控制，可从容调整麻醉深浅，易于保持患者循环状态的稳定性。缺点是气管插管和拔管等操作会引起循环系统剧烈波动，患者易发生高血压、心律失常及心肌缺血等。老年患者胃排空减慢，全身麻醉时吞咽反射和气道反射消失或减弱，增加了反流误吸的风险。此外，老年患者对伤害性刺激的反应大，术中需要足够的阿片类药物才能减轻心血管反应，阿片类药物药会产生相应的不良反应，影响患者预后。

2）全身麻醉复合连续硬膜外阻滞或外周神经阻滞　此麻醉方法在以下情况具有其独特优势：高龄、合并呼吸或心血管疾病患者，手术时间长或牵拉反应明显的手术。其优点是综合了两种麻醉方式的优势，应激反应轻，血流动力学平稳，同时减少了全麻药用量，患者术后苏醒快。此外，硬膜外阻滞还可使肠管收缩，有利于手术野的暴露。硬膜外阻滞还可用于术后持续镇痛，有利于患者早期咳嗽，减少肺部并发症，促进术后快速康复。缺点是应当注意有发生低血压和术中知晓的可能。进行麻醉深度监测、容量治疗、应用缩血管药物等可减少不良反应的发生。

3）椎管内麻醉　可用于老年人下腹部手术，少量多次追加药物以达到预期平面。其优点是对呼吸、循环及肝肾功能的影响小，肠管收缩使手术野暴露较好，反流误吸风险相对低，有利于肠道功能的恢复。缺点是老年人迷走神经张力较高，当椎管内麻醉过度抑制交感神经时，较年轻人更易发生心率过缓、血压降低，甚至循环衰竭和心搏骤停。

4）麻醉药物的选择　针对脆弱脑功能的老年患者，应避免使用影响神经递质的药物（如抗胆碱药物和苯二氮䓬类药物）。针对脆弱肝肾功能的患者，神经肌肉阻滞剂最好选择不经过肝肾代谢的药物，如顺式阿曲库铵。近年来，随着舒更葡糖钠的应用，罗库溴铵在老年患者中也成为一种较好的选择。中长效镇静药物需要在麻醉深度监测指导下给予，避免停药后药物蓄积效应导致的苏醒期延迟，麻醉诱导时镇静药物应选择对循环抑制较轻的镇静药物，如依托咪酯。对于脆弱肺功能以及高龄患者（> 75 岁），最好给予短效镇静镇痛药物维持麻醉，以避免中长效麻醉药物残余效应对患者苏醒期呼吸功能的影响。如果行椎管内麻醉或外周神经阻滞，局部麻醉药首选罗哌卡因。

3. 术中管理

1）循环管理　胃肠道手术容易出现低血容量。除适当补液外，可小剂量使用血管活性药物。术前不伴有心肌收缩功能异常的老年患者，术中常用的缩血管药物有去氧肾上腺素、甲氧明或去甲肾上腺素。对于术前伴有心肌收缩功能异常的老年患者，除使用上述血管活性药物外，可能需要给予正性肌力药物，如多巴胺、多巴酚丁胺、肾上腺素、米力农等。

行胃肠道手术的患者因呕吐、腹泻或肠内容物潴留，易出现脱水、电解质及酸碱紊乱，影响血流动力学稳定。老年患者心脑血管疾病较多，脆弱心功能的老年患者如合并冠心病，除维持全身氧供需平衡外，还需要优化血流动力学，维持心肌氧供需平衡，以确保心脏处于最佳的工作状态，即维持较慢的心率以及适当的心肌灌注压力。术中出现心肌缺血时，需要分析原因，逆转不稳定的血流动力学状态。给予扩冠药物可能影响心肌灌注压，使心肌氧供需平衡恶化。对于脆弱脑功能的老年患者，如合并脑卒中或短暂性脑缺血发作，需要维持患者的血压在静息状态血压的基线水平 ±20% 范围，以防止潜在围手术期脑低灌注性缺血，甚至急性脑梗死的发生。

2）呼吸管理　老年患者胃肠道手术时间较长，对其应加强肺通气与换气功能监测，采用肺保护方案，减少术后肺部并发症的发生。术中肺保护方案包括：① 对于术前伴有哮喘病史，近期（2～3周内）上呼吸道感染等高气道反应性患者，麻醉诱导前可经静脉滴注甲泼尼龙 1～2 mg/kg 或琥珀酸氢化可的松 100～200 mg，预防术中支气管痉挛发生。② 机械通气患者实施低潮气量＋中度呼气末正压（5～8 cmH$_2$O）策略，低潮气量为标准体重 ×（6～8）mL/kg。每小时给予连续 3～5 次的手控膨肺，压力不超过 30 cmH$_2$O，有助于防止术后肺不张的发生。③ 吸入氧浓度不超过60%，以防止吸收性肺不张。④ 吸呼比例 1：（2.0～2.5）。⑤ 术中实施目标导向液体管理方案。⑥ 苏醒期防止肌松残余。⑦ 存在外科相关的急性炎性反应的患者，应该积极给予抗感染治疗。⑧ 术前合并严重左心室舒张功能障碍的患者，术中需维持较慢心率。⑨ 术前合并严重心肌收缩功能障碍（EF＜50%）的患者，术中通过监测心输出量，维持心肌收缩功能，以避免肺静脉淤血，甚至急性心源性肺水肿。

部分老年胃肠道手术患者存在反流误吸的风险，宜采取快速序贯诱导。具体实施方法为：麻醉诱导前必须准备好吸引装置，诱导前通常进行面罩充分吸氧，给氧去氮。患有肺部疾病的患者可能需要 3～5 min 的给氧去氮。经深静脉导管快速给予依托咪酯、舒芬太尼、小剂量瑞芬太尼、利多卡因和琥珀胆碱进行麻醉诱导。预先给予非去极化肌松药，可防止注射琥珀胆碱后肌颤导致的腹内压增高。如果选择罗库溴铵，诱导前 2～3 min 先小量给予 0.1 mg/kg，加速起效时间。诱导前由助手压迫环状软骨（Sellick手法），直至气管插管成功及套囊充气。不对患者施行人工辅助通气，以避免胃胀气而增加呕吐发生的概率。一旦自主呼吸消失或者肌肉对神经刺激的反射消失，即可迅速进行气管插管。如果气管插管困难，应该继续按压环状软骨并轻柔地进行通气给氧，直至开始尝试实施其他的气管插管方法。如果插管仍不成功，应设法恢复患者的自主呼吸，实施清醒气管插管。清醒气管插管时，在患者的唇、舌和口咽上部行表面麻醉，应避免给喉部表面麻醉，以保留喉部的保护性反射。

3）液体管理　实施目标导向液体管理策略对于降低患者围手术期心、肺、肾以及肠道并发症，改善患者术后转归方面具有重要作用。目前常用的目标导向液体管理指标包括每搏量变异度（SVV）、脉压变异率（pulse pressure variation，PPV）、脉搏波变异指数，主要用于机械通气下目标导向液体管理。如果 SVV 或 PPV 大于 13%，即认为心脏前负荷不足，需要加快输液直至其 SVV 或 PPV 小于 13%，随后以小容量液体［1～2 mL/(kg·h)］维持。液体冲击试验＋小容量液体持续输注可用于非机械通气患者的容量治疗，实施液体冲击试验时，给患者输注 3 mL/kg（标准体重）晶体液或者胶体液，输注时间超过 5 min，观察每搏量增加是否超过10%。如果超过 10% 则视为液体冲击试验阳性，需要进行第二次液体冲击试验，直至每搏量增加小于 10%，维持期间给予小容量液体输注。

4）体温管理　胃肠道手术常需大量冲洗，低温冲洗液易引起患者体温降低。老年患者在手术期间比年轻人更容易出现体温过低，而且复温较慢，从而导致麻醉药物代谢和排泄减慢，苏醒延迟。苏醒期寒战可加重心肺负担，加快蛋白质分解代谢，使尿素氮增高。体温降低还可使儿茶酚胺浓度上升，易诱发血压升高、心肌缺血和心律失常，甚至诱发心肌梗死和心搏骤停。因此，麻醉期间要采取保温措施，如尽量减少裸露的体表面积、适当提高室温、吸入温湿气体等，对输血、输液和冲洗体腔的生理盐水进行预先加温。

5）腹腔镜手术的术中管理　腔镜手术创伤小、恢复快，有利于老年患者康复，胃肠道手术中大多在腔镜或腔镜辅助下完成。腔镜手术时，气腹压力可改变心脏前负荷，影响心功能。体位的改变可加重气腹造成的血流动力学紊乱。气腹还导致高二氧化碳血症、皮下气肿、尿量减少、颅内压升高等。因此，在老年患者腹腔镜手术期间应严密监测各项生命指征的变化。老年患者人工气腹的压力最好控制在 12 mmHg 以内。为了降低气腹压力，手术应在深度肌松条件下施行，维持强直刺激后计数在 1～2 之间。术中应根据气道压和呼气末二氧化碳分压来调节潮气量和呼吸频率，PEEP 作为一种肺保护性策略有助于改善氧合，减少肺不张的发生。手术结束后应充分将腹腔内气体排出，术后仍应给予一段时间的氧气吸入，注意防止反流误吸和肺部并发症。

4. 术后管理与镇痛

对于胃肠道手术患者，术后鼓励其尽早恢复饮水及进食，术后早期肠内营养可促进肠道功能早日恢复，维护肠黏膜功能，防止菌群失调和移位，还可以降低术后感染发生率及缩短术后住院时间。患者术后清醒即可少量饮水，术后 1 d 开始口服液体或少量清流质食物 500～1000 mL，以后每天逐渐增量。若口服液体量达到生理需要量时，可以考虑停止静脉输液。一旦患者恢复通气，可由流质饮食转为半流质饮食。进食量根据胃肠耐受量逐渐增加。术后康复阶段推荐口服营养制剂进行补充。对于术前营养不良患者按原则进行肠内或肠外营养支持治疗，直至口服营养量能满足患者 60% 的能量需要。其次，术后应尽量减少和尽早拔除各类导管，有助于减少感染等并发症，减少对术后活动的影响。如无特殊情况，推荐术后 1～2 d 拔除导尿管，如果留置引流管，建议术后早期拔除。在手术创面存在感染及吻合口漏高风险因素等情况下，建议留置引流管。

术后早期下床活动可以促进呼吸系统、肌肉骨骼系统等系统的功能恢复，可促进胃肠功能恢复，预防肺部感染、压疮和深静脉血栓形成。为帮助患者早期下床活动，应加强术前宣传教育、施行多模式镇痛，以及早期拔除胃管、尿管和腹腔引流管等各种导管。推荐术后清醒即可半卧位或适宜床上活动，无须去枕平卧 6 h。术后 1 d 开始下床活动，建立每日活动目标，逐日增加活动量。行胃肠道手术的患者术后恶心、呕吐发生频率较高，可能与胃肠道刺激、硬膜外麻醉后迷走神经张力增加、术后阿片类药物的使用有关。对于成年患者，推荐应用 5-羟色胺受体拮抗剂和地塞米松预防恶心、呕吐，严重时可采用 5-羟色胺受体拮抗剂＋氟哌利多＋地塞米松的三联治疗。

胃肠道手术术后出现的术区疼痛对患者的呼吸、早期活动均产生较大影响。术后良好的镇痛是康复的重要环节之一，有效的镇痛可以缓解患者的紧张和焦虑情绪，提高早期进食、早期活动等依从性。推荐采用多模式镇痛方案，非甾体抗炎药可作为胃肠道术后镇痛的基础用药。多模式的镇痛还包括口服对乙酰氨基酚、切口局部浸润注射罗哌卡因、中胸段硬膜外阻滞、神经阻滞（如椎旁神经阻滞、腹横肌平面阻滞、腰方肌阻滞等）。由于阿片类药物的不良反应较多，如影响肠功能恢复、呼吸抑制、头晕、恶心、呕吐等，术后应尽量避免或减少阿片类药物的使用。

老年患者行胃肠道手术的麻醉管理要点可参考**表 5-5-1**。

表 5-5-1　老年患者行胃肠道手术的麻醉管理要点

阶　段	要　　点
术前评估	心血管系统：贫血、低蛋白、低血容量
	呼吸系统：肺功能、反流误吸
	消化系统：脱水，电解质、酸碱紊乱
	营养状况
麻醉方式选择	胃肠道手术一般选择全身麻醉，高龄、存在合并症、手术时间长的患者可选择全身麻醉联合区域麻醉
术中管理	循环管理：缩血管药物，循环稳定、氧供平衡
	呼吸管理：肺保护性方案
	液体管理：目标导向液体管理策略
	其他：体温、体位
	腹腔镜手术管理：呼吸监测、气腹压力、肺保护性通气策略
	经口内镜下肌切开术管理：反流误吸、CO_2充气相关性不良事件
术后管理	早进食、早拔管、早下床，营养支持，恶心、呕吐处理，多模式镇痛

（四）典型病例

【病史简介】

患者，男，78 岁，因"间断上腹部疼痛 2 月余"入院。患者 2 个月前无明显诱因出现上腹部疼痛，呈胀痛，持续发作数分钟后自行缓解，偶尔伴有恶心、呕吐，呕吐物为少量胃内容物，主要为空腹发作。无呕血、黑便，无发酸，无心慌、心悸，无放射性及牵扯性疼痛。就诊于当地医院，行胃镜检查考虑：① 胃体上部及胃角溃疡，性质待定：胃癌？② 慢性萎缩性胃炎。病理活检示：黏液腺癌。发病以来，食欲差，夜眠差，大小便正常，体重减轻约 5 kg。

既往史：高血压 30 余年，自诉血压最高 180/100 mmHg，不规律口服甲磺酸氨氯地平或硝苯地平缓释片。糖尿病病史 5 年余，口服二甲双胍治疗，空腹血糖控制在 7 mmol/L 左右。否认冠心病等其他病史。

体格检查：体温 36.5 ℃，心率 64 次/min，呼吸 18 次/min，血压 151/68 mmHg，身高 170 cm，体重 75 kg。神志清，精神一般，自主体位。腹平坦，未见肠型及胃肠蠕动波；腹柔软，全腹无压痛及反跳痛，未触及包块，未闻及振水音，移动性浊音阴性，肠鸣音 4 次/min。

实验室检查：红细胞计数 $3.61 \times 10^{12}/L$，血红蛋白 98g/L，红细胞压积 31.2%；总蛋白 53.5 g/L，eGFR 88.5 mL/($min \cdot 1.73m^2$)，血糖 9.8 mmol/L，尿糖阳性（++）。

辅助检查：① 胸腹盆腔 CT 示右肺上叶局限性肺气肿，左肺下叶内基底段肺大疱，右肺上叶后端结节影；肝实质多发囊肿；肝胃间隙淋巴结肿大；余未见异常。② 心电图示窦性心律，82 次/min，完全性右束支传导阻滞。③ 心脏彩超检查结果正常。④ 腹部彩超示前列腺大，前列腺增生伴钙化。⑤ 肺功能示最大通气量、FEV_1/FVC 轻度下降，用力呼吸中期流速量、25% 肺活量最大流速重度下降，50% 肺活量最大流速、DLCO 中度下降；小气道中重度受阻；患者存在轻度阻塞性通气功能障碍；肺通气功能轻度受损，弥散功能中度降低。

术前诊断：胃癌，高血压病，糖尿病。

拟行手术：腹腔镜下胃癌根治术。

【围手术期管理】

1. 术前评估与准备　患者一般情况可，口服硝苯地平缓释片至手术日晨。控制空腹血糖 11.1 mmol/L，尿糖阴性。术前一周行呼吸功能锻炼。

2. 术中管理

1）入室情况　患者入手术室后，较为紧张，接心电图、氧饱和度及有创血压，测得脉搏 100 次/min，氧饱和度 95%，血压 171/75 mmHg。面罩吸氧，给予右美托咪定 0.5 μg/kg 负荷量 15 min 内泵入。10 min 后患者入睡但可唤醒，生命体征为脉搏 65 次/min，氧饱和度 100%，血压 149/66 mmHg。

2）麻醉方案　全身麻醉诱导采用依托咪酯 20 mg，舒芬太尼 20 μg，罗库溴铵 50 mg，2% 利多卡因 50 mg 喉麻管表面麻醉，诱导期间血流动力学平稳。诱导后行双侧腹横肌平面阻滞，每侧注射 0.25% 罗哌卡因 20 mL。通气模式：容量控制通气，潮气量 420 mL，PEEP 5 cmH_2O，氧浓度 50%。术中七氟醚 0.5～1.2 MAC 和瑞芬太尼 0.05～0.15 μg/(kg·min) 静吸复合麻醉维持，并间断追加顺苯磺酸阿曲库铵，控制 BIS 在 40～60。手术结束前半小时给予氟比洛芬酯 50 mg 静脉注射。

3. 术中经过　腔镜探查，腹腔少量腹水，胃体小弯可见病灶，约 3 cm×4 cm 大小，明显透壁，侵犯横结肠系膜，患者局部病期晚，考虑中转开腹行根治性全胃切除术。术中手术止血彻底，吻合口旁引流管、肝下引流管、脾窝引流管、尿管、鼻肠营养管各 1 根。手术时间 5 h，术中出血量约 150 mL，尿量 800 mL，补液量 2000 mL。

4. 术后转归　患者术后 15 min 在手术室内拔除气管导管，改为面罩通气。观察 30 min 后送回病房。使用静脉患者自控镇痛。术后第 9 d 出院。

【病例分析】

此病例为老年胃癌手术常见案例。患者合并高血压及糖尿病，术前应监测及控制血压和血糖，从心血管、呼吸及消化等几个方面进行评估。术前给予右美托咪定负荷量 0.5 μg/kg，有助于减轻老年人术后谵妄，考虑到患者高龄且心电图示完全性右束支传导阻滞，故给予半量负荷量。术中通气采用了低潮气量＋中度呼气末正压通气策略，每小时给予连续 3～5 次的手控膨肺，压力不超过 30 cmH_2O，以防止术后肺不张的发生。术后镇痛采用多模式镇痛，静脉自控镇痛联合区域神经阻滞，静脉自控镇痛采用阿片类药物和非甾体抗炎药。

二、肝胆手术

（一）老年患者肝胆疾病的特点

老年常见肝脏疾病为肝硬化和肝癌，主要的病理生理学改变有：① 肝硬化及肝损害。② 高动力型血流动力学改变。容量负荷及心脏负荷增加，动静脉血氧分压差降低，肺内动静脉短路和门、体静脉间分流。③ 出、凝血功能改变。有出血倾向和凝血障碍，原因是纤维蛋白原缺乏、血小板减少、PT 延长、第 V 因子缺乏、血浆纤溶蛋白活性增强。④ 低蛋白血症、腹水和电解质紊乱。⑤ 脾功能亢进。⑥ 氮质血症、少尿、稀释性低钠血症、代谢性酸中毒和肝肾综合征。

老年常见胆囊疾病为胆石症，任何影响胆固醇与胆汁酸浓度比例改变和造成胆汁瘀滞的因素都能导致胆石形成。饱餐、进食油腻食物后或改变体位时，由于胆囊收缩或结石移位加上迷走神经兴奋，结石嵌顿、胆囊压力升高可造成胆绞痛。有结石但未感染时，可致胆囊积液形成白胆汁。结石通过胆囊管停留于胆总管可形成胆总管结石，引起黄疸。结石压迫引起胆囊炎症慢性穿孔，可造成胆囊十二指肠瘘或胆囊结肠瘘。结石及炎症长期刺激也可诱发胆囊癌。

（二）肝胆手术简介

1. 肝切除术

据手术入腹方式，肝切除术可分为开腹肝切除术、腹腔镜肝切除术和机器人辅助下肝切除术。根据手术方式，可分为解剖性肝切除术和非解剖性肝切除术。根据切除的肝段（图 5-5-1），可分为肝左外叶切除术（Ⅱ段 + Ⅲ段）、左半肝切除术（Ⅱ段 + Ⅲ段 + Ⅳ段）、右半肝切除术（Ⅴ段 + Ⅵ段 + Ⅶ段 + Ⅷ段）、右三叶肝切除术（Ⅳ段 + Ⅴ段 + Ⅵ段 + Ⅶ段 + Ⅷ段）、中肝叶切除术（Ⅳ段 + Ⅴ段 + Ⅷ段）、左三叶肝切除术（Ⅱ段 + Ⅲ段 + Ⅳ段 + Ⅴ段 + Ⅷ段）、右后叶切除术（Ⅵ段 + Ⅶ段）、肝脏部分切除术、尾状叶切除术（Ⅰ段）。术中可采用超声探查肝脏病变的数目及范围，判断肝实质内病灶与重要脉管结构之间的解剖关系，标记肝静脉等重要血管走行。采用亚甲蓝染色或选择性阻断需切除肝脏区段入肝血流等方法，有助于准确标定肝脏区段的边界。经验丰富的肝胆外科医生可进行腹腔镜肝切除术，特别是肝左外叶切除术和肝脏前段病灶切除。

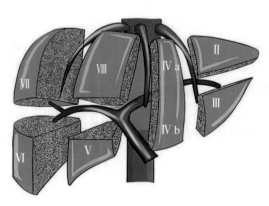

图 5-5-1　**肝脏分段**

Ⅰ段为尾状叶，正面观不可见。

2. 胆囊切除术

老年患者常因急性胆囊炎、有症状的慢性胆囊炎、胆囊结石、胆囊息肉或胆囊癌等而需要行胆囊切除术，可分为腹腔镜胆囊切除术和开腹胆囊切除术，大多数胆囊切除术均可在腔镜下完成。

（三）老年患者行肝胆手术的麻醉管理

1. 术前评估与准备

除了老年患者的一般评估，从手术角度需从以下几个方面进行评估：

1）心血管系统评估　需评估循环状态。肝硬化患者会出现循环负荷过重，甚至有疲劳、呼吸困难等症状。胆绞痛需与心绞痛进行鉴别，应完善心电图、运动耐量、冠状动脉 CT。或请心血管专科会诊等。

2）呼吸系统评估　肝胆疾病所引起的腹水可导致膈疝、胸腔积液等影响呼吸，需评估患者的肺功能及呼吸状况。

3）肝功能评估　老年患者肝细胞数量减少，肝血流也相应降低，肝功能减退，对已有肝病的患者，影响更为明显。Child-Pugh 评分 A 级的患者对麻醉和手术的耐受力影响不大。Child-Pugh 评分 B 级的患者对麻醉和手术耐受力显著减退，术后容易出现腹水、黄疸、出血、切口裂开、无尿，甚至昏迷等严重并发症，因此，手术前需要经过较长时间的准备方可施行择期手术。Child-Pugh 评分 C 级的患者（如晚期肝硬化患者）常并存严重营养不良、消瘦、贫血、低蛋白血症、大量腹水、凝血机制障碍、全身出血或肝性脑病前期等征象，手术危险性极高，术前应纠正低蛋白，使白蛋白达 25 g/L 以上，以降低围手术期并发症发生率。

4）血液系统评估　主要应关注患者是否有贫血及凝血功能异常。有出血倾向者可给予维生素 K 等止血药，以纠正凝血时间和凝血酶原时间，主要适用于维生素 K 缺乏引起的出血，如梗阻性黄疸、胆瘘及慢性腹泻等所致的出血，肝功能不良者慎用。如系肝细胞合成第 V 因子减少所致，麻醉前应输新鲜血或冰冻血浆。

5）营养状态评估　肝脏手术的营养风险筛查十分重要。术前应采用营养风险筛查量表对所有患者进行筛查。评分 ≥ 3 分提示存在营养风险，术前应给予营养支持。评分 < 3 分可暂不予营养支持，1 周后复评或在手术后及发生病情变化时复评。对轻、中度营养不良患者，在进行营养教育或营养治疗的同时，可按期手术。对重度营养不良患者（6 个月内体质量下降 10%～15% 或更多；进食量低于推荐摄入量的 60%，持续时间 > 10 d；BMI < 18.5 kg/m^2；血清白蛋白 < 30 g/L；无肝肾功能不全），可在营养师的指导下给予 7～14 d 营养支持，营养状态恢复后行手术。

2. 麻醉方法的选择

肝胆手术的麻醉方式需根据手术类型、患者情况等方面来选择，可采用全身麻醉、硬膜外麻醉、全身麻醉复合区域麻醉，选择方式基本同胃肠道手术。腹腔镜手术常采用气管内插管全身麻醉，也可采用全身麻醉复合区域麻醉（如硬膜外和外周神经阻滞）。如无凝血功能障碍，中胸段硬膜外麻醉有利于患者保护肺功能、减轻心血管负荷、减少术后肠麻痹和应激反应、缩短住院时间，硬膜外麻醉联合全身麻醉是开腹手术较为理想的麻醉选择。

常用的吸入麻醉药物可导致平均动脉压和门静脉血流灌注下降，这一作用随吸入浓度的升高而加强。七氟烷和异氟烷则可抑制肝动脉收缩，保证肝血流灌注，这两种药物是目前肝叶切除手术较为推荐的吸入麻醉药物。静脉麻醉药一般对肝脏血流不会产生明显影响。临床上最常用的静脉麻醉药——丙泊酚，在动物实验中被证实可增加肝动脉和门静脉血流，有明显的内脏血管舒张作用。需要注意的是，肝功能受损时，静脉麻醉药的清除率会受影响。所以肝脏手术中使用丙泊酚时应注意控制使用的剂量和时间，否则会影响患者的苏醒。阿片类药物中，除瑞芬太尼外，几乎所有的阿片类药物都在肝脏中进行代谢。瑞芬太尼在机体内通过酯酶进行水解消除，其快速清除和恢复的能力与使用的剂量和时间几乎无关。严重肝病患者对瑞芬太尼的清除与常人无异。对肝功能基本正常或轻度受损的患者来说，临床常用的神经肌肉阻滞剂都可选用。但对严重肝脏损害的患者来说，阿曲库铵和顺式阿曲库铵因其独特的消除方式而有一定优势。

3. 术中管理

1）循环管理　肝胆手术循环管理的关注重点是肝脏手术引起的血流动力学波动及胆心反射的发生。

肝脏手术常出血较多，且患者多合并凝血障碍，减少术中出血是手术重点。首先，在手术方面，肝实质离断技术的优化选择可将术中出血量降至最低，也可降低术后肝断面出血率和术后胆漏的发生率，保护剩余肝功能。其次，应用肝血流控制技术有助于减少出血量、保护器官功能和安全切除病灶。对于肝实质损害较重、预留剩余肝脏功能体积处于边缘状态的患者，应考虑不阻断肝脏血流或选择性半肝血流阻断的方法；对于肝实质正常且预留剩余肝脏功能体积充足的患者，可选用 Pringle 手法并采用间歇性阻断的方式（肝门血流阻断 15 min 后间歇性开放 5 min）。最后，在麻醉方面，使用控制性低中心静脉压技术可减少肝脏充盈，从而显著减少术中出血。

控制性低中心静脉压技术是指在保证组织灌注的前提下，通过麻醉及其他技术将中心静脉压控制在 5 cmH$_2$O 水平以下，同时维持动脉收缩压大于或等于 90 mmHg。目前多采用适当限制输液、应用血管活性药物（硝酸甘油或米力农联合去甲肾上腺素）、利尿等方法降低中心静脉压。

胆囊手术可因牵拉胆囊而发生胆心反射，严重者可诱发冠状动脉痉挛，甚至导致心肌缺血、心律失常和心搏骤停。术前可用阿托品提高心率，术中应避免麻醉过浅并可用局部麻醉药阻滞胆囊三角。胆心反射在休克和低血压的状态下更易发生，因此维持好稳定的生命体征也可以降低其发生的概率。当发生胆心反射时，应暂停手术操作并给予药物处理（如阿托品、异丙肾上腺素等）。

2）液体管理　液体管理的总体原则是目标导向液体管理，具体如胃肠道手术麻醉管理中所述。但在肝脏手术实施低中心静脉压技术时，一般先采取措施适当限制液体输入。液体管理包括两个阶段：第一阶段为麻醉诱导后到肝实质横断分离完成时，第二阶段为肝实质横断后到创面止血完成时。在第一阶段不需使用大量输液来纠正患者因禁食、肠道准备、麻醉引起的血流动力学变化所致的液体欠缺。液体输注速度控制在 75 mL/h 或 1～2/（kg·h），将 CVP 维持在 5 cmH$_2$O 以下。如果在该阶段动脉收缩压低于 90 mmHg 或尿量低于 25 mL/h，即以 200～300 mL 液体行冲击输注。如果出现大出血（出血量大于机体血液总量的 25%），应进行输血。在第二阶段，以晶体液和 6% 羟乙基淀粉补充体内液体欠缺。根据血红蛋白浓度决定

老年患者精确麻醉

是否输入全血或红细胞。一般认为，并存有冠心病或脑血管病变的患者血红蛋白浓度应高于100 g/L，一般患者应高于80 g/L。

3）肝功能保护 肝胆手术患者尤其是合并有慢性肝功能不全的患者，应注意围手术期肝功能保护。具体措施包括：

（1）术前应进行肝脏储备功能评估，根据储备功能选择手术方式及切除范围，吲哚菁绿（indocyanine green，ICG）排泄试验是临床应用最广的肝脏储备功能检测，ICG-R15（注射后15 min血清中ICG的滞留率）作为量化肝脏储备功能的指标。谷丙转氨酶水平在正常值2倍以上，需在术前给予护肝药物。1周左右降至正常值2倍以下时，可考虑实施肝切除术。

（2）减少麻醉药物对肝脏的影响。详见本章麻醉药物的选择。

（3）减少术中肝损伤。缺血预处理是指短暂缺血可以使肝脏在后续的长时间缺血中得到保护，从而减轻肝脏损伤。目前关于缺血预处理的保护机制还有不少争论，但临床上可通过在肝切除前钳夹肝动脉和门静脉实行缺血预处理。

（4）保护肝脏现存功能。谷胱甘肽是维持肝细胞功能所需的重要的细胞内抗氧化剂，肝脏疾病常导致细胞内谷胱甘肽储存减少。N-乙酰基半胱氨酸是谷胱甘肽的外源性底物，可能有利于维护现存的肝细胞功能，减少再灌注损伤。胆管炎等局部感染可导致肝功能不全，因此术中预防性使用抗生素非常重要。过量输注羟乙基淀粉类胶体会严重降低Kupffer细胞活性，从而增加感染概率。当肝脏功能严重受损时，应该及时补充外源性凝血因子。

（5）术后肝功能监测及护肝药物的使用。详见本章术后管理部分。

4）体温管理 术中低体温可导致凝血功能异常、心血管事件增加、术后感染增加等。肝切除术中可采用综合保温措施，如提前预热保温床垫、以充气式保温毯覆盖非手术区、腹腔冲洗液加温、使用输液加温器对输入液体进行加温等。

4. 术后管理与镇痛

肝胆手术术后管理主要需关注以下几个方面。

1）血流动力学维护 肝脏手术血流动力学波动大，术后血流动力学的平稳至关重要，维持平均动脉压 > 100 mmHg 有利于维持正常的血流灌注，保护脏器功能。血红蛋白 < 70 g/L 者可输注红细胞，改善组织氧合。

2）术后液体管理 控制过度液体输注与肝胆疾病患者术后康复密切相关，可避免产生大量胸腹腔积液和感染等并发症。推荐措施是术后早期（术后5日内）准确记录患者的液体出入量。根据液体出入量和体重的变化，适当使用利尿剂，调控围手术期的液体平衡。

3）术后肝功能的监测和肝保护 目前肝功能不全或肝衰竭的诊断多根据是否存在"双50"（总胆红素 > 50 μmol/L 和 PT 活动度 < 50%）、顽固性腹水、皮下淤血、肝性脑病。推荐术后定期检测肝功能指标、凝血指标，注意腹腔积液的情况，及时评估 Child-Pugh 评分和终末期肝病模型（model for end-stage liver disease，MELD）评分。评分逐渐升高，应高度警惕术后肝功能不全。常用的护肝药物包括抗炎类、磷酯类、解毒类、利胆类等药物。不同抗炎护肝药物的联合应用有可能起到更理想的抗炎护肝效果，例如抗炎类和非抗炎类护肝药（如多烯磷脂酰胆碱等）的联合应用。

4）早进食、早拔管和早下床　鼓励患者在术后4～6 h饮水、术后1 d流质或半流质饮食，逐渐过渡到正常饮食。对存在营养风险和营养不良的患者有计划地给予营养支持治疗，首选肠内营养。导尿管留置会增加泌尿系统感染的机会，加重患者的不适感并影响术后早期活动，建议肝切除术后1～2 d拔除导尿管。如果放置腹腔引流管，观察术后1～2 d内无明显引流液，在排除引流管阻塞的前提下也应尽早拔除。术后早期活动可促进胃肠功能恢复、减少肺部并发症发生、防止深静脉血栓形成。

肝胆手术术后疼痛影响因素复杂，如采用传统的疼痛管理模式，约半数患者术后经历中重度疼痛，严重影响术后快速康复。术后镇痛原则上应选择预防性及多模式镇痛。预防性镇痛是通过对患者术前、术中和术后全程的疼痛管理，达到预防中枢和外周敏化的效果，从而降低术后疼痛强度，减少阿片类药物用量。多模式镇痛的方法包括腹直肌后鞘和（或）腹横筋膜平面阻滞、椎旁神经阻滞、患者自控镇痛、切口局部浸润等。使用非甾体类抗炎药物可以减少阿片类药物的用量，传统的非选择性非甾体类抗炎药物可能增加出血风险和应激性溃疡发生率，不推荐用于肝切除术后镇痛，一般应用选择性环氧化酶-2抑制剂。

老年患者行肝胆手术的麻醉管理要点可参考表5-5-2。

表5-5-2　老年患者行肝胆手术的麻醉管理要点

阶段	管理要点
术前评估	心血管系统：贫血、低蛋白、循环负荷重
	呼吸系统：腹水可导致膈疝、胸腔积液等影响呼吸
	消化系统：肝功能评估
	血液系统：贫血及凝血功能异常
	营养评估，支持治疗
麻醉方法的选择	一般选择全身麻醉或全身麻醉联合区域麻醉（椎管内麻醉、外周神经阻滞）
术中管理	麻醉药物：避免对肝脏有损害的药物
	循环管理：血流动力学稳定、胆心反射预防及处理
	液体管理：控制性低中心静脉压技术时适当限制液体输入，目标导向液体管理策略
	肝功能保护：储备功能评估、非肝脏代谢麻醉药物、减少再灌注损伤、保护现存功能、肝功能监测、护肝药物
	肾功能保护：髓袢利尿药
	其他：体温、体位等
术后管理	血流动力学维护，术后肝功能监测和保护，术后液体管理，早进食、早拔管、早下床，完善的镇痛

（四）典型病例

【病史简介】

患者，男性，75岁，因"体检CT发现肝占位性病变1周"入院。患者1周前因体检行腹部CT发现肝右叶占位性病变，考虑原发性肝癌，门静脉高压，脾脏稍大。病后精神可，食欲尚可，二便正常，体重未见明显减轻。

既往史：既往体健，否认高血压、冠心病、糖尿病等特殊病史，否认肝炎、肺结核等传染病史。

体格检查：体温 36.3 ℃，心率 93 次/min，呼吸 18 次/min，血压 121/70 mmHg，身高 172 cm，体重 58 kg。神志清，精神尚可，自主体位。腹平坦，未见肠型及胃肠蠕动波；腹柔软，全腹无压痛及反跳痛，未触及包块，肝脏肋下未触及。墨菲征阴性，移动性浊音阴性，肝区轻扣痛，肠鸣音 4 次/min。

实验室检查：红细胞计数 2.78×10^{12}/L，血红蛋白 99 g/L，红细胞压积 28.7%，血小板计数 71×10^9/L；总蛋白 61.6 g/L，天冬氨酸氨基转移酶 48 U/L，丙氨酸氨基转移酶 62 U/L，总胆红素 40.49 μmol/L，直接胆红素 5.67 μmol/L，间接胆红素 34.82 μmol/L，葡萄糖 8.17 mmol/L。

辅助检查：① 胸腹部 CT 示，双肺下叶胸膜下局限性肺气肿；双侧冠状动脉壁钙化灶；肝右叶Ⅷ段占位性病变，考虑肝癌；肝内多发囊肿；肝内胆管轻度扩张；肝硬化、腹水、门静脉高压；胆、胰及双肾 CT 扫描未见异常。② 心电图示窦性心律，90 次/min，正常心电图。③ 心脏彩超检查结果正常；④ 肺功能正常。

术前诊断：肝癌。

拟行手术：开腹肝癌切除术。

【围手术期管理】

1. 术前评估与准备

患者一般情况可，Child-Pugh 评分 A 级。

2. 术中管理

1）入室情况　患者入手术室后，连接心电图、氧饱和度及有创血压，测得心率 95 次/min，氧饱和度 96%，血压 143/76 mmHg。面罩吸氧，给予右美托咪定 1 μg/kg 负荷量 15 min 内泵入。5 min 后患者入睡但可唤醒，生命体征示心率 65 次/min，氧饱和度 100%，血压 138/72 mmHg。

2）麻醉方案　麻醉诱导采用依托咪酯 15 mg，舒芬太尼 20 μg，罗库溴铵 50 mg，2% 利多卡因 50 mg 喉麻管表面麻醉，诱导期间血流动力学平稳。诱导后行右侧胸椎旁神经阻滞，注射 0.25% 罗哌卡因 20 mL。七氟醚 0.5%～3%、瑞芬太尼 0.05～0.2 μg/(kg·min)、右美托咪定 0.2～0.7 μg/(kg·h) 静吸复合维持，BIS 在 50 左右。

3）术中经过　术中探查示肝脏呈暗红色，欠光滑，肝右叶上段可见一肿瘤样病变，部分突出于肝脏表面，大小约 4 cm×5 cm×6 cm，术中行肝脏部分切除，无正常脏器损伤，术中手术止血彻底，留置腹腔引流管及尿管各 1 根。手术时间 3 h，术中出血量约 500 mL，尿量 600 mL，补液量 2200 mL。

3. 术后转归

患者术后 10 min 在手术室内拔除气管导管，改为面罩供氧。麻醉恢复室观察 30 min，送至病房。术后第 8 d 出院。

此病例为一例老年肝脏手术患者，患者既往体健，无合并症，肝功能尚可，Child-Pugh 评分 A 级，有较好的手术指征。麻醉诱导采用对循环影响较小的药物，如依托咪酯静脉注射、利多卡因咽喉部表面麻醉，适合老年患者。术中液体管理未进行描述，一般建议先采取限制性液体输入，待肝实质离断后采取目标导向液体管理进行补液。本病例采用全身麻醉联合椎旁神经阻滞，术后镇痛效果较好，同时可减少镇痛药物的用量，较适合肝脏手术患者。

三、胰腺手术

（一）老年患者胰腺肿瘤的特点

1. 胰腺癌

胰腺癌是高度恶性的消化系统肿瘤，其发病率和病死率近几年明显上升，5 年生存率小于 6%，是预后最差的恶性肿瘤之一。胰腺恶性肿瘤按照组织起源可分为上皮来源和非上皮来源，其中上皮来源的肿瘤包括来自于导管上皮、腺泡细胞和神经内分泌细胞的导管腺癌，腺泡细胞癌，神经内分泌肿瘤及各种混合性肿瘤，约 90% 的胰腺癌为导管腺癌。

胰腺癌临床表现取决于肿瘤的部位、病程早晚、有无转移以及邻近器官累及的情况。其临床特点是整个病程短、病情发展快和迅速恶化。疼痛是胰腺癌的主要症状，不管癌位于胰腺头部或体尾部，均有疼痛，当癌累及内脏包膜、腹膜或腹膜后组织时，在相应部位可有压痛。

黄疸是胰腺癌，特别是胰头癌的重要症状。黄疸属于梗阻性，伴有小便深黄及陶土样大便，是由于胆总管下端受侵犯或被压所致；黄疸为进行性，虽可以有轻微波动，但不可能完全消退。黄疸的暂时减轻，在早期与壶腹周围的炎症消退有关，晚期则由于侵入胆总管下端的肿瘤溃烂腐脱。壶腹肿瘤所产生的黄疸比较容易出现波动。最常见的症状为食欲不振，其次为恶心、呕吐，可有腹泻或便秘，甚至黑便，腹泻常常为脂肪泻。食欲不振和胆总管下端及胰腺导管被肿瘤阻塞、胆汁和胰液不能进入十二指肠有关。胰腺的梗阻性慢性胰腺炎导致胰腺外分泌功能不良，也会影响食欲。该病早期确诊率较低，手术死亡率较高。

2. 胰腺神经内分泌肿瘤

胰腺神经内分泌肿瘤是具有特征性神经内分泌分化且表达神经内分泌标志物的一类肿瘤。胰腺神经内分泌肿瘤占所有胰腺肿瘤的 2%～5%。根据患者是否出现由肿瘤激素分泌导致的相应症状，可将胰腺神经内分泌肿瘤分为功能性肿瘤和无功能性肿瘤。胰岛素瘤是最常见的功能性胰腺神经内分泌肿瘤，胃泌素瘤次之。其他常被统称为罕见功能性胰腺神经内分泌肿瘤（rare functional pancreatic neuroendocrine tumor，RFT），主要包括生长抑素瘤、胰高血糖素瘤、血管活性肠肽瘤、产生 5-羟色胺的神经内分泌瘤、产生促肾上腺皮质激素的神经内分泌瘤、产生促肾上腺皮质激素释放激素的神经内分泌瘤等。

胰岛素瘤以分泌大量胰岛素进而引起发作性低血糖综合征为特征，具体包括一系列自主神经症状和中枢神经症状。自主神经症状包括肾上腺素能症状（如心悸、震颤等）和胆碱能症状（如出汗、饥饿、感觉异常等）。中枢神经症状主要表现为意识模糊、焦虑、反应迟钝、视物模糊、癫痫发作、短暂意识丧失及低血糖昏迷等。胰岛素瘤较为典型的临床表现是"Whipple 三联征"，患者表现为发作性低血糖症状（如昏迷及精神神经症状等）、发作时血糖低于 2.8 mmol/L、口服或静脉补充葡萄糖后症状可立即消失，应高度怀疑为胰岛素瘤。

胃泌素瘤以肿瘤大量分泌胃泌素，进而刺激胃酸过度分泌为临床症状，其临床综合征又称为"卓-艾综合征"。胃泌素瘤的常见表现包括反酸、烧心、恶心、呕吐、体重下降、难治性消化溃疡及其导致的反复腹痛，以及大量胃酸刺激下的腹泻等胃酸相关症状。腹泻是胃泌素瘤的特征性表现之一，约见于 70% 的胃泌素瘤患者，且多表现为水样泻；其可伴随消化性溃疡一起出现，亦可为胃泌素瘤的唯一临床表现。患者的症状多在服用质子泵抑制剂（proton pump inhibitors，PPI）等抑酸药物后明显改善，但停药后症状反复。

（二）胰腺手术简介

胰腺癌的手术方式包括胰十二指肠切除术（即 Whipple 手术）、保留幽门的胰十二指肠切除术、胰体尾切除术以及全腹腔镜下或机器人辅助胰腺手术。

Whipple 手术是治疗胰头癌及壶腹周围癌的经典术式，Whipple 手术的标准切除范围包括胃远侧、全部十二指肠、空肠上段、胰头、胆囊和胆总管下段及局部的淋巴结。

保留幽门的胰十二指肠切除术治疗胰腺及壶腹周围癌，与标准的 Whipple 术式相比，有相似的生存率和复发率，但操作简单，保留胃的容量和功能性的窦幽门-十二指肠反射，最大限度地减少了胃肠道症状和胃切除的后遗症。

胰体尾切除术的手术范围包括胰腺体尾部、脾及脾动静脉，包括左侧 Gerota 筋膜及局部的淋巴结。胰体尾癌起病较胰头癌起病更为隐匿，故分期更晚，疗效也较胰头癌差。胰体尾癌总体 5 年生存率仅 2%～7%。

全腹腔镜下或机器人辅助胰腺手术技术近来得到广泛应用。近年的研究认为，腔镜下胰十二指肠切除术可与传统手术取得相同的手术效果。对胰体尾癌在术中出血、术后恢复有优势，治疗效果及胰瘘无差异。

（三）老年患者行胰腺手术的麻醉管理

1. 术前评估与准备

胰腺手术前往往合并黄疸、体重下降、食欲差等，加之手术创伤大，操作复杂，患者及家属术前多有恐惧、焦虑情绪，术前宣教及良好的医患沟通有助于缓解患者及家属的焦虑、紧张情绪，亦有助于其对医疗行为的理解和配合。术前应常规联合影像、内镜、病理、肿瘤、放疗、消化、麻醉等专业的医生组成多学科综合治疗协作组（multiple disciplinary team，MDT），围绕诊断、鉴别诊断、需要进一步完善的检查、手术指征、可切除性评估、术前新辅助治疗、并存疾病的处理等问题展开讨论，制订个体化治疗方案，避免治疗不足及治疗过度。

此类手术侵袭范围广、时间长，血浆和细胞外液丢失严重，容易导致循环血容量减少、血液浓缩。因此术前应做好充分准备工作，以调整患者一般状态，提高耐受手术与麻醉的能力。手术前应加强支持治疗，给予高蛋白、高糖、低脂膳食，纠正水、电解质紊乱和酸碱平衡失调。

患者显著消瘦时，可伴有贫血及血容量不足，应少量多次输血。有凝血功能障碍者，使用新鲜冰冻血浆，并进行维生素 K 治疗，有适应证时使用抗纤溶药物，使凝血酶原时间接近正常。梗阻性黄疸合并发热及胆管炎等感染表现的患者，应行胆道引流；严重黄疸患者（血胆红素浓度 > 250 μmol/L）术前是否胆道引流，应进行 MDT 讨论综合判断。

2. 麻醉方法的选择

胰腺手术既可在单纯全身麻醉下完成，也可联合硬膜外阻滞。术中硬膜外注射局部麻醉药和阿片类药物可减缓创伤所致的应激反应，减少全身麻醉药、阿片类药物和神经肌肉阻滞剂的用量，术后可行硬膜外镇痛。硬膜外阻滞的缺点是术中低血压及其导致的液体入量增加，也存在恶心、呕吐、皮肤瘙痒和尿潴留等并发症。合并有凝血功能异常、血小板数量减少或功能抑制的患者存在硬膜外血肿的风险。胰腺手术是否选择联合硬膜外阻滞，取决于外科手术的方式（如开放手术或腔镜手术）、患者是否存在留置硬膜外导管的禁忌证、麻醉科医生的操作能力和管理经验以及患者是否能够从术后硬膜外镇痛中获益等，需进行综合考量。

3. 术中管理

1）循环管理　胰腺手术操作困难且创伤大，容易导致循环血容量减少及血流动力学波动。对出血性、坏死性胰腺炎及复杂胰腺手术，有循环功能紊乱和呼吸衰竭等并发症的患者，应注意急性坏死性胰腺炎引起呕吐、肠麻痹、胰腺出血和腹腔内大量渗出。而脂肪组织分解形成的脂肪酸，与血中钙离子起皂化作用，可引起血清钙偏低，要补充一定量的钙剂。另外，脂肪组织分解还可释放出一种低分子肽类物质，称为心肌抑制因子，有抑制心肌收缩力的作用，可使休克加重。术中应加强血流动力学监测，及时补充血容量，维持电解质和酸碱平衡。

2）呼吸管理　胰腺手术后肺部并发症的发生率显著高于创伤相对较小的中下腹部手术。近年来的研究证实，采用肺保护性通气策略，有助于降低术后肺部并发症的发生，其主要措施有：① 吸氧浓度 ≤ 60%；② 潮气量 6～8 mL/kg 预测体重；③ 调节呼吸频率，维持 $PaCO_2$ 35～45 mmHg；④ 常规 PEEP 5～8 cmH_2O；⑤ 当手术时间 > 3 h，行腔镜或机器人手术，或体重指数 > 35 kg/m^2 时，应根据实际情况调整 PEEP 水平；⑥ 采用间断肺复张术；⑦ 术中改变潮气量或调整 PEEP 时，应观察肺静态顺应性和驱动压的变化，尽量保证驱动压 < 13 cmH_2O。

3）液体管理　胰腺手术是腹部外科中创伤较大、术中液体丢失和输液量较大的手术之一。术中输液过多不仅可导致组织水肿，增加循环和呼吸系统的负担，还显著影响胃肠道功能恢复。液体治疗的根本目的是维持组织良好灌注，既要避免容量不足导致的组织低灌注，也要避免容量过负荷产生的不良反应。近年来通过监测心血管功能和血管内容量匹配度以指导术中液体治疗的方法逐步用于临床，提倡目标导向液体治疗的应用。补充生理需要量或纠正细胞内和组织间液脱水可输注平衡盐溶液，可选择以平衡盐为载体的人工胶体液（如羟乙基淀粉 130/0.4）。

4. 术后管理与镇痛

术后饮食管理是术后快速康复的重要环节，提倡早期进食，麻醉结束前即拔除胃管，术后第 1 d 即可给予清淡流食或据患者意愿进食，逐步过渡到半流食。当肠内营养不能满足患者康复的营养需求时（< 60% 需求热卡），需要补充肠外营养。长期禁食可损害肠屏障功能，导致肠道相关淋巴组织的萎缩，因此全肠外营养一般适用于有严重并发症、不适于经口进食或无法

耐受肠内营养的患者。对术前无营养不良的患者，可先给予 7 d 的低热卡喂养，如仍无改善，则补充肠外营养；对术前已经存在营养不良的危重患者，推荐术后早期即可予肠外营养支持，尽快纠正营养不良的状态。

胰腺手术术后易发生胃排空延迟，目前无预防胰腺手术术后胃排空延迟的明确措施。应用硬膜外麻醉、维持液体出入量平衡、早期进食有助于术后肠功能的恢复。减少胰瘘等腹部并发症有助于降低继发性胃排空延迟的发生率。此类手术患者易发生术后恶心、呕吐。5-羟色胺-3 受体拮抗剂、地塞米松、氟哌利多或氟哌啶醇是预防术后恶心、呕吐有效且不良反应小的药物。高危患者可联合应用 2 ～ 3 种药物。

胰腺手术应遵循多模式镇痛的原则，应用阿片类药物和（或）非甾体抗炎药联合椎管内阻滞、周围神经阻滞或切口浸润是此类患者术后镇痛的有效方法。

胰腺手术后并发症多，常见的并发症包括术后胰瘘、胰腺切除术后出血和胃排空延迟等。胰瘘的诊断为术后 ≥ 3 d 引流液中淀粉酶浓度高于正常血浆淀粉酶浓度上限的 3 倍以上，且术后每日的吻合口或胰腺残端液体引流量超过 10 mL，持续时间 ≥ 3 d。胰腺手术后出血多因胰漏、胆漏和腹腔内脓肿等腐蚀手术创面或血管所致，其中胰漏引起出血的发生率可达 18% ～ 60%。胃排空延迟的危险因素有高体重指数、低蛋白血症、主胰管直径 ≤ 3 mm、胰腺质软和术后胰瘘等。胰腺手术后并发症发生率高，后果严重，临床上应予以警惕。

老年患者行胰腺手术的麻醉管理要点可参考表 5-5-3。

表 5-5-3　老年患者行胰腺手术的麻醉管理要点

阶段	管理要点
术前评估	心血管系统：贫血、低蛋白血症
	消化系统：肝功能评估、黄疸程度、胆道引流
	血液系统：凝血功能异常
	营养评估，多学科讨论
麻醉方法的选择	一般选择全身麻醉，也可选择全身麻醉联合椎管内麻醉或神经阻滞
术中管理	循环管理：有创动静脉压监测、血气监测、体温监测，急性坏死型胰腺炎注意水电解质紊乱，皂化作用引起低血钙
	呼吸管理：肺保护性通气策略
	液体管理：目标导向液体管理
术后管理	早进食，首选肠内营养，预防术后恶心、呕吐及胃排空延迟，多模式镇痛，警惕术后胰瘘、胰腺手术后出血和胃排空延迟

（四）典型病例

【病史简介】

患者，男性，67 岁，因"上腹部疼痛 1 月余"入院。患者 1 月前无明显诱因出现上腹部疼痛不适，以左侧为著，为持续性隐痛，无放射痛。腹部 CT 示胰头占位性病变。病后精神尚可，

5

食欲欠佳，小便尿色加深大便无改变，体重未见明显减轻。

既往史：高血压病史 10 余年，不规律口服硝苯地平，血压控制欠佳。否认冠心病、糖尿病等特殊病史，否认肝炎、肺结核等传染病史。

体格检查：体温 36.2 ℃，心率 75 次/min，呼吸 18 次/min，血压 156/92 mmHg，身高 170 cm，体重 78 kg。神志清，精神尚可，自主体位。腹平坦，未见肠型及胃肠蠕动波；腹柔软，上腹部深压痛，无反跳痛，未触及包块，肝脏肋下未触及。墨菲征阴性，移动性浊音阴性，肠鸣音 4 次/min。

实验室检查：天冬氨酸氨基转移酶 152 U/L，丙氨酸氨基转移酶 228 U/L，总胆红素 70.2 μmol/L，直接胆红素 42 μmol/L，间接胆红素 28.5 μmol/L，葡萄糖 7.5 mmol/L，癌胚抗原 5.8 ng/mL，糖类抗原 19-9 > 1000 u/L。

辅助检查：① 胸腹部 CT 示壶腹部可见大小约 1.2 cm×1.8 cm 软组织影，考虑恶性，胰腺萎缩，胰管扩张。② 心电图示偶发性房性早搏，78 次/min，正常心电图。③ 心脏彩超检查结果正常。④ 肺功能正常。

术前诊断：胰腺占位。

拟行手术：开腹胰十二指肠切除术。

【围手术期管理】

1. 术前评估与准备

患者一般情况可，术前积极控制血压。

2. 术中管理

1）入室情况　患者入手术室后，连接心电图、氧饱和度、有创血压及心排监测，测得脉搏 85 次/min，氧饱和度 96%，血压 155/88 mmHg。面罩吸氧，给予右美托咪定 0.5 μg/kg 负荷量 15 min 内泵入。5 min 后患者入睡但可唤醒，生命体征示血压 132/78 mmHg，心率 68 次/min，氧饱和度 100%。

2）麻醉方案　麻醉诱导采用静脉注射依托咪酯 20 mg，舒芬太尼 20 μg，罗库溴铵 50 mg，2% 利多卡因 50 mg 喉麻管表面麻醉，氢化可的松 100 mg，诱导期间血流动力学平稳。诱导后行双侧腹横肌平面阻滞及腹直肌后鞘阻滞，每侧注射 0.2% 罗哌卡因 20 mL。七氟醚 0.5%～1%、丙泊酚 2～3 mg/(kg·h) 瑞芬太尼 0.05～0.2 μg/(kg·min)、右美托咪定 0.2～0.7 μg/(kg·h) 静吸复合维持，术中应用肺保护性通气策略。术中维持 BIS 值 50 左右，每搏量变异度 < 13%。

3）术中经过　术中逐层游离探查，在肠系膜上静脉左侧逐步切断胰腺，行胰空肠吻合、胆管空肠吻合及胃空肠端侧吻合术。术中出血较多，积极抗休克治疗后维持生命体征平稳，术后手术止血彻底，留置腹腔引流管 3 根及尿管 1 根。手术时间 6 h，术中出血量约 2500 mL，尿量 800 mL，补液量 4500 mL，输血 6 U，血浆 800 mL。

3. 术后转归

患者术后 15 min 在手术室内拔除气管导管，改为面罩供氧。麻醉恢复室观察 30 min，送至病房。术后采用静脉自控镇痛泵，配方为舒芬太尼 100 μg+ 氟比洛芬酯 150 mg+ 帕罗洛司琼

0.25 mg，总量 100 mL，维持量 2.5 mL/h，PCA3 mL。术后第 12 d 出院。

【病例分析】

此病例为一例老年胰腺手术患者，患者既往有高血压病史，积极控制血压平稳后行择期手术。术前泵注右美托咪定负荷量，有利于减轻患者紧张焦虑，减少术后认知功能障碍的发生。麻醉诱导采用对循环影响较小的药物，如依托咪酯静脉注射、利多卡因咽喉部表面麻醉，同时减少了阿片类药物的使用，以减少阿片类药物相关的不良反应。麻醉维持采用静吸复合麻醉，减少了各类麻醉药物的用量及相应不良反应。术中使用目标导向液体管理，符合此类手术要求，尤其是老年患者。镇痛方式采用静脉患者自控镇痛联合神经阻滞的多模式镇痛模式。

（韩瑞丽　高昌俊）

第六节　老年神经外科手术的精确麻醉管理

老年患者常合并基础疾病，如高血压、糖尿病、高血脂等，老年患者的药物代谢显著减慢，而神经外科的手术操作通常持续时间较长，这对老年神经外科手术的麻醉管理提出了更高的要求，实施精确的麻醉管理对减少老年神经外科手术的术后并发症、改善术后转归具有重要意义。

一、颅脑外伤手术

（一）颅脑外伤

颅脑外伤又称创伤性颅脑损伤（traumatic brain injury, TBI），损伤后的致残率和病死率在各种创伤中位居首位。

1. 老年患者颅脑外伤的特点

老年患者对环境的反应能力差，外伤原因多以车祸、摔伤等暴力损伤为主。老年患者对外界刺激感受不明显，且患者多伴有脑组织生理性萎缩，为脑出血、脑水肿等引起的颅内压急剧增高提供了一定的缓冲空间。因而老年患者起初多无明显的症状及体征，随着脑出血及脑组织肿胀的进一步加重，相应症状才表现出来，此时其表现多较重，可出现肢体非可逆性瘫痪、失语等器质性改变，这些多由于脑组织受压时间较长而造成非可逆性破坏所致，进一步加重可出现脑疝，危及生命。

2. 中枢神经系统改变

脑外伤后的中枢神经系统改变包括：①在原发性脑创伤的局灶性区域，脑血流和脑氧代谢率降低。随着颅内压升高，颅内更多的组织出现低灌注和低代谢。②当颅内压持续升高时，脑血流自主调节能力被削弱，同时合并的低血压可进一步加重脑组织缺血。③血脑屏障被破坏导致的血管源性脑水肿和缺血导致的细胞毒性脑水肿可进一步增高颅内压，从而加重脑组织缺血和缺氧，甚至引起致命性的脑疝。

3. 循环系统改变

由于继发性交感神经兴奋和（或）颅内高压引起的库欣反射，存在低血容量的闭合性颅脑创伤患者常表现为高血压和心动过缓。镇静镇痛药物的使用、甘露醇和呋塞米等降颅压措施、打开硬脑膜等手术操作和（或）合并其他器官损伤致大量失血时，都可使创伤性颅脑损伤患者出现严重的低血压、心动过速、心律失常和心输出量下降。心电图常见 ST 段改变、T 波改变、U 波延长、QT 间期延长等异常表现。

4. 呼吸系统改变

颅脑创伤患者可出现低氧血症和异常的呼吸模式（如自主过度通气），并经常伴有恶心、呕吐和反流误吸。交感神经兴奋可引起肺动脉高压，导致神经源性肺水肿。

5. 体温改变

脑外伤后可引起中枢性发热，而发热可进一步加重脑损伤。

（二）颅脑外伤手术简介

常见的颅脑外伤包括急性硬膜外血肿、急性硬膜下血肿、急性脑内血肿和脑挫裂伤、急性颅后窝血肿、慢性硬膜下血肿、凹陷性颅骨骨折。其中，对急性硬膜外血肿和急性硬膜下血肿、急性脑内血肿和脑挫裂伤患者，通常会根据其出血的部位、血肿大小、出血量及有无颅内压升高的表现来决定是否手术。一般选择标准开颅去骨瓣血肿清除术，根据术中颅内压情况决定保留或去骨瓣减压、硬膜原位缝合或减张缝合。慢性硬膜下血肿患者在有高颅压或意识障碍表现时，可以选择单孔钻孔引流术。

（三）老年患者颅脑外伤的麻醉管理

颅脑外伤患者的病情往往比较危重，需要快速全面的评估，采取及时有效的围手术期管理措施，维持脑灌注压和氧供，防止和减轻继发性神经损伤，改善颅脑外伤患者的预后。

1. 术前评估与准备

首选对神经系统功能进行评估，包括：① Glasgow 昏迷评分（Glasgow Coma Scale，GCS），对预后具有很好的预测价值。根据 Glasgow 昏迷评分，创伤性颅脑损伤可以分为：重度，GCS = 3 ~ 8 分；中度，GCS = 9 ~ 12 分；轻度，GCS = 13 ~ 14 分；正常，GCS = 15 分。② 瞳孔（大小、光反射）、四肢运动功能等。

对于不能配合的患者，如使用大量镇静药物和气管插管的患者，常无法评估睁眼反应和言语对答，可以使用基于运动反应的简化运动评分（Simplified Motor Score，SMS），其得分与颅脑创伤的严重程度及预后也有很好的相关性。SMS 由轻到重分为三个等级：2 分，能进行指令性运动；1 分，能定位疼痛部位；0 分，逃避疼痛的行为或对疼痛无反应。

评估颈椎及其他器官的损伤，了解是否合并颈椎损伤和多器官系统损伤，如有无胸腔内出血和（或）腹腔内出血等。此外，还需评估引发继发性脑损伤的危险因素，包括低血压、低氧血症、贫血、电解质和酸碱平衡紊乱、高血糖、体温升高等。气道的评估详见下文"气道管理和机械通气"部分。

2. 麻醉方法的选择

颅内血肿清除术、去颅骨瓣减压术选择全身麻醉，配合的患者行急诊颅骨钻孔引流术时可选择神经阻滞，否则选择全身麻醉。

建议在麻醉诱导前建立有创动脉血压监测，滴定法给予麻醉药物，维持血流动力学的平稳。脑外伤患者全身麻醉药物选择的原则：

1）吸入麻醉药 ① 高浓度吸入麻醉药具有降低脑氧代谢率、扩张脑血管、增加脑血流和颅内压、削弱 CO_2 反应的作用。建议吸入麻醉药浓度低于 1MAC。② N_2O 可增加脑氧代谢率和脑血流，但枪弹伤或颅骨多发骨折的患者吸入 N_2O 可增加颅内积气的风险，因此不推荐使用。

2）静脉麻醉药 ① 丙泊酚具有降低脑氧代谢率、脑血流和颅内压，保留脑血管自主调节的作用，可用于控制颅内压。② 注意预防低血压，建议使用对血压影响较小的镇静剂，必要时应纠正低血容量。

3）神经肌肉阻滞剂　足量神经肌肉阻滞剂可辅助气管插管、机械通气和降低颅内压。① 罗库溴铵（0.6～1.0 mg/kg）起效迅速，方便快速建立气道，对血流动力学影响小。② 准备术后拔除气管导管的患者，应该常规行肌松监测，根据肌松监测结果指导神经肌肉阻滞剂的拮抗。

3. 术中管理

1）术中监测　一般监测包括呼气末二氧化碳分压、脉搏氧饱和度、有创动脉血压、中心静脉压、体温、尿量和肌松监测。定期行动脉血血气分析、红细胞压积、电解质、血糖、渗透压等监测。如果患者血流动力学不稳定或对容量治疗及血管活性药物无效，应进行有创或无创心排量监测。神经功能监测包括：

（1）颅内压监测：颅内压监测适用于所有重度创伤性颅脑损伤患者（GCS = 3～8分）及CT 显示脑外伤、颅内血肿或具有颅内高压征象的患者。监测探头置于脑室内最精确，其次为脑实质、蛛网膜下腔、硬膜下和硬膜外腔。颅内压受脑组织、血流和脑脊液三种成分的容积影响，正常值 < 15 mmHg。监测颅内压有助于判断脑灌流压、脑顺应性及脑循环的状态，对于指导临床治疗具有重要意义。

（2）脑氧饱和度监测：脑氧饱和度监测包括颈静脉血氧饱和度（jugular bulb venous oxygen saturation，$SjvO_2$）及脑组织氧张力（brain tissue oxygen tension，$PbrO_2$）。$SjvO_2$ 可连续监测全脑的氧供情况，$SjvO_2$ < 50% 持续 15 min 以上与不良的神经功能预后相关。$PbrO_2$ 通过置于脑组织中的有创探头监测局部脑组织的氧供，$PbrO_2$ < 15 mmHg 提示可能存在脑缺氧的风险。

（3）脑血流监测：包括经颅多普勒超声（transcranial doppler，TCD）和近红外光谱（near infrared spectrum instrument，NIRS）。TCD 主要用于创伤性颅脑损伤患者脑血管痉挛、颅内压恶性升高、脑灌注压降低、颈内动脉狭窄及脑循环停止的诊断；TCD 衍生的搏动指数（pulsatility index，PI）可用于识别脑脊液压力 ≥ 20 cmH_2O 的患者，并可能作为监测工具发挥重要作用。NIRS 除了能够监测脑血流，还能监测脑供氧情况，但其精确度较差，临床应用有限。

（4）电生理监测：脑电图可用于监测昏迷深度、瘫痪或使用神经肌肉阻滞剂患者的癫痫大发作或亚临床小发作以及诊断脑死亡。

（5）脑温监测：创伤性颅脑损伤后脑组织温度较体温高3℃。脑组织温度升高是已知的继发性脑损伤诱因之一。

2）呼吸管理　对 Glasgow 昏迷评分 < 8 分的重度创伤性颅脑损伤患者必须立即建立人工气道，并行机械通气。对轻度或中度创伤性颅脑损伤患者，若患者不合作或伴随创伤有关的心肺功能不全时，也可能需要气管插管。

（1）气道评估：创伤性颅脑损伤患者可能存在饱胃、颈椎不稳定、气道损伤、面部骨折等问题，增加反流误吸、颈椎损伤、气管插管失败的风险。反流误吸的原因包括患者在受伤之前摄入食物或液体，吞下从口腔或鼻腔的伤处流出的鲜血，应激导致的胃排空延缓等。因此，在建立气道前，必须对患者气道进行仔细评估。

（2）气道建立：根据患者的气道和全身情况，正确选择建立气道的路径和方式。

所有脑外伤患者都应该被认为是"饱胃"患者，建议采用快速序贯诱导。约 10% 的患者合并颈椎损伤。麻醉助手采用颈椎保护器或颈椎保护手法，在轴向上稳定颈椎。在预先给予患者充分吸氧后，采用传统的环状软骨按压（即 Sellick 手法），上提患者下颏，且不移动其颈椎，向后推环状软骨关闭食道。在诱导用药与气管插管之间避免机械通气，从而最大限度地防止因正压通气导致气体进入患者胃内而引起的反流误吸。然而，创伤性颅脑损伤患者氧消耗增加，或因面部创伤或躁动导致预吸氧困难时，呼吸暂停可导致患者氧饱和度快速下降。这种情况下，可在诱导阶段进行小潮气量正压通气，以确保患者氧合。

存在颌面部骨折或严重软组织水肿致声门暴露困难的患者，可考虑使用纤维支气管镜或光棒进行气管插管。存在严重颌面部创伤或咽喉部创伤的患者，需要进行气管切开。

存在鼓室出血、耳漏、乳突或眼部周围有瘀斑的患者，应高度警惕患者可能存在颅底骨折。当怀疑患者存在颅底骨折或严重颌面部骨折时，禁止行经鼻气管插管。

（3）机械通气：建立气道后，给予非去极化神经肌肉阻滞剂进行机械通气。通气管理目标为：维持 $PaCO_2$ 33.5 ~ 37.5 mmHg，PaO_2 > 95 mmHg。其中，氧合最低限度为 PaO_2 > 60 mmHg。目前的研究证实，创伤性颅脑损伤患者创伤区域脑组织内脑血流急剧下降，过度通气（$PaCO_2$ < 25 mmHg）可加重患者局灶性脑缺血的程度，因此不主张在创伤性颅脑损伤患者中采用过度通气。在对创伤性颅脑损伤患者实施过度通气（$PaCO_2$ 28 ~ 33.5 mmHg）时，必须同时进行脑血流和脑灌注监测，以警惕脑缺血的发生。对可疑或实际存在脑疝的患者，采用急性、短暂的过度通气治疗是相对安全和有效的。尽管 PEEP 每增加 5 cmH_2O 可使颅内压增加 1.6 mmHg，脑灌注压减少 4.3 mmHg，但适度的 PEEP 对未合并严重肺损伤患者的颅内压和脑灌注压无明显影响。严重肺损伤患者使用 PEEP 后颅内压和脑灌注压有所增加，但增幅并无临床意义，因此 PEEP 可安全应用于大多数严重脑损伤患者，以改善氧合。PEEP 的安全限值未有确定范围，可以根据脑灌注压进行调控，大多指南建议保持脑灌注压 > 60 mmHg，以降低继发性脑损伤恶化的风险。

3）循环管理

（1）管理目标：维持脑灌注压在 50 ~ 70 mmHg，收缩压 > 90 mmHg。测定有创动脉血压的压力换能器应放置在乳突水平以反映脑循环的情况。围手术期低血压（收缩压 < 90 mmHg）可增加创伤性颅脑损伤患者术后死亡率，因此必须严格控制患者术中血压。颅脑损伤脑血管自动调节功能受损时，耐受颅内压升高的能力降低。当脑灌注压 < 50 mmHg 时，无论持续时间长短，颅内压升高都与预后不良相关。

（2）液体管理：使用无糖的等张晶体液和胶体液可维持正常的血浆渗透浓度和胶体渗透压，减少脑水肿的发生。高渗盐水已被用于创伤性颅脑损伤患者的液体复苏。4% 的白蛋白可增加创伤性颅脑损伤患者的病死率。含糖液体的使用与神经功能的不良预后密切相关，应当避免使用。建议血红蛋白小于 80 g/L 和（或）红细胞压积低于 25% 时，输注红细胞。

（3）血管收缩药物和血管升压素的使用：若液体治疗欠佳，可使用去氧肾上腺素、多巴胺、血管升压素等血管活性药物以维持收缩压 > 90 mmHg。

4）血糖控制　创伤性颅脑损伤患者高血糖（血糖 > 11.1 mmol/L）与创伤后高死亡率以及神经功能的不良预后密切相关。引起围手术期高血糖的独立危险因素包括：严重颅脑损伤、年龄＞65岁、术前存在高血糖、硬膜下血肿、全身麻醉和手术的应激反应。但严格控制血糖在较低水平并不能改善神经系统的预后或死亡率。目前推荐维持围手术期血糖在 $6 \sim 10$ mmol/L，并且避免血糖的剧烈波动。

5）体温控制　大脑温度过高与创伤性颅脑损伤患者术后神经功能的不良转归密切相关。围手术期应当避免患者发热，并需要对发热患者给予有效的降温处理。亚低温能够保护神经元的同时降低颅内压，大脑温度每降低 $1^{\circ}C$，理论上可降低脑代谢率 $5\% \sim 7\%$。亚低温治疗可分为预防性亚低温（低于 $35^{\circ}C$）及治疗性亚低温（$32 \sim 34^{\circ}C$），治疗性低体温对成人创伤性颅脑损伤的治疗有益，可降低病死率。

6）颅内压的控制　出现颅内高压时，可采取以下措施：① 过度通气：避免长时间的过度通气（$PaCO_2$ $28 \sim 33.5$ mmHg），并同时进行脑氧监测，以警惕脑缺血的发生。② 高渗液体治疗：甘露醇的负荷剂量为 $0.25 \sim 1$ g/kg，酌情重复给药，但不推荐持续输注。其不良反应包括急性肾损伤、电解质紊乱和颅内压反跳性升高。为了避免肾毒性，当血浆渗透压超过 320 mOsm/（kg·H_2O）时，应该停止使用甘露醇。高张盐水具有降低颅内压和液体复苏的治疗作用，适用于合并低血容量的创伤性颅脑损伤患者。建议输注 3% 高张盐水负荷量 $250 \sim 300$ mL或 7.5% 高张盐水 $100 \sim 250$ mL，并定期监测血钠。若血钠＞155 mEq/L，应停止使用高张盐水。连续高渗液体治疗创伤后颅内压增高与 90 d 生存率有关。③ 激素：激素使用可增加中重度脑外伤患者的病死率，不推荐使用。④ 体位：在确保血流动力学平稳的情况下，平卧位头部抬高 30° 可改善静脉回流，降低颅内压。⑤ 脑脊液引流：可采用单次或持续脑室外穿刺引流，少量脑脊液减少即可明显降低颅内压。

4. 术后管理

1）营养　患者术后 7 d 接受营养支持治疗，能明显改善患者预后。

2）预防感染　围手术期预防性使用抗生素能够降低患者肺炎的发生率，但并不降低死亡率或减少住院天数。早期气管切开能够减少机械通气的时间，但并不改变死亡率及肺炎发生率。

3）下肢深静脉血栓预防　可采用下肢间断气动加压治疗，但下肢受伤患者禁用。预防性使用低分子肝素会增加颅内出血的风险，临床使用应谨慎。

综上所述，颅脑外伤患者围手术期麻醉管理的主要目标是改善脑灌注和脑血流，控制颅内压，预防继发性脑损害。在整个围手术期过程中必须对患者进行快速、正确的评估，选择合适的麻醉药物和方式，全面严格地管理患者的循环、呼吸、代谢和温度等，以改善颅脑外伤患者的预后。

老年患者行颅脑外伤手术的麻醉管理要点可参考表 5-6-1。

表 5-6-1　老年患者行颅脑外伤手术的麻醉管理要点

阶段	管理要点
术前评估	心血管系统：贫血，血容量
	呼吸系统：肺功能下降，反流误吸，湿肺
	消化系统：脱水，电解质紊乱，酸碱平衡失调

阶段	管理要点
	泌尿系统：肾功减退
	神经系统：昏迷，Glasgow 昏迷评分
麻醉方式选择	颅脑外伤手术一般选择全身麻醉，急诊颅骨钻孔引流术的患者如能配合，可选择头皮神经阻滞
术中管理	麻醉药物：维持脑血流，不升高颅内压
	循环管理：缩血管药物，维持血流动力学稳定，脑保护
	呼吸管理：通气、换气功能监测，肺保护性通气策略，反流误吸预防
	液体管理：目标导向液体管理策略
	其他：体温，体位
术后管理	常需保留气管导管，辅助呼吸，脑功能保护，完善的镇痛

（四）典型病例

【病史简介】

患者，女性，70岁，因"车祸致头部外伤后意识不清1天"入院。患者于1天前骑电动车行驶时发生车祸，致意识不清，呼叫不应。头部 CT 示脑挫裂伤、蛛网膜下腔出血。给予头部清创缝合术，昏迷加重，遂来院就诊。

既往史：既往高血压病史5年，口服降压药治疗，具体不详，平时血压150/68 mmHg。既往有糖尿病病史。8年前因右上肢外伤行截肢术，否认肝炎、结核等急慢性传染病史。

体格检查：体温38℃，脉搏121次/min，呼吸18次/min，血压151/68 mmHg，身高160 cm，体重65 kg。意识呈深度昏迷，GCS 5分；气管插管，呼吸微弱；头颅无畸形；双侧瞳孔不等大，对光反射消失；肢体肌张力不高，肌力检查不合作，刺痛双侧肢体略躲避，不能定位，余未引出病理反射。

实验室检查：红细胞计数 3.61×10^{12}/L，血红蛋白 78 g/L，红细胞压积36.2%，血糖13.8 mmol/L。

辅助检查：头颅 CT 示脑干和小脑出血、右侧额叶脑出血、外伤性蛛网膜下腔出血、弥漫性轴索损伤、小脑扁桃体下疝。

术前诊断：颅脑外伤，脑干、小脑出血，右侧额叶脑出血，小脑扁桃体下疝，高血压病。

拟行手术：急诊颅骨钻孔引流＋颅内压监测导管置入术。

【围手术期管理】

1.术前评估与准备

患者外伤史明确，急性发病，既往有糖尿病史。患者受伤后意识不清，呼叫不应，头部出血，头部 CT 示脑挫裂伤、蛛网膜下腔出血。给予头部清创缝合后，昏迷加重，GCS 5分，双侧瞳孔不等大。

2.术中管理

1）入室情况　患者带气管插管入手术室，呼吸微弱。接心电图、氧饱和度及有创血压，行右侧颈内静脉置管，测得血压 171/75 mmHg，心率 130 次/min，氧饱和度 95%。患者意识呈深昏迷状态，GCS 5 分，双侧瞳孔不等大。

2）麻醉方案　全身麻醉诱导采用咪达唑仑 2 mg，舒芬太尼 20 μg，罗库溴铵 50 mg，诱导期间血压持续降低，去甲肾上腺素泵注维持血压。诱导后行头部枕大、枕小神经阻滞。通气模式：容量控制通气，潮气量 420 mL，PEEP 5 cmH$_2$O，吸入氧浓度 50%。术中七氟醚 0.5～0.8 MAC 和瑞芬太尼 0.05～0.15 μg/（kg·min）静吸复合麻醉维持，并间断追加顺式阿曲库铵。

3）术中经过　行颅骨钻孔，置入颅内压监测导管后，放低头部引流管，引流出鲜红色血性脑脊液，患者血压持续降低，去甲肾上腺素持续泵注维持血压，继续行呼吸机辅助通气，手术时间 0.5 h，术中出血量约 100 mL，尿量 80 mL，补液量：平衡盐溶液 200 mL，血浆 200 mL，红细胞 2 U。

3. 术后转归

患者镇静状态，带气管导管，呼吸机辅助通气，送至 ICU 治疗。患者术后生命体征平稳，深昏迷状态，于术后第 3 d 自动出院。

【病例分析】

此病例为老年颅脑外伤手术常见案例。患者合并高血压、糖尿病，术前应监测及控制血压和血糖，从神经系统、心血管系统、呼吸系统及消化系统等几个方面进行评估。患者术前颅内压持续升高，输注甘露醇降低颅内压，导致诱导后血压持续降低，尤其是钻孔打开硬脑膜后，血压进一步降低，采用去甲肾上腺素维持血压，其目的是在基本保证颅内压在正常范围的同时尽量维持脑血流。术中通气采用了低潮气量＋中度 PEEP 策略，防止术后肺不张的发生。

二、脑肿瘤手术的麻醉

（一）老年患者脑肿瘤的特点

脑肿瘤可分为幕上肿瘤和颅后窝肿瘤。约 60% 的幕上肿瘤为脑部原发，其中以胶质瘤最为常见，其他常见的良性肿瘤包括脑膜瘤和垂体腺瘤等。脑膜瘤占脑部原发肿瘤的 15%，肿瘤生长缓慢，血管丰富，且可能切除困难。因此可能需要在手术切除前尝试多种办法减少术中出血，如肿瘤血管栓塞。大约有 35% 的幕上肿瘤为转移瘤，大多数来源于肺和乳腺。随着年龄的增长，转移瘤的发生率增加。在原发病控制良好的情况下，可切除患者孤立的颅内病灶。

颅后窝容纳着控制呼吸、循环系统的组织结构，最常见的颅后窝肿瘤为听神经瘤、肺和乳腺来源的转移瘤，以及可能伴发红细胞增多症和隐匿性嗜铬细胞瘤的血管网状细胞瘤。原发性听神经瘤属于良性病变，来自第Ⅷ对脑神经的前庭部分，位于桥小脑角区，可以引起听觉丧失、耳鸣、眩晕以及一侧面部痉挛。小的听神经瘤可经乳突后路切除，大的听神经瘤需经枕下途径切除，手术时间可能较长，但目的是保留面神经和耳蜗神经功能。

老年人脑肿瘤多位于幕上的大脑半球，起病和病程不典型是老年人脑肿瘤的特点。老年人的颅内高压症状出现较晚且不突出。老年人对头痛、呕吐的刺激反应迟钝，故即使存在颅内高压，临床症状多不典型。所以老年患者很少出现剧烈头痛、呕吐等颅内高压症状。一旦出现这些症状，肿瘤往往已长得较大。许多老年脑肿瘤患者以精神障碍为首发症状。精神障碍对老年人脑肿瘤具有早期诊断意义。有报道，精神症状在老年人脑肿瘤中的发生率高达70%。此外，老年人脑肿瘤早期多不易被发现，常致病灶出血、坏死、液化，肿瘤体积迅速增大。此时颅内压急剧增高，而表现为卒中样急性起病，在CT检查结果中表现为低密度的病灶，尤其需要与脑梗死鉴别。

（二）脑肿瘤手术的简介

神经外科脑肿瘤的手术主要包括幕上手术和颅后窝手术。幕上肿瘤以胶质瘤最为常见，胶质瘤破坏血脑屏障，肿瘤内部的自身调节机制往往受损，诱导时引起的高血压可导致肿瘤组织血流量增加，从而加剧脑水肿并导致出血。这类肿瘤通常被大面积的水肿带包围，在快速生长的肿瘤周围尤为突出，常常对皮质类固醇有反应。颅后窝手术因为要保留患者面神经和耳蜗神经功能，手术难度较大，手术时间较长，给麻醉的管理带来一定的挑战。

（三）老年患者行脑肿瘤手术的麻醉管理

1. 术前评估与准备

术前需明确病变性质及病变位置和大小、患者体位、手术入路以及出血量和颅内压变化等相关信息。对患者的神经状态进行评估，包括任何特殊的局灶性神经定位体征、术前的Glasgow昏迷评分及并存疾病的评估。

仅在患者特别焦虑并且没有证据提示颅内压明显升高的情况下给予术前用药，常使用苯二氮䓬类药物。颅后窝病变的患者，尤其是出现了颅内压升高的情况时，对镇静药和镇痛药更加敏感，术前使用这些药物时应当更加谨慎。抗惊厥药和类固醇药物在围手术期应继续用药。

2. 麻醉方法的选择

1）区域阻滞　头皮神经阻滞可用于头皮小手术和需术中唤醒的功能神经外科手术。开颅手术时，头皮神经阻滞可与全身麻醉复合使用，以改善术后镇痛。需要阻滞的头皮神经包括滑车上神经、眶上神经、颧颞神经、耳颞神经、枕大神经和枕小神经（**图5-6-1**）。

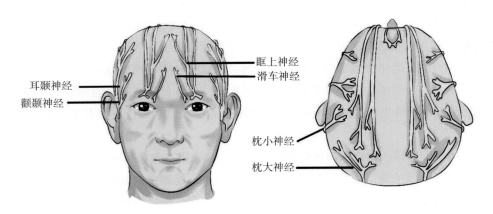

图 5-6-1　**头皮神经解剖示意图**

2）全身麻醉　全身麻醉是神经外科手术最主要的麻醉方法，麻醉目标包括催眠、遗忘、无体动，控制颅内压和脑灌注压，提供良好的手术条件（即"脑松弛"）。

麻醉诱导常选择静脉麻醉药物，老年患者对麻醉药更敏感，药物作用时间通常也延长，且更易出现血流动力学紊乱。神经外科手术操作中，麻醉医生难以接近气道，因此放置体位后应再次检查呼吸音和通气情况，确认气管导管位置合适，并且固定牢固。

对颅内高压的患者建议采用全凭静脉麻醉维持，吸入麻醉（尤其浓度在 1 MAC 以上）可使颅内压进一步升高。对于无颅内压增高的老年患者，可考虑采用地氟烷吸入麻醉维持，术毕患者清醒得更迅速和彻底。通常情况下，老年患者的麻醉药物用量应从较小剂量开始尝试。老年患者中枢交感神经的紧张性增加，常伴有心血管系统结构和功能的改变，如四肢血流量减少、血压自主调节功能减退、压力反射减弱和动脉管壁增厚等，这些改变使老年患者在麻醉期间较青壮年患者更易发生低血压。发生低血压时，可在维持合适的循环血容量的基础上，应用去甲肾上腺素等药物维持血管张力。

3. 术中管理

1）麻醉管理要点　幕上手术全身麻醉的目标是：①诱导平稳。②血流动力学稳定，低血压可能引起自主调节受损区域的缺血，高血压可增加出血和血管源性水肿的风险。③脑组织松弛，以获得最佳手术入路条件以及减少牵开器损伤的危险。④麻醉苏醒快速平稳，能早期进行神经系统功能的评估。

颅后窝手术麻醉的目标为维持脑灌注压，避免咳嗽、牵拉以及血流动力学波动。要使用降低颅内压及辅助大脑松弛的技术以确保最佳手术视野。关于甘露醇是否能像降低幕上区颅内压一样有效地降低幕下区颅内压，一直存在争议。但目前仍推荐在颅后窝病变患者发生颅内压升高时给予甘露醇。必要时可行经皮钻孔脑脊液引流。如实施神经电生理监测，应尽量避免麻醉药物对监测的影响。桥小脑角手术中常需行面神经肌电图监测，应避免使用神经肌肉阻滞剂。脑干手术操作时容易发生心律失常，尤以心动过缓最常见，可使用阿托品或麻黄碱进行治疗。

2）体位的摆放　脑肿瘤手术摆放体位时往往需要上颅骨钉固定头部，上颅骨钉可诱发高血压和三叉神经反射，严重的三叉神经反射甚至可导致心搏骤停。在穿钉部位行局部麻醉或头皮神经阻滞是有效的预防方法。幕上手术推荐采用头部中立位，并抬高 15°～30°，可以通过改善静脉回流而降低颅内压。头部的屈曲或旋转可能阻塞大脑静脉回流而导致颅内压的急剧升高，将头部恢复到中立位可解决这个问题。外科医生应当能按照手术入路要求摆好患者头位，同时又不阻塞静脉回流。老年患者常合并有关节畸形、糖尿病外周神经病变等，在安置体位的过程中搬动尤其应该小心轻柔，做好保护，避免引起损伤。俯卧位时，有可能导致腹部受压，影响下腔静脉回流，在肥胖患者中尤其明显。放置俯卧位后，应常规检查腹部有无受压。

3）液体管理

（1）液体类型选择：在常规的神经外科手术中，常选用不含葡萄糖的等渗晶体或胶体溶液，以预防低渗透压引起的脑组织水肿。含葡萄糖的溶液有可能加重缺血性损伤和脑水肿。如果老年患者伴肾功能不全，甚至因肾衰竭接受过肾脏替代治疗，应该慎用人工胶体溶液。有证据表明，并存严重脓毒症的患者应慎用羟乙基淀粉溶液。

（2）目标导向液体管理策略：老年患者由于血容量降低，心、肺、肾功能减退以及静脉血管张力在麻醉状态下的降低，围手术期容易因为要维持循环稳定而导致液体输注过负荷，因此实施目标导向液体管理策略有助于降低患者围手术期心肺并发症，改善患者术后转归。目前常用的目标导向液体管理指标包括 SVV、PPV、压力-容积指数（pressure-volume index, PVI）以及液体冲击试验等。

4）循环管理

（1）脆弱心功能的老年患者（如合并冠心病），除维持全身氧供需平衡外，应重视心肌的氧供需平衡的维持，以确保心脏处于最佳工作状态，即维持较慢心率（基线心率 ±20%）以及适当的心肌灌注压（合适的血压和前负荷）。在术中出现心肌缺血时，需要分析原因，逆转不稳定的血流动力学状态，盲目给予扩张冠状动脉药物可能使心肌氧供需平衡恶化。

（2）脆弱脑功能的老年患者（如合并脑卒中和短暂性脑缺血发作），术中除维持全身氧供需平衡外，可能需要维持患者的血压在术前静息状态血压的 120% 左右，以防止潜在围手术期脑低灌注性缺血，甚至急性脑梗死的发生。

（3）脆弱肾功能的老年患者（如合并肾功能不全或者术前接受肾透析治疗），术中除维持全身氧供需平衡外，需要维持血压在术前静息状态血压，严格控制液体输入量，避免给予胶体溶液，以维持血流动力学稳定。

（4）脆弱肝功能的老年患者（如合并晚期肝硬化），少数患者很可能在此基础上合并肝肾或肝肺综合征，此类患者由于多重原因致全身血容量增加、全身血管张力下降、肺水增加，并呈现全身高氧供、低氧耗状态，全身麻醉下该状态会进一步恶化，并易导致顽固性低血压出现，而低血压对肝功能易造成进一步损害，并增加过度输液的风险，加重肺水蓄积。因此，预防性给予缩血管药物有助于防止顽固性低血压性肝损伤以及过度输液对肺的影响。如合并黄疸，心血管系统肾上腺素能受体对儿茶酚胺的敏感性降低，可导致动静脉血管张力在全身麻醉状态下显著降低，心脏收缩功能受损。预防性给予缩血管药物，甚至正性肌力药物支持，有助于防范围手术期低血压的发生以及过度液体输注的风险；由于此类患者肾上腺素能受体对儿茶酚胺的敏感性降低，缩血管药物输注速度可能会超出正常剂量范围，如果采用去甲肾上腺素仍然难以纠正低血压，可以给予血管升压素。

5）麻醉苏醒　脑肿瘤手术患者的苏醒力求平稳（无肌张力增加和呛咳），保证 PaO_2 和 $PaCO_2$ 在正常范围。麻醉药物停用后持续意识不清的鉴别诊断包括麻醉药残留作用、昏迷、低体温、缺氧、高碳酸血症、神经肌肉阻滞未恢复、代谢原因及手术所致的颅内压增高（出血、水肿及脑积水）。新出现的局部或全身神经功能缺陷应立即处理，可通过 CT 检查或再次手术探查明确诊断。

颅内肿瘤患者苏醒期恶心、呕吐发生率较高，术中应采用地塞米松、选择性的 5-羟色胺 3 受体拮抗剂预防，术后恶心、呕吐高危者应避免使用吸入麻醉。苏醒期发生恶心、呕吐时应迅速将患者的头部偏向一侧，以免发生误吸，可给予小剂量氟哌利多（0.8 mg）抑制恶心、呕吐。

老年患者由于术前并存疾病以及器官功能的衰退，若苏醒期处置不当，更易发生严重并发症。在手术结束前 10~20 min，应逐渐减慢麻醉镇静与镇痛药物的输注速率。在此过程中，为防止气管插管以及外科创伤导致的疼痛应激反应，应给予适当镇静药物以防暴发性疼痛的发生，推荐给予阿片类药物，如芬太尼 1～2 μg/kg、舒芬太尼 0.1～0.2 μg/kg 或者瑞芬太尼 1～2 ng/mL 靶控输注，也可同时给予曲马多 50 mg、氟比洛芬酯 50 mg 或者帕瑞昔布钠 40 mg。对高龄（> 75 岁）或者脆弱肺功能的患者应减少阿片类药物剂量，避免其对呼吸的抑制作用。此外，1% 罗哌卡因 10～20 mL 手术切口局部浸润对减轻患者苏醒期疼痛也十分有效。老年患者苏醒期多模式镇痛有助于提高拔管期间的苏醒质量。

4. 术后管理与镇痛

术前就有意识水平下降的患者术后应转入重症监护病房。术前 Glasgow 昏迷评分在 13～15 分的患者，通常在患者能按指令睁开眼睛并恢复吞咽反射时就可拔除气管导管。术后管理的总体目标是苏醒平稳，尽量避免咳嗽和肌张力增加，以免引起颅内压升高。术后高血压常由镇痛不足引起。如镇痛完善后血压仍较高，可采用短效 β 受体阻滞剂（如艾司洛尔或拉贝洛尔）处理，应避免使用直接扩张血管药物，因其可引起颅内压升高。

老年患者行颅内肿瘤手术的麻醉管理要点可参考表 5-6-2。

表 5-6-2　老年患者行颅内肿瘤手术的麻醉管理要点

阶段	管理要点
术前评估	心血管系统：高血压，冠心病
	呼吸系统：慢性阻塞性肺疾病，肺功能
	消化系统：甘露醇脱水，电解质紊乱、酸碱平衡失调
	泌尿系统：肾功能减退
	神经系统：Glasgow 昏迷评分，继发癫痫，颅内压
麻醉方式选择	全身麻醉，可联合头皮神经阻滞
术中管理	麻醉药物：对颅内高压患者采用静脉麻醉，对颅内压不高的老年患者可采用地氟烷吸入麻醉
	循环管理：三叉神经反射，小剂量缩血管药物，维持循环稳定
	呼吸管理：俯卧位患者气管导管固定，肺保护性通气策略
	液体管理：目标导向液体管理策略
	其他：体位（上腔静脉回流、俯卧位腹部受压），体温，苏醒期避免呛咳和呕吐
术后管理	早进食、早拔管、早下床，恶心、呕吐的处理，完善的镇痛

（四）典型病例

【病史简介】

患者，男性，78 岁，因"发作性意识丧失并四肢抖动"入院。外院头颅 MRI 示左侧额岛叶占位性病变，考虑颅内肿瘤。后患者再次出现发作性意识丧失并四肢抖动，急诊头颅 MRI 示左侧额岛叶占位性病变，考虑胶质瘤，建议行磁共振增强及波普检查。患者发病以来，精神可，睡眠正常，体重无明显变化，大、小便正常。

既往史：高血压 30 余年，自诉血压最高 180/100 mmHg，不规律口服甲磺酸氨氯地平或硝苯地平缓释片。否认冠心病、糖尿病等其他病史。

体格检查：体温 36.6 ℃，脉搏 78 次/min，呼吸 17 次/min，血压 131/60 mmHg，体重 70 kg。神志清晰，精神尚可。专科检查发现患者理解力、计算力、记忆力下降。

实验室检查：正常。

辅助检查：头颅 MRI 示左侧岛叶占位性病变，考虑颅内肿瘤。心电图示窦性心律，82 次/min。心脏彩超检查结果正常。

术前诊断：左侧岛叶占位性病变，继发性癫痫，高血压病。

拟行手术：左侧岛叶占位性病变切除。

【围手术期管理】

1. 术前评估与准备

患者一般情况可，口服硝苯地平缓释片至手术日晨。

2. 术中管理

1）入室情况　患者入手术室后，面罩吸氧，监测心电图和脉搏氧饱和度。此时患者心率 80 次/min 左右，指脉搏氧饱和度 98%，穿刺外周静脉。局部麻醉下行桡动脉穿刺置管监测有创动脉血压。行腋下皮肤温度监测。麻醉前用药：负荷剂量右美托咪定 0.7 μg/kg，10 min 内泵注，地塞米松 10 mg，长托宁 1 mg 静脉推注。

2）麻醉方案　麻醉诱导采用依托咪酯 20 mg、舒芬太尼 20 μg、罗库溴铵 50 mg，2% 利多卡因 50 mg 喉麻管表面麻醉，诱导期间血流动力学平稳。诱导后行眶上、枕小、耳颞浅神经阻滞（1.5 mg/kg 罗哌卡因稀释至 40 mL）。通气模式：容量控制通气，潮气量 420 mL，PEEP 5 cmH_2O，吸入氧浓度 50%。术中七氟醚 0.5 ~ 1.2 MAC 和瑞芬太尼 0.05 ~ 0.15 μg/（kg·min）静吸复合麻醉维持，并间断追加顺式阿曲库铵，控制 BIS 在 40 ~ 60。手术结束前半小时给予氟比洛芬酯 50 mg 静脉注射。

3）术中经过　患者取左侧颞部入路，弧形切口，长约 12 cm，分离皮瓣悬吊牵引，铣刀开颅形成骨窗，超声定位肿瘤组织，显微镜下分块彻底切除肿瘤，人工硬脑膜修补缺损硬膜组织，硬膜外留置引流管 1 根。手术时间 5 h，术中出血量约 350 mL，尿量 800 mL，补液量 1500 mL。

3. 术后转归

患者术后 15 min 在手术室内拔除气管导管，面罩吸氧。观察 30 min，送至病房。术后使用患者自控静脉镇痛，术后第 9 d 出院。

【病例分析】

此病例为老年颅内肿瘤手术常见案例。患者合并高血压，术前应监测及控制血压。术前给予右美托咪定负荷量 0.7 μg/kg，有助于减轻老年人术后谵妄。术中通气采用了低潮气量＋中度呼气末正压通气策略，每小时给予连续 3 ~ 5 次的手控膨肺，压力不超过 30 cmH_2O，以防止术后肺不张的发生。术后采用多模式镇痛，区域神经阻滞联合患者自控静脉镇痛，患者自控镇痛采用阿片类药物和非甾体类药物。

三、垂体腺瘤手术

（一）老年患者垂体腺瘤的特点

垂体位于颅底（蝶鞍）骨性凹陷处，外侧紧邻海绵窦、颈动脉以及第Ⅲ、Ⅳ、Ⅴ对脑神经。垂体由两部分组成，腺垂体由五种不同类型的细胞组成，分泌生长激素、催乳素、促肾上腺皮质激素、促甲状腺素、卵泡刺激素和黄体生成素，而无功能细胞可发展为无功能垂体肿瘤。神经垂体不分泌激素，具有储存和释放下丘脑分泌激素的功能（血管升压素和缩宫素）。

垂体肿瘤占所有颅内肿瘤的 10%~15%，可分为功能性和无功能性肿瘤。功能性肿瘤的首发症状常与激素分泌过多相关。占位效应多见于较大的腺瘤，症状出现较晚，可为局部的症状，如视交叉或动眼神经受压，较大的肿瘤可导致脑脊液回流障碍、颅内压升高。肿瘤在鞍区的生长可压迫正常垂体组织，导致垂体功能减退。

老年垂体腺瘤中以无功能腺瘤为主。在无功能腺瘤中，头痛、视觉障碍多为其主要临床症状。而老年人多伴白内障、青光眼、缺血性视神经病变等年龄相关性眼部疾病，因此出现视功能障碍时，易被误诊。以垂体卒中或肿瘤压迫导致垂体功能减低、电解质紊乱起病的老年垂体腺瘤患者比例较全年龄段患者高，这可能与老年垂体腺瘤瘤体较大、垂体功能减退有关。对水、电解质紊乱的患者，尤其是不明原因或难以纠正的低钠血症的老年患者，应行内分泌检查，必要时行垂体 MRI 检查。

（二）垂体腺瘤手术简介

垂体腺瘤手术方式的选择需根据患者的年龄、健康状况、病情的进展程度、视路和内分泌损害程度、蝶鞍和蝶窦的解剖情况、肿瘤的体积和鞍外扩展程度、肿瘤的形状和生长方向综合考虑。垂体瘤较大并有视功能障碍者，常选择经额叶开颅直视下切除肿瘤。而蝶鞍内肿瘤或微腺瘤目前最常用的手术方式是内镜下经鼻蝶窦入路手术，内镜下经鼻蝶窦入路可更好地显露鞍区和鞍上结构，同时具有创小、恢复快等优点。

（三）老年患者行垂体腺瘤手术的麻醉管理

1. 术前评估

术前应重点评估内分泌功能和视力情况。垂体病变增大并压迫垂体组织时，可影响垂体功能。功能受影响的激素依次为促性腺激素、生长激素、促肾上腺皮质激素、促甲状腺激素。促肾上腺皮质激素减少可导致肾上腺皮质功能减退。严重的肾上腺皮质功能低下伴有低钠血症者，术前应予以纠正。甲状腺功能低下很少见，但如果术前发现严重的甲状腺功能低下，则应纠正，因为甲状腺功能低下的患者常不能耐受麻醉药物的心血管抑制作用。对垂体腺瘤手术的患者在围手术期一般应常规给予糖皮质激素，尤其是促肾上腺皮质激素减少的患者。激素高分泌综合征是垂体肿瘤术前需重点评估的内容，临床上以肢端肥大症和库欣综合征对机体的影响最显著。

1）肢端肥大症　肢端肥大症系生长激素过度分泌所致。麻醉科医生应密切关注上呼吸道、心脏和呼吸系统的受累情况。上呼吸道改变包括巨舌，下颌前凸及错位咬合，咽部软组织、会厌、杓会厌襞增生导致声门开口变小。推荐使用间接喉镜和影像学检查判断患者是否存在困难气道。70% 的肢端肥大患者患有阻塞性睡眠呼吸暂停，肺功能检查的容量–流速曲线提示此类患者常存在胸外气道受阻。心脏疾病是未接受治疗的肢端肥大症患者最常见的死亡原因，对心脏的影响包括左室肥大伴或不伴高血压、心肌纤维化所致的心肌病、冠心病、室上性心律失常和传导异常。25% 的肢端肥大患者有糖耐量减低或糖尿病。

2）库欣综合征　库欣综合征通常伴随高血压、糖尿病、阻塞性睡眠呼吸暂停和向心性肥胖。术前应重点评估：① 循环、呼吸系统：有无高血压、左心室肥厚和阻塞性呼吸睡眠暂停。② 电解质紊乱：有无低钾血症、高钠血症。③ 内分泌系统：有无糖尿病。④ 骨骼肌肉系统：有无骨质疏松、股骨头无菌性坏死、椎体压缩性骨折、近端肌病、毛细血管脆性增加。⑤ 其他：有无肥胖、伤口愈合缓慢、皮肤菲薄、胃十二指肠反流。

2. 麻醉方法的选择

垂体瘤手术采用全身麻醉。肢端肥大患者的软组织肥大和上呼吸道组织增生常导致困难气道，可选择纤维支气管镜引导清醒气管插管。

3. 术中管理

1）术中注意事项　除较大肿瘤的完整切除和减压常需行开颅术外，传统术式采用经鼻经蝶窦入路。内镜下经鼻入路可更好地显露鞍区和鞍上结构。气管插管后需进行咽喉部填塞，以减少经蝶入路手术时血液被误吸，并防止血液在胃内潴留，减少术后呕吐。咽部填塞物必须在气管拔管前去除。经蝶骨入路的肿瘤通常较小，不影响颅内顺应性，因此颅内压不受影响。合并心脏疾病或库欣综合征患者，需行有创动脉血压监测，合并严重心肺疾病患者需行中心静脉压监测。

2）麻醉恢复期的注意事项　手术结束后，鼻腔被填塞物堵塞，患者无法采用经鼻呼吸，应做好术前宣教。手术结束前应给予短效药物，以便患者术后迅速清醒。麻醉苏醒应平稳快速，避免鼻腔填塞物或支架的位移，也有利于术后早期进行神经系统功能评估。

3）并发症的处理

（1）大出血：经蝶窦手术出血量通常很少，但手术区域与海绵窦和颈内动脉相邻，有大出血甚至致命性大出血的可能。术中控制性降压有利于手术视野的暴露和手术操作。

（2）脑脊液漏：手术切口处脑脊液漏是常见的并发症，手术结束前 Valsalva 屏气呼吸有助于找到渗漏部位。从大腿处取肌肉填塞到垂体窝可减少脑脊液漏的发生率。

（3）电解质紊乱：经蝶窦手术后的一过性尿崩症常造成高钠血症，通常在术后 24 ~ 48 h 发生。低钠血症的原因为抗利尿激素分泌失调综合征（syndrome of inappropriate secretion of antidiuretic hormone，SIADH）或少见的脑耗盐综合征（cerebral salt wasting syndrome，CSWS），多数情况下是由液体输入过量或抗利尿激素分泌过多所致，应加强体液平衡的管理，并重复进行实验室检查。

4. 术后管理与镇痛

由于鼻咽部出血或肢端肥大患者气道形态改变，术后早期常出现气道梗阻，因此应注意保持患者气道通畅。阻塞性睡眠呼吸暂停患者术后应在监护病房观察一段时间。垂体手术术后常伴恶心、呕吐，应常规预防性应用止吐药，能减少呕吐的不良后果。老年患者垂体瘤手术术后镇痛多采用非甾体类抗炎药。

老年患者行垂体腺瘤手术的麻醉管理要点见**表 5-6-3**。

表 5-6-3　老年患者行垂体腺瘤手术的麻醉管理要点

阶段	管理要点
术前评估	心血管系统：高血压，心力衰竭，心肌纤维化，心律失常
	呼吸系统：困难气道，肺功能下降、阻塞性睡眠呼吸暂停
	消化系统：电解质紊乱
	内分泌系统：垂体功能受限、激素分泌低下或亢进，肢端肥大症，库欣综合征
麻醉方式选择	全身麻醉，困难气道患者可考虑纤维支气管镜引导清醒插管
术中管理	循环管理：缩血管药物，维持循环稳定
	呼吸管理：肺保护性通气策略，反流误吸预防
	液体管理：目标导向液体管理策略
	经鼻经蝶窦入路手术管理：咽喉部填塞防止血液在胃内潴留和术后呕吐，鼻腔堵塞，尿崩症，脑脊液漏
术后管理	抗利尿激素分泌失调综合征，脑耗盐综合征，早进食、早拔管、早下床，恶心、呕吐的处理，完善的镇痛

（四）典型病例

【病史简介】

患者，男性，68 岁，因"手脚增大，口唇增厚 8 年，发现鞍区占位 1 周"入院。患者 8 年前自觉四肢增大，口唇增厚，伴皮肤油脂分泌增多，汗液分泌增多，5 年前拔牙时发现反颌，未重视。1 周前行头颅 MR 检查示鞍区占位性病变，考虑垂体腺瘤。患者无头痛，无恶心、呕吐，无视力下降及视野缺损。

既往史：患者过去体质良好。否认冠心病、高血压、糖尿病等其他病史。

体格检查：体温 36.5 ℃，脉搏 74 次/min，呼吸 18 次/min，血压 131/68 mmHg，体重 85 kg，身高 180 cm。神志清，精神可，自主体位。腹平坦，未见肠型及胃肠蠕动波；腹柔软，全腹无压痛及反跳痛，未触及包块，未闻及振水音，移动性浊音阴性，肠鸣音 4 次/min。

实验室检查：生长激素 65 ng/mL。

辅助检查：头颅 MRI 平扫＋增强提示垂体占位性病变，考虑垂体腺瘤，其余检查正常。

术前诊断：垂体腺瘤，肢端肥大症。

拟行手术：经鼻经蝶窦垂体腺瘤切除术。

【围手术期管理】

1. 术前评估与准备

患者一般情况可，口唇明显增厚，反颌，术前评估为困难气道。

2. 术中管理

1）入室情况　患者入手术室后，较为紧张，接心电图、氧饱和度及有创血压监测，测得心率 100 次/min，氧饱和度 95%，血压 151/75 mmHg。面罩吸氧。给予右美托咪定 1.0 μg/kg 负荷量，15 min 内泵入。10 min 后患者入睡但可唤醒，生命体征示血压 149/66 mmHg，心率 65 次/min，氧饱和度 100%。

2）麻醉方案　该患者术前评估为困难气道，拟采用纤维支气管镜引导清醒气管插管，待患者泵注右美托咪定负荷剂量后，喉镜检查发现舌体明显肥大，纤维支气管镜通过困难，置入 5 号喉罩后进行诱导，静脉注射依托咪酯 20 mg，舒芬太尼 20 μg，罗库溴铵 50 mg，2% 利多卡因 50 mg 喉麻管表面麻醉，诱导期间血流动力学平稳。诱导后行纤维支气管镜引导下取出喉罩更换 8 号气管导管。通气模式：容量控制通气，潮气量 480 mL，PEEP 5 cmH$_2$O，吸入氧浓度 50%。术中七氟醚 0.5 ~ 1.2 MAC 和瑞芬太尼 0.05 ~ 0.15 μg/（kg·min）静吸复合麻醉维持，并间断追加顺式阿曲库铵，控制 BIS 在 40 ~ 60。手术结束前半小时静脉注射氟比洛芬酯 50 mg。

3）术中经过　全麻成功后，取仰卧位，头后仰约 15°，选择双侧鼻孔入路，利多卡因及肾上腺素棉片填塞局部麻醉及收缩鼻黏膜血管，打开蝶窦前壁，磨除 2 cm × 2 cm 大小，取瘤钳、吸引器内镜下全切除肿瘤，硬脑膜修补材料及胶原基骨修复材料鞍底重建，中鼻甲上留置一次性使用脑室外引流管 1 根。手术时间 2 h，术中出血量约 30 mL，尿量 800 mL，补液量 1000 mL。

3. 术后转归

患者术后 15 min 在手术室内拔除气管导管，面罩吸氧，观察 30 min，送至病房，术后使用患者自控静脉镇痛，术后第 5 d 出院。

【病例分析】

此病例为老年垂体腺瘤手术常见案例。患者属于生长激素分泌增高型垂体瘤占位性病变，由于患者并发肢端肥大症，术前应仔细对气道进行评估。术前给予了右美托咪定负荷量 1.0 μg/kg，有助于减轻老年人术后谵妄，保持诱导期间血流动力学稳定，同时患者入睡可唤醒的状态更便于实施纤维支气管镜引导气管插管。在发现因舌体肥大影响纤维支气管镜通过后，先置入喉罩保证患者气道安全，待常规诱导后，纤维支气管镜引导下更换气管导管，这样做是在保证气道安全的前提下，尽可能减少患者的紧张情绪，保持血流动力学稳定。

四、神经外科术中唤醒麻醉

（一）适应证

大部分开颅手术都可以在全身麻醉下进行，但是当需要切除的肿物或癫痫灶紧邻重要的大脑功能区时，清醒开颅手术更为适合，这一手术方式允许在术中进行皮质功能区定位以及记忆力和语言功能的评估。

清醒神经外科手术的指征：①癫痫手术；②立体定位手术；③重要功能区附近的占位切除术。

（二）术中唤醒手术的麻醉管理

1. 术前评估

术前对患者进行详细的评估和宣讲对清醒开颅手术的成功十分重要。麻醉医生与患者建立良好的关系并向患者详细解释该技术的细节问题是最为关键的一步。除常规术前访视评估以外，麻醉医生还必须判断该患者在手术当中是否能够有效地配合手术，并能够在整个手术过程当中保持静止平躺。

2. 术中麻醉管理

术中唤醒手术的麻醉管理需提供足够的镇痛和镇静，以确保在皮质刺激期间的血流动力学稳定、气道通畅，以及神经系统测试刺激皮质时的患者配合。

1）麻醉准备　在局部麻醉下行常规心血管系统有创监测，如果手术时间长，应留置导尿。患者以舒适的体位躺在铺有软垫的手术床上，患者头部在局部麻醉下采用头钉固定以防移动。需预留足够空间接近患者气道，以便于面罩通气和置入喉罩。

2）充分的局部麻醉　镇静后采用头皮神经阻滞的方法可以在头钉固定及开颅时获得满意的麻醉效果。完善的局部麻醉是清醒开颅手术成功的重要保证。

3）清醒镇静　采用丙泊酚、右美托咪定、瑞芬太尼或其他药物进行清醒镇静，使用镇吐药物减轻手术过程中的恶心。

4）采用"睡眠-清醒-睡眠"（asleep-awake-asleep，AAA）技术　"睡眠-清醒-睡眠"技术是深度镇静甚至接近于全身麻醉的一种临床麻醉技术。其具体实施过程为：① 患者入室后吸氧，常规监护，建立静脉通路，常规诱导后置入喉罩；② 麻醉维持采用丙泊酚靶控输注，设置效应室靶浓度 $2.5 \sim 3 \ \mu g/mL$；③ 头皮神经阻滞及手术切口浸润麻醉；④ 在进行电生理监测前 $15 \sim 20 \ min$ 停止丙泊酚及瑞芬太尼输注，给予右美托咪定 $0.5 \sim 1 \ \mu g/kg$ 负荷量，$15 \ min$ 输注完毕，随后调整右美托咪定的输注速度为 $0.2 \sim 0.7 \ \mu g/(kg \cdot h)$，给予 1% 利多卡因浸润麻醉硬脑膜，患者保持平稳自主呼吸并能够完成指令性动作后，清理口咽部分泌物并拔除喉罩，以配合电生理监测和手术操作；⑤ 唤醒结束后再次使患者进入全身麻醉状态，侧卧位重置喉罩控制呼吸直至手术结束。需注意的是，在患者"睡眠"过程中，需使用麻醉深度监测仪对镇静以及麻醉深度进行监测。

5）气道管理　置入鼻咽通气道，同时在气道末端连接侧流二氧化碳监测仪即可监测呼气末二氧化碳浓度，可从对侧鼻孔给予氧气。采用这种气道管理方法很少出现需要紧急处理的气道问题（＜1%），并且还可在镇静阶段避免使用阿片类药物。

显著肥胖的患者手术风险较高，可考虑采用常规气道管理方法。在苏醒阶段拔除气管导管或喉罩，再次镇静或麻醉后重新置入。此方法并非万无一失，在拔除气管导管或喉罩过程中有引发咳嗽的风险，在硬脑膜已经打开的情况下这种咳嗽可导致严重的后果。此外，再次麻醉后，气道装置的插入往往十分困难。

（三）术中唤醒的并发症与防治

1. 呼吸道阻塞与呼吸抑制

麻醉期间最易发生急性气道阻塞，尤其是完全性气道梗阻，如不即刻解除梗阻则可危及生命。气道梗阻的原因主要有舌后坠、误吸、窒息、喉痉挛、支气管痉挛。唤醒麻醉呼吸管理的重点在于预防和加强监测。麻醉术前访视应对术前呼吸功能障碍或合并阻塞性睡眠呼吸暂停患者的呼吸代偿能力进行重点评估。术中加强呼吸监测，确保有呼气末二氧化碳动态监测。发生低氧血症和二氧化碳蓄积时，要及时进行辅助或控制呼吸，并针对原因进行处理。

2. 恶心、呕吐

恶心、呕吐是唤醒麻醉的危险并发症。持续性干呕可引起静脉压升高，增加颅内压力，全身麻醉状态或深度镇静可抑制保护性气道反射，一旦胃内容物反流或呕吐即可导致误吸，后果十分严重。麻醉中应采取头侧位，术前推荐预防性使用止吐药。

3. 颅内压升高

颅内占位及病灶周围明显水肿的患者，术前应积极治疗脑水肿，麻醉中保持呼吸道通畅，通气充分，避免二氧化碳蓄积，麻醉前可行腰椎蛛网膜下隙穿刺腰大池置管，缓慢释放脑脊液，患者术中采取头高位利于颅内静脉回流。

4. 低温与寒战

术中低温可造成患者强烈的不适感、血管收缩、寒战、组织低灌注和代谢率增加，由此引起心输出量和通气需要量增加，同时还可使眼内压和颅内压升高。因此，术中应采取保温措施，维持患者处于正常体温状态。

5. 术中唤醒后的心理障碍

神经外科手术术中麻醉唤醒技术作为一种特殊的心理和躯体体验，可诱发心理障碍，在保护患者运动、语言功能的同时，是否会导致术后心理障碍值得重视。应做好术前充分的沟通与宣讲，术中给予镇静药维持适当的镇静和麻醉深度，可以考虑应用具有遗忘作用的药物，采用有效的镇痛手段避免唤醒期间的疼痛刺激。

6. 麻醉苏醒期躁动

全身麻醉药物作用于中枢神经系统，不同麻醉药物对中枢神经的抑制程度有所不同，故恢复时间亦不同。少数易感患者在脑功能反应模糊期间，任何不良刺激（疼痛、难受等）均可引起躁动。苏醒期躁动的原因包括：镇痛不全、定向力恢复不良、催醒不当、缺氧和二氧化碳蓄积、尿潴留与尿管刺激。其他因素还包括麻醉初期术中知晓、不恰当束缚制动、血流动力学指标异常、特殊药物的神经作用等。

7. 癫痫发作

颅内肿瘤术中可发生自发性癫痫或诱发癫痫，其中20%以上的患者术前即有癫痫发作症状，麻醉唤醒阶段进行皮质功能区定位时可诱发癫痫大发作，对此类癫痫大发作或局限性发作，可采用冰生理盐水行皮质局部冲洗，小剂量丙泊酚也可迅速终止术中癫痫。

8. 脑水肿

在清醒手术中的镇静阶段，$PaCO_2$通常会升高，而除非出现显著的呼吸抑制，这种改变通常不会造成明显的并发症。具有实质性占位病变的患者出现$PaCO_2$相关性脑水肿的风险最高，而行癫痫或功能性手术的患者很少出现。

（四）术后管理与镇痛

局部麻醉效果消失前应给予患者充分的镇痛。

术中唤醒的麻醉管理要点可参考表 5-6-4。

表 5-6-4　术中唤醒的麻醉管理要点

阶段	管理要点
术前评估	心血管系统：血压，心脏功能
	呼吸系统：困难气道评估，反流误吸
	消化系统：电解质紊乱、酸碱平衡失调
	精神状况、营养状况、医患沟通
麻醉方式选择	深度静脉镇静复合头皮神经阻滞
术中管理	尽量减少阿片类药物的用量
	循环管理：减少因唤醒导致的紧张焦虑引起的血流动力学波动
	呼吸管理：保留自主呼吸，反流误吸预防
	术中唤醒的管理：呼吸监测，麻醉深度监测，预防呼吸道阻塞与呼吸抑制、呛咳、恶心、呕吐、癫痫发作
术后管理	早进食、早下床，完善的镇痛

（五）典型病例

【病史简介】

患者，男性，70 岁，因"头痛 1 月余加重 3 天"入院。

既往史：患者 10 年前行"甲状腺囊肿切除术"，术后未口服药物，甲状腺功能正常。

体格检查：体温 36.5℃，脉搏 64 次/min，呼吸 18 次/min，血压 130/68 mmHg，身高 170 cm，体重 75 kg。自主体位。腹平坦，未见肠型及胃肠蠕动波；腹柔软，全腹无压痛及反跳痛，未触及包块，未闻及振水音，移动性浊音阴性，肠鸣音 4 次/min。专科检查：患者精神可，问答差，理解力、判断力、定向力正常，神经系统查体未见明显异常。

实验室检查：红细胞计数 4.61×10^{12}/L，血红蛋白 120 g/L，红细胞压积 31.2%；总蛋白 43.5 g/L，eGFR 88.5 mL/(min·1.73 m²)，葡萄糖 5.8 mmol/L。

辅助检查：患者右侧额叶占位并水肿，提示胶质瘤可能。

术前诊断：脑胶质瘤。

拟行手术：术中唤醒麻醉下行脑胶质瘤切除术。

【围手术期管理】

1. 术前评估与准备

患者一般情况可。

2. 术中管理

1）入室情况　患者入手术室后，转移至手术床，面罩吸氧，接心电图和脉搏氧饱和度。此时患者心率 80 次/min 左右，指脉氧饱和度 98%，准备穿刺外周静脉。局部麻醉下行桡动脉穿刺置管监测有创动脉血压，行腋下皮肤温度监测，行麻醉深度监测。麻醉前用药采用右美托咪定 0.7 μg/kg，10 min 内泵注；地塞米松 10 mg，长托宁 1 mg，盐酸托烷司琼 2 mg 静脉推注。

2）麻醉方案　超声引导下行眶上、枕大、枕小、耳颞神经阻滞（3 mg/kg 罗哌卡因稀释至 40 mL+肾上腺素 1∶200 000）。麻醉诱导采用依托咪酯 15 mg，咪达唑仑 0.04 mg/kg，瑞芬太尼血浆分级靶控输注，靶控浓度 1 ng/mL，丙泊酚血浆分级靶控输注，靶控浓度 0.5 μg/mL，不插管全身麻醉，诱导期间血流动力学平稳。

3）术中经过　患者术中维持采用丙泊酚血浆分级靶控输注，靶控浓度从 0.25～0.5 μg/mL 开始，根据麻醉深度监测数值进行调整，脑膜切开后停止输注丙泊酚，关闭硬脑膜后重新开始输注，瑞芬太尼血浆靶控输注，靶控浓度 1 ng/mL，患者单侧鼻孔放置直流式呼气末二氧化碳气体监测探头，氧流量 0.5 L/min。

3. 术后转归

患者术中生命体征平稳，术毕送返普通病房；术后第 7 d 出院。

【病例分析】

此病例为脑胶质瘤常见案例，术中为进行皮质功能区定位以及记忆力和语言功能的评估，采取术中唤醒麻醉。右美托咪定在术中唤醒的麻醉管理中具有良好的镇静及抗焦虑作用，同时也能减少术中阿片类药物的用量。此外，本病例在术前用药中，同时应用了具有遗忘作用的咪达唑仑，进一步降低患者唤醒期间因焦虑、恐惧而导致的躁动。

五、急性缺血性脑卒中血管内治疗

急性缺血性脑卒中（acute ischemic stroke，AIS）作为最常见的脑卒中类型，约占我国脑卒中的 69.6%～70.8%，且一年病死率高达 14.4%～15.4%，致残率达 33.4%～33.8%，给我国带来了沉重的社会经济负担。早期快速的血管再通、挽救缺血半暗带、降低脑缺血梗死体积、及时恢复阻塞血管灌注是急性缺血性脑卒中救治的关键。通过快速准确的评估、采取迅速有效的围手术期麻醉管理，可以改善急性缺血性脑卒中患者神经功能转归，并避免因麻醉引起的继发性神经功能损伤。

（一）急性缺血性脑卒中的病理生理

急性缺血性脑卒中是指急性脑局部血液循环障碍、缺血缺氧所致的局限性脑组织坏死或软化，引起的新发神经功能障碍，且症状或体征持续 24 h 以上，通过 CT 或 MRI 排除脑出血。目前对缺血性脑损伤的病理生理基础的认识多来自动物实验以及体外细胞培养等研究，可概括为局灶性脑灌注不足导致细胞能量衰竭、兴奋性氨基酸毒性、氧化应激反应、血脑屏障功能障碍、微血管损伤、凝血功能激活、继发炎症反应，以及最终导致神经细胞死亡等多个相互关联的不同层级的病理生理反应。

急性脑卒中可按照病因、责任血管及临床表现进行分型。

1. 按病因分型

1）大动脉粥样硬化型　这一类型患者通过颈动脉超声波检查可发现颈动脉闭塞或狭窄（狭

窄≥动脉横断面的 50%）。血管造影或磁共振血管成像显示颈动脉、大脑前动脉、大脑中动脉、大脑后动脉、椎-基底动脉的狭窄程度 ≥ 50%，其发生是由于动脉粥样硬化所致。患者如出现以下表现，对诊断大动脉粥样硬化型急性缺血性脑卒中有重要价值：① 病史中曾出现多次短暂性脑缺血发作（transient ischemic attack，TIA），多为同一动脉供血区内的多次发作；② 出现失语、复视、运动功能受损症状，或有小脑、脑干受损症状；③ 颈动脉听诊有杂音、脉搏减弱、两侧血压不对称等；④ 颅脑 CT 或 MRI 检查可发现有大脑皮质或小脑损害，或皮质下、脑干病灶直径 > 1.5 cm，可能为潜在的大动脉粥样硬化所致的缺血性脑卒中；⑤ 经颅多普勒超声、磁共振血管成像或数字减影血管造影检查可发现相关的颅内或颅外动脉及其分支狭窄程度 > 50%，或有闭塞；⑥ 应排除心源性栓塞所致的脑卒中。

2）心源性栓塞型　这一类型是指包括多种可以产生心源性栓子的心脏疾病所引起的脑栓塞。其特征为：① 临床表现及影像学表现与大动脉粥样硬化型相似；② 病史中有多次及多个脑血管供应区的 TIA 或卒中以及其他部位栓塞；③ 有引起心源性栓子的原因，至少存在一种心源性疾病。

3）小动脉闭塞型　患者临床及影像学表现符合以下三项标准之一即可确诊：① 有典型的腔隙性梗死的临床表现，影像学检查有与临床症状相对应的卒中病灶且最大直径 < 1.5 cm；② 临床上有非典型的腔隙性梗死症状，但影像学上未发现有相对应的病灶；③ 临床上具有非典型的腔隙性梗死表现，而影像学检查后发现与临床症状相符的最大直径 < 1.5 cm 的病灶。

4）其他明确原因型　临床上较为少见，如感染性、免疫性、非免疫血管病、高凝状态、血液病、遗传性血管病以及吸毒等所致急性脑梗死。这类患者应完善 CT 或 MRI 检查，以明确急性缺血性脑卒中病灶以及病灶的大小及位置。血液病所致者可进行血液学检查，并应排除大、小动脉病变以及心源性所致的卒中。

5）不明原因型　这一类型的患者往往经多方检查未能发现其病因。

2. 按责任血管栓塞部位分型

1）前循环栓塞　颈内动脉栓塞、大脑中动脉栓塞及大脑前动脉栓塞。

2）后循环栓塞　椎动脉栓塞、基底动脉栓塞、大脑后动脉栓塞。

3. 按临床表现分型

按英国牛津郡社区脑卒中项目分型，分为完全性前循环梗死、部分性前循环梗死、后循环梗死和腔隙性脑梗死。

1）完全性前循环梗死　表现为三联征，即完全性大脑中动脉闭塞综合征的表现：① 大脑高级神经活动障碍（意识障碍、失语、失算、空间定向障碍等）；② 同向偏盲；③ 对侧三个部位较重的运动和（或）感觉障碍（面部、上肢和下肢）。责任血管闭塞部位：多位于大脑中动脉主干（M1 段），颈内动脉虹吸段次之，再次为颈内动脉和大脑中动脉串联闭塞。

2）部分性前循环梗死　存在完全性前循环梗死三联征中的两个，或只有高级神经功能障碍，或感觉、运动缺失较完全性前循环梗死局限。如：① 运动或感觉缺失并同向偏盲；② 运动或感觉障碍并新发高级神经功能损伤；③ 新发高级神经功能损伤并偏盲；④ 单纯运动或感觉障碍；⑤ 单独高级神经功能障碍，但超过一种大脑高级神经功能损害时，必须限于同侧大脑半球病变。责任血管闭塞部位：大脑中动脉远端主干、分支、或大脑前动脉及其分支闭塞引起的中小梗死；大脑中动脉近端主干闭塞，但 M2 段以远至皮质血流仍然存在，常伴有良好的侧支循环。

3）后循环梗死　表现为各种不同程度的椎-基底动脉综合征，包括同侧颅神经瘫痪，对侧感觉运动障碍，双侧感觉及运动障碍，双眼协同活动及小脑功能障碍，无传导束或视野缺失等。责任血管闭塞部位：椎-基底动脉系。

4）腔隙性脑梗死　表现为腔隙性脑梗死综合征。单纯性运动轻偏瘫，单纯感觉性脑卒中，共济失调性轻偏瘫，手笨拙-构音不良综合征等。责任血管闭塞部位多为穿支动脉，梗死多位于基底节或脑桥部位。

（二）急性缺血性脑卒中的血管再通治疗简介

目前，急性缺血性脑卒中的血管再通治疗有静脉溶栓、血管内治疗和血管成形术三种。

1. 静脉溶栓

静脉溶栓是血管再通的首选方法，应遵循静脉阿替普酶溶栓优先原则。采用 rtPA 进行静脉溶栓。虽然 rtPA 静脉溶栓是一种有效的急性缺血性脑卒中早期血管再通的方法，但由于时间窗（发病后 4.5 h 内）的严格限制，能够借此获益的患者不到 3%，而且在合并大血管闭塞或病情严重的患者中应用的效果并不理想，其再通率仅为 13% ~ 18%。

2. 血管内治疗

血管内治疗是当前治疗急性脑卒中的主要且有效的手段。2015 年发表在《新英格兰医学杂志》上的 5 项里程碑式的研究显示，接受血管内治疗的急性缺血性脑卒中患者 90 d 致残率明显低于只接受静脉溶栓的患者，血管内治疗技术治疗急性缺血性脑卒中可取得明显获益。血管内治疗一般包括动脉溶栓、脑缺血机械栓子清除术（mechanical embolus removal in cerebral ischemia，MERCI）非支架机械取栓、Penumbra 血栓抽吸系统碎吸取栓及支架机械取栓四种技术。其中，支架机械取栓是当前急性缺血性脑卒中患者行血管内治疗的一线方法（图 5-6-2）。

3. 血管成形术

血管成形术包括急诊颈动脉内膜剥脱术和颈动脉支架置入术。血管成形术有助于改善颈动脉狭窄患者的脑血流灌注，但其临床安全性与有效性尚不明确。对神经功能状态不稳定的患者（如进展性卒中），急诊颈动脉内膜剥脱术的疗效尚不明确。目前不推荐

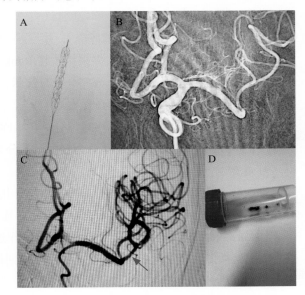

图 5-6-2　取栓前后的脑血管造影图像

A.取栓支架。B.造影确认左侧大脑中动脉上干闭塞（红色箭头）。C.支架取栓后左侧大脑中动脉上干完全再通（蓝色箭头）。D.取出的血栓标本。（图片由复旦大学附属华东医院神经内科张颖影医生馈赠）

常规采用颈动脉内膜剥脱术治疗有重度颈动脉狭窄或闭塞的急性缺血性脑卒中患者，对存在缺血"半暗带"的患者（临床或脑部影像显示脑梗死核心小、缺血低灌注脑组织范围大）行颈动脉内膜剥脱术的疗效尚未确定，应个体化决定。

（三）老年患者行血管内治疗的麻醉管理

1. 术前评估与准备

急性缺血性脑卒中的血管内治疗多为急诊手术，需按急诊手术的原则对患者进行快速有效的评估。

急性缺血性脑卒中患者神经功能损伤程度的评估包括脑卒中严重程度的评估、日常及发病时生活能力的评估、昏迷程度的评估。

脑卒中严重程度评估推荐应用美国国立卫生研究院脑卒中量表（National Institute of Health Stroke Scale，NIHSS）。NIHSS 基线评估可以反映发病时脑卒中的严重程度，还可定期评估治疗后效果。NIHSS 的总分为 42 分。分数越高，脑卒中程度越严重。其分级标准为：0~1 分为正常或近乎正常；1~4 分为轻度卒中/小卒中；5~15 分为中度卒中；15~20 分为中-重度卒中；20~42 分为重度卒中。NIHSS 基线每增加 1 分，预后良好的可能性降低 17%。基线大于 16 分的患者死亡可能性大；而基线小于 6 分的患者，预后大多良好。血管内治疗患者的 NIHSS 评分通常 ≥ 15~20，除轻度偏瘫外，还存在神经系统异常，多为中、重度脑卒中。NIHSS 评分 ≥ 15~20 的急性缺血性脑卒中患者中，至少有 30% 的患者存在吞咽困难，尤其当患者处于仰卧时，吞咽困难可能会导致气道梗阻和（或）误吸。约 50% 行血管内治疗的急性缺血性脑卒中患者存在构音障碍，通常与吞咽困难并存。约 50% 的血管内治疗患者存在中枢性失语症。失语症患者可能无法进行语言表达（表达性失语）和（或）不能理解语言（感觉性失语），因此也不能遵循指令。约 25% 的急性脑卒中患者出现病理性呼吸模式（如潮式呼吸），并与吞咽困难有关且 NIHSS 评分更高。

日常及发病时生活能力评估多采用改良 Rankin 评分（modified Rankin scale，mRS）。mRS 评分范围为 0~6 分。分级：0 分为完全没有症状；1~2 分为轻度残障，生活可自理；3~5 分为重度残障，无法生活自理；6 分为死亡。

昏迷程度评估应用 Glasgow 昏迷评分，包括睁眼反应、语言反应和肢体运动反应。3~8 分为重度；9~12 分为中度；13~14 分为轻度；15 分为正常。

2. 麻醉方法的选择

急性缺血性脑卒中患者行血管内治疗最常选用的麻醉方法为：①局部麻醉或清醒镇静；②全身麻醉。两者各有优缺点。目前，麻醉方法的选择仍是一个值得探讨的问题。

1）局部麻醉或清醒镇静　优点在于手术操作过程中患者保持清醒或可唤醒状态，利于评估患者的神经功能，手术治疗启动时间短，围手术期循环稳定。其缺点主要是患者躁动不配合，患者术中体动延长治疗时间，可能出现呼吸抑制、二氧化碳蓄积及缺乏气道保护时反流误吸可能。

2）全身麻醉　优点在于控制和保护气道，有助于防止反流误吸，患者制动，便于术者操作，人工气道建立后利于控制通气。缺点主要是围手术期低血压，延误治疗开始时间及带气管导管引起的肺部感染问题。

观察性研究表明，绝大多数（＞50%）血管内治疗患者可在局部麻醉或清醒镇静下成功接受治疗。ESCAPE 和 REVASCAT 研究中分别有 90.9% 和 93% 的病例实施了局部麻醉或清醒镇静。在 SWIFT PRIME 研究中，局部麻醉或清醒镇静占比约为 63%，且未对术后神经功能预后产生不利影响。在 THRACE 研究中，两组患者都取得良好血流再通且对神经功能预后未产生不良影响。因此，局部麻醉或清醒镇静是可行的血管内治疗麻醉方法。

有研究报道，接受全身麻醉的患者预后差于接受局部麻醉或清醒镇静的患者。但近年来多项研究尚无法证实麻醉方法对急性缺血性脑卒中患者神经功能预后的影响，无法判定局部麻醉或清醒镇静的麻醉方式更加合理。2016—2018 年 4 项随机对照研究的结果表明，全身麻醉也可安全应用于血管内治疗术中。鉴于局部麻醉或清醒镇静与全身麻醉对血管内治疗的神经功能预后的影响尚缺乏足够的证据，目前的指南推荐，对行血管内治疗的患者，应根据患者自身危险因素、介入治疗情况及其他临床特点，实施个体化麻醉管理。局部麻醉或清醒镇静及全身麻醉均可应用于急性缺血性脑卒中的血管内治疗。

对急性缺血性脑卒中患者准备进行血管内治疗时，首先需要根据患者的病情，在患者到达介入手术室后 1～2 min 内确定麻醉方法。评估的关键因素包括：① 患者对语言或触觉刺激是否有反应；② 患者仰卧位时是否无呼吸困难、气道阻塞、分泌物（吞咽困难）或病理性呼吸模式；③ 患者的脉搏氧饱和度是否 ≥ 94%～95%（含吸氧状态）；④ 患者是否理解或遵循指令做出闭眼、张嘴、握手、平卧等动作；⑤ 患者气道管理是否安全（呕吐、饱胃等）。如果这 5 个项目中任何一个的答案是"否"，那么就应优先考虑全身麻醉。

此外，应与神经介入医生进行病情沟通，了解血栓是否容易找到和手术时间的长短。手术简短的患者可选择局部麻醉或清醒镇静。相反，手术难度大、操作复杂（如脑血管造影发现血管路径差，导管难以到达血栓位置）者，则选择全身麻醉。

3. 术中管理

1）循环管理

（1）高血压：约 70% 的急性缺血性脑卒中患者急性期有血压升高。四项随机对照研究的血压控制目标分别是：在 SIESTA 研究中的目标血压为收缩压 140～160 mmHg，在 ANSTROKE 研究中为收缩压 140～180 mmHg，在 GOLIATH 研究中为收缩压 ≥ 140 mmHg 和 MAP ≥ 70 mmHg，在 CANVAS 预试验中的目标血压为收缩压 140～180 mmHg。血管内治疗术中大部分患者可出现低血压，常需要使用较大剂量升压药维持动脉压。相比而言，局部麻醉或清醒镇静组患者的血压更易进行控制。

美国的相关指南推荐，对未接受静脉溶栓而计划进行血管内治疗的患者，手术前应控制血压 ≤ 180/110 mmHg。2018 年中国急性缺血性脑卒中诊治指南推荐血压 ≤ 180/105 mmHg。血管再通良好的高血压患者的血压应较基础血压低 20～30 mmHg，但不应低于 90/60 mmHg。对血压 ＞ 140/90 mmHg、神经功能稳定的患者，启动或重新启动降压治疗是安全的。

溶栓并桥接血管内取栓者，术前血压应控制在收缩压 ＜ 180 mmHg、舒张压 ＜ 100 mmHg。对未接受静脉溶栓而计划进行血管内治疗的患者，血压管理可参照该标准，根据血管开通情况控制术后血压水平，避免过度灌注或低灌注。神经麻醉与重症监护学会建议术中收缩压维持在

140～180 mmHg，舒张压小于105 mmHg。

2018年美国心脏协会及美国卒中协会的急性脑卒中患者早期管理指南推荐，机械取栓过程中及治疗结束后的24 h内，将血压控制在≤180/105 mmHg；机械取栓成功再通的患者，血压控制在<180/105 mmHg。

机械取栓的目的是获得血流再灌注，而不仅是血管再通。改良脑梗死溶栓分级（modified thrombolysis in cerebral infarction score，mTICI）是再灌注的评估方法之一，该分级方法被证实与患者的临床预后显著相关。mTICI分级标准：①0级：无灌注，闭塞点远端未出现前向血流。②1级：极微渗透性灌注，照影剂能通过闭塞区，但在血管造影期间，未使闭塞远端的整个血管床显影。③2级：部分灌注照影剂能通过闭塞区并能使闭塞远端的动脉血管床显影，但进入闭塞远端血管的速率和其从远端血管床的清除率，明显低于未闭塞血管（如对侧脑动脉或闭塞近端血管床）。2 a级：整个血管区域仅部分充盈（<2/3）；2 b级：血管区域完全充盈，但充盈速度比正常慢。④3级：完全灌注，前向血流进入血管闭塞部位后迅速进入闭塞远端血管床，且在受累血管床与未受累的同侧或对侧血管床，造影剂清除速度相同。具有良好再通（mTICI 2 b/3）的急性缺血性脑卒中患者血管内治疗后应适当地降低血压（收缩压<140 mmHg），以减少再灌注或过度灌注相关的不良事件，如颅内出血和（或）脑水肿。相反，对脑血管再通不良的患者（<mTICI 2 a或更低），术后至少24 h内应行控制性高血压（收缩压≤180 mmHg），以维持颅内灌注。

（2）心律失常：新发房颤引起的急性脑卒中，建议控制心室率（<110次/min），不建议术中立即进行复律，以免新生血栓脱落引起房颤栓塞事件。推荐选择β受体阻滞剂、非二氢吡啶类钙通道阻滞剂（如维拉帕米和地尔硫草）、洋地黄类及其他抗心律失常药（如胺碘酮）等控制心率。

2）呼吸管理　对无低氧血症的急性缺血性脑卒中患者无须常规给氧，维持脉搏氧饱和度>94%即可。组织高氧可能加重急性缺血性脑卒中患者血管内治疗术后再灌注相关性脑损伤。观察性研究结果显示，气管插管的脑卒中患者预后不理想。因此，对血管内治疗术后再灌注较好的患者，可考虑降低吸入氧浓度，维持脉搏氧饱和度在95%～98%即可。对意识水平降低或延髓功能障碍而危及呼吸者及气道功能严重障碍者，需进行气道支持（气管插管或切开）和辅助通气，维持脉搏氧饱和度>94%。

血管内治疗手术过程中应维持$PaCO_2$处于正常范围。一项对急性缺血性脑卒中患者在全身麻醉下行血管内治疗的观察性研究表明，预后不佳的患者呼气末二氧化碳分压比预后好的患者低，虽然对该观察性研究结果存疑，但已明确过度通气不利于急性缺血性脑卒中患者术后神经功能预后。高碳酸血症对血管内治疗患者的影响尚未明确。急性缺血性脑卒中患者屏气15～30 s时，大约10%受累血管区域出现脑血流降低。这种现象可能是高碳酸血症导致非缺血组织的脑血流再分布（"窃血"），且此现象也在慢性（非急性）颅内闭塞性脑血管病患者中发现。因此，建议在血管内治疗手术过程中，无论采用何种麻醉方式，均应监测呼气末二氧化碳浓度，维持正常$PaCO_2$，预防高（低）碳酸血症。

3）血糖管理

（1）高血糖：约40%的急性缺血性脑卒中患者存在高血糖。高血糖影响急性缺血性脑卒中患者脑梗死体积及临床转归，是皮质梗死患者病死率的独立危险因素。有证据表明，急性缺血性脑卒中后最初 24 h 内持续高血糖的患者，比正常血糖患者的结局更差。因此，对急性缺血性脑卒中合并高血糖者应积极治疗。血糖超过 10 mmol/L 时，可给予胰岛素治疗，将血糖控制在 7.8 ~ 10 mmol/L，并严格监测，避免出现低血糖。

（2）低血糖：脑卒中后低血糖发生率较低，但因低血糖可直接导致脑缺血损伤和水肿，故应尽快积极纠正。血糖低于 3.3 mmol/L 时，可给予 10% ~ 20% 葡萄糖口服或静脉注射治疗，目标是达到正常血糖范围。

4）体温管理　急性缺血性脑卒中患者体温升高与预后不良相关。体温升高致代谢、神经递质释放、炎性反应及自由基生产增加。寒战时，可应用曲马多等进行治疗，同时应用 5-羟色胺受体阻滞剂预防恶心、呕吐。对体温升高的患者应寻找和处理发热原因，如存在感染应给予抗感染治疗。对体温 > 38℃ 的患者应采取退热措施，如给予非甾体类药物或进行物理降温。

5）肾功能保护　重点预防造影剂导致的肾损伤，尤其是老年患者合并糖尿病、高血压及术前合并肾功能不全者，应进行围手术期水化治疗。围手术期肾损伤与肾血流量和肾氧合有关，因此术中应注意保护肾灌注，维持脉搏氧饱和度在 94% 以上，维持肾氧合，同时观察尿量，必要时应用利尿剂。

6）并发症的处理

（1）脑水肿与颅内压增高：脑水肿可导致急性缺血性脑卒中患者急性重度神经功能损害。建议处理措施包括：① 短期中度过度通气。$PaCO_2$ 目标值 33 ~ 34 mmHg，此方法只能作为一种临时性过渡疗法。② 去除引起颅内压增高的因素，如躁动、癫痫、发热、呼吸道不通畅、恶心、呕吐等。③ 抬高头部。手术结束后，建议抬高头部，通常床头抬高大于 30°。④ 药物治疗。甘露醇和高张盐水可明显减轻脑水肿、降低颅内压，并降低脑疝的发生风险，可根据患者的具体情况选择药物种类、剂量及给药次数。必要时也可选用甘油果糖或呋塞米。⑤ 必要时请神经外科会诊，行去骨瓣减压术。

（2）出血转化：脑梗死出血转化是指脑梗死发生后脑梗死组织区域血管失去支撑，出现梗死区域的渗血、部分大面积脑梗死或者血压异常高的患者出现血肿，其发生率为 8.5% ~ 30%，其中有症状的为 1.5% ~ 5%。出血转化是急性缺血性脑卒中患者溶栓或血管内治疗的主要并发症之一。可能与血管壁缺氧坏死、再灌注损伤、术中溶栓及抗凝药物应用有关。

出现脑梗死出血转化时，应首先停用术中抗栓药物。轻型无症状者，以脱水降低颅内压、控制血压、防止恶化为主。重型有症状者，应按脑出血处理原则进行处理，包括镇静、积极脱水降低颅内压、减轻脑水肿、预防脑疝，并应严格控制血压。对血肿较大出现占位效应者，应请神经外科会诊，采取外科治疗。

（3）癫痫：缺血性脑卒中后癫痫早期发生率为 2% ~ 33%，晚期发生率为 3% ~ 67%。目前缺乏脑卒中后预防性使用抗癫痫药物的研究证据。脑卒中后癫痫发作的治疗与其他急性神经系统疾病癫痫发作的治疗相似，应根据患者的具体情况选择抗癫痫药物。处理措施为紧急应用丙泊酚控制癫痫发作，保护舌体，控制气道。术中不推荐预防性应用抗癫痫药物。

（4）高灌注综合征：急性缺血性脑卒中患者行血管内治疗术后，责任血管供血区脑血流呈压力依赖性，脑血流与血压呈线性关系，脑血流自动调节功能受损。因此，对再通良好的患者，需要与神经介入医生充分沟通交流，将血压控制在合理水平，建议收缩压控制在140～180 mmHg 或更低水平，舒张压＜105 mmHg。

（5）脑血管痉挛：血管内治疗术中的血管痉挛多因导丝导管机械刺激引起。血栓去除前，可通过提升血压，动脉内给予硝酸甘油、尼莫地平等药物进行处理。取栓成功后，将导丝导管一并撤出，常可迅速缓解脑血管痉挛，如无效，可再次动脉内应用硝酸甘油、尼莫地平等药物进行处理，并谨慎提升血压。

4. 术后管理

对术后返回神经重症病房或脑卒中病房的患者进行管理时，应仔细评估患者术后气管导管拔除风险及气管插管的必要性。存在下列情况时，建议暂缓拔除气管导管：①术前存在呼吸功能障碍者，如呼吸节律和（或）频率改变的患者、术前已行气管内插管的患者、术前存在低氧血症且通过吸氧无法改善的患者、有呼吸睡眠暂停病史或存在气道梗阻风险的患者；②术前存在严重心脏功能障碍者，如心功能不全和严重心律失常；③神经系统严重病变者，如梗死体积巨大、高度存在出血转化风险或需行去骨瓣减压的患者；④梗死位于延髓且已出现呼吸功能不全的患者。

局部麻醉或清醒镇静下完成手术的患者，术后因病情变化出现低氧血症或呼吸功能不全时，需与神经介入医生沟通气管插管的必要性及肺部并发症发生的可能性，权衡气管插管的利弊。

老年患者行急性缺血性脑卒中血管内治疗的麻醉管理要点可参考表 5-6-5。

表 5-6-5　老年患者行急性缺血性脑卒中血管内治疗的麻醉管理要点

阶段	管理要点
术前评估	心血管系统：房颤或瓣膜病史，心功能评估
	呼吸系统：呼吸抑制，睡眠呼吸暂停综合征，低氧血症
	内分泌系统：糖尿病史，血糖监测，靶器官受损程度
	消化系统：脱水，电解质紊乱、酸碱平衡失调
	泌尿系统：造影剂肾损伤风险
	神经系统：NIHSS 评分、改良 Rankin 评分、Glasgow 评分的得分，急性脑卒中的分型
麻醉方式选择	伴颅内出血、严重恶心、呕吐、昏迷的患者须选择全身麻醉，配合和病情稳定的患者可选择静脉麻醉复合局部麻醉
术中管理	循环管理：强调血压精确控制，维持脑灌注，避免高灌注综合征
	呼吸管理：避免高氧导致术后再灌注相关性脑损伤，维持 $PaCO_2$ 处于正常范围
	并发症处理：脑水肿和高颅内压，出血转化，术中癫痫，高灌注综合征，脑血管痉挛
	其他：血糖控制，体温管理，肾功能保护
术后管理	评估是否保留气管插管，恶心、呕吐的处理

（四）典型病例

【病史简介】

患者，男性，78岁，因"左侧肢体无力，言语不能6 h"入院。家属发现患者摔倒在地，左侧肢体无力伴言语不能，无呕吐，无意识不清，急送当地医院行头部CT未发现出血，为求进一步诊治急来我院，于急诊给予阿替普酶4 mg静推（1 min），36 mg静脉泵入，1 h后患者症状无明显改善，行头部CTA及头颅灌注成像提示右侧大脑中动脉闭塞，建议行介入手术治疗。患者发病后未进食，小便失禁。

既往史：患者过去身体状况一般，疾病史：既往有高血压病史8年，血压最高达180/100 mmHg，口服药物治疗（具体不详），血压控制在（140~150)/(80~90) mmHg。糖尿病病史5年，口服药物治疗（具体不详），空腹血糖控制在7 mmol/L左右。否认冠心病等其他病史。

体格检查：体温36.5 ℃，脉搏81次/min，呼吸18次/min，血压170/95 mmHg，身高162 cm，体重67 kg。精神差，意识昏睡，无法应答，被动体位。

辅助检查：头颅CTA及头颅灌注成像示侧额颞顶叶低灌注改变，考虑缺血性改变，右侧颈内动脉狭窄。

术前诊断：急性脑梗死，右侧大脑中动脉闭塞，右侧颈内动脉狭窄，高血压病3级（高危），2型糖尿病。

拟行手术：急诊全脑血管造影＋右侧大脑中动脉机械取栓术。

【围手术期管理】

1. 术前评估

NIHSS评分：14分。Glasgow昏迷评分：10分。ASPECT评分：8分。

2. 术中管理

1）入室情况 患者入手术室后呈昏睡状态，被动体态，监测心电图、氧饱和度，测得血压171/95 mmHg，心率100次/min，氧饱和度95%。面罩吸氧，局部麻醉行桡动脉穿刺置管，监测动脉血压。腋下皮肤体温监测。

2）麻醉方案 麻醉诱导采用依托咪酯20 mg，舒芬太尼20 μg，罗库溴铵50 mg，2%利多卡因50 mg喉麻管表面麻醉，诱导期间血流动力学平稳。通气模式：容量控制通气，潮气量420 mL，PEEP 5 cmH$_2$O，吸入氧浓度50%。术中七氟醚0.5~1.2 MAC和瑞芬太尼0.05~0.15 μg/(kg·min)静吸复合麻醉维持，并间断追加顺式阿曲库铵，控制BIS在40~60。

3）术中经过 经股动脉穿刺置入动脉鞘，放入造影管行左、右侧颈总动脉及锁骨下动脉造影，提示右侧大脑中动脉M1段处以远闭塞，行右侧大脑中动脉机械取栓术，Navien导管50 mL注射器持续负压吸引下，取出部分暗红色血栓，后造影见血管通畅，显影良好。术前血压控制在收缩压＜180 mmHg、舒张压＜100 mmHg。取栓术后血压控制在≤150/80 mmHg，手术时间2 h，术中出血量约50 mL，尿量400 mL，补液量600 mL。

3. 术后转归

患者术后带气管导管，呼吸机辅助通气，送至ICU。术后第5 d出院。

【病例分析】

此病例为老年急诊全麻下介入取栓的常见病例。患者合并高血压及糖尿病，术前应监测及控制血压和血糖，从心血管、呼吸及消化系统等几个方面进行评估。术中根据手术进度与术中情况调整患者血压，机械取栓过程中及治疗结束后的 24 h 内将血压控制在 ≤ 150/80 mmHg；对机械取栓成功再通的患者，建议维持收缩压在 140 ~ 180 mmHg 或更低水平，舒张压 < 105 mmHg。

（陈海　高昌俊）

老年患者精确麻醉

第七节　老年心血管手术的精确麻醉管理

冠心病、退行性瓣膜疾病、主动脉瘤或主动脉夹层是常见的需手术治疗的老年心血管疾患。老年患者心血管手术方式的选择和围手术期管理策略与年轻患者不尽相同，更强调手术方式的微创化以及个体化、精确化的围手术期管理。

一、冠心病

冠状动脉疾病（coronary artery disease，CAD）是老年人致病和致死的主要原因之一，而冠状动脉粥样硬化是 CAD 的首要病因。在美国，高龄患者在冠状动脉旁路移植术（coronary artery bypass grafting，CABG）患者中的占比已达 11%。其中，超过 80 岁的患者的手术相关死亡率达 11%，而在低于 80 岁的患者中则仅为 2.8%。根据 2019 年《中国心血管健康与疾病报告》，心血管病现患人数为 3.30 亿，其中冠心病患者达 1100 万。2019 年，我国一共实施了 46 232 例 CABG 术，较 2018 年增加了 2.6%。随着我国人口老龄化程度不断加深，麻醉医生和外科医生会面对越来越多高龄、体弱的冠心病患者，这些患者生理储备功能下降，且大多合并多个器官系统疾病，如高血压、糖尿病、脑血管及外周血管疾病等。因此，应关注老年冠心病患者围手术期的特殊性，以改善此类患者的预后。

（一）老年患者冠心病的特点

心肌的血液供应完全来自左、右冠状动脉。尸检报告证实了高龄人群中梗阻性冠状动脉疾病的发病率高达 60%，且通常表现为严重病变，包括钙化（80%～90%）、多血管病变（约 40%）及冠状动脉扭曲等。高血压、血脂异常、糖尿病、肾功能不全和吸烟史都是高龄人群冠心病的明确高危因素。

冠状血管系统的结构和功能随着衰老而改变，氧化应激、线粒体损伤、基因稳定性及表观遗传学改变、脂质代谢异常、凝血、炎症、内皮稳定性变差等都在血管衰老中有着重要作用，导致血管发生重构，影响心肌的灌注。冠状动脉血流储备随年龄增长而逐渐减少，尽管在静息状态下冠状动脉血流没有显著减少，但在心肌做功及氧需求增加时，冠状动脉血流的调节功能明显减退。

（二）冠状动脉旁路移植术简介

经皮冠状动脉介入术（percutaneous coronary intervention，PCI）与 CABG 手术是重建冠心病患者冠状动脉血运的两种主要方式。下列情况推荐行 CABG 手术：① 急性 ST 段抬高型心肌梗死，不适合 PCI 或合并机械性并发症（急性二尖瓣关闭不全、室间隔或心室破裂者）；② 对非 ST 段抬高型心肌梗死及稳定型冠心病需要进行多支血管血运重建的患者，尤其是存在左主干病变或为累及左前降支的三支血管病变者。

CABG 是将患者自身的血管作为移植物吻合至病变远端的冠状动脉，给缺血但尚存活的心肌重新建立血运。动脉桥血管远期通畅率更高，最常将左侧胸廓内动脉吻合至前降支，也可将右胸廓内动脉、桡动脉作为桥血管。大隐静脉是 CABG 术中最常用的静脉桥血管。除胸廓内动脉，其他类型桥血管均需一端吻合至体循环动脉，通常是升主动脉，另一端吻合至冠状动脉靶血管。

标准的 CABG 通过正中开胸，在体外循环辅助下进行，并在主动脉阻断后使用心脏停搏液。这样可使心脏血液排空且处于静止状态，有助于吻合。但如果患者升主动脉壁有钙化或粥样斑块，主动脉钳夹可能会导致斑块脱落造成脑或其他体动脉栓塞。体外循环本身也会诱发全身炎性反应并激活血小板。随着手术器械的发展，尤其是心肌稳定器和心尖吸引装置在临床的应用，使非体外循环下冠状动脉旁路移植术（off-pump coronary artery bypass grafting，OPCABG）易于实施（图 5-7-1）。OPCABG 避免了体外循环及主动脉插管、阻断带来的并发症，对高龄体弱、有夹杂症的患者相对有益。研究证实，对患有主动脉粥样硬化疾病及既往有脑卒中或短暂缺血事件的老年患者来说，OPCABG 的获益可能更大。但如果 OPCABG 时暴露心脏后部困难或是未能在最佳条件下吻合远端血管而导致移植血管通畅性降低，可能导致血运重建不完全。

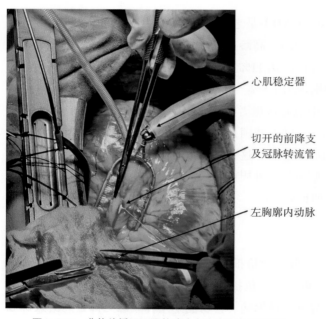

心肌稳定器

切开的前降支及冠脉转流管

左胸廓内动脉

图 5-7-1　非体外循环下冠状动脉旁路移植术中的照片

微创直视冠状动脉旁路移植（minimally invasive direct coronary artery bypass graft，MIDCAB）仅通过左侧胸壁小切口进行，通常只涉及左胸廓内动脉和冠状动脉前降支的吻合，不需要建立体位循环。此外，在升主动脉严重钙化无法进行部分钳夹时也可进行杂交手术（hybrid procedure），即在心脏不停跳情况下进行胸廓内动脉与前降支的吻合，并在同期进行其他病变血管的 PCI。这样既保证了前降支血管的远期通畅率，又可在一次手术中完成全部的血运重建。

（三）老年患者行冠状动脉旁路移植术的麻醉管理

1. 术前评估与准备

1）围手术期风险评估　欧洲心脏手术风险评估系统Ⅱ（European system for cardiac operative risk evaluation Ⅱ，EuroSCORE Ⅱ）是理想的预测 OPCABG 死亡率的评估量表，评分较高还提

示大概率需中转至体外循环下行传统 CABG。胸外科医师协会（Society of Thoracic Surgeons，STS）制订的量表也应用广泛，该算法纳入了患者年龄、性别、共存疾病以及心脏病的严重性和急慢性等变量，而且还在不断收集新数据以修订算法。

左心室功能障碍和心力衰竭是 CABG 术后死亡和主要不良事件最重要的独立预测因素。虽然技术进步已使围手术期死亡率大大降低，但随着越来越多的高龄患者接受 CABG，高龄仍是 CABG 术后风险增加的预测因素。此外，肾功能不全、新发心肌梗死、冠状动脉直径较小等均对患者预后产生不利影响。相对于静脉桥血管，使用左胸廓内动脉的移植通畅率更高且围手术期死亡率更低。此外，医院手术量和手术医生的经验也与 CABG 术后院内死亡率相关。

2）术前评估　对接受心脏手术的患者应在术前评估潜在的、可优化的危险因素，并根据危险因素进行相关检查。CABG 的心血管相关危险因素有心肌缺血、心力衰竭、脑血管和升主动脉近端动脉粥样硬化。颈动脉疾病也与冠状动脉疾病关系密切。年龄超过 65 岁、合并高血压、左主干病变、吸烟、糖尿病、外周血管疾病及脑血管事件病史的患者应进行相关检查。患有严重冠状动脉或颈动脉疾病的患者也可能存在近端主动脉及升主动脉钙化，病变的程度决定了外科手术方式的选择。CABG 的非心血管相关危险因素有高龄、女性、贫血、肾功能不全和吸烟史，后三项可在术前进行优化或调整。

3）术前用药

（1）心血管药物：β 受体阻滞剂、他汀类药物应在术前当日继续口服。术前是否停用血管紧张素转化酶抑制剂和血管紧张素受体阻断剂尚存争议，有文献建议为避免术中低血压，术前可停药 24 h，术后血流动力学稳定后继续服用。

（2）抗栓药物：拟行心肌再血管化手术的患者术前常接受阿司匹林及血小板 P2Y12 受体抑制剂双联抗血小板治疗。氯吡格雷、替格瑞洛等血小板 P2Y12 受体抑制剂通常会在择期心脏手术前 5～7 d 停用，以免增加围手术期出血。术前已接受阿司匹林治疗的患者，除非出血风险极高，否则可在围手术期继续用药。

不推荐老年患者使用长效苯二氮䓬类药物，可在入手术室后使用小剂量咪达唑仑（初始静脉剂量通常仅为 0.25～1.0 mg），以缓解患者焦虑。既往认为苯二氮䓬类药物可增加术后谵妄的发生率，但近年的随机研究结果显示，无论是限制性还是开放性使用苯二氮䓬类药物，心脏手术术后谵妄发生率无显著差异。

2. 麻醉方法的选择

与传统的大剂量阿片类药物麻醉相比，快通道策略采用丙泊酚、吸入麻醉药、右美托咪定等药物，可大大减少术中阿片类药物的用量，患者能在术后 6 h 内苏醒。除了血流动力学不稳定、术中出现并发症和困难气道的患者，大部分患者可在术后早期拔管，包括术后情况稳定的高龄患者。

右美托咪定具有镇静和镇痛作用，可减少术中麻醉药物的用量，有利于术后快速苏醒。在心脏手术围手术期应用右美托咪定可降低术后房颤、谵妄以及肾损伤的发生率，但可能导致低血压和心动过缓。

超声引导竖脊肌平面阻滞（erector spinae plane block，ESPB）、超声引导下双侧胸骨旁胸大肌肋间肌平面阻滞已成功用于正中切口心脏外科手术后的镇痛，连续阻滞技术也已有报道，这些区域阻滞技术能否改善患者的预后仍有待进一步证实。

3. 术中管理

1）TEE 监测　推荐在 CABG 和 OPCABG 术中使用经食管超声心动图（TEE）监测。TEE的作用包括：① 观察心腔大小，评价前负荷；② 评估心肌收缩力；③ 发现心肌缺血导致的室壁活动异常；④ 发现合并的瓣膜病变、室壁瘤或室间隔缺损；⑤ 评价主动脉插管的位置；⑥指导主动脉球囊反搏导管的放置和冠状静脉窦插管。临床上，应在麻醉诱导后立即获取 TEE 相关图像并进行基础值的测量，以便在术中进行对比，判断术中前负荷改变，以及是否出现新发的室壁活动异常。

2）心肌缺血的监测与防治　术中心肌缺血是术后发生心肌梗死的独立危险因素，因此及时发现并治疗术中心肌缺血非常重要。心肌缺血 1 min 之内就会出现室壁运动异常，常先于心电图的改变，因而可早期发现心肌缺血。室壁运动异常的心超特征为心内膜内向运动减弱或消失，以及收缩期心肌增厚减少。临床上常采用食管中段四腔心切面、两腔心切面、左室长轴切面、经胃左室短轴切面和纵轴切面评估室壁运动异常，并根据室壁运动异常的部位判断涉及的冠状动脉（图 5-7-2）。

3）心电图监测　同时监测心电图下壁导联（Ⅱ、Ⅲ、aVF 导联）和前壁 V_5 导联可发现90% 的心肌缺血。ST 段压低提示心内膜下心肌缺血，ST 段抬高提示透壁性心肌缺血。ST 段抬高可能是由于冠状动脉狭窄、冠状动脉痉挛或冠状动脉内气泡所致。出现 ST 段改变意味着心肌缺血已发生 60 ~ 120 s。新出现的 T 波改变常提示心肌缺血。

4. 心肌缺血的防治

（1）血流动力学异常所致心肌缺血的防治：① 根据手术应激调整麻醉深度；② 如血容量正常，调节外周血管阻力控制血压；③ 心动过速时使用短效 β受体阻滞剂控制心率；④ 出现心力衰竭征象时使用正性肌力药物治疗，用药前先优化前负荷、心率及心律。

（2）手术因素所致心肌缺血的防治：① 避免肺过度膨胀影响胸廓内动脉桥血流量；② 优先移植有侧支的血管；③ 尽早进行胸廓内动脉至前降支吻合；

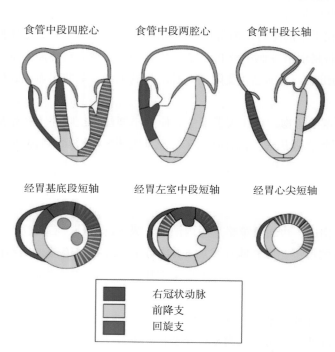

食管中段四腔心　　食管中段两腔心　　食管中段长轴

经胃基底段短轴　　经胃左室中段短轴　　经胃心尖短轴

■ 右冠状动脉
■ 前降支
■ 回旋支

图 5-7-2　监测心肌缺血的常用切面及冠状动脉分支的供血范围

④ 先进行静脉桥血管近端吻合，再进行远端吻合；⑤ 使用冠状动脉分流栓（shunt）；⑥ 尽量减少右心室压迫；⑦ 对血流动力学不稳定的患者提前使用主动脉内球囊反搏。

（3）心肌缺血的药物治疗：静脉注射硝酸甘油、地尔硫草和尼卡地平可缓解冠状动脉痉挛和心肌缺血。术后应尽早恢复抗血小板治疗。

5. OPCABG 术中特殊管理

1）血流动力学维持　使用侧壁钳钳夹升主动脉吻合近端血管时，通过使用扩血管药、加深麻醉或将患者置于头高足低位，控制收缩压低于 100 mmHg，以预防主动脉夹层形成并防止侧壁钳滑脱。吻合远端血管时需要搬动和扭转心脏，易造成静脉回流受阻，可通过补液增加前负荷或将患者置于头低足高位来增加静脉回心血量，维持血流动力学稳定。去氧肾上腺素、去甲肾上腺素等血管收缩药联合多巴酚丁胺等正性肌力药可帮助维持冠状动脉灌注压力。肾上腺素可使心率过快，增加血管吻合的难度，临床上应小心使用。去甲肾上腺素和多巴酚丁胺仍难以维持血流动力学稳定时，可考虑使用血管升压素。因为国内尚无血管升压素制剂，复旦大学附属华东医院常采用垂体后叶素替代血管升压素，常以垂体后叶素 0.04 U/min 泵注维持。

2）体温管理　低温对心脏外科手术有很大影响，不仅会造成麻醉药物代谢减慢，延长苏醒时间，还可导致血小板功能障碍，增加切口感染的发生率，并使术中心律失常的风险增加。相对于 CABG，OPCABG 术中体温的维持更为困难。临床上可以采用手术台变温毯、术前暖风机预加温及输液加温等措施维持患者体温。

老年患者行 CABG 术的麻醉管理原则和要点可参考**表 5-7-1** 和**表 5-7-2**。

表 5-7-1　老年患者行 CABG 术的麻醉管理原则

阶段	管理原则
麻醉方法选择	全身麻醉，可联合椎管内阻滞或胸部肌筋膜平面阻滞
麻醉策略	控制阿片类药物用量的平衡麻醉
麻醉维持	丙泊酚或吸入麻醉药 + 一般剂量舒芬太尼 ± 右美托咪定
术中监测	5 导联心电图 +ST 段监测、氧饱和度、有创动脉血压、体温、TEE、麻醉深度监测，必要时加用脑氧饱和度监测
失血控制	术前停用血小板 P2Y12 受体抑制剂、抗纤溶药物，避免低体温，自体血液回输技术
液体管理	除非大量失血，在吻合结束前适当控制液体量便于搬动心脏，心肌再血管化完成后使用目标导向液体治疗策略
多模式镇痛	阿片类药物患者自控静脉镇痛 ± 对乙酰氨基酚 ± 持续胸部肌筋膜平面阻滞
加速康复外科	优化术前状态（营养、贫血），缩短禁食时间，快通道策略，多模式镇痛，早期进食和下床活动
术中并发症	低体温、大量失血、心肌缺血、心力衰竭
术后并发症	心肌缺血、心肌梗死、心包填塞、出血、凝血病、心力衰竭

5

表 5-7-2　老年患者行 CABG 术的麻醉管理要点

阶段	管理要点
术前评估	心血管系统：患者状况是否稳定、左心功能不全程度、脑血管或近端主动脉有无动脉粥样硬化、是否合并瓣膜病变、室壁瘤、室间隔缺损等并发症
	术前抗栓药物的调整
	其他系统疾病：慢性阻塞性肺病、脑卒中、肾功能不全等
麻醉方式选择	全身麻醉，可联合胸部肌筋膜平面阻滞
术中管理	控制阿片类药物用量的平衡麻醉策略
	5 导联心电图+ST 段监测、TEE 监测，及时发现心肌缺血并积极处理
	OPCABG 术中注意体温维持
术后管理	循环稳定时尽早拔除气管导管，开始双联抗血小板治疗
	完善镇痛，避免过度交感兴奋导致心肌缺血

（四）典型病例

【病史简介】

患者，男性，81 岁，因"发现冠状动脉狭窄 5 年余，反复胸闷心悸 2 年"入院。患者 5 年前因头晕、高血压于神经内科住院治疗，查冠状动脉 CTA 提示"右冠及左前降支中重度狭窄，左回旋支中度狭窄"，予阿托伐他汀钙、倍他乐克、单硝酸异山梨酯等药物治疗，进一步行冠状动脉造影检查示"前降支近段狭窄 75%，回旋支近中段狭窄 75%，远段狭窄 60%，右冠近段狭窄 50%"。患者病程中无明显胸闷、胸痛及心悸等不适，未行介入治疗。2 年前患者开始出现反复胸闷伴心悸，多于晨起时明显，与活动不相关，持续 1 h 左右可逐渐缓解。1 个月前患者爬坡时突发胸闷伴冷汗，心悸明显，胸闷位于胸骨中下段，持续 1 h 不能缓解，送至当地医院急诊科就诊，考虑"急性冠脉综合征"，加用替格瑞洛治疗，之后偶有胸闷、心悸，程度较轻，时有牙龈出血，入院前 1 d 再发胸闷，为进一步诊治收入院。

既往史：高血压病史 20 年，最高血压 180/90 mmHg，口服呋塞米、培哚普利氨氯地平，血压控制达标；否认糖尿病、高脂血症、房颤、脑卒中、外周血管病、慢性肾功能不全、慢性肺部疾病史。

诊疗经过：入院后第 5 d 行冠状动脉造影术，示左主干远段狭窄 30%，伴钙化，左前降支近中段弥漫性病变狭窄 70%，伴重度钙化，第一对角支近段狭窄 70%。左回旋支近段弥漫性病变狭窄 70%，伴重度钙化，中段狭窄 60%，第一钝缘支细小，第二钝缘支开口狭窄 70%，后侧支开口狭窄 60%。右冠状动脉全程弥漫性病变，伴重度钙化，近段狭窄 50%，中段狭窄 90%，远段狭窄 60%，左室后支狭窄 50%，后降支狭窄 50%。介入治疗失败，建议行冠状动脉搭桥术。入院后第 15d 拟行 OPCABG。

体格检查：体温 36.3 ℃，脉搏 68 次/min，呼吸 18 次/min，血压 147/80 mmHg，身高 170 cm，体重 72 kg。胸廓无畸形，双肺听诊呼吸音清，心前区无隆起，心界不大，心率 68 次/min，律齐。四肢活动自如，神经系统未及阳性体征，双下肢不肿。

实验室检查：血红蛋白 147 g/L，血小板计数 255×10^9/L；凝血常规在正常范围；肌酐 114 μmol/L，估算肾小球滤过率 52 mL/(min·1.73m²)；心肌肌钙蛋白 T 0.021 ng/mL，氨基末端利钠肽前体 94.2 pg/mL；白蛋白 46 g/L。

辅助检查：心电图示窦性心律，心率 65 次/min。心超发现左心房增大，主动脉瓣钙化，左室壁未见运动异常，射血分数 64%。超声发现双侧颈动脉内中膜稍增厚，左侧颈动脉斑块形成，左侧椎动脉闭塞可能。

术前诊断：冠心病，不稳定型心绞痛，心功能三级，高血压病。

拟行手术：OPCABG。

【围手术期管理】

1. 术前评估与准备

1）术前评估　术后死亡率 EuroScore Ⅱ 1.63%，STS 0.821%。

2）术前准备　入院后使用氯吡格雷替换替格瑞洛，并在术前 8 d 停药，阿司匹林、阿托伐他汀钙、倍他乐克继续口服至术日晨，呋塞米、培哚普利氨氯地平手术当日停药。入手术室后予 5 导联心电图、脉搏氧饱和度、BIS 监测，开放中心静脉、桡动脉有创测压，使用对流空气加热及变温毯维持体温。

2. 术中管理

1）麻醉方案　麻醉诱导采用丙泊酚血浆分级靶控输注，靶浓度从 1.5 μg/mL 开始，逐渐增大到 2.0 μg/mL，舒芬太尼 20 μg，罗库溴铵 60 mg，利多卡因 50 mg，诱导期间血流动力学平稳。诱导后行 TEE 监测，停用丙泊酚，改用七氟醚 0.6～0.8 MAC，单次追加舒芬太尼、罗库溴铵，右美托咪定 0.4 μg/(kg·h) 泵注，控制 BIS 在 40～60。

2）术中经过　正中开胸，游离左胸廓内动脉，取左侧大隐静脉制备桥血管。首先将左胸廓内动脉吻合至前降支。用侧壁钳钳夹升主动脉，将大隐静脉端侧吻合至升主动脉，另一端于钝缘支、后降支序贯吻合。吻合中使用冠状动脉分流栓，未使用体外循环辅助。手术时间 277 min，术中补晶体液 2000 mL，胶体液 500 mL，出血量约 200 mL，尿量 500 mL。

3. 术后转归

术毕转运至 ICU。术后机械通气时间为 19 h，术后第 1 d 恢复阿司匹林、氯吡格雷治疗。术后第 5 d 返回普通病房，第 8 d 出院。

【病例分析】

此患者冠状动脉造影示三支病变，PCI 治疗失败，有心肌再血管化手术指征。患者虽高龄，但一般情况尚可，无心室功能异常及升主动脉钙化，有条件进行 OPCABG。为避免术后严重出血，术前停用了氯吡格雷，但为了预防围手术期心血管事件，阿司匹林继续口服至术日晨。为降低术中严重低血压发生率，术前停用了血管紧张素转换酶抑制剂。老年人的血管系统的弹性变差，对麻醉药物敏感，应逐渐增加剂量，力求诱导过程平稳，并使用缩血管药物避免出现低血压。术中采用吸入麻醉药及右美托咪定减少阿片类药物的使用，以期患者术后早期苏醒。OPCABG 术中与手术医生配合非常重要，及时沟通并进行精细化麻醉管理可对患者预后产生积极影响。放置冠状动脉分流栓可尽量减少血管吻合时冠状动脉阻断时间，降低了心肌缺血的发生率。考虑到患者高龄，选择在次日晨拔除气管导管。术后尽早恢复双抗治疗，以避免桥血管急性血栓形成，通畅的动脉桥血管是患者平稳度过围手术期的基础。

二、退行性瓣膜疾病

随着经济发展、医学进步和人口老龄化加速，近年来瓣膜性心脏病的病因也在发生转变。风湿性瓣膜病发病率逐年降低而退行性瓣膜病发生率逐步上升。退行性瓣膜病已逐渐成为我国老年人群中的常见病和多发病，并成为未来心血管病治疗领域的新战场。

来自中国瓣膜性心脏病注册登记研究的数据表明，国内主动脉瓣狭窄（aortic stenosis，AS）患者中，退行性病因占40%，其次是风湿性和先天性病因；主动脉瓣反流患者中，退行性病因占32%，其次是功能性（继发性）和先天性病因；风湿性心脏病依然是二尖瓣狭窄最主要的病因。最常见的瓣膜性心脏病为二尖瓣反流，病因多样，国内退行性二尖瓣反流的占比低于西方国家。

老年退行性瓣膜疾病中，主动脉瓣狭窄最为常见，其次为二尖瓣反流。充分认识老年退行性瓣膜疾病的病理生理和治疗措施，对改善老年患者瓣膜疾病的诊疗和预后具有重要的意义。

（一）老年患者退行性瓣膜疾病的特点

1. 退行性主动脉瓣疾病

退行性瓣膜疾病一般出现在60~80岁或以上的高龄患者，表现为伴随着年龄增长，原来正常的瓣膜出现增厚、钙化，影响瓣膜开放和关闭，从而引起瓣膜狭窄，可合并关闭不全。退行性主动脉瓣狭窄（degenerative aortic stenosis，DAS）的病理改变与风湿性主动脉瓣狭窄不同，瓣叶钙化严重但瓣膜交界粘连较少，钙化有时累及瓣环，也常合并主动脉壁钙化。

退行性主动脉瓣狭窄为轻度时，可无明显的血流动力学改变。随着病程的进展，当瓣口面积 $< 1.0 \text{ cm}^2$ 时，左心室射血受阻，左心室收缩压逐渐增加，出现代偿性向心性肥厚。当狭窄程度继续进展，左心室可能出现向心性肥厚，左心室射血分数降低，左心室收缩功能受损。左心室肥厚使心室顺应性降低，心室舒张末期压力升高，舒张期充盈受阻，导致左心房扩大及左心房内压力升高，最终可致肺高压、肺间质水肿甚至右心功能不全。由于左心室肥厚、排血受阻及排血量减少，可引起心肌耗氧量增加及冠状动脉血流量减少，导致心绞痛及左心功能不全。

主动脉瓣狭窄患者可能很多年都没有症状，此时患者发生猝死的可能性较小。但一旦出现临床症状，如心绞痛、晕厥或充血性心力衰竭，其猝死的概率明显增加，预期寿命不超过5年。因此，出现临床症状的主动脉瓣狭窄患者应尽早接受手术治疗。

2. 退行性二尖瓣反流

退行性二尖瓣反流（degenerative mitral regurgitation，DMR）是指由于二尖瓣瓣膜结构的退行性病变，如腱索拉长、腱索断裂、瓣环扩张、瓣叶增厚等导致瓣叶脱垂进而引起的二尖瓣反流。主要病理类型包括黏液样变性、弹性纤维缺乏、钙化性病变等。

退行性二尖瓣反流一般为慢性，反流入左心房的血液和正常的左心房血容量在舒张期一并进入左心室，左心室容量超负荷导致左心室扩张和离心性扩大，左心室舒张末容积增加。收缩

老年患者精确麻醉

期左心室将部分血液排入低压高顺应性的左心房，导致左心房容量过负荷，左心房扩张。由于左心房顺应性良好，慢性二尖瓣反流的左心房压可不显著上升，但失代偿后也会导致肺淤血和肺高压。伴随着左心室的扩大，左心室收缩功能受累，左室射血分数降低；由于部分血液反流入左心房，使射入主动脉的前向搏出量减少，病情严重时会出现低血压。左心房和左心室的扩大会使二尖瓣瓣环扩张，使二尖瓣反流程度进一步恶化。因此，伴有心力衰竭症状或心功能下降的严重退行性二尖瓣反流患者，应当尽早接受外科手术；无症状的重度退行性二尖瓣反流患者早期外科手术比观察等待更有效、更安全，能得到更大获益。

（二）退行性主动脉瓣疾病的手术方式简介

常规的主动脉瓣置换术（aortic valve replacement，AVR）是在正中开胸体外循环下进行，称为外科主动脉瓣置换术（surgical aortic valve replacement，SAVR）。随着经导管技术和生物工程学的发展，经导管主动脉瓣置换术（transcatheter aortic valve replacement，TAVR）得到迅猛发展，已经成为高龄高危患者的最佳选择。

主动脉瓣置换术的手术适应证包括：① 有临床症状的重度主动脉瓣狭窄患者；② 无症状的重度主动脉瓣狭窄患者但 LVEF < 50%；③ 无症状的重度主动脉瓣狭窄患者因其他适应证接受心脏手术；④ 无症状的重度主动脉瓣狭窄患者在运动试验时表现出运动耐量下降或者随访显示主动脉血液流速逐年增加。根据 2020 年美国心脏病学会及美国心脏协会的瓣膜性心脏病指南，有主动脉瓣置换术指征的患者，选择机械瓣还是生物瓣应该基于医患的共同决策、患者的价值观和偏好以及抗凝治疗的适应证、风险和再次进行瓣膜手术的可能性。一般而言，65 岁以上患者选择生物瓣膜是合理的。

现有指南推荐：① 有主动脉瓣置换术指征的年龄小于 65 岁或预期寿命超过 20 年的患者，推荐采用 SAVR；② 年龄为 65 ~ 80 岁且无经股动脉 TAVR 解剖禁忌证的有症状的重度主动脉瓣狭窄患者，在对患者预期寿命和瓣膜寿命之间的平衡进行共同决策后，建议采用 SAVR 或经股动脉 TAVR；③ 年龄在 80 岁以上的有症状的严重主动脉瓣狭窄患者、预期寿命 < 10 年且无经股动脉 TAVR 解剖禁忌证的较年轻患者、有 SAVR 禁忌证或者 SAVR 高危的任何年龄的有症状的严重主动脉瓣狭窄患者，建议选择经股动脉 TAVR。

TAVR 的相对禁忌证包括：① 预期生存时间 < 1 年；② 合并症可能导致术后生活质量无法明显改善者；③ 患者的症状主要来自严重的其他瓣膜原发疾病，且仅能外科治疗者；④ 活动性心内膜炎、左心室内血栓；⑤ 解剖不适合 TAVR；⑥ 左室射血分数 < 20%、严重肺动脉高压、右心室功能不全；⑦ 30 d 内新发心肌梗死；⑧ 患者拒绝或无法配合。

由于东西方人群的差异，国内在高龄主动脉瓣反流患者中也逐渐应用 TAVR，并且较国外更多尝试经心尖或经颈动脉路径。

（三）老年患者退行性瓣膜疾病的麻醉管理

1. 术前评估与准备

晚期主动脉瓣狭窄患者最常见的症状是呼吸困难、心绞痛和晕厥，早期在劳力后也可出现上述症状。听诊第一心音正常,第二心音强度减弱,右胸第 2 肋间可及收缩期喷射性杂音。颈动脉触诊可发现搏动幅度降低和相对于心尖搏动的时相延迟。

对主动脉瓣狭窄患者的术前评估应重点关注瓣膜狭窄程度、左心室肥厚状况、有无心衰及严重性、是否合并主动脉瓣关闭不全或其他瓣膜病变、有无心肌缺血以及冠心病。对峰值跨瓣压差超过 70 mmHg 或者平均跨瓣压差超过 50 mmHg 的重度主动脉瓣狭窄患者,以及合并有左室功能不全的高龄患者要额外关注,避免患者应激,以免发生心肌缺血和心律失常,同时也要避免术前镇静药物引起呼吸抑制及后负荷明显降低。

慢性二尖瓣反流最常见的症状是劳力性呼吸困难和乏力,以及阵发性或持续性房颤,重度二尖瓣反流合并左心房、左心室增大的患者可表现为有症状的心衰,伴肺淤血和肺水肿。慢性二尖瓣反流患者心尖搏动左移,听诊可及心尖区全收缩期杂音,杂音性质大多数为高调吹风样。

对二尖瓣反流患者的术前评估应重点关注瓣膜关闭不全的严重程度及发病原因、是否有心衰表现以及程度、是否并存瓣膜狭窄、有无其他瓣膜病变,局部或整体左室收缩活动异常应排除心肌缺血或心肌病。晚期患者的胸部影像学检查可提示肺水肿和右心扩大。应在术前优化内科治疗、改善患者心功能。

高龄患者常合并多种基础疾病,麻醉前访视还要重点了解患者的一般情况、营养状况、夹杂症、重要辅助检查结果,并进行气道、凝血功能等相关评估。

2. 主动脉瓣置换术的麻醉管理

1)血流动力学管理目标 主动脉瓣狭窄患者左心室肥厚造成左心室顺应性下降,左室舒张末容积减小,左室舒张末压力增加,需要足够的前负荷才能维持正常每搏量。大部分的左室后负荷是由瓣膜狭窄病变本身引起,降低血管张力对减轻左室后负荷几乎没有作用,反而会降低舒张期冠状动脉灌注压,进一步增加肥厚心肌心内膜下缺血的危险。因此麻醉期间使用 α 受体激动药维持血压和后负荷,不但不会减少前向血流,还会增加冠状动脉灌注压。患者对心动过速耐受性差,建议维持偏慢的心率。心室顺应性下降时,心房收缩对左室充盈至关重要,维持窦性节律意义重大。此类患者维持正常的心肌收缩力即可,慎用正性肌力药,以避免心率过快以及肥厚的心肌氧耗增加。

2)SAVR 麻醉诱导前,应让有经验的外科医生和体外循环医生到场,为即刻开始体外循环做充分准备。根据主动脉瓣狭窄患者的血流动力学管理目标,此类患者需要充沛的前负荷,因此诱导前应注意补充容量。麻醉诱导推荐采用慢诱导策略,使用对全身血管阻力影响小的静脉麻醉药物,如依托咪酯和苯二氮䓬类药物,亦可小剂量丙泊酚分级靶控输注,复合阿片类药物与神经肌肉阻滞剂完成。诱导时应避免多种具有负性肌力作用和血管扩张作用的麻醉药物联合。建议逐步增加麻醉药物剂量,辅以 α 受体激动剂对抗麻醉药引起的血管扩张,维持后负荷,避免体循环压力明显下降,以达到足够的麻醉深度和血流动力学稳定之间的平衡。

重度主动脉瓣狭窄患者通常存在心肌肥厚的情况,体外循环中应使用足量停搏液让心肌完全"静止",推荐主动脉根部顺行灌注与冠状静脉窦逆行灌注相结合,在主动脉开放前,可通过冠状静脉窦逆行灌注温血,有利于排出冠状动脉中的气体。术中使用改良的停搏液配方 del

Nido 停搏液，可以延长停搏时间，让肥厚的心肌完全"静止"，可提供更好的心肌保护，明显提高直接复跳率。del Nido 停搏液不同于传统的高钾停搏液，其配方为：每 500 mL 复方电解质溶液含有 20% 甘露醇 8.15 mL、25% 硫酸镁 4 mL、5% 碳酸氢钠 11 mL、15% 氯化钾 10 mL、2% 利多卡因 3.25 mL，上述晶体与自体氧合血按 4∶1 的容积比例混合。

主动脉开放时，肥厚的左心室易出现复苏困难。体外循环期间良好的心肌保护、主动脉开放后维持较高的冠状动脉灌注压和正常的机体内环境有利于心脏复跳。室性心律失常首选电击除颤，反复发作的室颤或室速可使用 150 mg 负荷剂量胺碘酮。

术后，左心室后负荷会有明显下降，但心肌肥厚及顺应性下降依然存在，依然需要维持较高的前负荷、较高的冠状动脉灌注压以及偏慢的心率，以保证心肌氧供需平衡。术后心脏射血阻力下降，在没有术前心室功能不全和冠状动脉疾病的前提下，体外循环后通常不需要正性肌力药物支持。

3）TAVR　TAVR 可选择全身麻醉或局部麻醉 + 镇静。经锁骨下、升主动脉及心尖路径的手术创伤大、刺激强，常规选择气管内插管全身麻醉。其他推荐全身麻醉的情况包括：①一般情况差或心衰不能平卧者；②可预见的困难气道，如强直性脊柱炎、张口受限、病态肥胖、Mallampati 评级 Ⅲ 级以上者；③老年痴呆症或精神疾患等不能合作者；④初期开展 TAVR 的中心。对一般情况尚可的经股动脉路径手术可以选择局部麻醉 + 镇静。麻醉方式的确定需综合考虑手术方式、患者情况、术者因素和麻醉科医生经验等，全身麻醉和局部麻醉各有优劣（表 5-7-3）。

表 5-7-3　TAVR 全身麻醉与局部麻醉 + 镇静的比较

麻醉方式	适用路径	优势	劣势
全身麻醉	各种路径	① 气道保护 ② 方便行 TEE 检查 ③ 绝对制动 ④ 提供呼吸暂停	① 可能延长手术或住 ICU 时间 ② 增加正性肌力及血管收缩药物需求
局部麻醉 + 镇静	经股动脉路径	① 血流动力学平稳 ② 对前负荷影响小 ③ 缩短手术时间 ④ 监测意识水平	① 术中转全身麻醉风险 ② 气道梗阻 ③ 患者体动或不配合 ④ 难以行 TEE 检查

对拟行 TAVR 的患者，需至少开通一根通畅的大口径静脉通路（推荐中心静脉置管），同时监测有创血压。必要的术中监测项目还包括心电图、脉搏氧饱和度、体温、呼气末二氧化碳分压、中心静脉压、活化凝血时间（activated clotting time，ACT）。为了纠正任何可能出现的心律失常，麻醉诱导前需贴好体外除颤电极片并连接好除颤仪（表 5-7-4）。刚开展 TAVR 的中心，一般推荐实施全身麻醉。麻醉诱导应做到缓慢平稳，血流动力学管理遵循前述主动脉瓣狭窄管理原则。对麻醉药物的使用，静脉麻醉药（如依托咪酯、丙泊酚、氯胺酮）、阿片类药物（如芬太尼、舒芬太尼、小剂量静脉泵注瑞芬太尼），吸入麻醉药（如七氟醚、地氟醚）、神经肌

肉阻滞剂（如罗库溴铵、顺式阿曲库铵）等都可作为选择。如选择吸入麻醉药，需注意控制药物吸入浓度，避免过度抑制心肌（**表 5-7-5**）。因为患者均系高龄，且顾虑到造影剂会引起肾损害，应尽量减少造影剂的用量，不推荐输注人工胶体液，造影结束后可考虑输注 5% 碳酸氢钠 3 mL/kg 碱化尿液。TAVR 术毕拔除气管导管的注意事项可参考**表 5-7-6**。

在有经验的中心，也可选择在局部麻醉 + 镇静下实施 TAVR，局部麻醉 + 镇静禁忌用于以下情况：严重的阻塞性睡眠呼吸暂停、预计困难气道、患者不能平卧、严重的胃食管反流、精神障碍或交流障碍、术中必须使用 TEE 监测等。镇静药物可选择右美托咪啶 + 瑞芬太尼持续静脉泵注，在放置股动脉鞘管时可加用小剂量艾司氯胺酮，球囊扩张前根据需要决定是否给予丙泊酚，给药速度以不抑制呼吸为原则。术中可监测 BIS，手术全程必须严密监测患者的呼吸情况及循环状况，并做好全身麻醉准备，以备出现意外时立即改为全身麻醉。

表 5-7-4　TAVR 术前检查与准备

项目		检查与准备
患者准备		完成实验室检查和影像学检查 评估患者整体状况、器官功能并进行气道评估 与外科医生讨论该患者的手术方案和计划 建立静脉通路，推荐中心静脉通路 确认神经阻滞的区域（如果使用的话），经心尖 TAVR 可选用同侧前锯肌平面阻滞
物品准备	麻醉用品	无论是否全身麻醉，都按照心外科手术标准物品准备，此外应配备困难气道物品、心内起搏导线、临时起搏器、体外自动除颤电极片、除颤仪，体外循环备机状态
	监测设备	多功能监护仪及测压装置、血流动力学监测仪、血气分析仪、ACT 检测仪、麻醉深度监测仪、脑氧饱和度监测仪、TEE/TTE 等
药物准备	急救药	
	正性肌力药	多巴酚丁胺、肾上腺素、米力农、氯化钙
	血管扩张药	尼卡地平、硝酸甘油
	血管收缩药	去甲肾上腺素、去氧肾上腺素、间羟胺、垂体后叶素
	抗心律失常药	利多卡因、艾司洛尔、胺碘酮、维拉帕米、阿托品、硫酸镁
	其他	肝素、鱼精蛋白、碳酸氢钠、电解质溶液、呋塞米等
	麻醉药	
	静脉麻醉药	苯二氮䓬类、依托咪酯、丙泊酚、氯胺酮、右美托咪定
	吸入麻醉药	七氟醚、地氟醚
	神经肌肉阻滞剂	罗库溴铵、维库溴铵、顺式阿曲库铵
	麻醉性镇痛药	芬太尼、舒芬太尼、瑞芬太尼

表 5-7-5　TAVR 麻醉方案

麻醉方式			麻醉方案
全身麻醉	麻醉诱导	ASA Ⅱ~Ⅲ级	首选依托咪酯/丙泊酚、芬太尼类、罗库溴铵或顺式阿曲库铵，也可根据患者情况和中心经验选用其他药物。缓慢诱导，极力维持血流动力学稳定。
		ASA Ⅳ级	首选依托咪酯、芬太尼类、罗库溴铵或顺式阿曲库铵，重度主动脉瓣狭窄推荐诱导时泵注去甲肾上腺素 0.03~0.1 μg/(kg·min)，合并左心室收缩功能减退者可考虑泵注多巴酚丁胺或肾上腺素等正性肌力药物，但需要考虑主动脉瓣狭窄患者的血流动力学管理原则，注意保持合适的心率和心肌收缩力。缓慢诱导，极力维持血流动力学稳定。
	麻醉维持		通常选择静吸复合麻醉，可选药物包括丙泊酚、七氟醚/地氟醚、瑞芬太尼/舒芬太尼/芬太尼、右美托咪定等。经心尖路径手术应于切皮、悬吊心包、心尖穿刺、快速心室起搏前加深麻醉。麻醉诱导完成至切皮前应注意防止低血压。
局部麻醉+镇静	麻醉诱导		可选用咪达唑仑、右美托咪定、丙泊酚、芬太尼等。
			在穿刺点局部麻醉基础上，术中常规给予右美托咪定负荷量（1 μg/kg），之后以 0.5 mg/(kg·h) 持续泵注，瑞芬太尼 0.05~0.1 μg/(kg·min) 泵注，在强刺激前追加少量艾司氯胺酮或者丙泊酚。
	麻醉管理		麻醉深度监测：球囊扩张、右心室起搏和瓣膜释放过程是手术的关键时点，维持 BIS 在 40~50，其他时段维持 BIS 在 50~60。
			密切关注患者呼吸，避免呼吸抑制；可置入鼻咽通气道，必要时可使用喉罩。
			手术过程中麻醉医生应做好紧急转为全身麻醉的准备。

表 5-7-6　TAVR 术毕拔管注意事项

项目	拔管注意事项
拔管指征	完全清醒并有警觉性，可按指令睁眼、点头
	血流动力学稳定
	呼吸频率＞10次/min 且＜30次/min
	脉搏氧饱和度达到基础值（吸入氧浓度40%时脉搏氧饱和度＞95%）
	无明显疼痛
	无神经肌肉阻滞剂残余，可抬头或握拳且保持 5 s 以上
预防恶心、呕吐	帕洛诺司琼 0.25 mg，手术结束静脉推注；或者昂丹司琼 0.1 mg/kg。可以考虑使用地塞米松 0.1 mg/kg（一般不用于糖尿病患者）。
拔管注意事项	尽量采用上半身抬高30°体位
	拔管前实施手法肺复张
	呼吸道分泌物吸引干净（停用瑞芬太尼前）
	浅麻醉期间尽可能不进行气管内吸痰，减少呼吸道刺激
	维持血流动力学平稳
	苏醒后立即评估患者意识、四肢的感觉和运动

项目	拔管注意事项
预防躁动及谵妄	避免使用苯二氮䓬类药物，可选用右美托咪定
	良好的镇痛
	维持内环境和体温稳定
	避免麻醉药物残留作用
	避免导尿管及各种引流管刺激
	掌握合适的拔管时机

不管是全身麻醉还是局部麻醉＋镇静，都应该做到良好的镇静、镇痛，避免在重要操作时患者发生体动，要确保患者血流动力学稳定，以及呼吸、内环境平稳。TAVR 术中各种紧急情况的处理可参考**表 5-7-7**。

表 5-7-7　TAVR 术中各种紧急情况的处理

紧急情况	处理措施
低血压	静脉给予缩血管药物的同时立即行 TEE 检查（镇静麻醉选用 TTE），检查判断低血压的原因：是否有导丝影响瓣膜开闭、心肌收缩力、容量、瓣膜状况、有无心包内积血、冠状动脉开口情况等；并根据情况酌情处理。
心律失常	缓慢型心律失常：启动临时起搏器
	快速性心律失常：利多卡因、胺碘酮、体外电击复律除颤，若为心室内导丝引起，则调整导丝位置
	对恶性心律失常在准备电击除颤的同时立即进行有效的胸外心脏按压，之后按照标准的心肺复苏流程进行，尽快释放瓣膜有助于复苏
紧急体外循环	主刀医生经股动、静脉建立血管通路
	体外循环医生迅速进行体外循环装机
	麻醉医生稳定循环，如为静脉麻醉，应立即改为全身麻醉
	放射科团队移开 C 臂、造影设备以及手术床旁其他仪器设备
	患者右侧医生保持有效的胸外按压
	注射肝素，体外循环开始
	外科医生紧急开胸
	之后按开胸体外循环手术进行
	如低血压持续较久，尽早启动低温、冰帽等脑保护措施

术中 TEE 用于测量瓣环大小、评估瓣膜功能及心功能，在瓣膜释放后，评价人工瓣膜功能及心功能，查看有无主动脉夹层、瓣周反流及心包积液等。

老年患者行 TAVR 的麻醉管理要点可参考**表 5-7-8**。

表 5-7-8 老年患者行 TAVR 的麻醉管理要点

阶段	管理要点
术前评估	心血管系统：瓣膜狭窄程度、左心室肥厚状况、有无心衰及严重性、是否存在主动脉瓣关闭不全或其他瓣膜病变、有无心肌缺血以及冠心病
	呼吸系统：有无慢性支气管炎、肺气肿及胸腔积液，评价肺功能及心肺储备功能
	消化系统：肝功能评估，有无 TEE 检查禁忌证
	肾功能：肾脏疾病、肌酐及肾小球滤过率
	中枢神经系统：有无脑卒中病史，完善术前神经功能检查和认知功能评估；影像学检查了解双侧颈动脉、椎动脉，以及基底动脉环情况。
	血液系统：贫血及凝血功能异常
	营养评估及支持疗法
麻醉方式选择	一般选择全身麻醉或者局部麻醉＋镇静，后者适用于经股动脉 TAVR、能平卧与配合、无困难气道患者且术者操作熟练
术中管理	麻醉药物：避免对肾脏有损害的药物
	循环管理：血流动力学稳定、球囊扩张及主动脉瓣释放时密切监测，避免循环崩溃
	液体管理：避免人工胶体液，目标导向液体管理策略
	肾功能保护：水化、碱化尿液
	其他：快速康复策略
术后管理	血流动力学维护、术后肾功能监测和保护、术后液体管理、早进食及早下床、预防血栓形成、完善的镇痛

（四）经导管二尖瓣手术及麻醉管理

在欧美国家的 75 岁以上老年人群中，中至重度二尖瓣反流的发病率高达 10%。退行性二尖瓣反流可以选择的手术方式包括：外科手术修复或置换、经导管二尖瓣修复术（transcatheter mitral valve repair，TMVr）或经导管二尖瓣置换术（transcatheter mitral valve replacement，TMVR）。经导管手术是近几年发展起来的尤其适合高龄患者的手术方式。由于二尖瓣周围毗邻关系复杂，缺乏有力的瓣环支撑，TMVR 的发展远落后于 TAVR。TMVr 的修复方式包括瓣叶修复（如 MitraClip、PASCAL 及国产的 ValveClamp 等）、腱索修复（如 NeoChord、Harpoon 及国产的 E-Chord 等）和瓣环修复（如 Mitralign、Arto、Iris、Amend 和 VenTouch 等）。2013 年用于瓣叶缘对缘修复的 MitralClip 被美国食品药品监督管理局批准用于治疗外科手术高危或者外科手术禁忌的重度退行性二尖瓣反流。2020 年，在美国心脏病学会及美国心脏协会指南中，以上治疗方案作为 Ⅱa 类推荐。几项重磅临床研究证实，由心衰引起的继发性重度二尖瓣反流，MitralClip 手术修复也能改善患者的症状，提升生活质量及生存预期。因此，2019 年美国药品和食品管理局将 MitralClip 的适应证扩展到可用于治疗继发性二尖瓣反流。

用于 TMVR 手术的介入二尖瓣瓣膜，除了爱德华公司的 Sapien 3 被批准可用于生物瓣衰败后行二尖瓣"瓣中瓣"或者"环中瓣"治疗外，其他用于置换天然二尖瓣的介入瓣膜目前都还处于临床试验阶段，包括 Edwards CardiaAQ、Tiara、Tendyne、Medtronic Intrepid、Caisson、Highlife、Millipede 以及国产的 Mi-thos。

TMVR 或者 TMVr 的手术路径一般选择经股静脉或者经心尖入路。经股静脉穿刺的路径创伤较小，但需要穿刺房间隔，路径长而曲折，操作难度相对较大，手术结束会遗留医源性房间隔缺损。经心尖路径需要胸部小切口，创伤相对较大，但操作路径短而直，易于操控。

1. 术前评估与准备

TMVR 或者 TMVr 的麻醉方式一般选择全身麻醉。术前评估的要点包括影像学和实验室检查、患者风险分层以及术前器官功能。术前需要 CT 和超声心动图仔细评估瓣膜及周围解剖结构，以判断是否存在经导管手术的禁忌证；术前冠状动脉造影决定是否需要在术前或者手术同期进行冠状动脉支架置入。

2. 术中管理

术中常规备好体外除颤电极、正性肌力药、血管活性药和抗心律失常药，建议进行有创动脉压和中心静脉压监测，心内操作时维持 ACT 在 250～300 s，球扩瓣膜在释放时需要快速心室起搏 150～180 次/min。手术需要在 TEE 指导下操作，TEE 的作用包括术中协助定位以及评价手术效果、瓣叶活动度、压差、瓣膜及瓣周反流、左室流出道梗阻情况以及有无心包积液等。

3. 术后管理与镇痛

不同于传统大剂量阿片类药物的麻醉，基于快速康复的多模式镇痛方案更适用于现代心脏手术（包括经导管心脏手术）的围手术期疼痛管理。

术后 24～48 h 使用强效阿片类药物进行患者自控静脉镇痛（patient-controlled intravenous analgesia，PCIA）是术后早期镇痛的主要方式。PCIA 结合了基础药物连续输注和患者自控给药，可最大限度地减少用药过量的风险并最大限度地增强患者对疼痛的"控制"感。对于没有禁忌证的患者，静脉使用非甾体类抗炎药或者对乙酰氨基酚可减少阿片类药物用量，改善镇痛质量。一旦患者恢复口服进食，即可逐渐过渡到口服药物镇痛。

心脏手术后胸段硬膜外镇痛可减少室上性心律失常和术后肺部并发症发生。但考虑到肝素的使用与体外循环相关的凝血障碍，硬膜外镇痛在临床并不常用，取而代之的是超声引导下的椎旁神经阻滞、竖脊肌平面阻滞、前锯肌平面阻滞、肋间神经阻滞等区域阻滞方法，也有中心选择手术切口连续镇痛技术，区域阻滞技术有利于减少阿片类药物的用量，促进患者快速康复。

（五）典型病例

【病史简介】

患者，男性，87 岁，因"反复胸闷 1 年余，加重 2 个月"入院。患者 1 年多前反复出现胸闷不适，伴气急，轻微活动即出现症状，休息后可缓解，伴有夜间阵发性呼吸困难。就诊于当地医院，予以抗血小板、利尿、平喘等对症处理后稍好转。2 个月前再次因胸闷、气促就诊，行超声心动图检查示主动脉瓣重度狭窄、中度反流；左心室稍增大伴室间隔增厚，左心室射血分数 60%。

既往史：高血压 20 余年，曾口服替米沙坦治疗，目前患者血压偏低，未口服降压药物。否认糖尿病等其他病史。

体格检查：体温 36.6℃，脉搏 88 次/min，呼吸 18 次/min，血压 131/60 mmHg。神志清晰，精神尚可，心率 88 次/min，律齐。主动脉瓣听诊区可闻及 3/6 级收缩期喷射样杂音，第二心音分裂。

实验室检查：①肝肾功能：尿素氮 8.9 mmol/L，肌酐 149 μmol/L，eGFR 39 mL/(min·1.73m^2)，尿酸 632 μmol/L，葡萄糖 6.2 mmol/L，钠 137 mmol/L。②血常规：红细胞计数 4.12×10^{12}/L，血红蛋白 134 g/L，红细胞压积 37.2%，血小板计数 218×10^9/L，白细胞计数 6.66×10^9/L。③心肌酶：心肌肌钙蛋白 T 0.039 ng/L。④氨基末端利钠肽前体 6 305 pg/mL。

辅助检查：超声心动图发现：①左心房增大（45 mm×51 mm），左心室不大，左室壁增厚（室间隔 15 mm，左室后壁 13 mm），静息状态下左室前壁侧壁及部分后壁收缩活动减弱。②主动脉瓣瓣膜增厚，开放受限，连续多普勒估测最大跨瓣压差为 75 mmHg，彩色多普勒示中度主动脉瓣反流。③二尖瓣稍增厚，前叶开放呈轻度圆隆状，二维估测瓣口面积为 3.0 cm^2，彩色多普勒测及中度二尖瓣反流。

术前诊断：主动脉瓣重度狭窄，中度反流。

拟行手术：经导管主动脉瓣置换术。

【围手术期管理】

1. 术前评估与准备

患者高龄，营养状况及精神尚可，轻微活动即出现胸闷气急症状，伴有夜间阵发性呼吸困难，NYHA 心功能分级评为 Ⅲ ~ Ⅳ 级，考虑到手术难度及患者耐受性，计划选择气管插管全身麻醉；术中应注意维持心脏功能；患者肌酐轻度升高，围手术期应进行适当水化治疗，避免使用人工胶体液，尽量避免低血压并减少造影剂使用；常规备好体外循环及各种抢救设备。

2. 术中管理

1）入室情况　患者入手术室转移至手术床后，予面罩吸氧，心电图、脉搏氧饱和度监测。随后患者咳嗽，咳白色泡沫痰，将手术床摇至头高位 45°，患者此时心率 95 次/min，指脉搏氧饱和度 98%，开放外周静脉。患者开始出现烦躁，心率 140 次/min，脉搏氧饱和度降低至 92% ~ 94%。将患者置于端坐体位，面罩加压吸氧，并经外周静脉注射吗啡 3 mg，呋塞米 20 mg。20 min 后患者情况好转，渐可平卧。

2）麻醉方案　麻醉诱导采用依托咪酯 15 mg，丙泊酚血浆分级靶控输注，靶浓度 1.5 μg/mL 开始，逐渐增大到 2.5 μg/mL，舒芬太尼 20 μg，罗库溴铵 50 mg，利多卡因 50 mg，同时泵注去甲肾上腺素 0.02 ~ 0.05 μg/(kg·min)，诱导期间血流动力学平稳。

3）术中经过　诱导后经左侧锁骨下静脉放置临时起搏导线，手术医生穿刺双侧股动脉，一侧放入造影导管，另一侧放置瓣膜输送鞘管，在诱导室速（180 次/min）下进行球囊扩张扩开狭窄的主动脉瓣，释放支架瓣膜于主动脉瓣环位置（**图 5-7-3**）。手术时间为 75min，术中输晶体液 800 mL，出血量约 50 mL，尿量 200 mL。

3. 术后转归

术后 30 min 在手术室内拔除患者的气管导管，改为面罩吸氧；将患者送至 ICU 观察一晚，术后第 2 d 转普通病房；患者术后第 6 d 出院。

【病例分析】

接受 TAVR 手术的患者多为高龄、高危、不能耐受开胸及体外循环的心脏瓣膜病变患者。病变以重度主动脉瓣狭窄居多，其次为重度主动脉瓣关闭不全，或者二者均有。麻醉方法应视患者术前的一般状况、心脏功能、操作路径、个体紧张程度等情况选择。心脏功能较好，经股动脉路径、手术条件良好者，可选用局部麻醉＋镇静；否则，选用全身麻醉更为安全。此病例在麻醉诱导前出现急性心衰的表现，可能由于患者紧张焦虑、心率加快所致。通过坐位减少回心血量、吸氧、镇静、利尿等措施，使患者转危为安。因此，建议对所有患者在术前均要进行充分评估，并做好各种应急处理措施，及时应对如心衰、恶性心律失常、低血压、大出血、改为开放手术等情况。

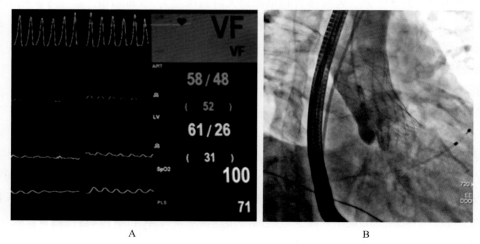

图 5-7-3　起搏器诱导室速进行球囊扩张时的生命体征（A）
及支架瓣膜释放后的 X 线图像（B）

三、主动脉疾病

主动脉的常见疾病包括：①先天性主动脉疾病，如主动脉缩窄；②获得性主动脉疾病，如主动脉瘤、主动脉夹层；③其他获得性主动脉疾病，如大动脉炎、创伤性主动脉病变等。其中主动脉瘤和主动脉夹层是老年患者最常见的主动脉疾病。

健康成人的主动脉直径通常不超过 40 mm，向下游逐渐变细。通常情况下，年龄每增加 10 年，男性的主动脉直径扩张 0.9 mm，女性的主动脉直径扩张 0.7 mm。这种缓慢渐进性的主动脉扩张被认为是老龄化的结果，与更高的胶原纤维/弹性纤维比、主动脉硬度增加、脉压增大有关。此外，随着年龄增长，高血压与动脉粥样硬化的发生率增高，吸烟年限增加可进一步增加主动脉瘤的发病率。

（一）老年患者主动脉瘤及主动脉夹层的特点

主动脉瘤实际上是一种因动脉血管壁退化变性而导致的动脉扩张性疾病。当主动脉病理性扩张超过正常血管直径的50%时，称之为主动脉瘤。主动脉瘤分为真性主动脉瘤和假性主动脉瘤。真性动脉瘤血管变宽，涉及血管壁的三层结构。假性动脉瘤是动脉局部破裂，由血块或邻近组织构成假性血管壁而形成。主动脉瘤的致病因素复杂，与高龄、吸烟、肥胖、高血压、家族史等因素有关，与动脉粥样硬化关系最为密切。

动脉硬化性动脉瘤多位于胸降主动脉和升主动脉。主要病理改变是动脉壁中层弹力纤维变性、断裂或坏死，丧失弹性，导致局部脆弱。由于主动脉内高压血流的冲击，使动脉局部向外膨出扩大，形成动脉瘤。动脉硬化性动脉瘤外形多不规则，瘤壁厚、可有钙化，腔内多有血栓，有时栓子脱落并发动脉栓塞，动脉外壁与周围组织粘连较轻。

动脉瘤若位于主动脉根部，因主动脉窦及主动脉瓣环扩大，可引起冠状动脉开口上移和主动脉瓣关闭不全，后者导致左心容量增加、左心室扩大和心肌肥厚。当动脉瘤逐渐扩大，压迫周围组织或器官时，会产生持续性疼痛，或引起受压器官功能失常。瘤体继续扩大，可在瘤壁薄弱部位穿破，发生大出血而死亡。在主动脉管壁病理性薄弱部位和应力最强部位，容易发生主动脉内膜撕裂，主动脉腔内高压力的血液从内膜撕裂处进入主动脉中膜，使中膜分离，沿主动脉长轴方向扩展形成主动脉壁的真假两腔分离状态，形成主动脉夹层。

主动脉夹层内膜破口最常位于主动脉瓣上2～3 cm的升主动脉或降主动脉峡部，夹层血肿形成后，局部明显增大，呈梭状或囊状，可向近心端和（或）远心端扩展。夹层向近心端扩展时，可引起主动脉瓣膜水肿、增厚、撕裂、移位和瓣环扩大，导致急性主动脉瓣关闭不全；亦可引起冠状动脉开口狭窄或闭塞，导致冠状动脉供血不足，甚至心肌梗死。主动脉夹层向远心端扩展时，可波及主动脉弓部的头臂动脉、左颈总动脉和左锁骨下动脉，引起脑部和（或）上肢供血不足，甚至出现偏瘫或昏迷。降主动脉夹层向远端扩展时，可累及腹主动脉及其分支，甚至髂总动脉，引起相关内脏（肝、胃、肠或肾等）及下肢缺血症状。其扩展范围取决于主动脉壁的基础病变轻重、血压高低、破口大小及血流冲击量多少等。部分严重患者可发生主动脉外膜破裂，使大量血液流入心包腔、纵隔、胸腔或腹膜后间隙，如不及时发现并有效救治，常迅即死亡。

（二）老年患者主动脉瘤及主动脉夹层的手术方式简介

对已发生破裂的主动脉瘤或主动脉夹层，或已发生器官灌注障碍者，应急诊尽快行外科治疗。对未破裂的主动脉瘤，如患者出现腹痛、腰背痛等症状，则具有手术干预的指征。对未破裂且无症状的主动脉瘤，如直径增大至一定程度或增长速率较快，破裂风险增加，则亦具有外科干预的指征。主动脉瘤的手术方式包括开放手术、杂交手术及全腔内修复术。开放手术即开胸或开腹动脉瘤切除、人工血管置换术，具体包括主动脉根部重建术、主动脉弓部重建术和胸主动脉置换术等。

1. 主动脉根部重建术

主动脉瘤或主动脉夹层若累及主动脉根部，其病变往往涉及冠状动脉、主动脉瓣和主动脉窦部等重要解剖结构。外科处理主动脉根部病变的基本原则是尽可能彻底切除撕裂的内膜、纠正主动脉瓣关闭不全及保护冠状动脉开口。

2. 主动脉弓部重建术

在国内对累及弓部的主动脉病变最具有代表性的治疗术式为深低温停循环下全主动脉弓替换加支架象鼻手术（即孙氏手术）。对夹层累及头臂干、原发破口位于主动脉弓或近端胸降主动脉、主动脉弓部或其远端瘤样扩张、升主动脉替换术后远端残余夹层以及合并马方综合征等遗传性结缔组织病的患者，孙氏手术都可作为最优的选择。但高龄患者如果术前存在较多的合并症，主动脉弓部无破口，也可选择行升主动脉替换加部分主动脉弓替换术，但仍推荐远端开放吻合技术作为辅助。

3. 胸主动脉置换术

胸降主动脉瘤常伴发动脉粥样硬化，是老年患者最易发生的动脉瘤。开放式胸降主动脉置换术需要长时间阻断血流，即使进行左心转流、腰大池脑脊液引流等措施，主要脏器缺血的发生率依然较高。老年患者器官功能代偿能力下降，又常伴有心、肺、肝、肾等基础疾病，通常无法耐受此种手术。因此，1990 年 Parodi 首先开展了腔内隔绝术，老年胸降主动脉置换术逐渐被腔内修复术所取代。

4. 杂交手术

杂交手术将外科开放手术与微创腔内修复技术相融合，即通过外科手段获得确切安全的锚定区，又借助腔内修复技术大幅度减小手术创伤或缩短手术时间。主动脉瘤杂交手术的主要方法为主动脉弓部去分支手术（Debranch 手术），可同期处理主动脉根部和弓部病变，又避免了低温停循环，缩短手术时间，减少手术创伤。术前合并症多的老年患者以及不能耐受低温停循环开放手术的急性 Stanford A 型主动脉夹层患者可考虑行杂交手术，但术后 30 d 病死率、支架内漏、脑血管事件发生率均略高于支架象鼻手术，其远期预后有待进一步随访。

主动脉弓杂交手术的术式可分为 4 型（**图 5-7-4**）。Hybrid I 型为开胸非体外循环下行升主

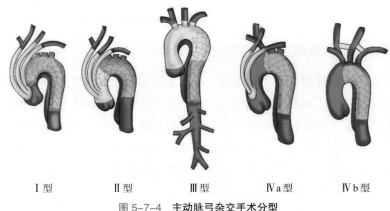

I 型   II 型   III 型   IVa 型   IVb 型

图 5-7-4　主动脉弓杂交手术分型

老年患者精确麻醉

动脉-头臂动脉搭桥，结合主动脉全弓覆膜支架腔内修复术。此法可避免体外循环，避免弓部吻合和低温停循环，但存在手术纠治不彻底的可能。Hybrid Ⅱ型为开胸体外循环下，升主动脉置换（处理或不处理主动脉根部）并头臂动脉去分支，结合主动脉全弓覆膜支架腔内修复术。此法需要在体外循环下进行，可同时处理主动脉瓣和升主动脉，并避免弓部吻合和低温停循环，手术纠治相对彻底。Hybrid Ⅲ型为开胸深低温停循环下行升主动脉（处理或不处理主动脉根部）和主动脉弓置换，置入或不置入硬象鼻或软象鼻，再借助导丝导管技术评估或修复常规开放手术无法处理的降主动脉和远端病变。Hybrid Ⅳ型为非体外循环下开胸行升主动脉-弓上一支或两支动脉人工血管旁路（Ⅳa型），或不开胸行颈部血管人工血管旁路（Ⅳb型），结合部分主动脉弓覆膜支架腔内修复术。

5. 全腔内修复术

胸主动脉腔内修复术（thoracic endovascular aortic repair，TEVAR）是一种治疗胸主动脉瘤的方法，通过动脉穿刺或小切口，在主动脉内植入覆膜支架，隔绝瘤腔并于原位重建血流通路。行全腔内修复术前所有患者都需要行胸部增强 CT 和胸主动脉造影术来评估瘤体大小，评估瘤体近端和远端颈部情况，颈部长度至少需要 1.5 cm，才能保证大多数支架的安全锚定。为了减少截瘫等并发症的发生率，应尽可能保持支架总长度最短。近年来，带侧孔的主动脉覆膜支架也取得了显著的进展。全腔内修复术在稳定的胸主动脉瘤中应用较多，也有用于 Stanford A 型主动脉夹层的报道，但由于存在诸多技术难度和缺陷，不推荐常规应用于主动脉夹层的治疗，仅在完全不适合或不能耐受外科或杂交手术的患者中，如存在高龄（> 70 岁）、ASA 分级 ≥ Ⅳ级、心功能分级（NYHA 分级）≥ Ⅲ级、重要脏器功能障碍等，为挽救患者生命时可考虑使用此技术。

（三）老年患者行主动脉瘤及主动脉夹层手术的麻醉管理

1. 术前评估与准备

老年主动脉瘤患者的术前评估，除了一般原则外，着重要对"老年患者"和"主动脉瘤"这两个关键点进行评估。

老年患者身体机能有不同程度的下降，器官储备功能个体差异很大。年龄相关疾病对器官的影响常常难以与疾病过程本身区分，这对术前评估提出了一定的挑战。在术前访视阶段，首先需要准确估计各个器官系统的储备功能，区分年龄和疾病进程对器官功能的影响，以确定个体的基线健康状况。其次明确患者并存疾病的优化程度，同时进行手术风险评估。最后根据信息制订围手术期管理计划，为患者提供个体化管理，将发病率和死亡率的风险降至最低。

主动脉瘤围手术期发病率和死亡率增加的主要原因包括脑梗死、心肌缺血、呼吸衰竭和肾功能衰竭。因此，对主动脉瘤患者，术前需要着重评估神经系统、冠状动脉系统、呼吸系统、泌尿系统功能。有脑卒中或短暂性脑缺血发作史的患者，建议术前行颈动脉超声及头臂、颅内动脉血管造影术，若患者合并单侧或双侧颈动脉严重狭窄，择期手术前应考虑进行颈动脉手术干预。术前合并缺血性心脏病的患者，可考虑术前行经皮冠状动脉介入治疗或冠状动脉旁路移植术。对心力衰竭或严重主动脉瓣关闭不全的患者，建议调整用药，控制前、后负荷。吸烟及合并慢性阻塞性肺病是主动脉瘤术后呼吸衰竭的重要预测因子，术前行肺功能检查和动脉血气分析有利于明确诊断；可逆性气道阻塞和肺部感染者应使用支气管扩张药、抗生素及胸部理疗；强制性戒烟有利于减少术后肺部并发症。术前存在的肾功能不全是术后发生急性肾衰竭最重要的预测因子，对此类患者应加强术前补液管理，防止围手术期低血容量、低血压和低心输出量的发生，并避免使用肾毒性药物，以降低术后肾衰竭的发病率。

疼痛是主动脉夹层患者最为普遍的主诉，常为"撕裂样"或"刀割样"持续性难以忍受的锐痛。疼痛的部位和性质可提示夹层破口的部位及进展情况。若主动脉瘤患者出现剧烈胸背部疼痛，应怀疑出现主动脉夹层可能。主动脉夹层患者出现迁移性疼痛则提示夹层进展；出现下肢疼痛，提示夹层可能累及髂动脉或股动脉。

主动脉夹层累及不同部位可产生相应症状。主动脉夹层导致主动脉根部扩张、主动脉瓣对合不良等可引起主动脉瓣关闭不全，重者可出现心力衰竭甚至心源性休克；夹层累及冠状动脉开口可导致急性心肌梗死、心功能衰竭或恶性心律失常；夹层假腔渗漏或夹层破入心包可引起心包积液或心包压塞；夹层累及无名动脉或左颈总动脉可导致中枢神经系统症状，出现晕厥或意识障碍；夹层影响脊髓动脉灌注时，可导致脊髓局部缺血或坏死，下肢轻瘫或截瘫；夹层累及一侧或双侧肾动脉可有血尿、无尿、严重高血压等症状，甚至引起肾功能衰竭；夹层累及腹腔干、肠系膜上及肠系膜下动脉时可引起胃肠道缺血表现；夹层累及下肢动脉时可出现急性下肢缺血症状，如疼痛、无脉甚至坏死。由于主动脉夹层病情变化迅速，在术前应通过症状、体征、实验室检查与辅助检查等手段，多次快速地对患者进行评估，以实时掌握患者病情进展情况。

稳定的主动脉瘤患者可按常规择期手术进行术前准备。主动脉夹层患者术前准备的原则为：有效镇痛，控制心率和血压，减轻主动脉剪切应力，降低主动脉破裂的风险。阿片类药物镇痛效果好，能降低交感神经兴奋性，可辅助控制心率和血压，是推荐使用的镇痛药物。主动脉剪切应力受心室内压力变化率（dp/dt）和血压的影响。β 受体阻滞剂、钙通道阻滞剂等均可应用于此类患者，但应注意保持最低有效终末器官灌注。

2. 麻醉方式的选择和术中管理

无论是开放手术、杂交手术还是全腔内修复术，老年患者主动脉瘤手术的麻醉管理目标均为维持血流动力学稳定，避免增加动脉瘤或夹层进展、破裂风险的任何因素，以及维护重要脏器功能（表 5-7-9 和表 5-7-10）。

表 5-7-9　主动脉杂交手术麻醉方案

项目	麻醉方案
麻醉诱导	优选依托咪酯或丙泊酚、芬太尼类、罗库溴铵或顺式阿曲库铵，也可根据患者情况和中心经验选用其他药物。
	诱导插管过程需要严格控制患者的血压，避免高血压的同时也需要避免血压的剧烈波动。
	部分患者可能存在心包积血，可适当使用正性肌力药物与血管活性药物，以免出现循环衰竭。若出现心脏压塞，需立即进行心包穿刺引流。
	通常选择静吸复合麻醉，可选药物包括丙泊酚、七氟醚或地氟醚、瑞芬太尼/舒芬太尼/芬太尼、右美托咪定等。

老年患者精确麻醉

项目	麻醉方案
	采取适宜的血液保护措施，如术前自体血液分离与回输、术中自体血回收等技术，有助于减少手术出血量及输血量。
	避免使用人工胶体液与肾毒性药物，采用预防性水化方案预防造影剂肾病。
麻醉维持	Hybrid Ⅲ型Debranch手术需要深低温停循环，注意脑保护。
	非体外循环下升主动脉-弓上血管搭桥，头臂干、左颈内动脉阻断吻合阶段，建议将血压维持在外科可接受的正常值高限，避免出现低血压。
	在支架释放期间使用药物进行控制性降压，将平均动脉压降至60 mmHg左右。
	使用多模式镇痛方案，确保术后镇痛的有效性及安全性。
苏醒管理	可使用地塞米松0.1 mg/kg、帕洛诺司琼0.25 mg或昂丹司琼0.1 mg/kg，预防术后恶心、呕吐。
	采用快通道麻醉管理策略，尽早苏醒，以早期评估中枢神经功能状况。

表 5-7-10　老年患者行主动脉手术的麻醉管理要点

阶段	管理要点
	神经系统：脑卒中或短暂性脑缺血发作史、颈动脉狭窄
	心血管系统：缺血性心脏病、瓣膜关闭不全、心包积液
术前评估	呼吸系统：治疗可逆性气道阻塞、肺部感染，强制性戒烟
	泌尿系统：肾功能评估
	主动脉夹层征象与疾病进展
麻醉方式选择	全身麻醉
	建议施行快通道麻醉策略
	监测：充足的静脉通路、上下肢有创动脉监测、TEE、核心体温监测、脑电图与脑氧饱和度监测
	血压控制：诱导阶段、支架释放期间
术中管理	脑保护：深低温停循环、脑灌注、药物治疗
	肾保护：足够的容量负荷、部分体外循环、肾脏灌注
	脊髓保护：脊髓功能监测、脑脊液引流、快通道麻醉
	血液保护：术前血液稀释、术中自体血回收
术后管理	肺保护性通气策略、维持有效循环血量及灌注压，避免使用肾毒性药物、多模式镇痛，尽早平稳苏醒

1）开放手术　主动脉瘤开放手术与杂交手术均需在全身麻醉体外循环下进行，对主动脉弓动脉瘤进行手术是最为复杂的手术，涉及弓部血管、头臂干、左颈总动脉与左锁骨下动脉，需要经历深低温停循环、脑灌注等过程。

开放手术出血量大，术前必须建立充足的静脉通路，行动脉穿刺监测有创动脉压。升主动脉、主动脉弓病变可能影响头臂干与左锁骨下动脉，因此除桡动脉置管外，通常需要下肢动脉置管同步压力监测。TEE可评估心包积液、心室功能、室壁运动、瓣膜病变、主动脉夹层破口位置、冠状动脉血流等，在手术中具有重要的作用。术中需要常规监测核心体温与外周体温，一般为鼻咽温与膀胱温，这在深低温停循环过程中尤为重要。脑电图与脑氧饱和度监测可用于评估脑保护的有效性与脑灌注的充分性；体感诱发电位可评估后脊髓功能，运动诱发电位可以监测前脊髓功能。

诱导前控制血压和心肌收缩力对防止夹层范围扩大或破裂十分重要。有部分患者可能存在心包积血，必须进行血流动力学支持，以避免心包填塞造成的循环衰竭。

诱导插管过程需要严格控制患者的血压和心肌收缩力，避免高血压的同时也需要避免血压的剧烈波动。若为急诊手术，应注意患者存在饱胃可能。胸骨正中切开升主动脉与主动脉弓病变患者不需要进行肺隔离。若为降主动脉病变行侧进胸降主动脉置换术，则必须进行肺隔离。由于动脉瘤可能压迫气管和左主支气管，因此术前必须仔细评估，如果预计左侧双腔管到位成功率低，应备好支气管阻塞导管或右侧双腔支气管导管。麻醉维持可根据麻醉医生的经验用药，辅以血管活性药物、负性或正性肌力药物控制血压和心肌收缩力。

大多数累及主动脉弓的动脉瘤需要低温体外循环。采取适宜的血液保护措施，如术前自体血液分离与回输、术中自体血回收等技术，有助于减少手术出血量及输血量。此类患者术后通常带气管导管转入ICU，镇静、镇痛下行机械通气维持，待外科情况稳定后再考虑拔除气管导管。

降主动脉手术通常不需要常规进行体外循环。术中需注意保护肾功能并行脑脊液引流进行脊髓保护。部分体外循环技术有助于远端灌注，心脏自身泵血灌注头部和上肢，而体外转流灌注下半身。静脉可引流自股静脉（股-股转流体外循环）、肺静脉或左心房（左心转流），并通过股动脉回流。通过控制心脏充盈程度、泵流量与使用血管活性药物，可调节机体远端和近端灌注压力。主动脉阻断时可使用血管扩张剂控制血压，避免出现急性高血压与左心衰，体外循环或左心转流可减弱这种剧烈的血流动力学波动。阻断期间应常规监测尿量与血气分析，及时发现代谢性酸中毒（提示内脏缺血与肾缺血），并尽可能缩短阻断时间。主动脉开放后低血容量、酸中毒、血管活性因子大量释放等可导致血压骤降与心肌抑制，因此在开放前就需确保足够的容量状态，纠正酸中毒，维持血压，并按需使用血管活性药物。

2）杂交手术　杂交手术的麻醉管理结合了开放手术与全腔内修复术的要点，但更接近于开放手术。杂交手术更多用于术前合并症多的老年患者及不能耐受低温停循环开放手术的患者，因此术前需要更加仔细地评估患者情况，并与外科医生沟通，充分了解手术方式。根据手术方式及术前双侧肢体压力决定有创血压监测部位，建议进行术中脑电图与脑氧饱和度监测。术中监测内环境及尿量，以早期发现内脏缺血。建议实行快通道麻醉策略，使患者尽早苏醒，以早期评估中枢神经功能状况。

3）全腔内修复术　几乎所有的胸主动脉瘤腔内修复术都在全身麻醉下进行。术前须常规放置动脉导管以进行有创动脉压力监测，通常选择右侧桡动脉，因外科医生可能需要使用左侧肱动脉作为手术通路。中心静脉导管并非必选，但考虑血管活性药物的使用、水化及应对可能的主动脉突然破裂，仍建议留置中心静脉通路。麻醉、肌松与镇痛药物的选择可根据个人经验，但全腔内修复术患者通常在手术室内拔管，且对镇痛与肌松的要求不高，因此建议选择短效阿片类药物与神经肌肉阻滞剂。

主动脉支架置放期间，主动脉暂时闭塞，可引起血压的快速上升，导致支架移位。因此，建议在支架释放期间使用药物进行控制性降压，越是近端血管，对血压控制的要求越高。新一代支架采用温度或机械控制技术，能够快速释放，对血流动力学影响小，对血压控制的要求也较低，但仍建议使用控制性降压技术以尽量减少支架移位的可能。

全腔内修复术患者术中需使用大量造影剂，为减少造影剂肾病的发病率，建议采用预防性水化方案。目前预防造影剂肾病的最佳水化方案并没有定论，大多数学者建议从使用造影剂前 4 h 至使用后 24 h，使用 0.45% 或 0.9% 氯化钠溶液 100 mL/h 以上。使用碳酸氢钠注射液碱化尿液是否有效目前尚存争议。

3. 术中器官保护

主动脉瘤围手术期常见并发症包括出血、脑卒中、脊髓功能损伤、肾功能不全、肺损伤、心肌梗死等，因此围手术期管理过程中的器官保护尤为重要。

1）脑保护　脑是最容易受缺血-再灌注影响的器官，在主动脉瘤术中，维持适当的灌注压、灌流量是维护脑功能的重要基础。常用脑保护措施包括深低温停循环、低温、选择性脑灌注等。低温是停循环期间脑保护的关键措施，能够降低脑代谢率，减少氧需求和毒性代谢产物的产生，使脑对缺血的耐受时间延长。早年主动脉弓手术均采用 18℃ 作为目标温度，但过低的温度不仅延长了手术时间，还会带来严重的缺血再灌注损伤、凝血功能损害、输血量增加、肺损伤等并发症。近年来提倡中低温停循环（moderate hypothermia circulation arrest，MHCA）的方法，即在停循环时全身温度保持在 21～25℃，不但缩短降温和复温时间，而且减轻过低温对机体的损害，并能对脑和重要脏器提供同等的保护效果。在术中至少监测两个不同部位的温度，以估测脑部或中心体温（如鼻咽）和内脏体温（如膀胱或直肠），同时行脑电图和脑氧饱和度监测。建议术中采用 α 稳态血气管理模式，低温后缓慢复温非常重要，体外热交换器的温差（水箱温度和血液温度的差）不应超过 10℃，鼻咽温和膀胱温差值一般不超过 5℃，避免脑部过热（避免鼻咽温度 > 37.5℃），头部冰帽的移除不宜过早，建议在升温结束后移除。

停循环期间脑灌注也是脑保护的重要措施之一。逆行脑灌注是将体外循环的动脉管路与上腔静脉插管相连，血液由静脉逆行灌注入脑血管，通常需要维持中心静脉压在 20 mmHg 左右，此法相对简单，脑部降温均匀、可排出脑血管内的空气，但不符合生理状态且无法明确进入大脑的血流量。顺行脑灌注因符合生理状态、可利用脑血流自动调节功能，在目前临床中更为常用。一般选择右腋动脉插管，控制脑灌注流量 5～10 mL/(kg·min)、脑灌注压力 50～70 mmHg。单侧脑灌注和双侧脑灌注术后暂时性和永久性神经功能障碍的发生率无显著差异，且双侧脑灌注可增加术中脑空气栓塞的风险。但若不确定 willis 动脉环是否完整、脑灌注时左侧脑氧饱和度下降明显、高龄、右侧椎动脉狭窄、严重动脉硬化、有脑缺血病史者，均可选择双侧脑灌注。

药物治疗也是脑保护措施之一，硫喷妥钠、丙泊酚、糖皮质激素等可能有脑保护作用，但目前仍缺乏足够的证据。

2）肾脏保护　胸主动脉瘤修补术后发生肾衰竭的原因被认为是主动脉阻断期间血流中断导致的肾脏缺血，肾动脉栓塞可能也是原因之一。因此保持足够的容量负荷对肾脏保护很重要，部分体外循环有助于维持肾灌注，也可以在阻断期间使用冷晶体或冷的血液灌注肾脏，但缺乏改善预后的证据。

3）脊髓保护　主动脉瘤手术致脊髓损伤的发生率为2%～7%，主要表现为轻瘫或截瘫。重要的肋间动脉发自假腔、降主动脉支架过长是术后发生脊髓损伤最直接的危险因素。术前应与外科医生密切沟通，对脊髓损伤的高危患者，术前即可进行脑脊液穿刺置管测压引流，将脑脊液压力控制在10～15 mmHg以下，以改善脊髓灌注。术中进行脊髓功能监测，术后无特殊情况应使患者尽早苏醒并观察其下肢运动和感觉情况，有利于早期发现脊髓功能损伤，以便进行积极干预。术后若出现感觉或者肌力减退，应提高灌注压，尽早行脑脊液穿刺引流以改善预后。

4.术后管理与镇痛

开放式主动脉手术时间长、难度大、术中体外循环时间长，可能需要深低温停循环、主动脉阻断开放等操作，血流动力学波动大，术后并发症发生率高。术后早期并发症主要有呼吸系统并发症、急性肾功能衰竭、神经系统并发症、出血、脏器功能不全、感染等，急诊手术并发症发生率和死亡率更高。

因此，术后早期应采取肺保护性通气策略，保持适当的呼吸末正压，维持有效循环血量及灌注压，避免使用肾毒性药物，减少血制品的应用等均为减少术后并发症的有效措施。建议使用多模式镇痛，确保术后镇痛的有效性及安全性，使患者尽早平稳苏醒，以便观察脑功能及下肢运动情况。

（四）典型病例

【病史简介】

患者，男性，77岁，因"1个月前突发胸痛不适，近1个月反复胸背部痛"入院。患者于1个月前无明显诱因下突发胸背部疼痛，持续呈撕裂样，休息、改变体位无明显缓解，无明显胸闷气促，无咳嗽、咳痰，无腹胀、腹泻，入当地医院急诊，CT血管造影提示主动脉壁间血肿，左前降支中段中度狭窄，右冠状动脉中重度狭窄。予以降压、控制心率、镇痛等对症支持治疗。复查CT血管造影提示B型主动脉夹层，心包积液。肝肾功能无特殊。

既往史：冠心病、高血压史多年，血压最高为180/100 mmHg，不规则服用降压药物，血压随访不详。否认糖尿病等其他病史。髂动脉瘤行腔内修复术后五年。

体格检查：体温37.0℃，脉搏65次/min，呼吸12次/min，血压142/85 mmHg。神志清晰，精神尚可，心率65次/min，律齐，未及杂音。

实验室检查：① 肝肾功能：尿素氮4.1 mmol/L，肌酐85 μmol/L，估算肾小球滤过率76 mL/（min·1.73 m²），尿酸166 μmol/L，葡萄糖4.3 mmol/L，血钠138 mmol/L。② 血常规：红细胞计数4.13×10^{12}/L，血红蛋白127 g/L，红细胞压积39.5%，血小板计数181×10^9/L，白细胞计数5.43×10^9/L。③ 心肌酶：心肌肌钙蛋白T 0.017 ng/L。④ 氨基末端利钠肽前体255 pg/mL。

辅助检查：心电图示窦性心动过缓、一度房室传导阻滞、T波改变（T波在V_5、V_6导联低平）；胸腹部CT示主动脉弓距左锁骨下动脉约10 mm处见内膜片形成，假腔内强化程度低，腹腔干、肠系膜上动脉、左肾动脉发自真腔，右肾动脉发自假腔，腹主动脉远端及双侧髂总动脉内见支架影，右髂内动脉闭塞，主动脉管壁散在斑点钙化影，局部管腔轻度狭窄，心包内较多积液，两肺下叶部分实变。主动脉夹层（Stanford B 型）；主动脉散在钙化斑块伴局部管腔轻度狭窄；心包积液。

术前诊断：主动脉夹层（Stanford B 型），冠心病，高血压病，髂动脉瘤腔内修复术后。

拟行手术：胸主动脉腔内修复术＋左颈总动脉-左锁骨下动脉旁路术。

【围手术期管理】

1. 术前评估与准备

患者主动脉夹层病程已 1 个月，目前存在心包积液，心功能 Ⅲ 级，血压控制不佳。总体并发症发生率高，开放手术耐受性差。入院后予以心电监护，开放静脉后滴定倍他乐克、乌拉地尔控制心率和血压，舒芬太尼 PCIA 静脉镇痛泵缓解疼痛不适。

2. 术中管理

1）入室情况　患者入手术室后，面罩吸氧，心电监护。经右颈内静脉置入 8 F 双腔中心静脉导管，右桡动脉与左足背动脉穿刺置管监测有创动脉压。脑氧饱和度监测左侧 57%、右侧 58%，BIS 97。

2）麻醉方案　麻醉诱导采用丙泊酚血浆靶控输注，靶浓度 2 μg/mL，舒芬太尼 20 μg，罗库溴铵 80 mg，利多卡因 100 mg，诱导期间血流动力学平稳。诱导后持续脑氧饱和度、BIS 监测，使用短效麻醉镇痛药物维持麻醉。左颈总动脉-左锁骨下动脉旁路术期间维持正常偏高血压水平，支架置入释放期间控制性降压至平均动脉压为 60～70 mmHg。

3）术中经过　平卧位，麻醉满意后动脉造影示弓上三分支显影好，双侧椎动脉显影，左侧椎动脉优势型，升主动脉及主动脉瓣膜显影良好，降主动脉自左锁骨下动脉开口处瘤样扩张，近端破口距锁骨下动脉约 1.0 cm，近端破口位于降主动脉最大径约 3.6 cm，腹主动脉真腔狭小，腹腔干、肠系膜上动脉、左肾动脉起自真腔，右肾动脉起自假腔，右肾显影延迟。先行左颈总动脉-左锁骨下动脉旁路术，造影旁路血流通畅，吻合满意。导入人工血管内支架，定位于左颈总动脉开口远端释放，封堵左锁骨下动脉。再次造影支架形态好，无名动脉、左颈总动脉显影正常，无内漏。手术时间为 55 min，术中输晶体液 600 mL，出血量约 50 mL，尿量 150 mL。

3. 术后转归

患者术后带气管导管入 ICU，完善镇痛并使用血管活性药物控制血压。术后 3.5 h 患者苏醒，意识恢复，双下肢活动可，拔除气管导管，改为面罩吸氧，术后第 2 d 转普通病房；术后第 7 d 出院。

【病例分析】

此患者为 Standford B 型主动脉夹层的高龄患者，破口邻近左锁骨下动脉，合并高血压、冠心病多年。若行开放式胸主动脉置换术，手术创伤大，不利于恢复。选择 Hybrid Ⅳ b 型杂交手术，经颈部切口行左颈总动脉-左锁骨下动脉旁路术，之后经股动脉放置降主动脉支架，锚定在左锁骨下动脉，可以微创治疗主动脉病变，对高龄及有夹杂症的患者非常有利。术前需要评价椎动脉的情况，并在术中监测脑氧饱和度，以确保颈总动脉阻断期间脑氧供需平衡；术中保持血流动力学稳定，避免出现明显低血压；同时选择快通道麻醉，术后使患者尽早苏醒。

（任云　金琳　郭克芳）

第八节 老年胸科手术的精确麻醉管理

老年患者常见的胸科疾病主要为肺癌、食管癌、气管肿瘤及纵隔肿瘤。据 2012 年世界卫生组织统计，全球肺癌新发率为 182.5 万，占所有肿瘤的 13%；死亡人数为 159 万，占所有肿瘤的 19.4%。我国食管癌的发病率仅次于胃癌、肝癌及肺癌，位居第四位，且与年龄增长呈正相关。老年患者除了常见的胸科肿瘤疾病之外，其他疾病还包括肺大疱、胸壁肿瘤、支气管胸膜漏等。老年患者创伤性疾病较少见，大多数可保守治疗。

一、老年患者常见肺部疾病

（一）老年肺部疾病的特点

1. 肺部肿瘤

肺部肿瘤多数为恶性肿瘤，最常见的是肺癌。肉瘤及良性肿瘤较少见，肺部的转移瘤绝大多数为其他器官组织的恶性肿瘤经血液播散到肺部。环境污染、职业因素、遗传因素等都会导致肺癌的发生。长期大量吸烟是肺癌的重要致病因素。烟雾中含有大量的尼古丁及 3，4-苯并芘等多环芳羟化合物，在芳烃羟化酶的作用下转化为环氧化物，成为致癌物质，可与 DNA 结合，导致细胞的突变与恶性转化。另外，长期慢性肺部感染、慢性炎症反应可刺激支气管黏膜上皮细胞变性及恶变，导致肺癌。肺癌起源于支气管黏膜上皮，肿瘤可向支气管腔和（或）邻近的肺组织生长，并可通过淋巴、血液或经支气管转移扩散。常见的临床表现为刺激性咳嗽，极易被误认为伤风感冒。可有血痰，常为痰中带血丝或少量咳血。有的肿瘤较大，导致支气管不同程度阻塞，可出现胸闷、气短、发热、胸痛等症状。根据组织病理学，肺癌可分为鳞癌、小细胞癌、腺癌、大细胞癌、腺鳞癌、伴有多形性/肉瘤样/肉瘤成分的癌、类癌、唾液腺型癌和未分类癌。目前发病率最高的是腺癌，其次是鳞癌。2011 年，国际肺癌研究协会（International Association for the Study of Lung Cancer，IASLC）、美国胸科学会（American Thoracic Society，ATS）及欧洲呼吸学会（European Respiratory Society，ERS）联合制订了肺腺癌新的分类标准，并首次提出了分别适用于手术切除标本、小活检及细胞学的分类方法（表 5-8-1）。

肺神经内分泌肿瘤是一类相对少见的肿瘤，起源于肺的神经内分泌细胞。因其具有分泌功能，故可能有类癌综合征和库欣综合征表现。类癌综合征表现为腹泻、潮红、喘鸣和类癌心脏疾病，为肿瘤分泌 5-羟色胺、缓激肽、组胺及前列腺素所致。库欣综合征是肺神经内分泌肿瘤分泌促肾上腺皮质激素所致。此外，抗利尿激素分泌失调综合征也较常见，可致体内水潴留、稀释性低钠血症。

表 5-8-1　国际肺癌研究协会、美国胸科学会及欧洲呼吸学会手术切除标本肺腺癌分类

项目	内容
浸润前病变	① 非典型腺瘤样增生 ② 原位腺癌（原来≤3 cm 的细支气管肺泡癌） ③ 非黏液性 ④ 黏液性 ⑤ 黏液性/非黏液性混合型
微浸润性腺癌（≤3 cm，以贴壁生长为主且浸润灶≤5 mm）	① 非黏液性 ② 黏液性 ③ 黏液性/非黏液性混合型
浸润性腺癌	① 贴壁生长为主（原来的非黏液性细支气管肺泡癌，浸润灶＞5 mm） ② 腺泡样为主 ③ 乳头状为主 ④ 实性为主伴黏液产物 ⑤ 微乳头状为主
浸润性腺癌的变异型	① 浸润性黏液型腺癌（原来的黏液性细支气管肺泡癌） ② 胶样癌 ③ 胎儿型腺癌（低和高分化） ④ 肠型腺癌

2. 肺大疱

肺大疱一般继发于小支气管的炎性病变，如肺炎、肺结核或肺气肿，临床上常与肺气肿并存。老年患者的胸廓因肋骨、脊柱钙化而变硬，黏膜上皮及黏液腺退化，管腔扩张，肺泡壁变薄，泡腔扩大，残气量增多。此外，患者常合并慢性支气管炎、慢性阻塞性肺病、哮喘等疾病，慢性炎症可导致小支气管水肿、狭窄，造成管腔部分阻塞，产生活门作用，使空气进入肺泡而不易排出，导致肺泡压力升高。炎症使肺组织破坏，肺泡间隔逐渐因泡内压力升高而破裂，肺泡互相融合形成大的含气囊腔，导致肺大疱产生。肺大疱体积小时，患者可无症状；肺大疱体积大或多发性肺大疱时，患者可有胸闷、气短等症状。当患者突然出现气急、咳嗽、呼吸困难，或有心绞痛形式的胸痛，此时应高度怀疑肺大疱破裂可能。

3. 其他疾病

老年胸壁手术包括胸壁畸形（漏斗胸、鸡胸等）、感染、肿瘤、创伤等手术，小的胸壁肿瘤手术可在局部麻醉下完成。较大手术如肋软骨肿瘤手术，由于存在病变可能或需要进入胸腔操作，需要在全身麻醉下完成。支气管胸膜漏是支气管与胸膜腔之间发生异常沟通，常见原因包括：① 肺脓肿、肺大疱等肺实质破裂入胸膜腔；② 支气管肺癌侵蚀支气管；③ 肺切除后支气管残端裂开。肺减容术是患者肺功能重度减退，活动能力明显受限，内科保守治疗无效时，作为肺移植的过渡阶段或作为肺移植的替代治疗方法。

（二）老年患者常见肺部手术简介

1. 肺切除手术

老年患者最常见的肺切除手术为肺癌根治术。手术方式包括开胸手术、胸腔镜手术及达芬奇机器人辅助手术。肺癌根治术的原则为彻底切除肺原发灶和胸腔内有可能转移的淋巴结，且尽可能多地保留正常肺组织。通常，非小细胞肺癌 T1 期或 T2N0M0 期以根治性手术治疗为主；而 Ⅱ 期和 Ⅲ 期患者应加做术前/术后化疗、放疗等综合治疗，以提高疗效。小细胞肺癌通常在早期阶段就已经发生远处转移，手术很难治愈，以化疗和放疗为主，可采用先化疗后手术，先化疗、放疗再手术等治疗方式。肺切除的范围取决于病变的大小和部位。对周围型肺癌，一般实施解剖性肺叶切除术；对中心型肺癌，一般施行肺叶或一侧全肺切除术。有些患者的癌变位于单一肺叶内，但已局部侵犯主支气管或中间支气管，为了保留正常的邻近肺叶，避免一侧全肺切除术，可以切除病变的肺叶及一段受累的支气管，再吻合支气管上下断端，临床上称为支气管袖状肺叶切除术。如果相伴动脉局部受侵犯，也可同时做部分切除，断端吻合，称之为支气管袖状肺动脉袖状肺叶切除术。老年患者术前合并症较多，心肺储备功能较差，术后容易出现肺功能不全、肺部感染及心脏相关并发症，目前心肺储备功能良好的高龄患者可按照肿瘤大小及肺癌分期和 TNM（tumor node metastasis）分类选择手术方式；对心肺储备功能差的高龄患者推荐亚肺叶切除或肺楔形切除。

2. 肺大疱切除术

因组织发育不良形成的肺大疱适宜外科治疗，对慢性阻塞性肺病导致的肺大疱应严格掌握手术指征。老年患者的肺大疱常继发于慢性阻塞性肺病。通过切除极度膨胀的已经气化了的肺组织，可以减轻肺病变组织对正常组织的压迫，减少肺容积，重建小气道弹力，降低呼吸道阻力，恢复横膈运动功能，改善通气/血流比，增加静脉回流，从而改善呼吸和右心室功能，提高患者的生活质量。此类患者常合并多年的哮喘、慢性支气管炎、肺气肿等，因此麻醉和手术方案应缜密设计。

（三）老年患者行肺部手术的麻醉管理

1. 术前评估与准备

1）呼吸功能评估　对呼吸功能的评估应采用综合评价，包括呼吸力学、对手术的耐受性估计、肺功能评估和心肺储备功能评估四个方面（图 5-8-1）。

（1）呼吸力学：最常用和最有价值的单项指标是第一秒用力呼气量占预计值百分比（$FEV_1\%$ 预计值），尤其是术后预计 $FEV_1\%$（$ppoFEV_1\%$）。根据 $ppoFEV_1\%$ 值可将患者分为低危（$ppoFEV_1\% > 40\%$）、中危（$ppoFEV_1\%$ 在 30% ~ 40%）及高危（$ppoFEV_1\% < 30\%$）三类，低危患者肺切除术后呼吸系统并发症的危险较小，高危患者易发生术后呼吸功能不全。

（2）对手术的耐受性估计：VC 和 MVV 是评估患者能否耐受手术的可靠指标。当 VC 占预计值百分比（VC%）< 50%、MVV 占预计值百分比（MVV%）< 50%、$FEV_1 < 1.0$ L 或者 $FEV_1 < 50\%$ 时，开胸手术的风险很大。如以 MVV 作为通气障碍的指标来判断手术的危

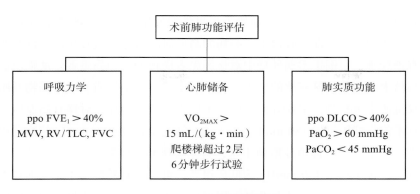

图 5-8-1　术前肺功能评估

险性，MVV% > 70% 一般认为无手术禁忌，MVV% 为 69%~50% 者应慎重考虑，MVV%
为 49%~30% 者应尽量保守治疗、避免手术，MVV% 为 30% 以下则为手术禁忌。Miller 等
提出了不同手术切除范围的肺功能指标要求，即全肺切除需 MVV% > 50%、FEV_1 > 2.0 L；
肺叶切除需 MVV% > 40%、FEV_1 > 1.0 L；楔形切除或肺段切除术需 MVV% > 40%、
FEV1 > 0.6 L。

（3）肺功能评估：DLCO 可反映气体交换功能，与肺泡-毛细血管界面总的功能面积有关。
当 DLCO 占预计值 < 60%，无论其他肺功能指标正常与否，都应避免较大范围的肺切除手术。
术后预计 DLCO（ppoDLCO）< 40% 与呼吸及心脏并发症发生率增加有关。术前动脉血气分析
对预计术后风险无特异性。但传统观点认为，术前高碳酸血症提示有慢性呼吸衰竭，不宜做肺
切除术；也有人指出，PaO_2 < 50 mmHg 或 60 mmHg 时，禁止做开胸手术。但部分患者可因肺
癌导致肺不张，出现右向左分流，切除肿瘤后低氧血症反可改善。另外，有部分老年患者因配
合欠佳，可能出现肺功能检查结果误差大，此时术前动脉血气分析的意义较大。

（4）心肺储备功能评估：对心肺储备功能的评估是评估肺功能最重要的方面，主要反映心、
肺的相互作用。登楼梯实验和 6 MWT 是评估运动能力和心肺储备功能最简单的办法。能爬两
层楼或者三层楼的患者其死亡率和发病率较低。登楼能力少于两层楼及 6 MWT 的距离少于 610
米都提示患者心肺储备不足。心肺运动试验测定最大每分钟氧耗量，是评估心肺储备功能的
"金标准"。最大氧耗量大于 20 mL/kg 的患者围手术期病死率低，相反，小于 10 mL/kg 的患者
围手术期死亡风险增加。

老年肺切除患者的术前肺功能准备尤为重要。呼吸系统的术前准备包括：① 急性呼吸系统
感染是择期手术的禁忌证，为了避免气道高反应，择期手术宜安排在急性呼吸系统感染治愈至
少两周以后。② 术前理想的戒烟时间为 8 周，但临床上由于患者及家属对肿瘤的恐惧，常难以
有耐心等待 8 周以后做手术。因此，只能鼓励患者短时间戒烟。③ 腹式呼吸锻炼与体能锻炼。
④ 治疗原有呼吸系统疾病，缓解支气管痉挛，控制肺部炎症，鼓励患者排痰及纠正营养不良。

2）心血管系统评估与准备　随着年龄的增长，主动脉、心肌和心脏传导系统的结构发生与
年龄相关的心脏储备功能下降，故术前应重点关注伴有冠心病、高血压、心律失常的患者有无
症状。如果患者心脏疾病处于活动期（如不稳定性冠脉综合征、心力衰竭失代偿期、严重心律

失常、严重瓣膜疾病），可明显增加心血管不良事件的发生率（表 5-8-2），应优先处理心脏问题。对无明显症状的患者，即便有罹患冠心病的高危风险或可疑冠心病，也没必要在限期非心脏手术前行有创检查，但围手术期处理中对该类患者应视为冠心病患者，加强监护治疗。对冠状动脉旁路移植术或冠状动脉支架的患者，应了解术式、支架性质、治疗药物及服用时间，并在术前停用双抗血小板药物，采用肝素或低分子肝素等替代治疗。对伴有高血压的患者应积极控制血压，对术前收缩压超过 180 mmHg 和（或）舒张压超过 110 mmHg 的高危患者，应权衡手术的紧迫性，择期手术或谨慎地取消手术，直至血压和心血管情况优化。对收缩压超过 180 mmHg 和（或）舒张压超过 110 mmHg 的低危患者，可以在麻醉前给予苯二氮䓬类药物，缓解患者的焦虑情绪，适当地降低血压，此外，还可以应用 α 和 β 受体阻滞剂。血压平稳后可缓慢给药，避免诱导期出现低血压。

表 5-8-2　美国心脏病学会和美国心脏协会活动性心脏病分类

分类	内容
不稳定型冠心病	不稳定或严重心绞痛（加拿大心血管学会分级Ⅲ级或Ⅳ级）；近期心肌梗死（发病后 7～30 d）
失代偿性心力衰竭	纽约心脏协会心功能分级Ⅳ级，恶化或新发的心力衰竭
严重心律失常	高度房室传导阻滞；二度Ⅱ型房室传导阻滞；三度房室传导阻滞；症状性室性心律失常；室上性心律失常（包括房颤），心室率控制不佳（＞100 次/min）；症状性心动过缓；新发现的室性心动过速
严重瓣膜病	严重主动脉瓣狭窄，平均压力梯度＞40 mmHg（1 mmHg=0.133 kPa），主动脉瓣面积＜1.0 cm²，或有症状；症状性二尖瓣狭窄（劳累时进行性呼吸困难、劳累性晕厥或心力衰竭）

2. 麻醉方案的选择

1）全身麻醉　全身麻醉是肺切除术常用的麻醉方法。为方便手术操作，一般需置入双腔气管导管或单腔气管导管＋支气管封堵器，行单肺通气。为保证支气管插管顺利，术前应复习肺部 CT，了解气管的解剖，如支气管的粗细、左右支气管与中线的角度、有无气管狭窄和气管畸形（如气管性支气管）。

气管性支气管（tracheal bronchus，TB）是一种起源于隆突以上气管侧面的异常支气管先天畸形，多起源于气管右侧壁，患病率为 0.1%～3%。气管性支气管可分为 7 种类型。①Ⅰ型：起源于气管右侧壁，位于气管隆突上，走向右肺上叶；②Ⅱ型：起源于右主支气管近端，位于正常右上叶支气管前，走向右肺上叶；③Ⅲ型：起源于右肺中间段支气管远端（靠近中叶支气管起始处），位于右肺动脉弓后下方，走向右肺上叶；④Ⅳ型：起源于气管左侧壁，位于气管隆突上，走向左肺上叶；⑤Ⅴ型：起源于左主支气管近端，位于左肺动脉弓上方，走向左肺上叶；⑥Ⅵ型：起源于左主支气管远端，左上叶支气管前，位于左肺动脉弓下方，走向左肺上叶；⑦Ⅶ型：起源于左肺下叶支气管，位于左肺动脉弓及正常左上叶支气管下，走向左肺上叶。此外，Conacher 根据气管性支气管的起始部位及有无气管狭窄将常见的气管性支气管进行分型（图 5-8-2）。了解患者有无气管性支气管解剖畸形及其分型对指导双腔气管插管有较好的临床意义。

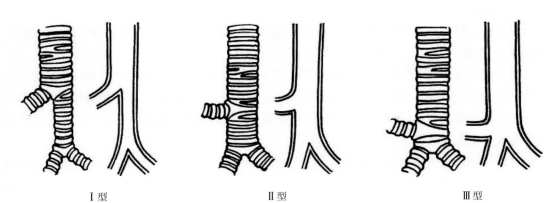

Ⅰ型   Ⅱ型   Ⅲ型

图 5-8-2　气管及支气管分型

2）全身麻醉联合区域麻醉　全身麻醉联合硬膜外阻滞可减轻手术创伤导致的应激反应，提供术后更好的镇痛，改善呼吸功能，降低术后肺部并发症的发生率。目前胸腔镜手术已广泛开展，胸腔镜胸壁穿刺部位一般位于第 4 和第 7 肋间隙，麻醉阻滞平面需要达到 $T_2 \sim T_{10}$ 平面，因此硬膜外穿刺间隙宜选择 $T_{7 \sim 8}$ 或 $T_{8 \sim 9}$。老年患者合并心脑血管疾病较多，术前许多患者服用抗血小板药物和抗凝药物治疗，临床上需权衡硬膜外麻醉的利弊。另外，老年患者骨质增生、椎管结构改变都可能增加高位硬膜外穿刺的风险。

相较于硬膜外阻滞，胸椎旁阻滞对循环的干扰更小、创伤更小、对凝血功能的要求不高。根据手术创伤的不同及患者的具体情况，可以选择单次椎旁神经阻滞和连续椎旁神经阻滞，复旦大学附属华东医院采用 0.5% 罗哌卡因 10 ~ 20 mL 依据手术部位行 $T_{3 \sim 5}$ 胸椎旁阻滞，必要时可在 T_4 椎旁留置导管用于术后镇痛。此外，右美托咪定（0.5 ~ 1 μg/kg）加入罗哌卡因，可以延长椎旁神经阻滞的时间，同时还有助于维持围手术期血流动力学的稳定。

3）非气管插管保留自主呼吸的全身麻醉　非气管插管保留自主呼吸的全身麻醉（也称为tubeless 麻醉技术）是近几年胸外科手术麻醉中存在争议的话题，争论的焦点主要集中在其安全性、可控性、适应证和能否改善患者预后。tubeless 麻醉技术主要有两种方式：① 不放置任何气道辅助装置，采用区域神经阻滞（硬脊膜外腔阻滞、椎旁神经阻滞、肋间神经阻滞）+迷走神经阻滞+清醒镇静的方法；② 采用喉罩全身麻醉（保留自主呼吸）+迷走神经阻滞+区域神经阻滞的方法。后者气道管理的可控性优于前者，且术毕方便膨肺。复旦大学附属华东医院的非气管插管保留自主呼吸全身麻醉方案：① 麻醉诱导采用丙泊酚 2 mg/kg+舒芬太尼 5 μg + 右美托咪定 0.5 ~ 0.8 μg/kg，置入喉罩。② 区域麻醉采用前锯肌阻滞或者胸椎旁阻滞（0.5% 罗哌卡因 30 mL），或由手术医生行手术切口局部麻醉，进胸后在直视下行肋间神经阻滞。③ 切皮前加深麻醉，给予丙泊酚 20 mg+ 舒芬太尼 2.5 μg。术中麻醉维持采用丙泊酚 3 ~ 6 mg/（kg·h）泵注，维持 BIS 在 40 ~ 60，肺叶及肺段手术另给予右美托咪定 0.2 ~ 0.3 μg/（kg·h），手术结束前 30 min 停止输注右美托咪定。④ 进胸后采用 1% 利多卡因行迷走神经阻滞。⑤ 术中如因自主呼吸造成纵隔摆动较大，影响手术操作，可以行膈神经阻滞。

近年来，tubeless 麻醉技术的应用范围从简单的肺组织活检、肺大疱切除、手汗症手术等，到肺楔形、肺叶、肺段切除和纵隔肿瘤切除，甚至高难度的气管肿瘤切除、隆突重建术等，大有全面推广之势，但其安全性及对预后的改善作用仍缺乏大样本前瞻性随机对照临床试验的验证。

3. 术中管理

1）呼吸系统管理　气道管理是肺切除手术围手术期管理的重点，双腔气管导管仍是肺切除术最常用的选择，Univent 管和支气管封堵器也可以灵活地应用于肺切除术，但封堵器吸引管太细，无法进行分泌物吸引，不适用于湿肺、痰量多及咯血的患者。在特殊情况下，单腔管也可以灵活地成为支气管导管。

单肺通气期间低氧血症的发生率曾高达 20%~25%，但现今已低于 1%，这主要得益于两个方面：第一，纤维支气管镜作为肺隔离定位的常规工具；第二，单肺通气中麻醉技术和通气策略的改善。具体措施包括：① 改变体位、处理气管后及患侧肺复张前，应吸除气管内的分泌物。② 机械通气模式首选压力控制–容量模式。该模式优于容量控制模式，在保证患者适宜的潮气量时显著降低了气道压，有利于肺保护。通气期间设定潮气量 6~8 mL/kg，呼吸频率12~14 次/min，通气侧肺 PEEP 设置 5~10 cmH$_2$O，肺通气侧肺 CPAP 设置 2~5 cmH$_2$O。单肺通气时，尽量控制气道峰压 < 25 cmH$_2$O，通气功能障碍者气道峰压 < 30 cmH$_2$O。③ 肺复张策略，每通气 30 min，扩张萎陷的肺一次，膨胀肺维持气道峰压 > 35 cmH$_2$O 持续 7~10 s。在手术结束时，使术侧肺逐渐膨胀，维持气道峰压 30 cmH$_2$O 以下，以防止缝合口破裂。在术侧肺膨胀过程中，夹闭健侧肺实施单肺通气有助于限制肺过度膨胀。④ 合理的液体控制。维持满足机体有效灌注的最低有效容量，避免肺液体量过负荷。⑤ 选用对缺氧性肺血管收缩（hypoxic pulmonary vasoconstriction，HPV）干扰较小的麻醉方法和药物。硝酸甘油、硝普钠、多巴酚丁胺、钙拮抗剂及吸入麻醉药对缺氧性肺血管收缩均有抑制作用，而静脉麻醉药对其几乎没有影响。但目前的研究显示，七氟醚和地氟醚对缺氧性肺血管收缩的影响较小，当吸入药物浓度小于 1.0 MAC 时，对缺氧性肺血管收缩的影响几乎等同于静脉麻醉药。另外，低碳酸血症抑制缺氧性肺血管收缩，而高碳酸血症则增强缺氧性肺血管收缩。

术中对低氧血症的处理包括：① 确定支气管导管（支气管封堵器）位置是否正确。外科操作牵拉可能会导致支气管导管移位，用纤维支气管镜可以快速发现问题。此外，术中应经常吸痰且两侧管腔都应吸引。② 增加吸入氧浓度到 100%。③ 间断膨胀通气侧肺，以消除肺不张和改善分流。④ 对通气侧肺采用最佳 PEEP。⑤ 保证足够的心输出量和氧运输能力，即维持适当的脏器灌注压和红细胞压积。⑥ 对严重的低氧血症应立即实施双肺通气。如果可能，可以让外科医生先分离肺血管并阻断切除，以减少肺内分流。⑦ 对术前合并肺气肿、肺大疱的患者，应注意术中健侧通气侧肺是否发生气胸。一旦发生，应立即暂停手术，行气胸侧胸腔置管，闭式引流。

2）液体管理　在胸科手术微创化趋势下，麻醉的液体管理也趋于精细化，老年患者肺切除的液体管理尤其要精确确定容量，可采用目标导向液体治疗联合小剂量缩血管药物的策略，有助于降低围手术期并发症，改善患者术后转归。

3）体温管理　老年患者术中极易发生低体温，会增加患者术后感染、静脉血栓、寒战、异体血输注、脓毒症和伤口感染的发生率，导致术后苏醒延迟和住院时间延长。建议术中常规进

老年患者精确麻醉

行体温监测，将体温维持在 36 ℃以上，建议使用保温毯、暖风机、输液加温仪等设备对患者进行保温。若患者术后出现寒战，可静脉注射曲马多 50~100 mg，一般多能缓解。

4. 胸腔镜手术及达芬奇机器人辅助肺切除术的麻醉管理

1）胸腔镜手术　与传统的开胸肺切除术相比，胸腔镜下肺切除术的创伤小，对术后肺功能影响小，可减轻术后疼痛，降低术后早期发病率和死亡率。这一技术的进步为合并严重内科疾病、无法实施开胸肺切除的老年患者创造了手术机会。

胸腔镜手术胸腔视野小，术中需要良好的肺隔离，保障手术侧肺充分萎陷。为加速手术侧肺的萎陷，复旦大学附属华东医院采取的措施包括：① 全身麻醉诱导面罩供氧时采用小潮气量快频率纯氧通气。设置潮气量 4 mL/kg，呼吸频率 18 次/min，以避免面罩通气导致的肺过度膨胀。② 双腔气管插管后仍维持小潮气量快频率纯氧双肺通气，直至切皮，以提高手术侧肺内的氧浓度。此时，勿开放手术侧气管导管，否则可导致手术侧肺被动通气。单肺通气时，可导致对侧肺被动通气，每次潮气量 50~100 mL。被动通气可使手术侧肺内的氧浓度降低，影响肺萎陷。手术侧胸腔打开后，被动通气即停止。③ 切皮时停止通气 2 min。④ 打开胸腔后，手术侧气管导管开放，对侧行单肺通气，设置潮气量 6 mL/kg，呼吸频率 10~12 次/min，PEEP 5~8 cmH$_2$O。采用上述措施后，手术侧肺一般可在 10 min 左右萎陷。需要注意的是，上述方法仅限用于呼吸功能基本正常的患者，对严重通气和（或）换气功能障碍的患者应首先考虑肺功能的保护。

为了加速手术侧肺的萎陷，外科医生也可选择胸腔内充入 CO$_2$ 气体。建立 CO$_2$ 气胸期间应注意循环和心率的变化，防止胸腔内压力急剧快速升高造成血压剧烈波动，甚至心脏骤停。CO$_2$ 充气压一般应小于 10 mmHg，流量控制在 1~2 L/min。另外，要预防高二氧化碳血症造成的循环波动，及时进行相应的呼吸参数和气胸压调整。

2）达芬奇机器人辅助肺切除术　达芬奇机器人辅助肺切除术的特点在于手术操作精细、手术时间长，因此，需要长时间的肺隔离和单肺通气，术中需要间断膨肺，单肺通气结束后宜用肺泡复张策略以降低术后肺部并发症的发生率。此外，该系统体积庞大，麻醉机、监护仪的摆放位置常位于床旁机械臂塔和视频系统旁，给麻醉医生工作带来不便，故麻醉医生应做好相应的调整，术中加强监测，及时发现病情变化，及时处理。有效的团队沟通是达芬奇机器人辅助肺切除术成功的关键。

5. 其他关注点

老年患者肺大疱、支气管胸膜瘘、肺减容术等方面的手术管理，除了常规麻醉关注点外，还应注意以下问题：① 对肺大疱患者进行麻醉诱导时，避免过高正压通气，以防肺大疱破裂，一旦发现脉搏氧饱和度下降或严重血压下降，要考虑肺大疱破裂可能，必要时立即行胸腔闭式引流，紧急情况下脱开气管导管减压，然后再重新通气。② 吸气峰压一般不超过 25 cmH$_2$O，要适当延长呼气时间，呼吸比率应以 1：（2.5~3）为宜。③ 支气管胸膜瘘手术术前应该评估瘘口大小，防止正压通气期间气体从瘘口进入胸腔导致张力性气胸。因此，最安全的方法是清醒状态下保留自主呼吸，插入加强型导管进行肺隔离。④ 肺减容术患者内源性 PEEP 较高，单肺通气时通气参数的设置应避免肺组织过度膨胀，潮气量宜选择 6 mL/kg 左右。

6. 术后管理与镇痛

1）术后苏醒延迟及躁动　老年患者药物需要量下降，术中应减少全身麻醉相关药物用量，进行麻醉深度监测，防止麻醉过深。术中应维持良好的肝、肾灌注，预防低体温，有利于药物快速代谢，避免苏醒延迟。术前小剂量右美托咪定静脉泵注或者在胸椎旁阻滞药物中加入右美托咪定 0.5 μg/kg，不仅可以维持术中血流动力学稳定，还可以预防术后躁动，延长胸椎旁阻滞的作用时间。

2）术后恶心和呕吐　术前地塞米松、5-羟色胺 3 受体抑制剂、质子泵抑制剂联合应用可有效缓解老年女性患者术后恶心、呕吐等不适。此外，术前两小时前口服小于 400 mL 的清饮料，能有效缓解患者长期禁食带来的不适感。

3）术后镇痛　目前倡导多模式镇痛、全程镇痛（术前、术中、术后）的方法。老年患者肺切除术后疼痛剧烈，容易造成相关并发症产生。因此，手术结束前 30 min，应逐渐降低麻醉镇静与镇痛药物的输注速率，可给予阿片类药物，如芬太尼 1~2 μg/kg、舒芬太尼 0.1~0.2 μg/kg 或瑞芬太尼 1~2 ng/mL，也可复合给予曲马多 50 mg、氟比洛芬酯 50 mg 或者帕瑞昔布钠 40 mg，以缓解停药后的爆发痛。对肺功能脆弱或者高龄（>75 岁）的患者应降低阿片类药物剂量，以避免对其呼吸的抑制作用。此外，0.5%~1.0% 罗哌卡因 10~20 mL 手术切口局部浸润、肋间神经阻滞或胸椎旁阻滞，对减轻患者苏醒期疼痛也十分有效。老年患者苏醒期多模式镇痛有助于提高气管拔管的成功率。术中连续输注适当剂量右美托咪定有助于增强老年患者苏醒期对气管插管的耐受性。复旦大学附属华东医院采用胸椎旁阻滞、非甾体类抗炎药联合阿片类药物患者自控静脉行多模式镇痛，较好地减轻了患者术后疼痛。

老年患者行肺切除手术的麻醉管理要点可参考表 5-8-3。

表 5-8-3　老年患者行肺切除手术的麻醉管理要点

阶段	管理要点
术前评估	心血管系统：心脏相关疾病控制情况，高血压
	呼吸系统：肺功能评估，肺储备功能评估，手术耐受性评估，气管性支气管
	血液系统：贫血及凝血功能评估
	消化系统：肝肾功能及电解质
	内分泌系统：血糖控制情况
麻醉方法的选择	一般选择全身麻醉或全身麻醉联合区域阻滞（椎管内阻滞、椎旁神经阻滞、局部浸润），可考虑非气管导管保留自主呼吸麻醉
术中管理	呼吸系统：肺保护性通气策略，避免长时间高浓度氧气吸入，预防单肺通气期间低氧血症，加速手术侧肺萎陷，注意双腔气管导管位置变化，间断清理呼吸道分泌物
	循环系统：维持血流动力学稳定、预防处理突发心律失常
	液体管理：采用目标导向液体治疗+小剂量血管活性药物
	其他：体温保护，体位保护，血糖管理
术后管理	术后恶心、呕吐，术后肺功能锻炼，出入量平衡，充分镇痛、早进食、早活动、早期下床，完善镇痛

（四）典型病例

【病史简介】

患者，男性，68岁，因"咳嗽、咳痰、气短2个月余"入院。患者于2个月前无明显诱因出现咳嗽、咳痰，痰为黄色黏痰，无明显发热、盗汗、胸闷、胸痛、心慌、气短等，未行特殊处理；CT检查示右肺上叶后段占位性病变，考虑周围型肺癌。气管镜检查提示右肺上叶后段内支呈外压性狭窄，超声活检病理提示（右肺上叶后段）支气管黏膜组织慢性炎症伴黏膜上皮磷化及纤维组织增生，部分鳞状上皮中-重度不典型增生，局部少数细胞癌变。

既往史：糖尿病史1年，平时未服用降糖药物，入院空腹血糖6~8 mmol/L，餐后血糖8~10 mmol/L。2年前有脑梗死史，目前未服用相关治疗药物，无后遗症。否认心脏病等其他病史。

诊疗经过：入院后，积极完善肺功能检查、气管镜检查、血常规、肝肾功能检查、凝血系列检查、大便常规、尿常规，以及心电图、心脏彩超、血气分析、腹部超声、胸部CT等检查。请专科会诊，调整血糖水平，积极进行脑梗死后二级预防治疗。院前病理结果提示肺癌。

体格检查：体温36.5℃，脉搏90次/min，呼吸16次/min，血压120/70 mmHg。患者神志清，精神可，心律齐，各瓣膜区听诊未闻及杂音。胸廓对称无畸形，呼吸音清，双肺未闻及干、湿啰音。

实验室检查：肝肾功能、电解质正常，血糖8.1 mmol/L。血常规正常，凝血系列检查结果大致正常。血气分析示 PaO_2 77 mmHg，$PaCO_2$ 45 mmHg，乳酸0.6 mmol/L。

辅助检查：胸部CT示右肺上叶后段占位性病变，考虑周围型肺癌。气管镜检查提示右肺上叶后段内支呈外压性狭窄。心脏彩超示二尖瓣轻度关闭不全，其余正常。心电图示窦性心律。肺功能检查示肺通气功能及弥散功能正常。

术前诊断：肺癌，2型糖尿病。

拟行手术：胸腔镜下右肺上叶切除术。

【围手术期管理】

1. 术前评估与准备

患者有脑梗死病史，未进行二级预防。术后脑梗死、心肌梗死风险增高；心功能二级。入院后给予阿司匹林、阿托伐他汀钙口服至术日晨。请内分泌科会诊，安装胰岛素泵，调节胰岛素用量，术前空腹血糖4~6 mmol/L，餐后血糖6~8 mmol/L。术前戒烟，进行吹气球、爬楼梯等肺功能锻炼。

2. 术中管理

1）入室情况　入室后生命体征：心率78次/min，有创动脉血压140/90 mmHg，脉搏氧饱和度98%，术前血气分析 PaO_2 76 mmHg，$PaCO_2$ 42 mmHg，血糖5.4 mmol/L，其余指标大致正常。开放静脉通路，进行右上肢桡动脉穿刺。采用加温毯进行体温保护，监测麻醉深度BIS。右美托咪定0.7 μg/kg，10 min静脉泵注。

2）麻醉方案　麻醉诱导采用咪达唑仑1.5 mg，依托咪酯18 mg，舒芬太尼20 μg，罗库溴铵 50 mg。气管插管前给予 2% 利多卡因咽喉部及气管内表面麻醉，等待表面麻醉起效后插入 37 号左双腔支气管导管，纤维支气管镜定位后，患者左侧卧位，超声引导下行胸椎旁阻滞（0.5% 罗哌卡因 15 mL+ 右美托咪定 20 µg）。诱导期间血流动力学平稳。麻醉维持采用七氟醚 + 瑞芬太尼 + 罗库溴铵间断给药。单肺通气潮气量 420 mL，呼吸频率 14 次/min，PEEP 5 cmH$_2$O，吸入氧浓度 70%，气道峰压 21 cmH$_2$O，脉搏氧饱和度 97%。

3）术中经过　患者左侧卧位，采用折刀体位，分别于右侧腋中线第 7 肋间置入胸腔镜探查、腋前线第 4 肋间切口放置一次性切口牵开器、肩胛下线第 7 肋间切口置入一次性穿刺器；术中游离下肺韧带、上肺静脉、右肺上叶各支动脉血管，血管切割吻合器切断、分离；游离右肺上叶支气管，距离支气管分叉处 0.5 cm 钳夹，鼓肺见中下叶膨胀良好，并支气管残端闭合器闭合切断，缝合右肺上叶支气管，切除上叶，移去病肺，清扫 3 A、4 L、5、6、7、8、9、12、11、12 组淋巴结。术毕胸内注水膨肺，检查支气管残端无显著漏气，手术切口留置胸腔闭式引流管 1 根，右侧腋中线第 7 肋间留置引流管一根。手术过程患者生命体征平稳，手术结束前 30 min 给予舒芬太尼 5 µg，酮咯酸氨丁三醇 30 mg。手术时长 2 h，麻醉时长 2.5 h，术中输入晶体液 1200 mL，尿量 300 mL，出血量 80 mL。

3. 术后转归

术毕采用 PCIA（舒芬太尼 + 酮咯酸氨丁三醇）镇痛。术毕 10 min 患者清醒，拔除气管导管，苏醒后无疼痛及躁动，观察 30 min 后安返病房，术后第 3 d 拔除胸腔引流管，第 7 d 出院。

【病例分析】

此患者术前病理诊断明确肺癌，术前各项检查指标正常，体能活动良好，可耐受手术。为了降低围手术期心脑血管并发症的发生率，入院后积极给予脑梗死后二级预防，同时调整糖尿病治疗方案，预防围手术期心脑血管并发症。老年患者血管弹性差，对麻醉药物耐受性差，麻醉诱导期间应缓慢给药，预防血流动力学剧烈波动。术前给予右美托咪定可以维持血流动力学稳定，同时降低麻醉药用量，预防患者苏醒期间躁动。采用椎旁神经阻滞可以减少阿片类药物用量，使患者术后快速苏醒，降低呼吸抑制发生率。

二、气管疾病

（一）老年患者气管疾病的特点

气管疾病可因病变侵犯气道出现刺激性咳嗽、气促、呼吸困难等，若病变累及喉返神经，往往有声音嘶哑、饮水呛咳等症状，易导致肺部感染。气管内肿瘤表面糜烂时可伴有咯血或痰中带血丝，肿瘤突入管腔较多时会发生气道梗阻，出现气短、呼吸困难、肺部感染、脓痰、发热等症状。气管肿瘤是老年患者常见的气管疾病，早期症状不典型，等到出现症状时往往已到晚期，此时患者可有出血性贫血、低蛋白血症等营养不良表现。此外，呼吸困难、缺氧可导致心率增快、血压增高等。

1. 气管肿瘤

气管肿瘤的主要致病因素包括基因突变、病毒感染、吸烟和电离辐射等。除此之外，支气管肺癌累及气管、喉癌侵犯气管、甲状腺癌侵犯气管等也可致气管肿瘤发生。气管肿瘤可分为原发性气管恶性肿瘤、原发性气管良性肿瘤及继发性气管肿瘤。原发性气管恶性肿瘤以癌为主，鳞癌最常见，多发生于气管下 1/3 段的后壁，约占原发性气管恶性肿瘤的 50%。气管腺样囊性癌次之，好发于气管上 1/3，预后优于鳞癌。原发性气管良性肿瘤发病率较低，预后佳，包括乳头状瘤、腺瘤、脂肪瘤、软骨瘤、平滑肌瘤、血管瘤、错构瘤、畸胎瘤等。继发性气管肿瘤随着病情进展，可出现刺激性咳嗽、气促、呼吸困难；若喉返神经受累，往往有声音嘶哑、饮水呛咳；气管内肿瘤表面糜烂时可伴有咯血或痰中带血丝，肿瘤突入管腔较多时会发生气道梗阻。老年患者原发性气管肿瘤较少见，且起病隐匿，早期症状不典型，常因顽固性咳嗽、咳血、气短等被误诊为支气管哮喘、支气管炎或肺炎。病情进展缓慢，只有当肿瘤侵犯管腔致管腔狭窄 75% 以上时，患者才出现呼吸困难、喘息、端坐呼吸、缺氧、二氧化碳潴留等症状。不过，随着医疗技术进步，大多数患者在早、中期即可明确诊断并治疗。

2. 气管外伤

颈部各种外伤导致的气管断裂，80% 左右位于距隆嵴 2.5 cm 以内，裂口常发生在分叉部或气管膜部与软骨结合部。常合并邻近大血管损伤，伤情多很严重，伤者往往迅速死亡。此外，极少数病例是医源性的，如长时间气管插管或气管切开导致的气管狭窄。气管插管后气管破裂多发生于老年女性，为此类患者插管时应选择柔软的气管导管（如前端柔软的加强型气管导管），插管时动作要轻柔。呼吸困难是气管或支气管破裂的突出症状，主要原因是支气管破裂口与胸膜腔相通可导致单侧或双侧气胸，伤后早期可有咯血，血液或分泌物阻塞下呼吸道，受伤气管或支气管黏膜水肿，血肿及肺挫伤等。纵隔及皮下气肿亦是气管或支气管破裂的常见症状，常起始于颈前胸骨切迹上方的皮下，并迅速向颈、胸及腹部蔓延，引起广泛而严重的皮下气肿。若纵隔胸膜尚完整，气管或支气管破口与胸膜腔不相交通，患侧肺仍有通气，则气胸表现不明显，易被忽视而转为慢性期。

（二）老年患者常见气管手术简介

1. 气管肿瘤切除术

气管肿瘤切除手术的方式需根据肿瘤生长部位、大小及范围而定，麻醉医生应该了解手术路径和过程。高位气管手术多采用经颈部横切口，主动脉弓上主气管手术采用胸骨正中切口，下端气管涉及隆突及支气管时多采用右后外侧切口开胸。常见的手术方式有：气管壁的切除与修补，气管环形切除端端吻合，以及气管隆突切除及重建术。气管隆突切除及重建术的术式包括：① 一侧全肺及隆突切除，气管与对侧主支气管对端吻合；② 隆突切除，气管与右主气管对端吻合，左主支气管与右中间支气管端侧吻合；③ 隆突切除及右肺上叶切除，气管与左主支气管对端吻合，右中间支气管端侧与左主支气管吻合；④ 隆突切除，左右主支气管侧侧吻合，然后再与气管断端吻合；⑤ 隆突切除，用钽丝硅胶管代替隆突等。气管环形切除断端吻合术可以保留远侧端健康肺组织，特别适宜于老年、心肺功能较差的患者。一般认为气管切除的安全长度为 4 cm，最长不能超过 6 cm，术后保持颈屈曲位固定 10~14 d，3 个月后才可抬头，以防止吻合口张力过高影响愈合。

气管肿瘤切除术围手术期管理重点在于气道管理，术前气管肿瘤堵塞气道、术中隆突成形时分泌物堵塞气道、单肺通气不良均可导致全身氧合不佳，可能使患者面临缺氧风险。老年患者常合并心脑血管疾病，对缺氧耐受性差，围手术期相关并发症发生率显著升高。因此，术前应向外科医生全面了解手术方式，做好术前评估与麻醉预案。

2. 气管外伤手术

气管外伤导致的气管或支气管破裂或断裂，常需在全身麻醉下进行。若裂口在气管膜部或支气管的破口不大，边缘修齐后，间断缝合修复。若支气管破口大而边缘不整齐或完全断裂，应修剪断端，重新对端吻合。环形切除病变后行对端吻合术是以往气管狭窄的主要治疗方法。气管外伤患者术前往往存在咯血、呼吸困难、皮下气肿、纵隔气肿、血气胸等严重情况。必要时术前应进行胸腔闭式引流或者气管切开，以改善患者通气。同时积极纠正贫血、营养不良、内环境紊乱，并进行抗感染等治疗。因此，对此类老年手术患者应该做到术前全面评估，术中精确管理。

（三）气管手术的麻醉管理

1. 术前评估与准备

1）呼吸系统评估与准备　术前应做好气道评估，根据胸部 CT、MRI、螺旋 CT 三维重建及纤维支气管镜等检查结果，了解患者气管病变位置、大小、直径、性质以及与气管壁的关系，初步了解管腔狭窄程度。纤维支气管镜是判断气管狭窄程度的"金标准"，可确定肿瘤距离声门及隆突上下的距离、质地、表面血管情况，可将纤维支气管镜试通狭窄段，了解管腔最狭窄处直径及出血情况，为气管导管型号选择及插管方式提供有用信息。了解患者全身情况，有无呼吸困难及其与体位的关系，患者用力吸气和呼气时是否存在呼吸困难加重。一般而言，气管管腔狭窄至 1 cm 时可出现喘鸣音，< 1 cm 时出现呼吸困难，< 0.5 cm 时活动受限，出现典型的"三凹征"。大部分患者因呼吸困难无法进行肺功能检查，术前动脉血气分析可获得相关信息。气管肿瘤手术患者术前各项检查指标，尤其是纤维支气管镜、CT 等反映肿瘤大小的检查结果，最好是 1 周以内的，因为部分恶性肿瘤生长迅速，早期的结果无法反映患者术前气道梗阻情况，术中若贸然进行麻醉，可能导致严重后果。对气管外伤的患者，应了解气管损伤的部位、大小，是否完全断裂，能否自主呼吸，是否已行气管切开。

除了重点评估气道外，老年患者常合并慢性支气管炎、哮喘、慢性阻塞性肺病等疾病，增加了围手术期呼吸功能不全及呼吸衰竭的发生率。若患者情况允许，术前进行体能锻炼、腹式呼吸训练能够增强老年患者的体质，为术后康复做准备。

基于以上评估，麻醉的准备重点在于气管插管方式的选择以及手术各阶段通气方案和应急预案的制订。具体包括：① 准备各种型号的气管导管，可供手术台上使用的灭菌导管、通气延长管和接口，此外备有两套呼吸环路、各型纤维支气管镜；② 对急性严重气道梗阻患者，以及拟在体外循环下实施手术者，应备好体外循环设备；③ 麻醉诱导前，外科医生及手术护士应人员齐备，做好紧急气管切开准备；④ 术前对患者进行心理疏导和安慰，介绍术后体位及咳痰事项，以争取最大的配合；⑤ 术前给予雾化、消炎、抗感染等治疗，以改善患者通气情况；⑥ 给予营养支持，纠正贫血，改善患者全身状态。

2）心血管系统评估及准备 老年气管肿瘤患者，因为气道堵塞，容易出现气短、呼吸困难等症状，活动耐量显著下降。因此，不能依靠活动耐量、最大氧耗量及登楼试验等评估患者术前的心肺储备功能。心血管系统评估主要关注患者平时的心血管疾病控制情况，有无规律药物治疗，既往有无活动后心前区不适、心衰等表现。对术前心电图提示心律失常、心肌缺血的老年患者，应进行 24 h 动态心电图分析，并结合心脏彩超结果、心肌损伤标志物等请专科会诊。术前应行 Goldman 心脏风险指数评分，建议对累计风险指数 ≥ 26 分（即 4 级）的患者仅进行挽救生命的手术，而累计风险指数为 13～25 分（即 3 级）的患者心脏有一定代偿能力，可行常规手术。缺氧是气管肿瘤患者最常见的临床表现，是老年患者围手术期心脑血管并发症发生的高危因素，故术前应积极改善氧合。对合并贫血的患者，术前应维持血红蛋白在 10 g/dL 以上。同时，对营养不良的患者，还应纠正水电解质紊乱，改善患者的营养状况，提高患者的抗应激能力。对合并高血压及糖尿病的患者，术前应调整用药方案，维持血压、血糖平稳。

3）全身状况评估及准备 气管肿瘤和外伤的老年患者都可能因为出血、饮食欠佳、疾病消耗而导致低蛋白血症、贫血、电解质紊乱、凝血紊乱、肝肾功能异常及营养不良的发生，术前应根据各项检查结果予以纠正。

2. 麻醉方法的选择

气管手术麻醉方法选择的重点在于围手术期气道的管理。不同部位的气管病变、病变大小、性质、管腔狭窄程度决定了手术方式及麻醉方式。目前，气管手术的麻醉仍然采用全身麻醉、全身麻醉联合硬膜外阻滞或全身麻醉联合椎旁神经阻滞。气管手术首选全凭静脉麻醉，其优点在于气道开放时，不会有麻醉气体污染。老年患者可采用丙泊酚靶控输注联合瑞芬太尼、右美托咪定，一旦停药可迅速苏醒且不易躁动。采用中效非去极化神经肌肉阻滞剂可以维持肌肉处于松弛状态，降低气管张力。

气管肿瘤患者术前用药应该避免使用镇静、镇痛药物，以防止呼吸抑制发生。此外，应慎用抗胆碱能药物，因为抗胆碱能药物可使气道分泌物黏稠，难以吸出，导致气道管腔堵塞、通气不良。若需要纤维支气管镜引导气管插管，分泌物可影响纤维支气管镜显露。

麻醉诱导过程是气管手术麻醉最危险的阶段之一，诱导用药和气管插管方式必须结合患者病情和麻醉医生的实际经验，遵循"安全、无痛、舒适"三阶梯麻醉管理原则。

1）麻醉诱导 气管肿瘤手术的麻醉诱导有四种方式。

（1）局部麻醉下进行气管切开，再从气管造口处插入气管导管，然后给予全身麻醉。但由于老年患者常合并心、脑、肺等多种基础疾病，局部麻醉给患者带来的痛苦和风险可能更大。因此，针对这种患者，我们更应该做好相关的镇静、镇痛处理，可 10 min 内给予右美托咪定 0.7 μg/kg 静脉泵注，同时瑞芬太尼 0.05 μg/(kg·min) 静脉泵注。

（2）吸入诱导：采用七氟醚吸入诱导，达到足够麻醉深度后，结合气道表面麻醉进行气管插管或置入喉罩。

（3）静脉诱导：如果患者仰卧位时可保持自主呼吸，夜间睡眠不受限，且气道病变固定，估计气管插管无困难，可采用常规全身麻醉诱导。

（4）人工心肺支持下麻醉诱导：对严重呼吸困难、气道情况无法判断的患者，可借助体外膜肺氧合（extracorporeal membrane oxygenation，ECMO）和体外循环支持下进行麻醉诱导。

2）气管插管方法的选择

（1）肿瘤或狭窄位于气管上部靠近声门：① 若肿瘤较小，气管最狭窄处直径 > 1 cm，瘤体不易出血，患者平时无呼吸困难，可先给予丙泊酚或吸入麻醉药，镇静后患者面罩通气无困难，可给予短效肌松药，选择较细气管导管通过肿瘤。或者先置入喉罩，保留自主呼吸，气管切开后置入气管导管，然后拔出喉罩；② 若气管导管无法通过，可在静脉麻醉和局部麻醉下行气管切开。

（2）肿瘤或狭窄位于气管中部：① 对肿瘤蒂细、触之易出血的患者，可在手法正压通气无阻力的情况下，进行常规全身麻醉诱导，将气管导管插至肿瘤上方；② 对蒂粗、不易脱落的肿瘤，可在纤维支气管镜引导下尝试将气管导管插至肿瘤下方，若不可行，则放置在其上方。

（3）肿瘤或狭窄位于气管下部接近隆突：如果无通气困难，可将气管导管置于肿瘤上方，如果通过无困难，可将较细加长气管导管通过肿瘤，插入一侧支气管。

3. 术中气道管理

1）台上插管　根据不同手术部位而定。颈部和胸部气管手术的重建方法单一。隆突重建术的方法较多，但基本原理相似。台上气管切开前，经口气管插管放置于病变上方通气。至下方气管切开，使用台上导管插入远端气道通气，切除病变后先吻合气管后壁，而后放弃台上插管，将口内导管送过吻合口远端，气囊充气后实施通气，缝合气管前壁。

2）台上气管导管型号选择　术前准备多个型号气管导管和连接管，在满足通气前提下宜选用套囊稍细的导管，防止套囊过粗影响气管缝合，注意导管前端不宜插入过深，避免导致上叶开口阻塞。

4. 术中管理

1）呼吸系统管理　需重点关注低氧血症的发生，预防和处理措施包括：① 术中可能需要间断呼吸停止，可采用 100% 氧气吸入，过度通气后可获得 3 ~ 5 min 的呼吸暂停时间，呼吸暂停期间应注意血氧饱和度，一旦血氧饱和度降至 90%，应立即重新通气，此时需要外科医生暂时用手封堵尚未完成缝合的吻合口，待血氧饱和度上升后再次暂停呼吸。② 血液和分泌物有可能阻塞气道，要求术者配合吸引远端气管。③ 气管导管位置不良，位置太浅可能会发生漏气，位置过深可能导致部分肺段通气不良。需要术者调整气管导管位置。麻醉医生可以通过提高新鲜气体流量，采用间断通气的方法改善氧合。④ 单肺通气中肺内分流，如不能采用双侧台上插管两侧支气管分别通气，可考虑术者临时套扎非通气侧肺动脉，改善氧合。⑤ 体外膜肺氧合，术前建立股静脉-颈内静脉体外膜肺氧合，可以改善患者低氧血症。术中一旦气管重建完成，应尽早使用气管插管维持氧合，减少体外循环和 ECMO 引发的并发症。⑥ 经气道插入细的导管进行高频喷射通气也可维持氧合、暂时改善低氧血症。

2）液体及循环管理　气管肿瘤范围大、无法保障术中氧合时，常采用体外循环或 ECMO 支持下气管肿瘤切除术。围手术期关注点：① 除了常规监测，还应进行有创动脉血压、CVP、血栓弹力图、血气分析及心输出量监测。② 体外转机、肝素化都会导致大量红细胞被破坏，老年患者对缺血缺氧承受能力差，术中应早期输注浓缩红细胞，提高组织携氧能力，避免重要脏器缺血、缺氧。③ 体外转机容易导致凝血因子消耗、血小板大量破坏，术中应间断进行血气分析及血栓弹力图分析，补充新鲜冰冻血浆、血小板及冷沉淀等，以纠正凝血紊乱，预防术中大出血。④ 由于肝素化导致术中出血较多，宜采用目标导向液体治疗，预防肺水肿及心功能衰竭发生。⑤ 体外转机流量不宜过大，安全范围为 2~4 L，一般以人体总血量的 1/2 为宜。

3）体温管理　气管肿瘤切除气道重建术是胸外科非常复杂的高难度手术，手术时间长、切口面积大、术中大量输注冷藏血制品及液体冲洗都可能导致老年患者术中出现严重低体温，导致一系列并发症产生。因此，术中应该做好液体加温、加温毯保温等措施，预防术中低体温的发生。

5. 术后管理及镇痛

气管重建后，由于术后机械通气可影响气管吻合口的愈合，因此提倡术后尽早拔管，但重建的气道是脆弱的，随时有可能出现危险，而且重新建立安全的气道也是困难的。应注意以下几点：① 尽量保持患者颈部前屈，减少吻合口张力；② 完全逆转神经肌肉阻滞剂的残余作用、保证患者有足够的潮气量后，方能拔除气管导管；③ 苏醒期应平稳，尽量避免患者因躁动、呛咳而导致的吻合口裂开，术前在 10 min 内给予右美托咪定 0.7 μg/kg 静脉泵注，可以有效预防患者苏醒期躁动。另外，完善的镇痛可以缓解患者苏醒期的不适感，采用胸椎旁阻滞（0.5% 罗哌卡因 15 mL+0.5 μg/kg 右美托咪定）、肋间神经阻滞可以有效缓解术后疼痛，减少术后躁动，对老年患者使用右美托咪定可适当减量。颈段气管手术可在手术前、手术后进行切口局部浸润，同时给予非甾体类抗炎药缓解伤口疼痛。术后采用患者自控静脉镇痛以减轻术后疼痛。

老年患者行气管肿瘤切除手术的麻醉管理要点可参考表 5-8-4。

表 5-8-4　老年患者行气管肿瘤切除手术的麻醉管理要点

阶段	管理要点
术前评估	心血管系统：心脏相关疾病控制情况，高血压
	呼吸系统：气道评估，呼吸困难及其与体位的关系，气管影像学检查结果最好在1周内，肺部基础疾病
	气管病变位置、大小、直径、性质以及与气管壁的关系，手术术式，气管插管方式的选择，通气方案和应急预案的制订
麻醉方法的选择	一般选择全身麻醉或全身麻醉联合区域阻滞（椎管内麻醉、椎旁神经阻滞、局部浸润）。麻醉诱导方式：常规诱导、气管切开后诱导、吸入诱导、ECMO 支持下诱导
术中管理	气道管理：根据手术进程及氧合情况调整通气及插管方式，及时清理气道分泌物，注意气道保护
	循环管理：维持血流动力学稳定，根据氧合情况调整 ECMO 转速，根据血气及血栓弹力图调整肝素用量，预防处理突发心律失常
	液体管理：采用目标导向液体治疗+小剂量血管活性药物，ECMO 转机补充红细胞
	凝血管理：ECMO 转机时，根据血气及血栓弹力图，补充凝血因子和血小板
	其他：体温保护，体位保护，苏醒期平稳，防止神经肌肉阻滞残余
术后管理	颈部前屈减少吻合口张力，良好地镇静、镇痛，维持血流动力学稳定，维持出入量平衡

（四）典型病例

【病史简介】

患者，女性，61 岁，因"反复咳嗽、气喘半年，加重半月余"入院。患者于半年感冒后出现咳嗽、气喘，夜间平卧时可闻及喘鸣音，自觉痰不易咳出，无发热、盗汗、痰中带血。胸部CT 检查示无明显异常（患者自述，未见检查结果），给予雾化、静脉输液后好转。半月前受凉后咳嗽、气喘、夜间不能平卧，当地医院给予治疗后未见好转，5 d 后再次症状加重入院治疗。

既往史：否认高血压、糖尿病、心脏病等病史，无手术史及药物过敏史。

体格检查：体温 36.7 ℃，脉搏 79 次/min，呼吸 21 次/min，血压 111/70 mmHg。患者神志清，精神可，心率 79 次/min，律齐，各瓣膜区听诊未闻及杂音。胸廓对称无畸形，双肺呼吸音粗，可闻及喘鸣音。

实验室检查：血常规示白细胞 9.98×10^{12}/L。其余检查均正常。

辅助检查：胸部 CT 示气管下段及隆突、右主支气管管腔占位性病变，右肺中叶及下叶斑片影。气管镜提示：右肺上叶后段内支呈外压性狭窄。支气管镜检查示声门活动自如，距离声门 10 cm 气管膜部可见新生物生长，长约 3 cm，并蔓延至右主支气管膜部，长约 2 cm，致右主支气管明显狭窄，下缘平上叶开口，其余管腔通畅，右肺中叶分泌物较多。左主支气管各级气管通畅。心电图、心脏彩超正常。术前病理示气管囊腺癌。

术前诊断：气管囊腺癌。

拟行手术：ECMO 支持下行气管肿瘤切除术。

【围手术期管理】

1. 术前评估与准备

术前患者胸部 CT 及气管镜结果显示，气管下段及隆突、右主支气管管腔占位性病变，管腔狭窄；距离声门 10 cm 气管膜部可见新生物生长，长约 3 cm，并蔓延至右主支气管膜部，长约 2 cm，致右主支气管明显狭窄，下缘平上叶开口，其余管腔通畅。呼吸困难分级 Ⅱ～Ⅲ 级。预计气管插管失败风险高。

入院后给予雾化、抗感染治疗及肺功能锻炼等处理。入室后连接肢体导联、脉搏氧饱和度及桡动脉血穿刺监测有创血压，开放右侧颈内静脉及右侧股静脉，建立 ECMO。另外，备用两套灭菌螺纹管及各种型号气管导管及纤维支气管镜、高频喷射通气机，以备不时之需。使用加温毯进行体温保护。

2. 术中管理

1）入室情况　患者入室后开放静脉通路，行生命体征监测，心电图显示心率 90 次/min，进行右上肢桡动脉穿刺，监测有创动脉血压 132/79 mmHg，脉搏氧饱和度 91%，术前血气分析 PaO_2 62 mmHg，$PaCO_2$ 42 mmHg，其余指标正常。

2）麻醉方案　麻醉诱导采用分次缓慢给予依托咪酯 18 mg，舒芬太尼 20 μg，咪达唑仑 1 mg，观察患者呼吸控制情况，发现患者呼吸可控，无气道严重梗阻情况，随后给予罗库溴铵 50 mg，药效起效后插入 6.5 号加长加强型单腔气管导管。患者左侧卧位，超声引导下行胸椎旁阻滞（0.5% 罗哌卡因 15 mL+ 右美托咪定 20 μg）。麻醉维持采用丙泊酚 + 瑞芬太尼 + 右美托咪定泵注，罗库溴铵间断给药。

3）术中经过　手术开始前，开启 ECMO，转机流量从 2 L/min 开始，逐渐增加流量至 3.8 L/min，断开呼吸机，脉搏氧饱和度维持在 91% 左右，间断给予呼吸机小潮气量辅助通气，氧饱和度维持在 96% 左右。胸腔镜下游离左侧肺动脉韧带，最大限度松解左主支气管。右侧第 5 肋间后外侧切口入胸，切除气管、隆突、右肺上叶及右主支气管肿瘤，气管与左主支气管行端端吻合、右中间段支气管与左主支气管端侧吻合，术毕颏胸位降低气管张力，术毕留置胸腔闭式引流管 2 根。手术时长 4 h，麻醉时长 5 h，术中出血量 2500 mL，尿量 800 mL；术中输入红细胞 6 U，血浆 600 mL，冷沉淀 10 U，血小板 10 U，晶体液 1500 mL，胶体液 500 mL。手术结束前 30 min 给予舒芬太尼 5 μg、酮咯酸氨丁三醇 30 mg。

3. 术后转归

术毕颏胸位带气管插管返回 ICU。术毕采用 PCIA（舒芬太尼 + 酮咯酸氨丁三醇）镇痛。术毕第 1 d 呼吸机支持通气，保持颏胸位，给予镇静、镇痛。术后第 3 d 拔除气管插管，保持颏胸位，术后第 10 d 保持颏胸位出院。

【病例分析】

此患者术前气管肿瘤诊断明确，呼吸困难分级 Ⅱ ～ Ⅲ 级，但患者一般状态良好，可耐受手术。但患者气道严重狭窄，麻醉气管插管风险明显增加，围手术期存在无法通气甚至死亡的风险。因此术前应进行充分的气道评估，患者术前气短显著，但经过呼吸功能锻炼后可每天行走 5000 步，睡眠、体位不影响呼吸困难程度，同时术前建立 ECMO 为气道管理及手术提供保障。另外，备好紧急台上气管切开、高频喷射通气机等通气保障设备。麻醉诱导时先给予短效镇静药物，观察气道通气良好，再给予镇痛、肌松等药物。了解手术进度，避免术中缺氧，维持重要脏器氧供，避免肺损伤。关注体外转机对人体凝血系统的影响，术中积极纠正。此患者术中出血量大，采用目标导向限制性输液 +α_1 受体激动剂改善循环，减轻心肺损伤，避免低体温。术毕完善镇痛、镇静，避免气管吻合口张力过高。

三、食管疾病

（一）老年患者食管疾病的特点

食管手术的常见适应证包括肿瘤、胃食管反流和动力障碍（失弛缓症）。食管癌的诱发因素包括饮食习惯、真菌感染、维生素及微量元素缺乏、吸烟、饮酒等不良生活方式，以及食管癌遗传易感因素等。早期食管癌多局限于黏膜表面，可见黏膜表面充血、糜烂，吞咽食物时伴有不同程度的胸骨后灼烧感、针刺样或摩擦牵拉样疼痛，有时可有哽噎感。随着病情进展，可出现进行性吞咽困难，患者逐渐出现消瘦、脱水、无力等营养不良症状。当肿瘤侵犯喉返神经时，可出现声音嘶哑。若肿瘤压迫颈交感神经节，可产生霍纳综合征。若侵犯到气管支气管，可形成食管、气管或支气管瘘，吞咽水或食物时出现剧烈呛咳，导致呼吸系统感染。最后可因恶病质、肝肾转移而出现黄疸、腹水和昏迷。我国食管癌患者中，鳞癌约占 90% ～ 95%，腺癌约占

7%。手术是食管癌的主要治疗方法。

（二）食管癌手术简介

食管癌治疗方法的选择主要取决于其分期。对位于黏膜层内的早期肿瘤主要应用腔镜下黏膜切除术或黏膜剥离术治疗；而对超出黏膜层、侵及黏膜下层的早中期食管癌，主要选择外科手术治疗为主，术后必要时给予辅助化疗或放疗；对中晚期食管癌主要采取以手术为主的综合治疗。对切除有困难或有 2 个以上转移淋巴结者，通常先给予术前化疗、放疗或放化疗，然后再进行手术治疗，术后必要时再给予化疗或放疗。

1. 手术方式选择

开胸或胸腹腔镜辅助食管癌切除加淋巴结清扫是目前常规的手术方法。与常规开胸手术相比，胸腹腔镜手术可以减少手术并发症的发生，尤其是呼吸系统并发症。回顾性研究显示，胸腹腔镜手术的预后略好于经右胸开放性食管癌根治术。因此，对适合胸腔镜手术切除的患者（T1～3N0～1M0），目前推荐经右胸行胸腹腔镜食管癌根治术。对经放疗、化疗的患者，优先推荐经右胸行胸腹腔镜食管癌根治术，以减少术后心、肺相关并发症。

2. 食管癌手术入路选择

对中下段食管癌，右胸入路淋巴结的清扫及患者的预后要好于左胸入路。因此推荐右胸入路行食管癌根治术，即右胸-上腹二切口食管癌根治术（Ivor-Lewis 术式）。但国内的回顾性分析结果显示，对上纵隔无淋巴结转移的患者，无论经左胸入路或右胸入路，术后生存及复发无显著性差异，因此，对上纵隔无淋巴结转移的早、中期中下段食管癌，目前仍可以选择左胸一切口或两切口入路，即左胸切口食管癌根治术（Sweet 术式）。对伴有上纵隔淋巴结转移的胸段食管癌患者，应选择右胸入路两切口或三切口手术。行完全胸腹二野淋巴结清扫或颈胸腹三野淋巴结清扫，即左颈-右胸-上腹正中三切口食管癌根治术（McKeown 术式）。经颈部及膈肌裂孔食管切除术（transhiatal esophagectomy，THE）主要适用于食管肿瘤无明显外侵和纵隔无明显转移肿大淋巴结的偏早期患者，尤其是高龄或心肺功能不全等不适宜开胸手术的患者。

（三）老年患者行食管癌手术的麻醉管理

1. 术前评估与准备

老年食管癌患者因为进行性吞咽困难，可致进食障碍，因此后期常因营养不良，出现低蛋白血症、贫血、脱水和电解质紊乱。长时间营养不良还可导致出凝血异常及肝肾功能异常。此外，当肿瘤侵犯喉返神经时，患者可出现饮水呛咳，引发肺部感染，且老年患者咽喉部保护反射降低，容易出现反流误吸。再加上食管癌手术时间久、创伤大，故对老年食管癌患者应该做好充分的术前评估。

1）心血管功能评估　心功能Ⅰ～Ⅱ级，日常活动无异常的患者，可耐受食管癌手术，否则需进一步检查及治疗。患者若有心肌梗死、脑梗死病史，一般在治疗后 3～6 个月再手术比较安全，抗凝药（如阿司匹林和波立维等）应至少在术前一周停服。对术前心胸比 > 0.55、左室射血分数 < 0.4 的患者，需优化后再进行评估。对既往有器质性心脏病、心肌梗死的患者，建议

行超声心动图检查。对有严重心动过速、房室传导阻滞、窦房结综合征等严重心律失常的患者，建议行 24 h 动态心电图检查和相应药物治疗后再手术。

2）肺功能评估　肺功能正常或轻、中度异常（VC% > 60%、FEV₁ > 1.2L、FEV₁% > 40%、DLCO > 40%）的患者可耐受食管癌手术，但中、重度异常者需行登楼试验或心肺运动试验。食管癌开胸手术一般要求患者能连续登 3 层楼，或者 $VO_2max > 15$ mL/（kg·min）。

3）肝肾功能评估　肝功能评估可采用 Child-Pugh 分级评分。评分为 5~6 分，手术风险小；7~9 分，手术风险中等；> 10 分时，手术风险大。肾功能评估主要参考术前尿常规、血尿素氮、血肌酐水平，轻度肾功能受损者可耐受食管手术，对中重度受损者建议专科医生会诊。食管癌手术一般对肝肾功能无直接损伤，但是围手术期用药、失血、低血压可影响肝肾脏器。

4）营养状况评估　中晚期食管癌患者常合并吞咽困难，部分患者有营养不良、消瘦、脱水表现。术前应注意患者近期体重变化及白蛋白水平。近期体重下降 > 5 kg 常提示预后不良。白蛋白 < 30 g/L，提示术后吻合口瘘风险增加。术前应尽可能通过静脉高营养和鼻饲胃肠营养，改善患者的营养状况，纠正电解质紊乱及贫血，以减少术后相关并发症的发生。

2. 麻醉方法的选择

食管手术常用的麻醉方法包括全身麻醉、全身麻醉联合硬膜外阻滞、全身麻醉联合切口浸润及全身麻醉联合胸椎旁阻滞。根据食管手术方式可选择不同的气管插管类型，包括单腔气管导管、双腔支气管导管或支气管封堵器。

食管手术患者的术前用药应侧重于预防反流误吸，对这类患者应酌情减少镇静药物用量，对高误吸风险患者术前可给予质子泵抑制剂、地塞米松及止吐药，同时留置胃管以便负压吸引。

食管癌手术患者术前因营养不良、脱水、疾病消耗，围手术期用药可能导致循环剧烈波动。因此，麻醉诱导宜选用对循环影响较小的药物（如依托咪酯）。术中尽可能选用短效、不经肝肾代谢的药物，如七氟醚、瑞芬太尼、阿曲库铵等。其余药物尽可能少用或者不用，以减轻肝肾负担。

3. 术中管理

1）液体管理　食管癌根治术患者全身状态较差、手术时间长、创伤大，术中监测除了心电图、脉搏氧饱和度、呼气末氧饱和度和体温外，还应进行有创动脉血压、麻醉深度、中心静脉压等监测，采用目标导向液体治疗联合小剂量血管活性药物维持血流动力学稳定，建议术中收缩压控制在术前静息血压 ±10% 内，或根据术前基线血压采用个体化的血压控制目标，以减少术中重要脏器损伤。SVV、PPV、脉搏灌注指数变异度（pleth variability index，PVI）主要用于机械通气下目标导向液体管理，PPV 或 SVV 大于 13% 时认为心脏前负荷不足，需要加快输液直至 PPV 或 SVV 小于 13%，随后输液维持速率应为 1~2 mL/（kg·h）。液体冲击试验＋小容量液体持续输注可用于非机械通气患者的容量管理，该方法是指在 5 min 内输注 3 mL/kg 晶体液或者胶体液，观察每搏量的增加是否超过 10%，如果每搏量增加超过 10%，则视为液体冲击试验阳性，需要进行第 2 次液体冲击试验直至每搏量增加 < 10%，维持期间给予小容量液体输注 [1~2 mL/（kg·h）]。

老年患者术中补液首选晶体液，如乳酸林格溶液、醋酸林格溶液等复合电解质溶液。有效循环血容量减少时，可采用晶体液和胶体液扩容。对术前存在肾功能损伤及凝血功能障碍的老年患者，建议少用胶体溶液。对术前有低蛋白血症的患者可以采用白蛋白进行液体复苏，维持血清白蛋白水平在 30 g/L 以上。

2）循环管理　循环管理中应该维持有效的循环血容量及心肌收缩力，维持较慢心率（基线心率 ±20%），以降低心肌氧耗。对合并心脑血管疾病的老年患者，建议维持血红蛋白在 10g/dL 以上。游离胸段食管时，牵拉或刺激胸内自主神经，术中有可能出现严重的心律失常或心脏骤停的风险，应密切观察并及时处理。

3）体温管理　食管手术患者大多数为老年患者，皮下脂肪减少，血液循环减慢，新陈代谢低，对温度敏感性变差，容易出现体温偏低。此外，食管手术切口大、暴露时间长、胸腔冲洗等都会带走大量的热量，导致患者体温下降。因此，围手术期应做好患者低体温的预防。① 应调节合适的手术室温度（21～25 ℃）及湿度（40%～60%），对高危患者可适当调高温度。② 手术过程中减少患者身体的暴露面积，在非手术区域应用手术巾进行遮盖，避免弄湿床单、被子、衣服，采用加温毯进行体温保护。③ 对输液液体和血液进行加温输注，胸腔冲洗液加温后使用，以 38℃为宜。

4. 术后管理与镇痛

由于老年患者本身咽喉保护性反射功能下降，食管手术又是反流误吸的高危因素，因此老年患者食管切除术后，反流误吸的风险较高，术后应至患者吞咽和咳嗽反射恢复、完全清醒且能配合时，再拔除气管导管。

食管癌手术创伤大，术后镇痛首选硬膜外患者自控镇痛，也可选择硬膜外给予吗啡 1.5 mg 联合患者自控静脉镇痛。如患者存在硬膜外穿刺的禁忌证，也可选择胸椎旁阻滞。良好的术后镇痛对患者早期下床活动、减少术后并发症具有重要意义。

老年患者行食管癌手术的麻醉管理要点可参考表 5-8-5。

表 5-8-5　老年患者行食管癌手术的麻醉管理要点

阶段	管理要点
术前评估	心血管系统：心脏相关疾病控制情况，高血压，贫血，循环血容量
	呼吸系统：肺部基础疾病，侵犯气管支气管可形成食管、气管或支气管瘘，侵犯喉返神经可饮水呛咳，易致肺部感染；登楼试验或心肺运动试验
	消化系统：肝肾功能及水电解质
	营养状态评估及支持疗法
	内分泌系统：血糖控制
麻醉方法的选择	一般选择全身麻醉联合区域阻滞：椎管内麻醉、椎旁神经阻滞、局部浸润
术中管理	呼吸管理：肺保护性通气策略，避免长时间高浓度氧气吸入，注意双腔气管导管位置变化，间断清理呼吸道分泌物
	循环管理：维持血流动力学稳定，预防处理突发心律失常
	液体管理：目标导向液体治疗＋小剂量血管活性药物
	其他：体温保护、体位保护
术后管理	预防反流误吸，完善镇痛，营养支持，维持出入量平衡

（四）典型病例

【病史简介】

患者，女性，62岁，因"进食哽噎感3个月余"就诊。患者3个月前无明显诱因开始出现进食哽噎感，无明显呕吐、胸闷、胸痛、声音嘶哑、反酸、烧心、心慌、食欲缺乏等。1周前，当地医院胃镜示食管距门齿29~36 cm处可见新生物，考虑食管癌，取组织5块送病检，病理示食管中段鳞状细胞癌。

既往病史：发现糖尿病5年，口服二甲双胍，血糖控制可，否认心脏病、脑梗死等疾病，无手术史及过敏史。

体格检查：体温36.5℃，脉搏78次/min，呼吸17次/min，血压120/80 mmHg。患者精神可，营养状况可。

实验室检查：血红蛋白101 g/L，空腹血糖8 mmol/L，餐后血糖10 mmol/L。

辅助检查：胃镜检查示距门齿29~36 cm处可见向管腔内生长肿块，病理提示食管中分化鳞状细胞癌。

术前诊断：食管癌，糖尿病。

拟行手术：胸腔镜下食管癌根治术。

【围手术期管理】

1. 术前评估与准备

患者血糖控制可，贫血，微型营养评分12分。入院后改用胰岛素泵控制血糖，给予营养支持及容量补充，术前肺功能锻炼。患者静脉血栓形成评分为高危，嘱患者多饮水、深呼吸、活动下肢、休息时抬高下肢，下肢穿弹力袜，以预防血栓形成。手术当日早晨置入胃管。

2. 术中管理

1）入室情况　入室监测心电图，桡动脉穿刺后监测有创动脉压，监测脉搏氧饱和度，建立外周静脉通路，加温毯保温。患者入室心率100次/min，有创动脉血压140/90 mmHg，脉搏氧饱和度97%。术前给予地塞米松10 mg，奥美拉唑40 mg，长托宁0.5 mg，昂丹司琼5 mg，10 min内静脉泵注右美托咪定0.7 μg/kg，负压吸引胃内容物。

2）麻醉方案　麻醉诱导采用依托咪酯18 mg，咪达唑仑2 mg，舒芬太尼20 μg，罗库溴铵50 mg。气管插管前2%利多卡因气管内表面麻醉，肌松起效后插入双腔气管导管，随后建立中心静脉通路，监测CVP、心输出量指导液体管理。插管完成后患者心率98次/min，血压80/54 mmHg，脉搏氧饱和度99%。立即给予快速输液，去氧肾上腺素60 μg，血压恢复至103/65 mmHg。继续给予快速输液，500 mL晶体液输入后，患者生命体征逐渐趋于平稳。左侧卧位后，超声引导下行胸椎旁阻滞（0.5%罗哌卡因10 mL）。腹段手术开始前给予超声引导下腹横肌平面联合腹直肌平面阻滞（0.25%罗哌卡因40 mL）。颈部手术结束前0.25%罗哌卡因局部浸润。

3）术中经过　右侧卧位右侧腋中线第4肋间、右侧肩胛下角线第8肋间、右侧腋中线第7肋间切口，胸腔镜下紧贴食管外膜向下游离食管至食管裂孔，切断滋养血管，清扫食管旁淋巴结，并扩大食管裂孔；向上游离食管至胸膜顶，切断滋养血管，清扫左右喉返神经旁淋巴结及第7组淋巴结，于右侧腋中线第 7 肋间切口及腋前线第 3 肋间切口各放置胸腔引流管一根，关胸。翻身改平卧位，腹腔镜下向上游离近贲门水平，继续向下游离胃至近幽门水平。游离胃大弯，直达胃底部。游离后，翻转胃体，游离腹段食管周围疏松结缔组织，与胸腔游离面汇合，于上腹部正中取长约 3 cm 切口，将胃轻柔提出。用切割缝合器将胃制作成管状胃；取左侧胸锁乳突肌内缘切口长约 3 cm，沿食管外膜仔细游离，自颈部切断食管，下拉食管，自腹腔拉出。用乳胶管将胃经食管床提至颈部，将食管残端与胃壁进行器械吻合术。手术时长 5 h，麻醉时长 5.5 h。术中出血量 400 mL，尿量 600 mL。术中输入晶体液 2500 mL，羟乙基淀粉 500 mL，给予小剂量去甲肾上腺素泵注维持有效灌注压。手术结束前 30 min 给予舒芬太尼 7 μg，酮咯酸氨丁三醇 30 mg。

3. 术后转归

患者术后入麻醉恢复室，30 min 后拔除气管导管，术毕安返胸外科监护室，术后镇痛采用患者自控静脉镇痛模式。术后第 1 d 返回普通病房，术后第 4 d 拔除引流管，术后第 8 d 出院。

【病例分析】

此患者术前诊断食管癌，体能状态可，无严重合并症及基础疾病，可耐受手术治疗。既往患有糖尿病，食管病变导致患者饮食障碍，术前优化血糖管理，改善营养状态，以降低围手术期并发症发生率。术前留置胃管可预防反流误吸，同时为术后营养支持提供条件。麻醉诱导采用分次渐进性诱导，避免血流动力学剧烈波动。在术中监测阶段，注意液体出入量，进行目标导向液体治疗和心脏指数监测，联合使用血管活性药物（去甲肾上腺素）维持重要脏器灌注。术后镇痛采用胸椎旁阻滞、腹横肌平面联合腹直肌平面阻滞以及患者自控静脉镇痛。术后通过术中置入的肠内营养管进行肠内营养，尽早下床活动。

四、纵隔手术

（一）老年患者纵隔疾病的特点

老年患者常见的纵隔疾病为纵隔肿瘤，纵隔肿瘤分为良性肿瘤和恶性肿瘤。良性肿瘤如纵隔异位甲状腺、纵隔囊肿、成熟畸胎瘤、神经源性肿瘤等，恶性肿瘤如胸腺癌、淋巴瘤、恶性神经源性肿瘤等。纵隔空间小，结构复杂，肿瘤侵犯气管或肺组织可引起剧烈咳嗽，咳血较少见，压迫上腔静脉可导致上腔静脉综合征，出现面部、颈部和上胸部水肿及静脉怒张，甚至导致出现气短、呼吸困难等症状。压迫食管可引起吞咽困难，肿瘤过大压迫胸部可出现胸闷、呼吸困难。当肿瘤压迫或侵蚀神经时，可产生各种症状，如肿瘤侵及膈神经可引起呃逆及膈肌运动麻痹，侵犯喉返神经可引起声音嘶哑、饮水呛咳等，交感神经受累可产生霍纳综合征。

胸腺瘤根据病理可分为 A、AB、B 和 C 型：A 型由梭形或椭圆形上皮细胞组成，缺乏核异型性，不含典型或肿瘤淋巴细胞；B 型由圆形上皮样细胞组成；AB 型为二者的混合表现，与 A 型类似，但含有肿瘤淋巴细胞；B 型又按照淋巴细胞比例的增加情况进一步分为 B1、B2 和 B3 型。同时将所有胸腺癌分为 C 型，其表达呈明显恶性肿瘤细胞学特征。A 型和 AB 型为良性肿瘤，B1 型为低度恶性，B2 型为中度恶性，B3 型与胸腺癌均为高度恶性，侵袭性强。

重症肌无力是一种累及神经肌肉接头突触后膜上乙酰胆碱受体的自身免疫性疾病，全身多组肌群均可在不同程度上受累，主要表现为骨骼肌无力、易疲劳、晨轻暮重。根据自身抗体产生情况，可将重症肌无力分为3个亚型，即抗乙酰胆碱受体抗体阳性型、肌肉特异性激酶抗体阳性型和抗体阴性型。Osserman将成年重症肌无力分为五型。①Ⅰ型：单纯眼肌型，局限于单纯的眼肌麻痹。②Ⅱa型：轻度全身肌无力，有肢体和躯干肌无力，但不影响呼吸肌，无明显延髓肌症状。这一类型的患者使用抗胆碱酯酶药物反应良好，病死率低。③Ⅱb型：有明显的脸下垂、复视、构音和吞咽困难及颈肌、四肢肌无力，部分患者的躯干肌和四肢肌力尚好。这类患者使用抗胆碱酯酶药物常不敏感，易发生肌无力危象，病死率亦相对较高，应予重视。④Ⅲ型：急性进展型，常为突然发病，并在6个月内迅速进展，早期出现呼吸肌受累，伴严重的延髓肌、四肢肌和躯干肌受累，抗胆碱酯酶药物反应差，极易发生肌无力危象，病死率高。常伴发胸腺瘤，为临床重点处理对象。⑤Ⅳ型：晚发型全身无力。常在Ⅰ、Ⅱa型数年之后症状加重，出现较明显的全身肌无力，多伴发胸腺瘤。⑥Ⅴ型：肌肉萎缩型，起病半年内出现肌肉萎缩，罕见。重症肌无力患者90%以上有胸腺异常，胸腺切除是重症肌无力的有效治疗手段之一。大多数患者在胸腺切除后症状可获显著改善。

重症肌无力危象（myasthenic crisis，MC）是重症肌无力在起病或治疗过程中突然出现的、严重威胁患者生命的并发症，主要是由于呼吸肌严重受累所致，表现为呼吸无力或衰竭、低氧血症，需气管插管或切开、呼吸机辅助通气。主要原因有：①全身疾病未有效控制，如感染、低钾血症等。②重症肌无力症状未获得有效控制。③使用某些对肌力有影响的药物：抗生素（如氨基糖苷类、大环内酯类、喹诺酮类、氯喹和萘啶酮酸等）、肌松药、苯二氮䓬类药物、β受体阻滞剂、含碘的造影剂。④接受手术。⑤其他，如精神因素、高温、发热、甲状腺功能亢进等。

（二）老年患者常见纵隔手术简介

1. 前上纵隔肿瘤

前上纵隔肿瘤中最常见的肿瘤为胸腺瘤，需行包括胸腺在内的前上纵隔肿瘤扩大切除，当患者合并重症肌无力时，还需行前纵隔脂肪清扫术。手术多采用经右侧胸腔胸腺瘤切除术，可根据肿瘤部位、大小、与周围组织的关系，采用开胸手术（纵劈胸骨或左右侧开胸）、胸腔镜手术及达芬奇机器人辅助手术。经右侧胸腔入路可以避免主动脉弓及心脏的遮挡，右侧膈神经及上腔静脉容易辨别，胸腺上极及血管更易显露，术中操作应格外注意保护膈神经，以减少对呼吸功能的损伤。经剑突下胸骨后入路，剑突下入路常采用三孔法，可用胸腔镜完成，能够清晰暴露双侧膈神经、心前区脂肪、无名静脉、左肺动脉等，能最大限度清扫前纵隔脂肪组织，减少副损伤，缓解肌无力，而不增加并发症发生率，安全有效。但该入路受限于胸骨下角大小、心脏功能耐受情况以及术者操作经验。

2. 中后纵隔及胸顶部肿瘤

中后路纵隔肿瘤及胸顶部肿瘤手术选择相应肿瘤主体所在侧的经胸入路，该方法可以充分完整显露和切除中后纵隔肿瘤。手术方式选择原则与前上纵隔肿瘤相似。

3. 胸腔镜及达芬奇机器人辅助手术

与传统手术方式相比，胸腔镜及达芬奇机器人辅助手术具有创伤小、出血少、解剖结构显露清晰、操作方便、术后疼痛减轻等优点，显著降低了围手术期心脏、肺、大血管及神经系统并发症发生率，目前已被广泛应用于临床。但对巨大纵隔肿瘤及与周围组织关系密切的病变来说，应该慎重考虑。

（三）老年患者行纵隔手术的麻醉管理

1. 术前评估与准备

肿瘤的大小、性质、位置、范围，以及气道、心脏、肺及血管受压情况，是纵隔肿瘤手术术前评估的重点。

（1）通过胸部CT、心脏超声检查可以评估患者心脏、血管受压及侵犯情况。询问患者平时活动情况，有无呼吸困难、晕厥或心脏流出道梗阻症状或强迫体位，了解患者缓解呼吸困难或改善循环的最佳体位。此外，应判断患者有无上腔静脉压迫情况，上腔静脉受压可能导致患者咽喉部水肿，麻醉诱导过程可能存在困难气道。

（2）针对以上评估，对有心脏、血管受侵犯的患者，应行中心静脉压和心排血量监测，选择深静脉时应避开受侵犯血管的走行通路。

（3）存在上腔静脉压迫综合征的患者术前可采用头高位，使用激素和利尿剂等缓解呼吸道水肿。

（4）对肌无力的患者，术前了解患者药物治疗情况及症状控制情况，以便指导术中用药及术后气管拔管。

术后重症肌无力危象的预测可参考**表5-8-6**。得分＜2.5分，术后重症肌无力危象发生概率＜10%；得分＞4分，术后重症肌无力危象发生概率＞50%。

表5-8-6　术后重症肌无力危象预测量表

相关指标		得分
Osserman分型	Ⅰ～Ⅱa	0
	Ⅱb	1
	Ⅲ～Ⅳ	3
病程（年）	＜1	0
	1～2	1
	＞2	2
肺切除	有	0
	无	2.5
体重指数（kg/m²）	＜28	0
	≥28	1

2. 麻醉方案的选择

纵隔肿瘤手术采用全身麻醉。气管插管需根据肿瘤大小、位置及周围组织关系，选择双腔支气管导管、单腔气管插管＋人工气胸或支气管封堵器。若肿瘤对终末气管无压迫，则可以顺利插入气管导管，清醒气管插管也是可能的。肿瘤位于气管分叉处时，应该选择双腔支气管导管，保证非肿瘤压迫侧正常通气，避免自主呼吸消失导致远端气道梗阻加剧。如果双侧支气管均受压迫，术前评估不能保证呼吸和循环功能者，可在体外循环下进行手术。麻醉诱导时选择对生命体征影响最小的最佳体位。

3. 术中管理

1）循环管理　麻醉诱导开始前，手术医生应洗手随时准备手术，一旦患者出现进一步的气道或者血管受压，应重新翻动患者体位（回到诱导前或患者较少出现症状的体位），或立刻进胸托起肿瘤，以缓解肿瘤对肺叶、气道及血管的压迫。纵隔肿瘤与心脏、大血管关系密切，术中应该密切关注手术操作对心脏和血压的影响，提醒手术医生操作轻柔。此外，纵隔肿瘤切除过程中，出血量可能较大，动脉血气分析有利于指导老年患者输血治疗。巨大纵隔肿瘤切除后，解除了肿瘤对胸腔大血管的压迫，可能出现相对容量不足，术中应密切关注尿量、血压、心率及中心静脉压的变化，必要时给予血管活性药物支持治疗。

2）呼吸系统管理　纵隔巨大肿瘤压迫肺组织容易造成肺不张、肺萎陷、肺纤维化、淋巴回流障碍和静脉压迫等，术中解除压迫后可出现极速肺复张，回心血量增加，可诱发急性肺水肿。术中应该采用目标导向液体治疗联合血管活性药物维持循环稳定，必要时给予利尿剂、正性肌力药等。此外，对剑突下三孔式纵隔肿瘤切除的患者，应该密切关注人工气胸的压力，防止压力过高引起肺气压伤，避免心脏舒张功能受限及回心血量骤减导致的循环剧烈波动。

3）重症肌无力的管理　重症肌无力患者术晨应继续口服抗胆碱酯酶药物，术中减少阿片类药物及神经肌肉阻滞剂的使用，以便于术后早期拔管。对重症肌无力患者可采用无肌松气管插管方案。复旦大学附属华东医院的无肌松气管插管方案：静脉注射依托咪酯20 mg，舒芬太尼10～15 μg，瑞芬太尼50～75 μg。喉镜暴露声门，经喉麻管气管内注入1%利多卡因10 mL（也可经环甲膜穿刺行气管表面麻醉），随后置入气管导管。胸腔镜下胸腺瘤切除术中采用吸入麻醉维持，不使用神经肌肉阻滞剂。近年来，舒更葡糖钠的应用给重症肌无力患者术毕神经肌肉阻滞剂的拮抗带来了很多方便，临床上重症肌无力患者也可采用罗库溴铵维持肌肉松弛，术毕采用舒更葡糖钠逆转肌松残余。需要注意的是，近年也有舒更葡糖钠无法逆转重症肌无力患者肌松残余的个例报道。因此，舒更葡糖钠在逆转重症肌无力患者肌松残余的作用有待进一步验证。胸腺瘤切除术中应注意膈神经保护，预防术后呼吸功能障碍及呼吸衰竭。

4）并发症及其防治

（1）心血管并发症及其防治：老年患者纵隔疾病以肿瘤居多，巨大纵隔占位紧邻气管支气管及肺组织、心脏、上腔静脉、奇静脉等。麻醉诱导过程中，巨大纵隔占位压迫支气管及肺组织时可出现肺不张及呼吸困难；压迫上腔静脉可出现上腔静脉综合征，引发颜面部及咽喉部水肿，导致通气障碍及呼吸困难；压迫心脏及腔静脉可导致严重的直立性低血压，体位改变甚至可导致突发心脏骤停。术中肿瘤侵犯周围血管，剥离困难，术中出血量大，容易出现血压低，组织灌注不足，导致心脏和大脑供血不足，出现围手术期急性心绞痛、急性心肌梗死或者急性脑梗死，甚至导致患者术后死亡。此外，术中抬举巨大肿瘤可能会牵拉心脏及大血管，出现血压骤降、心率减慢、心律失常甚至突发心脏停搏。因此，术中应密切关注手术过程，及时提醒外科医生操作带来的不良反应。术后转移患者时应该轻抬轻放，防止剧烈纵隔摆动导致的循环剧烈波动。较小的纵隔占位可采用胸腔镜剑突下肋缘下三孔式肿瘤切除术，此类手术需要在狭小的纵隔空间内充入二氧化碳气体，当胸腔内压力过高时，可压迫心脏，导致心脏收缩和舒张不良，静脉回流受阻，出现严重低血压，甚至心律失常。此外，胸腔内充入二氧化碳还可造成肺不张，导致低氧血症，临床上应加强监护，及时进行肺复张。

为了预防术中循环的剧烈波动，首先应该进行充分的术前评估，了解纵隔占位与周围组织的关系，预约备血。麻醉前做好有创动脉血压、中心静脉压监测，甚至心输出量监测。对上腔静脉受压或侵犯的患者，建议同时开放下肢静脉。术中密切观察手术过程，及时输血、输液，必要时给予血管活性药物支持，维持循环稳定。一旦出现操作相关的循环剧烈波动，立即提醒手术医生暂停手术或者轻柔操作。建立二氧化碳气胸的胸腔镜手术，术中应避免气胸腔压力过高。心脏周围操作时避免过度牵拉与刺激。无论何种手术方式，麻醉过程中应进行麻醉深度监测，维持适当的麻醉深度，避免麻醉过深或过浅导致的循环波动。此外，术中应注意体温保护、肌松维持、尿量监测等。

（2）苏醒延迟及其防治：老年患者进行纵隔手术，特别是巨大纵隔占位、需要开胸或者胸壁胸骨切除的手术，术后苏醒延迟的风险显著增加。① 老年患者中枢神经系统功能退行性下降，对神经活性药物耐受性下降，常规浓度或剂量就可引起老年患者中枢神经系统显著抑制。② 开胸或者纵劈胸骨创伤大，需要较大剂量的镇静镇痛药物才能维持合适的麻醉深度，而老年患者药物代谢减慢，肝肾功能障碍进一步减缓药物排泄，导致药物蓄积。③ 纵隔手术术中出血量较大，循环波动剧烈，容易造成大脑供血不足，导致苏醒延迟。④ 术前禁饮和禁食、术中出血再加上限制性输液，可能造成有效血容量不足，术中出现少尿甚至无尿，导致药物蓄积或残留。⑤ 肺部疾病可造成肺泡通气不足、肺通气/血流比例失调，引起低氧血症，这也是苏醒延迟的常见原因。肺部疾病还可减慢吸入麻醉药物的排出，导致苏醒延迟。⑥ 酸碱平衡失调、水电解质紊乱、糖代谢紊乱、低体温、贫血、凝血功能障碍等，这些因素也会导致术后苏醒延迟。⑦ 术前患者认知水平也显著影响患者术后的苏醒效果。

术后苏醒延迟的预防措施包括：① 术前积极改善患者的认知功能，处理原发脑部疾病。② 根据术前评估制订个体化麻醉及手术方案，根据手术时间及创伤大小综合判断后给药，同时监测麻醉深度，减少麻醉药物用量，减少抗胆碱能药物的使用，术中维持循环稳定，避免肝、脑、肾缺血缺氧性损伤。肌松残余时可采用舒更葡糖钠进行拮抗。③ 改善肺通气功能，避免出现通气不足和高碳酸血症，同时维持水电解质及血糖稳定，避免严重贫血、低氧血症及低体温。

4. 术后管理与镇痛

对气管受压的患者，应排除气管软化后才能拔管，注意术中对受压部位进行仔细观察，手术医生可在术中触诊气管受压部位，帮助判断有无气管软化。气管拔管前先放气囊堵住气管导管，观察通气情况。拔管时可在气管导管内先植入较细的交换导芯，一旦拔除气管导管后出现通气困难，可顺着交换导芯再次插管。此外，也可以拔管时经气管导管置入纤维支气管镜，观察气管软化情况。

胸腺瘤合并重症肌无力的患者有以下情况，术后可能需要呼吸支持：① 肌无力的病程超过 6 年者；② 合并肺部疾病；③ 溴吡斯的明的剂量超过 750 mg；④ 潮气量 < 4 mL/kg；⑤ 吸气峰压 < 25 cmH$_2$O。术后镇痛推荐神经阻滞、切口浸润及非甾体类抗炎药的联合使用。不存在肌无力的患者可采用常规的术后镇痛模式。术后早期应鼓励患者咳嗽排痰，给予雾化吸入，预防肺炎的发生。

老年患者行纵隔手术的麻醉管理要点可参考表 5-8-7。

表 5-8-7　老年患者行纵隔手术的麻醉管理要点

阶段	管理要点
术前评估	心血管系统：肿瘤大小及与周围组织的关系、有无心脏、血管包绕或压迫症状，体位活动有无影响
	呼吸系统：有无气管、肺压迫症状，有无呼吸困难
	消化系统：有无进食障碍，有无吞咽困难，侵犯喉返神经可出现饮水呛咳，肝肾功能及水电解质
	肌无力病情评估：了解肌无力类型、口服药物剂量及时间，以及病情控制情况，术前进行肌无力危象评估。
麻醉方法的选择	一般选择全身麻醉，可联合区域阻滞（椎管内麻醉、椎旁神经阻滞、局部浸润）。巨大纵隔肿瘤有压迫症状，诱导时外科医生在场，必要时备 ECMO 或体外循环。重症肌无力患者可选择无肌松气管插管
术中管理	呼吸管理：注意肿瘤对气管的压迫情况，预防肺不张，避免高气道压
	循环管理：维持血流动力学稳定，避免气胸压过高，处理突发心血管崩溃，必要时快速进胸托起肿瘤解除压迫
	液体管理：目标导向液体治疗＋小剂量血管活性药物
	其他：体温保护
术后管理	避免肌松残余，避免呼吸抑制，预防术后重症肌无力危象，必要时继续呼吸支持

（四）典型病例

【病史简介】

患者，男性，63 岁，10 d 前无明显诱因出现左眼睑下垂，呈视物疲劳，患者长时间用药后，左眼睑下垂可遮盖瞳孔 5 点至 7 点位。患者遂就诊于当地医院，考虑重症肌无力，给予口服溴吡斯的明治疗，症状有所改善。胸部 CT 考虑胸腺增生。患者发病过程中无发热、头痛、复视、饮水及吞咽困难、四肢乏力等。患者目前精神状况好，体力正常，食欲正常，睡眠正常，体重无明显变化，大便正常，排尿正常。

既往史：患者过往体健。否认高血压等病史。

体格检查：左眼睑下垂可遮盖瞳孔 5 点至 7 点位。双侧胸廓对称无畸形，胸壁无静脉曲张，双侧语颤正常。双肺叩诊呈清音。肝上界位于右锁骨中线第 5 肋间，双肺呼吸音清，未闻及干、湿啰音。心前区无隆起，心尖搏动位于左侧第 4 肋间锁骨中线内 1 cm 处，无弥散，未触及细震颤，心相对浊音界不大，心率 80 次/min，律齐，心音有力，各瓣膜听诊区未闻及杂音。

实验室检查：肝、肾功能正常。凝血功能、免疫球蛋白补体系列、肿瘤标志物、IL-6、抗中性粒细胞胞质抗体、空腹血糖、糖化血红蛋白、红细胞沉降率正常。骨密度示桡骨骨量减低。

辅助检查：心电图示窦性心律。心脏彩超示三尖瓣轻度关闭不全。肺功能示轻度阻塞性肺通气功能障碍。新斯的明试验阳性。肌电图示双侧腋神经、面神经重复频率电刺激可见低频递减现象，双侧尺神经和副神经重复频率电刺激反应未见明显异常。胸部 CT 示前上纵隔高密度影，不排除高风险度胸腺瘤，建议进一步行胸部 MR 平扫及增强扫描。胸部磁共振示左前纵隔占位性病变，考虑胸腺瘤（lasaoka Ⅰ 期），AB 型胸腺瘤可能性大，肿瘤最大径约 4.2 cm，肿瘤侵犯包膜、未突破包膜（包膜尚完整）、未见明确外侵征象，扫描范围内未见区域淋巴结转移征象，扫描范围内未见远处转移征象。

术前诊断：重症肌无力（眼肌型），胸腺瘤。

拟行手术：胸腔镜下纵隔肿瘤切除术。

【围手术期管理】

1. 术前评估与准备

此患者肌无力表现为眼肌型，无吞咽、呼吸困难等症状，日常活动不受限，体位改变不受影响；术前肝、肾功能尚可，心功能分级 Ⅱ 级，ASA 分级 Ⅱ 级。嘱患者口服溴吡斯的明至术日清晨，进行呼吸功能锻炼、咳嗽及排痰锻炼。

2. 术中管理

1）入室情况 患者入室后开放静脉通路，进行生命体征监测，心电图显示心率 78 次/min，进行右上肢桡动脉穿刺，监测有创动脉血压、体温及麻醉深度。有创动脉血压 122/65 mmHg，脉搏氧饱和度 97%，心率 78 次/min，BIS 97。术前血气分析示 PaO_2 78 mmHg，$PaCO_2$ 41 mmHg，其余指标正常。

2）麻醉方案 麻醉诱导采用咪达唑仑 1.5 mg，依托咪酯 18 mg，舒芬太尼 10 μg，罗库溴铵 20 mg。气管插管前给予 2% 利多卡因咽喉部及气管内表面麻醉，插入 7.5 号加强型单腔气管导管。麻醉维持采用七氟醚 0.3～0.7 MAC、瑞芬太尼 0.05～0.1 μg/(kg·min)，监测肌松，术中若无体动反应，不追加肌松药物。维持 BIS 在 40～60。

3）术中经过 分别于剑突下 3cm 切口（胸腔镜观察孔）、两侧锁骨中线肋弓下 0.5 cm 切口（操作孔），置入腔镜穿刺器，于胸骨后行隧道达前上纵隔，注入 CO_2 气体，探查发现 3.5 cm × 3 cm × 3 cm 病变，界限清楚，游离包块周围血管，完整切除包块及脂肪组织。术中注意保护左无名静脉、上腔静脉、右无名静脉、主动脉及心脏，止血，缝合伤口。术毕前 30 min 给予氟比洛芬酯 50 mg 联合 0.25% 罗哌卡因切口浸润进行术后镇痛。手术时长 2 h，麻醉时长 2.5 h。术中输晶体液 1000 mL，出血量 20 mL，尿量 200 mL。

3. 术后转归

术后 10 min 患者意识清醒，能够配合指令动作，等待患者潮气量达到 5～6 mL/kg，吞咽、呛咳等保护反射恢复后，拔除气管导管。观察 30 min 后，患者无呼吸困难等症状，安返胸外

ICU。考虑患者术前存在肌无力症状，且三孔腔镜手术创伤小，术后疼痛等级较低，采用非甾体类抗炎药缓解术后疼痛，患者术后第 6 d 出院。

【病例分析】

此患者术前诊断怀疑胸腺瘤，有眼肌型肌无力症状，口服溴吡斯的明缓解症状，无吞咽、呼吸困难及走路不稳等全身肌无力症状，无明显呼吸和循环压迫症状，日常活动不受限，体位改变不受影响。术中建立人工气胸，避免气胸压力过高，造成循环剧烈波动及心功能抑制，密切监测动脉血气，避免严重高碳酸血症和缺氧，注意膈神经保护。术后避免肌松药和阿片类药物残余，待自主呼吸完全恢复后拔除气管导管。术后避免呼吸抑制，预防重症肌无力及肌无力危象。

（郑兰兰　高昌俊）

第九节　老年骨科手术的精确麻醉管理

随着人口老龄化趋势不断加剧，因退行性疾病、骨折和骨质疏松等需要接受手术治疗的老年患者日益增多。老年患者器官储备功能低，常并存高血压、冠心病、脑梗死和肺炎等多系统疾病，围手术期心脑血管事件、肺部感染、静脉血栓栓塞症等并发症的发生风险增高。因此，老年骨科手术患者的精确麻醉管理就显得尤为重要。本节将重点介绍髋部、膝关节、脊柱等常见老年骨科手术的麻醉管理。

一、髋部疾病

临床上，任何年龄段人群都可发生髋部骨折，但以老年患者最为常见，且其发生率随年龄升高而显著增加。骨折的发生主要与两大因素相关，即跌倒风险及骨质疏松程度，而这两大因素都与高龄相关。目前认为，髋部骨折的治疗目的是使患者尽可能恢复到伤前的功能水平，尽可能提高患者的生活质量。对条件允许的患者，手术无疑是最好的治疗方法。目前，非常强调尽早进行手术以固定骨折端，最好能在 48 h 内完成，这使得麻醉前准备的时间相对较短，故麻醉医生的临床技能和麻醉方式的选择就显得非常重要。

（一）老年患者髋部骨折的常见类型及手术方式

老年患者髋部骨折的常见类型有股骨颈骨折、股骨转子间骨折、股骨粗隆下骨折和股骨头骨折。手术方式包括空心钉内固定、髓内钉内固定、钢板内固定、外固定支架、人工股骨头置换和全髋关节置换。

（二）髋关节置换术简介

髋关节置换又称作人工髋关节置换，是将人工假体（包含股骨部分和髋臼部分）利用骨水泥和螺丝钉固定在正常的骨质上，以取代病变的关节，重建髋关节的正常功能，是一种较成熟和可靠的治疗手段。骨性关节炎、股骨头坏死、股骨颈骨折、类风湿性关节炎、创伤性关节炎、良性和恶性骨肿瘤、强直性脊柱炎等患者只要有关节破坏的 X 线征象，伴有中度至重度持续性的关节疼痛和功能障碍，其他各种非手术治疗无法缓解者，都有进行髋关节置换术的指征。

（三）老年患者行髋关节置换术的麻醉管理

1. 术前评估与准备

重点评估重要脏器系统功能，如心功能及心脏疾病、肺功能及呼吸系统疾病、脑功能及神经系统疾病和精神疾病、肝脏与肾脏功能、凝血功能与血小板计数，以及是否使用抗凝或抑制血小板聚集的药物，同时要注意对骨骼肌肉疾病（骨关节和脊柱）、皮肤状况、牙齿和听力进行评估，了解手术麻醉史及服药史等情况。注意是否存在深静脉血栓风险。如果有条件，建议术前常规行深静脉血栓筛查（详见第四章第四节）。

对高龄危重患者，建议按老年综合评估（comprehensive geriatric assessment，CGA）原则，进行全面系统的评估（表 5-9-1）。约 25% 的患者存在不同程度的认知功能损害，需重视相关术前评估。建议对所有患者进行营养状态评估，营养不良（BMI < 18.5 kg/m^2）可显著增加术后伤口感染等并发症的发生率，合理的营养治疗能有效减少术后并发症。建议借助相关量表预测围手术期风险，Nottingham 髋部骨折评分（表 5-9-2）可预测术后 30d 死亡率（表 5-9-3）。疾病累积评分（cumulative illness rating scale）与患者远期死亡率密切相关。

应重视常规体格检查与实验室检查，重点关注反映心肺功能的检查项目。血小板计数 $\leq 80 \times 10^9$/L 或 INR $\geq$ 1.4 时禁忌实施椎管内麻醉；血小板计数 $< 50 \times 10^9$/L 时，建议术前输注血小板后再手术。高钾血症提示可能存在横纹肌溶解。如患者倒地时间长，建议检查肌酸激酶，了解有无横纹肌溶解，并注意观察有无肌红蛋白尿。血肌酸激酶超过正常值 5 倍提示横纹肌溶解，可导致肾脏衰竭和预后不良，建议对该类患者术前监测血肌酸激酶和尿肌红蛋白水平 12～36 h，对严重升高者建议行肾脏替代治疗。约 17% 的患者入院时并存低钠血症，可能由感染或利尿药所致。建议行动脉血气检查，以了解氧合和内环境等重要信息。

表 5-9-1　老年髋部手术术前评估

主要项目	内容	检查方法
医学评估	并存疾病/严重程度	
	心血管系统	生命体征、长程心电图
	呼吸系统	脉搏氧饱和度，肺功能
	血液系统	血常规检查
	肾脏	肾功能、电解质、肾小球滤过率
	营养状况	体重、体重指数、白蛋白
	肌肉骨骼系统	实施神经阻滞的可能入路
	麻醉相关问题	麻醉史、气道评估、牙齿状况
	饮酒史	酒精依赖自评（CAGE）量表
	疼痛情况	视觉模拟评分（VAS）量表
	病理表现	影像学检查
药物史	既往用药	国家外科质量改进计划（NSQIP）量表评估
	抗血栓治疗	出凝血功能检查
	药物过敏史	
认知功能评估	认知能力	有无记忆力减退
	判断能力	简明心理测验
	交流能力	视力、听力、言语能力
	术后谵妄风险	

主要项目	内容	检查方法
机体功能状态评估	步态和平衡能力	日常6 m行走
	活动能力	日常行走是否需要辅助
日常功能辅助评估	视力	眼镜
	听力	助听器
	活动能力	是否需要拐杖、轮椅
	义齿	
危险因素评分评估	病理性	Nottingham髋部骨折评分
	脆弱	NSQIP量表评估

表 5-9-2　Nottingham 髋部骨折评分

指标	分值（分）
年龄66～85岁	3
年龄≥85岁	4
男性	1
入院血红蛋白≤10g/dL	1
入院简化精神状态评分（MMSE）≤6	1
入院前依赖他人看护	1
1种以上并存疾病	1
过去20年内恶性肿瘤史	1

表 5-9-3　根据 Nottingham 髋部骨折评分预测 30 d 死亡率

分值（分）	预测30 d死亡率
0	0
1	1%
2	2%
3	4%
4	6%
5	10%
6	15%
7	23%
8	33%
9	45%
10	57%

2. 麻醉方法的选择

髋关节置换手术可以采用椎管内阻滞或全身麻醉。在硬膜外麻醉和蛛网膜下腔麻醉下进行髋部手术的患者，深静脉血栓和肺血栓栓塞症的发生率低于全身麻醉的患者，其可能机制包括：① 交感神经阻滞，改善下肢血流。② 中枢神经阻滞后，手术引起凝血功能和纤维蛋白溶解反应改变，导致凝血功能降低而纤溶功能改善。③ 局部麻醉的直接影响，降低血小板的聚集功能。椎管内阻滞的患者由于血栓栓塞性疾病发生率低，因而术后早期死亡率较低，但术后两个月内的死亡率与全身麻醉比较并无差异。椎管内阻滞在不给予镇静的情况下，术后谵妄和认知功能障碍发生率也较低。影响麻醉方式选择的重要因素是低分子肝素等抗凝剂的使用。如果术中需要应用抗凝剂，则有形成硬膜外血肿的风险，因而需选择全身麻醉。原则上，皮下注射小剂量普通肝素 6～8 h 内或低分子肝素 12～24 h 内不能进行硬膜外穿刺置管。椎管内术后镇痛也可由于抗凝剂的使用而受到限制。需注意的是，局部麻醉药可能掩盖椎管内血肿导致的神经压迫症状。

神经阻滞（腰丛联合骶丛神经阻滞）复合镇静或浅全身麻醉具有生理影响小、术后不需要呼吸支持、恢复迅速、术后镇痛满意等优点，对高龄髋部骨折手术患者具有独特的优势（神经分布与神经阻滞间图 5-9-1 至图 5-9-5）。如患者术前已停用氯吡格雷 7 d 以上，并且凝血功能正常，也可选用单侧蛛网膜下腔麻醉。穿刺时，患肢（即手术侧）在上，取 L3～L4 穿刺，注射轻比重局部麻醉药，常用布比卡因 10 mg 或罗哌卡因 15 mg 加灭菌注射用水稀释至 3 mL。注射后保持患肢在上的体位 10～15 min。

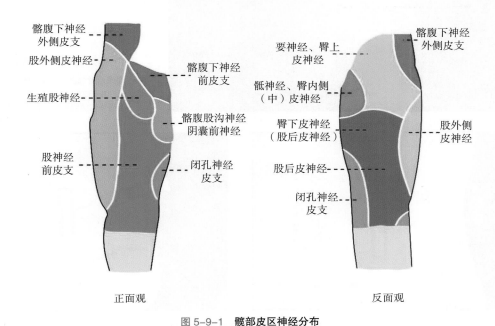

图 5-9-1　髋部皮区神经分布

摘自：江伟，仓静.骨科手术麻醉经典病例与超声解剖.上海：上海交通大学出版社，2017.

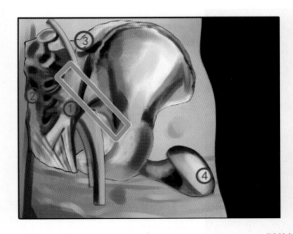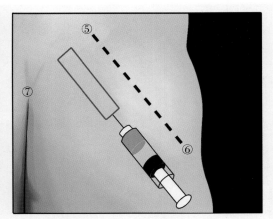

图 5-9-2　骶丛神经阻滞示意图

1—骶丛；2—骶骨；3—髂后上棘；4—股骨大转子；5—髂后上棘；6—股骨大转子；7—骶骨。

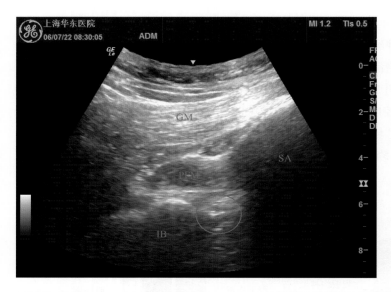

图 5-9-3　骶丛神经阻滞超声图像

红色圆圈示意骶丛。GM—臀大肌；PFM—梨状肌；IB—髂骨；SA—骶骨。图片由复旦大学附属华东医院麻醉科孙发发医生提供。

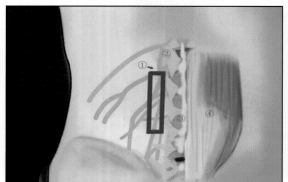 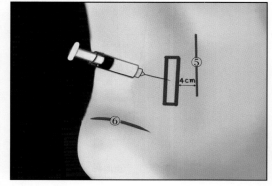

图 5-9-4　腰丛神经阻滞示意图

1—腰丛；2—腰椎横突；3—腰椎棘突；4—椎旁肌；5—脊柱中线；6—髂嵴。

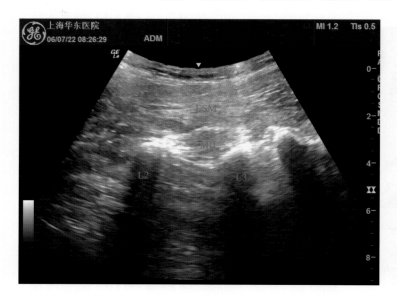

图 5-9-5　腰丛神经阻滞超声图像

ESM—竖脊肌；MIL—横突间外侧肌；PL—腰丛；L2—腰 2 横突；L3—腰 3 横突。图片由复旦大学附属华东医院麻醉科孙发发医生提供。

3. 术中管理

1）术中监测　常规监测包括心电图、无创血压、脉搏氧饱和度、呼气末二氧化碳分压和体温监测。对合并严重心、脑、肺并存疾病或一般情况差的患者，建议常规监测有创动脉压。

目标导向血流动力学管理和血容量优化措施在大手术患者中取得了良好效果，值得在老年髋部骨折术中推广。建议利用新型微创或无创血流动力学监测技术监测心输出量，根据目标导向液体管理原则精确管理，维持理想血流动力学状态。老年患者脏器的血流灌注对血压有显著依赖性，建议预防性或治疗性给予 α_1 受体激动剂（如去甲肾上腺素）维持血压。血流动力学优化应涵盖术前、术中及术后三个时期。

术中镇静或全身麻醉时，有条件的单位可常规监测麻醉深度，做到个体化用药和控制理想的麻醉深度。对脆弱脑功能患者建议行无创脑氧饱和度监测，维持局部脑血氧饱和度（regional oxygen saturation，rSO_2）的绝对值不低于 50%，或者不低于入室后基础值的 20%；术中如果出现 rSO_2 低于正常值，可考虑提升血压或检测血红蛋白是否下降。对全身麻醉患者进行血气监测并调整通气参数，维持 $PaCO_2$ 在 35~45 mmHg，维持血红蛋白水平不低于 90 g/L。

2）循环管理　全髋关节置换翻修术出血量较大，术中经常出现失血导致的低血压，有创血流动力学监测（动脉压、中心静脉压）利于监测术中出入液体量及循环变化，及时补充晶体液和胶体液，失血过多则需要补充血液制品。控制性低血压可减少手术中骨面渗血，利于骨水泥的粘合并缩短手术时间。多数髋关节翻修术的患者需要输血，应采取血液保护措施，如术前自体血采集、血液稀释、控制性低血压和血液回收技术，以减少异体血的输入。采用全身麻醉较椎管内阻滞更利于维持循环的稳定。

2000 年，我国卫生部《临床输血技术规范》中规定的输血指征是：血红蛋白＞100 g/L，不必输血；血红蛋白＜70 g/L 时应考虑输注浓缩红细胞；血红蛋白为 70~100 g/L，应根据患者的代偿能力、一般情况和病变而定。美国麻醉医生协会对术中和术后失血患者的建议是：血红蛋白＜60 g/L，特别是急性失血，应输注浓缩红细胞；血红蛋白＞100 g/L，无须输注红细胞；血红蛋白为 60~100 g/L，应根据患者是否存在进行性器官缺血、进行性出血、血管内容量不足和氧合不佳等危险因素决定。

老年患者常合并多种疾病，若血红蛋白偏低，血压在正常范围，心率已超过 100 次/min，考虑术后切口还会有渗血（特别是全髋置换术后），应考虑输注 2 单位的浓缩红细胞，以后再根据术后出血情况和血红蛋白检查结果决定后续输血治疗。

3）并发症及其防治

（1）血栓栓塞的预防：髋关节置换术患者是深静脉血栓形成和肺栓塞的高危人群，若不采取预防措施，40%~80% 的患者可能发生静脉血栓，其中 1%~28% 的患者有肺栓塞的临床表现或实验室检验结果异常。深静脉血栓的发生率现已降低到 1.5%，肺栓塞发生率降至 0.7%，但是 70 岁以上的高龄患者血栓栓塞的发生率仍然很高，主要发病机制是静脉淤血以及手术导致局部、全身炎症反应诱发高凝状态。

预防性抗凝能减少深静脉血栓和肺栓塞的发生，预防性抗凝基于对高危因素的识别。高危患者的预防性抗凝措施包括：间断气动加压治疗、低分子肝素和华法林等。除非极高危患者，为避免出血过多，一般在术后数小时才开始抗凝。髋关节手术术前 12 h 或者术后 12～24 h 开始给予低分子肝素，或者术后 4～6 h 给半量，然后第 2 d 增加到常规剂量；术前或者术后晚上调整华法林剂量（目标 INR 为 2.5，维持在 2.0～3.0）；对出血高风险的患者，间断气动加压是预防性抗凝治疗的另一个选择。

（2）肺血栓栓塞症：患者因外伤卧床后，由于血流缓慢、血管内膜损伤和凝血功能增强，形成下肢深静脉血栓。在变换体位、抬高下肢或下床活动时，血栓脱落，顺静脉回流进入右心，再流入肺循环导致肺血栓栓塞。非全身麻醉的患者，会突然出现呼吸困难、胸痛、咯血、血压下降，甚至出现休克、意识丧失、心搏骤停等。在全身麻醉气管插管状态下主要表现为血压、脉搏氧饱和度和呼气末二氧化碳分压突然下降，同时血气分析可发现低氧血症和高碳酸血症。肺动脉造影或多排螺旋 CT 可确诊肺血栓栓塞症，但通常情况下患者病情不允许搬动，可做床旁心脏超声检查。心脏超声表现为右心增大，左心室呈 D 字征、下腔静脉扩张、肺动脉高压，有时可在右心内发现血栓。超声发现下肢深静脉有血栓有助于诊断肺血栓栓塞症，D-二聚体正常对血栓性肺栓塞有排除作用，但其增高并不能确定是肺栓塞。对此类患者，如果没有气管插管，应紧急气管插管，给予纯氧通气，给予升压药物维持循环，皮下注射依诺肝素 40 mg 抗凝，防止血栓增大；如果尚未手术，出血风险相对小，有肺栓塞溶栓指征（休克或低血压），可进行溶栓治疗。可用重组组织型纤溶酶原激活剂（rt-PA）50 mg 持续静脉滴注 2 h。如果发生这种情况，手术应暂停。

（3）脂肪栓塞综合征：股骨扩髓时，髓腔内的脂肪滴会从破裂的髓腔静脉进入循环，引起脂肪栓塞综合征。其临床表现差异很大，有的病例来势凶猛，发病急骤，甚至在典型症状出现之前即很快死亡。有的可能没有明显的临床症状，只是在死后尸检中发现。目前尚无理想的诊断标准。Gurd 归纳了脂肪栓塞临床诊断，分为主要标准和次要标准：① 主要标准包括呼吸功能不全、中枢神经症状、皮下出血。② 次要标准包括发热、心动过速、视网膜改变、黄疸、无尿或少尿、血红蛋白下降、血小板减少、血沉增快、血中脂肪滴。存在 2 项以上主要标准，或有 1 项主要标准和 4 项以上次要标准者，可以诊断脂肪栓塞。

到目前为止，尚无一种能溶解脂肪栓子的药物。对有脂肪栓塞综合征患者所采取的各种措施，均为对症支持治疗，包括：① 呼吸支持：轻症者，可鼻导管或面罩给氧，使动脉氧分压维持在 70～80 mmHg 以上即可。对重症患者应行呼吸机辅助呼吸。② 维持循环：纠正休克，补充有效循环血容量。③ 减轻脑损害：对有因脑缺氧而昏迷的患者，应行头部降温，最好用冰袋或冰帽，高热患者尤应如此。脱水有利于减轻脑水肿，改善颅内高压状态和脑部的血液循环。有条件的患者可用高压氧治疗。④ 药物治疗：a. 右旋糖酐 40（低分子右旋糖酐）：有助于疏通微循环，还可预防和减轻并发的弥散性血管内凝血，但对伴心衰和肺水肿的患者应慎用。b. 肾上腺皮质激素：效果较好，有减轻或消除游离脂肪酸对细胞膜的毒性作用，用量宜大，如氢化可的松 1.0～1.5 g/d，用 2～3 d。c. 抑肽酶：其主要作用可降低骨折创伤后一过性高脂血症，防止脂栓对毛细血管的毒性作用；抑制骨折处激肽释放和组织蛋白分解，减慢脂肪滴进入血流的速度；可对抗血管内高凝和纤溶活动。抑肽酶治疗剂量为 100 万 u/d，可获得良好效果，不良反应少。d. 白蛋白：白蛋白可以与游离脂肪酸结合，使后者毒性作用大大降低。

（4）骨水泥植入综合征（bone cements implantion syndrome，BCIS） 骨水泥植入综合征为

骨水泥植入所引起的一系列临床症状，包括低血压、心律失常、严重低氧血症、肺动脉压增高、凝血功能障碍、哮喘发作等，常在植入后 3~5 min 内发生。20 世纪 70 年代早期，全髋置换术中与骨水泥有关的并发症高达 33%~100%。20 世纪 90 年代以后，由于第三代骨水泥技术的应用，目前已下降至 4.8%。据报道，股骨头或全髋关节置换术中骨水泥植入综合征导致的死亡率为 0.6%~1.0%。第三代骨水泥技术包括：① 真空或离心调配骨水泥后装入骨水泥枪管内；② 去除髓腔内松质骨；③ 重视股骨髓腔的冲洗、吸引、含肾上腺素海绵填塞止血和保持干燥；④ 髓腔远端使用髓腔塞；⑤ 使用骨水泥枪自髓腔深部逐步后退填充骨水泥并维持加压；⑥ 假体柄远端和近端特殊纹理或预涂处理，有利于应力经过骨水泥传递到骨质。

骨水泥植入综合征的发病机理包括：① 植入的骨水泥甲基丙烯酸甲酯单体和附和物吸收入血，引发机体内组织胺等物质释放；② 甲基丙烯酸甲酯单体对心肌有抑制作用；③ 甲基丙烯酸甲酯单体可激活凝血酶原形成凝血酶，诱发血管内弥漫性凝血；④ 加压植入的骨水泥将髓腔内的脂肪、空气和骨髓颗粒挤压入血，造成肺栓塞；⑤ 骨水泥聚合过程中产热，引起血液热损害而导致气栓，同时也可影响凝血系统。处理以对症支持和大剂量激素治疗为主。

骨水泥植入综合征的预防措施：① 术中需充分供氧，维持血容量，加强监测，避免使用氧化亚氮；② 高危患者选用非骨水泥型人工髋关节置换术；③ 必要时，应用小剂量多巴胺或麻黄素；④ 应用第三代骨水泥技术；⑤ 股骨远端钻孔减压；⑥ 置入骨水泥前使用地塞米松或异丙嗪、喘定气雾剂等进行预防。

4. 术后管理与镇痛

建议使用多模式镇痛、单次腰丛联合骶丛阻滞、患者自控静脉镇痛和非甾体类抗炎药。若患者术前应用抗凝药，则不考虑硬膜外置管镇痛。如果患者已停用氯吡格雷 7 d 以上，可选用单侧蛛网膜下腔阻滞，可在注药时加入吗啡 0.05~0.25 mg，镇痛时间可超过 24 h。在做好术后镇痛的基础上，应鼓励患者早期下床锻炼恢复功能，并采用低分子肝素预防血栓栓塞。

老年患者行髋关节手术麻醉管理要点可参考表 5-9-4。

表 5-9-4　老年患者行髋关节手术麻醉管理要点

阶段	管理要点
术前评估	呼吸系统：肺功能评估
	循环系统：心功能评估，血压管理，与麻醉手术有关的心血管药物（如血管紧张素转换酶抑制剂和血管紧张素受体拮抗剂）、降糖药术晨停药
	血液系统：贫血及凝血功能异常，围手术期抗栓药管理，血栓栓塞风险评估
麻醉方式选择	一般选择神经阻滞（腰丛联合骶丛阻滞）复合全身麻醉，也可选择全身麻醉和蛛网膜下腔麻醉
术中管理	循环管理：小剂量去甲肾上腺素维持循环稳定
	液体管理：目标导向液体管理，备血及使用自体血回输
	警惕肺血栓栓塞、脂肪栓塞、骨水泥植入综合征
术后管理	充分镇痛，早期下床锻炼恢复功能，低分子肝素预防血栓栓塞

（四）典型病例

【病史简介】

患者，男性，83 岁，体重 53 kg，在家不慎摔倒致右髋部疼痛 5 h 入院。

既往史：有糖尿病、高血压和脑梗死病史，现服用格列齐特（达美康），80 mg，一日一次；缬沙坦（代文），80 mg，一日一次；比索洛尔（康忻），2.5 mg，一日一次；氯吡格雷（波立维），75 mg，一日一次。

体格检查：体温 36.8℃，脉搏 84 次/min，呼吸 14 次/min，血压 138/80 mmHg。神志清楚，胸廓无畸形，双肺听诊呼吸音清，心前区无隆起，心界不大，心率 68 次/min，律齐。

实验室检查：心电图示 ST-T 改变。空腹血糖 9.6 mmol/L。血气分析示 pH 7.45，PaO_2 56 mmHg，$PaCO_2$ 29 mmHg。心脏超声检查示左室前壁中段、前间隔心尖段、心尖各节段室壁运动明显减弱，左心房扩大，左室收缩功能减退，心包微量液体，射血分数 40%。

辅助检查：骨盆 X 线检查示右股骨颈骨折。

术前诊断：右股骨颈骨折。

拟行手术：右侧人工股骨头置换术。

【围手术期管理】

1. 术前评估及准备

控制患者血压及血糖情况。氯吡格雷停用一周。

2. 术中管理

1）入室情况　在患者入室后开放静脉通路，进行生命体征监测，心电图显示心率 88 次/min，进行右上肢桡动脉穿刺，监测有创动脉血压、体温及麻醉深度。有创动脉血压 122/65 mmHg，脉搏氧饱和度 97%，心率 78 次/min。其余指标正常。

2）麻醉方法　选择神经阻滞（腰丛＋骶丛）复合浅全身麻醉。

3）术中经过　术中血压维持在 100/60 mmHg 左右，手术时长 3h。术中输晶体液 1000 mL，输注浓缩红细胞 2 IU；术中出血量 250 mL，尿量 600 mL。

3. 术后转归

术后采用单次腰丛＋骶丛阻滞镇痛，镇痛效果满意。术后第 5 d 患者出院。

【病例分析】

人工股骨头置换术的麻醉可选用全身麻醉、椎管内阻滞和神经阻滞复合浅全身麻醉。各种麻醉方法各有利弊。气管内插管全身麻醉是目前大多数麻醉医生的首选，但缺点是对生理影响大。此外，术后镇痛可能不完善，术后恢复时间长，不利于功能锻炼。神经阻滞复合镇静或浅全身麻醉具有生理影响小、术后不需要呼吸支持、恢复迅速、术后镇痛满意等优点。人工股骨头置换术也可选用单侧蛛网膜下腔麻醉，但术前正接受抗栓治疗的患者禁用。此患者高龄，术前存在心肺功能不全，再加上患者术前正服用氯吡格雷抗栓治疗，故选用了神经阻滞复合浅全身麻醉。此患者为高龄患者，合并多种疾病，血红蛋白偏低，术后切口还会有渗血，故输注 2 IU 的浓缩红细胞。

二、膝关节疾病

（一）老年患者常见膝关节疾病

老年患者常见膝关节疾病包括膝关节韧带损伤、骨关节炎、类风湿关节炎等。老年人随着年龄和体重的增长，发生骨关节炎、类风湿关节炎的比例逐渐增多。全膝置换术（total knee arthroplasty，TKA）可解除膝关节疼痛，改善膝关节功能，纠正膝关节畸形。

（二）全膝置换术简介

全膝置换术的主要病因是膝关节炎，其中骨关节炎和类风湿关节炎最为常见，少见的病因有无菌性坏死、创伤性关节炎等。随着我国进入老龄化社会，医疗及生活水平的提高以及预期寿命的增长，罹患骨性膝关节炎需行全膝置换术的患者数逐年增多。全膝置换术又称三间室膝关节置换术，其主要是为了消除关节炎症所致的剧烈疼痛，提高患者的生活质量，适应证包括：① 年龄较大、活动较少的终末期骨关节炎患者；② 年轻但因全身关节炎多关节受累导致功能障碍的类风湿性关节炎患者；③ 股骨坏死伴髁软骨下骨塌陷的患者；④ 中度关节炎及不同程度疼痛，同时伴有关节畸形并已开始影响人工关节置换术预后效果的患者。

全膝置换术的绝对禁忌证包括：① 最近或既往有过膝关节化脓性感染、其他部位存在未愈感染；② 伸膝解剖结构不完整或严重功能不全；③ 继发于肌无力的反屈畸形以及无痛、功能良好的融合膝。相对禁忌证有很多，且有争议，术前任何可能对手术预后产生不良影响的情况均可被认为是相对禁忌证。

（三）老年患者行全膝置换术的麻醉管理

1. 术前评估与准备

老年患者在全膝置换术前，除行常规术前检查（如心电图、血常规、电解质检查及尿液分析）和准备外，尚需行下列评估及术前准备。

1）心功能检查与评估　若老年患者合并冠心病，术前应评估：① 哪些心肌组织处于缺血的危险；② 何种应激程度会诱发心肌缺血；③ 当前心功能是否处于最佳状态。术前常规的无创检查包括 12 导联心电图、超声心动图，必要时可行冠状动脉 CT 检查。冠状动脉造影虽是冠心病诊断的"金标准"，但不作为术前常规检查。

如患者术前心脏处于不稳定状态，包括：① 不稳定冠脉综合征；② 失代偿心衰；③ 严重的心律失常；④ 严重的心脏瓣膜病变，即为高危心脏病变，需与心脏内科医生共同决策。

2）深静脉血栓的术前检查与预防　全膝置换术术后深静脉血栓发生率高达 30.8%～58.2%，术前应了解患者是否合并深静脉血栓的高危因素，如高龄、肥胖、吸烟、脑卒中、肾病综合征、长期制动、充血性心脏病、股静脉内置管、口服雌激素、肠炎、静脉曲张、高度紧张、糖尿病及冠心病等。术前应行双下肢深静脉彩色多普勒超声检查，以筛查术前下肢深静脉血栓形成的患者。对深静脉血栓的高危患者，术前应预防性使用低分子肝素、弹力袜或间断气动加压治疗等。

3）常用口服药物的术前调整　缬沙坦是血管紧张素 II 受体拮抗剂，需于术日晨停药。服用缬沙坦的患者如发生低血压，建议使用血管升压素或去甲肾上腺素提升血压。螺内酯属于利尿剂，是醛固酮的竞争性抑制剂，术日需停药。美托洛尔是 β_1 肾上腺素受体阻滞剂，可服用至术日晨。氯吡格雷是一种血小板聚集阻滞剂，择期手术前需停药 5～7 d，使用血小板膜糖蛋白 Ⅱb/Ⅲa 受体阻断剂（如替罗非班）或低分子肝素进行桥接治疗（如依诺肝素 40 mg，每 12 h 一次，皮下注射）。术前最后一次注射应仅给予半量，且在术前 24 h 给药。

2. 麻醉方法的选择

全膝置换术的麻醉可选择全身麻醉、椎管内麻醉（腰段硬膜外阻滞或蛛网膜下腔麻醉）或神经阻滞。选择何种麻醉方式，需根据患者的个体情况权衡利弊。

1）全身麻醉　气管内插管全身麻醉适合多数患者。对合并心肺功能不全的患者，全身麻醉对心肺功能的影响相对较大，术后镇痛不完善，不利于早期功能锻炼。

2）椎管内麻醉

（1）腰段硬膜外阻滞可胜任手术麻醉要求，但应注意术中低血压的发生率较全身麻醉高。如选择硬膜外阻滞，必须符合椎管内操作常规，尤其需注意患者出凝血功能，是否正在或将要使用抗凝药物，并严格参照使用抗凝或抗血小板药物治疗患者的椎管内操作规范执行。

（2）蛛网膜下腔麻醉阻滞平面达到 T_{10}，可以满足手术的镇痛需求且能较好地阻断止血带反应，亦不影响术后预防性药物抗凝治疗。为了减少蛛网膜下腔麻醉后低血压的发生，同时增加患者的舒适度，加速术后下肢活动的恢复，可选择单侧蛛网膜下腔麻醉。鞘内给予不含防腐剂的阿片类药物能延长术后镇痛时间，但可能增加尿潴留、瘙痒的发生率。

3）神经阻滞

（1）腰丛神经阻滞联合坐骨神经阻滞（骶旁或 Labat 点），能满足手术需求，但应注意局部麻醉药浓度和总量，避免局部麻醉药过量。对有糖尿病周围神经病变、脊髓病史或椎管狭窄等患者，应慎行神经阻滞。全膝置换术可能并发腓总神经损伤，行坐骨神经阻滞前，应和外科医生讨论决定。如外科医生顾虑较大时，应避免行坐骨神经阻滞。

（2）股神经阻滞（**图 5-9-6** 和**图 5-9-7**）、闭孔神经阻滞或加坐骨神经阻滞复合喉罩麻醉，对生理影响小，苏醒迅速，术后镇痛满意，适用于高龄、心肺功能不全的患者。

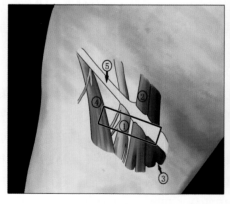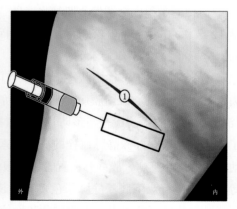

图 5-9-6　**股神经阻滞示意图**

左图中，1—股神经；2—股动脉；3—股静脉；4—缝匠肌；5—腹股沟韧带。右图中，1—腹股沟韧带。

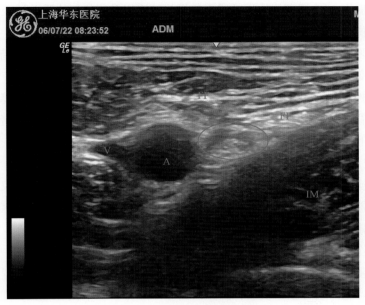

图 5-9-7　股神经阻滞超声图像

红色圆圈示意股神经。A—股动脉；V—股静脉；FF—阔筋膜；FI—髂筋膜；IM—髂腰肌。图片由复旦大学附属华东医院麻醉科孙发发医生馈赠。

3. 术中管理

1）术中监测　常规监测心电图、血压、脉搏氧饱和度、呼气末二氧化碳分压和体温。对冠心病及起搏器植入患者常规监测有创动脉血压，并可监测血气分析。初次全膝置换术的预期手术时间为 60～90 min，麻醉时间约为 2 h，术中出血 < 200 mL，可不行中心静脉置管及留置导尿管等有创操作。

老年患者心肺功能下降，术中维持氧供需平衡至关重要，措施包括：① 控制心室率在 50～70 次/min；② 维持适当的容量负荷；确保血红蛋白含量在 80 g/L 以上；③ 保持血压平稳，血压波动控制在基础值 ±20% 范围内。其他的术中管理要点有：① 避免低氧血症和二氧化碳潴留或过度通气；② 为减少手术出血量，可在切皮前静脉注射氨甲环酸 1 g，缝合切口时追加 1 g；③ 及时纠正电解质和酸碱紊乱；④ 使用保温措施以保持体温正常或 ≥ 36 ℃；⑤ 非术侧下肢穿弹力袜或术中使用间断气动加压治疗；⑥ 避免心脏处于电刀回路内，电极板贴于非术侧下肢；⑦ 警惕骨水泥植入综合征的发生。

2）腓总神经麻痹及其防治　这是全膝置换术术后少见但十分严重的并发症之一，发生率为 0.3%～4%。腓总神经损伤的实际发生率可能更高，但由于症状不典型而被忽略。1988—2007 年的全膝置换术术后周围神经损伤的研究显示，虽然这 20 年周围神经阻滞数量急速增加，但周围神经损伤总体发生率（0.79%）并未随之增多。可见，区域麻醉并不增加全膝置换术术后周围神经损伤的风险。

造成全膝置换术后术侧下肢麻痹的原因包括：① 膝关节外翻畸形或屈曲挛缩畸形；② 伤口血肿压迫；③ 硬膜外阻滞；④ 止血带使用时间过长及术后加压包扎过紧；⑤ 手术操作不当

引起的直接神经损伤；⑥ 后期假体松动或聚乙烯垫的磨损及移位压迫腓总神经；⑦ 有周围神经病变病史，椎管狭窄或脊柱手术史。

因坐骨神经阻滞会延误腓总神经损伤的诊断，故对于术前有膝关节外翻畸形或屈曲挛缩畸形、周围神经病变、椎管狭窄或脊柱手术史的患者，不建议行坐骨神经阻滞。

典型的腓总神经麻痹出现在术后即刻或 2 d 内。临床表现包括运动功能障碍，尤其是无力或足趾、踝关节背伸障碍，并伴有感觉障碍，包括足背麻木或感觉异常。患者一旦开始康复锻炼，则可出现足下垂，即在行走中的摆动相出现足趾拖行。

4. 术后管理与镇痛

全膝关节置换术术后功能锻炼极其重要，占总工作量的 50%，手术本身仅占 50%。只有完善的术后镇痛才能确保良好的功能锻炼。全膝关节置换术术后镇痛原则是以区域麻醉为基础的多模式镇痛。全膝关节置换术术后镇痛可选择以下方案：

1）外周神经阻滞

（1）股神经阻滞（femoral nerve black，FNB）：股神经阻滞是目前全膝置换术术后多模式镇痛的常用方法。超声引导下单次股神经阻滞给予 0.25% 罗哌卡因 20 mL，如行股神经置管可实施连续股神经阻滞，以 0.2% 罗哌卡因 5 mL/h 维持。单次或连续股神经阻滞，均有确切镇痛效果，能减少围手术期并发症，缩短住院时间，增加患者满意度。连续股神经阻滞相较于单次股神经阻滞，术后 24 h 的活动时疼痛评分更低，阿片类药物用量更少，更利于早期功能锻炼。

仅使用股神经阻滞并不能提供完整的膝关节镇痛，有研究显示联合单次坐骨神经阻滞（sciatic nerve block，SNB），可加强连续股神经阻滞在术后 8 h 内的镇痛作用；连续坐骨神经阻滞镇痛可延续至术后 48 h。腓总神经关节支支配膝前外侧和外侧，因此远端腘窝进路坐骨神经阻滞也可增强股神经阻滞镇痛效果，而且该进路相较于近端进路更简单易行，患者更易耐受。

常规联合坐骨神经阻滞的顾虑：① 影响正常坐骨神经运动功能，导致术后即刻判断手术引起的腓总神经损伤有困难；② 对坐骨神经运动功能的阻滞影响术后早期康复锻炼。故行坐骨神经阻滞前，应征询专科医生，如专科医生顾虑腓总神经损伤可能性较大时应避免使用，或在术后神经功能评估后再行坐骨神经阻滞。如同时行双侧膝关节置换，为防止局部麻醉药物中毒，可仅同时行单次双侧股神经阻滞镇痛，而不联合其他部位神经阻滞。

（2）收肌管阻滞（adductor canal block，ACB）：收肌管阻滞是将股神经阻滞向远端终末感觉支隐神经移动，尽可能减少局部麻醉药对股四头肌肌力的影响，镇痛效果与股神经阻滞相似。

2）硬膜外镇痛　硬膜外镇痛作为硬膜外麻醉的延续，镇痛效果确切，但常会引起双下肢阻滞，并且合并低血压的发生率增高。局部麻醉药联合阿片类药物镇痛可引发尿潴留和皮肤瘙痒。术后使用预防性抗凝治疗的患者，硬膜外阻滞对于深静脉血栓的预防作用较全身麻醉术后并无优势。随着超声应用的普及，硬膜外镇痛已逐渐被外周神经阻滞所取代。

3）局部浸润镇痛　局部浸润镇痛（local infiltration analgesia，LIA）是应用 100~150 mL 局部麻醉药混合液（罗哌卡因 0.2%、酮咯酸 30 mg、肾上腺素 2.5 μg/mL）于手术开始时在手术切口处予 20 mL 皮内浸润，术中骨水泥注入前予 50 mL 浸润切口旁关节囊后方，包括股中间肌、股外侧肌和外侧副韧带处，术毕予 30 mL 关节囊内注射，以达到术后镇痛的目的。在混合液中也可加入阿片类药物或糖皮质激素等加强镇痛效果。有研究显示，局部浸润镇痛与连续股神经阻滞相比，术后 24 h 内静息疼痛程度、阿片类药物的用量相似，但活动时连续股神经阻滞优于局部浸润镇痛。局部浸润镇痛相较于外周神经阻滞无相应的运动功能影响，并且操作简便。

目前关于全膝置换术的各种镇痛方式仍在不断更新中，但其原则仍是在区域麻醉的基础上，使用阿片类药物患者自控静脉镇痛。除患者有禁忌外，均应联合应用非甾体类抗炎药（如选择性 COX-2 抑制剂）和（或）对乙酰氨基酚，以改善患者术后疼痛评分，促进术后康复锻炼，并减少阿片类药物用量及阿片类药物相关的不良反应。

老年患者行膝关节手术的麻醉管理要点可参考**表 5-9-5**。

表 5-9-5　老年患者行膝关节手术麻醉管理要点

阶段	管理要点
术前评估	呼吸系统：肺功能评估
	循环系统：心功能评估，血压管理
	血液系统：贫血及凝血功能异常，血栓栓塞风险，抗栓药的桥接
麻醉方式选择	一般选择坐骨神经阻滞复合喉罩麻醉，也可选择全身麻醉和椎管内麻醉
术中管理	循环管理：备血及使用自体血回收，维持血压在基础值 ±20% 范围内
	液体管理：目标导向液体管理，监测乳酸水平。血红蛋白含量在80g/L以上
	非术侧下肢穿弹力袜或术中间歇气动加压治疗预防血栓形成
	警惕骨水泥植入综合征和腓总神经损伤
术后管理	充分镇痛，早下床锻炼恢复功能，低分子肝素预防血栓栓塞

（四）典型病例

【病史简介】

患者，男性，66 岁，右膝关节外伤史 20 余年，疼痛加重半年，口服羟考酮（奥施康定），10 mg，每 12 h 一次，3 个月。右膝关节 X 线检查示右膝关节骨端边缘及髌骨上下缘骨质增生，髁间突变尖，关节间隙狭窄。

既往史：有高血压、房颤、冠心病病史，3 年前行房室结消融＋起搏器植入术，左前降支置入支架 2 枚。现口服缬沙坦（代文），80 mg，每日一次；螺内酯（安体舒通），20 mg，每日一次；美托洛尔（倍他乐克），47.5 mg，每日一次；氯吡格雷（波立维），75 mg，每日一次。

体格检查：体温 36.8 ℃，脉搏 62 次/min，呼吸 14 次/min，血压 142/82 mmHg。身高 188 cm，体重 117 kg，BMI 33.1 kg/m^2。

实验室检查：心电图检查示房颤，频发室性早搏，VVI 模式起搏，感知及起搏功能良好。心脏超声检查示左心房增大，主动脉窦部增宽，左室射血分数 61%。血肌酐 123 μmol/L。血气分析示 pH 7.38，PaCO$_2$ 41 mmHg，PaO$_2$ 98 mmHg，碱剩余 −1.3 mmol/L。

辅助检查：右膝关节 X 线检查示右膝关节骨端边缘及髌骨上下缘骨质增生，髁间突变尖，关节间隙狭窄。

术前诊断：右膝骨关节炎。

拟行手术：右膝关节置换术。

【围手术期管理】

1. 术前评估及准备

贫血及凝血功能异常，血栓栓塞风险，抗栓药停用

2. 术中管理

1）入室情况　患者入室后开放静脉通路，进行生命体征监测，心电图显示心率 68 次/min，进行右上肢桡动脉穿刺，监测有创动脉血压、体温及麻醉深度。有创动脉血压 145/78 mmHg，脉搏氧饱和度 98%，心率 78 次/min。术前血气分析 PaO_2 88 mmHg，$PaCO_2$ 43 mmHg，其余指标正常。

2）麻醉方案　选择外周神经阻滞复合喉罩麻醉。先在超声引导下行股神经阻滞（0.375% 罗哌卡因 20 mL）、闭孔神经阻滞（前支与后支 0.375% 罗哌卡因各 5 mL）及坐骨神经阻滞（0.375% 罗哌卡因 20 mL），联合喉罩全身麻醉。采用静吸复合诱导，静脉注射丙泊酚 1 mg/kg 后，吸入 6% 七氟醚，新鲜气体流量 8 L，待下颌松弛后置入喉罩。术中吸入七氟醚，维持呼气末 MAC 值 0.7。必要时分次静脉注射芬太尼 10～20 μg 或舒芬太尼 3～5 μg，以保留自主呼吸，维持呼吸频率在 10～16 次/min。

3）术中经过　① 控制心室率在 50～70 次/min，保持血压在基础值 ±20% 范围内，确保血红蛋白含量在 80 g/L 以上；② 为减少手术出血量，在切皮前静脉注射氨甲环酸 1 g，缝合切口时追加 1 g；③ 使用保温措施，保持体温正常或 ≥ 36 ℃；④ 非术侧下肢穿弹力袜；⑤ 避免心脏处于电刀回路内，电极板贴于非术侧下肢。手术时长 3 h，术中输晶体液 1000 mL，术中出血量 150 mL，尿量 200 mL。

3. 术后转归

术后 5 min 在手术室内拔除喉罩，改为面罩吸氧。术毕转普通病房。术后第 3 d 出院。

【病例分析】

此患者有高血压、房颤、冠心病病史，曾行房室结消融＋起搏器植入术和前降支支架置入。为避免全身麻醉对心肺功能产生影响，选择股神经＋闭孔神经＋坐骨神经阻滞复合喉罩全身麻醉。

此患者合并冠心病，术中维持氧供需平衡至关重要，具体措施包括控制心室率，维持适当的容量负荷和血压稳定，确保血红蛋白含量在 80 g/L 以上。其他的术中管理要点有：① 静脉给予氨甲环酸，减少术中出血；② 术中保温；③ 非术侧下肢穿弹力袜或术中气动加压治疗预防血栓形成；④ 避免心脏起搏器处于电刀回路内，电极板贴于非术侧下肢。

三、脊柱疾病

（一）老年患者常见脊柱疾病

老年患者脊柱常见的疾病包括脊柱骨折和腰椎间盘突出症等。脊柱骨折可发生于任一椎节，

但易发生在脊柱活动度大或活动度大与活动度小的交界部位。T10～L2段为多发区，占脊柱骨折的60%～70%；C4～6及C1～2椎节为次多发区，占20%～25%；其余病例散见于其他椎节。在各节段脊柱损伤中，以颈椎损伤的危害最为严重，严重的C1～2及枕颈伤可直接导致死亡，并且多发生在致伤现场的当时。导致颈椎骨折最常见的原因是高处坠落（36%）、交通事故（31.1%）和重物砸伤（12.6%）。

按受伤节段将脊柱骨折分为颈椎骨折、胸腰椎骨折和骶骨骨折。本节主要介绍常见的脊柱骨折手术时应注意的麻醉问题。

（二）脊柱疾病的手术方式简介

脊柱手术主要有减压、固定与融合三种术式。手术原则为重新再分配脊椎载荷、限制局部运动从而维持稳定性，以及在稳定的环境中促进坚固的骨融合。

1. 钢板螺钉内固定术

钢板螺钉内固定术具有牢固的三维固定效果、良好的生物力学稳定性及较好的复位和矫正畸形作用，被广泛用于脊柱外科，适用于脊柱骨折及脱位。

2. 椎管减压术

椎管减压的目的为解除对脊髓和（或）神经根的压迫，扩大椎管的有效容积。适用于严重的骨折脱位后椎管内受压、椎板或关节突骨折陷入椎管者。

3. 脊柱融合术

以病椎为中心，从病损区上位的正常脊椎到下位的正常脊椎行植骨术，使多个脊柱节段发生骨性融合，形成一个力学整体，从而达到重建脊柱稳定性及保护脊髓神经的目的。适用于纤维软骨侵入椎管导致脊髓受压者。

（三）老年患者行腰椎减压融合术的麻醉管理

1. 术前评估与准备

脊柱骨折老年患者在术前，除行常规术前检查（如心电图、血常规、电解质、尿液分析）和准备外，还需进行下列评估及术前准备。

1）气道评估　对颈部脊髓损伤患者进行气道处理时应保证颈椎制动，防止二次损伤，因此对该类患者都应考虑到潜在的气道管理困难。具体需评估患者的口颌、甲颌距离、颞颌关节活动情况、颈部长短、舌体大小以及气道Mallampati分级等，以判断患者可能存在的通气和气管插管困难。

2）心血管系统　脊髓损伤当时至3周左右为"脊髓休克期"，患者心血管功能低下，主要表现为：① 在T6以上脊髓损伤患者中发生率高，内脏血管失去交感张力，易发生低血压；② T2～6及以上脊髓损伤患者因损伤节段高于支配心脏的脊髓段，迷走神经功能相对亢进，易出现心动过缓；③ 易发生室性早搏和右束支传导阻滞等心律失常。

在排除了其他合并伤及活动性出血后，术前使用血管活性药物（如去甲肾上腺素）升高血压，使平均动脉压维持在70～80 mmHg，以保证围手术期脊髓的灌注。

3）电解质紊乱及高血糖　脊髓损伤后由于肌纤维失去神经支配，致使接头外肌膜胆碱能受体增加，这些异常的受体遍布肌膜表面，产生对去极化肌松药的超敏感现象。此时若使用琥珀胆碱会产生肌肉同步去极化，大量的细胞内钾转移到细胞外，产生严重的高血钾，以致发生心搏骤停。

血糖升高机制有：① 创伤后机体处于应激状态，交感神经系统兴奋，儿茶酚胺、胰高血糖素和生长激素水平明显增高，糖原分解，这些因素可促使血糖升高。② 在脊髓损伤后使用大剂量激素冲击疗法，外源性皮质激素增加。③ 胰岛素抵抗。高血糖可加重脊髓缺血性损伤和外伤性损伤后继发性损害。术前应对症处理，使血钾浓度维持在正常范围内；密切监测血糖浓度，应用胰岛素将血糖控制在 11.1 mmol/L（200 mg/dL）以下，必要时请内分泌科会诊。

4）禁食与禁水时间　正常胃排空时间是 4~6 h，而高位截瘫时胃排空时间可延长至 12 h，因此嘱患者术前宜禁食 12 h，禁水时间为 6 h。

2. 麻醉方法的选择

关于麻醉方式的选择，局部麻醉、蛛网膜下腔阻滞麻醉适用于后路单纯髓核摘除术。硬膜外阻滞麻醉时术中一旦出现触及神经根，可立即出现下肢的躲避反应，适用于手术时间不是太长，操作不是太复杂的椎间盘手术。而对时间较长、较复杂的椎间盘手术，宜采用全身麻醉。脊柱手术多采用俯卧位，故宜选用带钢丝的气管导管，以防俯卧位气管导管弯折。

3. 术中管理

1）术中监测　对脊髓损伤患者的监测，除心电图、脉搏氧饱和度、EtCO2、有创动脉血压、中心静脉压、尿量及体温等监测外，为避免医源性二次脊髓功能损伤，术中应进行脊髓功能监测。方法有唤醒试验、体感诱发电位（somatosensory evoked potential，SSEP）和运动诱发电位（motor evoked potential，MEP）。唤醒试验不需特殊的仪器设备、使用简便，但受麻醉深度影响较大，且只有在脊髓神经损伤后才能做出判断。体感诱发电位能监测脊髓后角感觉功能，而运动诱发电位能反映脊髓前角运动功能，两种方法可互补用于脊髓功能监测。一旦脊髓监测证实有脊髓损伤，应立即取出内固定器械。

（1）脊髓体感诱发电位：脊髓体感诱发电位用于评估脊髓感觉传导通路的完整性。通常术中重复刺激胫后神经（间隔 0.2 ms，频率 1~3 Hz，强度 25 mA），神经冲动沿传入神经经脊髓、丘脑传入大脑皮质中央后回感觉区，用脑电图头皮电极检测大脑皮质和皮质下区域的诱发电位，观察诱发电位的潜伏期和波幅。如果潜伏期延长大于 10%、波幅降低超过 50%，提示可能存在神经损伤。脊髓体感诱发电位的局限性在于它只能监测脊髓后角（感觉）功能的完整性，不能反映脊髓前角（运动）功能，会出现假阴性。此外，脊髓体感诱发电位受多种麻醉药物的影响，存在假阳性的可能。脊髓体感诱发电位能减少 50% 的神经损伤。

（2）运动诱发电位：运动诱发电位是通过头皮电极刺激大脑运动皮质区或经硬膜外电极刺激脊髓前索，通过监测脊髓和下肢的肌电图信号或下肢肌肉的收缩来判断脊髓前角运动通路的完整性。脊髓前角运动神经元的血供来源于脊髓前动脉，对缺血更敏感，一旦发生缺血，运动诱发电位发生变化较体感诱发电位更迅速。运动诱发电位的缺点在于：① 对神经肌肉阻滞剂敏感，监测时不能使用神经肌肉阻滞剂，因此术中可能发生气管导管被咬折、唇舌咬伤、抽搐等；

老年患者精确麻醉

② 不能监测感觉传导通路的异常。

其他脊髓的神经电生理监测还包括椎弓根钉的诱发电位、混合神经诱发电位及持续肌电图监测等。无论何种监测手段都在一定程度上依赖于手术医生的经验，同时也会受到麻醉药物，甚至周围环境信号的干扰。对脊柱侧弯、手术较复杂的脊柱矫形手术，建议采用多种脊髓功能的监测方法，以提高准确性。

术中一旦出现脊髓功能异常，需迅速分析可能原因。首先排除药物的影响，适当提高血压，改善脊髓灌注压；维持水、电解质和酸碱平衡；纠正贫血、充分供氧、避免过度通气，同时手术医生及时松解、调整内固定等。如情况不能改善，建议行唤醒试验，以明确诊断。

2）血液保护　脊柱内固定手术术中出血量约为 842 ± 211 mL，因此如何对这类患者进行血液保护是术中管理的一项重要内容。自体血回输和控制性降压是目前临床上最常用的血液保护方法。

（1）术中自体血回输：自体血回输的方式分为非洗涤法和洗涤法。非洗涤法因回收血中含有高浓度污染物已很少使用。洗涤法指使用血液回收装置对回收的手术野出血进行过滤和洗涤，然后将洗涤红细胞再回输给患者。因此一般所提及的自体血回输指的都是洗涤法自体血回输。目前在美国 80% 的手术采用自体血回输，在日本达 90%，而在中国还不足 1%。

自体血废弃了血浆，主要成分是浓缩红细胞，红细胞比容为 50%～60%；酸性物质含量少，K^+浓度正常，2，3 二磷酸甘油酸含量较高；血小板和凝血因子回收率低，血小板计数 $< 100 × 10^9$/L，与回收时负压吸引破坏及清洗丢失较多有关；游离血红蛋白为 200～500 mg/dL；肝素清洗率为97.2%，残余量低。

自体血相对于库存血有明显优势。脊柱手术创伤大、手术时间长、术中出血较多，需及时补充血容量。近年来我国血源短缺日趋明显，因此脊柱手术中应首选自体血回输，尽量减少异体输血。

自体血回输的不良反应主要为低蛋白血症和凝血功能障碍。大量出血、清洗、回输时，由于血浆蛋白、血小板、凝血因子丢失过多，因而可出现低蛋白血症和凝血功能障碍。自体血回输在 1500～2000 mL 以上时，要严密监测凝血指标，必要时适当补充新鲜冰冻血浆；若回输超过 3500 mL，需补充新鲜冰冻血浆或血小板。

近年来，随着技术的进步，自体血回收机已可进行术前自体血小板血浆分离。于全身麻醉后，将中心静脉所采集的全血分离为富血小板血浆、贫血小板血浆和浓缩红细胞三部分，于术后回输给患者，以促进术后凝血功能恢复，减少术后出血。采血同时经外周静脉补充晶体液或胶体液，以维持血流动力学稳定。处理 1200 mL 全血约可采集 $150 × 10^9$/L 血小板、500 mL 血浆。目前血小板血浆分离技术仍需解决缩短分离时间、简化操作和降低费用等问题。

（2）控制性降压：控制性降压的措施有加深麻醉深度和使用血管扩张药。脊髓损伤患者可较长时间耐受 60～70 mmHg 的平均动脉压水平，同时又能保证有效的脊髓血液灌注。降压程度不应超过基础血压的 30%～40%，必要时补充血容量。

3）体温保护　围手术期体温低于 36 ℃称为低体温，可引起寒战、心肌缺血、心律失常、凝血功能障碍、苏醒延迟和伤口感染等，因此对维持时间较长的脊柱手术应给予连续体温监测及体温保护，具体方式如下：

（1）充气加温：可通过皮肤给患者加热，如压力空气加热器，使患者周围形成一个暖空气外环境。

（2）传导加温：目前常用的术中保暖措施为可流动的循环水毯，水温控制在40℃，一条覆盖在患者身上，另一条垫在手术台上，患者就像"三明治"被包裹，产生有效的保暖作用。但手术开始后覆盖面积减半，皮肤毛细血管受压使其保温作用减弱。

（3）血管内加温：血管内加温系统包括一个热量交换器，通过股静脉插入下腔静脉，可向体内传输热量的功率在400～700 W，效果极佳，但该方法有创，且价格昂贵。

（4）其他：将手术垫、被子、帽子进行预热；将皮肤消毒液和冲洗液加热；液体和库存血输入前将输液皮条通过38～40℃的热水中。

4）并发症及防治　脊柱手术需在俯卧位下完成，术中应加强对俯卧位相关并发症的预防。

（1）气管导管脱落、折叠：俯卧位时，导管固定不牢而脱出气管可发生窒息危险，因此必须重视气管导管的固定措施。可在气管插管前用安息香酊涂抹面颊，擦拭干净后再粘贴胶布。体位摆放完毕后常规检查气管导管有无折叠。使用加强钢丝气管导管可避免导管折叠。

（2）分泌物堵塞气道：颈脊髓损伤患者可因咳嗽、排痰出现障碍，致呼吸道分泌物增加。若术中呼吸道阻力增加，应考虑痰液阻塞气管可能。此时需要立即用吸痰管吸引，若痰液浓稠无法完全吸出，则需立即中止手术，翻身后更换气管导管。

（3）视力障碍：如术中患者眼睛受压，会导致眶上神经损伤、视网膜中动脉产生血栓；眼球若缺乏润滑油和覆盖保护，可导致角膜摩擦损伤，以上因素会引起视力减退甚至失明。

（4）神经受压：患者上肢外展与躯干的角度不宜大于90°，否则臂丛神经会因过度牵拉而损伤；上肢支架与肘部之间要放置棉垫以避免尺神经受压。

（5）下腔静脉受压：俯卧位时，可压迫下腔静脉，使得静脉回心血流减少，严重时可导致顽固性低血压，这在肥胖患者尤为明显。此外，俯卧位还可引起腹内压增加，使得中心静脉压升高，导致脊柱术野出血增加。因此，患者放置俯卧位后，应常规检查腹部有无受压。

4. 术后管理与镇痛

在较大的脊柱手术中，阿片类药物是术后镇痛的一线药物。但据调查，此类手术的许多患者因长期遭受脊柱疾病疼痛困扰，在术前长期服用阿片类药物。因此，术前阿片类药物耐受是对脊柱手术患者疼痛控制的极大挑战。近年来，作为多模式镇痛方案的一部分，非阿片类镇痛药的使用呈逐年增长态势，它不仅可促进疼痛的控制，还可使阿片类药物的相关不良反应最小化。需要指出的是，非甾体类抗炎药因存在影响脊柱融合、骨骼康复及引起出血等潜在风险，可能限制其在较大脊柱手术中的应用。另外，考虑到血肿、硬膜外导管的细菌感染及神经系统损伤等风险，椎管内使用阿片类药物在脊柱手术术后镇痛领域尚未普及。脊柱手术疼痛管理方案可参考表5-9-6。老年患者行脊柱手术麻醉管理要点可参考表5-9-7。

表 5-9-6 脊柱手术疼痛管理方案

脊柱手术类型	镇痛方案
较小手术（椎板切除、椎间孔镜、椎间盘切除）	术前：持续术前镇痛
	术中：对乙酰氨基酚、静脉阿片类药物
	术后：口服阿片类药物和（或）对乙酰氨基酚
中等手术（颈前路椎间盘切除融合术、1～2节段融合术）	术前：持续术前镇痛
	术中：氯胺酮泵注、利多卡因输注、对乙酰氨基酚、静脉阿片类药物
	术后：阿片类患者自控镇痛、对乙酰氨基酚
较大手术（多节段融合术）	术前：持续术前镇痛
	术中：美沙酮或鞘内注射阿片类药物、氯胺酮泵注、利多卡因、右美托咪定、对乙酰氨基酚
	术后：加巴喷丁、阿片类药物患者自控静脉镇痛、对乙酰氨基酚，严重时考虑对乙酰氨基酚和（或）氯胺酮注射

表 5-9-7 老年患者行脊柱手术麻醉管理要点

阶段	管理要点
术前评估	心血管系统：脊髓休克的评估和处理
	口颌颈部活动：是否影响患者通气
	四肢：是否有运动障碍及四肢麻木
	消化系统：高位截瘫时胃排空时间可延长
	血液系统：贫血及凝血功能异常
麻醉方式选择	一般选择脊神经后支阻滞复合气管插管全身麻醉
术中管理	脊髓功能监测：体感诱发电位和运动诱发电位
	循环管理：保证血容量，自体血回输
	液体管理：监测血气，避免严重高碳酸血症和缺氧
	麻醉药物：吸入麻醉联合瑞芬太尼泵注，有效控制血压
	其他：维持体温，俯卧位正确摆放
术后管理	患者自控镇痛和神经后支阻滞预防术后疼痛。

（四）典型病例

【病史简介】

患者，男性，64 岁，身高 172 cm，体重 90 kg，因车祸伤入院。颈椎 MRI 检查示 C4、C5、C6 椎体骨折伴脱位，骨性椎管狭窄，C3～6 水平脊髓水肿。高位截瘫。入院后予颈托固定，行颅骨牵引。

既往史：既往有鼾症病史。否认高血压病史，糖尿病史 10 余年，血糖控制可。

体格检查：体温 36.5 ℃，脉搏 56 次/min，呼吸 16 次/min，血压 88/45 mmHg。意识清楚，BMI 30 kg/m²，甲颏距离 2.5 cm，气道 Mallampati 分级Ⅲ级，四肢肌力均为Ⅰ级。Frankel 脊髓损伤分级 B 级。

实验室检查：血常规示血红蛋白 98 g/L，HCT 33%；空腹血糖 12.6 mmol/L；血钾 5.8 mmol/L。

辅助检查：颈椎 MRI 检查示 C4、C5、C6 椎体骨折伴脱位，骨性椎管狭窄，C3～6 水平脊髓水肿。心电图检查示窦性心动过缓。

术前诊断：C4～6 骨折伴脱位，高位截瘫。

拟行手术：颈后路椎管减压融合内固定术

【围手术期管理】

1. 术前评估与准备

此患者血钾 5.8 mmol/L，空腹血糖 12.6 mmol/L，存在高钾血症和高血糖。术前对症处理使血钾浓度维持在正常范围内；密切监测血糖浓度，应用胰岛素将血糖控制在 11.1 mmol/L（200 mg/dL）以下。重点评估患者气道后，拟采用纤维支气管镜引导经鼻清醒气管插管术.

2. 术中管理

1）入室情况　患者入室后开放静脉通路，进行生命体征监测，心电图显示心率 78 次/min，进行右上肢桡动脉穿刺，监测有创动脉血压、体温及麻醉深度。有创动脉血压 145/65 mmHg

2）麻醉方案　此患者可能存在困难面罩通气和困难气管插管，属于已预知的困难气道，行有效的局部麻醉及充分给氧，在清醒、保留自主呼吸的情况下行气管插管术。该患者在行有效的声门上、声门下、咽部或鼻腔麻醉后，采用纤维支气管镜引导经口或鼻清醒气管插管术，插管过程迅速安全，患者耐受度良好。退出纤维支气管后，静脉给予咪达唑仑 1.5 mg，依托咪酯 18 mg，舒芬太尼 10 μg，罗库溴铵 20 mg。麻醉维持采用七氟醚 0.3～0.7 MAC、瑞芬太尼 0.05～0.1 μg/(kg·min)。监测肌电指数，术中若无体动反应，不追加肌松药物。维持 BIS 在 40～60 之间。

3）术中经过　手术正常进行，术中进行脊髓功能监测。体感诱发电位和运动诱发电位。体感诱发电位能监测脊髓后角感觉功能，而运动诱发电位能反映脊髓前角运动功能，两种方法可互补用于临床脊髓功能监测。术中患者无异常，手术时长 4 h，术中输晶体液 2 000 mL，自体血 300 mL。术中出血量 500 mL，尿量 500 mL。

3. 术后转归

此截瘫患者存在严重限制性呼吸功能不全、术前肺活量少于预计值 30%、手术失血＞30 mL/kg 等情况，术毕转送 ICU 进行机械通气过渡。4 d 后拔除气管导管。术后第 8 d 出院。

【病例分析】

此患者为截瘫患者，为避免脊髓二次损伤，采用清醒气管插管。清醒气管插管成功的关键在于良好的术前宣教和充分的咽喉部及气管表面麻醉。

对此患者采用颈后路手术方式，术中需摆放俯卧体位，应注意：① 气管导管脱落、折叠；② 分泌物堵塞气道；③ 俯卧位的正确摆放，避免眼睛和腹部受压。

（王心涛　崔德荣）

老年患者精确麻醉

第十节　老年泌尿外科手术的精确麻醉管理

泌尿外科疾病的发生率随着年龄的增加而增加。老年患者常见的非肿瘤相关的泌尿外科手术有经尿道前列腺电切除（transurethral resection of prostate，TURP），膀胱颈切除术，尿道扩张术，尿道成形术，直视下尿道吻合术，输尿管支架置入术，膀胱、肾脏或输尿管取石术，经皮肾镜取石术（percutaneous nephrolithotomy，PCNL），经直肠超声前列腺活检术和膀胱冲洗术。

泌尿系统恶性肿瘤在老年人中有较高的发病率。前列腺癌的发病率与年龄有明显的相关性，75% 的病例发生在年龄大于 75 岁的老年男性中。肾癌的发病率也随着年龄的增长而增加，75% 的病例发生在年龄超过 60 岁的老年人群中。膀胱癌是最常见的泌尿系统肿瘤。

其他手术类型还包括经尿道膀胱肿瘤切除术（transurethral resection of bladder tumour，TURBT）、直视下膀胱切除术、前列腺切除术和肾切除术。近年来，腹腔镜辅助下膀胱切除术、肾切除术和前列腺切除术以及机器人辅助下前列腺癌根治术也已发展成熟。

一、前列腺增生

（一）老年患者前列腺增生的特点

良性前列腺增生（benign prostatic hyperplasia，BPH）是引起中老年男性储尿和排尿功能异常最为常见的一种良性疾病。主要表现为组织学上的前列腺间质和腺上皮成分的增生、解剖学上的前列腺体积增大（benign prostatic enlargement，BPE）、尿动力学上的膀胱出口梗阻（bladder outlet obstruction，BOO）和以下尿路症状（lower urinary tract symptom，LUTS）为主的临床症状。但这三者的临床表现既可单独存在也可交叉重叠，即可仅有 BPE 而无明显 LUTS 和 BOO 表现，也可出现明显的 LUTS 而无 BPE 或 BOO 表现。因此，一方面，老年男性有排尿异常但不一定是前列腺增大引起尿路梗阻所致；另一方面，有排尿异常临床表现的，还要同时重视膀胱逼尿肌在老龄时功能受损的相关性，后者与前列腺增生有同等重要意义。

（二）经尿道前列腺电切除术简介

尽管目前已出现多种治疗良性前列腺增生的方法（如经尿道前列腺钬激光切除术、经尿道前列腺钬激光剜除术、钬激光消融术，选择性前列腺激光气化术），但 TURP 仍是目前最常用的治疗前列腺增生的方法。

（三）老年患者行前列腺手术的麻醉管理

1. 术前评估与准备

老年患者由于生理功能降低，对麻醉和手术的耐受能力较差，合并其他疾病的发生率高，因而麻醉和手术的风险普遍高于青壮年患者。术前对患者的全身情况和重要器官功能进行检查，对其生理和病理状态做全面评估，对原发病和合并症积极治疗，使其在最佳生理状态下接受麻醉和手术，这是提高麻醉和手术的成功率及安全性，降低术后并发症的发病率和死亡率的重要环节。术前评估包括患者的全身状况及心、肺、肝、肾等重要器官的功能，以及中枢神经系统和内分泌系统的改变。

对老年患者进行术前访视、麻醉评估应该注意以下问题：① 注意有无冠心病史及其治疗经过，特别注意可能存在而没有被发现的冠心病；② 注意患者的心肺储备功能情况，如能否上下楼；③ 有无肺疾病，有无呼吸困难，能否平卧；④ 注意有无高血压病史，记录基础血压；⑤ 注意患者是否厌食、有无脱水、是否虚弱；⑥ 注意患者有无手术史，能否耐受麻醉，有无术后认知功能改变。

2. 麻醉方法的选择

TURP 可选择硬膜外麻醉（包括骶管麻醉）、蛛网膜下腔麻醉（包括鞍麻）、全身麻醉。骶管麻醉和鞍麻在采取连续灌洗的方法减轻膀胱膨胀感的情况下，可有效地应用于 TURP，适合于高危患者的手术。全身麻醉仅用于椎管内麻醉有禁忌和患者本身拒绝接受椎管内麻醉以及术中需要进行呼吸和循环支持的患者。椎管内麻醉更多地选择蛛网膜下腔麻醉，因为硬膜外麻醉有时会出现骶神经根阻滞不全的情况，而蛛网膜下腔麻醉则阻滞较为完善，而且 TURP 手术时间一般都不长，蛛网膜下腔麻醉单次给药后的阻滞持续时间一般可满足手术要求。椎管内麻醉的感觉阻滞平面应达 T9～T10 水平，以消除 TURP 时灌注液冲洗膀胱引起的膀胱膨胀的不适感。感觉阻滞平面不应该高于 T9，否则患者不能感知膀胱穿孔所致的疼痛，不利于早期发现和处理。

老年患者麻醉诱导时对心血管系统稳定和氧供的要求比青壮年严格得多。由于老年患者呼吸系统的退行性变和可能合并的疾病使老年患者的氧储备明显低于青壮年，呼吸暂停后氧饱和度下降较快；同时老年患者更易因缺氧而诱发心血管事件，所以麻醉诱导时的去氮给氧非常重要。老年患者神经元密度减少和神经递质浓度的改变导致老年患者对作用于中枢神经系统的药物敏感性明显增加，诱导所需药量明显减少。例如，老年患者对依托咪酯、丙泊酚等麻醉药物的需要量往往可较青壮年减少 20%～40%。此外，由于老年患者个体差异大、静脉用量很难准确掌握，故一般先从小剂量开始，逐渐加大用量。也可采用静脉麻醉药与吸入麻醉药复合，相互协同减少各自的用量。气管插管时应防止心血管反应，完善的咽喉、气管内表面麻醉对减轻插管时心血管反应的作用确切。

3. 术中管理

1）体温管理　老年患者由于体温调节功能减退和基础代谢率降低，在围手术期易于发生热量丧失。低体温可能引发一系列的生理反应：① 低体温导致寒战，显著增加氧耗；② 降低机体对二氧化碳的反应；③ 激活交感神经系统，去甲肾上腺素分泌增加，血压升高，可能发生心律失常和心肌缺氧；④ 降低凝血功能和免疫功能；⑤ 导致麻醉药作用延迟。因此，需维持手术室保温系统正常工作，尽量给患者覆盖保温、输注温热液体、使用加温系统，保持老年患者围手术期体温，尽量避免发生体温降低。

2）液体管理　老年患者的围手术期液体输注应该缓慢。老年患者对出血和休克的耐受力不如年轻人，容量不足需要及时补充。但是老年患者往往并存心、脑、肾血管硬化以及呼吸系统疾病，快速大量输血输液又会导致严重的并发症，需要密切注意。可以动态监测每搏量变异度，并根据每小时尿量、尿比重、血压、中心静脉压、酸碱和电解质情况，综合评估容量状态，调整所需液体量和输注速度。

接受此手术的大部分为老年患者，TURP 手术的麻醉要求是无痛、尿道和膀胱松弛。低位椎管内麻醉能满足其要求，它可使膀胱松弛，容积增大，防止膀胱痉挛，改善手术视野，同时患者保持清醒有助于及时发现 TURP 综合征的症状和体征。全身麻醉的患者必须有足够的麻醉深度，以避免咳嗽或体动造成膀胱或前列腺穿孔。TURP 手术可采用椎管内麻醉阻滞或全身麻醉。椎管内麻醉阻滞平面达到 T10 即可满足手术需求。与全身麻醉相比，椎管内麻醉能减少深静脉血栓的发生率，并有利于更早地发现 TURP 综合征和膀胱穿孔等并发症。液体吸收量主要取决于灌注压力、静脉压力以及手术持续时间和手术创面大小，麻醉过程中应密切观察患者生命体征和神志情况，监测血气和电解质，早期发现问题并早做处理。TURP 综合征的治疗原则是通过袢利尿剂排出过多的水，限制液体入量，防止电解质紊乱、低氧血症和组织灌注不良。当前应用的钬激光技术可以缩短手术时间、减少组织损伤、减少灌注液的吸收，从而减少此类并发症的发生。

3）并发症及其防治

（1）TURP 综合征：TURP 手术中需要膀胱持续灌洗以达到尿道、膀胱扩张并清除膀胱内积血，以及保持术野清晰的目的。理想的灌洗液是：视野满意，与血浆等渗，不产生溶血反应，无导电作用，吸收后无毒性，在体内无代谢、排泄快，且价格合理。目前常用的灌洗液并不非常理想。常用的灌洗液有：① 生理盐水；② 4%～5% 葡萄糖；③ 5% 甘露醇或 3% 山梨醇；④ 1.5% 甘氨酸；⑤ Cytol 溶液（0.55% 甘露醇 +2.7% 山梨醇）；⑥ 蒸馏水。灌洗液进入体循环有三个途径：① 前列腺创面上开放的静脉血管壁；② 切除前列腺组织的包膜层；③ 前列腺包膜或膀胱穿孔处。

TURP 综合征时，大量非电解质灌洗液吸收可使血容量剧增，导致左心衰竭，血液稀释引起低钠血症，使渗透压下降致肺水肿。当血钠 < 125 mmol/L 时，水分进入脑细胞出现不同程度的脑水肿。一项对 70 岁以上老年患者的研究提示，术中使用人工代血浆超过 500 mL，切除前列腺重量超过 45g 都是 TURP 综合征的高危因素。TURP 综合征发生率为 10%～15%，病死率为 0.2%～0.8%，术中灌洗液吸收量可达 10～30 mL/min。影响灌洗液进入体循环的速度主要有下列因素：① 静脉系统开放的数量，尤其是静脉丛被切开时以及包膜穿孔时灌洗液进入体循环的速度相当快；② 膀胱灌洗的压力，液柱平面高度不应高出患者 70 cm；③ 手术时切除前列腺组织的量及手术持续时间；④ 外科医生经验和技术。如果采用生理盐水作为冲洗液，可以根据血氯离子浓度，估算冲灌洗液的吸收量。计算公式为：I =（Cl-a× 体重 ×0.2 -体重 ×21）/（154-Cl-a）。式中，I 为灌洗液吸收量，Cl-a 为吸收后血氯离子浓度。例如：患者体重为 60 kg，采用生理盐水灌洗，测得术中血氯离子浓度为 120 mmol/L，则 I =（120 mmol/L×60 kg×0.2 - 60 kg×21）/（154 mmol/L - 120 mmol/L）≈ 5.3 L，术中灌洗液吸收量为 5.3 L。

TURP 综合征的临床表现为清醒患者出现头痛、头晕和呼吸急促困难，继而常出现咳白色或粉红色泡沫痰、颈外静脉怒张、双肺湿啰音、恶心、呕吐、视力障碍或意识模糊，进一步发展为昏睡、昏迷、抽搐、心血管虚脱甚至死亡。全身麻醉患者症状不明显，如出现无法解释的血压升高或降低、严重心动过缓、心电图出现 QRS 波群增宽、ST 段抬高、室性早搏或室性心动过速时，需警惕 TURP 综合征的发生。

甘氨酸是一种抑制性神经递质，可以对心肌细胞和神经元产生直接的抑制性作用。TURP 术中使用甘氨酸冲洗液时，血清中过量的甘氨酸会抑制心血管和中枢神经系统的功能，表现为心力衰竭、脑水肿和一过性视网膜毒性，引起短暂失明；肝功能不全患者常由于代谢异常会导致高甘氨酸血症和高血氨症。吸收 1.5% 甘氨酸大于 1 L 的患者出现 TURP 综合征的概率达 8% ~ 20%。如果吸收量大于 10 L 或大于 20 mmol/L，可分别出现视觉改变、恶心、呕吐和心血管系统的衰竭。

TURP 综合征的预防措施：① 降低持续灌洗压力，尽量缩短手术时间，术中及时止血，避免同时有多处血管破口出现；② 术中必须加强监测。除常规监测血压、心电图、脉搏氧饱和度、CVP 外，对手术时间长的患者，应定时监测血电解质、血浆渗透压、血糖、红细胞压积和体温。CVP 动态监测可早期发现血容量增加；③ 术中每 30 min 监测一次电解质，及时纠正紊乱；④ 用 5% 葡萄糖液作灌洗液者，术中可以动态监测血糖，当血糖进行性升高时应当警惕 TURP 综合征；⑤ 密切观察患者，注意胸闷、咳嗽、呼吸以及颈外静脉充盈等，预防性使用利尿剂。

TURP 综合征的治疗原则如下：① 告知手术医生，尽快停止手术操作，适当调整体位，避免头低位导致脑灌注增加而加重脑水肿；② 充分供氧，必要时辅助呼吸；③ 使用利尿剂；④ 纠正低钠血症，常用 5% NaCl 5 mL/kg 补充，监测血钠，逐步提高，避免血钠升高过快导致的神经脱髓鞘病变；⑤ 监测和维持酸碱平衡，可使用碳酸氢钠等；⑥ 防治脑水肿，应用渗透性利尿剂（甘露醇）和激素。

（2）TURP 术中出血：TURP 手术中使用大量灌洗液常导致术中出血量难以估计。出血量主要取决于：① 前列腺组织大小；② 前列腺组织内血管损伤开放的程度；③ 手术时间长短；④ 手术医生技术（是否及时电灼止血）；⑤ 术中前列腺组织释放尿激酶，活化纤维蛋白溶酶，而发生纤溶；⑥ 肾功能不全者可伴发血小板功能异常。因此整个手术过程要严密观察其出血情况，及时复查血常规，适当输液、输血，应用止血药、抗纤溶药和输血小板，必要时监测 DIC 指标。

（3）膀胱穿孔：手术操作可能致膀胱穿孔，一旦膀胱穿孔，灌洗液可通过穿孔处外渗，多渗至三个部位：① 腹腔，临床可出现肩胛部疼痛及腹痛；② 腹膜外，出现恶心、腹肌紧张、腹痛；③ 前列腺周围，系由于前列腺包膜穿破，出现耻骨上疼痛及下腹紧张。穿孔使大量低电解质液进入腹腔，会导致心动过速、低血压及休克症状。全身麻醉时患者无主诉，应随时观察腹部体征，便于早期诊断。穿孔的处理原则：穿孔较小，且液体吸收不多，不伴有严重出血者，不做特殊处理，但应尽快完成手术，严密止血，注意灌注压力不宜过大。穿孔较大时应停止手术，并严密止血，置入导尿管，用气囊牵拉、压迫。及时应用利尿剂预防 TURP 综合征。

4. 术后管理与镇痛

老年患者由于对麻醉药物的敏感性增高、代谢降低，术毕苏醒延迟或呼吸恢复不满意者较多见，最好进入苏醒室继续观察和呼吸支持。尤其对合并高血压、冠心病等心血管疾病者和肺功能不全者，待其自然地完全苏醒比较安全。在患者完全清醒后拔除气管时，要切实减轻或消除拔管时的心血管反应，以免出现心血管意外。对老年患者须慎重使用新斯的明和麻醉性镇痛药的拮抗剂。必须使用新斯的明拮抗神经肌肉阻滞时，应少量分次给药，避免诱发冠状动脉痉挛。术后镇痛可采用非甾体类抗炎药。需要注意的是，术后出血造成尿道阻塞时，可引起膀胱痉挛，患者可出现严重的下腹部胀痛，必要时应再次手术止血。

老年患者行前列腺手术的麻醉管理要点可参考**表5-10-1**。

表 5-10-1　老年患者行前列腺手术的麻醉管理要点

阶段	管理要点
术前评估	循环系统：有无冠心病，评估心肺储备功能
	呼吸系统：肺呼吸功能，有无呼吸困难
	血液系统：出凝血功能，是否口服抗栓药，有无椎管内麻醉禁忌证
	血液系统：贫血及凝血功能异常
麻醉方式选择	可选择全身麻醉、蛛网膜下腔麻醉和椎管内麻醉
术中管理	循环管理：维持血压稳定，避免水中毒
	液体管理：手术时间长时，应观察出血量，监测血红蛋白浓度和血气
	注意TURP综合征、膀胱穿孔的发生
	进行体温监测，预防低体温
术后管理	慎用麻醉性镇痛药的拮抗剂，新斯的明拮抗神经肌肉阻滞时，应少量分次给药。术后镇痛可采用非甾体类抗炎药

（四）典型病例

【病史简介】

患者，男性，71岁，因"进行性排尿困难2年余，加重2个月余"入院。

既往史：高血压20余年，口服呋塞米、培哚普利/氨氯地平复方片，血压控制达标；否认糖尿病、高脂血症、房颤、脑卒中、外周血管病、慢性肾功能不全、慢性肺部疾病史。

体格检查：体温36.3℃，脉搏68次/min，呼吸18次/min，血压147/80 mmHg，身高170 cm，体重72 kg。胸廓无畸形，双肺听诊呼吸音清，心前区无隆起，心界不大，心率68次/min，律齐。四肢活动自如，神经系统未及阳性体征，双下肢不肿。

实验室检查：白蛋白36.7 g/L，总胆固醇5.69 mmol/L，总前列腺特异性抗原（total prostate specific antigen，TPSA）6.22 ng/mL，游离前列腺特异性抗原（free prostate specific antigen，FPSA）1.81 ng/mL，游离/总前列腺特异性抗原（F/TPSA）0.29。

辅助检查：B超示前列腺肥大。肺功能测定示混合型通气功能障碍、小气道重度堵塞、弥散功能重度减退、通气储备61%。心电图示正常心电图。

术前诊断：前列腺增生，糖尿病，泌尿系感染，陈旧性脑梗，癫痫，溃疡性结肠炎。

拟行手术：经尿道前列腺电切除术。

【围手术期管理】

1. 术前评估及准备

术前准备阿托品、麻黄素、多巴胺、肾上腺素和去甲肾上腺素等血管活性药物。

2. 术中管理

1）入室情况　入室后监测5导联心电图、脉搏氧饱和度和BIS，开放中心静脉、桡动脉有创测压，使用对流空气加热及变温毯维持体温。

2）麻醉方案　选择蛛网膜下腔麻醉，注入 0.5% 罗哌卡因 2.5 mL，待麻醉平面固定 T10～L5，血压维持在 140/70 mmHg 左右，面罩吸氧，摆截石位。

3）术中经过　术中 5% 甘露醇灌洗液 12 000 mL，没有明显创面出血，此时患者突然出现烦躁不适、大汗，继而意识消失、血压测不出、心率减慢至 28～35 次/min、脉搏氧饱和度不显示。麻醉医生立即给予肾上腺素 1 mg，甲泼尼龙 80 mg，并行气管插管机械通气，血压升至 130/60 mmHg，心率 83 次/min，脉搏氧饱和度 75%。急查血气分析示电解质紊乱，血钠 107 mmol/L，血钾 2.9 mmol/L。立即给予 5% 氯化钠 200 mL、氯化钾 1 g 及胰岛素 12 U 静脉滴入，呋塞米 20 mg 静脉注射。经对症处理后，患者循环趋于稳定，血压（130～150）/（60～80）mmHg，心率 83～106 次/min，脉搏氧饱和度 96%～100%，第二次血气分析示血钠 120 mmol/L，血钾 4.0 mmol/L，手术时长 2.5 h，术中输晶体液 800 mL，术中出血量 150 mL。

3. 术后转归

患者带气管插管返 ICU，继续呼吸机辅助、血管活性药物、补钠、维持酸碱平衡、利尿及维持心功能治疗。患者于术后第 1d 顺利脱机，生命体征平稳，术后第 2d 返回普通病房，术后两周出院。

【病例分析】

此患者术中出现了 TURP 综合征。灌洗液过度吸收致容量超负荷、心衰、肺水肿、低钠血症、低渗、低体温及代谢紊乱（最常见是代谢性酸中毒和高血糖），都是 TURP 综合征中重要的病理生理改变基础。低钠血症（$Na^+ < 125$ mmol/L）和低渗的双重作用可导致急性脑水肿。5% 甘露醇会导致血容量的急剧上升。在吸收量大于 1.5 L 时容量负荷过重的发生率将达 9%，而吸收大于 3 L 时将出现严重的症状。

TURP 综合征通常发生在术中或手术后几小时内，是由于在 TURP 术中灌洗液经手术创面大量快速吸收，引起以稀释性低钠血症及血容量过多为主要特征的临床综合征，其临床表现为：① 初期表现为血压高（收缩压、舒张压均升高），中心静脉压升高及心动过缓；后期血压下降、心力衰竭。② 清醒患者出现烦躁不安，意识障碍，恶心、呕吐，头痛，视力模糊，呼吸急促等脑水肿症状。③ 肺水肿时出现呼吸困难、呼吸急促和发绀缺氧。④ 肾水肿则可引起少尿或无尿。⑤ 电解质紊乱，血钠降低，血钠是一项重要的诊断指标，当血钠下降至 120 mmol/L 时，表现为烦躁和神志恍惚；低于 110 mmol/L 时可发生抽搐和知觉丧失，休克，甚至心搏骤停而死亡。

诱发 TURP 综合征的主要因素有：① 灌洗液的压力。通常要小于 60 cmH_2O，造瘘可以降低膀胱内压，减少灌洗液的吸收。② 灌洗液的渗透压。应用等渗离子液术中灌洗，避免使用低渗液。③ 手术创面血管的开放量。手术过程细致，有效控制出血。④ 前列腺包膜的完整性。操作达到解剖清晰避免包膜穿破及损伤包膜外静脉窦。⑤ 手术时间的长短。缩短手术时间，90 min 内为宜。⑥ 患者的自身状况及对低钠血症及高血容量的耐受程度。对并存心脑血管等重要脏器内科疾患的患者，要做好术前评估，适应证的选择，术中密切监测。

TURP 综合征的预防可从以下几点着手：① 用生理盐水作灌洗液，液体吸收量很少，可减少 TURP 综合征的发生。② 条件允许时，选择可以让患者保持神志清醒的麻醉方式，有利于麻醉医生术中观察，及时发现早期症状，早诊断、早治疗。③ 患者手术中有创动静脉监测和电解质的重复测定，需要视患者合并的危险因素或者潜在的外科并发症等情况而定。值得注意的是TURP 综合征可能一直持续到手术后 24 h。④ 术中严密观察患者神志、心电、血压等，尤其对心肺功能障碍、凝血功能差者，术中应定时检测血钠值。⑤ 对手术时间较长、出血较多、高度怀疑可能发生 TURP 综合征者，适当应用呋塞米、高渗氯化钠等，预防 TURP 综合征的发生。

一旦发生 TURP 综合征，可立即采取以下措施：① 静脉注射利尿剂。呋塞米 20～40 mg 静脉注射。② 纠正血钠水平。静脉输注 3%～5% 氯化钠溶液，用量视血钠值而定，2～3 mL/kg，输注期间动态监测血钠水平。③ 对呼吸循环不稳定者建立机械通气，改善氧合。④ 纠正心衰。对心衰患者可酌情应用洋地黄类药物，如毛花苷 C 0.2～0.4 mg 静脉注射。⑤ 脑水肿处理。20%甘露醇 3～5 mL/kg 脱水治疗，并静脉滴注地塞米松 0.2 mg/kg。⑥ 使用抗生素。应用对肾功能无明显损害的抗生素预防感染。

二、嗜铬细胞瘤

（一）嗜铬细胞瘤的特点

嗜铬细胞瘤是一种起源于肾上腺髓质能够分泌儿茶酚胺的嗜铬细胞的肿瘤，在所有分泌儿茶酚胺的肿瘤中占 85%～90%，在高血压患者中的发生率为 0.2%～0.6%。5%～10% 的嗜铬细胞瘤是多发性的，约 10% 是恶性的，10%～20% 是家族性的，约 10% 发生于儿童。大多数嗜铬细胞瘤可分泌儿茶酚胺类物质，导致一系列相关的临床症状。典型的临床三联症为发作性头痛（70%～90%）、大汗（55%～75%）及心悸（50%～70%）；85% 以上的患者伴有持续性或阵发性高血压及其他一系列代谢紊乱综合征。由于大多数患者临床症状不典型，故应和内分泌系统、心血管系统、神经系统、精神等疾病进行鉴别诊断。手术切除肿瘤是目前治疗嗜铬细胞瘤的一线方案，但嗜铬细胞瘤患者易出现围手术期血流动力学不稳定，甚至发生高血压危象、恶性心律失常、多器官功能衰竭等致死性并发症，故麻醉风险较高。因此，多学科协作、科学合理的围手术期管理是降低围手术期死亡率、降低并发症发生率、改善临床预后的重要保障。

（二）嗜铬细胞瘤手术简介

大多数嗜铬细胞瘤可行腹腔镜微创手术，对肿瘤直径＞6 cm 或者侵袭性的嗜铬细胞瘤多采用开放性手术，以确保完整切除肿瘤，防止术中肿瘤破裂，降低局部复发或种植复发的风险。对双侧嗜铬细胞瘤应采取保留皮质的肾上腺切除术，以免发生永久性肾上腺皮质功能减退。

（三）老年患者行嗜铬细胞瘤的麻醉管理

1. 术前评估与准备

应关注患者阵发性头痛、出汗、心动过速病史，勿忽视其他不常见症状，如直立性低血压、视物模糊、视盘水肿、体重减轻、多尿、多饮、便秘、惊恐发作等。仅分泌肾上腺素的肿瘤患者可表现为阵发性低血压、高血压与低血压的快速周期性波动；而选择性多巴胺高分泌型肿瘤血压可正常。儿茶酚胺心肌病患者可出现呼吸困难等肺水肿表现；伴有继发性红细胞增多症的患者可出现呼吸急促、发绀、慢性咳嗽、嗜睡等表现。嗜铬细胞瘤患者也易合并心脑血管疾病、糖耐量异常等。需根据实验室检查结果，关注肿瘤主要分泌的激素类型，有助于指导围手术期调控血流动力学药物的选择。需关注术前影像学检查结果，了解肿瘤的位置、大小、数量及与周围血管及其他脏器的关系，以便提前做出相应准备以更好地配合手术进程进行麻醉管理。

肿瘤体积大、儿茶酚胺水平高、术前未控制的高血压或严重直立性低血压，均为此类患者围手术期血流动力学不稳定的危险因素。因此，除少数明确仅分泌多巴胺的嗜铬细胞瘤患者之外，对其余患者均推荐完善术前药物准备（表5-10-2）以实现控制高血压、恢复血管内容量的目标。嗜铬细胞瘤患者中约60%术前有非特异性儿茶酚胺心脏毒性表现，在术前访视时应根据心电图及超声心动图检查结果评估心血管等重要脏器的损害程度。合并儿茶酚胺心肌病的嗜铬细胞瘤患者术前应停用长效抗高血压药物和β受体阻滞剂，以防止切除肿瘤后由于药物的扩血管及心肌抑制作用而导致长时间低血压，同时应加强术中血流动力学监测及术后循环功能的支持。

表5-10-2　嗜铬细胞瘤术前药物准备

治疗		初始计量	最大剂量
α-肾上腺素能受体阻滞剂（术前至少10~14日开始使用）	酚苄明	10 mg，bid	1 mg/（kg·d）
	多沙唑嗪	2 mg/d	32 mg/d
β受体阻滞剂（予α-受体阻滞剂后至少3~4日开始使用）	普萘洛尔	20 mg，tid	40 mg，tid
	美托洛尔	12.5 mg，bid	25 mg，bid
	阿替洛尔	25 mg/d	50 mg/d
钙离子通道阻滞剂（必要时与α-肾上腺素能受体阻滞剂合用）	尼卡地平	30 mg，bid	60 mg，bid
	硝苯地平	30 mg/d	60 mg/d
	氨氯地平	5 mg/d	10 mg/d

所有患者需术前每日行2次卧立位血压和心率监测，对血压、心率目标值的限定目前尚存在争议。通常认为，术前准备充分的标准包括：① 坐位血压＜130/80 mmHg，立位收缩压＞90 mmHg，坐位心率60~70次/min，立位心率70~80次/min，无明显直立性低血压；② 术前1周心电图无ST-T段改变，室性早搏≤1次/5 min；③ 血管扩张，血容量恢复，红细胞压积降低，体重增加，肢端皮肤温暖，出汗减少，有鼻塞症状，微循环改善；④ 高代谢症候群及糖代谢异常得到改善。

2. 麻醉方法的选择

以往有在单纯蛛网膜下腔麻醉或硬膜外麻醉下进行嗜铬细胞瘤切除术的报道，但蛛网膜下腔麻醉可能导致患者出现严重低血压，因此目前嗜铬细胞瘤切除术通常在全身麻醉下进行。近期也有研究显示，行腹腔镜嗜铬细胞瘤切除的患者，应用全身麻醉复合硬膜外麻醉可使患者术中血流动力学更加平稳、儿茶酚胺释放量更小。同时硬膜外置管可以作为患者术后硬膜外镇痛药物的给药通路，改善术后镇痛效果，减少围手术期阿片类药物使用量，促进肠蠕动恢复，有助于患者术后早期活动，实现快速康复。但术中刺激瘤体导致儿茶酚胺释放入血而造成的循环波动并不会因为硬膜外阻滞而减轻。因此在有条件的情况下，可以考虑在全身麻醉基础上复合硬膜外麻醉。

3. 术中管理

1）血流动力学的管理　嗜铬细胞瘤术中血流动力学变化较大，术中应加强监测（表5-10-3），及时处理。

表5-10-3　嗜铬细胞瘤术中监测

患者情况		监测内容
针对所有嗜铬细胞瘤手术患者	无创检测	血压
		心电图
		脉搏血氧饱和度
		呼气末二氧化碳分压
		体温
		尿量
	有创监测	动脉置管监测有创动脉压（血气、血糖等）
针对存在以下情况的患者： ① 有心脏疾病且心储备功能较差 ② 怀疑儿茶酚胺心肌病 ③ 充血性心力衰竭	无创监测	经食管超声心动图
	有创监测	肺动脉导管监测肺动脉压及肺毛细血管楔压

2）结扎嗜铬细胞瘤静脉前的管理　气管插管、建立气腹、麻醉深度不足时的疼痛刺激以及探查及分离肿瘤的直接刺激，都会导致儿茶酚胺释放入血，可能引起高血压危象、脑出血、快速心律失常、心肌缺血、急性心功能衰竭等并发症。在嗜铬细胞瘤患者麻醉诱导时，需达到足够的镇静镇痛深度再进行气管插管，以避免相对镇痛不足时气管插管刺激导致的大量儿茶酚胺入血。同时，需注意避免应用刺激儿茶酚胺分泌的药物。在手术过程中，麻醉医生需与外科医生充分交流，密切合作以最大限度减少手术操作导致的血流动力学波动。

在发生严重高血压及心律失常时，可能需暂停手术，待血流动力学平稳后再继续操作。对一过性高血压，常静脉给予硝普钠、酚妥拉明、尼卡地平控制，也可以应用硫酸镁、氯维地平控制血压。而对一过性快速心律失常（如房性心律失常），首选艾司洛尔。对室性心律失常，首选利多卡因进行治疗。硫酸镁也是有效的抗心律失常药物。

3）结扎嗜铬细胞瘤静脉后的管理　结扎嗜铬细胞瘤静脉后，须立刻停用所有扩血管药物，并积极静脉输液。在此基础上对存在轻度低血压者，可考虑给予去氧肾上腺素、麻黄碱。但需注意，对于尚未完全切除肿瘤或存在可疑转移灶的情况下，不能给予麻黄碱，以避免引起儿茶酚胺大量释放入血。对较严重低血压，可选择去甲肾上腺素、肾上腺素静脉持续输注。以上方法均效果不佳者，可静脉持续输注血管升压素。若常规扩容仍然持续存在低血压，尤其是在切除双侧肾上腺的患者中，需考虑肾上腺相对功能不足，可给予血管活性药及激素替代治疗。同时，结扎肿瘤静脉后需常规监测患者的血糖水平，出现低血糖时及时补充葡萄糖。

4）并发症及其防治　嗜铬细胞瘤患者术后的主要并发症包括血流动力学不稳定、反射性低血糖及肾上腺功能减退等。

（1）血流动力学不稳定：血流动力学不稳定是大部分患者术后入住 ICU 或延长住院观察时间的主要原因。患者术后血液儿茶酚胺水平迅速降低，术前残余 α 受体阻断效应、外周血管收缩功能的减退甚至术后低血容量等，可能导致严重的低血压甚至休克。患者常需持续泵注去甲肾上腺素或血管升压素维持血压，以保证重要脏器供血。此类药物不可突然停用，以防血压再次下降。50% 的患者可能发生术后持续高血压，常持续 1～3 d，75% 的患者血压在术后 7～10 d 即可恢复正常。若患者高血压持续超过一周，可能由容量负荷过大、肿瘤未切除干净、原发性或肾性高血压、或医源性原因（例如意外结扎肾动脉）所致。对液体过负荷所致的血压升高，合理调整输液速度和容量，加强利尿剂的使用，血压可逐渐恢复正常。

（2）反射性低血糖：反射性低血糖的发生率约 4%，且主要发生在术后早期。其可能原因为胰高血糖素反射性升高，增加外周葡萄糖的吸收。当患者麻醉苏醒延迟或术后出现嗜睡，应怀疑患者发生了低血糖。建议在术后 48 h 内应密切监测患者的血糖水平，出现低血糖时应及时补充葡萄糖。对 2 型糖尿病患者，应及时根据血糖情况，调整胰岛素或口服降糖药的用量。

（3）肾上腺功能减退：双侧肾上腺嗜铬细胞瘤切除或单独一个有功能的肾上腺嗜铬细胞瘤切除后，肾上腺皮质可能出现不同程度的缺血或损伤，导致肾上腺激素分泌不足而发生肾上腺危象。患者常表现为不同程度的心悸、胸闷、呼吸急促、血压下降、四肢酸痛，甚至嗜睡等症状。肾上腺危象是嗜铬细胞瘤较为危险的并发症，一般发生于术后 24 h。糖皮质激素的使用可有效预防肾上腺危象的发生。目前，对预防肾上腺功能减退的糖皮质激素替代治疗，建议遵照下述方案：在麻醉诱导的同时，静脉给予氢化可的松 100 mg；术后静脉给予氢化可的松 100 mg，每 8 h 一次，持续 24 h；氢化可的松可维持 3 d，逐渐减量至维持剂量。例如，氢化可的松 25 mg，静脉给药或口服，一日 2 次；或泼尼松 10 mg，口服，一日一次。此外，双侧肾上腺切除的患者须终身接受糖皮质激素替代治疗。

4. 术后管理与镇痛

开放性嗜铬细胞瘤切除术，首选硬膜外镇痛。近年来，随着嗜铬细胞瘤腔镜手术开展的增多，区域麻醉技术联合术后多模式镇痛的使用，患者术后疼痛严重程度较传统开放手术大为减轻，这为患者术后快速康复奠定了基础。嗜铬细胞瘤手术常用的区域麻醉方法包括腹横肌平面阻滞和腹直肌后鞘阻滞，椎管内阻滞也可用于嗜铬细胞瘤的术后镇痛，但应注意阻滞平面及药物用量，建议选择中长效局部麻醉药。多模式镇痛方案包括患者自控镇痛泵的使用及静脉镇痛药物应用。对术后轻、中度疼痛，可以使用患者自控镇痛泵（阿片类药物或曲马多与非甾体类抗炎药联合）；对暴发性疼痛，可以持续静脉注射阿片类药物，以达到迅速缓解疼痛的目的。

老年患者行嗜铬细胞瘤手术的麻醉管理要点可参考表 **5-10-4**。

表 5-10-4　老年患者行嗜铬细胞瘤手术的麻醉管理要点

阶段	管理要点
术前评估	循环系统：围手术期应用长效 α 受体阻滞剂对抗血液儿茶酚胺化，同时扩充血容量
	情绪管理：术前焦虑、紧张、恐惧是诱发高血压危象的原因之一，重视术前用药

（续表）

阶段	管理要点
麻醉方式选择	开放性手术选择全身麻醉复合硬膜外麻醉，腔镜手术可选择全身麻醉复合神经阻滞
术中管理	循环管理：保持循环稳定，维持血压稳定。肿瘤切除前可选择尼卡地平、酚妥拉明或硝普钠控制血压。肿瘤切除后，可选择去甲肾上腺素、肾上腺素、血管升压素维持血压
	液体管理：肿瘤切除前适当补充血容量
	监测患者血糖水平，出现低血糖时及时补充葡萄糖
	其他：重点关注术中操作及插管对血压的影响
术后管理	监测血压变化，维持血流动力学稳定。注意反射性低血糖和肾上腺功能减退的发生

（四）典型病例

【病史简介】

患者，女性，65岁。入院前8 h患者突然出现心悸、眼前发黑、乏力，出汗明显，且言语有异常。家人立即将其送至当地医院，测随机血糖2.2 mmol/L，先后予50%葡萄糖注射液共约100 mL静推，10%葡萄糖注射液维持静滴后血糖平稳。转至我院急诊，测随机血糖1.68 mmol/L，血钾2.7 mmol/L，继续予50%葡萄糖注射液静推联合10%葡萄糖注射液静滴，床边B超示右肾上腺占位可能。

既往史：患者有高血压病史约4～5年，最高血压220/100 mmHg，平素服用非洛地平（2.5 mg，一日一次）联合缬沙坦分散片（具体剂量不详），自诉血压控制在140/90 mmHg左右。患者发现血糖升高约2年，测空腹血糖在8 mmol/L左右，餐后血糖未测。平素服用格列吡嗪（具体剂型及剂量不详）。

体格检查：发育正常，营养中等，体形匀称，神清气平，无急、慢性面容，自主体位，步入病房，对答切题，体检配合。两肺呼吸音清，未闻及病理性呼吸音及干、湿啰音，听觉语音两侧对称，未闻及胸膜摩擦音。心尖搏动在第5肋间隙左侧锁骨中线内1 cm处，范围直径1.5 cm大小，无抬举性心尖搏动，心尖搏动不弥散。各瓣膜区无震颤，未及心包摩擦感。

实验室检查：24小时动态血压监测（145～150）/（97～100）mmHg。24小时尿肾上腺素232.52 μg/24 h，尿去甲肾上腺素320 μg/24 h，尿多巴胺201.78 μg/24 h；血肾上腺素584.33 pg/mL，去甲肾上腺素2379 pg/mL，多巴胺18.67 pg/mL；立位醛固酮3 436 pg/mL，肾素活性3.08 ng/（mL·h）。

辅助检查：肾上腺增强CT示右侧肾上腺区占位，大小约66 mm×70 mm×62 mm，边界尚光整。

术前诊断：嗜铬细胞瘤，2型糖尿病；3级高血压病（极高危）。

拟行手术：双侧肾上腺切除术。

【围手术期管理】

1.术前评估与准备

术前口服非选择性α受体阻滞剂酚苄明2周，使血压降至接近正常。术前一般状态良好，收缩压120～160 mmHg，舒张压80～100 mmHg；脉搏82次/min。

2. 术中管理

1）入室情况　在患者入室后开放静脉通路，进行生命体征监测，心电图显示心率 97 次/min。行右上肢桡动脉穿刺，监测有创动脉血压、体温及麻醉深度。有创动脉血压 128/75 mmHg，脉搏氧饱和度 99%，心率 85 次/min，BIS 97。术前血气分析 PaO_2 82 mmHg，$PaCO_2$ 41 mmHg，其余指标正常。

2）麻醉方案　选择硬膜外麻醉，面罩吸氧。有创动脉压监测，股静脉穿刺置管。术中血压高、心率快时应用酚妥拉明和艾司洛尔进行控制。

3. 术中经过

行一侧肾上腺切除时血压升高，间断推注酚妥拉明，维持血压在正常范围内，该侧肾上腺切除后，血压未见明显下降。另一侧肾上腺切除过程中血压波动不大，在切除前给予氢化可的松 100 mg 静脉滴注。肿瘤切除后血压急剧下降，立即静推间羟胺，持续泵入去甲肾上腺素，快速输入胶体液和晶体液。继续在扩容的基础上使用血管活性药物（同时持续泵入大剂量肾上腺素和去甲肾上腺素），一段时间后收缩压能维持在 90 mmHg 左右。随后发现脉搏氧饱和度下降到 90% 左右，听诊一侧肺底有可疑水泡音。立即给患者面罩吸氧，减慢输液速度，听诊闻及双肺底明显水泡音，后转入重症监护病房，行强心、利尿等治疗，肺水肿改善。手术时长 4 h，术中输液 1500 mL；术中出血量 250 mL，尿量 600 mL。

4. 术后转归

患者术后转入 ICU，行强心、利尿等治疗，肺水肿改善。术后第 1 d 返回病房，术后第 4 d 出院。

【病例分析】

由于血液的儿茶酚胺变化，致动脉痉挛、内膜改变，使人体处于一种相对血容量不足的高血压状态。术中肿瘤切除前后儿茶酚胺浓度会剧增和骤降，而引起血压相应的大幅度升降，从而会危及生命。此病例术前应用长效 α 受体阻滞剂 2 周，以扩张血管。术前 3 d 开始输入晶体液和胶体液，以适当地补充血容量。

嗜铬细胞瘤引起的急性肺水肿可分为非心源性和心源性肺水肿两种。非心源性肺水肿的发生机制为瘤体释放大量的儿茶酚胺直接作用于肺血管，使肺毛细血管压升高，肺毛细血管内皮损害，毛细血管通透性增高，肺泡内渗出增加所致。心源性肺水肿的机制可能系短期内大量儿茶酚胺释放使血压骤升，心脏负荷剧增，或心律失常、冠状动脉强烈痉挛使心肌收缩力下降、心输出量减少所致。此患者经强心、利尿治疗后，肺水肿明显改善，提示心源性肺水肿的可能性较大。

术前焦虑、紧张、恐惧是诱发高血压危象的原因之一，所以一定要重视术前用药。抗焦虑药物可以选择苯二氮䓬类，如地西泮、咪达唑仑等。术中管理的原则是保持循环稳定，还应注意预防和处理高血压危象、严重低血压、心律失常及低血糖等。对此患者选择了硬膜外麻醉，术中血流动力学剧烈波动时，处理较为被动，建议嗜铬细胞瘤手术采用全身麻醉联合硬膜外麻醉。

三、膀胱肿瘤手术

膀胱癌是泌尿系统最常见的恶性肿瘤之一。其治疗手段取决于癌症的阶段及患者的一般情况，主要包括手术、放疗、化疗和免疫治疗。

（一）老年患者膀胱肿瘤的特点

膀胱肿瘤是指来源于膀胱壁上皮组织和间质组织的恶性肿瘤，多发于老年患者。肿瘤本身的浸润、坏死、溃疡及合并感染可刺激膀胱，产生尿频、尿急。反复出现无痛性、间歇性肉眼血尿，有的仅表现为显微镜下血尿。肿瘤较大、肿瘤发生于膀胱颈部、带蒂的肿瘤、血块形成而阻塞膀胱内口，可致排尿困难，甚至产生尿潴留。

（二）膀胱肿瘤手术简介

1. 经尿道膀胱肿瘤电切术简介

经尿道膀胱肿瘤电切术（TURBT）是非肌层浸润性膀胱肿瘤最常用的手术方式，已成为治疗浅表膀胱肿瘤的"金标准"，具有创伤小、恢复快的优点。在膀胱肿瘤的诊断方面，TURBT也具有重要的作用，可以获得肿瘤组织进行病理学检查，用于判断疾病的类型和病变程度。在膀胱肿瘤的治疗方面，TURBT能够将肉眼可见的肿瘤全部切除，达到治愈非肌层浸润性膀胱肿瘤的目的。

2. 全膀胱切除术和回肠代膀胱术简介

浸润性膀胱癌的首选治疗方法是全膀胱切除术。肿瘤侵犯广泛时，男性患者需将膀胱、前列腺和精囊一并切除，女性患者有时需将子宫和双侧附件一并切除。行回肠代膀胱术时，取一段带系膜的游离回肠，将其近端关闭后与两侧输尿管进行吻合，然后远端行腹壁皮肤造口。电解质紊乱、高氯性酸中毒及黏液尿是回肠代膀胱术的常见并发症。因回肠黏膜具有分泌及重吸收功能，回肠代膀胱术后易出现黏液尿、高钠、高钾和高氯血症，减少重吸收的措施之一是控制建立回肠膀胱的肠管长度，不要超过60 cm。

（三）老年患者行膀胱手术的麻醉管理

1. 术前评估与准备

术前应常规检查并排除手术禁忌，例如心脑血管疾病、肺部疾病、肝肾功能不全等。术前尿常规、尿细菌培养检查排除尿路感染，检测凝血功能、电解质等，术前纠正凝血障碍和电解质紊乱。行B超、CT或静脉尿路造影明确是否合并肾积水。CT或者MRI有利于了解肿瘤大小、浸润深度、是否有盆腔淋巴结转移和是否侵及邻近组织和器官。同时术前应静脉使用预防性抗菌药物。

2. 麻醉方法的选择

经尿道膀胱肿瘤电切术可以选择椎管内麻醉（蛛网膜下腔麻醉、硬膜外麻醉）或喉罩全身麻醉。膀胱全切、回肠代膀胱术创伤大，一般选择全身麻醉或者全身麻醉复合硬膜外麻醉。

3. 术中管理

1）闭孔肌痉挛　行经尿道膀胱肿瘤电切术时膀胱充盈，膨胀的膀胱壁更贴近闭孔神经。闭孔神经支配闭孔外肌、短收肌、长收肌、股薄肌、大收肌。电切时容易刺激闭孔神经，引起大腿内收肌群、膀胱肌层的收缩及骨盆移动，导致膀胱穿孔、血管损伤甚至肠道损伤等严重并发症。以往国内将这一反应称为"闭孔神经反射"。事实上，这是刺激闭孔神经引起所支配肌肉的痉挛性收缩，并非神经反射，因此称为闭孔肌痉挛（obturator jerk）更为合适。闭孔肌痉挛在电切膀胱侧壁肿瘤时更易发生，故术前应复习膀胱肿瘤的位置。椎管内麻醉时，可采用超声引导下闭孔神经阻滞加以预防。全身麻醉时，可采用神经肌肉阻滞剂预防闭孔肌痉挛的发生。

2）容量管理　针对膀胱肿瘤施行的全膀胱切除术、回肠代膀胱术是泌尿科手术时间较长、创伤大、出血多的手术。如果管理不当，手术后期有可能发生失血性休克，应做好大量输血准备，同时要输注适量平衡液以补充细胞外液，纠正酸中毒，补充钙剂，防治大量输血并发症。该类患者麻醉时可行急性等容血液稀释或高容量血液稀释。

3）并发症及其防治

（1）术中出血：浅表单发肿瘤的血液供应不丰富，出血轻微，不影响手术操作时，可以继续切除肿瘤，切除至基底部，更容易显露出血点，更易止血。肿瘤较大且蒂宽，出血严重，视野不清时，可以加快冲洗速度，发现出血点并及时电凝止血，待视野清楚后再继续切除肿瘤。闭孔肌痉挛可致切除过深、膀胱穿孔、损伤盆腔血管引起大出血，应立即改为开放手术止血。

（2）术后出血：术后出血是膀胱肿瘤电切术后最为常见的并发症，彻底切除肿瘤和仔细止血是避免术后出血的关键。出血量小，非动脉性出血，可以加快膀胱冲洗，防止形成血块，并使用止血药物，一般都可以控制。如果出血量大，动脉性出血，形成大量血块，堵塞尿管、膀胱填塞，则需要二次手术止血。

4. 术后管理与镇痛

经尿道膀胱肿瘤电切术术后镇痛可选择非甾体类抗炎药。术后应进行膀胱冲洗，避免血块堵塞尿道，并严密观察出血情况。

全膀胱切除术、回肠代膀胱术首选硬膜外镇痛，也可采用患者自控静脉镇痛。由于术后需较长时间的禁食、手术引起的胃肠功能障碍、术后造瘘口狭窄、回肠引流不通畅、尿液残留，代膀胱回肠吸收尿液中的电解质、尿素氮、肌酐等，可能发生高氯性酸中毒、低钾血症和低钠血症，而肾功能不全可进一步加重水、电解质的紊乱，临床上应予以注意。

老年患者行膀胱肿瘤手术的麻醉管理要点可参考表5-10-5。

表5-10-5　老年患者行膀胱肿瘤手术的麻醉管理要点

阶段	管理要点
术前评估	循环系统：高血压、冠心病、膀胱出血导致的贫血
	呼吸系统：慢性阻塞性肺病病史
	泌尿系统：尿常规和尿细菌培养检查排除尿路感染、肾积水
	了解膀胱肿瘤的位置，术中发生闭孔肌痉挛的可能性
麻醉方式选择	经尿道膀胱肿瘤电切术可以选择椎管内麻醉或喉罩全身麻醉。全膀胱切除术、回肠代膀胱术选择全身麻醉或者全身麻醉复合硬膜外麻醉
术中管理	循环管理：维持血压稳定，避免水中毒，进行体温监测
	液体管理：膀胱全切、回肠代膀胱术出血多，监测血气和血红蛋白水平，必要时输血
	其他：注意TURP综合征、闭孔肌痉挛的发生

阶段	管理要点
术后管理	预防术后出血
	全膀胱切除术、回肠代膀胱术可选择硬膜外或患者自控静脉镇痛
	预防全膀胱切除术、回肠代膀胱术后的水、电解质紊乱

（四）典型病例

【病史简介】

患者，男性，62 岁，患者于 3 d 前无明显诱因出现全程无痛性血尿，伴有暗红色血块，无畏寒、发热、恶心、呕吐，无尿频、尿急、尿痛等，不伴腰痛，未予以特殊治疗。

既往史：糖尿病病史 10 余年，高血压病史 1 年，有大量吸烟史；近 10 年偶有轻微左侧心前区针刺样胸痛，每次持续数秒钟，近 3 年这种针刺样疼痛频率有增加，但口服丹参片后疼痛缓解。平素活动量不受限制。无呼吸困难、下肢水肿，夜尿无增多。

体格检查：体温 36.3 ℃，脉搏 68 次/min，呼吸 18 次/min，血压 147/80 mmHg，身高 170 cm，体重 72 kg。胸廓无畸形，双肺听诊呼吸音清，心前区无隆起，心界不大，心率 68 次/min，律齐。四肢活动自如，神经系统未及阳性体征，双下肢不肿。

实验室检查：血红蛋白 115 g/L，血小板计数 272×10^9/L；凝血常规在正常范围；肌酐 76 μmol/L，白蛋白 46 g/L

辅助检查：心电图示窦性心律。心脏彩超检查结果正常。肺功能示轻度阻塞性肺通气功能障碍。

术前诊断：膀胱肿瘤。

拟行手术：膀胱镜下经尿道肿瘤电切术。

【围手术期管理】

1. 术前评估与准备

患者偶有心前区疼痛，口服丹参片后疼痛缓解，属于稳定型心绞痛，非手术禁忌证，但术中应密切监测心电图，维持冠脉灌注压。

2. 术中管理

1）入室情况　入室后予 5 导联心电图、脉搏氧饱和度、BIS 监测，开放中心静脉、桡动脉有创测压，使用对流空气加热及变温毯维持体温。

2）麻醉方案　患者入手术间开放静脉后右侧卧位，于 L2～L3 间隙行腰-硬联合阻滞麻醉，于蛛网膜下腔给予 0.5% 布比卡因重比重液 2.5 mL，硬膜外腔留置导管。阻滞平面控制在 T10 水平，140 min 后硬膜外腔追加 2% 利多卡因 5 mL。

3）术中经过　患者截石位，TURP 灌注液使用室温 5% 甘露醇溶液。手术 1 h 时静脉注射呋塞米 20 mg，术中患者生命体征维持平稳，手术历时 155 min，术中输注羟乙基淀粉、氯化钠注射液 500 mL，平衡液 1000 mL。手术 150 min 时，患者心率忽然下降，最低至 36 次/min，血压为 45/25 mmHg。患者神志淡漠，体温 35.5℃。考虑发生 TURP 综合征，分别静脉注射给予阿托品 0.5 mg，麻黄碱 15 mg，间羟胺 0.25 mg，面罩吸氧，心率、血压逐渐回升，终止手术。手术时长 176 min。术中输晶体液 1000 mL；术中出血量 300 mL，尿量 100 mL。

3. 术后转归

术毕返回病房。监测血压、血气、电解质，第 4 d 出院。

【病例分析】

此患者术中发生了 TURP 综合征。灌洗液过度吸收致容量超负荷、心衰、肺水肿、低钠血症、低渗、低体温及代谢紊乱（最常见是代谢性酸中毒和高血糖），都是 TURP 综合征中重要的病理生理改变基础。低钠血症（$Na^+ < 125$ mmol/L）和低渗的双重作用可导致急性脑水肿。5% 甘露醇会导致血容量的急剧上升。在吸收量大于 1.5 L 时容量负荷过重的发生率将达 9%，而吸收大于 3 L 时将出现严重的症状。

TURP 综合征重在预防，术中应加强监测。除常规监测外，中心静脉压监测能比较客观地反映体内循环血容量的变化，较血气分析简便快捷。一般在手术 30 min 以后可出现中心静脉压上升。当以 5% 葡萄糖溶液为灌注液时，应监测血糖，灌注液达 15 000 mL 时开始监测血糖和血气，每增加 10 000 mL 测量一次。糖尿病患者原则上应避免使用糖溶液。同时应尽量选择患者保持清醒的麻醉方法，以便及早发现和及时处理。

四、肾脏疾病

（一）老年患者肾脏疾病的特点

老年肾脏手术患者绝大多数为慢性肾功能不全患者，特别是晚期尿毒症患者，病情复杂，内环境不稳定，常合并严重贫血、高血压、心血管疾病、低蛋白血症，以及水、电解质紊乱和酸碱平衡失调、脂类代谢异常、凝血功能障碍和严重水肿等许多复杂情况，并可累及全身各个系统（表 5-10-6），这些合并症增加了终末期肾功能衰竭患者的麻醉风险、围手术期死亡率和术后并发症发生率。

表 5-10-6　终末期肾脏疾病的病理生理变化

全身各系统	影响
神经系统	周围神经病变
	昏睡→昏迷
血液系统	贫血
	红细胞寿命缩短
	血小板功能障碍
	氧合血红蛋白解离曲线的 P50 值改变
心血管系统	充血性心力衰竭
	心包炎

全身各系统	影响
心血管系统	高血压
	心律失常（电解质异常）
	毛细血管脆性增加
呼吸系统	胸腔积液
	肺水肿
运动系统	全身肌肉无力
	肾性骨病
	转移性钙化
消化系统	痛风，软骨钙质沉着病
	恶心、呕吐
	肠梗阻
	胃、十二指肠或结肠溃疡
内分泌系统	胰腺炎
	糖耐量异常
皮肤系统	瘙痒
	大量色素沉着
免疫系统	细胞免疫功能下降

（二）肾脏手术简介

肾脏手术根据病种而定，包括肾切除、肾造瘘、肾盂成形、肾盂切开取石、肾部分切除、肾血管手术、肾移植、肾癌根治切除术、肾盂癌根治切除术、外伤行肾修补等。肾癌根治切除术是老年患者最常见的肾脏手术，肾细胞癌（renal cell carcinoma，RCC）是起源于肾小管上皮系统的恶性肿瘤，简称肾癌，占成人恶性肿瘤的 2%~3%，高发年龄为 41~70 岁。肾癌早期往往缺乏临床表现，超过一半的患者在体检或做其他疾病检查时被发现，称为无症状肾癌。但血尿、腰痛和腹部肿块仍然是其主要临床表现。手术是治疗肾癌的主要方法，包括根治性肾切除术和肾部分切除术。

（三）老年患者行肾脏手术的麻醉管理

1. 术前评估与准备

为了麻醉及手术的安全，麻醉医生术前应充分了解患者的疾病状态及程度、合并症和重要脏器的功能，术前做好充分评估与准备，对手术和麻醉中可能出现的问题要有充分的估计，选择科学合理的麻醉方式和适当的麻醉药物，降低麻醉风险、减少围手术期可能出现的并发症和意外。

1）充分透析　拟行肾移植的患者应做规律透析，以改善氮质血症，纠正水、电解质紊乱，保持酸碱平衡，治疗各种并发症，以改善全身情况，增加对手术和麻醉的耐受力，以利于麻醉的实施和术中管理。无论是血液透析还是腹膜透析，并不影响移植效果。肾移植术前 1 d 一般需加透析一次，使血钾降至 5 mmol/L 以下，血清肌酐降到 353～618 μmol/L。必须清楚地知道最后一次透析的超滤量、患者的净容量状态、红细胞压积、电解质水平等，以便于术中的麻醉管理和液体治疗。

2）禁食　肾功能衰竭患者，特别是晚期尿毒症患者，胃排空时间可延长至 300～700 min，并且整个消化系统都可出现问题，如食管炎、胃炎、十二指肠炎、肝炎、消化道出血等。因此，慢性肾功能衰竭患者肾移植前禁食至少 20 h。

3）纠正贫血　肾功能衰竭患者，尤其是晚期尿毒症患者血红蛋白较低，术前可应用叶酸、多种维生素及促红细胞生成素改善贫血，必要时可间断输新鲜血液，一般可将血红蛋白升至 70 g/L 左右。

4）控制高血压和改善心功能　慢性肾功能衰竭并高血压患者术前 2 周应进行抗高血压治疗。心功能不全失代偿者手术风险大，术前应积极治疗，除减轻心脏前后负荷（如限制水、盐摄入，利尿，血管扩张药，床边透析）外，还应加强心肌收缩力，宜用洋地黄治疗。

2. 麻醉方法的选择

目前，普通肾脏手术多采用全身麻醉或全身麻醉复合硬膜外麻醉。全身麻醉能确保患者呼吸道通畅，充分供氧，能够提供良好的肌松和选择适当的麻醉深度来满足各种手术要求，患者感觉舒适。但全身麻醉对全身生理干扰相对较大，术后肺部感染等并发症较多。复合硬膜外麻醉可减少术中全身麻醉药用量，术后镇痛效果确切。

肾移植术可选择硬膜外麻醉或全身麻醉。但应注意，有凝血功能障碍或伴有严重贫血、低血容量或肾功能衰竭未经透析治疗的急症肾移植术患者，均不宜选用硬膜外麻醉。

3. 麻醉药物的选择

1）选择原则　不经肾排泄或少量经肾排泄；对肾没有直接毒性；体内代谢产物对肾无毒性作用；不减少肾血流量和滤过率。

2）吸入麻醉药　体内无机氟可引起肾小管损害导致多尿性肾功能衰竭，尿浓缩能力下降及进展性氮质血症。血浆无机氟浓度在 50 μmol/L 以内，对肾功能影响很小。可选用异氟烷、恩氟烷、氟烷或氧化亚氮，禁用肾毒性强的甲氧氟烷。异氟烷几乎无代谢产物，可防止血管痉挛，对缺血的肾脏还有保护作用。七氟烷也是肾移植常用的吸入麻醉药。

3）静脉麻醉药　首选丙泊酚和芬太尼，也可用咪达唑仑、依托咪酯、舒芬太尼、瑞芬太尼等。丙泊酚大部分经过肝脏代谢，终末期肾功能衰竭的患者关于丙泊酚的药代动力学没有明显变化，对肾功能无不良影响，既可用于麻醉诱导，也可用于麻醉维持。芬太尼排出主要依靠肝脏代谢，只有约 10% 的原形经肾脏排出，尿毒症患者关于芬太尼的药代动力学没有明显的改变。瑞芬太尼作用时间非常短暂，其代谢产物虽经肾脏清除但活性较低，亦可安全地应用于此类患者。

4）神经肌肉阻滞剂　神经肌肉阻滞剂的血清蛋白结合率不高，因而蛋白结合率在肾功能衰竭患者中的改变不会明显影响神经肌肉阻滞作用，但影响神经肌肉阻滞剂的药代动力学，因此神经肌肉阻滞剂作用时间可能延长。首选阿曲库铵、顺式阿曲库铵、罗库溴铵或维库溴铵，慎用琥珀胆碱。阿曲库铵、顺式阿曲库铵由 Hoffman 方式降解和血浆胆碱酯酶消除，因而它们的作用时间不受肝、肾功能影响，是肾功能衰竭患者可选择的非去极化神经肌肉阻滞剂。虽然琥珀酰胆碱可使血清钾水平增高约 0.6 mmol/L，但这种程度的升高一般患者都可耐受，因此琥珀酰胆碱并非终末期肾功能衰竭患者的绝对禁忌。

4. 肾移植术的术中管理

1）循环管理　麻醉中常规监测血压、心电图、脉搏氧饱和度、中心静脉压、体温、呼气末二氧化碳分压、血气分析和电解质测定等。术中维持较高的 CVP（2～14 mmHg）可降低术后发生器官衰竭的可能。对有严重的心血管及肺部疾病、术前控制不佳的高血压患者，应行有创动脉压监测。对特殊患者（如严重冠心病、左心功能不全、肺动脉高压的患者）最好监测肺动脉压、肺毛细血管楔压，必要时行经食道心脏超声。忌将血压袖带缚在动静脉造瘘的上肢，以免造成血管梗死。

2）肾脏保护　围手术期保证肾的组织灌注和氧供需平衡是保证术后肾功能正常的一个关键。在移植过程中既要避免心脏抑制和（或）血管扩张导致的低血压，又要防止交感神经活动亢进而导致的肾血管过度收缩。术中最好将血压维持在术前水平，特别是在血管吻合完毕开放血流前，不宜低于术前血压的 85%。如发生低血压，一般通过扩充容量来治疗，而较少使用收缩性血管活性药物，以防止肾血管的过度收缩进而降低肾灌注和肾小球滤过率。必要时可静脉滴注多巴胺，以使移植肾有足够的灌注压。

3）内环境管理　术中应注意尽量减少含钾溶液的使用。围手术期应进行血气分析以指导纠正酸中毒和电解质紊乱。即使血清钾正常仍有可能发生心律失常，低钠可加重酸中毒和钾的毒性。严重的代谢性酸中毒会降低外周血管对血管活性药物的敏感性，使血压难以提升，同时也会导致神经肌肉阻滞剂作用时间延长。如遇高血钾时应立即处理，可给予葡萄糖酸钙或碱性药物（如 5% 碳酸氢钠），后者还有助于移植肾的功能改善。

4）并发症及其防治　肾切除手术在剥离肾上极时，可能引起胸膜损伤，发生气胸。清醒患者出现咳嗽、胸闷、呼吸困难、脉搏氧饱和度下降，严重者出现循环功能障碍，全身麻醉患者发生气胸时会有脉搏氧饱和度降低。紧急处理可于吸气相作胸膜修补术，严重者须放胸腔引流管。肾癌切除应警惕癌栓脱落引起肺栓塞。尤其是肿瘤累及肾静脉，甚至下腔静脉。对静脉内血栓形成患者，手术操作可致使血栓脱落而造成栓塞。如累及下腔静脉需切开下腔静脉取栓时，应在低温体外循环下进行，必要时实施深低温停循环（15℃），以保护脑及重要脏器功能。

5. 术后管理与镇痛

积极完善的术后镇痛可显著降低手术麻醉后因疼痛导致的应激反应，避免出现高血压、心动过速等情况，可显著提高患者术后的舒适度，有利于移植肾功能的恢复，对合并有糖尿病、缺血性心脏病、脑血管疾病的患者尤为有利。可根据具体情况选用硬膜外或者静脉患者自控静脉镇痛。肾部分切除术后出血的风险较大，应严密观察。

老年患者行肾脏手术的麻醉管理要点可参考表 5-10-7。

表 5-10-7　老年患者行肾脏手术的麻醉管理要点

阶段	管理要点
术前评估	循环系统：拟行肾移植的患者应做规律透析，以改善氮质血症，纠正水、电解质紊乱，保持酸碱平衡；心功能评估，监测血压，与麻醉手术有关的心血管药物及时停药
	禁食：慢性肾功能衰竭患者肾移植前禁食至少 20 h
	血液系统：贫血及凝血功能异常

阶段	管理要点
麻醉方式选择	普通肾脏手术全身麻醉或全身麻醉复合硬膜外麻醉
	肾移植术可选择硬膜外麻醉或全身麻醉
术中管理	循环管理：保持循环稳定，维持血压稳定
	液体管理：肾移植术尽量减少含钾溶液的使用。围手术期应进行血气分析以指导纠正酸中毒和电解质紊乱
	对肾功能不全患者，神经肌肉阻滞剂首选顺式阿曲库铵或阿曲库铵
	密切观察有无因膈肌损伤导致气胸发生
	其他：保证肾的组织灌注和氧供需平衡
术后管理	硬膜外或患者自控静脉镇痛
	肾部分切除术术后严密观察出血情况
	静脉血栓高危患者早期下床活动，低分子肝素预防血栓形成

（四）典型病例

【病史简介】

患者，男性，63 岁，因"体检发现左肾占位 1 个月"就诊。患者 1 个月前于外院体检行超声提示左肾上极探及一直径 3.5 cm 近似球形低回声肿物，内部回声欠均匀，其内可见血流信号。无尿频、尿急、尿痛，无肉眼血尿，无腰背部不适，无发热，无恶心、呕吐。患者自发病以来精神饮食可，睡眠可，大小便正常，体重无明显变化。

既往史：否认糖尿病、高脂血症、房颤、脑卒中、外周血管病、慢性肾功能不全、慢性肺部疾病史。

体格检查：体温 36.7 ℃，脉搏 85 次/min，呼吸 17 次/min，血压 128/80 mmHg，身高 173 cm，体重 69 kg。胸廓无畸形，双肺听诊呼吸音清，心前区无隆起，心界不大，心率 72 次/min，律齐。四肢活动自如，神经系统未及阳性体征，双下肢不肿。

实验室检查：肝、肾功能正常。凝血功能、免疫球蛋白补体系列、肿瘤标志物、IL-6、抗中性粒细胞胞质抗体、空腹血糖、糖化血红蛋白、红细胞沉降率正常。

辅助检查：心电图示窦性心律，心率 74 次/min。心超发现左心房增大，主动脉瓣轻度钙化，左室壁未见运动异常，射血分数 68%。超声发现，左侧颈动脉斑块形成。

术前诊断：左肾占位性病变。

拟行手术：左肾切除术。

【围手术期管理】

1. 术前评估与准备

嘱患者术前禁饮 2 h，禁食 8 h。

2. 术中管理

1）入室情况　入室后行心电图、脉搏氧饱和度、BIS 监测，开放中心静脉通路，桡动脉有创测压。

2）麻醉方案　麻醉诱导采用芬太尼 0.2 mg，丙泊酚 100 mg，以及维库溴铵 8 mg 静脉注射，插入 7.0 号气管导管，诱导过程顺利，无明显血压波动。术中用七氟烷与瑞芬太尼维持麻醉。

3）术中经过　患者侧卧位，切皮时心率、血压无明显升高。腹膜后腔隙建立后，充入 CO_2 建立人工腹膜后气腹，气腹压力设置为 16 mmHg。约 10 min 后，患者心率、血压、气道峰压逐渐升高，至开始分离肿瘤时，心率 95 次/min，血压 172/88 mmHg，气道峰压为 21 cmH₂O。此时脉搏氧饱和度 99%，呼气末二氧化碳分压 42 mmHg。考虑气腹对患者生理的影响，提高呼吸频率至 15 次/min，潮气量不变。约 8 min 后，患者血压逐渐恢复至气腹建立之前水平，心率仍为 90 次/min 左右。手术医生分离肾蒂时，右肾静脉破裂出血，由于破口较大，出血约 700 mL，患者血压下降，最低至 101/53 mmHg。紧急补充胶体液，静脉注射血管活性药物，血压稳定至 150/70 mmHg 左右，但心率依然偏快。输入红细胞 4 U，继续手术，术中心率保持在 95 次/min 左右。手术进行至 95 min 时，患者血压、心率再次升高，最高至 207/116 mmHg，心率 109 次/min，心电图示 ST 段下移明显，频发室性早搏。嘱手术医生暂停手术，同时将气腹压力降至 10 mmHg，静脉给予乌拉地尔 10 mg，利多卡因 80 mg，同时泵入硝酸甘油 0.3 μg/(kg·min)，约 10 min 后，患者血压、心率渐趋平稳，室性早搏消失，ST 段下移有所减轻。缝皮前 10 min 左右停七氟烷，缝皮前 5 min 停瑞芬太尼。手术历时约 140 min，术中输晶体液 1000 mL，输胶体液 300 mL，输血 200 mL；术中出血量 600 mL，尿量 400 mL。

3. 术后转归

手术结束后患者改为平卧位，约 5min 后，患者意识和自主呼吸恢复，8 min 后患者自主呼吸频率及潮气量恢复至正常范围，拔除气管导管，患者无不适，送回病房。5 d 后患者出院。

【病例分析】

泌尿外科高龄患者多，术前往往合并有心血管疾病、呼吸系统疾病等慢性病，加之气腹对呼吸循环的影响，麻醉过程中应避免循环明显波动，应加强对呼吸系统的管理。与常规的经腹气腹相比，腹膜后气腹为人工腔隙，二氧化碳吸收比正常气腹多，麻醉过程中要注意监测呼气末二氧化碳分压并结合动脉血气分析，及时调整呼吸机参数及麻醉药物的使用，避免二氧化碳蓄积。

此病例术中右肾静脉破裂出血，且出血较多。肾切除术中出血较常见，轻者影响手术操作，重者危及生命。常见出血原因包括损伤肋间血管、肾实质血管、肾门血管等。高龄、合并肝功能不全、凝血功能障碍、高血压、糖尿病患者发生出血等严重并发症的风险可增加 2～3 倍。腔镜术中人工腔隙空间小，出血后止血困难。因此，此类手术术前应该建立有效、安全的静脉通路，确保急性失血时能够快速输血、补液。对术前即存在贫血的高危患者，应纠正其贫血状态。

（王心涛　崔德荣）

5

第十一节　老年创伤手术的精确麻醉管理

随着工业和交通现代化的发展，创伤患者日趋增多，创伤已成为全球范围内的五大死亡原因之一。大多数创伤患者需要立即进行急诊手术，患者病情的严重程度和复杂程度各异，临床医生又常常无法获得患者的完整病史（包括合并症），因此创伤患者的急救处理和麻醉管理要求麻醉医生做到冷静、及时和精确。

一、老年创伤的分类及特点

根据老年患者损伤部位的不同主要分为四类损伤，包括骨关节创伤、颅脑创伤、胸部创伤和腹部创伤。与年轻患者相比，老年患者创伤的最大特点是易损伤、并发症多、预后较差。

（一）骨关节创伤

骨关节创伤是老年创伤患者中的最常见类型。老年人特别是女性，由于骨质疏松等原因，特别容易发生骨骼系统的损伤。需要住院治疗的骨折中，以髋关节外伤最多见。其他常见的骨折还有骨盆骨折、脊柱骨折、肱骨骨折、锁骨骨折等。老年创伤多为多发伤和复合伤，病死率较青壮年患者高。骨折后发生的出血、感染、血栓栓塞、脂肪栓塞等均可导致患者死亡。仅因骨盆骨折及其急慢性并发症导致的老年患者死亡率就高达 30% 以上。一项回顾性研究发现，老年患者骨盆骨折的病死率是年轻患者的 4 倍以上。

（二）颅脑创伤

老年人是颅脑损伤的高危人群，年龄是颅脑损伤的独立危险因素。跌倒是老年人颅脑损伤的主要原因。较小的应力就可导致老年人跌倒损伤，引发颅内出血。由于老年人反应较差，颅内创伤后的反应可能与临床表现不完全一致。因此，常出现损伤重但是反应轻，应多加观察，及时处理。颅脑损伤的预后与损伤程度密切相关，老年人严重颅脑创伤后的死亡率高达 80%。即使老年患者颅脑损伤后的 Glasgow 昏迷评分并不低，其预后也往往不佳。

（三）胸部创伤

老年人胸部创伤以肋骨骨折多见，严重时多发肋骨骨折可致肺挫裂伤，血气胸等。多数不严重的胸部创伤不需要手术，仅需固定止疼、抗炎排痰等对症处理。少数严重损伤需及时手术治疗，麻醉时需选择适当的呼吸治疗以及肺功能的保护措施。

（四）腹部创伤

老年人腹部损伤后常因临床症状不明显而导致就医时间延迟。需及时评估患者的病情，结合实验室检查及影像学结果进行综合判断，尤其需关注是否存在腹腔出血。

二、创伤患者的病情评估及处理

迅速评估患者伤情、尽早制订复苏方案对创伤患者非常重要。创伤患者的初期评估包括"ABCDE"五个方面，即气道（airway）、呼吸（breathing）、循环（circulation）、功能障碍（disability）和暴露（exposure）。如果前三项中的一项存在功能障碍，则必须立即开始复苏。对严重创伤患者，评估应与复苏同步进行，不能因为评估而延误对患者的复苏。临床上，应假定所有创伤患者都存在颈椎损伤、饱胃和低血容量，直至能明确排除。气道、呼吸和循环稳定后，还必须要对患者进一步检查和评估，包括从头到脚的全面体检，即神经功能评估（Glasgow昏迷评分、运动和感觉功能的评估），实验室检查（血型和交叉配血试验、血细胞计数、血小板计数、凝血功能、电解质、血气分析、血糖、肾功能和尿常规等）、心电图和影像学检查（胸片、颈椎X线、CT、MRI、超声检查等），目的在于发现初步评估中可能遗漏的隐匿性损伤，并评估初步处理的效果，为进一步处理提供方向。

（一）气道

1. 气道评估

建立和维持气道通畅是初步评估的首要步骤。如能讲话，则气道常是通畅的，无意识患者可能需要气道和通气支持。气道梗阻的征象包括鼾声、喘鸣和反常呼吸。对无意识患者，应考虑到有无气道异物的存在。有呼吸停止、持续性气道梗阻、严重颅脑损伤、颌面部创伤、颈部贯通伤伴血肿扩大或严重胸部创伤者，需要进一步进行气道处理，如气管插管、环甲膜切开或气管切开术。如果患者清醒，且无颈部疼痛或触痛，则不太可能有颈椎损伤。以下5种情况提示存在潜在的颈椎不稳定：① 颈部疼痛；② 严重的放射痛；③ 任何神经系统的症状和体征；④ 沉醉状态；⑤ 当场失去意识。一旦怀疑有颈椎不稳定，则应避免颈部过度后仰和过度轴向牵引。进行喉镜操作时应由助手协助稳定头部和颈部。喉部开放性外伤可能合并颈部大血管出血、血肿或水肿引起的气道梗阻、皮下气肿和颈椎损伤。闭合性喉部损伤表现可不明显，但可能存在颈部捻发音、血肿、吞咽困难、咯血或发音困难等。如果能看清喉头结构，则可在清醒状态下尝试局部麻醉下用视频喉镜或纤维支气管镜引导气管插管。如果面部或颈部损伤不允许气管插管，则应考虑局部麻醉下行气管切开。上呼吸道创伤引起的急性梗阻需紧急环甲膜切开或气管切开。

2. 气道管理

如果对气道完整性有任何怀疑时，应建立确实可靠的人工气道。首先必须充分评估是否存在困难气道，对已知或预期困难气道的创伤患者，如果能够配合，病情稳定，建议选择纤维支气管镜引导下的清醒气管插管术。对无困难气道的创伤患者，快速序贯诱导下的经口气管插管是最为常用的气道管理方法。但如果患者因颌面创伤造成口咽部有较多血液时，则不宜使用纤维支气管镜。对疑有颈椎损伤且存在自主呼吸的患者，可选择经鼻气管插管，但这可能会增加误吸的风险。颌面中部和颅底骨折的患者禁用经鼻插管。麻醉诱导后发生未预期的困难气道，可使用喉罩保持通气，然后再采用可视喉镜、纤维支气管镜等尝试气管插管，必要时行紧急气管造口术。在对创伤患者进行气道管理的过程中，始终应注意对颈椎的保护和对反流误吸的预防。对已经施行气管插管的患者，可通过听诊双肺呼吸音、监测呼气末二氧化碳分压及纤维支气管镜检查，以确认气管导管的位置是否正确，确保气管导管通畅，通气和氧合充分。

（二）呼吸

通过观察有无发绀、辅助呼吸肌运动、连枷胸、穿透性胸壁损伤，听诊双侧呼吸音，触诊有无皮下气肿、气管移位和肋骨骨折，进行肺、膈肌和胸壁的评估。张力性气胸、大量胸腔积血和肺挫伤是导致肺通气功能严重受损的三大常见原因，应尽快加以明确。有呼吸困难的患者应高度警惕张力性气胸和血胸的发生，胸腔闭式引流术可能要在 X 线检查确诊之前紧急放置。正压通气可能会使张力性气胸恶化并迅速导致循环衰竭，所以创伤患者的呼吸和气体交换情况应在气管插管后或开始正压通气时进行再评估。正压机械通气可降低回心血量，导致低血容量患者发生低血压，所以休克患者在刚开始机械通气时，应该采用低潮气量和慢呼吸频率的呼吸模式，然后根据患者的血流动力学状态和耐受情况再逐渐调整呼吸机参数。

（三）循环

1. 血容量

创伤性休克患者早期最突出的问题是血容量不足，也是造成全身性生理紊乱的主要原因。纠正低血容量、维持循环稳定必须与气道处理同时进行。根据心率、脉搏、血压、意识及外周灌注的变化可初步判断循环系统状态。

除症状和体征外，还可根据创伤的部位和性质判断出血量。如骨盆骨折可失血 1500~2000 mL；一侧股骨骨折可失血 800 ~ 1200 mL；一侧肱骨骨折失血达 200 ~ 500 mL；而一侧胸肋膈角消失可失血 500 mL；血胸失血可达 1000 ~ 1500 mL；腹腔内出血可达 1500 ~ 2000 mL，如伴有后腹膜血肿及复合创伤，甚至多达 3000 mL 等。

2. 体温

维持创伤患者的体温是麻醉医生的重要职责。低温是创伤致死性三联症之一，持续性低温可导致酸中毒和凝血功能恶化。保持体温比患者已经低温后再恢复体温更为容易，所以在复苏的整个过程中都应该关注创伤患者的体温情况。所有的补液都应加温，如果预期需大容量输血，应使用快速输液加温系统。尽可能覆盖患者体表，若要暴露患者体表，则应在患者到达手术室之前提前将室温调高。对流空气加热系统（forced air heating system）可对手术野之外的体表部位主动加温，因此强烈推荐使用。所有术野灌洗液都应加温后使用，手术医生也应知晓患者的体温情况。低温的出现也是对创伤患者采用损伤控制性策略（damage control maneuvers）的指征，其目的在于尽量缩短病情不稳定患者的手术时间。

3. 凝血功能、水电解质、酸碱平衡及血糖

除了维持创伤患者的携氧能力和凝血功能之外，麻醉医生还必须精心调整患者的血浆生化成分。由于酸中毒和枸橼酸的作用，大量输血患者常发生低钙血症。尽管全身的钙储备最终足以抵消这种影响，但是过快地大量输血，机体来不及代偿就会存在低钙血症的风险。在复苏过程中应定期检测血清电解质，如有必要可给予补钙（$0.5 \sim 1.0$ mg，$3 \sim 5$ min 以上静脉注射）。大量或快速输注生理盐水可引起高氯性代谢性酸中毒，应避免使用，可考虑使用乳酸林格液或醋酸林格液。高钾血症偶尔会在输注陈旧性红细胞时出现，但是导致高钾血症更为常见的原因却是低灌注、酸中毒和复苏失败。如果发生高钾性心律失常，应采用胰岛素、葡萄糖和钙剂积极治疗。复苏用液体主要是血制品或等张晶体液，所以其他电解质紊乱在大容量复苏时并不常见。

创伤患者常发生应激相关性高血糖。既往认为创伤患者能够耐受高血糖，可让机体自身逐渐纠正而无须特殊治疗。但是已有研究表明严格控制血糖水平（低于 10 mmol/L）有利于降低术后感染的发生率，所以目前推荐采用静脉间断或持续输注常规胰岛素的方法治疗创伤性高血糖。关于特异性促炎或抗炎药物在早期复苏中的作用尚不明确。已证实重组人类活化蛋白 C 治疗重症脓毒症无效。明确炎症级联反应全过程并掌握如何有效调控炎症反应的具体环节将是一个巨大挑战，因为患者伤口愈合和创伤恢复情况会受到患者的年龄、基因、营养状态和创伤发生时间等诸多因素的影响。炎症调控治疗是目前创伤和重症治疗领域最为重要的研究热点，有可能为未来的临床实践带来变革。

（四）神经学评估

可采用 AVPU（awake，verbal response，painful response and unresponsive）评分系统对神经学功能进行快速的初步评估，情况允许时也可采用 Glasgow 昏迷评分进行更为详细的定量评估。由于创伤患者的神经系统病情可迅速发生恶化，应动态进行再评估。如果发生意识水平的改变，应立即对患者的氧合和循环功能状态进行评估。

（五）暴露

为全面检查伤情，需将患者完全暴露，包括将衣服脱除，翻身检查后背，从头到脚检查是否存在可见的损伤或畸形。但如果疑有颈椎或脊髓损伤，则应采取线性制动措施。

（六）术前检查

对已知或可能存在严重创伤的老年患者，通常需要比较完善的实验室检查。除了常规的术前检查外，还应根据老年创伤患者创伤的严重程度、基础疾患有针对性地选择必要的实验室检查。如为了明确患者的血液和体液丢失情况，需检测血浆血红蛋白浓度和红细胞压积、血电解质浓度；为了观察患者的凝血情况应检测凝血酶原时间和国际标准化率。对有低血压的患者，还应检测血乳酸和血气分析。老年患者还应常规检测血糖、血肌酐和尿素氮等。血乳酸和碱剩余是低血压后组织灌注不足的敏感指标，对循环管理具有指导意义，不仅术前应检测，术中乃至术后均应持续关注。对骨折后卧床的患者应检查 D-二聚体等，排除静脉血栓形成。术前心电

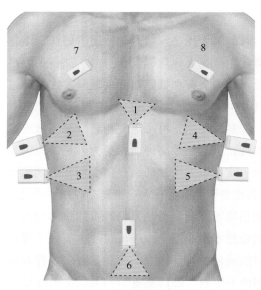

图 5-11-1　eFAST 超声检查方案

图和胸部正侧位片均是常规检查，对怀疑有损伤的患者还应进一步行 B 超、CT 和（或）MRI 检查。

近年来，随着超声在麻醉科的普及，床旁重症超声在创伤诊断中的应用日益广泛。床旁重症超声具有方便快速、可动态评估等优点，有助于进一步明确评估病情、发现入手术室前未发现的创伤以及指导休克的抢救。目前，临床上的重症超声检查方案较多，如创伤超声重点筛查（focus assessment with sonography in trauma，FAST）方案、扩展 FAST（extended FAST，eFAST）方案和急诊床边肺脏超声检查（rapid ultrasound in shock）方案等。下面主要介绍 eFAST 方案。

eFAST 是扩展的 FAST 方案，在 FAST 流程的基础上，要求额外检查胸部，明确是否有胸腔积液和气胸。创伤患者适用 eFAST 方案，进行快速有序的检查评估各脏器及并发症，该方案要求快速完成 8 个部位的检查（图 5-11-1）。

1. 剑突下区域

评估右心室、左心室、右心房、左心房、心包及下腔静脉。

心超可用于探查有无心包积液（图 5-11-2），左室后壁心包腔内回声前后径大于 2.0 cm，右室前壁心包腔内回声前后径大于 1.5 cm，提示存在大量心包积液。可肉眼观察左心收缩功能，也可测定左室射血分数或每搏量，评估左室收缩功能。测定每搏量时，在左室长轴切面测量左室流出道直径，五腔心切面测定左室流出道血流的 VTI，即可得到每搏量（图 5-11-3）。

右心室收缩功能通常采用三尖瓣环收缩期位移（tricuspid annular plane systolic excursion，TAPSE）评估（图 5-11-4），TAPSE < 8 mm 提示重度右心室收缩功能障碍。右心室增大、左心室呈 D 字征、下腔静脉扩张、McConell 征（右心室心尖部存在收缩活动，游离壁收缩活动减弱或消失）、60/60 征（肺动脉收缩压 < 60 mmHg，肺动脉收缩加速时间 < 60 ms）提示可能存在肺动脉栓塞。

2. 左侧胸膜（腋前线第 6～9 肋间）

评估左侧胸腔积液（图 5-

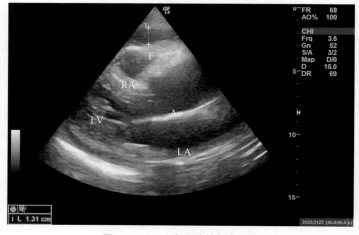

图 5-11-2　心包积液的超声图像

左室长轴切面显示右室前壁心包积液，直径 1.31cm。LA—左心房；LV—左心室；RA—右心房；Ao—主动脉；F—心包积液。

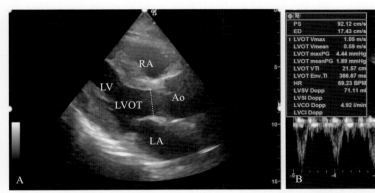
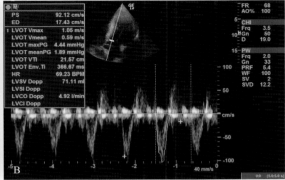

图 5-11-3　心超测定每搏量的方法图

A. 左室长轴切面测量左室流出道直径。B. 五腔心切面测定左室流出道血流的速度时间积分。LA—左心房；LV—左心室；LVOT—左室流出道；RA—右心室；Ao—主动脉。

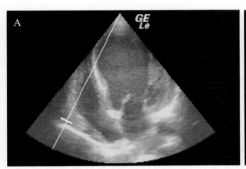
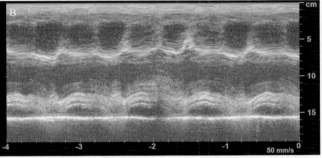

图 5-11-4　三尖瓣环收缩期位移的测量方法

A. 四腔心切面行 M 超检查，采样线置于外侧三尖瓣环。B. 测量三尖瓣环收缩期的位移距离（两条红线间距离）。

11-5 ）、膈肌破裂、肺实变或挫伤、有无肺间质水肿。

3. 右上腹

评估膈下区域、肝脏、胆囊、肝肾隐窝、右肾及下腔静脉。

4. 右侧胸膜（腋前线第 6～9 肋间）

评估右侧胸腔积液、膈肌破裂、肺实变/挫伤、有无肺间质水肿。

5. 左上腹

评估膈下区域、脾脏、脾肾隐窝、左肾及主动脉。

6. 骨盆区域

评估膀胱、肠道、直肠膀胱陷凹或直肠子

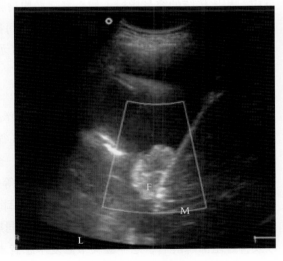

图 5-11-5　胸腔积液的超声图像

L—肺组织；F—胸腔积液；M—膈肌。

宫陷凹积液。

7. 右上胸部（锁骨中线第2～3肋间）

评估右侧气胸。

8. 左上胸部（锁骨中线第2～3肋间）

评估左侧气胸。

三、老年创伤患者的麻醉管理

（一）麻醉监测

老年创伤患者围手术期应常规监测脉搏氧饱和度、呼气末二氧化碳分压、心电图、血压以及体温等，并酌情实施其他有创监测，如外周动脉压、中心静脉压、肺动脉压等。通常对于无基础疾病、创伤轻微、无明显低血压的非高龄老年患者，可在标准监测下实施手术。为了保证患者的氧供需平衡及合适的体液容量状态，对创伤较为严重、手术较大、伴有基础疾病的患者，推荐尽早实施有创监测。研究表明，对创伤严重的患者早期实施有创监测可改善患者预后。对有休克或低容量表现、伴有全身性疾病的患者，有创监测可及时指导围手术期的治疗措施。例如，当低血压时，肺动脉楔压小于15 mmHg时应该补充液体，大于18 mmHg时应该使用药物增强心肌收缩力。当然，这个问题也存在争论，有学者认为对心电图检查无异常的患者不需要有创监测，而且实施有创监测还可能延误麻醉和手术开始时间。

近几年对于心输出量及容量监测有新的进展，无创连续心输出量监测以及SVV可判断患者的循环状态，保证患者的氧供需平衡。特别是每搏量变异度已成为容量监测的可靠指标之一，且只需要连接在外周动脉导管，不需要额外的有创操作。容量充足时，每搏量变异度在机械通气时低于10%～15%。每搏量变异度并不是前负荷的实际指标，而是反映不同前负荷下循环的反应。相比传统的容量指标（如心率、平均动脉压、中心静脉压、肺毛细血管楔压），每搏量变异度被证明具有较高的灵敏度和特异度。当每搏量变异度处于正常范围时，补液对稳定患者循环、改善氧供无明显意义，应寻求其他途径（如改善心功能等）改善循环功能。

（二）麻醉选择

头颅部以及胸腹部手术一般选择全身麻醉，而骨及关节创伤的麻醉可以选择全身麻醉、椎管内麻醉以及神经阻滞，需根据患者的情况（循环稳定性、呼吸功能等）、对麻醉方法的掌握程度以及手术需要来决定。对于严重创伤患者，全身麻醉可以更好地管理患者的循环和呼吸，具有一定的优势。但是股骨骨折、髋关节骨折等手术的麻醉方法的选择还有争议。有研究报道，在实施髋关节修复术的老年患者中，椎管内麻醉患者的手术时间、术后30 d内深静脉血栓以及尿路感染的发生率显著低于全身麻醉患者。同期的另一项研究则发现，椎管内麻醉、全身麻醉以及神经阻滞麻醉后，老年髋关节修复术患者术后总的并发症发生率并无显著差别。

（三）术中管理

1. 循环管理

创伤常导致大量血液和体液显性（出血、呕吐）或隐性（血肿形成）丢失，使有效循环血容量减少。因此，术中要保持循环的稳定，应管理好患者的容量。老年人由于心血管功能的减退，代偿功能的不足，可加重低血容量的表现，最终影响患者的氧供需平衡。

老年患者全身血容量减少，加之创伤的丢失，麻醉对循环功能的抑制，老年创伤患者围手术期不仅容易补充不足，也容易液体输注超负荷。实施目标导向液体管理策略对维持循环稳定，降低患者围手术期并发症，改善患者预后方面具有重要作用。目前可用的目标导向液体管理指标主要包括机械通气下的收缩压变异率（systolic pressure variation，SPV）和PPV，非机械通气下的PAWP和液体冲击试验。SVV和PPV主要用于机械通气下目标导向液体管理，如果SVV或者PPV大于10%~15%，应首先以补充液体为主；如果SVV或者PPV小于10%~15%，应适度控制液体输注。如果此时仍有低血压，应给予血管活性药物改善心血管功能。对非机械通气患者，可根据PAWP和液体冲击试验进行处理。同样，如果PAWP大于15%~18%，应首先以补充液体为主；如果PAWP小于15%~18%，随后应控制液体输注。液体冲击试验是指5 min给患者输注3 mL/kg晶体液或者胶体液，观察每搏输出量变化率（$\triangle$ SV）。如果$\triangle$ SV增加超过10%，视为液体冲击试验阳性，需要进行第二次液体冲击试验直至$\triangle$ SV小于10%，维持期间给予小容量液体输注。老年创伤患者的血压应维持在正常水平的±20%以内。应根据患者情况，选择液体治疗、血管活性药物和（或）正性肌力药物，维持机体的氧供需平衡。

对腹部和骨盆骨折大出血的老年患者，经过常规手段积极复苏后血流动力学仍然极不稳定，已经发生或者濒临心搏骤停，或者作为转送手术室、导管室或CT室前的保障手段，可考虑进行经皮穿刺腹主动脉球囊阻断。如果已经进行开腹手术，可行腹主动脉钳夹阻断，或者紧急开胸阻断降主动脉。腹主动脉球囊阻断技术在急诊创伤中的应用具有极大的价值。腹主动脉球囊阻断技术能快速、微创、有效地控制出血。最好在超声引导下进行，其优点为定位精准、可发现股动脉解剖变异，降低动脉损伤风险。在休克或股动脉脉搏不可触及时，超声引导穿刺还可增加第一针穿刺成功率。主动脉球囊或钳夹阻断的时间原则上不应超过60 min，可作为临时的紧急方法，能最大限度地控制动脉性出血，为进一步的血管栓塞或手术止血创造机会，可以提高创伤患者存活率。但有导致下肢缺血坏死、加重肾功能损害等严重并发症的风险。

2. 呼吸管理

1）预防误吸　急诊创伤患者由于情况紧急，一般应按饱胃处理。全身麻醉诱导时，因患者意识消失、咽喉部反射消失，是反流误吸的高发阶段。一旦发生反流误吸，后果非常严重。胃内容物误吸造成急性呼吸道阻塞和肺部其他严重并发症是目前全身麻醉患者死亡的重要原因之一。

麻醉前建议先行胃部超声检查，评估胃内容物情况。胃内容物为液体时，可放置胃管，尽可能吸出胃内容物；术前应给予甲氧氯普胺和H_2受体拮抗药，以减少胃液分泌量和提高胃液的pH。全身麻醉时，应采用快速序贯诱导，避免发生反流误吸。

（1）体位选择：无呕吐患者选用头高位30°~40°，已有过呕吐者取头低位或平卧位。

（2）诱导药物的选择：镇静药选用依托咪酯、丙泊酚、舒芬太尼、瑞芬太尼等作用迅速的药物。神经肌肉阻滞剂一般选用罗库溴铵或琥珀胆碱。注射琥珀胆碱前先给予少量非去极化神经肌肉阻滞剂，以免肌颤引起胃内压增高，促使呕吐和反流。

（3）诱导方法：使用透明面罩以 8～10 L/min 给氧去氮 5 min，准备吸引器和粗吸引管待用；经中心静脉导管静脉推注神经肌肉阻滞剂和全麻药，待患者意识消失，呼吸减弱时，由助手用拇指和食指向脊柱方向下压环状软骨（Sellick 法）。肌肉松弛后，迅速暴露声门，气管插管后并将导管套囊迅速充气，力求做到诱导平稳，插管迅速。

2）胸部外伤的呼吸管理　对急症创伤合并胸部外伤（如血胸、气胸、肺挫伤）患者在麻醉前，应重点关注气道创伤情况。患者应接受纤维支气管镜检查，以确定有无气管损伤。可能的情况下，将气管导管的套囊置到气管撕裂下方。如果气管裂孔较大，首选纤维支气管镜引导清醒气管插管，气管插管时务必小心操作，以免气管损伤进一步扩大。气管插管后应密切关注患者的血流动力学变化，如果术前存在潜在气胸，正压通气后可转化为张力性气胸。对存在血胸及气胸等可导致心脏压塞的患者，切忌通气压力过大，以免加重呼吸与循环抑制。

开放性气胸患者可用面罩加压供氧使萎陷肺复张。张力性气胸和血胸患者应先做胸腔减压或闭式引流。若患者有纵隔气肿，应先行纵隔减压，术中应严密观测患者的血压和通气情况。

3. 并发症及其防治

1）术中并发症

（1）创伤性凝血功能障碍：创伤性凝血功能障碍（traumatic coagulopathy）是发生于严重创伤患者中的一种低凝状态。创伤性凝血功能障碍与多重因素相关，且会随着时间延长而进展。创伤后的低灌注可通过增加活化蛋白 C 和组织纤溶酶原激活物、减少纤溶酶原激活物抑制物和凝血酶激活的纤溶抑制因子，增强抗凝功能和纤溶活性，从而导致凝血功能障碍。这一过程现在也被称为急性创伤-休克凝血功能障碍（acutecoagulopathy of trauma-shock，ACoTS）。数学模型研究已证实，大量输注晶体液和红细胞产生的稀释作用会加重休克引起的低凝状态。低温、低钙和酸中毒将进一步恶化凝血功能障碍。创伤患者入院时的低凝状态程度是大量输血和死亡的独立相关因素。尽快确诊凝血障碍并给予积极治疗有助于提高创伤患者的存活率，这也是损伤控制性复苏策略的主要原则之一。

严重创伤患者常以大量出血伴凝血功能障碍为主要临床表现，但是随着时间的延长，该过程会转变或进展为 DIC，尤其在合并脓毒症时更易发生。创伤性凝血功能障碍与 DIC 有着本质的区别。创伤性凝血功能障碍是一种多因素所致的低凝状态，而 DIC 则是由促凝血酶原激酶释放和继发于炎症反应的弥散性血管内皮细胞损伤所引起的高凝状态。由于二者的治疗方法不同，所以有必要对其进行鉴别诊断。然而，由于创伤性凝血功能障碍和 DIC 都可表现为活动性出血，并且传统的凝血功能监测（凝血酶原时间、活化部分凝血活酶时间、纤溶酶原浓度和血小板计数）无法准确区分两者，所以鉴别诊断有时比较困难。TEG 在区分创伤患者凝血功能障碍和 DIC 以及指导成分血输注方面具有较好的临床价值。DIC 的 TEG 评分标准：① 凝血反应时间（R）> 582 s，得 1 分；② 凝血形成时间（K）> 394 s，得 1 分；③ 凝固角（a 角）< 39°，得 1 分；④ 血块最大强度（MA）< 39.5 mm，得 1 分。评分总分 ≥ 2 分即可诊断为 DIC。

对严重创伤出血的患者,《2007 年欧洲严重创伤出血和凝血病处理指南》推荐:① 创伤出血 3 h 内给予氨甲环酸,10 min 内给予负荷量 1 g,后 8 h 内每小时输注 1 g。② 输注血浆和红细胞的比例 ≥ 1:2。③ 严重出血且 TEG 显示纤维蛋白不足或血纤维蛋白浓度 < 1.5~2.0 g/L 者,积极补充纤维蛋白原。④ 输注血小板,维持血小板浓度 ≥ 50×10^9/L,正在出血或合并脑外伤患者维持血小板浓度 ≥ 100×10^9/L。⑤ 对术前口服华法林的患者,应早期使用凝血因子复合物逆转华法林的抗凝作用。⑥ 严重出血且创伤性凝血功能障碍无法纠正者,可使用重组凝血因子Ⅶa。

（2）低温:低温是指中心体温低于 35℃。轻度低温为 32~35℃,中度低温为 28~32℃,重度低温为 28℃以下。多数患者在送达手术室前已存在低温,因此低温对于创伤患者而言几乎是不可避免的。同时麻醉又可进一步损害机体的体温调节机制,全身麻醉可降低体温调控阈值和抑制皮肤血管收缩,神经肌肉阻滞剂可抑制寒战反应等,所有这些因素均可使患者在麻醉期间的体温进一步降低。低温可引起外周血管收缩、诱发心律失常、产生心脏抑制、寒战、增加氧耗、增加血液黏稠度、影响微循环灌注、降低酶活性、影响凝血机制等。有研究报道,如果创伤患者中心体温低于 32℃,病死率可达 100%。因此,在创伤性休克患者复苏时,应采取多种措施避免低温的发生。

低温作为脑保护的措施已广泛应用于临床,在心脏和大血管手术、肝脏手术中低温保护作用更为人们熟知。新的研究显示,低温能改善休克动物的存活率。当采用中度低温复苏时,即使不给予输液和吸氧,休克动物的存活率亦可得到改善。Wladis 等报道,在失血性休克中,正常体温动物动脉血氧分压无明显变化,而低温动物的 PaO$_2$ 由 77 mmHg 上升至 123 mmHg。Meyer 等研究了休克复苏中中度低温的保护作用,结果发现低温可降低心脏的代谢,维持心血管功能和心肌灌注,同时还可避免失血性休克期间的心动过速、左室功能降低和呼吸频率增加等。采用中度低温后,心输出量稳定,每搏量增加,在休克后期能更好地维持心脏功能。

对休克的救治,究竟应采用常温复苏还是低温复苏尚存在争议,目前对低温休克复苏研究尚处于初期阶段,有许多问题有待深入研究,如低温的程度、低温的持续时间等。此外,创伤患者并发的意外低温和用于器官功能保护的治疗性低温尽管都有中心体温降低,但却有着本质区别。前者是创伤对机体体温调控机制的削弱,伴随大量的体热丢失,是创伤严重程度的重要指标;而后者则是在充分考虑低温不良作用的基础上人工诱导的低温,其主要目的在于发挥低温的治疗作用,并同时尽量减少低温的不良反应。

2）术后并发症　严重创伤患者常因低血容量导致组织灌注不足或凝血功能障碍,术后常可并发呼吸功能不全及肾功能衰竭等并发症。

（1）ARDS:ARDS 是创伤患者术后发生的严重并发症之一。多发性创伤、严重创伤、低血压、入院 1 h 内输入全血 1500 mL 以上、误吸、脂肪栓塞和 DIC 等因素均可导致 ARDS。80% 以上的复合伤伴有胸部外伤,大多数严重外伤患者都有呼吸异常,呈现低氧血症和过度通气。据统计,因急性呼吸衰竭导致死亡者,占所有外伤后期死亡总数的 1/3。而一旦发生急性呼吸衰竭,其病死率高达 30%~50%,故应重视预防、早期诊断和正确处理。

（2）急性肾脏衰竭:急性肾脏衰竭是创伤后的主要并发症,病死率可达 50%~90%。麻醉医生必须认识到严重外伤患者发生肾衰竭的潜在危险。临床上许多因素,如创伤出血造成的血容量不足和低氧血症，挤压伤引起的肌红蛋白增高，伴有肾、膀胱、尿道外伤的复合伤，麻醉手术对肾灌注和肾小球滤过率的影响，抗利尿激素和醛固酮分泌增多使肾小管再吸收增加，以及抗生素的使用，均可能引发急性肾衰竭。初期肾衰竭是可逆的，迅速处理创伤性休克可使肾衰竭发生率明显降低。急性肾衰竭常表现为少尿或无尿，但多尿性肾衰竭也并非少见。出现少尿时应首先排除血容量不足，不适当地使用利尿剂可进一步加重低血容量和肾衰竭。

（3）多器官功能障碍综合征（multiple organ dysfunction syndrome，MODS）：外伤后几天或几星期内死亡者称为后期死亡，大约占所有外伤死亡的1/5，其中80%死于感染或创伤后MODS。快速、完全的复苏有助于减少感染和MODS的发生，术后充分的代谢、营养支持可提高此类患者的生存率。随着全身炎症反应综合征（systemic inflammatory response syndrome，SIRS）概念的提出以及对各种炎性介质、细胞因子、炎性细胞的深入研究，人们对MODS发病机制的认识也由20世纪70年代的"损伤→感染→全身性感染→多器官功能衰竭（multiple organ failure，MOF）"转变为"损伤→机体应激反应→SIRS→MODS→MOF"。临床治疗理念从以往的以器官或系统为中心，转变为将患者和疾病看作一个整体而进行整体性的治疗。治疗措施也从过去单纯的支持治疗发展到病因性治疗与支持治疗相结合。

（四）术后管理与镇痛

1. 静脉镇痛

吗啡是最常用的镇痛药之一，但是需通过肾清除，老年人容易蓄积，导致呼吸抑制，限制了在老年患者中的使用。芬太尼和舒芬太尼由于起效快、作用时间中等、无组胺释放的优点，可用于大多数的老年患者。由于老年人生理的改变（如肝、肾功能减退以及脂肪的再分布）可导致药物的血药浓度升高，因此，使用阿片类药物时，剂量应酌情减少30%~50%。阿片类药物的不良反应主要为尿潴留和恶心、呕吐。NSAIDs是临床上常用的非阿片类镇痛药，联合使用非甾体类抗炎药可减少术后阿片类药物的用量，改善术后镇痛。与单次注射或连续静脉滴注相比，患者自控镇痛（patient-controlled analgesia，PCA）方式给药更为安全可靠。

2. 硬膜外和神经阻滞镇痛

如果实施硬膜外或神经阻滞麻醉，可在术后经导管继续多次注射或连续输注局部麻醉药镇痛。硬膜外注射局部麻醉药中还可加入小剂量的阿片类药（如芬太尼2 μg/mL），以增强镇痛效果。

老年创伤手术的麻醉管理要点可参考表5-11-1。

表 5-11-1　老年创伤手术的麻醉管理要点

阶段	管理要点
术前评估	循环系统：评估血容量、心功能，可结合重症超声检查。血压管理
	呼吸系统：观察有无口咽部出血、气道损伤，评估气胸、胸腔积液，可结合重症超声检查
	血液系统：评估出血情况及凝血功能。四肢严重出血时使用止血带
	监测水电解质、酸碱平衡和乳酸水平
	早期保温

阶段	管理要点
麻醉方式选择	一般选择全身麻醉
术中管理	预防反流误吸
	循环管理：监测每搏量变异度，行超声检查，在积极补充容量的基础上，合理应用心血管药物维持血压
	呼吸管理：肺保护性通气策略
	出/凝血管理：纠正酸中毒、低体温和低钙，监测血栓弹力图，早期给予氨甲环酸，及时补充冷沉淀、凝血因子复合物和纤维蛋白原。必要时行腹主动脉球囊阻断术
	液体管理：行自体血回输，实施目标导向液体管理，输血浆和输血比例≥1∶2
	维持患者体温
术后管理	充分镇痛，预防感染及多器官功能障碍综合征

四、典型病例

【病史简介】

患者，女性，62岁，因"地震致双上肢挤压后肿痛5 d"入院。因手术当日更换伤口敷料时发现右前臂尺动脉破裂出血，予以床旁行尺动脉缝扎止血后，拟急诊手术。

既往史：否认高血压、糖尿病史。

体格检查：患者精神萎靡，诉口渴，心率130次/min，血压87/57 mmHg，呼吸21次/min。双前臂及右手的敷料被大量混浊液体浸透。拆除敷料后可见左前臂近端软组织挫裂伤伴皮损，约8 cm×4 cm，左手明显肿胀，右前臂远端软组织严重撕裂，右手背皮肤大面积撕脱，肌腱外露，双手感觉明显减退，毛细血管充盈时间延长，左尺桡动脉搏动减弱。

实验室检查：肝、肾功能正常。凝血功能、免疫球蛋白补体系列正常。

辅助检查：心电图示窦性心动过速。

术前诊断：双前臂大面积皮肤软组织缺损。

拟行手术：急诊行双前臂大面积皮肤软组织缺损清创皮瓣转移修复术。

【围手术期管理】

1. 术前评估及准备

急诊患者，低血容量休克状态，术中注意输血、补液。

2. 术中管理

1）入室情况　患者精神萎靡，诉口渴，心率130次/min，血压87/57 mmHg，呼吸21次/min。行左侧锁骨上深静脉穿刺术，足背动脉穿刺置管，行动脉压和每搏量变异度监测。建立静脉通路后快速补液晶体液1000 mL，去氧肾上腺素60 μg静推，血压提升至119/75 mmHg，心率降至100次/min。

2）麻醉方案　麻醉诱导采用依托咪酯15 mg，丙泊酚血浆分级靶控输注，靶浓度从

1.5 μg/mL 开始，逐渐增大到 2.5 μg/mL，舒芬太尼 20 μg，罗库溴铵 30 mg，利多卡因 50 mg，诱导期间血流动力学平稳。

3）术中经过　患者在平卧位下手术。高频电刀的电切模式和电凝模式的设置均符合标准。分离筋膜血管及肌肉，术中用止血带 1.5 h，无不良反应。术中注意保护左尺动脉，止血缝合伤口。术中血压维持在（100～130）/（60～80）mmHg，心率 70～90 次/min，脉搏氧饱和度100%。手术时长 4 h，术中输晶体液 1500 mL，胶体液 1000 mL，输红细胞 4 U，血浆 400 mL；术中出血量 800 mL，尿量 400 mL。

3. 术后转归

术毕镇痛采用腋路神经阻滞，患者术后 30 min 在手术室内拔除气管导管，改为面罩吸氧。送 ICU 观察一晚，术后第 1 d 转普通病房。术后第 4 d 出院。

【病例分析】

此老年患者是一例典型的创伤骨科患者，术前存在明显的休克症状，需要在麻醉诱导之前进行积极的抗休克治疗，麻醉诱导尽量避免使用对循环有抑制作用的麻醉药物，术中实施目标导向液体管理策略，维持循环稳定，降低患者围手术期并发症。

（王心涛　崔德荣）

第十二节　老年手术室外诊疗的精确麻醉管理

随着现代临床医学的发展，麻醉医生的工作范畴得以大大拓展，不仅需在手术室负责各类手术的临床麻醉工作，手术室外的众多场所也越来越离不开麻醉医生。其中，消化内镜室和气管镜室是对麻醉需求最大的手术室外诊疗场所。目前，消化内镜已从常规的检查发展到利用内镜完成疾病的治疗。同样，气管镜诊疗技术的种类和复杂程度也不断增加，手术室外麻醉对麻醉医生的要求越来越高。本章将重点阐述老年患者行消化内镜及气管镜诊疗的精确麻醉管理。

一、老年患者行消化内镜诊疗的麻醉管理

（一）常规胃肠镜检查

胃镜检查是上消化道疾病诊断的常用手段，能清晰地观察食管、胃、十二指肠球部甚至降部的黏膜状态，并通过活检进行病理学和细胞学检查，以明确诊断和判断病变的严重程度。

肠镜检查是将肠镜经肛门循直肠、乙状结肠、降结肠、横结肠、升结肠内腔插入至回盲部，从黏膜侧观察全结肠病变，并可根据需要进行活检或治疗。行肠镜检查的患者需提前三天开始少渣饮食，并于术前一天进行肠道清洁准备。

（二）老年患者行常规胃肠镜检查的麻醉管理

1. 术前评估与准备

除评估患者的全身状况、并存疾病和器官功能外，还应重点关注老年患者是否存在困难气道和反流误吸的风险，伴严重并存疾病时应进一步完善相关检查。

消化内镜检查前需至少禁食 8 h，禁饮 2 h，可按需服用小于 50 mL 的黏膜清洁剂。肠镜检查前需行肠道准备，包括：① 饮食准备。检查前 3 天少渣饮食（如稀粥、面条），不吃水果、蔬菜等纤维含量高的食物。检查前 1 天行少渣流质饮食，检查当天早晨禁食。② 肠道清洁准备。检查前一天晚上或检查当日提前 4 h 行肠道清洁，可使用复方聚乙二醇、乳果糖、番泻叶、甘露醇等。在配制复方聚乙二醇时，将 1 包药物溶于 1 L 水中搅拌均匀，成人一般需饮 2~4 L，或遵医嘱。以每小时 1 L 的速度口服，当排出液变为透明液体时，提示肠道准备完成。

在老年患者中，肥胖患者的比例较高。肥胖患者常合并冠心病、高血压、糖尿病、慢性阻塞性肺病等基础疾病。老年肥胖患者在实施无痛胃肠镜时容易发生气道阻塞，导致低氧血症。因此，针对肥胖患者应制订个体化的麻醉方案，加强术中呼吸监测，备好紧急气道管理设备。如条件允许，可使用经鼻高流量氧疗（high-flow nasal cannula，HFNC），以改善患者氧合。

研究表明，9%~43% 的成年人存在阻塞性睡眠呼吸暂停。针对打鼾患者，推荐使用 STOP-Bang 问卷识别阻塞性睡眠呼吸暂停高危者。阻塞性睡眠呼吸暂停虽非消化内镜麻醉的禁忌

证，但需警惕呼吸抑制的风险，全程备好困难气道管理设备（如视频喉镜、纤维支气管镜、喉罩等）。

对合并慢性阻塞性肺病的老年患者，可使用 GOLD 分级进行术前评估（详见第四章第三节的表 4-3-10）。对 GOLD 分级为 1~2 级（$FEV_1 > 65\%$）、吸空气时脉搏氧饱和度 > 95% 的患者，可以直接在门诊接受静脉麻醉下的内镜诊疗。对 GOLD 分级为 3~4 级或处于急性发作期的 2 级慢性阻塞性肺病患者，建议住院诊疗。

2. 麻醉方法的选择

1）局部麻醉　如患者不愿意接受麻醉或存在麻醉禁忌证，胃镜检查也可在表面麻醉（如咽喉部喷局部麻醉药或者含服利多卡因凝胶）下完成。肠镜检查可在不使用任何局部麻醉药或静脉用药的情况下进行。

2）静脉麻醉　一般来说，常规胃肠镜检查的静脉麻醉深度可控制在中度至深度镇静之间。

（1）中度镇静方案：咽喉部喷局部麻醉药或者含服利多卡因凝胶后，静脉给予舒芬太尼 0.1 μg/kg、咪达唑仑 1~2 mg。术中可根据老年患者的年龄、基础疾病及手术情况，缓慢、小剂量、滴定给药并酌情调整剂量。

（2）深度镇静方案：最常用的静脉麻醉方案为丙泊酚 1~2 mg/kg 联合小剂量芬太尼 1~2 μg/kg 或舒芬太尼 0.1~0.2 μg/kg 缓慢静脉推注，达到深度镇静状态。术中根据操作刺激强度及时追加药物，如胃镜经咽喉部、肠镜在通过脾曲和肝曲时刺激较大，需适当加深麻醉。肠镜退镜时刺激较小，一般不需再添加麻醉药物。

若超声内镜操作时间较长，也可采用丙泊酚靶控输注（target controlled infusion，TCI）。推荐给药方式为：缓慢静注舒芬太尼 0.1~0.15 μg/kg，设定丙泊酚效应室靶浓度为 1.0 μg/mL，每间隔 2 min 靶浓度递增 0.5 μg/mL，直到睫毛反射消失，内镜进入后适当降低丙泊酚效应室靶浓度维持麻醉。

3. 术中管理

1）术中监测　常规监测应包括心电图、呼吸、血压和脉搏氧饱和度，有条件者可监测呼气末二氧化碳。检查过程中，应密切监测患者呼吸频率与呼吸幅度，并注意有无气道梗阻。如出现反常呼吸，往往提示有气道梗阻，最常见原因是舌后坠，其次是喉痉挛。对合并肥胖、阻塞性睡眠呼吸暂停、慢性阻塞性肺病的老年患者，需要特别提高警惕。

2）常见并发症及处理　老年患者对麻醉药物的敏感性增高，药物代谢减慢，更容易出现药物过量、呼吸抑制等情况，必须时刻警惕并及时处理。

（1）上呼吸道梗阻和低氧血症：静脉麻醉的患者易出现舌后坠，造成气道梗阻，可采用托下颌手法，必要时放置口咽或鼻咽通气道。麻醉较浅、胃镜或分泌物刺激喉部易导致喉痉挛，应注意预防和及时处理。如果患者脉搏氧饱和度低于 90%，可考虑给予辅助或控制呼吸。必要时嘱内镜医生退出内镜，行面罩正压通气。采用内镜专用面罩或鼻罩有助于提高吸入氧浓度，维持老年患者氧合（图 5-12-1、图 5-12-2）。

（2）反流与误吸：上消化道疾病的老年患者行静脉麻醉时，发生反流误吸的风险增加。静脉麻醉可使胃肠道蠕动减弱，加上胃镜检查过程中大量地注气和注水，可使胃肠道张力增高。食管

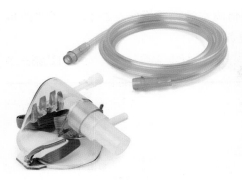

图 5-12-1 内镜专用面罩

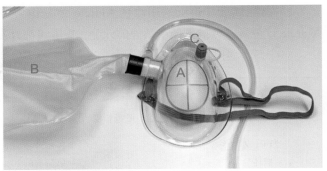

图 5-12-2 内镜专用鼻罩

A. 内镜入口。B. 氧气储气囊。C. 呼气末二氧化碳监测连接口。图片来源于网络：https://proceduraloxygenmask.com、https://www.dc-med.com.tw/en/products/31-oxygen-therapy/127-endoscopy-nasal-mask.html。

交界处解剖缺陷、口咽或胃内大量出血或幽门梗阻等均可增加反流与误吸风险。对部分患者实施静脉麻醉时，口咽部分泌物可刺激声门或气管，导致患者发生呛咳，麻醉时可使患者的头部尽量转向床面一侧，使分泌物顺嘴角流出，避免分泌物流入气道引发呛咳。行超声胃镜检查时，如胃腔内需要大量注水，应注意注水的部位，如食管、贲门等距咽喉部声门裂较近，可采用气管内插管全身麻醉。胃镜检查结束前应将胃内的胃液和注入的液体吸除干净，然后再行肠镜检查。

一旦发生误吸，应立即退出内镜并沿途吸引，吸尽口咽部反流的胃容物。使患者处于头低足高位，误吸侧肺在下，维持有效的通气。必要时行气管插管和机械通气，采用纤维支气管镜吸尽气管内误吸液体及异物，纠正低氧血症。

（3）低血压：患者血压下降时，可加快输液速度，必要时可给予去氧肾上腺素 $25 \sim 100$ μg 或去甲肾上腺素 $4 \sim 8$ μg，可重复给药。明显窦性心动过缓合并低血压时，可酌情静脉注射麻黄碱 $5 \sim 10$ mg。对操作时间较长、全身麻醉的患者应常规预防性补充液体。

（4）坠床：坠床是消化内镜镇静或麻醉的严重并发症之一，轻者可造成患者四肢和躯体创伤，重者可危及患者生命。全程妥善固定与严密监护患者是防止坠床的关键。

4. 术后管理

无痛消化内镜患者多数为门诊患者，复苏后直接离院，因此麻醉苏醒应充分。消化内镜麻醉恢复室必须配置全套监护设备，监测呼吸频率、心率、血压、心电图和脉搏氧饱和度。老年患者的苏醒较慢，麻醉后复苏尤其应充分，应严格掌握离院指征，并加强对患者及其家属的宣教指导。

合并肥胖、阻塞性睡眠呼吸暂停、慢性阻塞性肺病、心血管基础疾病等的老年患者，可能会在麻醉后很长一段时间内仍存在药物蓄积，可发生苏醒延迟或者阿片类药物不良反应，建议在改良 Aldrete 评分 ≥ 9 分后方可离开。如果监护过程中出现不良呼吸事件，如鼻导管吸氧时脉搏氧饱和度 < 90%、呼吸频率小于 8 次 /min、呼吸暂停时间超过 10 s 等，应考虑延长复苏时间。

麻醉恢复期如出现麻醉后恶心、呕吐，应给予对症处理，可静脉注射小剂量纳洛酮 5 μg/kg，拮抗阿片类药物残余作用，也可给予 5-羟色胺 3 受体拮抗剂，如静脉注射昂丹司琼 4 mg。

1）离院标准　建议采用改良 Aldrete 评分作为评估离室的标准（见表 5-12-1）。当改良 Aldrete 评分 ≥ 9 分或不低于镇静前评分，患者可离开复苏室。

表 5-12-1　改良 Aldrete 评分

评分	四肢活动	呼吸状况	循环	意识	脉搏氧饱和度
0分	无法按指令活动四肢	呼吸暂停	血压波动幅度≥镇静或麻醉前50%	无反应	辅助吸氧，脉搏氧饱和度＜90%
1分	自主或按指令活动两个肢体	呼吸困难	血压波动幅度为镇静或麻醉前的20%~50%	可唤醒	需辅助吸氧，脉搏氧饱和度＞90%
2分	自主或按指令活动四肢	深呼吸，可自主咳嗽	血压波动幅度≤镇静或麻醉前20%	完全清醒	吸空气，脉搏氧饱和度＞92%

门诊患者复苏后需直接离院者，应采用离院评分量表来评价患者是否可以离院。一般情况下，评分 ≥ 9 分时患者可由亲友陪同离院（见表 5-12-2）。

表 5-12-2　离院评分标准

评分	生命体征（血压/心率）	运动功能	恶心、呕吐	疼痛	手术出血
0分	较术前数值变化＞41%	不能行走，头晕	严重	严重	严重
1分	较术前数值变化21%~41%	需要帮助	中等	中等	中等
2分	较术前数值变化＜20%	步态稳定或没有头晕	轻微	轻微	轻微

2）麻醉后注意事项　老年患者即使达到离院标准，仍可能存在药物残余作用，需有亲友陪同离院。告知患者饮食、活动、用药和随访时间等注意事项。静脉麻醉结束 2 h 后方可饮水、进食，或遵从内镜治疗所需的禁食时间要求。嘱咐患者当日不可登高、从事驾驶、签署法律文件或操作机械设备，提供紧急联系电话。

老年患者行常规胃肠镜诊疗的麻醉管理要点可参考表 5-12-3。

表 5-12-3　老年患者行常规胃肠镜诊疗的麻醉管理要点

阶段	管理要点
术前评估	心血管系统：高血压、冠心病、肥胖、阻塞性睡眠呼吸暂停
	呼吸系统：慢性阻塞性肺病、肺功能
麻醉方式选择	静脉麻醉（中度或深度镇静）
术中管理	麻醉药物：丙泊酚联合芬太尼或舒芬太尼缓慢推注或靶控输注
	呼吸管理：密切关注呼吸频率和呼吸幅度，推荐行呼气末二氧化碳分压监测
	循环管理：备好缩血管药物，维持血流动力学稳定；肠镜检查时，警惕迷走神经反射引起心率减慢
	并发症预防：警惕呼吸抑制、反流误吸
术后管理	加强生命体征监测，警惕坠床，掌握出室或离院指征，做好离院前宣教

二、内镜黏膜下剥离术

（一）老年消化道早期肿瘤的特点

消化道肿瘤多数为恶性肿瘤，良性肿瘤仅占约2%。在恶性肿瘤中，癌占绝大部分，肉瘤较为少见；癌在食管、胃和大肠较为多见，小肠极少发生癌变。

1. 食管癌

食管癌是指位于下咽部到食管胃结合部之间的、起源于食管上皮组织的恶性肿瘤，其中鳞癌约占90%，腺癌约占10%。食管癌在食管上、中、下三段均可发生，好发于三个生理性狭窄，以中段最为多见（57.2%，鳞癌），下段次之（29.6%，腺癌），上段较少见（13.1%，鳞癌与腺癌）。

早期食管癌在临床上无明显症状，病变范围较为局限，浸润深度多为原位癌或黏膜内癌，未侵犯肌层，无淋巴结转移。病理多为鳞状细胞癌（原位癌、黏膜内癌）。肉眼不易或看不出明显病变，部分患者表现出糜烂或颗粒状、微小乳头状外观。

2. 胃癌

胃癌是指由胃黏膜上皮及腺体发生的恶性肿瘤。在我国，胃癌发病率在恶性肿瘤中居首位，不同地区之间有很大差异，好发年龄在50岁以上。

胃癌前病变是指容易发生癌变的胃黏膜病理组织学改变，是良性上皮组织癌变过程中的交界性病理变化。胃黏膜上皮的异型增生属于癌前病变，根据细胞的异型程度，可分为轻、中、重三度。重度异型增生与分化较好的早期胃癌有时很难区分。

早期胃癌是指病灶局限且深度不超过黏膜下层的胃癌，无论有无局部淋巴结转移。早期胃癌按大小可分为：① 微小癌，直径 ≤ 0.5 cm；② 小胃癌，直径 0.6 ~ 1.0 cm；③ 一点癌，指胃镜活检确诊为癌而术后切除标本上未再发现癌。按形态学可分为三型：① Ⅰ 型，即隆起型；② Ⅱ 型，即浅表型；③ Ⅲ 型，即溃疡型。

3. 大肠癌

大肠癌包括结肠癌和直肠癌，是由大肠黏膜上皮和腺体发生的恶性肿瘤。大肠癌的发病率从高到低依次为直肠癌、乙状结肠癌、盲肠癌、升结肠癌、降结肠癌和横结肠癌。大肠癌近年来有向近端（右半结肠）发展的趋势，发病年龄趋老年化。

大肠息肉（腺瘤性息肉），一般认为大部分大肠癌起源于腺瘤，故将腺瘤性息肉看作是癌前病变。腺瘤越大、形态越不规则、绒毛含量越高、上皮异型增生程度越大，癌变机会越大。一般认为大肠癌的发生是从正常肠上皮-增生改变或微小腺瘤-早期腺瘤-中期腺瘤-后期腺瘤-癌-癌转移的演变过程。

结直肠病变行内镜黏膜下剥离术（endoscopic submucosal dissection，ESD）的指征包括：① 无法通过内镜黏膜切除术（endoscopic mucosal resection，EMR）实现整块切除的、大于20 mm的腺瘤和结直肠早癌。② 抬举征阴性的腺瘤和结直肠早癌；③ 大于10 mm的EMR术后残留或复发病变，再次EMR切除困难的病变；④ 反复活检仍不能证实为癌的低位直肠病变。

（二）内镜黏膜下剥离术简介

ESD 是一种利用各种电刀对病变进行黏膜下剥离，并将病变黏膜与黏膜下层完整剥离切除的内镜微创技术，具有侵袭性小、一次性完整切除较大黏膜病变、病理诊断准确、术后复发率低及康复快等优点。ESD 是目前消化道早癌的首选治疗方式，可以达到同外科手术一样的治疗效果。此外，消化道巨大平坦息肉（直径 ≥ 2 cm），也推荐行 ESD 治疗，确保一次完整切除病变。

ESD 的主要手术步骤包括：① 确定病变的范围和程度；② 病灶边缘标记；③ 黏膜下注射；④ 切开黏膜；⑤ 黏膜下剥离；⑥ 创面处理（图 5-12-3）。

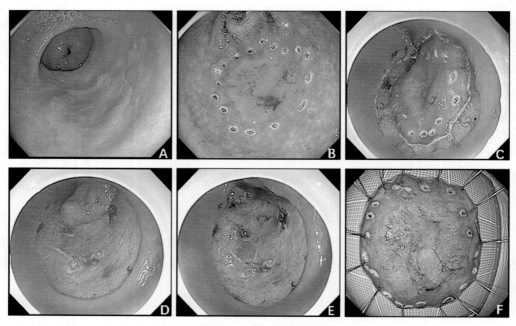

图 5-12-3　ESD 的术中图像

A. 胃窦大弯侧见一大小约 2 cm×2 cm 平坦病变；B. 病变环周标记并于黏膜下注射透明质酸钠；C. 病变环周切开；D. 病变黏膜下剥离；E. 病变剥离并止血后的创面；F. ESD 术后的新鲜标本。图片由复旦大学附属华东医院消化内镜室季大年医生提供。

（三）老年患者行 ESD 术的麻醉管理

1. 术前评估与准备

重点需评估老年患者心血管系统和呼吸系统的基础疾病。术前须禁食禁饮，可于术前 30 min 按需服用 50 ~ 100 mL 的黏膜清洁剂，以改善手术视野、减少冲洗、缩短手术时间。

1）服用抗栓药物患者的术前准备　ESD 治疗在消化内镜出血风险分层中属于高风险分级，对术前合并心脑血管疾病且正在服用抗栓药物的患者，应严格评估施行 ESD 的紧迫性，权衡栓塞与出血风险，制订术前停药计划，调整围手术期用药。常用抗栓药物术前停药推荐指南如表 5-12-4 所示。

表 5-12-4　内镜治疗前的抗栓药物管理

药物类型	药物名称	择期行内镜治疗的术前停药时间	急诊手术
抗血小板药物	阿司匹林	7 d	停药，考虑输血小板
	非甾体类抗炎药	5～7 d	停药
噻吩并吡啶类药物	氯吡格雷	5～7 d	—
	噻氯吡啶	10～14 d	—
GP Ⅱb/Ⅲa 抑制剂	替罗非班	停药	停药
	阿昔单抗	24 h	停药
	依替巴肽	4 h	停药
抗凝药物	香豆素	5 d	维生素K，新鲜冰冻血浆
	肝素	4～6 h	鱼精蛋白
	低分子肝素	24 h	鱼精蛋白，rⅦa
直接的Ⅹa抑制剂	利伐沙班/阿哌沙班	根据肾功能	活化/非活化凝血酶原复合物
		停药1～4 d	
直接的凝血酶抑制剂	达比加群酯	出血风险中危手术停药1～3 d	活化/非活化凝血酶原复合物，血液透析
		出血风险高危手术停药2～6 d	

2）合并糖尿病患者的术前准备　1型和2型糖尿病患者可以接受 ESD 手术和麻醉，但需对血糖、气管插管条件及糖尿病相关并发症进行评估。糖化血红蛋白＜6.0% 或＞8.0%、近期有低血糖事件史（一周内大于2次）和每日血糖值波动大者，应暂缓手术，先由内分泌医生调整用药，控制血糖。

长期糖尿病患者可能出现糖化胶原蛋白流失，出现寰枕关节或颞下颌关节僵硬，造成气管插管困难。此外，糖基化异常引起糖尿病硬皮病，皮肤变厚，增加静脉通路的开放难度。30%～50% 的糖尿病患者可合并胃轻瘫，表现为腹痛、恶心、呕吐、早饱或消化减慢等胃排空延迟现象。需仔细询问病史，警惕反流误吸风险。术前应询问心血管合并症情况及相关用药史。

老年糖尿病患者的胃肠镜检查应尽量安排在前面，以缩短禁食时间。胃镜检查前一天晚上不改变胰岛素的用量和饮食。检查当天早上禁食，不服用降糖药物。如果血糖过低，可在麻醉前2 h 口服含葡萄糖的液体。肠镜检查需要进行肠道准备，患者更容易出现低血糖，建议尽早开放静脉通路，在血糖监测下，及时补充葡萄糖。术中血糖控制在 5～10 mmol/L。

2. 麻醉方法的选择

1）全身麻醉　气管插管全身麻醉是上消化道 ESD 手术的首选，可避免因术中冲洗液和出血造成的误吸风险。对手术时间长、创伤较大的下消化道 ESD 手术，使用喉罩或气管插管全身麻醉有利于穿孔、腹腔胀气等并发症的处理。

对基础疾病复杂、高龄或病情危重的患者，建议减量、缓慢行麻醉诱导，并根据血流动力学及时调整用药，备好血管活性药物，维持循环稳定。对于合并肥胖或阻塞性睡眠呼吸暂停的老年患者，应避免使用长效阿片类镇痛药，并防止神经肌肉阻滞剂的残余肌松作用。

2）静脉麻醉 低位下消化道（直肠、乙状结肠）ESD 手术一般可在静脉麻醉下完成。少部分简单易行的上消化道 ESD 手术（如操作简单、操作时间短、患者可耐受），也可在静脉麻醉下由有经验的医生完成，但深度镇静发生误吸的风险较高，需谨慎选择。

3. 术中管理

1）术中监测 对非气管插管患者需密切关注呼吸频率和呼吸幅度，对气管插管患者应行呼气末二氧化碳分压监测。老年患者应注意保温，对危重患者可监测有创动脉血压。术中应密切关注手术进展，实时了解有无大出血和消化道穿孔等手术并发症。

2）常见并发症及处理

（1）反流与误吸：多发生在非气管插管麻醉下行 ESD 的患者，必要时应行气管内插管，在纤维支气管镜引导下吸净误吸液体及异物，有固体食物误吸时需行肺灌洗治疗。

（2）呼吸抑制和低氧血症：多发生于非气管插管麻醉的患者，肥胖、高龄、睡眠呼吸暂停等是低氧血症的高危因素，可采用消化内镜专用面罩、鼻罩、鼻咽通气道给氧或正压通气，必要时可行气管插管，控制呼吸。

（3）出血：出血是 ESD 治疗过程中主要的手术相关并发症。少量出血时内镜下即可控制，然而对某些凝血功能较差、术前常规服用抗栓药物的患者，内镜下治疗有时很难有效控制出血。无法控制的出血，有时需要外科手术结扎止血。因此，所有患者在术前均应行凝血功能检查，以排除严重的凝血功能异常。服用抗栓药物者术前应进行调整。手术过程中充分的黏膜下注射是预防出血的重要手段。

（4）穿孔：大多数术中穿孔可通过金属夹夹闭。穿孔的后果是气体进入体腔内导致气体相关并发症，如皮下气肿、纵隔气肿、气胸、气腹以及消化道内容物进入体腔导致的感染。二氧化碳弥散时间较短，很快被人体吸收，术中全程应用二氧化碳可以有效减轻气体相关并发症。一旦发生穿孔，应尽量减少注气，以防治疗过程中送气过多导致气体压迫重要脏器，影响呼吸循环的稳定。皮下气肿一般可不处理；气胸严重者需行闭式引流术，或用注射器针头在胸壁做胸腔穿刺，帮助排气；腹腔积气可致气道峰压升高，并可引起血流动力学变化，严重时可行右下腹麦氏点或右腹中部穿刺放气。

4. 术后管理

老年患者行 ESD 术后应常规入麻醉恢复室继续监测生命体征，待完全清醒、生命体征平稳及定向力恢复后，方可转运回病房。ESD 术后疼痛轻微，轻中度疼痛可予以非甾体类抗炎药辅助镇痛。抗胆碱能药物可解除痉挛性疼痛。必要时选用阿片类药物镇痛。

患者术后一般需禁食 3 天，之后给予温冷流质、半流质和软食，禁忌辛辣刺激性食物。术后应避免剧烈运动，避免坐浴。可给予制酸剂、黏膜保护剂和抗生素等。观察胃管引流量，保持引流通畅，一般术后 3 天没有出血迹象即可拔除胃管。注意观察患者的生命体征及有无腹痛、腹胀等情况。

老年患者行 ESD 术的麻醉管理要点可参考表 5-12-5。

表 5-12-5　老年患者行 ESD 术的麻醉管理要点

阶段	管理要点
术前评估	心血管系统：高血压、冠心病
	呼吸系统：慢性阻塞性肺病、肺功能
	凝血系统：关注是否服用抗凝/抗血小板药物
麻醉方式选择	上消化道手术：气管插管全身麻醉
	下消化道手术：酌情选择静脉麻醉或气管插管全身麻醉
术中管理	麻醉药物：常规麻醉药物诱导和维持，肌松要求不高
	循环管理：缩血管药物，维持血流动力学稳定，手术刺激较小，控制麻醉深度，防止术中知晓
	呼吸管理：对静脉麻醉患者密切关注呼吸频率和呼吸幅度，对全身麻醉患者推荐行呼气末二氧化碳分压监测
	麻醉相关并发症：静脉麻醉警惕反流误吸和呼吸抑制
	手术相关并发症：出血、穿孔
术后管理	加强监测，严格把握拔管指征，术后密切关注创面出血情况

（四）典型病例

【病史简介】

患者，男性，77 岁，体重 60 kg。因"发现胃窦占位 1 月余"入院。患者定期复查胃镜时发现：贲门黏膜粗糙。胃窦前壁疤痕形成，胃窦后部 $1.0 \times 1.0 \ cm^2$ 平坦型病变。病理提示贲门黏膜慢性炎症，（胃窦后壁）慢性萎缩性胃炎伴部分腺体轻度异型增生（低级别上皮内瘤变）。患者目前偶有心悸，自述偶有胃部不适，自行服用胰酶肠溶片助消化。患者于 5 年前曾行胃窦部 ESD 术，切除胃窦前壁大小约 $2.0 \times 2.0 \ cm^2$ 的病变，术后病理提示慢性萎缩性胃炎伴肠化，部分腺上皮轻度异型增生（低级别上皮内瘤变）。

既往史：高血压史 10 余年，最高血压 180/100 mmHg，口服盐酸乐卡地平 10 mg，一日一次；坎地沙坦片 4 mg，一日一次。阵发性房颤史 10 余年，曾行两次"射频消融术"治疗，效果不佳，目前口服维拉帕米 20 mg，一日一次。偶有心悸，否认胸闷胸痛、气急、头晕。15 年前因"甲状腺良性肿瘤"行"左甲状腺次全切除术"，术后口服优甲乐 50 μg，一日一次。自述有颈椎病史。

体格检查：颈部后仰略困难，张口 3 指，无门齿松动，Mallampati 评级 2 级，甲颏间距 7 cm。两肺呼吸音清，未闻及病理性呼吸音及干、湿啰音，心率 59 次/min，律齐，心音未及异常，各瓣膜听诊区未闻及病理性杂音。

实验室检查：三大常规、肝肾功能、凝血功能均正常。

辅助检查：① 胸部 CT 示两肺少许炎症后遗灶、冠状动脉硬化。② 心电图示窦性心动过

5

缓，心率 59 次/min。③ 心脏彩超示左房内径正常高值，主动脉瓣反流（轻度），三尖瓣反流（轻度），未见节段性室壁运动异常（LVEF：62%）。

术前诊断：胃占位性病变（胃窦后壁平坦型占位），高血压病，阵发性房颤。

拟行手术：胃 ESD 术。

【围手术期管理】

1. 术前评估与准备

术前监测并控制血压，术前血压维持在（130～140）/（70～80）mmHg。术前体格检查和心电图均未发现有房颤发作，暂不做药物调整。患者近期无抗凝药物服用史，心功能和肺功能评估无特殊，术前禁食、禁饮。

2. 术中管理

1）入室情况　患者入室后开放静脉通路，行血压、心电图、脉搏氧饱和度监测，心电图示窦性心律，70 次/min，脉搏氧饱和度 99%。行右上肢桡动脉穿刺，监测有创动脉血压 150/75 mmHg，监测体温。

2）麻醉方案　选择气管插管全身麻醉。麻醉诱导采用依托咪酯 20 mg，舒芬太尼 15 μg，罗库溴铵 40 mg，推泵快速泵注瑞芬太尼 50 μg，行气管插管，诱导过程顺利，无明显血压波动。术中泵注丙泊酚 250～300 mg/h 与瑞芬太尼 0.5 mg/h 维持麻醉。

3）术中经过　手术体位采取左侧卧位，摆放体位时注意预防气管导管移位，注意左侧颜面部及臂丛保护。全程密切关注血压，避免麻醉过深。在收缩压低于 100 mmHg 时，酌情间断使用小剂量麻黄碱 3～6 mg 或去氧肾上腺素 50～100 μg。术中与内镜医生保持沟通，了解手术进程及出血情况。手术历时 1.5 h，待病灶切除、创面止血完成，放置胃管时，停用麻醉药物，追加舒芬太尼 5 μg，术中补充晶体液 1000 mL；术中出血约 10 mL，尿量 300 mL。

3. 术后转归

手术结束后患者改为平卧位，约 5 min 后，患者意识和自主呼吸恢复，8 min 后患者自主呼吸频率及潮气量恢复至正常范围，TOF 恢复至 90%，拔除气管导管，患者无不适，送回病房。5 天后患者出院。

【病例分析】

此病例为临床上比较常见的老年患者行 ESD 术的麻醉案例。老年患者通常合并有心血管系统、呼吸系统、内分泌系统等基础疾病，需要在术前进行完善的评估和准备。合并高血压、阵发性房颤等心血管疾病的患者行 ESD 手术的过程中，需要特别注重维持血流动力学稳定，尤其在手术刺激不大的情况下，要注意麻醉深度的维持，既要防止患者出现术中知晓，又要防止麻醉过深引起的血压下降。对高血压患者的血压波动建议控制在清醒时的 ±20%～30% 之内。

病灶的部位、大小、浸润深度和操作者熟练程度均会影响穿孔和出血等并发症的发生，因此必须时刻关注手术进程。一旦出现大出血，应立即启动大出血抢救流程。由于 ESD 通常在消化内镜室进行，因此麻醉人员和设备、抢救药品要配置齐全，以备不时之需。

三、内镜下逆行胰胆管造影术

（一）内镜下逆行胰胆管造影术简介

目前，内镜下逆行胰胆管造影术（endoscopic retrograde cholangiopancreatography，ERCP）主要用于治疗：① 胆道疾病，包括胆管结石，梗阻性黄疸引起的胆道炎性狭窄；② 胰腺疾病，包括胰腺炎，胰管狭窄，胰腺恶性肿瘤，胰腺分裂等疾病；③ 胆囊或肝脏手术引起的胆瘘；④ 胆源性胰腺炎、急性化脓性梗阻性胆管炎等疾病的紧急治疗。

ERCP 手术时，在十二指肠镜直视下插入导管至十二指肠乳头部的胰胆管开口处，可实施以下手术操作：① 内镜下十二指肠乳头括约肌切开术（endoscopic spincterotomy，EST）；② 内镜下乳头球囊扩张术（endoscopic papillary balloon dilation，EPBD）；③ 利用球囊和网篮取石术；④ 经内镜鼻胆管外引流术；⑤ 胆管或胰管支架内引流术（**图 5-12-4**）。

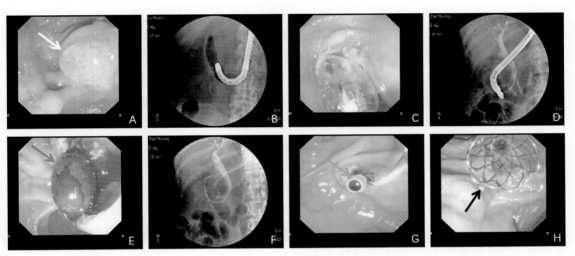

图 5-12-4　ERCP 的术中图像

A. 内镜到达十二指肠乳头部，白色箭头指示十二指肠乳头及乳头上的胆总管和胰管共同壶腹开口；B. 内镜经输入襻到达十二指肠乳头部时的X线透视图像；C. 十二指肠乳头切开球囊扩张；D. 取石网篮套住结石时的术中造影图像；E. 取出结石，红色箭头指示结石；F. 放置鼻胆管外引流时的术中造影图像；G. 左肝内胆管放置塑料支架内引流，蓝色箭头指示塑料支架；H. 胆总管放置金属支架治疗胰头癌引起的梗阻性黄疸，黑色箭头指示金属支架。图片由复旦大学附属华东医院消化内镜室季大年医生提供。

（二）老年患者行 ERCP 术的麻醉管理

1. 术前评估与准备

拟行 ERCP 的患者中，危重及并存疾病较多的高龄患者比例较高，在术前评估时，需重点评估患者是否存在困难气道、肥胖、哮喘、未控制的高血压、心律失常和心力衰竭、糖尿病等情况；是否有胃肠道潴留、反流或梗阻、阻塞性黄疸、化脓性胆管炎、脓毒血症、感染性休克等情况。

2. 麻醉方法的选择

1）全身麻醉　ERCP 术常在俯卧位或半俯卧位下完成，容易造成患者肺顺应性下降，并给呼吸管理造成不便。气管插管全身麻醉是较为安全的方法，适用于大多数存在消化道出血、反流误吸及呼吸道梗阻风险高、预计操作复杂或手术时间长（超过 2 h）的患者。此外，对合并严重疾病（如梗阻性黄疸、肝硬化、腹水、冠心病、心绞痛等）的患者也应采用气管插管全身麻醉。对于存在反流误吸高风险的患者，应采用快速序贯诱导法进行诱导。

2）静脉麻醉　静脉麻醉可应用于 ASA I～III 级、依从性良好的患者，但部分患者不能耐受，且迷走反射的发生率较高。药物选择推荐给予小剂量艾司氯胺酮 0.1～0.2 mg/kg 和丙泊酚 1 mg/kg，麻醉维持采用丙泊酚 4～6 mg/（kg·h）泵注，艾司氯胺酮 0.1 mg/kg 间断推注。此外，静脉麻醉也可采用右美托咪定联合舒芬太尼方案。

3. 术中管理

1）术中监测　行 ERCP 的患者往往并存疾病较多，血流动力学波动较大，除常规监测外，必要时可行有创动脉血压监测。俯卧位或半俯卧位的手术体位及镜检会影响患者的通气功能。放置体位时，可在患者身下垫软枕，胸前区及腹部留有一定空间，减轻患者自身重力对胸腔和腹腔的压迫。全身麻醉时应监测气道峰压，并注意气管导管有无折叠。近年，有内镜医生尝试在仰卧位下实施 ERCP，便于麻醉医生对术中呼吸的管理。

2）经鼻高流量氧疗　近年来，经鼻高流量氧疗作为一种新的呼吸支持技术，在临床上的运用越来越广泛。该治疗设备主要包括空氧混合装置、湿化治疗仪、高流量鼻塞以及连接呼吸管路，它能够提供氧浓度（21%～100%）、温度（31～37℃）和湿度相对恒定的高流量（8～80 L/min）气体，相对于经面罩无创通气，有较好的舒适性。经鼻高流量氧疗能够通过吸入高流量气体产生一定水平的呼气末正压、冲刷上呼吸道生理无效腔，恒温、恒湿的气体有助于维持黏液纤毛清除系统功能，降低患者上气道阻力和呼吸做功，改善患者的换气和部分通气功能。经鼻高流量氧疗对大多数 I 型呼吸衰竭患者有积极的治疗作用，对部分轻度 II 型呼吸衰竭患者可能也有一定的治疗作用。对合并心肺基础疾病、需要较长时间实施静脉麻醉的消化内镜治疗（如 ERCP 等）的老年患者，或在排除呼吸抑制后，普通氧疗仍不能满足氧合需求的老年患者，均可尝试经鼻高流量氧疗（图 5-12-5）。

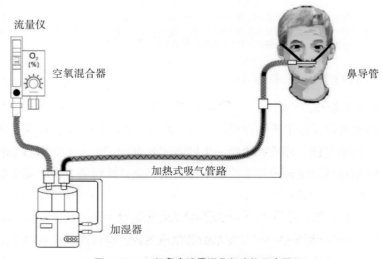

图 5-12-5　经鼻高流量湿化氧疗仪示意图

ERCP 术中使用经鼻高流量氧疗的注意事项：① 上机前和患者充分交流，说明治疗目的并取得患者配合，嘱患者闭口呼吸，可适当抬高头部；② 选择小于鼻孔半径 50% 的鼻导管作为鼻塞；③ 初始设置气体流量 20～30 L/min，滴定吸入氧浓度，维持脉搏氧饱和度在 95%～100%，温度设置范围 31～37℃；④ 舌后坠且经鼻高流量氧疗效果不佳者，可用口咽通气道打开上气道，将经鼻高流量氧疗鼻塞与口咽通气道开口处连通。

3）常见并发症及处理

（1）低氧血症：高龄、肥胖、阻塞性睡眠呼吸暂停以及 ASA 分级 Ⅲ 级以上是 ERCP 术中低氧血症的危险因素。术前应充分评估，术中加强呼吸管理，避免镇静过深造成呼吸抑制。这类高危老年患者行静脉麻醉时推荐采用经鼻高流量氧疗来改善氧合。

（2）心律失常与心肌缺血：胆心反射和低氧血症均可诱发各种心律失常事件。极少数患者可因缺氧出现心肌损伤（肌钙蛋白 Ⅰ 升高 ≥ 0.4 μg/L）、心肌梗死甚至心搏骤停。对操作时间长的高危患者，建议在术前和术后 24 h 测定肌钙蛋白 Ⅰ。

（3）气体相关并发症：ERCP 术中使用二氧化碳作为气源可减少气胸或气腹的发生。当操作困难或长时间操作注气过多时，可导致二氧化碳蓄积。密切监测呼气末二氧化碳分压，一旦呼气末二氧化碳分压快速升高，应警惕气腹可能，提醒内镜医生停止操作，X 线观察有无腹部新发游离气体，吸出多余气体，及时处理穿孔破口。ERCP 术中气胸发生率较低，一旦术中出现气道平均压 > 20 mmHg，脉搏氧饱和度 < 90%，经胸片证实，则需行胸腔闭式引流。皮下气肿无须特殊处理，一般可自行吸收。术中还应警惕门静脉气体及空气栓塞等风险，一旦发生空气栓塞，须立即停止 ERCP 操作，取右侧卧位，给予扩容输液，提高中心静脉压，维持循环呼吸的稳定，并准备启动心肺复苏抢救流程。必要时行高压氧疗。

（4）ERCP 术后胰腺炎（post-ERCP pancreatitis，PEP）：发生 ERCP 术后胰腺炎时，患者可在 ERCP 术后出现血清淀粉酶以及脂肪酶高于正常上限 3 倍以上，并伴有腹痛等一系列临床症状。ERCP 术后胰腺炎是 ERCP 操作最常见的并发症，在高危人群（如奥狄氏括约肌功能障碍者、女性患者、既往急性胰腺炎病史者、年轻患者、肝外胆管无扩张者、血清胆红素水平正常者）中，ERCP 术后胰腺炎发生率可达 14.7%。内镜下插管（即通过内镜将导管插至胆管或胰管的过程）困难、反复插管或插管时间延长（超过 5～10 min）、完整未行切开的乳头括约肌进行大球囊扩张，均被证实是 ERCP 术后胰腺炎的独立危险因素。

推荐 ERCP 术后 2～6 h 监测胰酶变化。临床怀疑存在 ERCP 术后胰腺炎时，建议行 CT 检查。抗菌药物的使用可降低胰腺感染相关并发症发生率。对重症患者，可行胰腺局部蛋白酶抑制剂和抗菌药物的动脉灌注。在液体治疗方面，应给予扩容，改善组织灌注，预防脱水和休克，维持尿量在 0.5 mL/（kg·h）。密切监测血流动力学及尿量，可降低并发症发生率和病死率。

（5）出血：出血是 ERCP 术最常见也是最严重的并发症之一，多发生于 EST 术。出血原因包括：脾脏损伤、肝脏损伤、血管损伤和（或）假性动脉。此外，ERCP 术还可发生胆道出血，多发生在狭窄部位扩张后、胆道活检及消融治疗后。出血包括早期出血和迟发性出血，早期出血是指在操作过程中及操作刚结束时的出血，迟发性出血是指操作后数小时甚至数周发生的出血。

凝血功能障碍、ERCP 术前 3 天内抗凝治疗会增加出血风险；与单纯电切模式相比，使用混合电切模式可降低出血风险；对出血风险较高的患者，推荐应用 EPBD 术代替 EST 术；对 ERCP 操作中发现的出血可使用电凝止血、氩离子凝固术、局部球囊压迫或金属夹夹闭；对胆总管中部及远端的出血或难治性 EST 术后出血，可采用全覆膜自膨式金属支架；对内镜下难以控制的出血，可采用血管介入止血治疗或外科手术治疗。

（6）穿孔：ERCP 术中穿孔常见于以下几种情况：① 由内镜本身引起的管腔穿孔，一般会引起腹膜内穿孔；② 括约肌切开超过了胆管或胰管壁部分，引起腹膜后瘘；③ 导丝胆管外穿刺或支架移位。ERCP 术中十二指肠肠腔穿孔的发生率为 0.08% ~ 0.6%。

穿孔一旦发生应迅速处理，否则会引起脓毒血症和多器官衰竭，病死率可达 8% ~ 23%。腹部增强 CT 对诊断 ERCP 相关穿孔具有较高的敏感度和特异度。新发腹腔游离气体高度提示存在穿孔可能，但气体的多少与操作中的充气有关，并不能说明穿孔面积的大小，也与患者的预后无关。在 ERCP 操作中使用二氧化碳作为气源可减少气胸或气腹的发生。对十二指肠肠壁穿孔，可直接在内镜下使用金属夹、内镜下缝合器械进行闭合，困难时可使用金属夹联合尼龙套圈；壶腹周围部穿孔时应立即行内镜下闭合，可使用全覆膜自膨式金属支架封闭穿孔部位；对金属及塑料支架移位发生的穿孔，若患者无明显腹膜炎征象，可行内镜下支架移除及金属夹封闭术；若出现腹膜炎及腹膜后积液，应及时行外科手术治疗。

（7）感染：ERCP 是急性胆管炎的内镜下治疗方法，但同时急性胆管炎也可能成为 ERCP 的术后并发症，其发生率为 0.5% ~ 3%。正确的 ERCP 操作能够减少术后急性胆管炎的发生。胆囊结石患者发生 ERCP 术后胆囊炎的风险明显增加。

（8）造影剂相关并发症：ERCP 术中的造影剂相关不良反应发生率极低，可以表现为皮疹或过敏反应。

4. 术后管理

ERCP 术后常规入麻醉恢复室，密切观察生命体征变化，待患者意识清醒、肌力完全恢复、达到出恢复室标准后送回病房。

术后应重点关注"黄金 24 小时"，即术后第一个 24 小时，是并发症最易发生的时段。术后 3h 及次日清晨应化验血常规、血淀粉酶或脂肪酶，根据情况决定是否延长观察期。对容易发生术后并发症的高危人群，应做好相应处理。

老年患者行 ERCP 术的麻醉管理要点可参考表 5-12-6。

表 5-12-6　老年患者行 ERCP 术的麻醉管理要点

阶段	管理要点
术前评估	心血管系统：高血压、冠心病、心衰、心律失常
	呼吸系统：慢性阻塞性肺病、哮喘、肺功能
	消化系统：黄疸、反流、消化道梗阻、肝硬化、腹水
	凝血系统：关注是否服用抗凝/抗血小板药物
	气道评估：肥胖、困难气道

阶段	管理要点
麻醉方式选择	静脉麻醉：氯胺酮+丙泊酚或右美托咪定+舒芬太尼
	气管插管全身麻醉：适合消化道出血、反流误吸风险高、预计操作复杂或手术时间长（超过2 h）、呼吸道梗阻或十二指肠梗阻以及合并严重疾病（如肝硬化、腹水、冠心病、心绞痛等）
	麻醉药物：常规麻醉药物诱导和维持，肌松要求不高
	循环管理：备缩血管药物，维持血流动力学稳定，注意体位对循环的影响
术中管理	呼吸管理：对静脉麻醉患者密切关注呼吸频率和呼吸幅度，对全身麻醉患者推荐行呼气末二氧化碳分压监测，注意体位对呼吸的影响
	并发症预防：防止呼吸抑制或低氧血症、防止胆心反射和其他心律失常及循环衰竭、警惕气栓、气胸/纵隔气肿等
	手术相关并发症：ERCP术后胰腺炎、出血、穿孔、感染、造影剂过敏等
	其他：ERCP操作过程需要X线辅助，医患双方均需做好必要的射线防护，并确保所有监护导线及静脉通路连接可靠
术后管理	加强监测，严格把握气管拔管指征，术后关注"黄金24小时"

（三）典型病例

【病史简介】

患者，男性，90岁，体重50 kg。因"中上腹不适伴发热2天"就诊。患者自述两月前感冒后出现中上腹不适，一天后出现发热，体温最高39.2℃，伴寒战，中上腹疼痛不适，无明显恶心、呕吐、腹泻、胸闷、气促、咳嗽、咳痰等症状。体格检查发现患者皮肤、巩膜明显黄染，腹软，中上腹有压痛及反跳痛。查血常规示白细胞 2.9×10^9/L，中性粒细胞35.3%，嗜酸性粒细胞22.2%，血红蛋白89 g/L，血小板 104×10^9/L；电解质、淀粉酶正常；B超提示胆总管扩大，胆囊显示不清。MRI平扫提示胆总管ERCP术后，胆囊炎，胆囊颈部可疑小结节；胆总管下端结石（约2枚），较2个月前增加，胆道系统轻度扩张。

既往史：胆总管结石、慢性胆囊炎病史6年，2个月前曾行ERCP术。高血压病史10余年，血压最高160/90 mmHg，口服拜新同，血压控制可。前列腺肿瘤史10年，内分泌治疗中。6年前有左中下肺肺炎史，经治疗后好转。右肾结石、右肾囊肿史多年。左侧肱骨骨折手术史10余年。

体格检查：神志清楚，营养中等。查体合作，对答切题。皮肤及巩膜黄染，颈软，张口3指，牙齿残缺，无门齿松动，Mallampati评级2级，甲颏间距7 cm。两肺呼吸音清，未闻及病理性呼吸音及干、湿啰音，心率56次/min，律齐，心音未及异常，各瓣膜听诊区未闻及病理性杂音。中上腹部有压痛及反跳痛，肝脾肋下未触及，移动性浊音阴性。肠鸣音5次/min。

实验室检查：血常规示白细胞 2.9×10^9/L，中性粒细胞35.3%，嗜酸性粒细胞22.2%，血红蛋白89 g/L，血小板 104×10^9/L。生化检查示门冬氨酸氨基转移酶89 U/L，γ-谷氨酰转肽酶138U/L，总胆红素138 μmol/L，直接胆红素26 μmol/L，总蛋白39 g/L，葡萄糖7.6 mmol/L，估算的肾小球滤过率88 mL/(min · 1.73 m²)，肌酐55 μmol/L，尿素12.3 mmol/L，血钾4.2

5

mmol/L，血钠 136 mmol/L，血氯 103 mmol/L。凝血功能正常。C 反应蛋白 28.14 mg/L。

辅助检查：心电图示窦性心动过缓，56 次/min。腹部彩超示肝区质地略增粗，肝内胆管明显扩张，肝多发囊肿，胆囊显示欠清，胆总管稍粗，脾肿大，胰腺未见明显异常。两侧胸腔、腹腔、心包未见积液。腹部 MRI 示胆总管 ERCP 术后，胆囊炎，胆囊颈部可疑小结节；胆总管下端结石（约 2 枚），较 2 个月前增加，胆道系统轻度扩张。胸部 CT 示右下肺少许炎症、冠状动脉硬化。

术前诊断：① 胆总管结石（ERCP 术后）；② 前列腺癌；③ 高血压病（2 级，高危）；④ 右肾囊肿；⑤ 右肾结石；⑥ 骨质疏松；⑦ 甲状腺结节（双侧）。

拟行手术：内镜逆行胆管造影术 + 十二指肠乳头扩张术 + 胆管碎石术 + 胆道支架引流术。

【围手术期管理】

1. 术前评估与准备

患者 90 岁，超高龄，合并多种慢性病。术前监测并控制血压，血压维持在（130～140）/（70～80）mmHg。目前存在阻塞性黄疸症状，术前禁食、禁饮。

2. 术中管理

1）入室情况　入室后开放静脉通路，行血压、心电图、脉搏氧饱和度、呼气末二氧化碳分压监测，心电图显示窦性心律，72 次/min，脉搏氧饱和度 99%。行右上肢桡动脉穿刺，监测有创动脉血压 150/75 mmHg。

2）麻醉方案　静脉麻醉复合表面麻醉联合经鼻高流量氧疗。患者口服利多卡因胶浆进行口咽部黏膜表面麻醉。给予经鼻高流量氧疗，调节流量为 20 L/min，氧浓度为 50%，静脉麻醉采用艾司氯胺酮联合丙泊酚。缓慢静注艾司氯胺酮 10 mg，丙泊酚 40 mg，术中持续泵注丙泊酚 4 mg/（kg·h），间断推注艾司氯胺酮（单次剂量 10 mg，总量 30 mg）。

3）术中经过　术者为患者安全考虑，患者取仰卧位。食管、胃通过顺利，十二指肠乳头外观呈切开后乳头，插管进入胆总管，注射造影剂，胆总管、肝总管、左右肝管显影，胆总管内见 $1 \times 1 \ cm^2$ 结石影，行十二指肠乳头小切开，用可控半径球囊扩张至 11 mm，胆道碎石网篮碎石，放置 8.5 Fr 胆道一体式引流管，引流通畅。全程密切关注患者血压、心率、呼吸、脉搏氧饱和度及意识水平。根据手术进度及时追加氯胺酮，调整丙泊酚用量，维持麻醉深度和循环稳定，并备好血管活性药物，术中与内镜医生保持沟通，了解手术进程。手术历时 90 min。在手术结束前停用丙泊酚，约 10 min 患者清醒，意识恢复，继续观察生命体征。

3. 术后转归

将患者转至苏醒室继续观察 30 min，改鼻导管吸氧，生命体征平稳，患者无不适，安返病房。术后第 3 d 体温下降至 37.5℃，转氨酶及胆红素指标恢复正常。

【病例分析】

此病例为超高龄的老年患者，合并多种基础疾病。考虑到气管插管全身麻醉后，超高龄患者很可能出现麻醉药物代谢缓慢、苏醒延迟、呼吸功能恢复欠佳等情况，所以本病例选择氯胺酮联合丙泊酚的静脉麻醉方案。术中为维持氧合，给予经鼻高流量氧疗。经鼻高流量氧疗这一无创呼吸支持手段能够提供比普通吸氧更高的氧浓度，可产生类似持续气道正压（continuous positive airway pressure，CPAP）的作用，适合高龄、合并复杂基础疾病或氧合储备较差的患者。

氯胺酮是一种兼有催眠和镇痛作用的静脉麻醉药，与阿片类药物相比，可减少呼吸抑制和恶心、呕吐等不良反应的发生。选择小剂量氯胺酮联合丙泊酚使用，能够起到满意的镇静和镇痛效果，且很少出现精神症状。

行 ERCP 术的老年患者的一般情况和营养状况往往比较差，可能会存在电解质紊乱、酸碱失衡、血容量不足、感染性休克等情况，当手术刺激比较大时，可能会突然出现心律失常、血压下降甚至循环崩溃。因此，术前需仔细评估，充分准备，必要时建立有创动脉血压监测，术中应密切关注生命体征，备好血管活性药物和急救气管插管设备。

四、经口内镜下食管括约肌切开术

（一）贲门失弛缓症的特点

贲门失弛缓症是因食管神经肌肉运动功能障碍，下段食管括约肌呈失弛缓状态，食物无法顺利通过，滞留于食管，逐渐导致食管张力减退、蠕动消失及食管扩张的一种疾病，临床上以吞咽困难、胸骨后疼痛及食物反流为最常见的症状。X 线钡餐检查可见钡餐潴留在食管下端，并显示为 1～3 cm 长、对称、边缘整齐光滑呈圆锥形、漏斗状或鸟嘴状的狭窄，其上段食管呈不同程度的扩张、延长与弯曲，无蠕动波。含服硝酸甘油可使食管贲门括约肌松弛。乙酰甲胆碱试验可用于贲门失弛缓症的诊断，正常人皮下注射 5～10 mg 后食管蠕动增加而压力无显著增加，贲门失弛缓症患者注射后 1～2 min 即产生食管强力收缩，食管内压力骤增，而致剧烈疼痛和呕吐。

（二）经口内镜下食管括约肌切开术简介

目前，贲门失弛缓症的治疗方法包括内镜球囊扩张术、内镜下肉毒素注射、食管贲门部黏膜外肌层切开手术（外科 Heller 术）和经口内镜食管下括约肌切开术（peroral endoscopic myotomy，POEM）。内镜球囊扩张术需多次反复扩张且有导致食管破裂的风险，注射肉毒素的短期治愈率仅为 66%，这两种治疗方式效果不确切且易复发，已逐渐被弃用。Heller 术需在单肺通气下，经胸腔离断食管环形肌层。改良 Heller 术需在腹腔镜联合胃镜下完成，两者均有一定的创伤，术后恢复较慢。POEM 可在内镜下切开食管括约肌，具有创伤小、疗效确切和患者术后恢复快等优点，近年来得以迅速推广。

行 POEM 时，患者取仰卧位或左侧卧位，通过内镜从食管中段进入黏膜下隧道完成括约肌切开。在内镜直视下，首先于食管中段黏膜下注射 10 mL 含有靛蓝胭脂红的 0.9% NaCl 溶液，纵形切开一个 2 cm 的切口。随后，经此切口进入黏膜下间隙，采用喷凝法建立黏膜下隧道，隧道越过胃食管连接部（gastroesophageal junction，GEJ）直至胃部近端 2～3 cm 处。进而自黏膜入口远端 3 cm 处（约位于胃食管连接部上方 7 cm）开始切开食管内环状肌及胃部肌束，直至胃食管连接部下约 2 cm 处。肌肉切开长度一般为 6～10 cm。完成肌肉切开后，确认内镜能顺畅地通过胃食管连接部。最后，采用止血夹夹闭黏膜切口。手术时间约 1 h（图 5-12-6）。

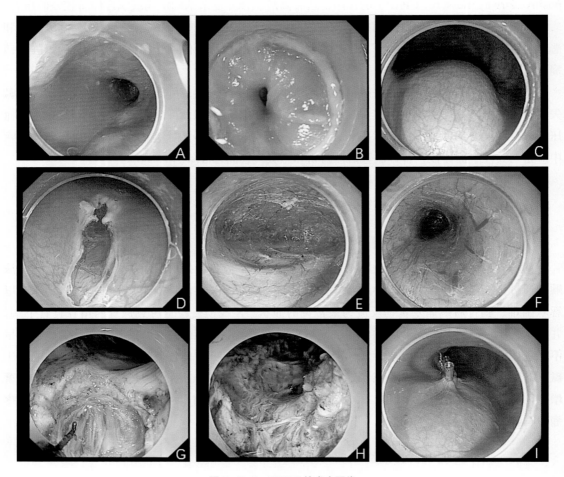

图 5-12-6　POEM 的术中图像

A. 因贲门狭窄食管内有大量液体潴留；B.贲门部狭窄；C. 在贲门上方约 10 cm 进行黏膜下注射；D. 做纵行切口；E. 进入黏膜下层并逐步剥离；F. 建立隧道完成；G. 切开环形肌；H. 完成环形肌切开；I. 金属夹关闭黏膜切口。图片由复旦大学附属华东医院消化内镜室季大年医生提供。

（三）老年患者行 POEM 术的麻醉管理

1. 术前评估与准备

1）肺部并发症评估　贲门失弛缓症患者常伴随反复胃食管反流，因而术中误吸风险较高，且近半数患者术前呼吸功能已受影响。60 岁以上是食管贲门失弛缓症发病年龄的两个高峰之一，老年患者发生吸入性肺炎的风险相对较高。术前应行肺部 CT 和肺功能检查，评估老年患者是否已存在吸入性肺炎及其严重程度。鼓励患者术前禁烟，术前酌情增加体能锻炼并进行呼吸训练。急性呼吸道感染时应推迟手术至感染完全控制后 2 周。

2）凝血功能评估　血小板 $< 30 \times 10^9/L$、免疫性血小板减少症、骨髓增生异常综合征或脾功能亢进等严重的凝血障碍疾病是 POEM 的禁忌证。此外，正在服用大剂量抗凝药或抗血小板

老年患者精确麻醉

药的患者也不宜行 POEM 术。术前应评估患者是否存在上述疾病或是否服用影响出凝血功能的药物。

3）术前营养与饮食调整　实施 POEM 时，至少应在术前 24 h 开始流质饮食或术前 48 h 开始少渣饮食。对术前内镜发现食管内有大量食物滞留的患者或乙状结肠型食管贲门失弛缓症的患者，推荐更长时间的清流质饮食（3～5 d）。值得注意的是，即使在流质饮食 1～2 d 后，仍有约 1/3 的患者麻醉前内镜检查可见固体食物残留。因此，推荐术前 1 d 或手术当天麻醉诱导前，在内镜下清洁食管，并于术前经内镜确认食管内残留物已清除干净，以免发生反流误吸。

4）术前用药　术前 1 d 开始静脉注射质子泵抑制剂，术前 30 min 静脉使用抗生素，术前不推荐常规使用镇静药物。

2. 麻醉方法的选择

建议气管插管全身麻醉，其术中出血、穿孔和二氧化碳相关并发症的发生率比静脉麻醉低。

1）麻醉诱导与气管插管　麻醉诱导前建议使用大钳道胃镜行食管-胃-十二指肠检查并吸除食物残留，如仍有较多固体残渣无法清除，应推迟手术。明确已清除食物残渣后，则可实施常规麻醉诱导。如有反流误吸可能，应采用快速序贯诱导。由于 POEM 手术疼痛刺激不大，建议选用速效、短效的麻醉药物。

气管插管有经口和经鼻两种选择，前者管腔直径更大、插管过程损伤小且易于吸引反流物，但是经口气管导管可能会随着内镜操作而发生移位。后者的人工气道与手术操作空间分离，缺点是气管导管直径小、插管易造成出血且不利于吸引反流物。完成经口气管插管后，置入胃镜咬口，将气管导管固定于右侧口角。对手术麻醉期间的微误吸需要引起重视，应选择合适的气管导管并注意套囊的充气压力。

2）麻醉维持　国内胃肠镜室多未安装吸入麻醉药尾气排放系统，故一般采用全凭静脉麻醉。可静脉持续泵注小剂量瑞芬太尼 0.05～0.1 μg/（kg·min）和丙泊酚 4～6 mg/（kg·h）维持麻醉。如果手术时间超过 1 h，应考虑追加芬太尼或舒芬太尼。

3. 术中管理

1）术中监测　常规监测血压、心电图、脉搏氧饱和度和呼气末二氧化碳分压，危重患者监测有创动脉压。建议监测体温，实行术中保温策略。

建立隧道及肌切开时需充二氧化碳气体，应根据允许性高二氧化碳血症等肺保护策略调整呼吸参数。监测气道压，必要时可适当追加神经肌肉阻滞剂。如果出现胃肠道痉挛，可静注抗胆碱能药物（丁溴东莨菪碱或间苯三酚），前者可能引起心动过速。

术中误吸的预防非常重要，内镜医生需反复经内镜吸引从食管反流至声门下的液体。有文献推荐采用带负压吸引孔和锥形套囊的气管导管，以降低 POEM 术中食管冲洗液误吸的风险。

2）常见并发症及处理　POEM 术应重点关注气体相关并发症（与二氧化碳灌注相关的纵隔气肿、皮下气肿、气腹、气胸等）的防治。

预防充气相关性不良事件的方法主要包括采用二氧化碳充气和减少充气量。空气由于易获得且成本低，被广泛用于内镜下胃肠道的扩张，但空气的吸收速度比二氧化碳慢近 150 倍。内镜采用空气充气时，术中发生气体栓塞、气腹、气胸、纵隔气肿和皮下肺气肿的风险相应增加。

因此应优先选择二氧化碳充气，这对内镜手术时穿孔和气体栓塞高风险的患者尤为重要。

纵隔气肿和皮下气肿最为常见。食管内二氧化碳充气时呼气末二氧化碳压力突然升高常常提示可能存在广泛的皮下气肿。大多数皮下气肿无须干预，但颈部皮下气肿可能会压迫气道，一旦发生应迅速评估气道，必要时及时处理。如果因严重的颈胸部皮下气肿而需延迟拔除气管导管时，应测量颈围，判断颈部皮下气肿缓解的情况，并采用气囊漏气试验（cuff leak test, CLT）评估气管导管拔除风险。

观察气腹时，应暴露上腹部。发生张力性气腹时，平卧位或半左侧卧位有助于快速安全地行腹腔穿刺。POEM 术中应仔细观察有无严重气腹的临床表现。少量气腹时，可以暂停手术并采用过度通气直至二氧化碳被吸收。若气腹不能自行吸收，则需要通过吸引进行减压。对减压效果仍不理想的患者行腹腔穿刺减压，用 14～16 G 套管针于右侧麦氏点穿刺放气。

气胸是较为罕见的 POEM 术中不良事件。术中出现气道平均压 > 20 mmHg，脉搏氧饱和度 < 90%，经胸片证实，则需行胸腔闭式引流。在不影响全身循环的情况下，适当调整术中 PEEP 水平可有效地预防气胸的发生。POEM 术中若出现心肺功能恶化，麻醉医生需考虑到张力性气胸或大面积气体栓塞的可能性。

POEM 手术的其他并发症包括黏膜损伤、食管穿孔、黏膜下出血等，一般具有自限性，可采用保守治疗，少数需行干预治疗。

4. 术后管理

POEM 术后需评估气管导管拔管的风险。对存在气腹、气胸、纵隔气肿和皮下气肿的患者，需在苏醒前行 X 线检查，以确定其严重程度。大部分患者可顺利拔除气管导管并返回病房。如果既往有肺部疾病或因严重的颈胸部皮下气肿而需延迟拔管时，应测量颈围，判断颈部皮下气肿缓解的情况，并采用气囊漏气试验评估气管拔管风险。

气囊漏气试验是拔管前评估声门及其周围组织是否水肿的方法，气管导管周围的漏气量与水肿程度成反比。实施时，在充分吸引气道分泌物后，将呼吸机设置为间歇同步指令通气，观察吸气和呼气潮气量，两者相近且趋于稳定后将气囊完全放气，以随后 6 次呼吸周期中的平均吸气潮气量作为吸气量，最低的 3 次呼气潮气量平均值作为呼气量。两者差值为漏气量，漏气量与吸气量之比为漏气比，漏气量较低时提示试验结果为阳性。阴性结果对排除上呼吸道水肿和压迫的意义较大。Miller 等报道，采用漏气量小于 110 mL 作为气管拔管后喘鸣的预测指标，其阳性预测值为 80%。漏气量大于 110 mL 预测无气管拔管后喘鸣的预测值为 98%，特异度达 99%。因此，气囊漏气试验是一种辅助判断 POEM 术后颈胸部皮下气肿的患者能否安全拔除气管导管的有效方法。

老年患者行 POEM 术的麻醉管理要点可参考表 5-12-7。

表 5-12-7　老年患者行 POEM 术的麻醉管理要点

阶段	管理要点
术前评估	反流误吸风险：有无食物潴留，贲门失弛缓症，必要时通过内镜清洁食道
	呼吸系统：吸烟史、吸入性肺炎史、肺功能

阶段	管理要点
	凝血系统：关注是否服用抗凝或抗血小板药物
麻醉方式选择	气管插管全身麻醉，必要时行快速序贯诱导
术中管理	麻醉药物：常规麻醉药物诱导和维持，适当追加神经肌肉阻滞剂
	循环管理：维持血流动力学平稳
	呼吸管理：肺保护性通气策略（允许性高二氧化碳血症）
	并发症预防：警惕与二氧化碳灌注相关的纵隔气肿、皮下气肿、气腹、气胸等
术后管理	加强监测，严格把握拔管指征，采用气囊漏气试验评估气管拔管风险

（四）典型病例

【病史简介】

患者，女性，61 岁，体重 49 kg。因"吞咽困难近 30 年，加重 2 年"入院。患者 30 年前无明显诱因出现间歇性进食后上腹部饱胀不适，进食半小时左右腹胀缓解，无反酸、烧心，无胸痛、胸闷，无恶心、呕吐，无腹痛、腹泻，自行口服抗炎药及抑酸药后症状可缓解，未行诊治。2 年前上述症状出现频率增加，进食软食或流质后半小时左右出现呕吐，呕吐物为进食食物，可饮水，伴反酸、烧心。查食管钡剂造影明确为"贲门失弛缓症"。予奥美拉唑及阿奇霉素治疗后症状稍缓解。半年前患者发热后症状再次加重，饮水后也出现呕吐，呕吐物含大量黏液及唾液。查胃镜示食管距门齿 38～40 cm 见管腔痉挛，表面黏膜光滑，内镜尚可通过，腔内见大量食物残渣潴留，食管下端轻度扩张。

既往史：无系统疾病史，无手术外伤史，无药物过敏史。

体格检查：神志清楚，营养中等，回答切题。无贫血貌，全身皮肤未见异常，全身浅表淋巴结无肿大。颈软，气管居中，甲状腺无肿大，张口 3 指，无门齿松动，Mallampati 评级 2 级，甲颏间距 7 cm。两肺呼吸音清，未闻及病理性呼吸音及干、湿啰音，心率 60 次/min，律齐，心音未及异常，各瓣膜听诊区未闻及病理性杂音。腹平软，无压痛、反跳痛，肝脾肋下未触及，移动性浊音阴性。

实验室检查：血常规示白细胞计数 3.1×10^9/L，中性粒细胞百分比 49.1%，血红蛋白 101 g/L，血小板计数 153×10^9/L。生化检查示丙氨酸氨基转移酶 3 U/L，门冬氨酸氨基转移酶 8 U/L，总胆红素 19.1 μmol/L，直接胆红素 8.3 μmol/L，间接胆红素 10.8 μmol/L，总蛋白 66 g/L，白蛋白 44 g/L，碱性磷酸酶 56 U/L，葡萄糖 4.2 mmol/L，估算的肾小球滤过率 110.5 mL/(min·1.73m²)，肌酐 52 μmol/L，尿素 5.5 mmol/L，血钾 3.8 mmol/L，血钠 136 mmol/L，血氯 103 mmol/L。凝血功能正常。

辅助检查：① 胸部 CT 示两肺散在炎症；余两肺少许炎症后遗灶；食管明显扩张积液。② 上腹部 CT 示贲门入口明显狭窄，符合失弛缓征象，余上腹部未见明显异常。③ 心电图示窦性心律，69 次/min，ST 段改变。④ 心脏彩超示主动脉瓣轻度钙化，主动脉瓣反流（轻微-轻度），三尖瓣反流（轻度），未见节段性室壁运动异常（LVEF：60%）。⑤ 肺功能示通气功能正常，换气功能轻度减退。FEV_1 2.49 L，占预计值的 79.1%。

术前诊断：贲门失弛缓症，慢性浅表性胃炎。

拟行手术：POEM 术。

【围手术期管理】

1. 术前评估与准备

患者老年女性，无系统疾病史，无抗凝药物服用史，心肺功能评估无特殊。根据患者进食后呕吐的病史以及胃镜和上腹部 CT 提示食管腔内见大量食物残渣潴留伴食管下端轻度扩张的影像学证据，考虑患者存在胃食管反流，围手术期反流误吸风险较高，故进行针对性的饮食调整，嘱患者术前 3 d 即开始清流质饮食，手术当天禁食、禁饮，并于麻醉诱导前，在内镜下清洁食管和胃，确认残留物已清除干净，以免发生反流误吸。

患者肺部 CT 提示两肺散在炎症，肺功能检查提示通气功能正常，换气功能轻度下降，评估患者可能存在吸入性肺炎史，向患方充分告知术后肺部并发症发生风险。

2. 术中管理

1）入室情况　在患者入室后开放静脉通路，行血压、心电图、脉搏氧饱和度监测，心电图显示窦性心律，70 次/min，脉搏氧饱和度 99%，血压 130/65 mmHg。于麻醉诱导前，由内镜医生通过胃镜充分清洁食管和胃，吸尽液体残留物。

2）麻醉方案　选择气管插管全身麻醉。麻醉诱导采用依托咪酯 20 mg，舒芬太尼 15 μg，罗库溴铵 40 mg，推泵快速泵注瑞芬太尼 50 μg，行气管导管插管，诱导过程顺利，无明显血压波动。术中采用丙泊酚 250～300 mg/h 和瑞芬太尼 0.5 mg/h 维持麻醉。

3）术中经过　手术体位采取左侧卧位，摆放体位时注意预防气管导管移位，注意左侧颜面部及臂丛保护。全程密切关注血压，避免麻醉过深。在收缩压低于 100 mmHg 时，酌情间断使用小剂量麻黄碱 3～6 mg 或去氧肾上腺素 50～100 μg。术中关注手术进程，在建立隧道时灌注二氧化碳气体，密切注意呼气末二氧化碳分压的变化，呼吸参数的设置遵循肺保护性通气策略（允许性高二氧化碳血症）。注意观察有无皮下气肿、纵隔气肿、气胸等情况。术中注意检查经口气管导管有无移位或脱出，气囊压力是否正常，防止出现术中误吸。手术历时 1 h，在金属夹关闭黏膜切口、放置胃管时，停用麻醉药物，追加舒芬太尼 5 μg。术中补充晶体液 1000 mL；术中出血约 15 mL，尿量 200 mL。

3. 术后转归

手术结束后将患者体位改为平卧位，给予舒更葡糖 100 mg 拮抗罗库溴铵，约 5 min 后，患者意识和自主呼吸恢复，8 min 后患者自主呼吸频率及潮气量恢复至正常范围，TOF 恢复至90%。该患者颈部无明显皮下气肿，予以拔除气管导管，患者无不适，在麻醉恢复室复苏后送回病房。5 d 后患者出院。

【病例分析】

此病例为临床上典型的老年患者行 POEM 术的麻醉案例。根据疾病的特点，需要在术前进行完善的评估和准备。根据病史和影像学检查，评估患者反流误吸风险，提前 3～5 d 进行营养和饮食的调整，必要时在麻醉诱导前先进行胃镜下的食道清洁；如仍存在误吸风险，建议采取快速序贯诱导。评估患者术前肺部感染和肺功能的情况，如果术前已存在比较严重的吸入性肺炎，则术后可能会出现拔管困难。对这类患者需在术中密切关注二氧化碳相关并发症，术后拔管前也应观察颈部皮下气肿的严重程度，必要时进行气囊漏气试验，评估气管拔管风险。

五、老年患者行气管镜诊疗的麻醉管理

（一）超声引导下经支气管针吸活检

1. 超声引导下经支气管针吸活检简介

超声引导下经支气管针吸活检（endobronchial ultrasound-guided trans-bronchial needle aspiration，EBUS-TBNA），指在支气管镜前端装备超声探头，在超声图像的实时监视下对气管、支气管周围病变组织进行穿刺活检的检查。气管镜检查是临床诊断和治疗老年呼吸系统疾病的重要手段，临床应用日益普及。检查时往往需要在直视下对（支）气管表面组织进行活检。对（支）气管表面下肿瘤，则需要在超声定位下行针吸活检（图 5-12-7）。尤其当肿瘤较小时，可能需要暂停通气以减小局部组织移动度，避免损伤血管，从而提高超声下穿刺针定位的准确性与活检阳性率。穿刺活检后应充分止血。

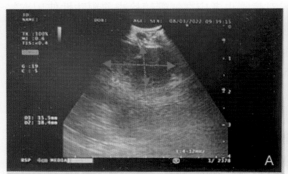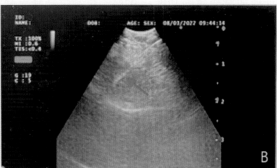

图 5-12-7　EBUS-TBNA 的术中超声图像

A. 经支气管超声显示肺门淋巴结位置和大小（红色虚线箭头示淋巴结直径）；B. 针吸穿刺活检获取淋巴结组织（红色箭头示活检穿刺针）。
图片由上海交通大学附属胸科医院麻醉科朱宏伟医生馈赠。

2. 老年患者行 EBUS-TBNA 的麻醉管理

1）术前评估与准备

（1）麻醉前评估病史：① 患者是否存在困难气道（包括张口度、松动门齿、Mallampati 评分、颈椎后仰度、甲颏间距）。② 患者是否有禁食时间不足、胃肠道潴留、反流或梗阻等可能导致反流误吸的情况。③ 老年患者并存疾病较多，需要询问病史，判断是否存在急性冠状动脉综合征、未控制的高血压、严重心律失常和心衰等可能导致围手术期严重心血管事件的情况，建议采用 RCRI 评估患者心脏事件风险。存在以下心血管疾病不建议行气管镜诊疗：4 周内急性心肌梗死（4～6 周应充分权衡利弊）、恶性心律失常、不稳定心绞痛、严重心肺功能不全、严重肺高压、急性脑血管事件等。④ 患者是否有严重气道狭窄、急性呼吸系统感染、肥胖、哮

5

喘、吸烟等可能导致围手术期严重呼吸系统不良事件的情况。⑤ 活动性大咯血患者应做好建立人工气道和急救的准备。⑥ 若存在或高度怀疑存在其他特殊并存疾病，应完善相关实验室检查（如激素水平检测等）。

（2）实验室检查：实验室检查应重点关注出凝血功能和抗凝药使用情况：① 血小板计数低于 $60 \times 10^9 / L$，不推荐行支气管镜下黏膜活检或经支气管肺活检。② 拟行活检的患者，建议提前 5～7 d 停用氯吡格雷，提前 3～5 d 停用替格瑞洛，小剂量阿司匹林可继续使用；建议提前 5 d 停用华法林，术后若无活动性出血，可在 12～24 h 后恢复使用（根据停药期间血栓形成风险评估是否需要低分子肝素桥接）；达比加群及利伐沙班需提前 24 h 停药，无需低分子肝素桥接。若患者必须使用抗凝剂，应更换为普通肝素，并控制国际标准化比值 ≤ 1.5。

在辅助检查方面，应常规行胸部 CT 检查（必要时行增强 CT 或薄层 CT），以确定病变部位、范围和严重程度等，帮助麻醉医生评估气道和肺部病变情况。对严重气道狭窄患者的评估应更全面，详细了解患者在自然睡眠状态下呼吸困难程度、体位改变对呼吸困难的影响以及气管狭窄的性质（内生型或外压型），胸部 CT 检查及既往气管镜检查结果有助于病情评估。需注意的是，患者术前影像学检查均不能完全代表患者当前的气道状态。

（3）麻醉前准备：检查前取下活动的义齿。术前不推荐常规应用抗胆碱能药物（如阿托品）。对怀疑慢性阻塞性肺病的老年患者应检测肺功能，若肺功能重度下降，如 $FEV_1 < 40\%$ 预计值或脉搏氧饱和度 < 93%，应测定动脉血气。对哮喘患者应在气管镜检查前预防性使用支气管舒张剂，对慢性阻塞性肺病患者应视情况决定是否预防性使用支气管舒张剂。

（4）禁食、禁饮：老年患者应在术前禁食至少 6 h，禁水至少 2 h。如患者存在胃排空功能障碍或胃潴留，应适当延长禁食和禁水时间。可采用超声评估胃内容物及胃排空情况，必要时行气管内插管以保护气道。

2）麻醉方法的选择

（1）喉罩通气全身麻醉：喉罩通气全身麻醉可安全用于绝大多数气管镜诊疗操作。由于气管镜的麻醉涉及麻醉医生与气管镜操作医生共用气道的问题，常规的喉罩加特制连接管在保证患者氧供的同时不影响手术操作（图 5-12-8、图 5-12-9），有助于气道管理。

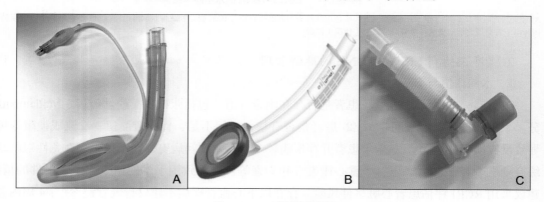

图 5-12-8　喉罩及连接管

A. Ambu 喉罩（充气型）；B. GMA "罩杯型" 喉罩（免充气型）；C. 连接管。图片由上海交通大学附属胸科医院麻醉科朱宏伟医生提供。

老年患者精确麻醉

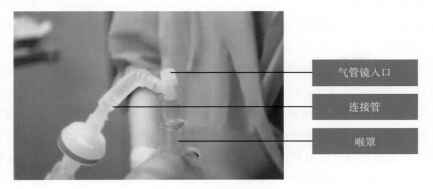

图 5-12-9　喉罩连接装置

图片由上海交通大学附属胸科医院麻醉科朱宏伟医生提供。

麻醉诱导推荐采用丙泊酚联合瑞芬太尼双靶控输注，设置血浆靶浓度丙泊酚 3～4 μg/mL、瑞芬太尼 3～4 ng/mL；麻醉维持设置血浆靶浓度丙泊酚 2～4 μg/mL、瑞芬太尼 2～4 ng/mL。术中低血压时，可间断推注去甲肾上腺素 4 μg。

关于神经肌肉阻滞剂的使用，目前有两种不同的观点：① 不使用神经肌肉阻滞剂。持有这一观点的医生认为，使用神经肌肉阻滞剂增加呼吸机支持时间、影响苏醒室周转，肌松残余增加术后呼吸系统并发症，尤其是日间手术的患者存在呼吸抑制风险。② 使用神经肌肉阻滞剂。持有这一观点的医生认为，神经肌肉阻滞剂可以减少气管镜置入过程中的呛咳、体动，减少丙泊酚和瑞芬太尼引起的低血压。近年随着舒更葡糖进入临床，使甾类神经肌肉阻滞剂的拮抗更为快速完全。对中度肌松（当罗库溴铵诱导的神经肌肉阻滞自发恢复到至少 T2 重现时），可给予舒更葡糖 2 mg/kg 进行拮抗，T4/T1 恢复到 0.9 的中位时间约为 2 min。对深度肌松（当罗库溴铵诱导的神经肌肉阻滞恢复到至少 1～2 个强直刺激后计数时），可给予舒更葡糖 4 mg/kg 进行拮抗，T4/T1 恢复到 0.9 的中位时间约为 3 min。

需要注意的是神经肌肉阻滞剂仅能减少体动，不能从根本上抑制气道刺激，因此还是要重视表面麻醉。在气管镜检查前，从声门、总气道、隆突及双侧支气管注射局部麻醉药，有条件的可以在麻醉准备室内雾化吸入局部麻醉药。有研究表明雾化吸入局部麻醉药的效果优于经气管镜喷洒局部麻醉药，且可减少局部麻醉药总量。

（2）静脉麻醉复合表面麻醉：患者配合度高，术者操作技术熟练、操作时间较短者，也可考虑采用鼻导管吸氧或经鼻高流量氧疗下的静脉麻醉。

A. 表面麻醉：良好的表面麻醉可明显减轻患者痛苦，维持较稳定的血流动力学和呼吸功能，为术者提供良好的操作条件，减少术中并发症发生。单纯表面麻醉仅适用于患者耐受能力强且操作简单的气管镜诊疗。推荐将利多卡因作为表面麻醉药。目前，利多卡因表面麻醉的方法主要有：喷雾法或雾化吸入法、气管内滴注法、含漱法、环甲膜穿刺法。利多卡因总量应小于 8.2 mg/kg。

B. 静脉麻醉：在表面麻醉的基础上给予镇静及适量镇痛药物，使患者处于轻、中度镇静水平，并保留自主呼吸，能缓解患者因紧张、恐惧而出现的窒息感及呼吸困难。目前，临床常选择咪达唑仑联合芬太尼或舒芬太尼，适用于患者耐受能力较好且操作简单的气管镜诊疗。

咪达唑仑可采用滴定法给予，60岁以下成年患者的初始剂量为0.03~0.05 mg/kg（不宜超过3 mg），于操作开始前5~10 min给药，静脉注射后2 min起效，逐渐达到中度镇静的程度，在操作30~40 min内一般无须再次追加。对老年患者静脉注射咪达唑仑应缓慢，速度约为1 mg/30 s；若操作时间延长，可追加1 mg，但使用总量不宜超过5 mg。对成人患者分次给予芬太尼1~2 μg/kg或舒芬太尼0.1~0.2 μg/kg，可明显提高患者耐受程度。新型静脉麻醉药瑞马唑仑，起效和失效迅速，对呼吸及心血管系统抑制作用较轻，也可尝试用于气管镜检查的镇静。对成人可先缓慢静脉注射芬太尼50~75μg或舒芬太尼5~7.5μg，再静脉注射瑞马唑仑5.0~7.5 mg，当达到中度镇静时即可开始操作，必要时可追加瑞马唑仑2.5 mg，但每15 min内追加次数不宜超过5次。

在表面麻醉基础上的深度镇静，适用于耐受性较差，且操作时间较长，但有全身麻醉禁忌的患者。但深度镇静状态下呼吸抑制风险高，需要有经验的麻醉医生全程密切监测生命体征，及时调整用药，备好抢救插管设备。

丙泊酚可用于EBUS-TBNA的深度镇静，建议联合应用麻醉性镇痛药物（如芬太尼、舒芬太尼、瑞芬太尼或羟考酮），以改善患者耐受程度。但需考虑到药物合用会增加呼吸抑制的风险，必须密切监测生命体征。建议1~5 min内静脉注射丙泊酚1~1.5 mg/kg，维持剂量为1.5~4.5 mg/(kg·h)。芬太尼静脉注射常用剂量为1~2 μg/kg，其起效速度快，可维持30~60 min；舒芬太尼静脉注射常用剂量为0.1~0.2 μg/kg，其起效较快，作用时间较长。瑞芬太尼持续输注速度为0.05~0.1 μg/(kg·min)，随后逐渐调整剂量至0.025 μg/(kg·min)。给予阿片类药物时应缓慢给药，以避免引起呼吸抑制及胸壁强直。盐酸羟考酮可以单次给予0.05~0.1 mg/kg，维持时间较长，一般无须再次追加。

丙泊酚的靶控输注法为单次注射芬太尼1~2 μg/kg或舒芬太尼0.1~0.2 μg/kg联合丙泊酚靶控输注（效应室浓度：3~5 μg/mL）；也可选择丙泊酚（效应室浓度：3~5 μg/mL）与瑞芬太尼（效应室浓度：1.5~3 ng/mL）双靶控输注，一般要求靶控输注初始浓度较高，随后逐渐降低。患者睫毛反射消失、呼吸平稳后可开始气管镜检查，并根据患者反应适当调整镇静或麻醉深度。若患者出现体动或呛咳，可追加丙泊酚0.3~0.5 mg/kg。

右美托咪定联合麻醉性镇痛药物适用于预计操作时间较长的EBUS-TBNA。可在10~15 min内静脉泵注右美托咪定0.2~1 μg/kg，随后以0.2~0.8 μg/(kg·h)维持。宜合用适量芬太尼、舒芬太尼或瑞芬太尼，可明显抑制气道操作的刺激。右美托咪定联合麻醉性镇痛药可能引起严重心动过缓甚至心搏骤停，必须密切监测并及时处理。

依托咪酯对呼吸和循环系统的影响较小，静脉注射后作用迅速而短暂，也适用于EBUS-TBNA的静脉麻醉。宜在应用咪达唑仑和（或）芬太尼或舒芬太尼等1.5~2min后给予依托咪酯0.2~0.3 mg/kg，以预防肌肉震颤。近年来，依托咪酯与丙泊酚混合液、依托咪酯与丙泊酚联合输注在各类内镜诊疗中的应用增多，既可避免丙泊酚所致低血压、呼吸抑制等不良反应，也可减少依托咪酯引起的肌肉震颤等不良反应。在静脉给予芬太尼或舒芬太尼后1.5~2 min后，使用容量配比为1：2混合液（依托咪酯20 mg/10 mL配比丙泊酚200 mg/20 mL），首次剂量为 0.15～0.2 mL/kg 缓慢静注，根据患者镇静深度单次给予 1～2 mL 追加。

艾司氯胺酮具有良好的镇痛作用，且较少引起呼吸抑制，可给予小剂量艾司氯胺酮 0.2 mg/kg，复合咪达唑仑 1～2 mg、舒芬太尼 5～7.5 μg。也可根据手术时间酌情使用右美托咪定或丙泊酚进行维持。

新型静脉麻醉药环泊酚的疗效与丙泊酚相当，但注射痛发生率、呼吸及循环系统不良事件发生率降低，也适用于老年患者行 EBUS-TBNA 的镇静。宜在应用芬太尼或舒芬太尼等 2～3 min 后给予环泊酚，首次剂量 0.3～0.4 mg/kg。在诊疗操作过程中，根据临床观察可给予追加环泊酚，< 65 岁患者每次可追加 0.15 mg/kg，≥ 65 岁患者每次可追加 0.12 mg/kg，必要时可追加适量芬太尼或舒芬太尼。

上述静脉麻醉的药物用于老年患者时，均需根据年龄、病情、呼吸和循环的情况，滴定给药，初始剂量建议先给予半量，并及时对药物剂量与用药速度进行个体化调整，少量分次追加，并密切监测生命体征。

3）术中管理

（1）术中监测：常规监测包括心电图、呼吸、血压和脉搏氧饱和度，有条件者宜监测呼气末二氧化碳分压。气管内插管（包括喉罩）全身麻醉宜常规监测呼气末二氧化碳分压。值得注意的是，脉搏氧饱和度主要代表肺的换气功能，并不是反映早期低通气的敏感指标。脉搏氧饱和度下降提示通气功能已明显下降，因此需要严密观察患者呼吸频率、幅度以及呼气末二氧化碳波形。

（2）呼吸管理：EBUS-TBNA 术中，因操作医生与麻醉科医生共用气道，增加呼吸管理的难度，术中维持充分的氧合至关重要。临床常用的呼吸管理方式如下：

A. 鼻导管吸氧：经鼻导管吸氧是表面麻醉以及轻中度镇静时最常用的给氧方式，患者乐于接受，但吸入氧浓度较面罩吸氧低，只适用于表面麻醉或轻中度镇静下肺功能良好患者且接受操作简单、时间较短的气管镜诊疗。

B. 面罩通气：有效的面罩通气，尤其是内镜面罩（图 5-12-1），有利于维持患者充分氧合，也可显著改善患者通气，是值得推荐的通气方式。当脉搏氧饱和度 < 90% 时，应采取面罩辅助呼吸或控制呼吸，适用于静脉麻醉下氧合和（或）通气功能明显下降的患者。

C. 喉罩通气：在全身麻醉下实施 EBUS-TBNA 术时，利用 Y 型接口进行喉罩通气是较常采用的通气方式（图 5-12-9），其优点有：① 便于气管镜操作医生观察声门及气管内病变；② 使用方便迅速，气道较易维持；③ 喉罩放置难度较小，成功率高，可用于自主通气和控制通气，并避免气管内黏膜损伤；④ 患者在较浅麻醉状态下也可耐受喉罩，麻醉恢复期呛咳发生率低。喉罩通气也适用于全身麻醉下较复杂、时间较长的气管内诊疗操作。

（3）常见并发症及处理。

A. 呼吸抑制：呼吸抑制是在深度镇静下实施 EBUS-TBNA 术时最常见的并发症，当呼吸暂停或呼吸频率及幅度减少或患者屏气时，可出现脉搏氧饱和度明显下降，此时应暂停操作，提高吸入氧浓度并采用面罩辅助呼吸或控制呼吸，待患者呼吸恢复正常，脉搏氧饱和度回升后再继续操作。

B. 喉痉挛：口腔内分泌物直接刺激咽喉部，气管镜反复进出声门可诱发喉部肌群反射性收缩，发生喉痉挛。因此，必须保证良好的表面麻醉效果与适当的麻醉深度，并严密观察患者的生命体征。发生严重喉痉挛，应立即停止所有诊疗，可面罩加压给氧，加深麻醉，必要时给予神经肌肉阻滞剂。

C.（支）气管痉挛：麻醉不充分、患者高度紧张或操作技术不规范、强行刺激声带、气管壁或注入药物及冷盐水等，均可造成气管或支气管痉挛。轻度支气管痉挛时，可面罩加压给氧，给予支气管舒张剂和（或）静脉注射糖皮质激素。严重支气管痉挛时，如患者脉搏氧饱和度难以维持，可加深麻醉并行面罩正压通气，必要时气管内插管并控制通气，同时吸入七氟烷松弛支气管平滑肌，并给予支气管舒张剂，如吸入沙丁胺醇气雾剂或静脉注射肾上腺素。

D. 反流误吸：镇静状态下，患者咽喉反射可能被抑制，口腔内分泌物可能误吸入气管。胃液及胃内容物可能反流并误吸入呼吸道，造成吸入性肺炎。因此，必须严格禁食禁饮，防止反流误吸。一旦发生呕吐，立即使患者改成侧卧位，扣拍背部，及时清理口咽部的呕吐物，观察生命体征，特别是氧合状态，必要时插入气管内导管并在气管镜下行气管内冲洗及吸引。

E. 心血管并发症：麻醉药物和气管镜操作都有可能造成患者心率与血压剧烈波动，甚至出现心律失常、心搏骤停等。因此应加强监测，并及时发现和处理相关并发症。

F. 出血：出血多由诊疗操作中气道损伤所致。轻者可不处理，出血较多者可局部止血，保证氧合前提下经支气管镜下止血，严重时应进行支气管插管隔离双肺，必要时介入或外科手术治疗。气道血液积聚、血块堵塞等造成的气体交换障碍比失血本身更为危险。与潜在的失血性休克相比，患者更有可能死于出血所致的窒息。对气道内出血的处理应提前做好预案；操作开始前应与操作医生充分沟通；处理出血时，决策应及时准确，避免由于决策延误造成的处理困难。

G. 气胸：术中或术后如出现持续低氧血症，胸部叩诊过清音、呼吸音减弱，需警惕发生气胸，应进行胸部 X 线或肺部超声检查，确诊后做出相应处理，严重者则需行胸腔闭式引流。

4）术后管理　术毕入麻醉恢复室，监测指标包括患者血压、心率、呼吸、脉搏氧饱和度和神志状态以及有无恶心、呕吐等并发症。如有呼吸道少量持续出血，应延长观察时间，直至出血停止，待气管镜操作医生与麻醉科医生共同评估后方可离院。

离院标准：对于在门诊接受常规气管镜诊疗镇静或麻醉的患者采用离院评分量表来评价患者是否可以离院（表 5–12–2）。一般情况下，如果评分 ≥ 9 分，患者可由亲友陪同离院。拟行 EBUS-TBNA 的患者建议住院治疗。

老年患者行 EBUS-TBNA 的麻醉管理要点可参考表 5–12–8。

表 5-12-8　老年患者行 EBUS-TBNA 的麻醉管理要点

阶段	管理要点
术前评估	系统病史：高血压、冠心病、慢性阻塞性肺病、肺功能评估
	困难气道评估及反流误吸风险评估
	高龄、肥胖及其他影响氧合功能的危险因素评估
	出血风险评估：关注是否服用抗凝或抗血小板药物，有无大出血或咯血可能
术前准备	充分做好表面麻醉，建议提前给予局部麻醉药雾化吸入
麻醉方式选择	全凭静脉麻醉喉罩通气或静脉麻醉联合表面麻醉
术中管理	麻醉药物：常规麻醉药物诱导和维持（推荐丙泊酚联合瑞芬太尼双靶控输注法），神经肌肉阻滞剂可选择罗库溴铵
	循环管理：维持血流动力学稳定
	呼吸管理：对静脉麻醉患者密切关注呼吸频率和呼吸幅度，对全身麻醉患者推荐行呼气末二氧化碳分压监测，观察潮气量，保证通气和氧合
	并发症预防：进行静脉麻醉时警惕反流误吸、呼吸抑制、喉痉挛、大出血等
术后管理	加强监测，严格把握拔管指征，推荐舒更葡糖拮抗肌松残余

3. 典型病例

【病史简介】

患者，男性，76 岁，因"体检发现右肺部阴影 1 个月"入院。患者于 1 个月前 CT 检查发现右肺部阴影。

既往史：既往高血压病史 20 余年，口服降压药治疗，具体不详，平时血压 150/90mmHg。否认糖尿病病史。

体格检查：体温 37℃，脉搏 65 次/min，呼吸 18 次/min，血压 151/86 mmHg，身高 161 cm，体重 76 kg。神清，气平，双侧锁骨上淋巴结未及肿大，双肺未及干、湿啰音，心律齐，未及杂音。

实验室检查：白细胞计数 4.57×10^9/L，红细胞计数 4.37×10^{12}/L，血红蛋白 144 g/L，红细胞压积 43.2%，血小板计数 116×10^9/L，葡萄糖 6.9 mmol/L。凝血功能检查示凝血酶原时间 9.9 s，国际标准化比值 0.83，活化部分凝血活酶时间 26.8s，凝血酶时间 17.6 s，纤维蛋白原 2.69 g/L，D-二聚体 0.35 mg/L。肝肾功能检查示总蛋白 71 g/L，白蛋白 41 g/L，丙氨酸氨基转移酶 21 U/L，门冬氨酸氨基转移酶 22 U/L，尿素 9.4 mmol/L，肌酐 60 μmol/L。

辅助检查：运动平板检查结果阴性，全程血压高。心脏超声示室间隔增厚，静息状态下左室各节段收缩活动未见明显异常，左室舒张功能未见异常。脑 MRI 示两侧额顶叶缺血灶。PET-CT 检查示：① 右肺上叶多枚结节和团块影，氟代脱氧葡萄糖代谢增高，考虑恶性病变可能，建议病理学明确。② 纵隔内（3A、4R、7区）和右肺门淋巴结肿大，氟代脱氧葡萄糖代谢增高，考虑转移性病变。③ 双肺慢性炎症。右肺上叶肺大疱。④ 双侧胸膜局部增厚。⑤ 纵隔内（4L、5区）和左肺门多枚淋巴结显示，氟代脱氧葡萄糖代谢轻度增高，建议随诊复查。⑥ 主动脉壁和冠状动脉壁硬化。肺功能检查示通气功能轻度混合性减退（FV 曲线完成欠佳），弥散功能因患者配合欠佳，其数据仅供临床参考，气道阻力明显增高。心电图示窦性心律，I、AVL 导联 T 波改变，QT 间期延长。

术前诊断：右肺阴影，高血压病。

拟行手术：EBUS-TBNA。

【围手术期管理】

1）术前评估与准备　患者为老年男性。高血压史多年，服药不规则，心电图提示 I、AVL 导联 T 波改变，QT 间期延长，心超提示室间隔增厚。运动平板试验阴性。PET/CT 检查发现冠状动脉壁硬化。患者自述平日无胸痛、胸闷症状。肺功能提示通气功能减退，FEV_1 占预计值的 78.4%，脑 MRI 示两侧额顶叶缺血灶，患者自述无头晕，四肢活动无异常。术前评估重点：① 老年患者并存疾病的治疗情况，累及重要器官的损伤程度。② 心肺功能的评估，活动耐受程度。③ 告知围手术期心脑血管意外的风险。

2）术中管理

（1）入室情况：血压 168/92 mmHg，心率 68 次/min，脉搏氧饱和度 96%。20 G 留置针开放右上肢外周静脉通路。2% 利多卡因 10 mL 雾化吸入 10 min。

（2）麻醉方案：采用喉罩通气全身麻醉。选择丙泊酚联合瑞芬太尼双靶控输注法：麻醉诱导时设定效应室浓度丙泊酚 4 μg/mL，瑞芬太尼 4 ng/mL，静注罗库溴铵 0.6 mg/kg，置入 4# 喉罩，采用连接管连接呼吸管路。术中维持阶段设定效应室浓度丙泊酚 2 μg/mL，瑞芬太尼 2 ng/mL，术中维持血压波动在术前 ±20% 之间，血压下降时静推去氧肾上腺素 40 μg。机械通气采用容量控制通气，潮气量 500 mL，频率 14 次/min，PEEP 5 cmH$_2$O，吸入氧浓度 100%，氧流量 10 L（气管镜操作中呼吸管路不密闭）。

（3）术中经过：内镜操作医生通过喉罩连接管的内镜入口置入气管镜，经过声门后，实施 EBUS-TBNA，术中图像见图 5-12-7。

3）术后管理　手术结束后静脉注射舒更葡糖 200 mg 拮抗神经肌肉阻滞剂。待患者意识清醒，肌力和自主呼吸恢复完全，拔除喉罩，再观察 30 min，Aldrete 评分 ≥ 9 分，送回病房。

【病例分析】

此病例为老年患者行气管镜全身麻醉常见案例。老年患者常有高血压、糖尿病、冠心病、慢性阻塞性肺病等合并症，对其术前应重点评估心血管系统、呼吸系统及神经系统。

对日间手术的患者，尽可能选择起效快、维持时间可控、消除快的药物。镇静深度的选择应考虑支气管镜诊疗操作的时间及复杂程度，总的原则是维持静止的术野，减少患者呛咳与体动。此病例选择全凭静脉麻醉加神经肌肉阻滞剂诱导，喉罩置入，术后使用舒更葡糖拮抗肌松残余，既能满足手术要求，又能保证麻醉安全。此外，在麻醉准备室提前行局部麻醉药雾化吸入，能抑制气道刺激，减少全身麻醉药用量。

（二）（支）气管内肿瘤消融术

1.（支）气管内肿瘤消融术简介

肺癌消融术具有局部控制率较高、住院时间短、创伤小、耐受性好、能最大限度保留肺功能等优势，为不能耐受手术的肺癌患者提供了一种替代治疗方案。目前经支气管镜下射频消融治疗多用于恶性肿瘤所致的中心气道病变，治疗一般需要在硬质气管镜、喉罩或气管内插管全身麻醉下进行，适用于气管或支气管表面较小的肿瘤。此类操作相对常规气管镜诊疗技术而言更为复杂、时间较长，且需应用电刀、电凝器或激光等。**图 5-12-10** 所示为气管镜下高频电灼烧术。

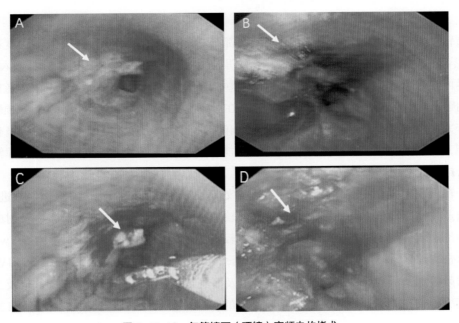

图 5-12-10　气管镜下（硬镜）高频电灼烧术

A. 白色箭头示意肿瘤组织堵塞左主支气管开口；B. 白色箭头示意经过烧灼后的痕迹；C. 白色箭头示意活检钳取出坏死的肿瘤组织；D. 白色箭头示意治疗后左主支气管开口较前增大。图片由上海交通大学附属胸科医院麻醉科朱宏伟医生馈赠。

2. 老年患者行（支）气管内肿瘤消融术的麻醉管理

1）术前评估与准备

（1）评估重点：①影像学角度评估肿瘤大小、位置、气道阻塞的程度；②患者的临床症状，术前能否平卧，呼吸困难程度；③拟行硬质气管镜操作需评估患者是否存在颞下颌关节异常、颈部活动受限（如颈髓疾病）等；④告知围手术期治疗中出血、肿瘤脱落阻塞气道引起的缺氧、窒息的风险；⑤了解手术使用的仪器，如电刀、电凝器或激光等。

（2）麻醉方法的选择：建议选择全身麻醉。选择适合的气管导管（如抗激光导管）或硬质气管镜（**图 5-12-11**）加高频通气装置。操作过程中，麻醉医生需严密监测吸入和呼出氧浓度，在保证患者不缺氧的情况下应全程将氧浓度控制在 40% 以下，避免气道内燃烧导致的气道灼伤。

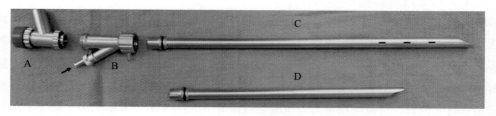

图 5-12-11　硬质气管镜

A. 硬质气管镜工作通道口；B. 器械导引口；C/D. 不同型号硬质气管镜身。箭头示意连接高频通气装置的接口。图片由上海交通大学附属胸科医院麻醉科朱宏伟医生提供。

硬质镜治疗无论对主气管还是支气管狭窄都是非常有效的，治疗后气道阻塞程度和气促指数可明显下降。但是硬质镜的操作对呼吸道有明显的刺激作用，为了使其能够顺利插入气管，往往需要尽可能后仰患者头部和伸展颈部，如果术中出现突发体动和咳嗽，可能造成严重的气管和（或）喉损伤。因此，术前需要评估患者是否存在颞下颌关节异常、颈部活动受限（如颈髓疾病）。

麻醉方法宜选择全身麻醉，建议全凭静脉麻醉联合罗库溴铵。罗库溴铵是非去极化神经肌肉阻滞剂，起效快，一般在静脉注射 60 s 后就能为插管提供较好的条件。此外，罗库溴铵有特异性肌松拮抗剂舒更葡糖。

由于在硬质镜操作中，患者整个呼吸回路处于半封闭状态，且操作过程中器械进出频繁，因而无法避免回路漏气。高频喷射通气是目前较理想的通气和给氧方式。高频率喷射的气体通过直接肺泡通气、对流性扩散等原理，能提供较好的通气保障但不干扰手术操作。TwinStream 系统具有叠加式高频喷射通气功能（superimposed high-frequency jet ventilation，SHFJV），通过高频和常频叠加，形成脉冲式吸气压力平台以及呼气末正压，有利于机体充分氧合及二氧化碳排出，解决了临床上氧合不足和二氧化碳蓄积的问题，安全可靠，值得推荐（图 5-12-12、图 5-12-13）。

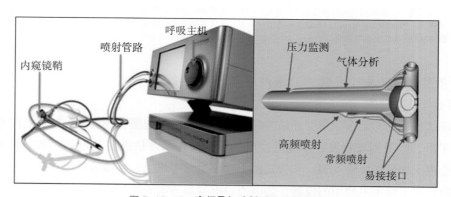

图 5-12-12　高频叠加喷射呼吸机示意图

右图为左图中红圈所示内窥镜鞘部分放大后的细节展示。图片由上海交通大学附属胸科医院麻醉科朱宏伟医生提供。

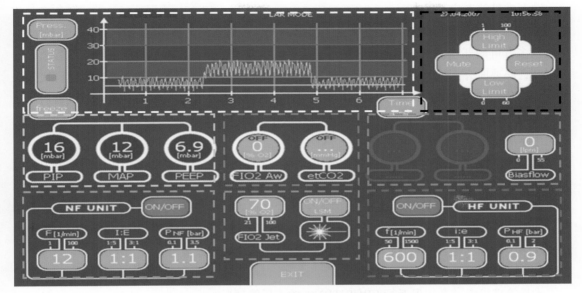

图 5-12-13　TwinStream 高频喷射呼吸机的操作界面

白色虚线框内显示压力曲线图。黑色虚线框为调节报警设置的按钮。黄色虚线框内显示气道压力。绿色虚线框内为调节吸入氧浓度和显示呼气末二氧化碳分压的按钮。粉红色虚线框内为调节偏流的按钮。橙色虚线框内为调节常频喷射通气的按钮。蓝色虚线框内为调节激光安全模式的按钮。红色虚线框内为高频喷射通气的按钮。图片由上海交通大学附属胸科医院麻醉科朱宏伟医生提供。

2）术中管理

（1）术中监测：基本生命体征监测参考"老年患者行 EBUS-TBNA 的术中监测"。

氧浓度的设置应既能避免气道内起火，又能维持患者氧合需求。如果患者术中氧饱和度下降需要提高吸入氧浓度，与内镜操作医生保持沟通和配合。手术结束前应充分止血，尽可能避免麻醉恢复期患者剧咳或呛咳。手术完成后需及时止血，吸净分泌物，避免发生因阻塞解除后大量痰液释放或肿瘤坏死组织脱落堵塞气道的情况。

（2）呼吸管理。

A.高频通气：常用的高频通气模式包括高频喷射通气和高频振荡通气。高频通气直接经鼻或经口置于患者咽部供氧，也可通过喷射导管或与硬质气管镜连接，通过后者提供氧气，降低低氧血症发生率。应选择合适的通气参数，包括通气频率、通气压力以及吸呼比等，防止可能的并发症（如气压伤、二氧化碳蓄积等）。高频通气适用于全身麻醉或深度镇静下的气管镜诊疗，尤其是硬质气管镜的诊疗操作。

B.（支）气管导管通气：全身麻醉下利用 Y 型接口进行经（支）气管导管通气的效果确切可靠，适用于全身麻醉下较复杂、时间较长的气管远端与支气管内诊疗操作，尤其适合气管严重狭窄梗阻或外部压迫导致的气管狭窄。经支气管导管进行单肺通气时应注意防治低氧血症。

C.抗激光气管导管通气：气道内操作需应用电刀、电凝器或激光等时，宜选用全凭静脉麻醉，并选择抗激光气管内导管。操作过程中严密监测吸入和呼出氧浓度，在保证患者不缺氧的情况下，应全程将氧浓度控制在 40% 以下，避免气道内起火。

（3）常见并发症及处理。

A. 出血：与诊断性气管镜检查相比，治疗性气管镜检查的出血风险更高。轻者可不处理；出血较多者可局部止血，在保证氧合的前提下经支气管镜下止血，严重时应进行支气管插管隔离双肺，必要时介入或外科手术治疗。气道血液积聚、血块堵塞等造成的气体交换障碍比失血本身更为危险。与潜在的失血性休克相比，患者更有可能死于出血所致的窒息。对气道内出血的处理应提前做好预案。操作开始前应与操作医生充分沟通。处理出血时，决策应及时准确，避免由于决策延误造成的处理困难。

B. 气道灼伤：气道灼伤多由气道内着火所致，多在氧浓度较高的环境中应用手术电刀或激光引燃气管内导管所致。发生气道内着火时，应立即关闭所有气体，移走气管镜设备，去除体内可燃物质（如气管导管、喉罩等），注入生理盐水。确认火焰熄灭后可使用面罩重新建立通气。此时应检查气道管理设备（如气管导管、喉罩等），评估是否有碎片残留于气道内。可考虑用支气管镜检查气道、清除异物、评估伤情，以确定后续处理方案。

3）术后管理

术后管理参考"老年患者行 EBUS-TBNA 的术后管理"。

老年患者行（支）气管内肿瘤消融术的麻醉管理要点可参考表 5-12-9。

表 5-12-9　老年患者行（支）气管内肿瘤消融术的麻醉管理要点

阶段	管理要点
术前评估	影像学角度评估肿瘤大小、位置、气道阻塞的程度
	临床症状：术前能否平卧，呼吸困难程度
	术中使用的仪器，如电刀、电凝器或激光等
	凝血系统：关注是否服用抗凝或抗血小板药物
麻醉方式选择	全身麻醉：气管内导管（如抗激光导管）或硬质气管镜加高频通气装置
术中管理	麻醉药物：常规麻醉药物诱导和维持
	循环管理：缩血管药物，维持血流动力学稳定
	呼吸管理：监测呼气末二氧化碳分压，保证分钟通气量
	防止气道灼伤：将氧浓度控制在40%以下，同时需保证氧合
	术毕充分止血
术后管理	气管拔管前防止呛咳，吸净分泌物，避免发生因阻塞解除后大量痰液释放或肿瘤坏死组织脱落堵塞气道的情况，密切关注出血情况。加强监测，严格把握拔管指征

3. 典型病例

【病史简介】

患者，男性，72岁，因"确诊肺癌1年余"入院。患者于1年前因"胆囊结石"于外院手术，CT 发现"左肺部肿块"，气管镜检查发现左上叶开口处见新生物，完全堵塞，活检病理明确为鳞癌，c-T4N0M0，Ⅲa 期。行放化疗治疗后，复查胸部 CT 发现左肺上叶癌，伴阻塞性不张，范围增大，为进一步治疗收入院。

既往史：否认高血压、糖尿病病史。有腹腔镜下胆囊切除术、腹股沟疝修补术、双下肢静脉曲张剥脱术等手术史。

体格检查：体温 37 ℃，脉搏 70 次/min，呼吸 18 次/min，血压 151/85 mmHg，身高 173 cm，体重 83 kg。神清，气平，双侧锁骨上淋巴结未及肿大，双肺未及干、湿啰音，心律齐，未及杂音。

实验室检查：血常规检验示白细胞计数 $7.0 \times 10^9/L$，红细胞计数 $5.00 \times 10^{12}/L$，血红蛋白 137 g/L，红细胞压积 42.3%，血小板计数 $219 \times 10^9/L$；葡萄糖 5.5 mmol/L。凝血功能检查示凝血酶原时间 10.7 s，国际标准化比值 0.94，活化部分凝血活酶时间 27.2 s，凝血酶时间 15.6 s，纤维蛋白原 5.22 g/L，D-二聚体 1.05 mg/L。肝肾功能检查示总蛋白 77 g/L，白蛋白 43 g/L，丙氨酸氨基转移酶 12 U/L，门冬氨酸氨基转移酶 18 U/L，尿素 4.4 mmol/L，肌酐 65 μmol/L。

辅助检查：胸部 CT 示左肺上叶癌，伴阻塞性不张，范围增大，两肺浸润影增多。肺功能检查示中度限制性减退伴气道阻塞，弥散功能正常，气道阻力增高。心电图示窦性心律，右束支阻滞（不完全性）。

术前诊断：左肺癌。

拟行手术：气管镜下（硬镜）下高频电灼烧术。

【围手术期管理】

1）术前评估与准备　患者为老年男性，确诊为左肺鳞癌，经过化放疗治疗复查胸部 CT 后发现阻塞性不张，范围增大，部分阻塞左总支开口。患者目前能够平卧，无呼吸困难，无活动后气急。肺功能提示气道阻塞，通气功能减退，FEV_1 1.69 L，占预计值的 60.6%。心电图示右束支阻滞（不完全性），心率 68 次/min，活动后升至 80 次/min。

2）术中管理

（1）入室情况：监测心电图、氧饱和度及无创血压，测得血压 160/95 mmHg，心率 68 次/min，氧饱和度 95%。使用 18 G 静脉留置针开放右上肢外周静脉。在面罩吸氧的同时，右美托咪定 40 μg 缓慢静脉泵注（给药时间 10 min）。

（2）麻醉方案：全身麻醉。药物选择丙泊酚联合瑞芬太尼双靶控输注，麻醉诱导时设定效应室浓度丙泊酚 4 μg/mL，瑞芬太尼 4 ng/mL，罗库溴铵 0.6 mg/kg 静推，气道控制采用硬质镜，连接高频叠加喷射呼吸机通气。术中维持阶段设定效应室浓度丙泊酚 2 μg/mL，瑞芬太尼 2 ng/mL，术中维持血压波动在术前 ±20% 之间，血压下降时静推去氧肾上腺素 40 μg。高频通气模式，高频＋常频叠加的喷射通气，吸入氧浓度 40%。治疗结束后，吸净气道内分泌物，拔出硬镜，换 4# 喉罩置入，连接麻醉机行机械通气。

（3）术中经过：内镜操作医生插入硬质镜，通过硬镜进行肿瘤电灼烧，通过电凝、钳夹，左主支气管开口较前扩大。

3）术后管理　手术结束后使用舒更葡糖进行神经肌肉阻滞剂的拮抗，给予 200 mg 静脉注射。待患者意识清醒，肌力和自主呼吸恢复完全，拔除喉罩，再观察 30 min，Aldrete 评分 ≥ 9 分，送回病房。

【病例分析】

此病例为硬质气管镜下介入治疗的全身麻醉案例。患者的术前评估应包括病史和体检：① 凝血疾病、合并存在的心肺疾病、颞下颌关节异常、颈部活动受限（如颈髓疾病）。② 胸部 CT 及其他影像学检查，充分了解患者气道内情况，包括肿瘤性质及具体位置、气道阻塞的程度。③ 结合临床症状，关注体位及呼吸困难等临床表现。

由于在硬质镜操作中，患者整个呼吸回路处于半封闭状态，且操作过程中器械频繁进出，无法避免回路漏气的发生。高频喷射通气是目前较理想的通气和给氧方式。此病例采用 TwinStream 系统进行高频 + 常频叠加式喷射通气，形成脉冲式吸气压力平台以及呼气末正压。该通气模式有利于机体充分氧合及二氧化碳排出，解决了临床上氧合不足和二氧化碳蓄积的问题。

此外，术中需特别注意：① 在治疗过程中（烧灼或激光）需严格控制吸入氧浓度，避免因出现气道内燃烧导致的气道灼伤；② 及时止血；③ 及时吸净分泌物，避免发生因阻塞解除后大量痰液释放或肿瘤坏死组织脱落堵塞气道的情况。

（三）气管或主支气管内支架放置与取出术

1. 气管或主支气管内支架放置与取出术简介

气管或主支气管内支架置入的适应证主要包括：① 中央气道（包括气管和段以上的支气管）器质性狭窄的管腔重建；② 气管、支气管软化症软骨薄弱处的支撑；③ 气管、支气管瘘口或裂口的封堵（图 5-12-14）。

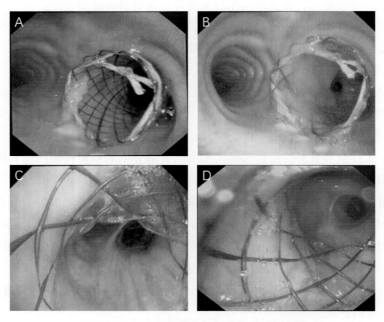

图 5-12-14　金属覆膜支架用于气管食管瘘封堵

A、B：显示支架上缘，未影响隆突和左主气管开口；C、D：显示支架的下缘，未影响右上叶和右中叶下方各段支气管开口。图片由上海交通大学附属胸科医院麻醉科朱宏伟医生提供。

气管或主支气管内支架可能因支架两端和间隙内肉芽（或肿瘤组织）反复增生，或经治疗后肿瘤组织压迫气管得以改善，或良性狭窄气道重塑成功，而需取出支架。气管或主支气管内支架置入或取出的患者均可因气管阻塞而存在不同程度的呼吸困难和阻塞性通气障碍，发生低氧血症甚至呼吸衰竭，因此镇静或麻醉和支架置入与取出的风险和难度均明显加大。

2. 老年患者行气管或主支气管内支架放置与取出术的麻醉管理

1）术前评估与准备　对老年患者，应充分评估患者病情和并存疾病，了解包括营养在内的一般情况、目前通气功能、支架位置。如存在气管食管瘘，应确认瘘口位置和大小，明确是否存在感染情况，是否放置胸腔引流及胃肠引流。同时，告知患方治疗过程中可能因通气不足引起缺氧、窒息风险。如患者病情危重且手术风险大，可酌情考虑提前备好 ECMO。

2）麻醉方法的选择

（1）喉罩通气全身麻醉：喉罩通气全身麻醉安全性高，适合大多数并存疾病较多、操作复杂且手术时间较长的老年患者，能够保证通气和氧合的同时，给气管镜内手术操作留出空间。麻醉方法和用药可参考"老年患者行 EBUS-TBNA 的麻醉方法"。

（2）硬质气管镜全凭静脉麻醉：麻醉方法和用药可参考"老年患者行（支）气管内肿瘤消融术的麻醉方法"。

（3）静脉麻醉复合表面麻醉：对一般情况良好、耐受性好、手术操作较简单的患者，可在充分表面麻醉联合静脉麻醉下进行操作。药物选择可参考"老年患者行 EBUS-TBNA 的药物选择"。

3）术中管理

（1）术中监测：手术时密切关注是否存在气道阻塞、低氧血症、呼吸衰竭。必要时建议有条件的医疗机构提前备好体外循环或 ECMO。

存在气管食管瘘的患者，在控制通气过程中必须要有胃肠加压引流或胸腔引流（支气管胸膜瘘），以防过多的气体积压在胃、腹腔、纵隔、胸腔，引起腹压过高或者皮下气肿甚至气胸。

处理（支）气管肉芽如需应用电灼器时，麻醉科医生应严密监测吸入和呼出氧浓度。在保证患者不缺氧的情况下，应全程将氧浓度控制在 40% 以下或暂停通气。如果患者术中氧饱和度下降需要提高吸入氧浓度，应与内镜操作医生保持沟通和配合。手术结束前应充分止血，并尽可能避免麻醉恢复期患者剧烈咳嗽或呛咳。

（2）常见并发症及处理。

A. 纵隔气肿、气胸：对存在气管食管瘘的患者，在正压控制通气过程中，气体有可能会进入胃或腹腔、纵隔、胸腔，引起腹压过高、皮下气肿、纵隔气肿甚至气胸。术中或术后如出现持续低氧血症，胸部叩诊过清音、呼吸音减弱，则应警惕并发气胸，应行胸部 X 线检查，确诊后做相应处理，严重者则需胸腔闭式引流。

B. 气道灼伤：处理（支）气管肉芽使用电灼器时，需警惕气道灼伤。操作时需控制吸入氧浓度。一旦发生气道内着火时，应立即停止所有气体，移走气管镜设备，去除体内可燃物质（如气管导管、喉罩等），注入生理盐水。确认火焰熄灭后可使用面罩重新建立通气。此时应检查气道管理设备（如气管导管、喉罩等），评估是否有碎片残留于气道内。可考虑用支气管镜检

5

查气道，清除异物，评估伤情，以确定后续处理。

4）术后管理

术后管理参考"老年患者行 EBUS-TBNA 的术后管理"。

老年患者行气管或主支气管内支架放置与取出术的麻醉管理要点可参考表 **5-12-10**。

表 5-12-10　**老年患者行气管或主支气管内支架放置与取出术的麻醉管理要点**

阶段	管理要点
术前评估	与疾病相关的全身状况：心血管合并症、营养状况、通气功能、气道狭窄情况、已有支架或拟置入支架的位置
	是否存在气管食管瘘、支气管胸膜瘘，并判断瘘口位置和大小
	明确是否存在感染情况，是否放置胸腔引流，胃肠引流
麻醉方式选择	表面麻醉联合镇静：适用于患者耐受性好且病情较轻、操作简便的短小手术
	喉罩全身麻醉或直接硬质气管镜联合高频通气：适用于病情较重、通气和氧合功能较差且无法耐受较长时间手术的患者
术中管理	麻醉药物：常规用药，行肌松监测维持深度肌松
	循环管理：维持血流动力学平稳
	呼吸管理：对静脉麻醉患者密切关注呼吸频率和呼吸幅度，对全身麻醉患者推荐行呼气末二氧化碳分压监测。手术时密切关注是否存在气道阻塞、低氧血症、呼吸衰竭。必要时提前备好体外循环或 ECMO
	对存在气管食管瘘的患者，在控制通气过程中必须要有胃肠加压引流或胸腔引流（支气管胸膜瘘），以防过多的气体积压在胃部、腹腔、纵隔或者胸腔，引起腹压过高或者皮下气肿甚至气胸
	处理（支）气管肉芽如需应用电灼器时，麻醉科医生应严密监测吸入和呼出氧浓度，在保证患者不缺氧的情况下应全程将氧浓度控制在 40% 以下或暂停通气
术后管理	防止肌松残余，推荐用舒更葡糖拮抗。拔管期避免呛咳、出血。术后密切关注生命体征

3. 典型病例

【病史简介】

患者，男性，73 岁，因"食管癌术后 3 个月"入院。患者于 3 个月前因进行性吞咽困难，确诊为食管癌，行食管部分切除 + 胃食管颈部吻合术。术后出现颈部吻合口瘘，予以积极处理后出院。近几天来有低热，咳嗽伴有胃液样痰液等不适症状。

既往史：否认高血压病史，否认糖尿病病史，否认肝炎、结核等急慢性传染病史。

体格检查：体温 37.8 ℃，脉搏 78 次/min，呼吸 18 次/min，血压 141/73 mmHg，身高 160 cm，体重 40 kg。神清，气平，双侧锁骨上淋巴结未及肿大，双肺未及干、湿啰音，心律齐，未及杂音。

实验室检查：血常规示白细胞计数 13.2×10^9/L，红细胞计数 4.02×10^{12}/L，血红蛋白 103 g/L，红细胞压积 31.0%，血小板计数 411×10^9/L；葡萄糖 5.2 mmol/L。凝血功能检查示

凝血酶原时间 12.6 s，国际标准化比值 1.11，活化部分凝血活酶时间 27.6 s，凝血酶时间 15.8 s，纤维蛋白原 5.73 g/L，D-二聚体 1.83 mg/L。肝肾功能检查示总蛋白 65 g/L，白蛋白 29 g/L，丙氨酸氨基转移酶 14 U/L，门冬氨酸氨基转移酶 19 U/L，尿素 7.4 mmol/L，肌酐 48 μmol/L。

辅助检查：心脏超声示静息状态下左室各节段收缩活动未见明显异常，左室舒张功能未见明显异常。CT 示食管癌术后，纵隔胸腔胃，右侧胸腔液气胸，积液较前片减少、积气较前片增多；左侧胸腔积液，较前片减少。气管镜检查示右总支开口膜部疑似瘘口，镜身伸入远端，见瘘口表面黑褐色坏死物黏附。血气分析示 pH 7.45，PaO_2 91.7 mmHg，$PaCO_2$ 34.7 mmHg，血钾 3.0 mmol/L。

术前诊断：食管癌术后，气管食管瘘。

拟行手术：硬质镜下气管支架置入 + 瘘修补术。

【围手术期管理】

1）术前评估与准备　患者为老年男性。食管癌术后发生食管气管瘘，气管镜提示右总支开口膜部疑似瘘口，镜身伸入远端，见瘘口表面黑褐色坏死物黏附。患者目前能够平卧，无呼吸困难，血气分析正常。心超无明显异常。

2）术中管理

（1）入室情况：监测心电图、氧饱和度及无创血压，测得血压 140/72 mmHg，心率 80 次/min，氧饱和度 96%。18 G 静脉留置针开放右上肢外周静脉。确认胸腔引流管、胃管引流通畅。给予患者充分吸氧的同时，右美托咪定 20 μg 缓慢静脉泵注（给药时间 10 min）。

（2）麻醉方案：采用快速序贯诱导的全身麻醉。充分预吸氧后，丙泊酚效应室靶控浓度设定为 4 μg/mL，瑞芬太尼效应室靶控浓度为 4 ng/mL，罗库溴铵 0.6 mg/kg 静推，气道控制采用硬质镜，连接高频叠加喷射呼吸机通气。术中维持丙泊酚效应室靶控浓度 2 μg/mL，瑞芬太尼效应室靶控浓度 2 ng/mL。术中维持血压波动在术前 ±20% 之间，血压下降时静推去氧肾上腺素 40 μg。高频通气模式，高频 + 常频叠加的喷射通气，吸入氧浓度 100%。治疗结束后，吸净气道内分泌物，拔出硬镜，更换 7.5 号单腔气管导管，连接麻醉机行机械通气。

（3）术中经过：气管管腔通畅，黏膜光滑，隆突锐利。左总支气管、左上叶、左下叶各支管腔通畅，黏膜光滑。右总支气管膜部可见一瘘口，下缘平上叶与中间支间嵴，上缘距隆突约 1 cm，瘘口长约 1cm，置入金属覆膜支架（右总支 14×20 mm，右上叶、右中间支分别为 10×10 mm）。支架上缘平隆突，贴壁良好（图 5-12-14）。

3）术后管理　手术结束后静脉注射舒更葡糖 200 mg 行神经肌肉阻滞剂拮抗。待患者意识清楚，肌力和自主呼吸恢复完全，拔除气管导管，再观察 30 min，Aldrete 评分 ≥ 9 分，送回病房。

【病例分析】

此病例为老年患者行硬质气管镜下气管食管瘘支架介入的全身麻醉案例。气管食管瘘是指食管和气管之间产生的瘘管，可分为先天性和后天获得性，其主要危害在于：① 气管与食管互通，导致通气量不足，患者往往需要机械通气呼吸支持；② 消化道分泌物、反流物的化学性烧伤腐蚀，造成反复肺部感染，损害肺的换气功能；③ 消化系统功能受损，直接影响患者全身营养。此患者食管癌术后并发气管食管瘘。麻醉医生面临的挑战是与内镜操作医生共同对通气道进行操作，需保证患者有足够的通气量。对此类患者，围麻醉期应先予营养治疗，改善全身情况，提高患者对麻醉和手术的耐受，必须要确认瘘口位置、大小以及患者通气氧合状况，还需要明确患者感染的程度和各种引流管的放置情况。

对存在气管食管瘘的患者，在控制通气过程中必须要有胃肠加压引流或胸腔引流（支气管胸膜瘘），以防过多的气体积压在胃、腹腔、纵隔、胸腔，引起腹压过高或者皮下气肿甚至气胸，导致不良后果。

（四）气管与支气管异物取出术

1. 气管与支气管异物取出术简介

气道异物通常指位于声门下、气管或支气管的异物，吞咽功能受损的老年人容易出现异物误入气管或支气管的情况。大多数气道异物位于一侧支气管内，少数位于声门下及总气道，极少数患者的气道异物位于气道多个部位。

异物吸入气道可造成黏膜损伤、出血或机械性梗阻。异物可嵌顿在肺的各级支气管，造成阻塞部位以下的肺叶或肺段发生肺不张、肺气肿等改变。较长时间的异物存留可导致炎症、感染、肉芽形成等间接损伤。

胸片、颈侧位片、CT 扫描等影像学检查可以帮助诊断。CT 三维成像技术可以准确地识别异物，至第 6~7 级支气管的异物均可显示。纤维支气管镜检查是一种微创的诊断方法。对异物史不明确、临床表现和影像学表现不典型的可疑病例，建议术前进行 CT 三维重建检查或纤维支气管镜检查以明确诊断，不推荐使用硬支气管镜检查作为常规诊断的手段。对诊断明确的病例，首选用硬支气管镜来检查、定位并取出异物。

硬质支气管镜（如 Karl-Storz 硬质支气管镜）下取异物是目前气道异物取出术最常用的方法，其优点是视野好、操作空间大、便于术中通气和吸引，结合支气管内镜视频监视系统更便于取出异物。

2. 老年患者行气管与支气管异物取出术的麻醉管理

1）术前评估与准备　对气管内异物的老年患者，首先要快速评估患者有无窒息、呼吸窘迫、发绀、意识不清等需要紧急处置的危急状况。由于老年患者氧合储备较差，为防止氧饱和度急剧下降，可早期给予氧疗。

若患者病情平稳，则通过病史、症状、体征、影像学检查等综合判断有无异物以及异物的位置、大小、种类、存留时间等。询问患者是否有取异物手术史，是否伴有上呼吸道感染、肺炎、哮喘等并存疾病，评估是否存在气道异物导致的肺气肿、肺不张、肺炎、气道高敏反应等，这些因素都将增加麻醉管理的难度和风险。

气管异物患者多为急诊入院，且有进食史，故需警惕饱胃和反流误吸风险，需仔细询问病史，利用胃部超声计算胃窦横截面积可协助诊断。

麻醉医生应根据术前评估的情况、团队的经验、所能利用的设备，制订详尽的麻醉方案，包括选择诱导用药、维持用药、通气方式以及手术结束以后的气道维持方式等，还要有应对各种意外和并发症的预案。根据不同的麻醉方案准备药品、器械和各种物品（如高频喷射通气装置、连接麻醉机和支气管镜侧孔的连接管、喉镜、插管钳、喷射通气导管、喉罩、鼻咽通气道等）。

2）麻醉方法的选择　老年患者气道相对于小儿较粗，一般不会因异物导致气道完全梗阻，麻醉方法建议采用全身麻醉，可采用较细的加强气管导管（ID 5.0 mm）行控制通气，或插入喷射通气导管行喷射通气。

（1）用 ID 5.0 mm 的加强气管导管行控制通气：适用于位于气管较远端或支气管内的异物取出。采用细气管导管控制通气时，需在支气管镜通过导管的套囊时，抽出套囊内空气，加大新鲜气体流量行辅助通气。异物取出、退出支气管镜后，再将套囊充气继续行控制通气，直至患者苏醒拔管。术中采用丙泊酚联合瑞芬太尼泵注维持麻醉深度，必要时追加神经肌肉阻滞剂。经气管导管行支气管异物取出时，可能面临异物取出困难，有时需边取异物边退气管导管。

（2）喷射通气导管行喷射通气：适用于位于气管较近端、或有喷射通气装置且操作经验丰富的医疗机构。操作方法参考"老年患者行（支）气管内肿瘤消融术的喷射通气方法"。采用喷射通气的患者，在支气管镜退出后，可以将喷射通气导管更换为喉罩或气管导管，等待患者苏醒。

3）术中管理　气道异物取出术麻醉的难点在于麻醉医生和耳鼻喉科医生共用一个狭小的气道，麻醉要保证充分的通气和氧合，维持足够的麻醉深度，还需要争取平稳快速的苏醒过程。目前尚没有一种完美的麻醉方法可以适用于所有患者，麻醉医生要通过麻醉前评估，选择合适的麻醉药物和通气方式，并根据术中情况灵活应变，还要对术中可能发生的危急事件做好应对准备。

（1）术中监测：基本生命体征监测参考"老年患者行 EBUS-TBNA 的术中监测"。

（2）常见并发症及处理。

A. 反流误吸：气管内异物取出的老年患者可能为急症且有进食史，因此在诱导期和苏醒期均应警惕反流误吸的风险。有条件可行胃窦部超声协助诊断，诱导时采用快速序贯诱导。一旦发生呕吐，立即使患者采取侧卧位，扣拍背部，及时清理口咽部的呕吐物，观察生命体征，特别是氧合状态，插入气管内导管并在气管镜下行气管内冲洗及吸引。

B. 气胸、纵隔气肿：可能为剧烈咳嗽导致原有肺大疱破裂，或异物本身及手术操作损伤气管或支气管。术中或术后如出现持续低氧血症，胸部叩诊过清音、呼吸音减弱，则警惕并发气胸，应进行胸部 X 线检查，确诊后做出相应处理，严重者行胸腔闭式引流。

4）术后管理　严格掌握拔管指征，警惕术后反流误吸风险。如果患者为饱胃状态，采用喷射通气装置完成手术后，建议更换成气管导管。待患者完全清醒，保护性反射恢复，肌松残余完全消退后谨慎拔除气管导管。

老年患者行气管或支气管异物取出术的麻醉管理要点可参考表 5-12-11。

表 5-12-11　老年患者行气管或支气管异物取出术的麻醉管理要点

阶段	管理要点
术前评估	有无窒息、呼吸窘迫、发绀、意识不清等紧急状况
	通过病史、症状、体征、影像学检查等综合判断有无异物以及异物的位置、大小、种类、存留时间等
	肺部基础疾病史及气管异物史
	评估饱胃及反流误吸风险

阶段	管理要点
麻醉方式选择	全身麻醉：ID5.0 mm加强气管导管或喷射通气导管
术中管理	麻醉药物：常规麻醉药物诱导和维持，必要时追加神经肌肉阻滞剂
	循环管理：维持血流动力学稳定
	呼吸管理：①气管导管通气：当支气管镜通过气管导管的套囊时，抽出套囊内空气，加大新鲜气体流量行辅助通气；②喷射通气导管通气：异物取出后可将喷射通气导管更换为喉罩或普通气管导管通气，直至患者苏醒拔管
	并发症预防：警惕反流误吸和通气不足加重低氧血症
术后管理	加强监测，严格把握拔管指征，全程警惕反流误吸风险

（高蕾　朱宏伟　吴镜湘）

第十三节 老年患者加速康复外科管理

近年来，加速康复外科（ERAS）理念及路径在国内外得到迅速推广和普及。ERAS 的核心是减少围手术期应激，促进患者康复。临床实践表明，ERAS 的实施必须在循证医学基础上开展多科室合作，同时兼顾康复速度与质量、患者基础疾病、手术种类以及围手术期并发症等情况。老年患者存在重要脏器生理功能储备下降、营养状况不良、合并慢性病多、个体间差异大以及手术后恢复慢等特点，因而在老年患者中实施 ERAS 比在年轻人中更具有挑战性，围手术期更需要对老年手术患者进行精确管理，本章节将重点阐述老年患者 ERAS 的围手术期管理策略。

一、老年患者ERAS的术前准备

老年患者基础的身体机能状态相对较差，70 岁以上患者中超过 50% 合并一种慢性病，超过 30% 合并两种或两种以上慢性病，其中以高血压最为常见，其次是冠状动脉疾病、糖尿病和慢性阻塞性肺病。在围手术期应激环境下，老年患者可能因中枢神经系统功能退化、文化水平较低、听力障碍和表达困难等，容易出现依从性差及精神心理障碍等问题，从而导致术前宣教效果不佳。因此，术前对老年患者的中枢神经系统功能的评估显得尤为重要。良好的术前宣教可以有效缓解患者的恐惧和紧张心理，有助于促进沟通和增进信任，是术前准备的重要环节。外科医生、麻醉医生和护士等 ERAS 团队成员都应积极参与术前宣教。针对老年患者术前宣教可能存在的困难，鼓励老年患者的家属、陪护人员积极参与进来；克服老年患者理解能力欠佳、听力或表达障碍等困难，缓解围手术期恐惧或焦虑，提高患者依从性。

（一）术前教育及心理疏导

1. 术前宣教

宣教的内容应包括 ERAS 的益处、患者需要配合完成的事项及风险提示。在与老年患者沟通时，需要根据老年患者的躯体和心理特征，注意沟通技巧，详见表 5-13-1。应当向患者及家属充分说明加速康复外科措施可能的益处，如缩短住院时间、降低并发症风险、减少围手术期死亡风险及节约费用等。更需要强调患者依从性对 ERAS 成败的重要性。与老年患者沟通病情时，要注意用语通俗易懂，既要充分沟通病情，又要避免造成患者过度恐慌。

老年患者可能因文化水平较低而难以理解宣教内容，也可因听力、视力或语言表达能力下降而造成交流困难；老年患者还可能因对新理念的畏难、恐惧而倾向于拒绝接受。因此，医护人员在临床工作中遇到上述问题时，需要根据实际情况，耐心、个性化地与患者沟通。

表 5-13-1　与老年患者沟通的技巧及影响因素

影响因素		沟通技巧
躯体因素	听力：听力下降 视力：白内障和远视常见	① 提高音量 ② 用较慢的语速说话 ③ 鼓励老年患者使用合适的助听器 ④ 使用手势和面部表情 ⑤ 使用图表或写下信息供老年患者阅读 ⑥ 介绍环境和周围的人
心理因素	思维：思维方式的差异、偏见 情绪：会影响沟通质量	① 换位思考，欣赏老年患者的立场和感受 ② 即时反馈和确认，减少误解 ③ 交换意见以达成协议 ④ 注意你的意见是否合乎逻辑和有根据 ⑤ 不要让不合逻辑的信念影响你的判断和分析 ⑥ 注意对方的心情 ⑦ 体贴入微，抚平情绪
环境因素	干扰：会影响注意力 隐私：在涉及个人或私密主题时尤其重要 时间充足：可以促进沟通的清晰性	① 减少环境中的噪声和干扰 ② 提供舒适的环境 ③ 维护隐私以提供安全感 ④ 适当的时间安排

摘自：香港卫生署长者健康中心网站：https://www.elderly.gov.hk/sc_chi/carers_corner/comm_skilful.html。

2. 精神心理状态

老年手术患者出现围手术期精神心理问题的风险较高，常见的心理问题有焦虑、抑郁、术后谵妄等。手术前，ERAS 团队成员如发现患者存在精神心理异常，应及时与相关科室医生沟通，必要时请多学科会诊。麻醉医生应关注手术创伤、围手术期用药对中枢神经系统术后恢复的不利影响，在手术前仔细评估患者的中枢神经系统状况，评估方法参见第四章第一节。

3. 术前器官功能评估

接受 ERAS 的老年患者术前器官功能评估方案应遵循准确、全面和个体化原则，重点评估患者的中枢神经系统、心血管系统、呼吸系统、肝肾功能、营养状态以及血液系统功能，具体方法参见本书第四章相关内容。

4. 术前禁食及口服碳水化合物

为防止麻醉过程中发生呕吐或误吸，传统需术前禁食 8 h，禁饮 6 h。实际上，临床中禁食禁饮时间经常远超出上述时间限定。研究表明，长时间禁食禁饮可使患者处于应激状态，导致代谢加速和胰岛素抵抗等，不利于术后康复。对老年患者，长时间的禁食禁饮容易造成脱水、血糖紊乱以及体力不支。因此，ERAS 指南建议，对无胃肠道动力障碍的患者，术前禁食时间为 6 h，禁饮时间为 2 h。手术 2 h 之前可饮无渣清饮料（如水、无果肉果汁或碳水化合物），以避免脱水和低血糖。

若患者无糖尿病史，推荐麻醉前 2 h 饮用含 12.5% 碳水化合物的清饮料，可缓解饥饿、口渴和焦虑，减轻术后氮负平衡，减少术后胰岛素抵抗或高血糖。老年患者不能耐受快速饮用大量液体，饮水量和饮水速度宜由患者自己决定，总量一般不超过 400 mL。对消化道梗阻、出血或怀疑穿孔患者，术前应禁食、禁饮，并予以静脉补液或静脉营养支持。

下列患者可能存在胃排空延迟，术前应谨慎饮水：① 胃轻瘫的患者；② 服用促动力药物（如甲氧氯普胺、多潘立酮）的患者；③ 计划行食管、胃、食管裂孔疝或胃空肠造瘘手术的患者；④ 有 Whipple 手术史的患者；⑤ 食管贲门失弛缓症患者；⑥ 伴有吞咽困难的神经系统疾病患者；⑦ 伴神经病变的糖尿病患者；⑧ 肥胖患者。

5. 术前肠道准备

传统观念认为，为保证术中肠道清洁，减少污染和降低术后并发症，应在术前进行肠道准备，包括以口服泻药和灌肠为主要方式的机械肠道准备，以及口服抗菌药物清除肠道细菌。术前肠道准备可能导致患者产生焦虑等不良情绪，对合并多种基础疾病的老年手术患者，容易导致脱水和电解质紊乱，不利于患者康复。近年来 ERAS 指南建议，除左半结肠、直肠手术、术中需要肠镜检查的手术外，一般不建议采用传统的术前肠道准备措施。

美国加速康复协会（American Society of Enhanced Recovery，ASER）与围手术期质量倡议（perioperative quality initiative，POQI）的联合建议不推荐择期结直肠手术单独进行机械性肠道准备，推荐口服抗生素联合机械性肠道准备。对择期右半结肠切除术患者，不建议术前常规进行机械性肠道准备。而对择期左半结肠切除术、直肠切除手术或者可能损伤肠道的盆腔手术（如晚期子宫内膜异位症患者），可选择口服缓泻剂（如乳果糖等）联合使用少量磷酸钠盐灌肠剂。对术中需要肠镜定位或严重便秘的患者，术前应予充分的机械性肠道准备，并建议联合口服抗生素。

6. 术前静脉血栓栓塞预防

静脉血栓栓塞的平均发病率约为 1.17‰，其中约 34% 表现为突发致死性肺栓塞。40 岁以上患者的静脉血栓栓塞风险大约每 10 年增加一倍。研究表明，智能电子医嘱以及警报提醒可以提高医护团队对静脉血栓栓塞预案的执行力。静脉血栓栓塞的术前评估及预防策略详见第四章第四节。

7. 预防性抗生素

手术部位感染（surgical site infection，SSI）是院内最常见的外科感染之一，在住院手术患者中的发生率为 2%~5%。抗生素预防伤口感染通过降低手术期间手术部位的微生物负荷来实现。抗生素种类、剂量和使用时间应根据当地病原微生物流行病学、患者过敏史和耐药菌株进行选择。手术前预防性使用抗生素还须充分了解患者的基础疾病、营养状态、手术方式、手术部位、手术时间、术中出血量、术后是否留置引流管及留置时间等，这些均可影响手术部位感染的发生。

国内外的抗生素相关指南在使用时机、剂量、种类等方面原则上已趋一致，我国 2015 版《抗菌药物临床应用指导原则》建议根据手术部位、切口类型，以一、二代头孢菌素类抗生素为主，并于手术切皮前 30 min 预防性给药。

结肠手术预防性使用抗生素有助于减少感染，但需注意：① 预防用药应同时包括针对需氧菌及厌氧菌；② 单一剂量的预防方案与多剂量方案具有同样的效果。最新 ERAS 方案建议，当手术时间超过 3 h 或药物半衰期的 2 倍以上，或术中出血量超过 1500 mL 时，可再次追加。

越来越多的证据表明，术后不需要常规使用抗生素。美国卫生系统药师协会（American

Society of Health-System Pharmacists，ASHP）指南建议术后抗生素疗程不超过 24 h，部分特殊手术不应超过 48 h。在留置体腔引流管和血管内置管的手术中，预防性抗菌药物使用的持续时间尚不明确，目前没有证据支持抗菌药物需持续使用至引流管或导管拔除。

老年患者由于肌肉组织萎缩、脂肪含量及占比增加、总体液量减少、肝肾功能储备下降，药物的半衰期延长，对抗生素的敏感性增加，尤其是具有肾毒性的抗生素。因此，在临床上应综合权衡决定围手术期使用抗生素的种类和剂量。

（二）术前预康复及营养支持

1. 术前预康复

术前预康复是 ERAS 路径的重要组成部分，旨在提高手术患者身体机能，帮助患者耐受手术，减轻术前心理应激，促进术后康复。术前预康复包括运动训练（如有氧运动）、呼吸训练和吸气肌训练。适量有效的术前锻炼可减少择期手术后肺部并发症。对术后肺部并发症为中高风险的胸部或上腹部大手术患者，建议患者参加术前锻炼。此外，术前应教会患者肺扩张的方法（如正确的咳嗽、咳痰和深呼吸方法），并锻炼床上排便和排尿。

术前预康复还包括慢性病的管理，包括控制血糖和血压，纠正贫血、营养不良以及戒烟等。老年患者由于营养不良、肿瘤等因素，术前常合并贫血。围手术期贫血可增加术后并发症发病率和死亡率。术前应发现贫血、查明原因并及时纠正贫血，以减少围手术期异体血输注。贫血患者术前可采取均衡营养饮食，增加蛋白质摄入，进食富含铁、叶酸、维生素 B_{12}、维生素 C 及维生素 A 的食物，避免食用妨碍铁吸收的食物，必要时给予药物治疗。对于巨细胞性贫血，可给予叶酸（5~10 mg，口服，每天三次）和维生素 B_{12}（0.5 mg，肌内注射，每周 3 次）。对缺铁性贫血，可皮下注射促红细胞生成素，从术前 5~7 d 至术后 3~5 d，用量为 10 000 IU/d，连用 8~12 d，同时口服铁剂每日 300 mg。

大量研究提示术前未戒烟的患者术后肺部并发症的风险明显增加。行冠状动脉搭桥术的患者如果术前戒烟时间小于 2 月，术后肺部并发症发生率可增加 4 倍。因此，术前应当向患者充分解释戒烟对手术成功的重要性，劝导患者戒烟，降低术后肺部并发症发生率。

痴呆、术后谵妄及术后认知功能障碍会导致术后并发症增加，延缓术后康复。因此，术前预康复还包括对老年患者进行认知功能评估，以及给予相应的认知护理干预，详见第四章第七节。

2. 术前营养支持

随着年龄增加，老年患者的消化和吸收功能逐步下降，表现为胃肠道蠕动和排空速度减慢，消化酶活力降低等，这些均可导致肠道对营养物质的消化和吸收能力降低。有研究显示，高达 71% 的老年急诊住院患者存在营养风险或营养不良，其营养不良相关性死亡的风险明显增加。

围手术期创伤和手术应激可导致应激激素和炎症因子的释放。围手术期应激导致的代谢改变包括组织分解代谢（蛋白质分解）增加、体液向细胞外转移、高血糖等。如果炎症因子介导的代谢改变持续存在，可能导致全身炎症反应综合征（SIRS）的发生。这些因素均可造成老年患者术后营养状况恶化，增加围手术期并发症发生风险。

营养支持治疗是指在饮食摄入不足或受限情况下，由肠内或肠外途径补充机体所需各种营

老年患者精确麻醉

养，以增强患者应对围手术期应激的能力，减少营养不良相关并发症，促进术后康复。围手术期营养支持的措施包括：① 将营养治疗纳入患者的围手术期管理计划；② 避免术前长时间禁食；③ 术后尽早重新开始口服喂养；④ 如存在明显的营养风险，应立即开始营养治疗；⑤ 控制代谢，减少加剧分解代谢或损害胃肠道功能的因素；⑥ 尽量缩短术后使用呼吸机的时间；⑦ 术后尽量早期恢复活动，以促进蛋白质合成和肌肉功能恢复。

术前营养评估是 ERAS 方案中的重要组成部分，准确的营养状况评估有助于选择合理的营养支持途径，减少术后感染、吻合口愈合不良等并发症。术前营养风险筛查 2002（nutritional risk screening 2002，NRS 2002）评分＞3 分说明患者存在营养风险，应给予营养支持治疗。对重度营养风险的患者，建议有条件的情况下由外科医生、营养师、药剂师及专科护士组成营养干预小组，共同制订营养治疗方案。术前营养支持治疗的方式首选经口或肠内营养，并根据患者实际情况制订个体化的方案和目标。相关评估方法及营养支持方式详见第四章第六节。

机体在围手术期多处于应激状态，肝脏需要在短期内合成大量蛋白质，参与伤口愈合及免疫调节功能。此时，推荐口服补充蛋白质，在标准蛋白制剂基础上可添加蛋白粉。有研究显示，每餐 25～35 g 蛋白质可最大限度帮助肌肉合成蛋白质。因此，《加速康复外科围手术期营养支持中国专家共识（2019 版）》建议，非肿瘤患者术前每餐蛋白质摄入 ≥ 18 g，肿瘤患者术前每餐蛋白质摄入 ≥ 25 g。对肿瘤手术患者，推荐免疫营养配方，即在标准营养配方中加入免疫营养物，如谷氨酰胺、精氨酸、核苷酸、ω-3 多不饱和脂肪酸等。研究表明，免疫营养制剂可以改善消化道肿瘤患者的营养状况，有利于提高机体免疫力，控制急性炎性反应，保护肠黏膜屏障功能，降低并发症发生率。由于免疫营养物使用 5 天后才能发挥免疫调节作用，因此，建议术前尽早给予。

二、老年患者 ERAS 的术中管理

ERAS 方案的术中管理主要涉及麻醉方法和手术方式选择、呼吸管理、体温管理、液体管理、血糖管理及预防术后恶心、呕吐等。

1. 麻醉方法选择

老年患者由于重要脏器功能储备下降（如肝肾功能下降、肌肉萎缩、代谢减缓以及合并慢性病等），其麻醉管理更具有挑战性，需要更加精确的麻醉管理。麻醉方式的选择以满足手术需要和减少手术应激为基本要求，通过控制适当的麻醉深度和维持良好的术中镇痛和肌肉松弛，减轻术后炎症反应，以达到加速康复的目标。四肢手术首选神经阻滞或椎管内麻醉。如存在区域阻滞的禁忌证，可考虑喉罩通气的全身麻醉或气管插管的全身麻醉。对于躯干部位大手术，建议在全身麻醉的基础上联合神经阻滞或椎管内阻滞，以减轻手术应激和炎症反应，控制术后疼痛。头颅手术一般需选择全身麻醉，必要时可联合头皮神经阻滞。关于麻醉药物的选择，老年手术患者应尽可能选择短效的麻醉药物，应慎用可能导致术后呼吸抑制、中枢神经功能紊乱和加重肝肾功能不全的药物。术中应监测麻醉深度，避免麻醉过深或过浅，避免术后肌松残余和苏醒延迟。

合并阿尔茨海默病或其他痴呆的老年患者如正在使用多奈哌齐、加兰他敏等胆碱酯酶抑制

剂，体内的血浆胆碱酯酶浓度可能会降低，可能导致琥珀胆碱的作用时间延长。胆碱酯酶抑制剂还有可能干扰新斯的明等肌松拮抗药物的作用，导致拮抗作用无法预测，临床上应予以重视。

老年患者由于中枢神经系统退行性改变和药物代谢等原因，术中容易发生麻醉深度过深，导致血流动力学不稳定、苏醒延迟、术后谵妄等不良反应。因此，术中麻醉深度的监测和管理对老年手术患者尤其重要。研究表明，BIS 指导的麻醉深度管理有助于减少麻醉药用量，患者可以更快地苏醒。Avidan 等的研究显示，呼气末吸入麻醉药浓度维持在 0.7～1.3 MAC，与维持 BIS 值在 40～60 类似，可有效地防止术中知晓的发生。

2. 手术方式

随着微创手术技术的不断发展，ERAS 理念及路径得以迅速推广和发展。微创手术的优势包括：减少手术创伤应激，降低术后炎症反应和减轻局部组织水肿，有利于围手术期液体管理；减轻术后疼痛，有利于术后疼痛管理、改善肺功能，从而促进早期下床活动，进一步降低血栓栓塞症发生率；促进胃肠道功能恢复和术后早期经口进食，从而减少围手术期总体并发症发生率，缩短住院时间和实现加速康复。

一篇纳入 7 项随机对照试验的 meta 分析发现，腹腔镜结直肠手术与开放式结直肠手术相比，腹腔镜组的术后住院时间显著短于开放手术组。子宫切除术、微创手术（经阴道或经腹腔镜子宫切除）相比于开腹子宫切除术住院时间和术后恢复时间较短。在胸外科，电视胸腔镜外科手术方式使用率越来越高，胸腔镜手术的并发症更少、住院时间和胸腔引流管留置时间更短，其术后并发症和死亡率较传统开胸手术明显下降。因此，手术微创化有利于减少术后并发症的发生，加速患者术后康复。

3. 呼吸管理

术中肺保护性机械通气策略可减少术后肺部并发症，缩短住院时间并降低大型手术的术后死亡率。肺保护性通气的措施包括小潮气量通气，联合 PEEP 和间断肺复张，采用低吸入氧浓度，调整呼吸频率、吸气/呼气比值，选择合适的机械通气模式以优化通气效果并减少术后肺部并发症。

1）小潮气量　小潮气量通气是肺保护性通气策略的基础，通常设置潮气量为 6～8 mL/kg（理想体重）。小潮气量通气减少了传统机械通气（10～15 mL/kg）导致的肺组织过度充气、肺泡过度扩张和压力过高，有助于减轻肺损伤。

2）PEEP　在呼气相保持一定程度气道内正压，有助于开放肺泡。临床上，达到气体交换效果最好、对循环影响最小的 PEEP 值即为最佳 PEEP。确定最佳 PEEP 的常用方法有：

（1）驱动压指导法：近年推荐采用驱动压指导的最佳 PEEP 个体化调整方法。驱动压是指吸气平台压与 PEEP 的差值。驱动压是术后肺部并发症的重要独立危险因素，是机械通气相关肺损伤的良好预测指标。临床上，通过递增 PEEP（0～14 cmH₂O），观察递增过程中最小驱动压所对应的 PEEP 值，即为最佳 PEEP。

（2）最佳氧合法：设置初始 PEEP 3～5 cmH₂O，根据氧合情况每次增加 PEEP 2～3 cmH₂O，在吸入氧浓度 ≤ 0.6 时达到动脉氧分压 ≥ 60 mmHg 或氧合指数 ≥ 300 mmHg 的 PEEP 为最佳 PEEP。

（3）压力-容量曲线法：将压力-容量曲线吸气支的低位拐点以上 2 cmH₂O 定为最佳 PEEP。

（4）最佳顺应性法：手法肺复张后，PEEP 从高值逐渐往下降，观察肺顺应性，最佳肺顺应性所对应的 PEEP 值即为最佳 PEEP。

（5）临床经验判断法：采用容积控制通气（volume control ventilation，VCV）模式时，增加 PEEP 后气道压不升反降，平均肺泡压力降低，表明塌陷肺泡被打开；压力控制通气（pressure-controlled ventilation，PCV）模式时，增加 PEEP 后潮气量不减反增，则此压力为最佳 PEEP 值。

（6）肺牵张指数法：在容量控制通气恒定流量模式下，患者无自主呼吸动作，由压力-时间（P-t）曲线通过回归方程计算得出牵张指数（stress index，SI）。当 P-t 曲线越接近线性关系时（SI=1）提示肺泡复张且未出现过度扩张，此时的 PEEP 即最佳值。当吸气相肺顺应性降低，P-t 曲线呈下凹型（牵张指数＞1），提示肺泡过度扩张，此时应降低 PEEP 或潮气量；而当肺扩张时顺应性增大，压力-时间曲线呈上凸型（牵张指数＜1），提示潮气量引起了肺复张，此时肺有更多复张潜力，应增加 PEEP，见图 5-13-1。

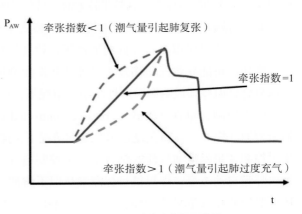

图 5-13-1　肺牵张指数示意图

当牵张指数＜1时，呈上凸形，此时肺充气不足，需要做肺复张；当牵张指数＞1时，呈下凹形，此时肺过度充气，应降低 PEEP 或潮气量；当 PEEP 处于最佳值时，牵张指数近似呈线性，曲线斜率=1。引自：BALL L, et al. Ann Transl Med, 2018, 6(19): 379.

（7）跨肺压法：通过置入食道球囊测量食道压间接评估胸腔压，即滴定 PEEP 大于胸腔压，维持肺泡在呼气末的开放状态。当呼气末气道压≥食管压，跨肺压 0 cmH_2O，此时为最佳 PEEP。由于食道测压需要专用测压管及特定呼吸机模块，目前在临床并未广泛开展。

（8）电阻抗成像法：电阻抗成像法是通过对区域性肺部通气灌注成像来评价肺泡塌陷及过度充气状况。电阻抗成像法在临床应用中，还需要解决如何通过区域性肺功能成像来反映整个肺部通气功能，以及信号干扰等问题。

3）肺复张手法　肺复张手法可在一定程度上重新打开萎缩塌陷的肺泡，有助于改善萎缩肺泡通气。目前临床上有如下肺复张方法：

（1）手法肺复张：通过在呼气末挤压呼吸球囊维持气道内正压进行肺复张。临床上常用 30-30-30 原则：每隔 30 min，实施一次肺复张手法。麻醉机改为手控，APL 阀设定为 30 cmH_2O，对气囊充气，完成鼓肺动作，维持 30 s。

（2）PEEP 递增法：采用压力控制通气模式时，保持吸气压与 PEEP 差值不变，每 30 s 递增 PEEP 5 cmH_2O，直到 PEEP 达 30 cmH_2O，持续 30 s，恢复基础通气。

（3）潮气量递增法：采用容量控制模式时，从潮气量 6～8 mL/kg（理想体重）和 I：E= 1：1 开始，每 3～6 次呼吸递增 4 mL/kg 的潮气量，直至吸气平台压达 30～40 cmH_2O，在此水平上再进行 3～6 个循环呼吸后，即可达到充分的肺复张，然后降低潮气量。

（4）肺活量法：吸气峰压（peak inspiratory pressure，PIP）维持在 35～50 cmH_2O，持续

$20 \sim 40$ s；如果患者 BMI < 35 kg/m^2，吸气峰压维持在 $35 \sim 40$ cmH$_2$O；BMI > 35 kg/m^2 者，吸气峰压维持在 $40 \sim 50$ cmH$_2$O。

《围手术期肺保护性通气策略临床应用专家共识（2020版）》建议，肺复张手法实施时应注意以下几点：① 用较低吸入氧浓度，有助于减少吸收性肺不张并保持肺泡持续开放；② 尽可能使用最低有效吸气峰压和最短有效时间，最少呼吸次数；③ 可通过氧合指数、肺顺应性、驱动压等指标的变化来评估肺复张效果，效果较差时，可延长吸气时相、增加吸气平台压或重复实施肺复张。

4）机械通气模式　成人术中机械通气模式常选择压力控制通气和容量控制通气。采用容量控制通气模式时可以获得较低的平台压、较高的潮气量，减少无效腔量通气，但由于不能控制吸气峰压，可能导致气压伤及术后肺部并发症增加。压力控制通气模式可降低吸气峰压并改善动脉氧合，但在肺或胸廓顺应性减小的情况下，可能导致通气不足。

压力控制容量保证模式（pressure-controlled volume-guaranteed，PCV-VG），是一种智能化的新型通气模式，在预先设置潮气量的情况下，通过渐慢的气流流速和恒定的压力来实现通气。压力控制容量保证通气模式结合了容量控制通气和压力控制通气的优点，呼吸机参数随着患者每次呼吸自动改变，以提供目标潮气量但不增加气道吸气峰压，在降低气压损伤发生率的同时还可避免低潮气量导致的肺不张和氧合不足。该模式适用于肺顺应性低的患者或者术中肺顺应性发生变化的情况，例如病态肥胖、慢性阻塞性肺病、急性呼吸窘迫综合征患者，新生儿，婴儿，以及腹腔镜手术和头低脚高位手术患者等。

老年患者存在呼吸系统增龄性改变，常合并肺间质纤维化增多、肺或胸廓顺应性下降和慢性阻塞性肺病，因而是术后肺部并发症的高危人群。对老年手术患者实施肺保护性通气策略时，通气参数的选择尤为重要，机械通气期间应严密监测并及时调整呼吸参数，以减少术后肺部并发症的发生。

4. 液体管理

术中液体管理的目的是恢复和维持有效的循环血容量，避免脱水和预防组织灌注不足。老年患者可能合并高血压、心功能不全、慢性阻塞性肺病、肾功能不全、糖尿病等慢性病，往往长期服用多种药物。上述因素可导致老年患者心室舒张功能受损和压力感受器敏感性下降，从而导致心血管系统对失血、失液、容量过负荷的代偿能力下降。老年患者肾小球硬化、肾小管功能减退等可致肾脏结构和功能改变，导致肾脏维持水、电解质平衡的能力下降。因此，术中阶段对老年患者血容量状态应密切监测、精确调节，以达到快速康复的目的。

近年的围手术期液体管理指南推荐，术前阶段应尽量缩短禁食禁饮时间，鼓励患者喝清饮料至术前 2 h。术前不需要常规行肠道准备，如确实需要行肠道准备，建议使用等渗性缓泻剂。术中根据患者因素、手术创伤和预计出血量选择相应的监测，制订个体化的液体治疗方案（图5-13-2）。对患者风险小、出血少和手术创伤小的患者，术中可采用标准监测（血压、心率、呼气末二氧化碳分压、尿量和出血量），维持输液速度 $1 \sim 4$ mL/（kg·h）（理想体重），避免过于偏离"零平衡"。对患者出血多和手术创伤大的患者，建议加强监测，采用目标导向液体管理策略。术后阶段，鼓励患者早期饮水和进食，通过完善术后镇痛，促进患者早期活动和改善术后睡眠，以加速患者术后康复。

患者因素	风险小	SVV ≥ 13%	SVV ≥ 13% CO ≤ 2.5 L/min SV ≤ 75 mL
	风险大	血压、心率、呼气末二氧化碳分压、尿量和出血量	SVV ≥ 13%
		出血风险小、手术创伤小	出血风险大、手术创伤大
		手术因素	

图 5-13-2　ERAS 方案中的术中液体管理风险分层

SVV—每搏量变异度；CO—心输出量；SV—每搏量。引自：THIELE RH, et al. Perioper Med（Lond），2016,5:24.

5. 目标导向液体治疗

目标导向性液体治疗（goal-directed fluid therapy，GDFT）是以保证组织灌注和氧合为目标的液体治疗方案。目标导向液体治疗根据患者的性别、年龄、体重、疾病种类、术前全身状况、容量状态以及并发症风险等，监测相关的容量指标，确立个体化的目标值，通过液体治疗快速达到和维持目标。近年的研究表明，目标导向液体治疗可降低大手术患者术中补液不足或补液过量的危险，减少术后胃肠道并发症、机械通气时间、总体并发症以及 ICU 停留时间和住院时间。目前，用于循环血容量监测的手段包括通过肺动脉导管直接测定每搏量，以及动态测定 SVV、PPV 或 SPV 等。根据 Frank-Starling 曲线，液体治疗的终点应尽可能使患者的前负荷达到曲线的拐角处，使每搏量处于最佳值。

采用目标导向液体治疗策略时，术中维持平衡电解质晶体液输注速度 3 mL/（kg·h），并根据每搏量变异度或脉压变异率进行调整。如果每搏量变异度或脉压变异率＞13%，则快速补液 250 mL；如果补液后每搏量变异度或脉压变异率＜13%，则将该每搏量值设为新的基线目标值，即下一阶段要维持的最大每搏量。对老年患者快速补液时，可先尝试每次给予 100 mL 补液，以避免过度补液和血容量过多。

目标导向液体治疗联合小剂量缩血管药物：小剂量 $α_1$ 激动剂可对抗麻醉药物所致的扩血管不良反应。目标导向液体治疗联合小剂量 $α_1$ 激动剂，可减轻因麻醉药扩血管引起的相对循环容量不足，以维持重要器官血流灌注，减少对输液的过度依赖。目前术中常用小剂量去甲肾上腺素 0.03～0.1 μg/（kg·min）持续泵注维持血管张力。需要注意的是，使用 $α_1$ 激动剂前必须充分评估有效循环血量，当使用超过推荐剂量的 $α_1$ 激动剂仍不能达到目标血压时，应当积极寻找引起循环障碍的原因，避免药物过量带来的危害。

老年患者围手术期应用 $α_1$ 激动剂时应注意：①给予 $α_1$ 激动剂前，首先需确保血管内容量充足，即心脏的前负荷适当或者达到目标导向液体治疗的要求。②给予 $α_1$ 激动剂后，维持的血压水平取决于重要脏器对灌注压力的要求，对合并脆弱脏器功能的老年患者，最好将围手术期血压维持在术前基线血压水平以上。③老年患者常并存心、肺疾病，$α_1$ 激动剂药物和剂量的选择应依据患者的病理生理学改变和代偿状态决定，目的是改善重要脏器的氧供需平衡。

6. 输液种类

目前推荐平衡盐晶体液作为围手术期治疗的液体，不推荐常规输注生理盐水。生理盐水的氯离子浓度高于人体血液中的浓度，会导致高氯血症、水钠潴留等代谢紊乱，继而损伤肾脏，影响患者预后。老年患者常合并肾功能不全和心功能不全，术中输注生理盐水还可减少老年患者的胃血流量、降低黏膜内 pH 值，延长老年患者的术后恢复时间。国际优化液体管理小组建议，短小手术可以输注晶体液为主，大手术则可采用平衡盐晶体液联合胶体液的输液策略。

7. 体温管理

复旦大学附属华东医院测量了 1105 例麻醉恢复室内患者的鼓膜温度，结果发现术后低体温（低于 36℃）的发生率为 22.0%。低体温的危险因素包括高龄、男性、体质指数低、全身麻醉、长时间手术、环境温度低、出血和输血、大量输注室温液体等。低体温可能导致术后寒战、凝血功能障碍、苏醒延迟、手术部位感染和心血管并发症等不良反应，应采取积极的体温保护策略。手术时间长、创伤大手术中应常规监测体温。应采用加温设备（如暖风机、水暖床垫和输液加温仪），维持体温 ≥ 35.5℃。手术室温度宜控制在 22～24℃，避免温度设置过低。冲洗体腔时应采用加温的液体。

8. 血糖管理

围手术期血糖水平与患者代谢状态、麻醉和镇痛方法以及手术创伤的严重程度相关。研究表明，即使轻度的围手术期血糖升高也与不良预后显著相关。

为避免低血糖导致的围手术期并发症，术前即应开始监测血糖，及时调整降糖药物和胰岛素用药方案。术中不建议采用过于严格的血糖控制策略。围手术期血糖水平维持在 7.8～11 mmol/L 较合适。在 ERAS 方案中，降低胰岛素抵抗的措施包括术前口服碳水化合物、术中和术后完善的镇痛以及术后早期进食。

9. 预防术后恶心、呕吐

术后恶心、呕吐是手术和麻醉的常见并发症，是围手术期最不愉快的经历之一，严重者可导致脱水及电解质紊乱。术后恶心、呕吐常见的危险因素包括年龄、手术后使用阿片类药物、女性、吸入麻醉药、术后恶心与呕吐病史或晕动病、非吸烟者、特殊类型手术及手术时长等（图 5-13-3）。Apfel 评分系统是临床常用的术后恶心、呕吐风险评估方法。Apfel 评分包括 4 项危险因素，分别为女性、非吸烟者、晕动病或术后恶心与呕吐病史、术后使用阿片类药物。根据相关危险因素数量，将患者分为低危（0～1 项）、中危（2 项）及高危（3～4 项）。围手术期可根据 Apfel 评分，给予相应的预防和治疗措施，以减少术后恶心、呕吐的发生（图 5-13-4）。

目前推荐使用多模式的术后恶心、呕吐预

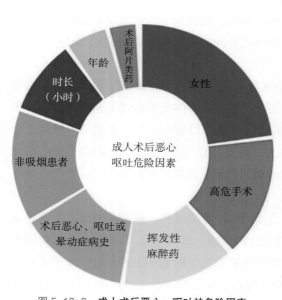

图 5-13-3 成人术后恶心、呕吐的危险因素

引自：Gan TJ Belani KG, Bergese S. Anesthesia and analgesia，2020, 131(2): 411-448.

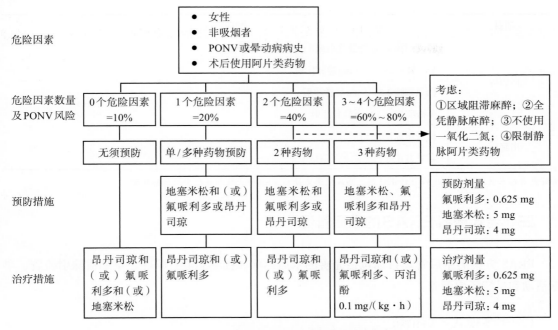

图 5-13-4　术后恶心、呕吐的预防和治疗方案

PONV—术后恶心呕吐。引自：Dewinter G, et al. British Journal of Anaesthesia, 2018, 120: 156-163.

防策略，以促进手术患者快速康复。术前缩短禁食时间和口服碳水化合物有助于降低术后恶心、呕吐的发生率。术中建议预防性使用止吐药物。地塞米松具有预防恶心、呕吐的作用，通常在麻醉诱导后静脉注射地塞米松 5～10 mg。大样本观察性研究发现，麻醉诱导后给予小剂量地塞米松未明显升高血糖，未增加手术部位感染发生率。手术结束时，可静脉注射 5-羟色胺 3 受体拮抗剂（如昂丹司琼 4 mg）降低术后恶心、呕吐的发生率。此外，采用全凭静脉麻醉代替吸入麻醉、采用区域麻醉和非甾体类抗炎药替代或减少术后阿片类药物用量，均有助于降低术后恶心、呕吐的发生率。围手术期常用的术后恶心、呕吐预防和治疗药物可参考**表 5-13-2**。

表 5-13-2　围手术期常用的术后恶心、呕吐预防和治疗药物

项目	管理要点
术前	东莨菪碱透皮贴剂（术前 1～3 h），老年患者慎用
	阿瑞吡坦 40 mg 口服（术前 1～3 h）
	穴位刺激（术后继续）
	根据手术种类，为所有患者制订少阿片类或无阿片类镇痛方案，术前充分补液
术中	麻醉诱导时静脉注射地塞米松 8～10 mg
	多巴胺 D_2 拮抗剂（氟哌啶醇 0.625～1.25 mg 静脉注射或氟哌利多 0.5～1 mg 静脉注射）
	手术结束时，5-羟色胺 3 拮抗剂（昂丹司琼 4 mg 静脉注射或帕洛诺司琼 0.75 mg 静脉注射）
麻醉恢复室	术前或术中未使用止吐剂，则异丙嗪 6.25 mg 静脉注射

项目	管理要点
回病房	昂丹司琼4 mg 静脉注射或 8 mg 口服
	异丙嗪 6.25 ~ 12.5 mg 静脉注射
	丙氯拉嗪 2.5 ~ 5 mg 静脉注射
	苯海明 25 ~ 50 mg 静脉注射
出院后	昂丹司琼 8 mg 口服
	非处方止吐药（如苯海明口服）

所有患者在术前或术中使用 2 ~ 3 种止吐剂。高风险患者使用 3 ~ 4 种止吐剂并行全凭静脉麻醉。

三、老年患者 ERAS 的术后管理

ERAS 方案的术后管理目标包括完善的术后疼痛、控制恶心、呕吐、早期拔除引流管、早期活动和早期肠内营养。

（一）多模式术后镇痛

术后镇痛是老年患者 ERAS 管理的重要组成部分。术后镇痛不充分可影响手术患者早期活动，导致手术后并发症发生率增加、术后康复时间延迟、医疗费用增加以及慢性疼痛发生率增加。术后镇痛以多模式镇痛为主，详见第六章第五节。表 5-13-3 总结了目前常用镇痛技术对预后的影响及其并发症。

表 5-13-3 常用镇痛技术对预后的影响及其并发症

手术类型	镇痛技术	结局	并发症/问题
剖腹手术	胸段硬膜外镇痛（低剂量的局部麻醉药和阿片类药物）	PONV（↓）	低血压、瘙痒、膀胱功能障碍
		肠功能恢复（↑）	
		胰岛素抵抗（↓）	
		呼吸系统并发症（↓）	
		健康相关的生活质量（↑）	
		住院天数（−）	
	鞘内吗啡	健康相关的生活质量	呼吸抑制、瘙痒、膀胱功能障碍
	静脉利多卡因注射	抗炎	局部麻醉药中毒
		肠功能恢复（↑）	
		住院天数（↓）	
		住院天数（−）	
	局部麻醉药持续伤口浸润	肠功能恢复（↓)/（↑)/（−）	理想的解剖位置未确定
		住院天数（↓)/（↑)/（−）	
	腹部躯干阻滞	术后镇静（↓）	局部麻醉药使用时机、剂量和技术
		PONV（↓）	

手术类型	镇痛技术	结局	并发症/问题
腹腔镜手术	胸段硬膜外镇痛	肠功能恢复（↓）/（↑）/（－）	低血压、瘙痒、膀胱功能障碍
		住院天数（↑）/（－）	
	鞘内吗啡	肠功能恢复（－）	呼吸抑制、瘙痒、膀胱功能障碍
		促进运动	
		住院天数（↓）/（－）	
		腹腔镜结肠切除术后住院23 h	
	静脉注射利多卡因	抗炎（IL-6, IL1-R）（↓）	局部麻醉药毒性
		肠功能恢复（↑）/（－）	
		住院天数（－）	
	腹部躯干阻滞	腹腔镜结肠切除术后住院23 h	局部麻醉药使用时机、剂量和技术
		住院天数（－）	
		住院天数，早期导尿管拔除（－）	

（↓）表示下降；（↑）表示加速；（－）表示无效果。PONV＝术后恶心呕吐。引自：Feldheiser A,et al. Acta Anaesthesiol Scand, 2016, 60（3）:289-334.

（二）术后液体治疗

合理的术后液体管理可防止液体超负荷或容量不足，有助于减少术后并发症，促进患者快速康复。术后过量输液可影响患者肺功能和组织氧合，延缓胃肠运动功能的恢复和伤口愈合。

术后早期（0～12 h）继续静脉输液，可采用输液泵以 1 mL/（kg·h）维持，如能耐受进食和饮水即可停止输液；如不能耐受进食和饮水则继续术中输液策略（特别是中、高危患者）。术后晚期（＞12 h），患者恢复饮水和进食后，在镇痛完善、可自主活动、睡眠良好以及外科条件允许的情况下，可考虑出院。

术后早期进食有助于改善患者体验、促进伤口愈合及缩短住院时间。对术后早期的复杂手术患者及高危患者，建议继续采用目标导向策略指导补液。术后应鼓励老年患者尽早恢复进食，并尽早停止静脉输液；如不能及时恢复进食，则需继续静脉补液或肠内营养支持，必要时可给予肠外营养。具体的营养方式因手术方式而异。若患者需要静脉输液或肠外营养，应密切监测电解质、血糖和液体出入量。部分老年患者术前合并慢性钾丢失，术后如继续丢失钾，可能诱发恶性心律失常、肌无力等并发症。

1. 术后恶心、呕吐

术后阶段应重视术后恶心、呕吐的预防。具体的预防措施包括：① 术后应尽量避免使用诱发术后恶心、呕吐的药物（如阿片类药物）。② 术后合理输液有助于减少因胃肠道功能紊乱诱发的术后恶心、呕吐。过多输液可导致组织水肿，特别是腹腔内手术，易导致消化道水肿，增加术后恶心、呕吐的发生率。③ 术后早期活动和早期进食可促进胃肠道功能恢复，减少因胃排空延迟和肠麻痹导致的术后恶心、呕吐。④ 其他预防术后恶心、呕吐的方法，如咀嚼口香糖和针灸等。一篇纳入了59项研究的meta分析显示，针灸内关穴与6种止吐药物（甲氧氯普胺、赛克力嗪、丙氯拉嗪、氟哌啶醇、昂丹司琼和地塞米松）比较，两者恶心、呕吐发生率和需要再治疗率无显著差异，提示针灸减少术后恶心、呕吐的作用与止吐药物相当。多项随机对照研究显示咀嚼口香糖可以促进术后肠道功能恢复，进而间接降低术后恶心、呕吐的发生率。

如果出现术后恶心、呕吐，可进行补救性治疗，可静脉给予异丙嗪 6.25 mg、昂丹司琼 4 mg（与术中使用昂丹司琼至少间隔 4 h）或茶苯海明 1 mg/kg。

2. 早期拔除胃管、导尿管和引流管

目前 ERAS 指南不推荐常规放置鼻胃管、导尿管及各种手术区域引流管。留置导尿管可阻碍患者早期下床活动，长期留置导尿管还可增加尿路感染风险。因此，对短时间、低风险的手术不建议术后留置导尿管；对复杂大手术可在手术后 1~2 d 拔除导尿管。老年男性患者可能合并前列腺增生，其尿潴留概率高于年轻患者，应慎重拔除导尿管。

指南建议，非胃肠道重建的中小手术可不放置鼻胃管或术毕即予以拔除；而行胃肠道重建的复杂手术，如胃切除术、结直肠盆腔手术、肝切除术等，ERAS 指南均不建议常规放置鼻胃管；如病情需要放置鼻胃管，可根据引流情况，于术后第 1~2 d 拔除。

不放置胃管有利于早期进食，可降低术后肺部并发症发生率及缩短住院时间。研究显示，老年患者与年轻患者一样，常规留置胃管可影响术后肠道功能恢复，延迟进食时间，导致肠内、肠外营养相关并发症发生率增加。因此，老年手术患者除非存在肠梗阻或胃排空延迟，否则不推荐术后常规留置鼻胃管。

目前多个 ERAS 指南均不建议常规放置手术区域引流管。术后留置腹腔引流管不能降低吻合口瘘的发生率，却可增加腹腔感染的风险并延长患者住院时间。而对老年手术患者而言，如果 ASA 分级较高、营养状况差、免疫力下降，则发生吻合口瘘的风险较高。此类老年患者术后早期放置腹腔引流管可能更安全，但如果术后引流情况允许，则尽早拔除引流管。胰十二指肠切除术的 ERAS 指南建议，对胰漏风险较低且术后第一天引流液淀粉酶值低（< 5000 U/L）的患者，术后可早期（如术后第 3 d）拔除腹腔引流管。对高风险胰腺手术患者，则应谨慎拔除腹腔引流管。一项多中心随机对照试验比较了胰腺手术患者放置和不放置引流管，结果发现不放置引流管的患者 90 天死亡率明显增加，该试验被提前终止。因此，在实施 ERAS 理念时，不能机械地坚持"常规不放置引流管"的理念，应具体情况具体分析。对术后已发生胰漏的中小手术患者，在体温不高、生活可以自理、已经恢复进食、切口愈合良好的情况下，可带引流管出院。但在出院后，需密切监测引流液的量和性质，必要时及时就医。

胸腔镜辅助肺切除术后早期可留置单根胸腔引流管，如出血风险不大，可放置细软的 ABEL 胸腔引流管以减轻术后疼痛，并建议尽早拔除胸腔引流管，以利于患者术后早期活动，减少术后并发症。

传统观念认为，对髋、膝关节置换术患者放置引流管可以减轻关节周围的肿胀。但 Meta 分析结果显示，术后留置引流管可能不利于早期关节功能锻炼并可增加感染风险。目前一般认为，单侧全髋、全膝置换术患者可于术后早期留置引流管并在 24 h 内拔除，避免长时间留置，从而降低假体周围感染的风险。要早期拔除引流管的患者，可考虑术中和术后使用氨甲环酸减少伤口出血，在引流液不多时，尽早拔除引流管。

3. 早期进食与营养支持

1）术后早期进食 ERAS 指南推荐，非消化道重建手术，如胆囊切除术、胆道探查术、肝切除术、神经外科手术、骨科手术、泌尿外科手术或者妇科手术，麻醉完全苏醒后即可饮水，术后第 1 d 可进食；消化道重建手术，如胃肠道手术、胰腺手术，可在手术后第 2 d 拔除胃管后恢复饮水，并逐步过渡为流质、半流质和普通饮食。

食管切除术患者的术后进食方案（营养类型、喂养路径及时机）目前仍存在争议。虽然最近的证据表明，早期进食与更短的住院时间、更快的肠功能恢复和生活质量改善具有相关性，但是关于吻合口瘘的数据仍不一致。2015 年，Mahmoodzadeh 等的一项随机对照试验纳入了经胸食管切除术及全/部分胃切除术的患者，结果发现早期进食组（术后第 1 d 进食）的住院时间更短、再入院率更少。但也有研究表明，早期进食患者发生营养摄入不足和术后吻合口瘘的风险更高。Wei 等的一项前瞻性多中心试验观察了 50 例胸-腹联合微创食管切除术患者，结果发现早期进食组（术后第 1 d 进食清液）与晚期进食组（术后 4～7 d 进食清液）相比，前者仅摄入了目标热量的 58%。因此，目前还没有确切的数据来明确回答食管癌术后是否应该早期进食。

研究发现，在接受不同术式的胰腺手术患者中，结肠前胃-空肠吻合的患者术后胃排空延迟的发生率明显低于结肠后胃-空肠吻合。此外，毕Ⅱ式吻合患者的胃排空延迟发生率明显低于 Roux-en-Y 吻合患者。因此，术后进食时间应充分考虑手术的术式。

老年手术患者术前常合并营养不良、低蛋白血症、贫血、肝肾功能障碍、糖尿病等慢性病，吻合口愈合相对较差，容易出现吻合口瘘、手术部位感染等并发症。因此，老年手术患者术后进食时间应结合术前身体情况、手术种类和术后恢复程度，以决定恢复进食的时机。老年手术患者如果术前无明显营养不良、低蛋白血症、长期糖尿病等并存疾病，在术后肠道功能恢复良好情况下，可考虑早期拔除腹腔引流管并恢复进食。在早期恢复进食时，需要警惕术后胃肠道排空延迟、肠梗阻、吻合口瘘或腹腔感染等风险。

2）术后营养支持 对于手术患者，尤其是接受上消化道大手术、癌症手术以及危重患者，营养不良是此类患者并发症发生率和死亡率增加的独立危险因素。口服营养摄入量不足超过 14 d 与死亡率升高显著相关。任何有营养风险的手术患者，术后早期恢复肠内营养尤为重要。欧洲临床营养和代谢协会和中华医学会肠外肠内营养学分会均推荐早期经口喂养作为术后患者营养的首选方式。

以下患者术后早期肠内营养有利于术后恢复：① 术后早期（24 h 内）不能开始口服营养的患者；② 口服营养摄入低于需要量 50% 预计超过 7 天的患者；③ 头颈部或胃肠道癌症大手术；④ 严重颅脑外伤患者；⑤ 术前明显营养不良患者。

营养不良的患者，尤其接受上消化道和胰腺大手术的患者，应留置用于肠内营养的鼻空肠管。研究证实，手术时留置鼻空肠营养管（头端超过吻合口）用于术后肠内营养完全可行，且能减少术后营养不足风险。

如果需要肠内营养，应在术后 24 h 内开始。建议从低流速开始（如 10～20 mL/h），由于肠道耐受所限，提高管饲速度时应谨慎，做到个体化。达到目标摄入量的时间需根据患者情况，有时可能需要 5～7 d。

如果肠内营养时间可能超过 4 周（如严重的头部损伤患者），建议经皮置入营养管（如经皮内镜下胃造瘘）。因食管癌导致上消化道狭窄患者，如在新辅助放化疗后计划实施手术，亦可在术前行经皮内镜胃造瘘术。

术后蛋白质摄入量不足将导致瘦组织（主要为肌肉组织）丢失，阻碍术后机体功能恢复。因此，术后早期即应摄入足量蛋白质，大多数患者可以按标准全蛋白饮食喂养，即使是小肠造瘘患者也不需要寡肽饮食。由于可能存在管道堵塞和感染风险，一般不常规推荐家庭自制肠内营养剂。对 ≥ 65 岁的老年患者，无论是否给予足量的热卡，只要给予蛋白质就能帮助机体维持瘦组织量，降低因热卡供给不足而导致的衰弱风险。因此，除非患者存在肠道功能障碍、肠缺血或肠梗阻，一般推荐在手术当天通过口服摄入高蛋白质营养。推荐应用成品营养制剂，传统的"清流质"和"全流质"不能够提供充足的营养和蛋白质，不推荐常规应用。术后足量的蛋白质摄入比足量的热卡摄入更重要。术后患者每天摄入能量的目标为 25 ~ 30 kcal/kg，每天摄入蛋白质的目标量为 1.5 ~ 2.0 g/kg。当患者能经口摄入 > 50% 的目标营养量时，首选口服营养。当经口摄入量 < 50% 营养目标量时，应通过管饲肠内营养；当口服或管饲肠内营养仍无法达到 50% 目标营养需要量且预计超过 7 天时，则应使用肠外营养。若出现喂养不耐受症状，如恶心、呕吐、鼻胃管引流量明显增多、肛门排气和排便明显减少、腹胀、腹痛、胃残余量 > 500 mL 以及腹部影像学异常等，则需要考虑调整经导管喂养量，减少、减慢甚至终止导管喂养。对营养不良的患者应根据手术情况和营养不良改善程度，决定持续营养支持时间，一般应当持续 4 周或更长。

在出院后，多数消化道手术患者存在术后经口摄入量不足。据观察，ICU 患者出院后平均每天仅能摄入能量 700 kcal，不能满足康复期需求。处于康复期的患者，应摄入 1.2 ~ 1.5 倍的静息能量消耗量才足以保证良好的合成代谢。此外，术后出现并发症的患者，出院后体重会继续丢失，存在营养状况进一步恶化的风险。因此，应加强对这类患者出院后营养随访。家庭护理时，可以考虑为患者单独准备饮食。

3）术后早期活动　老年手术患者术前合并重要脏器功能不全的概率高于中青年患者，同时老年手术患者凝血系统常处于相对高凝状态，如同时伴有肿瘤、脱水、创伤等病理生理状态，则可进一步加剧高凝状态，术后血栓形成风险明显增加。手术后早期活动可以降低肺部感染、深静脉血栓等严重并发症的发生率。早期活动还有利于促进胃肠道功能恢复，缩短恢复进食的时间，从而有助于加快术后康复，缩短住院时间。对满足条件的患者，各学科的 ERAS 指南均推荐术后清醒即可改半卧位或在床上适量活动肢体，不推荐术后去枕平卧 6 h。术后应制订每日活动目标，逐日增加活动量。

为实现术后早期活动，应完成的前期工作包括良好的术前宣教、完善的多模式镇痛以及早期拔除鼻胃管、导尿管及其他引流管。其中宣传教育非常重要，术前需要与患者充分沟通 ERAS 的优势、术后恢复期会采取的具体措施及其进度，缓解老年患者的恐惧和焦虑。

早期活动包括在床上锻炼、从床上坐起、站立、在房间里行走、在走廊里行走或其他锻炼。为了动员患者早期活动，需根据手术方式、恢复情况制订不同的运动目标，例如以活动时间为目标（下床时间、坐下或步行小时数）或活动距离为目标（在走廊或病房行走的距离），并循序渐进地增加运动量以达到预定目标。但目前没有数据支持运动量与临床结局之间的"剂量–反应"关系。

ERAS 团队最好设立急性疼痛管理小组，优化疼痛控制并促进整个 ERAS 方案的落实。在开腹或开胸手术后，硬膜外镇痛的效果较肯定，但需注意术后低血压或下肢无力可能会妨碍早期下床活动。术后早期活动是否成功很大程度取决于疼痛的控制情况。

在保证安全的前提下，鼓励患者尽早下床活动。在手术当日，鼓励患者在床上活动四肢。术后第 1 d，视患者体力情况鼓励其下床活动。老年患者多合并有高血压、糖尿病等慢性病，术后使用镇痛、降血压、降血糖等药物可能会导致直立性低血压，刚开始下床活动时，患者可能会感觉头晕和视物模糊等，应预防患者摔倒。推荐采用分阶段起床方案，即平卧、坐起和站立三步骤均用时 30 s，避免动作过于突然。护士协助患者下地活动时，应指导患者分阶段起床，严密观察老年患者在起床的每个环节是否存在不适症状，一旦发现，立即嘱患者停止活动。

尽管 ERAS 理念已在国内外得以推广和普及，但老年患者 ERAS 策略是近年才提出的概念，许多措施仍有待进一步完善和改进。表 5-13-4 总结了目前实施老年患者 ERAS 的要点。需要注意的是，ERAS 理念应用于老年手术患者时，应符合老年患者的病理生理特点，结合临床实际情况，不可机械地照搬 ERAS 的条条框框。此外，尽管 ERAS 方案包括了许多围手术期优化措施，但老年患者术后仍有可能出现中枢神经系统、呼吸系统和心血管系统并发症及肾功能损害，如术后谵妄、认知功能下降、肺部感染、心血管意外、尿潴留、虚弱无力等，应重视老年患者的术后管理，做到密切观察，发现问题并及时处理。

表 5-13-4 老年患者实施 ERAS 的要点

阶段	注意事项
术前	术前教育及心理疏导 　　充分说明加速康复外科可能的益处 　　避免造成患者过度恐慌 　　掌握与老年患者沟通的技巧 器官功能评估及并存疾病的优化 避免术前长时间禁食及口服碳水化合物 一般手术避免术前肠道准备，除外左半结肠、直肠手术或者需要术中肠镜的手术
术前	术前营养评估，必要时予以治疗 术前预康复功能锻炼 术前血栓预防 手术切皮前 30 ~ 60 min 给予预防性抗生素
	选用短效全身麻醉药、麻醉深度监测 尽可能使用微创手术方法 多模式预防术后恶心、呕吐 　　麻醉诱导后静脉注射地塞米松 5 ~ 10 mg 　　静脉注射 5-羟色胺 3 拮抗剂（如手术结束时给予昂丹司琼 4 mg） 　　对术后恶心、呕吐风险极高的患者，使用第三种止吐剂（如氟哌利多 0.5 ~ 1 mg）和（或）使用全凭静脉麻醉技术 适量输液 　　小手术或低危手术可采用限制性补液策略 　　大手术或高危手术应采用目标导向液体治疗方案

阶段	注意事项
术中	肺保护性通气策略 　　小潮气量，6～8 mL/kg（理想体重） 　　滴定最佳PEEP 　　肺复张 　　吸入氧浓度保持40%～50% 　　保持呼气末二氧化碳分压在40 mmHg左右 维持正常体温 　　常规监测体温 　　应用加温设备维持体温≥35.5 ℃ 　　手术室温控制在22～24 ℃ 　　温盐水冲洗体腔 血糖控制 　　围手术期血糖监测 　　血糖维持在7.8～11 mmol/L较合适 术中镇痛 　　麻醉诱导后静脉注射对乙酰氨基酚1 g 　　手术结束前静脉注射酮咯酸15～30 mg
术后	术后多模式镇痛 　　局部或区域镇痛技术（即周围神经阻滞、筋膜间平面阻滞、手术部位浸润） 　　腹部开放手术考虑胸段硬膜外镇痛 多模式治疗术后恶心、呕吐 　　一种或多种药物治疗术后恶心、呕吐 　　静脉注射5-羟色胺3拮抗剂 早期恢复进食 术后早期拔除引流管 术后抗血栓治疗 必要时术后营养支持治疗 术后早期活动

（三）典型病例

1. 普外科ERAS病例

【病史简介】

患者，男性，75岁，因"发现右侧腹股沟肿块1个月余"入院。1个月前患者发现右侧腹股沟可复性肿块，站立及行走后肿块凸出，平卧后肿块消失，近期肿块逐渐增大，且有局部坠胀不适。

既往史：否认冠心病、糖尿病、高血压、慢性阻塞性肺病等特殊病史，否认肝炎、肺结核等传染病史。

体格检查：体温36.7 ℃，脉搏69次/min，呼吸17次/min，血压133/67 mmHg，身高170 cm，体重70 kg。神志清，精神尚可，自主体位。腹平坦，未见肠型及胃肠蠕动波；腹柔软，无压痛、反跳痛，站立位时可见右侧腹股沟区肿块，约3×3 cm² 大小，肿块位于腹股沟韧带下方，质硬，可推动，表面皮肤无红肿，包块可完全回纳，咳嗽时冲击感明显。

实验室检查：天冬氨酸氨基转移酶 22 U/L，丙氨酸氨基转移酶 26 U/L，总胆红素 12.3 μmol/L，直接胆红素 4.8 μmol/L，间接胆红素 7.5 μmol/L，葡萄糖 8.2 mmol/L，血红蛋白 151 g/L，B 型钠尿肽 41 pg/mL。

辅助检查：① 腹股沟彩超示右侧腹股沟疝。站立位右侧腹股沟区腹横筋膜见局部缺损约 33.2 mm，内见混合性回声呈囊袋样沿腹股沟管向外突出，平卧位时混合性回声可完全回纳至腹腔。② 心电图示完全性右束支传导阻滞，74 次/min。③ 心脏彩超检查示二尖瓣、三尖瓣、主动脉瓣轻度反流，LVEF 64%。

术前诊断：右侧腹股沟疝。

拟行手术：右侧腹股沟疝无张力修补术。

【围手术期管理】

1）术前评估与准备　患者一般情况可，术前完善各项检查。NRS-2002 营养风险筛查：无风险。充分向患者说明加速康复外科措施可能的益处及风险，嘱术后可早期进食和下床活动。手术前 2 h 口服 12.5% 含糖清液 250 mL。

2）术中管理

（1）入室情况：在患者入手术室后，监测心电图、氧饱和度、无创血压，测得脉搏 65 次/min，氧饱和度 99%，血压 170/91 mmHg。胃部超声未见胃内食物及大量液体残余。面罩吸氧，静脉泵注右美托咪定 60 μg，10 min 输注完毕。

（2）麻醉方案：采用神经阻滞复合静脉麻醉。静脉给予舒芬太尼 5 μg，超声引导下行髂腹下神经和髂腹股沟神经滞（图 5-13-5），局部麻醉药配方为 0.5% 罗哌卡因 +0.25% 利多卡因 + 50 μg 右美托咪定，共 20 mL。神经阻滞起效后，于切皮前静脉注射舒芬太尼 5 μg。术中右美托咪定维持量为 0.4 μg/（kg·h）。手术开始后给予地塞米松 5 mg 静脉注射，手术结束前给予昂丹司琼 4 mg 静脉注射，预防术后恶心、呕吐。手术室环境温度 23℃，术中暖风机主动加温。

（3）术中经过：腹股沟区 6 cm 左右切口，逐层切开分离，游离精索，见疝囊大小约 6×4 cm²，疝环缺损约 3×2 cm²，将疝囊高位游离，横断疝囊，高位结扎，回纳疝囊，缝线缩

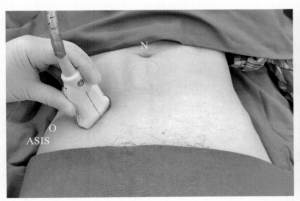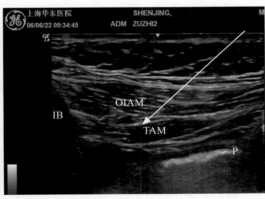

图 5-13-5　超声引导髂腹下神经和髂腹股沟神经阻滞

左图为超声探头的摆放（置于肚脐和髂前上棘连线）；右图为髂腹下神经和髂腹股沟神经阻滞的超声图像。箭头示意穿刺路径。OIAM—腹内斜肌；TAM—腹横肌；IB—髂骨；P—腹膜；ASIS—髂前上棘；N—脐。

小内环至仅容一镊尖，取补片裁剪适型后置入腹股沟管厚壁上方，在耻骨结节上腱膜组织和补片远端做缝合，固定，保证足够张力。手术历时 1 h，术中出血量约 5 mL，补液量 500 mL。

3）术后转归　手术结束呼唤患者能睁眼，能按指令活动。入麻醉恢复室观察 30 min，生命体征平稳、无恶心、呕吐等不适，送至病房。手术后 2 h 饮水，4 h 下床活动，术后口服塞来昔布止痛。患者未出现术后恶心、呕吐。术后第 2 d 出院。

【病例分析】

此病例为一例老年腹股沟疝手术患者。围手术期采用的 ERAS 措施包括术前宣教、术前 2 h 禁饮、术中神经阻滞联合静脉镇静、药物预防恶心、呕吐，采用神经阻滞和口服非甾体类抗炎药行术后镇痛，不留置导尿管，术后早期恢复饮水和进食，术后早期下床活动。

术前 2 h 口服含糖无渣饮料，可缓解患者饥饿感和减少焦虑情绪，降低术后胰岛素抵抗。麻醉前采用床旁超声检查胃内是否有内容物残留，避免反流误吸。神经阻滞麻醉前给予负荷剂量右美托咪定和少量舒芬太尼，有利于减轻患者疼痛，更好地配合神经阻滞。麻醉方式为神经阻滞复合静脉镇静，有助于患者早期下床活动，减少老年患者术后肺部并发症和静脉血栓形成，适合心肺功能不全的老年患者。术中减少使用阿片类药物并预防性使用地塞米松和昂丹司琼，有助于降低术后恶心、呕吐的发生率。术后镇痛采用非甾体类抗炎药和神经阻滞，不留置导尿管，保证了患者早期下床活动，加快术后康复。

2. 胸外科 ERAS 病例

【病史简介】

患者，女性，65 岁，因"体检发现胸占位性病变 1 周"入院。患者既往无慢性咳嗽、咳痰，无刺激性干咳，无咯血；无长期低热、盗汗，无畏寒、发热。胸部 CT 示右肺上叶结节，考虑占位性病变。

既往史：否认高血压、冠心病、糖尿病等特殊病史，否认肝炎、肺结核等传染病史。

体格检查：体温 36.5 ℃，脉搏 65 次/min，呼吸 16 次/min，血压 130/80 mmHg，身高 168 cm，体重 75 kg。神志清，精神尚可，自主体位。胸廓对称无畸形，胸骨无压痛，未触及包块，无压痛；双侧呼吸动度未见异常，语颤未见异常，双肺叩诊呈清音，双肺呼吸音清晰，未闻及干、湿啰音。

实验室检查：鳞状细胞癌相关抗原 0.8 ng/mL，糖类抗原 19 915.9 U/mL，糖类抗原 7421.04 U/mL，糖类抗原 1256.6 U/mL，细胞角蛋白 19 片段 3.08 ng/mL，神经烯醇化酶 13.5 ng/mL，癌胚抗原 0.8 ng/mL，甲胎蛋白 2.5 ng/mL，糖类抗原 153 11.3 U/mL，总蛋白 46.8 g/L，总胆固醇 5.98 mmol/L，葡萄糖 6.9 mmol/L。

辅助检查：① 胸部 CT 示右肺上叶尖段约 10mm 大小占位，毛玻璃样，考虑癌可能大；② 心电图示窦性心律，82 次/min，ST 段改变；③ 心脏彩超检查结果正常；④ 肺功能正常。

术前诊断：右肺上叶占位性病变。

拟行手术：胸腔镜辅助右肺上叶切除术。

【围手术期管理】

1）术前评估与准备　患者一般情况未见特殊。NRS-2002 营养风险筛查：无风险。充分向患者说明加速康复外科措施可能的益处及风险。手术前 2 h 口服 12.5% 含糖清液 250 mL。

2）术中管理

（1）入室情况：在患者入手术室后，监测心电图、氧饱和度、有创血压，测得心率 71 次/min，氧饱和度 95%，血压 136/71 mmHg。行胃部超声测得胃窦部面积为 2.0 cm²，未见食物残留征象。开放外周静脉后，头孢呋辛 0.5 g 静脉点滴。

（2）麻醉方案：采用非气管插管全身麻醉。10min 内泵注右美托咪定 60 μg，麻醉诱导采用静脉缓慢注射丙泊酚 150 mg，舒芬太尼 5 μg，置入 4 号喉罩，诱导期间血流动力学平稳。麻醉后，取左侧卧位，行超声引导下胸椎旁阻滞（0.4% 罗哌卡因 30 mL）和迷走神经阻滞（2% 利多卡因 3 mL）（图 5-13-6）。静脉给予地塞米松 5 mg、酮咯酸氨丁三醇 30 mg 和昂丹司琼 4 mg，麻醉维持采用丙泊酚 25～30 mg/h，右美托咪定 0.3 μg/(kg·h) 静脉泵注，维持 BIS 值在 40～60。保留自主呼吸，呼吸频率 10～16 次/min，呼气末二氧化碳分压 50～60 mmHg。术中去甲肾上腺素 0.015～0.03 μg/(kg·min) 持续泵注，维持血压在（100～110）/（60～70）mmHg。

（3）术中经过：患者左侧卧位，在右侧第 4 肋间与腋后线交界处做一小切口，置入胸腔镜。用超声刀分离右肺下叶与胸腔粘连。探查右肺结节，局部胸膜无明显凹陷。肿块位于上叶尖段。遂按计划行右肺上叶尖段切除。向下牵拉右肺上叶，暴露游离尖前支动脉，置入切割吻合器离断。向前牵拉上叶，用超声刀切开后纵隔胸膜，打开上叶支气管下侧面处的胸膜。分离右上叶支气管，剥离支气管周围淋巴结，暴露上叶支气管三分叉，分离尖段支气管，置入切割吻合器并钳夹上叶尖段支气管，麻醉医生膨肺见上叶余段、中下叶复张良好，断离上叶尖段支气管。最后用切割吻合器沿尖段界限，切除尖段。充分止血，温盐水冲洗胸腔，吸尽冲洗液，查无活动性出血，无异物残留。置 ABEL 引流管一根，未留置导尿管。缝合伤口，术毕通过 ABEL 引流管负压吸引辅助呼吸球囊膨肺，至 ABEL 引流管吸引出少量液体，提示膨肺完全。手术历时 1 h，术中补液量 800 mL，术中出血量约 15 mL，未输血。

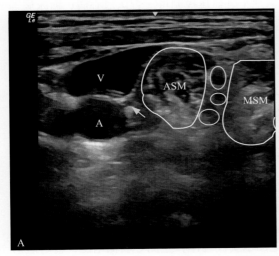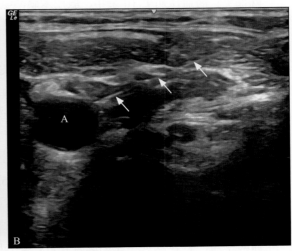

图 5-13-6　超声引导迷走神经阻滞的超声图像

A. 迷走神经的超声解剖图像；B. 迷走神经阻滞的穿刺路径（探头下压，颈内静脉塌陷）。黄色箭头示意迷走神经；黄色圆圈示意臂丛神经；白色箭头示意穿刺针；V—颈内静脉；A—颈动脉；ASM—前斜角肌；MSM—中斜角肌。

3）术后转归　患者术后 10 min 苏醒，能按指令活动，拔除喉罩，改为面罩供氧。麻醉恢复室观察 30 min，送至病房。术后采用自控静脉镇痛泵，配方为舒芬太尼 100 μg + 酮咯酸氨丁三醇 120 mg + 昂丹司琼 12 mg，总量 100 mL，持续输注速率 0.5 mL/h，单次给药剂量 2 mL，锁定时间 10 min。鼓励患者咳嗽，VAS 疼痛评分 1～2 分。患者术后 2 h 无恶心、呕吐，给予少量饮水。术后 2 h 开始，在床上活动四肢，术后 6 h 下床活动。术后无恶心，无呕吐，未追加止吐药。术后第 2 d 拔除胸腔引流。术后第 3 d 出院。

【病例分析】

此病例为老年患者在非气管插管下胸腔镜辅助右上肺叶切除术的案例，围手术期采用的 ERAS 措施包括术前宣教、术前 2 h 禁饮、预防性使用抗生素、保留自主呼吸的非气管插管全身麻醉、单孔胸腔镜微创手术、神经阻滞联合患者自控静脉镇痛、采用软的 ABEL 胸腔引流管减轻术后疼痛、不留置导尿管、早期拔除胸腔引流管、术毕早期恢复饮水和进食、术后早期下床活动等。

非气管插管全身麻醉时可避免使用神经肌肉阻滞剂，无术后肌松残余风险，术毕患者苏醒彻底，有助于患者早期下床活动，且术后声音嘶哑及咳嗽、咳痰较少。因患者术前 2 h 饮清饮料，术中采用喉罩通气，麻醉诱导前采用床旁超声检查胃内是否有内容物残留，以避免反流误吸。麻醉维持采用神经阻滞联合全凭静脉麻醉，有助于减少阿片类药物的用量。超声引导迷走神经阻滞可预防术中牵拉或钳夹肺组织诱发的呛咳。术中采用小剂量去甲肾上腺素维持患者的血压，适当限制液体输入。麻醉诱导后静脉给予地塞米松和昂丹司琼，预防和减少术后恶心、呕吐发生。

3. 骨科 ERAS 病例

【病史简介】

患者，女性，69 岁，因"外伤致左肩部疼痛肿胀 1 天"入院。患者 1 d 前因跌倒，撞伤左侧肩部区域。当时即感明显疼痛，伴有肿胀和活动受限。X 线提示左侧肱骨骨折。

既往史：高血压病史 10 余年，服用苯磺酸氨氯地平，血压控制可。否认冠心病、糖尿病等慢性病史，否认肝炎、肺结核等传染病史。

体格检查：体温 36.5 ℃，脉搏 75 次/min，呼吸 16 次/min，血压 126/82 mmHg，身高 155 cm，体重 51 kg。神志清，精神尚可。左上肢悬吊固定，左上臂局部肿胀压痛，纵向叩击痛阳性，无皮肤破溃，左上肢末梢循环好，肩、肘关节活动受限，左手握力正常，垂腕阴性，屈腕、伸腕肌力正常，掌指关节背伸正常，手背桡侧皮肤感觉正常。其余肢体未见异常。神经系统检查生理反射，病理反射未引出。

实验室检查：血常规示白细胞 7.4×10^9/L，中性粒细胞百分比 73.6%，嗜酸性粒细胞百分比 2.6%，淋巴细胞百分比 18.4%，单核细胞百分比 5.0%，红细胞 3.36×10^{12}/L，血红蛋白 101 g/L，红细胞压积 30.2%。肝肾功能示总蛋白 52.1 g/L，白蛋白 31.8 g/L，尿素 8.3 mmol/L，三酰甘油 2.01 mmol/L。

辅助检查：①X 线提示左侧肱骨骨折；②心电图示窦性心律；左侧导联低电压；③心脏彩超检查结果正常；④肺 CT 示两肺多发炎症后遗灶；⑤下肢静脉彩色多普勒超声筛查，无深静脉血栓。

术前诊断：左侧肱骨近端骨折。

拟行手术：肱骨骨折切开复位内固定术。

【围手术期管理】

1）术前评估与准备　患者一般情况可，NRS-2002 营养风险筛查：无风险。充分向患者说明加速康复外科措施可能的益处及风险，嘱术后可早期进食和下床活动，术后需早期进行左上肢功能锻炼。术前口服塞来昔布止痛。嘱患者做患肢前臂、腕部及掌指关节等非患处肌肉的等长收缩运动，如握拳、翻腕等；术前给予依诺肝素 30 mg，皮下注射，每天 1 次，预防血栓形成。患者血红蛋白和白蛋白轻度降低，不予药物治疗。手术前 2.5 h 口服 12.5% 含糖清液 250 mL。

2）术中管理

（1）入室情况：在患者入手术室后，监测心电图、氧饱和度、无创血压，测得脉搏 82 次/min，氧饱和度 97%，血压 166/85 mmHg。开放外周静脉通路后给予头孢呋辛 0.5 g。胃部超声显示胃窦部面积 1.5 cm^2，未见胃内容物残留征象。

（2）麻醉方案：麻醉采用神经阻滞复合喉罩全身麻醉。给予右美托咪定 1 μg/kg，10 min 泵注，镇静效果良好，行超声引导下肌间沟臂丛阻滞，注入 0.5% 罗哌卡因 20 mL。随后行麻醉诱导，静脉注射丙泊酚 150 mg，舒芬太尼 10 μg，镇静满意后咽喉部 2% 利多卡因喷雾表面麻醉，随后置入 4 号喉罩。术中保留患者自主呼吸，吸入氧浓度为 40%，呼吸频率 9～13 次/min，呼气末二氧化碳 45～50 mmHg。麻醉诱导后静脉注射昂丹司琼 4 mg、地塞米松 5 mg 预防术后恶心、呕吐。麻醉维持采用丙泊酚 200 mg/h 静脉泵注。切开皮肤前 10 min 予以氨甲环酸 1 g 静脉滴注完毕。术中采用暖风机加温，维持体温 36.1～36.3℃。术中监测血糖 6.8 mmol/L。

（3）术中经过：术中逐层暴露，于肱二头长肌腱外侧切开显露骨折，见外科颈骨折，骨折远端外展缩短，外展皮质粉碎，大小结节完整。螺钉固定后电透见骨折复位满意。手术历时 70 min，术中补充晶体液 1000 mL，术中出血量约 20 mL。未行导尿。

3）术后转归　术后 5 min 在手术室内拔除喉罩，改为面罩吸氧。麻醉恢复室观察 30 min，送至病房。术后 2h 进水，术后 6 h 恢复普食，术后 8 h 下床活动。术后 8 h 开始，术区引流管未见明显出血，给予依诺肝素 30 mg，皮下注射，每天 1 次。术后第 2 d 拔除术区引流管。术后采用静脉自控镇痛泵，配方为舒芬太尼 150 μg + 酮咯酸氨丁三醇 120 mg + 昂丹司琼 12 mg，总量 100 mL，持续输注速率 1 mL/h，单次给药剂量 2 mL，锁定时间 10 min，VAS 评分 1～2 分。术后第 4 d 出院。术后在康复科医生指导下行患肢功能锻炼。

【病例分析】

此病例为老年上肢骨折手术患者。围手术期采用的 ERAS 措施包括术前宣教、术前 2.5 h 禁饮、预防性使用抗生素、术前患肢功能锻炼、神经阻滞复合喉罩全身麻醉、术中保留自主呼吸、神经阻滞联合患者自控静脉镇痛、术后恶心、呕吐的预防、术中体温和血糖管理、围手术期抗凝预防静脉血栓、不留置导尿管、术中采用氨甲环酸减少手术出血、早期拔除引流管、术毕早期恢复饮水和进食、术后早期下床活动、术后早期患肢功能锻炼等。

麻醉采用神经阻滞联合喉罩全身麻醉，有助于减少阿片类药物的用量，术中保留自主呼吸有助于避免机械通气肺损伤。术前 2.5 h 口服碳水化合物，减少饥饿感和焦虑，降低围手术期分解代谢。老年患者胃排空速度慢，不必强求术前一定要饮水 400 mL，术前饮水量和饮水速度可由患者自己决定，嘱术前 2～3 h 饮水量勿超过 400 mL。为避免反流误吸，麻醉诱导前采用床旁超声查观察胃内是否有内容物残留。术后镇痛方式采用神经阻滞联合患者自控静脉镇痛，术后镇痛效果满意，有助于患者早期下床和患肢功能锻炼。术后在康复科医生指导下，早期行患肢功能锻炼，达到快速康复的目的。

4. 泌尿外科 ERAS 病例

【病史简介】

患者，男性，69 岁，因"尿频 2 年余，诊断前列腺癌 1 周余"入院。患者 2 周前体检发现游离前列腺异性抗原测定为 1.100 ng/mL，逐行超声引导下前列腺穿刺活检，术后病理示前列腺腺泡腺癌。尿频 2 年余，无肉眼血尿，无发热、寒战，无排尿困难，无尿痛等不适。前列腺 MR 平扫提示前列腺底部 11 点钟方向弥散受限结节，考虑前列腺癌。

既往史：阵发性房颤 3 年余，冠状动脉 CT 示轻度狭窄，现规律服用曲美他嗪、索他洛尔和阿托伐他汀。否认糖尿病史。

体格检查：体温 37 ℃，脉搏 66 次/min，呼吸 15 次/min，血压 131/73 mmHg，身高 175 cm，体重 75 kg。神志清，精神尚可。双肾区无叩痛，输尿管无压痛，膀胱触诊阴性，外生殖器无明显异常。

实验室检查：血糖 6.09 mmol/L。尿液分析示白细胞酯酶（+），蛋白质（++），隐血（++++），白细胞镜检 8～10 个/HP，红细胞镜检 60～70 个/HP；游离前列腺抗原 1.120 ng/mL，前列腺特异抗原 8.920 ng/mL。其余血生化检查无异常。

辅助检查：① 前列腺 MR 平扫提示前列腺底部 11 点钟方向弥散受限结节，考虑前列腺癌，前列腺影响报告及数据系统（PI—RADS-V2）评分 5 分，前列腺增生、伴少许出血信号。② 心电图示心率 71 次/min，正常心电图。Holter 总记录时间为 21 h 55 min，总心搏数 78 335 次；全程基础心律为窦性心律，平均心室率 62 次/min，单发房性早搏 16 次，单发室性早搏 1 次，全程未见明显缺血性 ST 段改变。③ 心脏彩超检查示左房内径正常高值，二尖瓣反流（轻微-轻度），未见心内血栓征象。④ 肺功能正常。

术前诊断：前列腺恶性肿瘤。

拟行手术：机器人辅助腹腔镜下前列腺根治性切除术。

【围手术期管理】

1）术前评估与准备　患者阵发性房颤史 3 年余，冠状动脉轻度狭窄，规律服用曲美他嗪、索他洛儿和阿托伐他汀，心室率控制较好。NRS-2002 营养风险筛查：无风险。充分向患者说明 ERAS 措施可能的益处及风险，告知患者为避免吻合口瘘，术后导尿管一般需放置 2 周，需要患者配合。嘱术后早期进食和下床活动。手术前 2 h 口服 12.5% 含糖清液 250 mL。

2）术中管理

（1）入室情况：患者入手术室后，行心电图、氧饱和度、有创血压及每搏量变异度、心输出量、体温、BIS 监测，测得脉搏 58 次/min，氧饱和度 97%，血压 131/76 mmHg。面罩吸氧，5 min 后患者氧饱和度 100%。术切口前 30 min 前给予左氧氟沙星 0.5 g/100 mL。

（2）麻醉方案：麻醉诱导采用静脉注射依托咪酯 20 mg，舒芬太尼 15 μg，瑞芬太尼快速泵注 75 μg，罗库溴铵 50 mg，2% 利多卡因 50 mg 行气管内表面麻醉，行气管插管，诱导期间血流动力学平稳。麻醉维持采用丙泊酚 300～350 mg/h，瑞芬太尼 250～325 μg/h，维持 BIS 值在 40～60。术中监测四个成串刺激，间断给予罗库溴铵，维持 TOF 计数 1～2。麻醉诱导后给予地塞米松 5 mg 和昂斯丹琼 4 mg 预防术后恶心、呕吐，静脉给予酮咯酸氨丁三醇 30 mg 镇痛。术中应用肺保护性通气策略，设置潮气量 6 mL/kg，PEEP 8 cmH$_2$O，采用压力控制-容量保证通气模式，调节呼吸频率维持 EtCO$_2$ 在 40～55 mmHg，采用"30-30-30 法"肺复张。术中维持心率 53～60 次/min，根据每搏量变异度调节补液速度，小剂量去甲肾上腺素 0.02～0.06 μg/（kg·min）维持血压在（100～120）/（55～70）mmHg。术中双下肢给予间断气动加压预防双下肢血栓形成。术中采用暖风机和输液加温仪保温，维持体温在 35.9～36.2 ℃。术毕伤口缝合后，行超声引导下双侧腹直肌鞘阻滞 + 腹横肌平面阻滞（0.33% 罗哌卡因 40 mL）。

（3）术中经过：患者取头低半截石位，常规消毒铺巾，留置导尿管。Da Vinci 机器人消毒袋臂套，腔镜定位，对焦。确定 5 个穿刺 Trocar 位置后建立气腹，气腹压力设定为 12 mmHg。分别将 Trocar 置入观察孔、操作孔。将 Da Vinci 机器人对位推入手术野，连接机械臂。沿脐至腹股沟内环附近切开腹膜。清扫左右侧闭孔淋巴结、前列腺及膀胱颈部表面脂肪，并缝扎阴茎背静脉。沿膀胱颈及前列腺交界处切开膀胱，暴露前列腺中叶；切开膀胱后壁，显露、切断输精管，游离双侧精囊并阻断血管。再沿输精管下方切开狄氏筋膜，分离前列腺后壁、尖部。Hem-o-lock 钳夹阻断血管神经束，分离前列腺两侧，完整取下前列腺装入标本袋并取出，止血完善、缝合牢固。术中出血较少，生命体征平稳，止血彻底，留置腹腔引流管 1 根及尿管 1 根。手术时间 160 min，术中出血量约 200 mL，尿量 50 mL，补液量 1000 mL。

3）术后转归　术后 15 min，患者神志清醒，能按指令活动，测 TOF 为 35%，给予舒更葡糖钠 150 mg，2 min 后 TOF 恢复至 100%，拔除气管导管，改为面罩吸氧。麻醉恢复室观察 30 min，送至病房。术毕采用患者自控静脉镇痛泵，配方为舒芬太尼 150 μg+ 酮咯酸氨丁三醇 120 mg+ 昂斯丹琼 16 mg，总量 100 mL，持续输注速率 2 mL/h，单次给药剂量 2 mL，锁定时间 10 min。术后继续给予双下肢间断气动加压，患者术后 6 h 进食，床上活动四肢。术后第 1 d 下床活动。术后第 3 d 拔除引流管。术后第 7 d 出院。术后 2 周拔除导尿管，嘱患者积极进行尿控训练（盆底肌肉功能恢复训练）。

【病例分析】

此病例为老年患者行腹腔镜机器人辅助下前列腺根治术的案例，围手术期采用的 ERAS 措施包括术前宣教（尤其告知术后导尿管的放置时间）、术前 2 h 禁饮、预防性使用抗生素、麻醉深度监测、术中小剂量缩血管药物联合目标导向液体管理、肺保护性通气策略、术中间断气动加压预防血栓形成、神经阻滞联合患者自控静脉镇痛、术后恶心与呕吐的预防、术中体温管理、早期拔除引流管、术毕早期恢复饮水和进食、术后早期下床活动、术后尿控训练等。

此患者既往有阵发性房颤病史，麻醉诱导采用依托咪酯，利多卡因用于气管内表面麻醉，以维持麻醉诱导期血流动力学的稳定。机器人辅助前列腺癌根治术需取头低脚高位，可增加患者眼内压，极个别患者甚至可能出现术后失明，因此应予以重视。术前应询问患者是否患有眼压增高的疾病（如青光眼），如有则应考虑眼科会诊，降低眼内压治疗。有研究认为，全凭静脉麻醉可降低眼内压，故对此患者采用全凭静脉麻醉。前列腺根治术后易发生膀胱痉挛，表现为强烈的便意及尿意，下腹部阵发性痉挛疼痛。术后膀胱连续冲洗、控制冲洗液的速度与温度、预防尿路感染和完善的术后镇痛有助于减少膀胱痉挛的发生。对此患者采用患者自控静脉镇痛联合神经阻滞的多模式镇痛模式，活动时 VAS 评分 1 分，疼痛控制良好。前列腺癌根治手术需要行膀胱颈和尿道的吻合，术后需要常规留置导尿管。尿管保留时间由术者根据术中情况决定，通常需要 2～3 周，术前应和患者进行沟通。此外，患者下床活动的时间也需根据术中膀胱颈和尿道的吻合情况决定。如吻合良好，可于术后 1 d 下床活动，否则需适当延迟下床活动时间。前列腺癌根治术的手术时间较长，加上患者年龄、恶性肿瘤、盆腔手术、术前并存疾病等因素，因而是深静脉血栓的高危人群。此患者术中和术后采用间断气动加压，预防下肢静脉血栓形成。尿失禁是前列腺癌根治术的常见并发症，多由尿道括约肌损伤或功能障碍所致，术后拔除导尿管后即应指导患者进行尿控训练，以改善盆底肌肉的强度和耐力，帮助患者控制排尿。

（张细学　顾卫东）

参考文献

［1］ 中国研究型医院学会机器人与腹腔镜外科专业委员会. 胃癌胃切除手术加速康复外科专家共识(2016版)［J］. 中华消化外科杂志, 2017, 16(1): 14-18.

［2］ 中华医学会消化内镜学分会麻醉协作组. 常见消化内镜手术麻醉管理专家共识［J］. 中华消化内镜杂志, 2019, 36(1): 9-19.

［3］ 陈规划, 荚卫东, 杨扬, 等. 肝切除术后加速康复中国专家共识［J］. 临床肝胆病杂志, 2017, 33(10): 1876-1882.

［4］ 陈永庄, 顾卫东. 经口内镜下肌切开术的麻醉管理［J］. 上海医学, 2020, 43(2): 80-84.

［5］ 吴文铭, 陈洁, 白春梅, 等. 中国胰腺神经内分泌肿瘤诊疗指南(2020)［J］. 中华外科杂志, 2021, 59(6): 401-421.

［6］ 中华医学会麻醉学分会. 加速康复外科中国专家共识暨路径管理指南(2018): 胰十二指肠切除术部分［J］. 中华麻醉学杂志, 2018, 38(1): 19-23.

［7］ 中华医学会麻醉学分会. 中国麻醉学指南与专家共识［M］. 北京: 人民卫生出版社, 2017.

［8］ FLEISHER LA, ROIZEN MF. Essence of Anesthesia Practice, 3rd ed［M］. Amsterdam: Elsevier, 2011.

［9］ ROSENTHAL RA, ZENILMAN ME, KATLIC MR. Principles and Practice of Geriatric Surgery, 3rd ed［M］. Berlin: Springer, 2020.

［10］ KENNEDY BK, BERGER SL, BRUNET A, et al. Geroscience: linking aging to chronic disease［J］. Cell, 2014, 159(4): 709-713.

［11］ COOK DJ, ROOKE GA. Priorities in perioperative geriatrics［J］. Anesth Analg, 2003, 96(6): 1823-1836.

［12］ 王天龙, 王东信, 李金宝, 等. 中国老年患者围手术期麻醉管理指导意见(2020版)(一)［J］. 中华医学杂志, 2020, 31: 2404-2415.

［13］ YOUNG CC, HARRIS EM, VACCHIANO C, et al., Lung-protective ventilation for the surgical patient: international expert panel-based consensus recommendations［J］. Br J Anaesth, 2019, 123(6): 898-913.

［14］ MENG L, YU W, WANG T, et al. Blood Pressure Targets in Perioperative Care［J］. Hypertension, 2018, 72 (4): 806-817.

［15］ CINOTTI R, ICHAI C, ORBAN JC, et al. Effects of tight computerized glucose control on neurological outcome in severely brain injured patients: a multicenter sub-group analysis of the randomized-controlled open-label CGAO-REA study［J］. Crit Care, 2014, 18(5): 498.

［16］ PICETTI E, ROSSI S, ABU-ZIDAN FM, et al. WSES consensus conference guidelines: monitoring and management of severe adult traumatic brain injury patients with polytrauma in the first 24 hours［J］. World J Emerg Surg, 2019, 14: 53.

［17］ LANCASTER MA, KNOBLICH JA. Organogenesis in a dish: modeling development and disease using organoid technologies［J］. Science, 2014, 345(6194): 1247125.

［18］ MOHANTY S, ROSENTHAL RA, RUSSELL MM, et al. Optimal perioperative management of the geriatric patient: a best practices guideline from the American College of Surgeons NSQIP and the American Geriatrics Society［J］. J Am Coll Surg, 2016, 222(5): 930-947.

［19］ KABON B, SESSLER DI, KURZ A, et al. Effect of intraoperative goal-directed balanced crystalloid versus colloid administration on major postoperative morbidity: a randomized trial［J］. Anesthesiology, 2019, 130 (5):728-744.

［20］ ROOKE GA, FREUND PR, JACOBSON AF. Hemodynamic response and change in organ blood volume during spinal anesthesia in elderly men with cardiac disease［J］. Anesth Analg, 1997, 85(1): 99-105.

［21］ YAZDANYAR A, NEWMAN AB. The burden of cardiovascular disease in the elderly: morbidity, mortality, and costs［J］. Clin Geriatr Med, 2009, 25(4): 563-577.

［22］ 中华医学会麻醉学分会老年人麻醉学组. 中国老年患者围术期脑健康多学科专家共识(二)［J］. 中华医学杂志, 2019, 99(29): 2252-2269.

［23］ HOLDEFER RN, MACDONALD DB, SKINNER SA. Somatosensory and motor evoked potentials as biomarkers for post-operative neurological status［J］. Clin Neurophysiol, 2015, 126(5): 857-865.

［24］ DELETIS V, SALA F. Intraoperative neurophysiological monitoring of the spinal cord during spinal cord and spine surgery: a review focus on the corticospinal tracts［J］. Clin Neurophysiol, 2008, 119(2): 248-264.

［25］ PHIPPS MS, CRONIN CA. Management of acute ischemic stroke［J］. BMJ, 2020, 368: l6983.

［26］ SUN J, LIANG F, WU Y, et al. Choice of ANesthesia for EndoVAScular Treatment of Acute Ischemic Stroke (CANVAS): results of the CANVAS pilot randomized controlled trial［J］. J Neurosurg Anesthesiol, 2020, 32(1): 41-47.

［27］ HINDMAN BJ, DEXTER F. Anesthetic management of emergency endovascular thrombectomy for acute ischemic stroke, part 2: integrating and applying observational reports and randomized clinical trials［J］. Anesth Analg, 2019, 128(4): 706-717.

［28］ OUYANG F, CHEN Y, ZHAO Y,et al. Selection of patients and anesthetic types for endovascular treatment in acute ischemic stroke: a meta-analysis of randomized controlled trials［J］. PLoS One, 2016, 11(3): e0151210.

［29］ ZHANG Y, JIA L, FANG F, et al. General anesthesia versus conscious sedation for intracranial mechanical thrombectomy: a systematic review and meta-analysis of randomized clinical trials［J］. J Am Heart Assoc, 2019, 8(12): e011754.

［30］ GRAVLEE GP, SHAW AD, BARTELS K. Hensley's practical approach to cardiothoracic anesthesia, 6th ed

5

［M］. Philadelphia: Lippincott Williams & Wilkins, 2018.

［31］ MOHAMMED M. Cardiac anesthesia: a Problem-based learning approach［M］. Oxford: Oxford University Press, 2019.

［32］ ONO M, SERRUYS PW, HARA H, et al. 10-year follow-up after revascularization in elderly patients with complex coronary artery disease［J］. J Am Coll Cardiol, 2021, 77(22):2761-2773.

［33］ 中国生物医学工程学会体外循环分会. 2019中国心外科手术和体外循环数据白皮书［J］. 中国体外循环杂志, 2020, 18(4): 193−196.

［34］ 中国心血管健康与疾病报告编写组. 中国心血管健康与疾病报告2019概要［J］. 中国循环杂志, 2020, 35(9): 833−854.

［35］ GLANCE LG, KELLERMANN AL, HANNAN EL, et al. The impact of anesthesiologists on coronary artery bypass graft surgery outcomes［J］. Anesth Analg, 2015, 120(3): 526-533.

［36］ SPENCE J, BELLEY-Côté E, JACOBSOHN E, et al. Restricted versus liberal intraoperative benzodiazepine use in cardiac anaesthesia for reducing delirium (B-Free Pilot): a pilot, multicentre, randomised, cluster crossover trial［J］. Br J Anaesth, 2020, 125(1): 38-46.

［37］ BOWDISH ME, D'AGOSTINO RS, THOURANI VH, et al. The society of thoracic surgeons adult cardiac surgery database: 2020 update on outcomes and research［J］. Ann Thorac Surg, 2020, 109(6): 1646-1655.

［38］ DUAN X, COBURN M, ROSSAINT R, et al. Efficacy of perioperative dexmedetomidine on postoperative delirium: systematic review and meta-analysis with trial sequential analysis of randomised controlled trials ［J］. Br J Anaesth, 2018, 121(2): 384-397.

［39］ ZIMMERMAN J, SHORE-LESSERSON L. Perioperative safety in coronary artery bypass grafting: the role of the anesthesiologist［J］. Curr Opin Cardiol, 2018, 33(6): 627-632.

［40］ MADHAVAN MV, GERSH BJ, ALEXANDER KP, et al. Coronary Artery Disease in Patients $\geqslant 80$ Years of Age［J］. J Am Coll Cardiol, 2018, 71(18): 2015-2040.

［41］ CORNWELL LD, OMER S, ROSENGART T, et al. Changes over time in risk profiles of patients who undergo coronary artery bypass graft surgery: the Veterans Affairs Surgical Quality Improvement Program (VASQIP)［J］. JAMA Surg, 2015, 150(4): 308-315.

［42］ KUNST G, GAUGE N, SALAUNKEY K, et al. Intraoperative optimization of both depth of anesthesia and cerebral oxygenation in elderly patients undergoing coronary artery bypass graft surgery-a randomized controlled pilot trial［J］. J Cardiothorac Vasc Anesth, 2020, 34(5): 1172-1181.

［43］ KAMENSKAYA O, KLINKOVA A, LOGINOVA I, et al. Brain oxygen supply in older adults during coronary artery bypass grafting［J］. J Cardiothorac Vasc Anesth, 2020, 34(12): 3275-3281.

［44］ LANDONI G, LOMIVOROTOV VV, NIGRO NETO C, et al. Volatile anesthetics versus total intravenous anesthesia for cardiac surgery［J］. N Engl J Med, 2019, 380(13): 1214-1225.

［45］ ANDELL P, LI X, MARTINSSON A, et al. Epidemiology of valvular heart disease in a Swedish nationwide hospital-based register study［J］. Heart, 2017, 103(21): 1696−1703.

［46］ KAPLAN JA, AUGOUSTIDES JGT, MANECKE GR, et al. Kaplan's cardiac anesthesia: for cardiac and noncardiac surgery［M］. Amsterdam: Elsevier, 2017.

［47］ MILLER RD, COHEN NH, ERIKSSON LI, et al. Miller's anesthesia 7th［M］. Amsterdam: Elsevier, 2015.

［48］ HENSLEY FA, MARTIN DE, GRAVLEE GP. A practical approach to cardiac anesthesia 5th［M］. Philadelphia: Lippincott, Williams and Wilkins, 2013.

［49］ NISHIMURA RA, OTTO CM, BONOW RO, et al. 2017 AHA/ACC focused update of the 2014 AHA/ACC

老年患者精确麻醉

guideline for the management of patients with valvular heart disease: a report of the American College of Cardiology/American Heart Association Task Force on clinical practice guidelines[J]. Circulation, 2017, 135(25): e1159-e1195.

[50] MURDOCH DJ, WEBB JG, YE J, et al. Transcatheter aortic-valve replacement-10 years later[J]. N Engl J Med, 2019, 380(18): 1773-1774.

[51] SIMONATO M, DVIR D. Transcatheter aortic valve replacement in failed surgical valves[J]. Heart, 2019, 105(2): s38-s43.

[52] BOSKOVSKI MT, NGUYEN TC, MCCABE JM, et al. Outcomes of transcatheter aortic valve replacement in patients with severe aortic stenosis: a review of a disruptive technology in aortic valve surgery[J]. JAMA Surgery, 2020, 155(1): 1-9.

[53] OTTO CM, NISHIMURA RA, BONOW RO, et al. 2020 ACC/AHA guideline for the management of patients with valvular heart disease: executive summary: a report of the American College of Cardiology/American Heart Association Joint Committee on clinical practice guidelines[J]. J Am Coll Cardiol, 2021, 77(4): 450-500.

[54] BAUMGARTNER H, FALK V, BAX JJ, et al. 2017 ESC/EACTS Guidelines for the management of valvular heart disease[J]. Eur Heart J, 2017, 38(36): 2739-2791.

[55] BARON SJ, WANG K, ARNOLD SV, et al. Cost-effectiveness of transcatheter mitral valve repair versus medical therapy in patients with heart failure and secondary mitral regurgitation results from the COAPT trial[J]. Circulation, 2019, 140(23): 1881-1891.

[56] KALBACHER D, SCHAFER U, VON BARDELEBEN RS, et al. Long-term outcome, survival and predictors of mortality after MitraClip therapy: results from the German Transcatheter Mitral Valve Interventions(TRAMI) registry[J]. Int J Cardiol, 2019, 277: 35-41.

[57] ESKANDARI M, ALDALATI O, DWORAKOWSKI R, et al. Comparison of general anaesthesia and non-general anaesthesia approach in transfemoral transcatheter aortic valve implantation[J]. Heart, 2018, 104 (19): 1621-1628.

[58] ERBEL R, ABOYANS V, BOILEAU C, et al. 2014 ESC Guidelines on the diagnosis and treatment of aortic diseases: Document covering acute and chronic aortic diseases of the thoracic and abdominal aorta of the adult. The task force for the diagnosis and treatment of aortic diseases of the European Society of Cardiology (ESC)[J]. European Heart Journal, 2014, 35(41): 2873-2926.

[59] BIANCARI F, JORMALAINEN M, RAIVIO, et al. Cerebral oximetry monitoring in patients undergoing surgery for Stanford type a aortic dissection[J]. Cardiothorac Vasc Anesth, 2021, 35(7): 2019-2025.

[60] BOSSONE E, LABOUNTY TM, EAGLE KA. Acute aortic syndromes: diagnosis and management, an update[J]. Eur Heart J, 2018, 39(9): 739-749.

[61] NORTON EL, WU X, KIM KM, et al. Unilateral is comparable to bilateral antegrade cerebral perfusion in acute type A aortic dissection repair[J]. Thorac Cardiovasc Surg, 2020, 160(3): 617-625.

[62] LIN H, DU Y, YU C, et al. Single stage hybrid repair for DeBakey type i aortic dissection in high risk patients[J]. Eur J Vasc Endovasc Surg, 2018, 56(3): 363-372.

[63] SHI F, WANG Z. Acute aortic dissection surgery: hybrid debranching versus total arch replacement[J]. J Cardiothorac Vasc Anesth, 2020, 34(6): 1487-1493.

[64] SEIKE Y, YOKAWA K, INOUE Y, et al. Preoperative renal function affects outcomes of surgery for aortic arch aneurysm in the elderly[J]. Gen Thorac Cardiovasc Surg, 2021, 69(7): 1050-1059.

5

［65］ 邓小明, 姚尚龙, 于布为, 等. 现代麻醉学［M］. 4版. 北京: 人民卫生出版社, 2014.

［66］ 俞卫锋, 石学银, 姚尚龙, 等. 临床麻醉学理论与实践［M］. 北京: 人民卫生出版社, 2016.

［67］ 曾因明. 米勒麻醉学［M］. 6版. 北京: 北京大学医学出版社, 2006.

［68］ 徐美英. 气管重建手术的麻醉管理［J］. 临床麻醉学杂志, 2007, 23(8): 676-677.

［69］ 杭燕南, 俞卫锋, 于布为, 等. 当代麻醉手册［M］. 3版. 上海: 世界图书出版公司, 2016.

［70］ SINGER P, JOHNSTON M. Preoperative assessment for lung cancer surgery, progress in thoracic anesthesia［M］. Baltimore: Lippincott Williams and Wilkins, 2004.

［71］ PETER S. Update on anesthetic mangement for pneumonectomy［J］. Current opinion in anesthesiology, 2009, 22: 31-37.

［72］ RAWAL N. Epidual technique for postoperative pain: gold standard no more?［J］. Reg Anesth Pain Med, 2012, 37: 310-317.

［73］ PIPANMEKAPORN T, SAETENG S. The use of continuous thoracic paravertebral nerve block under direct vision for postoperative pain management in thoracic surgery［J］. J Med Assoc Thai, 2012, 95(2): 191-197.

［74］ KATLIC MR. Video-assisted thoracic surgery utilizing local anesthesia and sedation［J］. Eur J Cardiothorac Surg, 2006, 30(3): 529-532.

［75］ GOTHARD JW. Anesthetic considerations for patients with anterior mediastinal masses［J］. Anesthesiol Clin, 2008, 26(2): 305-314.

［76］ ERDÖS G, TZANOVA I. Perioperative anaesthetic management of mediastinal mass in adults［J］. Eur J Anaesthesiol, 2009, 26(8): 627-632.

［77］ 江伟, 仓静. 骨科手术麻醉经典病例与超声解剖［M］. 上海: 上海交通大学出版社, 2017.

［78］ NEUMANN MV, SUDKAMP NP, STROHM PC. Management of femoral shaft fractures［J］. Acta Chir Orthop Traumatol Cech, 2015, 82(1):22-32.

［79］ ABRAHAM R, KELLY JJ, NEWMAN JM, et al. Have the annual trends of total knee arthroplasty inankylosing spondylitis patients decreased?［J］. Ann Transl Med, 2017, 5(3): S29.

［80］ WANG MY, CHANG PY, GROSSMAN J. Development of an enhanced recovery after surgery (ERAS) approach for lumbar spinal fusion［J］. J Neurosurg Spine, 2017, 26: 411–416.

［81］ MOHANDAS A, SUMMA C, WORTHINGTON B, et al. Best practices for out-patient anterior cervical surgery: results from a delphi panel［J］. Spine (Phila Pa 1976), 2017, 42(11): E648–659.

［82］ NAMEKAWA T, UTSUMI T, KAWAMURA K, et al. Clinical predictors of prolonged postresection hypotension after laparoscopic adrenalectomy for pheochromocytoma［J］. Surgery, 2016, 159(3): 763-770.

［83］ GAUJOUX S, BONNET S, LENTSCHENER C, et al. Preoperative risk factors of hemodynamic instability during laparoscopic adrenalectomy for pheochromocytoma［J］. Surg Endosc, 2016, 30(7): 2984-2993.

［84］ CARLI F, GILLIS C, SCHEEDE-BERGDAHL C. Promoting a culture of prehabilitation for the surgical cancer patient［J］. Acta Oncol, 2017, 56(2): 128-133.

［85］ NARANJO J, DODD S, MARTIN YN. Perioperative management of pheochromocytoma［J］. J CardiothoracVasc Anesth, 2017, 31(4): 1427-1439.

［86］ 汪一, 张羽冠, 徐宵寒, 等. 成人嗜铬细胞瘤术中麻醉研究进展［J］. 中华医学杂志, 2019, 99(21): 1676-1680.

［87］ GAMBERINI E, COCCOLINI F, TAMAGNINI B, et al. Resuscitative endovascular balloon occlusion of the aorta intrauma: a systematic review of the literature［J］. World J Emerg Surg, 2017, 12: 42.

［88］ DESSERUD KF, VEEN T, SOREIDE K. Emergency general surgery in the geriatric patient［J］. Br J Surg,

老年患者精确麻醉

2016, 103(2): e52-61.

[89] COOK AC, JOSEPH B, INABA K, et al. Multicenter external validation of the geriatric trauma outcome score: a study by the prognostic assessment of life and limitations after trauma in the elderly (PALLIATE) consortium[J]. J Trauma Acute Care Surg, 2016, 80(2): 204-209.

[90] MAXWELL CA, MION LC, MUKHERJEE K, et al. Preinjury physical frailty and cognitiveimpairment among geriatric trauma patients determine postin-jury functional recovery and survival[J]. J Trauma Acute Care Surg, 2016, 80(2): 195-203.

[91] MEMTSOUDIS SG, COZOWICZ C, NAGAPPA M, et al. Society of Anesthesia and Sleep Medicine Guideline on intraoperative management of adult patients with obstructive sleep apnea[J]. Anesth Analg, 2018, 127(4): 967-987.

[92] SEKAR SB, BASEM A. Nonoperating room anesthesia[J]. Anesthesiology Clin, 2019.

[93] 中华医学会麻醉学分会, 中华医学会消化内镜学分会. 中国消化内镜诊疗镇静/麻醉的专家共识[J]. 临床麻醉学杂志, 2014, 30(9): 920-927.

[94] VEITCH AM, VANBIERVLIET G, GERSHLICK AH, et al. Endoscopy in patients on antiplatelet or anticoagulant therapy, including direct oral anticoagulants: British Society of Gastroenterology (BSG) and European Society of Gastrointestinal Endoscopy (ESGE) guidelines[J]. Endoscopy, 2016, 48(4): 385-402.

[95] 中华医学会呼吸病学分会呼吸危重症医学学组, 中国医师协会呼吸医师分会危重症医学工作委员会. 成人经鼻高流量湿化氧疗临床规范应用专家共识[J]. 中华结核和呼吸杂志, 2019, 2(42): 83-91.

[96] 齐志鹏, 李全林, 钟芸诗, 等. 复旦大学附属中山医院经口内镜下肌切开术(POEM)治疗贲门失弛缓症诊疗规范(v1.2018)[J]. 中国临床医学, 2018, 25(2): 318-321.

[97] LOSER B, WERNER YB, PUNKE MA, et al. Anesthetic considerations for patients with esophageal achalasia undergoing peroral endoscopic myotomy: a retrospective case series review[J]. Can J Anaesth, 2017, 64(5): 480-488.

[98] TANAKA F, MURO K, YAMASAKI S, et al. Evaluation of tracheo-bronchial wall invasion using transbronchial ultrasonography (TBUS)[J]. Eur J Cardiothorac Surg, 2000, 17(5): 570-574.

[99] 中华医学会呼吸病学分会介入呼吸病学学组. 成人诊断性可弯曲支气管镜检查术应用指南(2019年版)[J]. 中华结核和呼吸杂志, 2019, 42(8): 573-590.

[100] 邓小明, 王月兰, 冯艺, 等. (支)气管镜诊疗镇静/麻醉专家共识(2020版)[J]. 国际麻醉学与复苏杂志, 2021, 42(8): 785-794.

[101] MOMEN MW, PRASOON J, MICHAEL J, et al. American college of chest physicians consensus statement on the use of topical anesthesia, analgesia, and sedation during flexible bronchoscopy in adult patients[J]. Chest, 2011, 140(5): 1342-1350.

[102] BARENDS CRM, DRIESENS MK, VANAMSTERDAM K, et al. Moderate-to-deep sedation using Target-Controlled Infusions of propofol and remifentanil: adverse events and risk factors: A retrospective cohort study of 2937 procedures[J]. Anesth Analg, 2020, 131(4): 1173-1183.

[103] 曹晖, 陈亚进, 顾小萍等. 中国加速康复外科临床实践指南(2021版)[J]. 中国实用外科杂志, 2021, 41(09): 961-992.

[104] MOFFATT-BRUCE SD, HILLIGOSS B, GONSENHAUSER I. ERAS: Safety checklists, antibiotics, and VTE prophylaxis[J]. J Surg Oncol, 2017, 116(5): 601-607.

[105] LIU Z, DUMVILLE JC, NORMAN G, et al. Intraoperative interventions for preventing surgical site infection: an overview of Cochrane Reviews[J]. The Cochrane Database of Systematic Reviews, 2018, 2:

CD012653.

［106］WHITE S, GRIFFITHS R, BAXTER M, et al. Guidelines for the peri-operative care of people with dementia: Guidelines from the Association of Anaesthetists［J］. Anaesthesia, 2019, 74(3): 357-372.

［107］AVIDAN MS, JACOBSOHN E, GLICK D, et al. Prevention of intraoperative awareness in a high-risk surgical population［J］. The New England Journal of Medicine, 2011, 365(7): 591-600.

［108］PUNJASAWADWONG Y, PHONGCHIEWBOON A, BUNCHUNGMONGKOL N. Bispectral index for improving anaesthetic delivery and postoperative recovery［J］. The Cochrane Database of Systematic Reviews, 2014, 2014(6): Cd003843.

［109］LJUNGQVIST O, SCOTT M, FEARON KC. Enhanced recovery after surgery: a review［J］. JAMA Surg, 2017, 152(3): 292-298.

［110］FERNANDEZ FG, KOSINSKI AS, BURFEIND W, et al. The society of thoracic surgeons lung cancer resection risk model: higher quality data and superior outcomes［J］. The Annals of Thoracic Surgery, 2016, 102(2): 370-377.

［111］徐彦, 陈茜, 陆建平, 王姣锋, 顾卫东等. 术后苏醒室低体温发生率及危险因素［J］. 复旦学报(医学版), 2016, 43(03): 302-307.

［112］GAN TJ, BELANI KG, BERGESE S. Fourth consensus guidelines for the management of postoperative nausea and vomiting［J］. Anesthesia and Analgesia, 2020, 131(2): 411-448.

［113］YOUNG CC, HARRIS EM, VACCHIANO C. Lung-protective ventilation for the surgical patient: international expert panel-based consensus recommendations［J］. British Journal of Anaesthesia, 2019, 123(6): 898-913.

［114］MILLER TE, MYLES PS. Perioperative fluid therapy for major surgery［J］. Anesthesiology, 2019, 130(5): 825-832.

［115］MADRID E, URRÚTIA G, ROQUÉ I FIGUIS M, et al. Active body surface warming systems for preventing complications caused by inadvertent perioperative hypothermia in adults［J］. The Cochrane Database of Systematic Reviews, 2016, 4: CD009016.

［116］APFEL CC, HEIDRICH FM, JUKAR-RAO S, et al. Evidence-based analysis of risk factors for postoperative nausea and vomiting［J］. British Journal of Anaesthesia, 2012, 109(5): 742-753.

［117］WICK EC, GRANT MC, WU CL. Postoperative multimodal analgesia pain management with nonopioid analgesics and techniques: a review［J］. JAMA Surg, 2017, 152(7): 691-697.

［118］JIANG W, MAO Q, XIE Y, et al. Enhanced recovery after surgery (ERAS) program in elderly patients undergoing laparoscopic hepatectomy: a retrospective cohort study［J］. Transl Cancer Res, 2020, 9(8): 4563-4572.

［119］CARMICHAEL JC, KELLER DS, BALDINI G, et al. Clinical practice guidelines for enhanced recovery after colon and rectal surgery from the American Society of Colon and Rectal Surgeons and Society of American Gastrointestinal and Endoscopic Surgeons［J］. Diseases of the Colon and Rectum, 2017, 60(8): 761-784.

［120］BATCHELOR TJP, LJUNGQVIST O. A surgical perspective of ERAS guidelines in thoracic surgery［J］. Current Opinion in Anaesthesiology, 2019, 32(1): 17-22.

［121］BERKELMANS GHK, FRANSEN L, WEIJS TJ, et al. The long-term effects of early oral feeding following minimal invasive esophagectomy［J］. Dis Esophagus, 2018, 31(1): 1-8.

［122］ZHENG R, DEVIN CL, PUCCI MJ, et al. Optimal timing and route of nutritional support after esophagectomy: A review of the literature［J］. World J Gastroenterol, 2019, 25(31): 4427-4436.

第六章

老年患者术后精确管理

第一节　术后谵妄和术后神经认知障碍的精确诊断和治疗

老年患者的认知改变与麻醉、手术相联系已经有 100 多年的历史。但在 20 世纪 90 年代末进行术后认知功能障碍的国际研究（international study of postoperative cognitive dysfunction, ISPOCD）之前，这些评论在很大程度上都是奇闻轶事。此后，人们对术后认知的各个方面都有了广泛的研究和关注，从机制到治疗，从啮齿类动物到人类。目前，越来越多的证据表明，术后谵妄和术后神经认知障碍（postoperative neurocognitive disorders, PND）是老年患者手术后常见的并发症。保护老年患者认知功能是围手术期管理的一个重要目标。然而，在目前的临床实践中，无论是基线认知水平还是术后认知功能，都没有进行严格的常规评估，并且有效保护患者术后脑功能的策略也比较有限。

本节重点在于阐述术后谵妄的定义和分型、流行病学资料、危险因素评估、筛查和诊断的量表、有效的预防策略、术后谵妄的治疗及术后神经认知障碍的定义、诊断和预防，帮助更多的麻醉医生更加有效地识别和预防老年患者术后神经系统常见的并发症。最后，针对老年患者已经发生的术后神经系统并发症，通过有效的治疗进行干预，帮助老年患者保护其认知功能，改善其术后转归。

一、术后谵妄

（一）术后谵妄的定义及分型

术后谵妄的定义是术后一周内或出院前在医院发生的谵妄，且符合《精神疾病诊断学和统计手册（第五版）》（The Diagnostic and Statistical Manual of Mental Disorders, DSM-5）的诊断标准。术后谵妄是一种急性起病的神经认知障碍，其特征包括与基线意识水平和精神状态相比有较大的变化和波动，注意力下降，并且不能由其他的神经认知障碍或者意识水平严重下降来解释。谵妄一旦发生，患者很难接受外界的干预。他们会出现注意力减退、无法定位自己周围的环境、记忆缺失、语言改变和感知功能障碍（如视听上的幻觉）。此外，患者可能有情绪的易变性，出现焦虑、生气、抑郁或者易激怒；或表现为睡眠-觉醒周期紊乱，比如白天过多的睡眠以及夜间过多的行为。

谵妄可分为三种亚型：兴奋型（10%）、抑郁型（40%）和混合型（50%）。兴奋型谵妄的特点是不配合、焦躁不安、易激动和幻觉。抑郁型谵妄的特点是患者沉默寡言、安静、反应较差，该类型谵妄患者不易诊断，且通常预后较差，6个月内的死亡率较高。混合型谵妄是最常见的类型，有兴奋型和抑郁型两者的特征，可能会出现活动水平急剧改变，也可能表现为正常的精神活动，或者表现出意识和注意力的失调。术后早期识别谵妄很重要，并且应将谵妄与其他导致认知障碍的原因区别开。术后认知功能下降的主要鉴别诊断包括痴呆、术后认知功能障碍和苏醒期谵妄。

（二）术后谵妄的流行病学及预后

全身麻醉下手术的老年患者术后谵妄的发病率从10%到70%不等。谵妄评估的方法、手术类型和患者潜在的并存疾病是导致术后谵妄发生率不同的原因。术后谵妄的发生率在临床实践中会被低估，这是因为在没有正规严格的谵妄评估时，抑郁型谵妄不容易被识别。谵妄最常出现在术后的1～3 d，有时可出现在术后1周内，但是一些患者的谵妄症状也可能持续到其出院。研究表明，通过严格有效的认知功能评估，谵妄发生率最高的手术类型是心脏手术（12%～52%）和外伤性髋部骨折手术（13%～40%）。谵妄发病率最高的患者人群是ICU患者，在ICU谵妄患者中，超过80%的患者行机械通气。

虽然谵妄曾经被认为是短暂和自限性的并发症，但近期研究表明，谵妄与重要的长期并发症相关（包括死亡率、并发症和延长住院时间）。老年患者术后谵妄的高发病率会导致远期预后不良，如住院天数延长、医疗花费增加和死亡率上升。调查显示，发生谵妄的患者术后两年内死亡率增加了27%。此外，每年与谵妄相关的住院费用支出从160亿美元到1450亿美元不等。这些额外花费主要来自谵妄带来的并发症、延长的住院时间、额外的治疗以及出院后的健康管理。术后转入ICU治疗的患者如发生谵妄，则会导致其ICU内停留时间延长、机械通气时间增加、气管切开发生率上升、术后并发症的发生率增加以及再次手术率增加。此外，术后谵妄还会引发一系列不良后果，包括再入院风险、新诊断的痴呆发生率增加等。一些患者的身体机能和认知功能紊乱甚至可持续到术后18个月。Drews等发现术后谵妄与术后3个月罹患PTSD风险增加相关。发生谵妄次数大于3次的ICU患者，术后6个月死亡率明显高于未发生谵妄的患者。谵妄每延长一天，术后1年的死亡率就会上升10%。因此，医护人员要清楚地认识到术后谵妄带来的巨大医疗负担，并且要根据术后谵妄的危险因素识别高危谵妄患者，从而及时采取预防措施。

（三）术后谵妄的危险因素

与术后谵妄相关的危险因素可分为术前、术中、术后三个方面。与术中、术后的危险因素（即诱发因素）相比，术前的危险因素是患者固有的。此外，危险因素也已分为易于优化的因素和不可优化的因素。

1.术前危险因素

基线神经认知功能下降、ASA 分级较高、身体状况较差及功能状态较差的患者，都是发生术后谵妄的高危人群（表 6-1-1）。

表 6-1-1　术后谵妄的危险因素

术前危险因素	术中危险因素	术后危险因素
高龄（年龄＞60 岁）	急诊手术、创伤手术、大型和复杂手术	术后疼痛控制不佳
脑卒中、TIA、痴呆病史	手术时间较长	使用哌替啶、苯二氮䓬类药物、曲马多
记忆力下降	使用芬太尼等阿片类药物	肺炎
术前存在的认知功能受损（如：MMSE 评分低）	使用咪达唑仑	全身炎症反应综合征
既往有谵妄病史	术中较大的液体负荷	低心排血量综合征
睡眠较差或者睡眠紊乱	术中低体温	较高的术后体温
基础疾病增加（Charlson 合并症指数增加）：合并有糖尿病、外周动脉疾病、脑血管疾病、房颤、心衰、肾功能衰竭、颈动脉狭窄超过 50%、升主动脉粥样硬化	术中失血过多或输血	术后输血
术前疼痛评分较高	术中低血压	术后低红细胞比容
大脑局部氧饱和度基线值低	术中较深的麻醉深度（BIS＜40 与术后谵妄相关）	术后较低的氧饱和度
抑郁（抑郁病史或者持续抑郁发作）		术后血钠、血钾或葡萄糖水平明显异常
物质滥用（药物滥用、酒精滥用或者吸烟史）		C 反应蛋白升高
日常生活能力下降或术前衰弱		术后进入 ICU
术前营养状态较差		术后较长时间的机械通气
脱水		
体重指数较低		
术前使用苯二氮䓬类药物/抗胆碱类药物或者术前多重用药		

老年患者随着年龄的增长、经历的手术次数增加，术后谵妄的风险在 60 岁时开始上升。术后谵妄与中枢神经系统生理和功能的损害有关。脑血管病、痴呆或谵妄病史、主观报告记忆下降或客观表现低于认知测试标准参考分数，这些都属于认知储备减少。大脑局部氧饱和度降低也是术后谵妄的一个危险因素。基础疾病的数量和严重程度同样与术后谵妄的发生有关。糖

尿病、外周动脉疾病（peripheral artery disease，PAD）、心血管疾病（如房颤）、心力衰竭、阻塞性睡眠呼吸暂停和肾功能衰竭均是术后谵妄的危险因素。Charlson 共病指数（Charlson Comorbidity index，CCI）已广泛用于量化患者的并存疾病负担。较高的 CCI 分数是发生术后谵妄较强预测因素。此外，术后谵妄的危险因素还包括术前营养状况差、脱水、长时间禁饮、低 BMI、术前衰弱、功能减退、日常生活活动能力较差、对照护者的依赖程度高、整体生活质量较低。

社会心理因素也应作为患者病史的一部分，乐观积极的态度已被证明对术后谵妄有保护作用，而抑郁症状或有抑郁病史的患者术后谵妄的风险增加。术后谵妄多见于对其术前社会支持程度不满意的患者，有物质滥用史（如酒精、药物、烟草等）的患者更容易发生术后谵妄。术前较高的基线疼痛评分预示着术后谵妄的可能性增加。药物在很大程度上可影响老年患者的生理和认知能力。术前使用特定药物和多重用药也是发生术后谵妄的危险因素。美国老年病学协会出版了 Beers 用药标准列表，对老年患者用药进行综合评估。Beers 用药列表中指出，抗组胺类、抗痉挛类、止吐类、抗胆碱类药物、皮质类固醇和哌替啶与术后谵妄有关。

2. 术中危险因素

术中有许多因素与术后谵妄的风险有关。血流动力学不稳定以及术中特定的用药等均会增加术后谵妄的风险（见表 6-1-1）。

创伤手术和急诊手术后，患者发生术后谵妄的风险会增加。手术时间与术后谵妄的发生率呈正相关。术中低血压、体温过低、术中出血量大、输血以及输液增加也是术后谵妄的危险因素。体外循环期间脑血管的栓塞风险增加被认为是术后谵妄发生的可能原因。一些研究探究了麻醉方式对术后谵妄风险的影响，但总的来说全身麻醉和局部麻醉并没有显示出明显的差异。麻醉深度被认为是一个潜在的可调整因素，麻醉深度对术后谵妄风险的影响目前尚没有确切的结论。咪达唑仑因其遗忘特性和血流动力学稳定性而在术中被广泛使用，但研究显示咪达唑仑的使用也与术后谵妄有关。同样，手术中使用长效和短效阿片类药物均会增加术后谵妄的风险。

3. 术后危险因素

术后谵妄与术后管理的特点以及各种术后并发症有关（见表 6-1-1）。其中，疼痛管理是一个重要因素，但矛盾的是，疼痛控制不良和阿片类药物的使用都与术后谵妄风险增加有关。与口服阿片类药物相比，患者自控静脉镇痛的阿片类药物导致术后谵妄的风险更高。研究显示，在髋关节置换术患者中，采用腰丛阻滞联合患者自控静脉镇痛与单独采用患者自控静脉镇痛相比，前者可以显著降低术后谵妄的风险。在理想情况下，老年患者在行任何大手术前均需外科医生和麻醉医生共同制订个体化的镇痛方案。其中阿片类药物节俭技术，比如联合非阿片类辅助药物（如对乙酰氨基酚、加巴喷丁）和区域阻滞麻醉技术（如外周神经阻滞和硬膜外镇痛）应该作为老年患者术后镇痛方案的一部分。

术后并发症对术后谵妄的发生有重要影响。手术后需要进入重症监护室的危重疾病和更长时间的机械通气与术后谵妄、肺炎和低心排血量综合征相关。贫血和输血，术后低氧饱和度，以及术后血钠、血钾和葡萄糖水平显著异常均增加术后谵妄的风险。其他危险因素还包括全身炎症反应综合征、C 反应蛋白水平升高、术后体温升高等。

（四）术后谵妄的筛查和诊断

如果医护人员不对患者进行常规筛查，大部分谵妄患者会被漏诊，尤其是抑郁型谵妄。抑郁型谵妄的症状不像兴奋型谵妄和混合型谵妄的症状那么明显。如果缺乏常规的筛查工具，许多谵妄患者难以被发现。2019 年《ICU 谵妄管理指南》推荐每天对 ICU 患者进行谵妄的筛查，尤其应该在术后谵妄高风险的患者中进行常规筛查。

1. 术后谵妄的筛查

大量研究表明，ICU、内科和外科病房的护士和医生并没有在临床实践中常规进行谵妄的评估和筛查。此外，根据目标患者群体的不同，术后谵妄的筛查工具差别很大。因此，在筛查术后谵妄患者时，医护人员应该接受相应的培训，并根据参考标准使用经过验证的筛查工具。

谵妄的筛查工具包括 CAM 简表、ICDSC、CAM-ICU、3 分钟谵妄诊断量表（3-minute Diagnostic Interview for Cam-defined Delirium，3 D-CAM）、谵妄症状问卷（Delirium Symptom Interview，DSI）和护理谵妄筛查量表（Nursing Delirium Screening Scale，NuDESC）（表 6-1-2）。一项包括 11 个谵妄筛查工具的综述提到，MMSE 是最不精确的工具，不建议用来筛查谵妄。CAM 是使用最广泛的筛查工具，有较高的可靠性。CAM-ICU 量表可用来筛查和诊断无法讲话的 ICU 气管插管患者是否发生了谵妄。ICDSC 也是较确切的筛查工具，在 24 h 内或者在护士换班时评估 8 个临床特征。CAM-ICU 以及 ICDSC 用来筛查谵妄有较高的敏感度和特异度，推荐用于常规筛查 ICU 谵妄患者。术后谵妄高危患者可从早期筛查中受益。早期的筛查有助于实施合理的干预，减轻谵妄的严重程度，缩短谵妄持续时间。

表 6-1-2　术后谵妄的筛查工具

普通患者筛查工具	ICU患者筛查工具
CAM简表	CAM-ICU 量表
DSI	ICDSC
3 D-CAM	
NuDESC	

2. 术后谵妄的诊断

医护人员应对任何怀疑有谵妄症状、在谵妄筛查试验中发现阳性或者在反复认知测试中有急性认知变化的患者进行全面的临床评估。公认的诊断标准有《精神疾病诊断学和统计手册（第五版）》、ICD-10 或者 CAM 诊断算法。《精神疾病诊断学和统计手册（第五版）》的综合性精神病学评估要点包括：① 注意力和意识障碍；② 急性起病有波动；③ 存在认知障碍；④ 不能用另一种神经认知障碍或严重降低的觉醒来解释（表 6-1-3）。意识模糊评估量表（CAM 量表、CAM-ICU 量表）（表 6-1-4）的敏感度为 94%～100%，特异度为 91%～94%。3D-CAM 量表评估时间较短，其中文版已得到验证，敏感度为 87.2%，特异度为 96.7%，可用于手术患者、无气管插管的 ICU 患者及轻度认知障碍患者的术后谵妄评估（表 6-1-5）。此外，谵妄的诊断还需要结合病史记录、体格检查、医疗记录、实验室和放射学的检查。谵妄的标志是与基线相比有急性认知变化，主要症状是注意力不集中，所有医务人员都需要熟悉谵妄的体征和症状，其常见症状详细见**表6-1-6**。

表 6-1-3　《精神疾病诊断学和统计手册（第五版）》谵妄诊断标准

1. 注意力受损、对环境无意识
2. 迅速起病（数小时到数天），过程中有波动
3. 超过1个认知领域的受损（如记忆、定向障碍、语言或者感知功能障碍）
4. 标准1和3不能被其他已有的或者进行性的神经认知障碍更好地解释，在觉醒水平极度降低时（如昏迷）不会出现
5. 病史、体格检查或者实验室检查结果表明这种紊乱由另一种疾病、毒品中毒或者戒断、毒物中毒所致，或由多种病因引起。

表 6-1-4　CAM 诊断标准

标准	解释
特征1：急性起病和波动病程	与基线相比，是否有证据表明精神状态发生变化？精神状态是否在一天中发生变化？
特征2：注意力不集中	患者是否难以集中注意力，比如分心？
特征3：思维紊乱	患者的思维是杂乱无章的吗？
特征4：意识水平的改变	患者的意识除了"警觉"之外还有其他的意识状态吗？

患者存在特征1和2，再加上特征3或者4可以诊断谵妄。

表 6-1-5　3 D–CAM

认知功能：

现在我会问您几个问题来检测您的记忆力。如果您不知道答案也不用担心。
［每个问题可以重复1次］

题目序号	定向力	正确	错误	拒绝	无回答
1	请告诉我现在是哪一年？	1	2	7	8
2	请告诉我今天是星期几？	1	2	7	8
3	请告诉我这是什么地方？［医院］	1	2	7	8

上述3个问题之中任意一个问题的答案不是"正确"，则特征3为阳性

数字长度：

［按照每秒1个数字的速度读出］
现在我会读出一些数字，请您按照相反的顺序重复我所读出的数字，例如我说6-4，您就说4-6。

题目序号	倒叙数字	回答	正确	错误	拒绝	无回答
4	2007/5/1	＿-＿-＿＿	1	2	7	8
5	8-2-4-3	＿-＿-＿-＿＿	1	2	7	8

季节倒数：

6. 请从冬季开始，倒着说出季节。

（可以提示：冬季之前是哪个季节？只能使用1次提示。如果患者按照正序说出季节，请再次进行说明）

星期	回答	正确	错误	拒绝	无回答
冬季		1	2	7	8
秋季		1	2	7	8
夏季		1	2	7	8
春季		1	2	7	8

逐一记录回答。

编码说明：如果有任一个季节回答错误，则整个项目错误

计算：

7. 下面需要您做一项减法运算，从20开始，每次减去3，请连续计算，直到我说"停"为止。

（当受试者停在X，提示X提减去3等于多少？只能提示1次）

计算	回答	正确	错误	拒绝	无回答
20 — 3		1	2	7	8
17 — 3		1	2	7	8
14 — 3		1	2	7	8
11 — 3		1	2	7	8
8 — 3		1	2	7	8

逐一记录回答。

编码说明：如果受试者漏掉1个计算数值或者计算错误1次，则整个项目错误

如果题目4、5、6、7中的任意一项回答的结果不是"正确"，则特征2成立

患者主诉的症状：

如果患者在以下任意一项问题中回答"是"，请询问细节并记录答案。例如：频率

如果受试者的回答没有任何意义，编码为8。

现在我会问几个问题，是关于您过去一天的想法。

8. 在过去的一天里您是否感到混乱？（关于基本信息，如定向力、住院原因等，而不是关于医疗和治疗的细节）

1-否　　　　2-是　　　　7-拒绝　　　　8-无意义　　　　9-不知道

9. 在过去的一天里您是否有并不是真的在医院的想法？

1-否　　　　2-是　　　　7-拒绝　　　　8-无意义　　　　9-不知道

10. 在过去的一天里您是否看见一些实际上并不存在的东西？（如果患者为盲人，则跳过此问题并编码9）

1-否　　　　2-是　　　　7-拒绝　　　　8-无意义　　　　9-不知道

如果上述8，9，10中任意一个项目的答案不是"否"，则特征1成立

以上为受试者访视内容

6

序号	观察内容	结果		
	以下为评估者观察内容			
11A	患者在访视期间是否出现困倦？（要求患者实际入睡，但是容易唤醒）	特征4成立？	1-否	2-是
11B	患者在访视期间是否昏睡或昏迷？（难以唤醒）	特征4成立？	1-否	2-是
12	患者是否表现出过度警觉？ （对环境中的普通事物或刺激出现过分强烈的反应、不适当的惊吓等）	特征4成立？	1-否	2-是
13	患者的思维是否不清晰或没有逻辑？ （无意义的语句、无法正确回答问题、矛盾的陈述或思维不可预测地从一个主题转移至另一个主题）	特征3成立？	1-否	2-是
14	患者的谈话是否漫无边际、不适当地冗长或者无法围绕主题？ （脱离谈话主题或者讲述与访视无关的故事）	特征3成立？	1-否	2-是
15	患者的谈话是否过于局限或话语极少？（不适当地简单或刻板地回答）	特征3成立？	1-否	2-是
16	在访视过程中，患者是否难以围绕同一主题？ （反复要求评估者重复问题）	特征2成立？	1-否	2-是
17	患者是否容易被周围环境刺激吸引？ （比如电视、房间外的人、室友谈话）	特征2成立？	1-否	2-是
18	访视期间患者的意识水平是否有波动？ （访视的部分时间里频繁入睡，但部分时间则完全清醒）	特征1成立？	1-否	2-是
19	访视期间患者的注意力水平是否有波动？ （访视的部分时间注意力很不集中，但部分时间可以集中注意力。提示：仅根据正确回答一些问题，而错误回答另一些问题不足以判断此特征）	特征1成立？	1-否	2-是
20	访视期间患者的言语或思维在是否有波动？ （访视的部分时间语速很慢，然后又很快；或者言语内容部分与访视有关然后又无关）	特征1成立？	1-否	2-是

表 6-1-6　谵妄相关的症状

1. 觉醒水平的变化：嗜睡或觉醒水平降低或觉醒水平增加而过度警觉
2. 麻醉苏醒延迟
3. 急剧的认知功能改变（数小时或数天内意识混乱加剧），包括注意力问题、注意力难以集中、出现新的记忆问题和新的定向障碍
4. 难以进行对话和遵循指示
5. 思维和讲话混乱，难以去捕摸
6. 情绪多变，易烦躁，易流泪，不愿接受术后护理
7. 表达新的偏执思想或妄想（如固定的错误信念）
8. 新的知觉障碍（如幻想、幻觉）
9. 运动变化，如运动缓慢或减少，无目的地坐立不安或烦躁不安，以及在保持坐姿或站姿方面出现的新困难
10. 睡眠-觉醒周期的变化，比如白天睡觉和（或）晚上清醒和活跃
11. 食欲变差
12. 新出现小便或者大便失禁
13. 几分钟到几小时内出现波动症状和（或）觉醒程度的改变

（五）术后谵妄的预防

明确了术后谵妄的危险因素后，麻醉医生应该根据每个患者个体的危险因素制订相应的预防措施。谵妄管理计划的成功与否取决于多学科团队的参与和协调。实施多学科的谵妄预防可以降低术后谵妄的发生率和严重程度，缩短谵妄持续时间，减少相关的并发症和降低死亡率。接下来，我们将讨论基于各种谵妄危险因素的预防策略。

1. 术前预防策略

1）避免术前多重用药　多重用药通常与高龄和多种合并症有关，两者都增加了术后谵妄的风险。而多重用药本身也是老年患者人群发生谵妄的独立危险因素。使用大量药物会直接增加术后谵妄的风险，并且药物间相互作用也是服用多种药物的一个重要问题。

2）避免术前禁饮时间过长　虽然指南建议术前禁饮 2 h，但患者在实际临床中的禁饮时间明显多于 2 h。长时间禁饮会导致脱水、不必要的静脉输液以及其他围手术期并发症（如恶心、呕吐）。一项大型队列研究发现，禁饮超过 6 h 是发生术后谵妄的独立危险因素。

3）综合性老年评估（CGA）　CGA 是由多学科参与的评估方法，系统地评估和解决老年患者经常遇到的复杂问题。除了专家主导的病史回顾，术前还需要探讨患者的身体机能、心理和社会问题，并提前制订个体化方案，优化患者的手术和术后恢复。有明确的证据表明，基于 CGA 的围手术期管理能改善术后结局，可以降低术后谵妄的风险。这主要得益于更好地识别谵妄的危险因素，以及在高危患者中主动启动多模式谵妄风险管理。

4）术前疼痛管理　疼痛可加重认知负荷，引发急性应激反应，并可增加其他术后并发症的风险（如肺不张）。观察性研究发现，术前疼痛可使术后谵妄的风险增加 1.5～3 倍。一项关于股骨颈骨折术前应用髂筋膜阻滞进行镇痛的系统性评价的结果表明，髂筋膜阻滞可降低术后谵妄的风险。因此，术前疼痛管理十分重要，医生可以使用区域麻醉技术来控制患者已存在的术前疼痛。

2. 术中预防策略

1）术中监测麻醉深度　目前普遍认为，过深的麻醉会增加术后谵妄的风险，但是个体之间对麻醉药物的敏感度差异较大。一项荟萃分析报告，麻醉深度的监测可显著降低术后谵妄的风险；然而，也有荟萃分析结果显示，虽然 BIS 监测有改善术后谵妄的趋势，但差异没有统计学意义。因此，麻醉深度监测能否减少术后谵妄仍有待进一步研究。

2）使用多模式阿片类药物节俭镇痛模式　疼痛是手术后最常见的并发症。术后疼痛评分越高，谵妄风险越高。使用阿片类药物（特别是长效阿片类药物）也与术后谵妄风险增加有关。因此，阿片类药物节俭策略开始引起人们的关注。多模式阿片类药物节俭镇痛方案有可能可以减少术后谵妄。减少术后阿片类药物用量的主要方法是使用区域麻醉，如椎管内麻醉和神经阻滞。如果使用得当，区域麻醉既能提供有效的镇痛，也可能减少急性应激反应。有两项较大的观察性研究报道，区域麻醉能使术后谵妄发生率降低 20%～40%。但这方面也有不同的报道，多模式阿片类药物节俭镇痛模式在减轻术后谵妄中的作用仍有待进一步研究。

3）使用对乙酰氨基酚和非甾体类抗炎药物　非甾体类抗炎药和对乙酰氨基酚常作为手术后

多模式镇痛的一部分。这些药物可能通过直接减轻神经炎症来预防术后谵妄。非甾体类抗炎药可抑制环氧化酶活性。在动物研究中，布洛芬和帕瑞昔布可以减少脑缺血再灌注损伤诱发的神经炎症。一项针对超过 100 万例外科患者的观察性研究报告显示，使用帕瑞昔布能显著降低谵妄风险。一项纳入 600 例行髋关节和膝关节手术的老年患者的研究表明，术中和术后使用帕瑞昔布可以将谵妄风险从 11% 降低至 6%。

对乙酰氨基酚是中枢性解热镇痛药物，可通过抑制中枢神经系统中的环氧合酶发挥作用。在动物模型中，对乙酰氨基酚可减轻海马体的炎症和氧化应激。在最近一项心脏手术患者的临床试验中，术后定期服用对乙酰氨基酚可将谵妄风险从 28% 降低至 10%。

4）右美托咪定　右美托咪定是一种高选择性 α_2 肾上腺素受体激动剂，可用于重症监护室患者的镇静，最近的研究表明它可能还具有神经保护作用。在动物模型中，右美托咪定可抑制炎症介质表达、小胶质细胞活化和神经细胞凋亡。一项纳入 67 项研究的系统性评价发现，术中给予右美托咪定能显著降低应激激素（皮质醇、肾上腺素）、C 反应蛋白和肿瘤坏死因子-α 的浓度。此外，术后输注低剂量右美托咪定可增加睡眠持续时间和深度睡眠持续时间，从而改善术后谵妄。

一项纳入 18 个临床试验的荟萃分析发现，术中和术后使用右美托咪定可显著降低术后谵妄的风险。早期关于右美托咪定与术后谵妄的研究大多集中在术后入 ICU 的心脏手术患者。最近的临床试验表明，在非心脏手术术中短时间输注右美托咪定也能有效预防谵妄。一项纳入非心脏手术研究的荟萃分析发现，术中和麻醉恢复室中输注右美托咪定可显著降低术后谵妄的发生率。

5）全身麻醉药物的选择　众所周知，吸入麻醉药和静脉麻醉药通过不同的分子靶点发挥麻醉作用。有研究表明，吸入麻醉药（如七氟烷）可能诱发或加剧神经炎症。然而，观察性研究尚未证明挥发性麻醉药和静脉麻醉药在术后谵妄发生率方面有任何显著差异。一项纳入 5 项研究的荟萃分析发现，吸入麻醉药和静脉麻醉药对术后谵妄的影响无显著差异。

氙气是一种"新颖"的麻醉气体，被认为主要通过与甘氨酸结合位点相互作用，抑制 N-甲基-D-天冬氨酸（NMDA）谷氨酸受体活性而发挥麻醉作用，其最低肺泡有效浓度为 63%～71%。临床上，它通常与静脉注射药物联合使用。动物研究表明，氙气可能通过减少神经炎症和神经细胞凋亡而发挥神经保护作用。此外，氙气麻醉具有较好的心脏稳定性，这可能间接降低了因血流动力学不稳定而导致的术后谵妄的发生率。一项纳入 42 例非体外循环冠状动脉搭桥术患者的临床试验表明，氙气麻醉术后谵妄的发生率显著低于七氟醚麻醉。此外，其他临床试验也报道，氙气麻醉下心脏手术或髋部骨折手术的术后谵妄发生率低于其他吸入麻醉药。

6）避免术中低体温　术中热量丢失很常见，低温与凝血功能障碍和心血管及免疫功能降低密切相关。一项针对心脏手术的观察性研究发现，发生术后谵妄的患者术中体温较低。

7）术中血流动力学管理　亚临床脑血管事件与术后谵妄的发生有关。术中血流动力学波动可能导致短暂性脑灌注不足，尤其是在脑分水岭区域。术中严重低血压往往需要使用血管活性药物。有观察性研究报道，术后谵妄与术中使用血管活性药物较多相关。可能的解释是，术中血管活性药物用量越大意味着心血管功能抑制更严重。

8）术中液体和血制品输注　目标导向液体治疗的目的是优化循环容量和前负荷。早期的观

老年患者精确麻醉

察性研究报道，脊柱手术中采用目标导向液体治疗，可使术后谵妄发生率降低 75%，而最近的一项临床试验报道用目标导向液体治疗并不降低术后谵妄的发生率。值得注意的是，这两项研究的患者数量都很少，统计效力较低。

输注血制品可引发全身性炎症反应。围手术期输血与术后谵妄风险增高相关。术中异体输血是术后谵妄的独立危险因素，且输血量与术后谵妄风险之间存在剂量依赖关系。然而，术前低血红蛋白、术中失血、血流动力学不稳等因素与术中输血存在内在联系，这些因素可能是分析输血与术后谵妄因果关系时的混杂因素。术中输血是否可导致术后谵妄的发生仍有待进一步研究。

3. 术后预防策略

1）非药物性术后谵妄预防策略　非药物性干预是术后谵妄的一线预防措施。恢复定向力可帮助患者熟悉其周围环境和人，可通过尽量减少人员变动和患者转移、使用自然光和计时设备、提醒患者之前发生的事件和未来的规划，帮助手术患者恢复定向力。临床试验表明，仅通过帮助患者恢复定向力就可使术后谵妄发生率降低 40%。其他非药物性干预措施包括认知锻炼、视觉和听力优化、睡眠优化、运动、补充水分和营养等。Hshieh 等对 14 项随机和非随机试验进行了荟萃分析，发现综合性干预可降低谵妄的发生率。

2）褪黑素受体激动剂　褪黑素是一种与睡眠调节有关的激素，可使睡眠恢复正常并可稳定心脏节律。最近的一项荟萃分析表明，围手术期使用褪黑素可将术后谵妄发生的风险降低 40%。拉米替隆是一种合成的高选择性褪黑素受体激动剂。与褪黑素类似，拉米替隆也能有效降低术后谵妄的风险。

3）地塞米松　地塞米松是一种人工合成的类固醇皮质激素，常用于术后恶心、呕吐的预防。糖皮质激素还可用于治疗神经炎症性疾病。在全身炎症的动物模型中，地塞米松可减少星形胶质细胞和小胶质细胞的聚集，以及炎症介质的表达。最近，三项心脏手术试验的荟萃分析显示，高剂量地塞米松（高达 100 mg）与术后谵妄发生率中度降低（20%）相关。然而，这种大剂量地塞米松用于非心脏手术患者的安全性尚不清楚。

4）抗精神病药　抗精神病药物是多巴胺受体拮抗剂，对毒蕈碱、血清素能和肾上腺素能受体也有不同程度的亲和力。第一代抗精神病药物的精神运动并发症风险较高，第二代抗精神病药物的心血管和代谢并发症风险较高。有研究报道，预防性使用第二代抗精神病药物（如奥氮平和利培酮）可以降低术后谵妄的发生率。但由于抗精神病药物存在不良反应，目前并不推荐常规使用抗精神病药物预防术后谵妄。

（六）术后谵妄的治疗

1. 非药物性干预措施

非药物性干预应作为谵妄的一线治疗措施。"ABCDEF"措施可以降低术后谵妄的发生率和持续时间（表 6-1-7）。早期拔除气管导管和引流管、促进健康睡眠、避免限制患者活动、老年病专家会诊、轻柔的音乐、不断调整治疗方案、与家人见面或提供家人照片及家里的物件，以及均衡营养都属于非药物性干预措施。此外，应当密切监测患者内环境状况，及时纠正贫血、电解质紊乱、通气障碍、高碳酸血症和低体温，具体可参考**表 6-1-7** 和**表 6-1-8**。由多学科团队实施的非药物性干预措施可使术后谵妄的发生率降低 30% ~ 40%。

表 6-1-7　"ABCDEF"措施

项目	内容
A	评估、预防和治疗疼痛
B	自然清醒和自主呼吸试验
C	选择镇痛或镇静药物
D	谵妄：评估、预防和治疗
E	锻炼和早期活动
F	家人参与患者康复计划

表 6-1-8　预防术后谵妄的非药物策略

帮助患者恢复感觉定向（佩戴眼镜、助听器或听力放大器）
增强活动（如果可能，每天至少行走两次）
认知定向和治疗（针对患者个体）
认知刺激（如果可能，根据个人的兴趣和精神状态量身定做）
简单的沟通来防止谵妄行为升级
补充营养和液体
增加睡眠
由多学科团队进行日常观察，以加强干预措施

此外，对医护人员进行谵妄相关知识的培训也是预防和治疗老年术后谵妄的重要组成部分。培训内容应侧重于谵妄的识别、筛查工具及其危险因素，以及预防和管理谵妄的非药物性干预措施和治疗药物。

2. *药物治疗*

目前的证据还不支持某种单一药物可以有效治疗谵妄。只有当非药物性干预无效或患者有伤害性倾向并且存在过激行为时，才建议使用药物干预。目前没有证据支持常规使用苯二氮䓬类药物治疗谵妄，相反，有大量证据表明苯二氮䓬类药物会促进谵妄。建议避免使用苯二氮䓬类药物，除非患者存在酒精或药物戒断反应，或者病情本身需要苯二氮䓬类药物治疗。目前关于药物能否治疗抑郁型谵妄仍不清楚。据推测，哌甲酯和二代抗精神病药阿立哌唑有可能改善抑郁型谵妄及患者的认知功能。

目前的指南推荐使用右美托咪定联合抗精神病药物治疗躁动型谵妄。右美托咪定可减轻酒精和药物戒断症状，对呼吸抑制轻，并且有镇痛和抗焦虑作用，主要的不良反应为口干和心动过缓。抗精神病药物的潜在益处是降低谵妄的严重程度，但目前这方面的临床试验结果并不一致。抗精神病药物的潜在危害较大，且没有证据表明使用抗精神病药物对无躁动的谵妄患者有益。因此，抗精神病药物的使用仅限于躁动可能造成实质性伤害的谵妄患者。例如，治疗有躁动、严重威胁患者或他人安全的术后谵妄。

一代和二代抗精神病药在治疗谵妄方面没有明显区别，但是喹硫平缓解谵妄的起效速度快于氟哌啶醇。二代抗精神病药物的锥体外系反应较轻，但相比于传统药物，其镇静程度往往过深。此外，非典型二代抗精神病药（奥氮平和利培酮）会增加痴呆患者卒中和死亡的风险。抗精神病药会引起许多严重并发症，包括 QTc 间期延长、镇静作用、呼吸抑制、锥体外系反应以及罕见的抗精神病药恶性综合征。使用抗精神病药物的患者应每日监测 QTc 间期，当 QTc 间期大于 500 ms 时，应停止使用。推荐使用最小有效剂量达到缩短谵妄持续时间的目的。使用抗精神病药物的过程中需要不断监测，必要时立即停止使用。

二、术后神经认知障碍

围手术期神经认知障碍（perioperative neurocognitive disorders，PND）是2018年11月提出的一个新的专业名词，它是由原来的术后认知功能障碍（POCD）更名而来。PND由麻醉学、神经病学、老年病学、精神病学、神经心理学、外科学以及心理学等多个学科的专家组成的命名工作组提出。

（一）更名的原因和目的

POCD是指在麻醉和手术后出现的语言记忆、视觉记忆、注意力、集中力、语言理解能力及社交能力等方面的障碍，是术后常见的中枢神经系统并发症。麻醉和手术后认知改变可增加术后并发症发生率，并使术后住院时间和费用明显增加，严重影响患者的生活质量、从业能力和身心健康，给社会造成沉重的负担。因此，POCD已越来越受到重视。然而，POCD不同于临床上普通人群的神经认知障碍（neurocognitive disorders，NCD），它不是一个疾病的临床诊断。POCD作为麻醉和手术后出现的认知改变，一直缺乏正式的临床诊断标准，因此相关的临床管理与研究结果也并未得到其他相关学科的广泛认可。既往POCD的筛查主要借助于专业的神经心理学量表进行神经精神测定，未考虑患者术后是否存在认知功能降低的主诉，同时也未针对患者的日常生活活动（activities of daily living，ADLs）进行评估，与现有NCD的临床诊断标准脱节。在新的命名中，将麻醉和手术后出现的认知改变归类到第五版《精神障碍诊断与统计手册》中的NCD之下。

（二）术后神经认知障碍的诊断

根据发病时间，可将PND分成五类：① 术前存在的认知功能障碍。根据《精神疾病诊断学和统计手册（第五版）》诊断标准，可分为轻度NCD（即轻度认知受损）和重度NCD（即痴呆）。② 术后谵妄。术后谵妄是指发生在术后7 d内或者出院前的谵妄，其诊断标准沿用《精神疾病诊断学和统计手册（第五版）》中谵妄的诊断标准。③ 神经认知恢复延迟（delayed neurocognitive recovery，DNR）。在排除术后谵妄的前提下，患者在手术结束到术后30 d内出现的认知功能障碍称为神经认知恢复延迟。④ 术后神经认知障碍（postoperative neurocognitive disorders，pNCD）。术后神经认知障碍是指手术后30 d到12个月的认知功能障碍，根据《精神疾病诊断学和统计手册（第五版）》中的诊断标准，可进一步分为术后轻度神经认知障碍（postoperative mild NCD）和术后重度神经认知障碍（postoperative major NCD）。⑤ 手术12个月后的神经认知障碍。根据《精神疾病诊断学和统计手册（第五版）》中的诊断标准，可进一步分为轻度神经认知障碍（mild NCD）或者重度神经认知障碍（major NCD）（**图6-1-1**）。

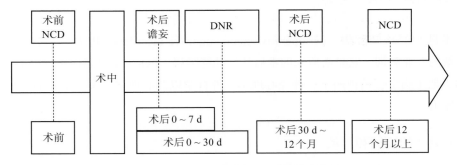

图 6-1-1　围手术期神经认知障碍的分类

NCD—神经认知障碍；DNR—神经认知恢复延迟；PND—围手术期神经认知障碍。摘自：薛富善，邹毅，岳云，等. 术后认知功能障碍更名及带来的重大影响. 国际麻醉学与复苏杂志，2019, 40(6): 513-515.

过去 POCD 的诊断标准仅限于研究，通常是以神经心理学测试结果作为诊断为依据。更名之后，采用《精神疾病诊断学和统计手册（第五版）》的诊断标准，即除了之前诊断 POCD 的客观神经心理学量表之外，还需要患者本人、信息提供者或医生提供对患者认知能力的主观评价以及对患者日常活动能力（ADLs）的评价。因此，参与者、信息提供者或医生对患者认知能力的主观评价是诊断 PND 的基本要素。此外，需要借助对 ADLs 的评估，发现 ADLs 的细微变化，以对轻度和重度 NCD 进行分类。

1. 术前存在的认知功能障碍

术前存在的认知障碍是指与普通人群基线水平比较，存在客观的、可测量的认知障碍，可根据认知受损程度分为轻度 NCD 或重度 NCD。既往有关 POCD 的研究应用神经心理学量表测试后即可定义认知功能降低，并未考虑患者术前是否存在认知功能降低。然而在实际生活中，NCD 十分常见，超过 70 岁的老年人中，有 14%～48% 患有轻度 NCD，10% 患有痴呆。不能认为这种术前已存在的认知功能受损与即将进行的麻醉和手术有关。

2. 术后谵妄

详见本节术后谵妄相关内容。

3. 神经认知恢复延迟

此次更名提出了一个新的术语——神经认知恢复延迟，指在手术后 30 d 内符合《精神疾病诊断学和统计手册（第五版）》诊断标准的认知能力降低。

4. 术后神经认知障碍

术后神经认知障碍是指术后 30 d 至术后 12 个月发生的 NCD，采用《精神疾病诊断学和统计手册（第五版）》命名法诊断 NCD，但需使用时间说明——"术后"，这类似于《精神疾病诊断学和统计手册（第五版）》的其他说明，如 "创伤性脑损伤" 或 "药物滥用" 等。术后神经认知障碍可分为术后轻度 NCD 和术后重度 NCD。轻度术后 NCD 或重度术后 NCD 可根据《精神疾病诊断学和统计手册（第五版）》中的标准诊断进行分类。轻度神经认知障碍的定义为有相关主诉（患者、家属或者护理人员）、神经心理测试结果的改变（低于正常人或者对照组 1～2 个标准差）、生活质量不受影响。重度神经认知障碍的定义为有相关主诉（患者、家属或者护理人员）、神经心理测试结果的改变（低于正常人或者对照组2个标准差）、生活质量受到影响。

与术后谵妄相比，术后神经认知障碍的诊断更为复杂，需要采用神经心理试验评估认知功能，临床常用的认知功能评估工具可见**表6-1-9**。

表6-1-9　临床常用的认知功能评估工具

工具	内容
MiniCog	较短的测试，包括3个单词的记录、1个画钟试验和3个单词的回忆。
	优点：易于操作，有许多语言的版本，结果不依赖于语言技能和教育程度。缺点：对轻度认知功能障碍不敏感，但对中度认知功能障碍的敏感度高于MMSE。
IQ-CODE（简化版）	老年人认知功能减退问卷（Informant Questionnaire on Cognitive Decline in the Elderly, IQ-CODE）。问卷涉及日常活动中的7个方面（短期和长期记忆、时间和空间定向、学习、财务管理）的变化，分为5个层次，由亲属填写。优点：问卷可以由亲属填写，不需要患者参与，易于管理，易于评估。缺点：只对认知功能进行主观评估。
MMSE	1975年为检测阿尔茨海默病设计的认知测试，已广泛使用。测试时间10 min左右。优点：易于使用，已广泛用于临床，可靠性较好。缺点：主要对痴呆敏感，对轻度和中度认知功能障碍的敏感度较低。
画钟试验	要求患者画1个时钟表示某一时间。检测视觉空间和解决问题能力的受损程度。优点：易于操作，不需要模板。缺点：对画钟试验的结果有不同的评估方法。不同数据库对诊断轻度认知障碍的敏感度和不同认知域结果的推广存在不一致。
MoCA	进行详细的认知测试需要10～15 min，即使是轻微的认知障碍也能被敏感地检测出来。优点：涉及许多认知领域，对轻度认知障碍敏感，结果易于解释；有许多语言版本。缺点：操作人员需要接受培训，操作耗时，不适合临床常规使用。

（三）术后神经认知障碍的预防

术后神经认知障碍的发生率为30%～60%。在70岁以上的患者中，术后3个月时术后神经认知障碍的发生率约为67%，在术后6个月时下降到10%～30%，1年后下降到4%～10%。年轻患者术后神经认知障碍的发生率较低，且消退速度较快。

神经认知障碍高危患者在择期手术前应认真做好术前准备。告知患者亲属术后神经认知障碍的相关知识及其预防措施，有助于减少术后神经认知障碍的发生。脱水会增加术后谵妄发生的风险，故应避免术前长时间禁食禁饮以及不必要的推迟手术。此外，苯二氮䓬类药物可增加术后谵妄发生率，应避免使用。

围手术期帮助患者恢复定向力是预防术后神经认知障碍的有效措施。麻醉诱导前，应鼓励患者佩戴眼镜、助听器和义齿。疼痛和阿片类药物均会增加术后神经认知障碍发生的风险，因此推荐采取阿片类药物节俭策略，同时给予患者充分的术后镇痛。围手术期保温和完善的镇痛是确保患者舒适、减少焦虑和术后并发症的有效措施。在术后神经认知障碍的预防中，多种措施综合干预比单一措施更有效。

深度镇静是术后神经认知障碍的危险因素，应尽量避免。建议术后持续监测镇静深度。抗

6

胆碱能药物可能导致术后谵妄和术后神经认知障碍的发生，应尽量避免使用。血压的波动可能会增加术后神经认知障碍的风险。因此，应维持内环境稳定和血流动力学平稳。术后早期活动和定向力恢复已被证明对术后神经认知障碍有保护作用。临床上，早期拔除导管有助于患者早期下床活动，调节睡眠-觉醒周期（非药物）、亲属的参与和熟悉的环境刺激可帮助患者恢复定向力。

三、典型病例

【病史简介】

患者，男性，80岁，因"进行性排尿困5年余"入院。患者5年前出现夜尿次数增加，3～5次/晚，伴排尿不畅，排尿前需等待，排尿时费力，尿线细。自行口服药物治疗，症状较前缓解，后一直未予重视，近年来上述症状明显加重。

既往史：患者有高血压病史10余年，口服硝苯地平片、缬沙坦治疗，血压控制尚可。有心脏病10余年，口服阿司匹林、氯吡格雷、阿托伐他汀、美托洛尔缓释片治疗。糖尿病病史8年余，口服药物瑞格列奈片，血糖控制尚可。否认脑血管疾病、精神疾病史。曾因冠心病行冠状动脉支架置入术。

体格检查：体温36.6℃，脉搏65次/min，呼吸18次/min，血压147/80 mmHg，身高168 cm，体重63 kg。患者神志清，肺部未闻及干、湿啰音，心脏各瓣膜无杂音，肝脾未触及，双下肢无水肿。

实验室检查：红细胞3.35×10^{12}/L，血红蛋白104 g/L，白蛋白40.9 g/L，总胆红素7.8 μmol/L，谷丙转氨酶19 U/L，肌酐138 mmol/L，估算肾小球滤过率44 mL/(min·1.73m^2)，血糖5.28 mmol/L，肌钙蛋白Ⅰ<0.01 ng/mL、肌红蛋白31 ng/mL。

辅助检查：前列腺MRI平扫+动态增强+DWI示前列腺增生伴钙化，PI-RAD评分为3分。心电图示窦性心律，房室传导延缓，下壁异常Q波；动态心电图示房室传导延缓，偶发房性早搏，偶发室性早搏；心脏彩超示左室下壁心肌活动略减弱，室壁增厚，考虑高血压心脏病，轻度肺动脉高压，主动脉瓣钙化伴轻中度反流，左心室顺应性下降；胸部X线片示双肺肺大疱。

术前诊断：前列腺增生症，高血压，冠心病，糖尿病。

拟行手术：经尿道前列腺绿激光剜除术。

【围手术期管理】

1. 术前评估与准备

患者有高血压史、糖尿史和冠心病史，曾行冠状动脉支架置入术。心功能Ⅱ级。衰弱量表（FALL量表）评分为2分，衰弱前状态；简易精神量表（MMSE）评分为26分；CAM量表评估为阴性。

术前5 d停用阿司匹林、氯吡格雷，以低分子肝素代替。继续服用硝苯地平、缬沙坦控制血压。继续服用瑞格列奈控制血糖，术前1 d空腹血糖4.7 mmol/L。手术当日停用瑞格列奈。

2. 术中管理

1）入室情况　入室后予5导联心电图、脉搏氧饱和度监测，桡动脉穿刺行有创测压。收缩压 160 mmHg，舒张压 60 mmHg，脉搏氧饱和度 96%，心率 60 次/min。动脉血气分析示 pH 7.43，PCO_2 40 mmHg，PaO_2 76 mmHg，BE 2.0、血糖 6.0 mmol/L，红细胞压积 25%，Na^+ 浓度 136 mmol/L，K^+ 浓度 4.3 mmol/L，Ca^{2+} 浓度 1.17 mmol/L，HCO_3^- 浓度 26.5 mmol/L，乳酸浓度 1.0 mmol/L，血红蛋白 7.8 g/dL。

2）麻醉方案　麻醉诱导采用咪达唑仑 1 mg，依托咪酯 12 mg，舒芬太尼 20 μg，顺式阿曲库铵 12 mg。3 min 后插入 4 号 LMA 喉罩。呼吸频率 10 次/min，平均气道压 10～20 cmH₂O，维持呼气末二氧化碳分压在 35～45 mmHg。麻醉维持采用丙泊酚和瑞芬太尼、右美托咪定［0.4 μg/（kg·h）］输注，维持 BIS 在 40～60。术中平均动脉压维持在 80～90 mmHg，维持心率在 60 次/min 左右。术中进行体温监测并予以保温处理。手术结束前 10 min 静脉推注纳布啡 12 mg，术后采用患者自控静脉镇痛（舒芬太尼 250 μg + 凯纷 150 mg + 0.9%NS 150 mL）。

3）术中经过　电切镜显示前列腺Ⅲ度增生，以两侧叶为主，压迫后尿道。使用绿激光烧除、汽化剜除增生的前列腺组织至前列腺通道打开。电凝止血，充盈膀胱进行排尿试验后，留置 F22 三腔导尿管，压迫止血并持续冲洗膀胱。手术时间 75 min，麻醉总时间 80 min，术中输胶体液 500 mL，晶体液 500 mL。

3. 术后转归

手术结束后入麻醉恢复室拔除喉罩，麻醉恢复室观察 50 min 后送患者返回病房。术后当天患者表现略烦躁，有胡言乱语，注意力不集中，CAM 量表阳性，予以吸氧和心电图监护。术后第 1 d 清晨患者偶尔胡言乱语，术后第 1 d 上午 8 时的 CAM 量表阳性。下午患者状态基本恢复正常，下午 8 时的 CAM 量表转为阴性。术后第 2 d 患者精神状态基本正常。术后第 8 d 出院。

【病例分析】

此患者系高龄，合并有高血压、糖尿病、冠心病和肾功能不全等多种内科疾病，冠状动脉支架置入术后，ASA3 级，心功能 2 级。术前使用衰弱量表进行评估，提示衰弱前状态。术前谵妄评估阴性，术前简易精神状态量表评估患者认知状态尚可。考虑患者基础疾病多，术前行多学科会诊，将患者血压、血糖、电解质、内环境控制在正常范围内，减少术后谵妄的术前危险因素。术中建立有创动脉血压监测，麻醉诱导及维持过程中保持血流动力学平稳，警惕可能发生急性冠脉综合征、急性心衰、恶性心律失常等循环系统并发症。术中需要进行麻醉深度监测，避免麻醉深度过深。术中注意观察出入量，重点关注外科医生使用的冲洗液，警惕 TURP 综合征的发生。使用加温过的冲洗液、温毯机保温，避免持续的液体冲洗导致患者低体温。尽管采取了上述措施，患者入 ICU 后还是发生了术后谵妄，经严密观察和处理后，谵妄得以迅速改善。这一病例提示我们，高龄患者术后谵妄的防治仍是目前临床的难点，仍有待进一步研究。

（方攀攀　刘学胜）

第二节　老年患者术后心血管并发症的精确诊断和治疗

心血管疾病高危老年患者的术后转归，很大程度上取决于整个围手术期的管理。对老年患者如何精确地预防、诊断术后心血管系统并发症十分重要。本节中将重点介绍老年患者脆弱的心血管系统在经历麻醉手术后可能出现的常见并发症的诊断与防治。

一、术后高血压

60 岁以上手术人群的高血压患病率已超过 60%，术后由于疼痛、低氧血症、高碳酸血症、低体温、尿潴留、高血容量或停止使用降压药等原因，可使术后高血压的发生率进一步升高。不同类型手术术后高血压的发生率不尽相同。据报道，颈动脉内膜切除术术后高血压的发生率为 9%～58%，主动脉瘤手术术后高血压的发生率为 25%～85%，颅内神经外科手术术后高血压的发生率为 57%～91%。术后高血压控制不佳会增加心肌缺血、心肌梗死、心律不齐、肺水肿、脑卒中和手术部位出血的风险。术后高血压通常在患者术后 20 min 左右发生，通常为一过性，但有时在术后 3 h 或者更长时间内仍难以控制。为了避免高血压损害老年患者脆弱的脏器功能，临床医生需对术后高血压进行积极的干预与治疗。

（一）高血压的诊断

2017 年美国心脏病学会及美国心脏协会、2018 年欧洲心脏病学会及欧洲高血压学会都提出了新的高血压分类和建议。美国心脏病学会及美国心脏协会指南建议将血压分为正常、升高、1 期高血压和 2 期高血压（表 6-2-1）。

表 6-2-1　2017 年美国心脏病学会/美国心脏协会高血压分级标准

分类	收缩压	舒张压
正常	＜120 mmHg	＜80 mmHg
升高	120～129 mmHg	＜80 mmHg
1 期高血压	130～139 mmHg	80～89 mmHg
2 期高血压	≥140 mmHg	≥90 mmHg

欧洲心脏病学会及欧洲高血压学会提出的高血压分级标准略有不同，将高血压定义为收缩压至少为 140 mmHg 和（或）舒张压至少为 90 mmHg，并将血压水平分为理想、正常、正常高值、1 级高血压、2 级高血压和 3 级高血压，并将只有收缩压升高而舒张压正常列为单纯收缩期高血压（表 6-2-2）。

表 6-2-2　2018 年欧洲心脏病学会及欧洲高血压学会高血压分级标准

分类	收缩压	舒张压
理想血压	< 120 mmHg	< 80 mmHg
正常	120 ~ 129 mmHg 和（或）	80 ~ 84 mmHg
血压正常高值	130 ~ 139 mmHg 和（或）	85 ~ 89 mmHg
1 级高血压	140 ~ 159 mmHg 和（或）	90 ~ 99 mmHg
2 级高血压	160 ~ 179 mmHg 和（或）	100 ~ 109 mmHg
3 级高血压	≥ 180 mmHg 和（或）	≥ 110 mmHg
单纯收缩期高血压	≥ 140 mmHg 和	< 90 mmHg

除上述定义外，麻醉学界通常认为围手术期的血压高于其基础血压的 20% 或血压升高达 160/95 mmHg 以上为高血压状态。因此，临床医生可根据患者个体情况合理选择评价标准，对患者实施必要的降压措施。

（二）高血压的降压目标

美国心脏病学会及美国心脏协会建议，开始降压治疗后，血压应低于 130/80mmHg。加拿大最新的高血压共识认为，收缩压的治疗目标是收缩压小于 140 mmHg，而舒张压的治疗目标是小于 90 mmHg，但是对有合并症或其他心血管健康问题的患者（如糖尿病，慢性肾脏病或缺血性心脏病），降压目标是不同的。2020 年 5 月，国际高血压学会（International Society of Hypertension，ISH）发布了《高血压实践指南》，修订了各种情况的降压目标。其中针对 65 岁以上的患者，建议目标血压 < 140/90 mmHg；合并冠心病的老年患者的目标血压值 < 140/80 mmHg；合并脑卒中的老年患者的目标血压值 < 140/80 mmHg；合并心衰的老年患者的目标血压值 < 130/80mmHg，但应 > 120/70 mmHg；合并慢性肾病的老年患者的目标血压值 < 140/90mmHg；合并慢性阻塞性肺病的老年患者的目标血压值 < 140/90 mmHg；合并糖尿病的老年患者的目标血压值 < 140/90 mmHg。

上述指南主要针对非手术患者，关于术后高血压的降压目标目前尚未达成共识。由于慢性高血压会导致自身调节曲线发生变化，老年高血压患者需要更高的平均动脉压才能维持终末器官灌注。因此，为了维持必要的组织灌注，对术前高血压控制不佳的患者，我们建议不要盲目应用降压药物长时间急性降压，必须在排除导致高血压的诱因后，如果血压仍未恢复到基线的 20% 以内，或收缩压 > 180 mmHg 或舒张压 > 110 mmHg，才对患者使用静脉降压药治疗。术前伴有高血压的老年患者，我们建议降压的目标范围是术前基线血压的 20% 以内。对有合并基础疾病的老年患者，术后的目标血压值可以参照国际高血压学会的《高血压实践指南》中的降压目标。对术前基线血压正常的老年患者，术后维持收缩压在 90 ~ 160 mmHg 更为合理。老年患者高血压的降压处理要注意避免过度治疗，长时间低于基线 20% 的血压可能会导致患者组织灌注不足，造成酸中毒及器官功能障碍。

（三）术后高血压的原因

术后高血压管理的第一步是仔细评估患者，以识别导致高血压的潜在性可逆原因。术后高血压的常见原因包括：

1. 疼痛

术后急性疼痛刺激躯体传入神经，导致交感神经激活，表现为血压增高与心率增快。有效缓解疼痛对此类高血压有显著的效果。老年患者术后镇痛可参考第六章第五节。

2. 低氧血症和高碳酸血症

低氧血症和高碳酸血症刺激延髓的血管中枢，提高血管紧张性的同时引起动脉血管收缩，增加机体应激，使血压升高。此类高血压的处理方式包括面罩给氧、辅助呼吸等。

3. 低体温

低体温在老年患者麻醉术后尤为常见，主要是由于老年患者的产热能力减退。低体温后出现的寒战反应是机体的复温反应，但寒战可以导致机体儿茶酚胺升高，引起动静脉血管收缩，血压升高。因此，老年人围手术期的体温保护非常重要，对老年患者术后应常规监测体温，对低体温者及时给予保暖措施。例如，加盖薄被、输液与输血的适度加温、暖风机的应用等。对低体温寒战者可给予曲马多等药物控制寒战反应。

4. 尿潴留

尿潴留可导致膀胱膨胀，直接刺激交感神经释放儿茶酚胺，或直接压迫腰骶丛神经造成胀痛，从而使血压升高。此时最直接的解决方法是进行导尿。

5. 高血容量

老年患者的神经体液代偿能力下降。应激时，抗利尿激素分泌增加和肾素-血管紧张素-醛固酮系统激活，可以导致水钠潴留，并有容量超负荷的趋势。容量超负荷（通常由静脉输注液体或血液制品引起）与心室肥大和血管阻力增加相结合，可导致老年患者收缩压升高和心衰。限制补液并适量利尿脱水是处理高血容量的常用方法。此外，还可以通过头高脚低位减少回心血量，以降低血压。

6. 停止术前长期使用的降压药

术前不合理地停用 β 受体阻滞剂或具有血压反弹作用的药物（如可乐定），可能会引起患者血压升高。由于老年患者对不同降压药物的敏感性不同，因而术前应了解患者的高血压服药情况，可为术中诊断及处理老年人高血压状态提供参考。

7. 酒精戒断综合征

长期酗酒者停止饮酒后一般会在 12～48 h 出现戒断综合征，表现为震颤、乏力、出汗、反射亢进、胃肠道症状，甚至发生癫痫或谵妄。长期酒精依赖者戒酒后，中枢和周围神经 β 肾上腺素能受体过度兴奋，血液中儿茶酚胺增高，血压升高。一系列不适症状也会加重患者的心血管负担，进一步升高血压。只有在术前明确患者是否有酒精依赖病史，才能帮助麻醉医生明确是否由这一特殊原因导致患者出现高血压。苯二氮䓬类药物咪达唑仑（40～60 μg/kg）静脉滴注是酒精戒断综合征的一线推荐药物。该药物应用相对安全，可抑制患者的不适症状，其镇静作用可以帮助缓解酒精戒断综合征引起的高血压。

（四）术后高血压的治疗

麻醉恢复期间不推荐使用口服降压药控制血压，因为口服药物起效慢。降压药物的选择应基于临床情况、患者的病情以及药物的药代动力学和药效动力学参数进行综合考虑（表6-2-3）。图6-1-1总结了术后高血压处理的流程可供参考。

表6-2-3 术后静脉注射用降压药

抗高血压药	剂量	起效时间	持续时间	禁忌证
硝普钠	0.5～10 μg/（kg·min）	30～60 s	1～5 min	动静脉分流或主动脉狭窄
硝酸甘油	0.5～10 μg/（kg·min）	1～2 min	3～5 min	心肌梗死早期、严重贫血、青光眼、颅内压增高、使用枸橼酸西地那非者
酚妥拉明	1～15 mg	1～10 min	10～30 min	严重动脉硬化、严重肾功能不全、胃炎或胃溃疡、冠心病、心肌梗死
尼卡地平	5～15 mg/h	1～5 min	1～4 h	颅内出血、脑卒中、急性颅内压增高
艾司洛尔	50～300 μg/（kg·min）	1～2 min	10～20 min	支气管哮喘史、严重慢性阻塞性肺病、窦性心动过缓、二或三度房室传导阻滞、难治心功能不全
乌拉地尔	10～50 mg	15 min	2～8 h	主动脉狭窄或动静脉分流
地尔硫卓	10 mg	—	—	病窦综合征、二度或三度房室传导阻滞、急性心肌梗死、肺充血
二氮嗪	0.2～0.4 g/次	1 min	1～2 h	无特殊禁忌但可升高血糖

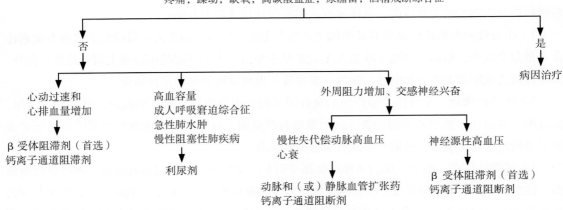

图 6-2-1 术后高血压处理流程

一旦患者胃肠道功能恢复，抗高血压药应尽快改为口服。降压药物一般选择患者术前长期使用的药物。对术前没有高血压的老年患者，血压稳定后可停止使用降压药，并连续观察48～72 h。需要注意的是，应仔细考虑并监测某些降压药的潜在不良反应。例如，肥厚型心肌病患者应避免使用肼屈嗪，因为它易引起快速血管扩张和快速心动过速，并损害舒张功能，加重左心流出道梗阻。

此外，一些特殊的手术（如颈动脉内膜切除术或颅内手术）后，高血压的治疗需要结合手术本身的情况，否则可能会导致神经系统预后不良。例如，颈动脉内膜切除术后的高血压可能是由于压力感受器敏感性的改变，并与脑充血和神经功能不良有关。开颅手术后的高血压很常见，患者有颅内出血和神经功能恶化的风险。因此，在这些情况下必须使用短效降压药物，以便迅速控制高血压。

二、术后低血压

术后早期，老年患者的血压可能会显著下降，症状性低血压以及其他原因引起的低血压可能会影响患者的康复。老年人术后低血压有多种原因，包括急性失血引起的贫血、口服液体摄入不足或术中过分地限制液体输入导致的脱水、麻醉药物的影响、酸中毒、术后药物（如阿片类药物和止吐药）的不良反应。

（一）低血压的诊断

1. 诊断

术后低血压是指患者血压低于 90/60 mmHg 或者血压降低幅度超过麻醉前 20%。研究表明，术后收缩压 < 90 mmHg 与全因死亡率、非心脏手术术后心肌损伤的风险增加有关，收缩压 < 90 mmHg 或低于基线 < 30% 会使大多数患者面临终末器官损伤的风险。

2. 术后低血压的病因

低血压是手术后常见的并发症，低血压的发生可能与心肌收缩力下降、外周血管阻力降低、静脉回流减少和心律失常有关。具体来说，主要包括以下几个方面：

1）出血性或非出血性低血容量性休克　由于全血或自由水的丢失，可引起血管内有效循环血容量急剧减少，从而导致低血压的发生。常见于外伤、手术引起的出血和大面积烧伤。此外，大量体液或电解质丢失（如呕吐、腹泻、多尿等）也可导致低血容量性休克。

2）感染性休克　全身性炎症产生的炎症因子损伤血管内皮细胞，引起组织低灌注（少尿、高乳酸、低血压）或脏器功能损害，进而发展为严重脓毒血症。当脓毒血症引起的低血压对液体复苏的治疗无反应时，可进一步发展为感染性休克。

3）过敏性休克　围手术期的多种药物都可引起过敏反应，包括局部麻醉药、神经肌肉阻滞剂、抗生素等。过敏反应是由于抗原与致敏肥大细胞或嗜碱性粒细胞上的 IgE 结合，使之脱颗粒释放组胺和其他血管活性物质，并引起局部或全身症状。常见的过敏反应为皮肤黏膜表现，严重的则有消化系统、呼吸系统及心血管系统表现。严重的过敏性休克由于血管扩张和血浆渗出，导致血压降低。

4）心律失常　快速性心律失常可因心室充盈不足导致低血压；房颤、房扑以及交界性心律可因失去心房收缩对心室的充盈而导致低血压；严重的缓慢性心律失常因每搏输出量无法代偿性增加，也会导致低血压的发生。

5）张力性气胸　麻醉和手术操作不当是术后出现张力性气胸最常见的原因。空气通过创口产生的单向活瓣进入胸膜腔，导致胸膜腔内积气增多，压力不断升高，压迫患侧肺，使之逐渐萎缩塌陷，同时将纵隔推向健侧，产生严重呼吸障碍的同时压迫心脏及大血管，回心血量受阻，心输出量减少，进而出现循环衰竭。

6）肺栓塞　外源性或内源性的栓子堵塞肺动脉或其分支，伴随大量炎症介质释放，使肺血管阻力上升，造成机械性肺毛细血管前动脉高压，肺循环阻力加大，肺动脉压力上升，右心室负荷加大，导致心输出量下降，当病情进一步发展时，可引起右心衰，从而出现血压下降。

7）左室流出道梗阻　常见于肥厚性心肌病患者，在术后心律失常、疼痛或交感神经兴奋等情况下，心脏前负荷或后负荷减低、心肌收缩力增强均可加重左室流出道梗阻，使心输出量减少。左室流出道梗阻引起的低血压不能使用正性肌力药升高血压，否则会进一步加重左室流出道梗阻，导致血压进一步下降。

8）肾上腺皮质功能减退　肾上腺皮质功能减退患者常伴有皮质激素的分泌不足。缺乏盐皮质激素将导致失水失钠，加之患者术前禁食，导致循环血容量减少，超过一定程度后，便出现低血压。手术刺激使患者处于应激状态，若未及时补充皮质激素，易诱发肾上腺危象，从而导致血压下降和直立性低血压。

（二）术后低血压的防治

老年患者术后低血压主要由有效循环血量降低、左室功能不全及血管扩张导致，其中前两种情况多见。老年患者术后低血压时可无明显症状，当血压过低时会出现眩晕、恶心、呕吐、乏力、意识模糊、皮肤湿冷等症状。如果术后低血压有明确的诱因，则应针对病因进行治疗，如纠正潜在的酸中毒和治疗过敏等。随后的对症处理策略包括药物调整和液体管理。通常使用1.5～2L的晶体液维持血容量以优化心输出量，这在心室功能不全的患者中通常是安全的。需要注意的是，对有严重肾衰竭或接受透析治疗、并存严重心衰、先前发作过急性肺水肿的患者，需要谨慎地控制输液。在临床实践中，可通过简单的方法判断容量情况，如被动抬腿试验、液体冲击试验以及监测心率和血压的动态变化、尿量等。无创心排量监测仪和床旁心超可以帮助判断容量状况、外周循环阻力和心肌收缩力，从而指导治疗。表6-2-4列出了常用的升压药物及其用法。

表6-2-4　术后常用升压药物

升压药	剂量	禁忌证
麻黄素	6～12 mg/次	无特殊禁忌
肾上腺素	0.01～0.1 μg/（kg·min）	心源性哮喘、甲亢、洋地黄中毒
多巴胺	2～20 μg/（kg·min）	对本品过敏、闭塞性血管病

升压药	剂量	禁忌证
多巴酚丁胺	1～20 μg/（kg·min）	梗阻性肥厚性心肌病
去氧肾上腺素	0.1～2 μg/（kg·min）	闭塞性血管病、缺氧、传导阻滞
间羟胺	0.1～1 μg/（kg·min）	2周内使用过单胺氧化酶抑制剂
去甲肾上腺素	0.01～0.1 μg/（kg·min）	闭塞性血管病、血栓形成
垂体后叶素	0.5～2 U/h	对本药过敏、妊娠、哮喘、偏头痛、冠心病、癫痫、慢性肾功能不全

三、冠心病发作

老年患者围手术期心肌梗死病死率高达40%，术后心肌梗死的发生率与潜在的冠状动脉疾病有关。术后心肌梗死最常见的原因是手术引起的凝血级联激活导致冠状动脉血栓形成。胸痛是冠心病发作最常见的症状，但老年患者尤其是伴有多种基础疾病的老年患者，呼吸困难通常是其首发症状。此外，老年冠心病患者还有一些不典型或非特异性的症状，包括虚弱、活动减少、恶心和食欲不振等。老年患者由于术后活动减少和认知障碍，使得急性心肌梗死的识别存在一定困难。

（一）急性冠脉综合征

急性冠脉综合征是指冠状动脉粥样硬化斑块破裂或侵袭发生完全或不完全冠状动脉闭塞后引起的一系列临床症状，包括ST段抬高性心肌梗死、非ST段抬高性心肌梗死和不稳定型心绞痛。后两者在临床上有时难以鉴别，且治疗措施没有显著区别，又被合称为非ST段抬高性急性冠脉综合征。

1. ST段抬高性心肌梗死

1）ST段抬高性心肌梗死的诊断　ST段抬高性心肌梗死的诊断标准包括胸痛、心电图的动态演变和心肌酶的变化，需要符合这三项标准中的两项。

胸痛部位以胸骨后痛最为常见，也可以是心前区痛。疼痛的范围为区域性，而不是一点，并常放射至左肩及左上肢、前内侧达无名指和小指。有时候疼痛也可以放射至颈部、下颌咽部或者上腹部，并伴消化道症状。老年患者偶尔以放射区疼痛为主要症状，而心前区疼痛反而不明显。疼痛的性质多为沉重压榨窒息或闷胀感，有时有濒死的恐惧感。心绞痛不受体位或呼吸的影响，疼痛的程度可轻可重。重者常迫使患者停止动作，不敢活动和讲话，但面色苍白，表情焦虑，甚至出冷汗，多支病变者对硝酸甘油反应迟钝或无反应。手术后患者常伴有手术部位的疼痛，或者由于麻醉药物的残留作用，患者难以表达或形容具体的疼痛性状。因此，在术前患有稳定型心绞痛或者具有高危因素的老年患者主诉胸部与放射区域的疼痛时，麻醉医生应高度警惕。

心电图是ST段抬高性心肌梗死很好的诊断依据。但是在术后环境中，一般只能观察到超急性期（数分钟至数周）与急性期（数小时至数周）的心电图变化。在心肌梗死后数分钟到数小时内的超急性期心电图表现为高尖的 T 波，而急性期内的心电图表现通常表现为 ST 段明显抬高与高尖 T 波相接，形成单向曲线。随后病理性 Q 波开始形成，T 波低平或倒置。病理性 Q 波的出现甚至需要数月才会出现。

尽管心肌酶的增加是诊断 ST 段抬高性心肌梗死的标准之一，但是需要注意的是，心肌梗死时心肌酶是动态变化的。心肌肌钙蛋白（cardiac troponin）在发作后 4～10 h 升高，肌酸激酶同工酶（creatine phosphokinase-MB，CK-MB）在心肌梗死后迅速下降，3～8 h 开始上升。在术后这一特定环境，麻醉医生一般只在 ST 段抬高性心肌梗死的超急性期与急性期参与患者管理，在这段时间内心肌酶可能还没有发生变化。因此，心肌肌钙蛋白和 CK-MB 阴性不能作为麻醉医生排除 ST 段抬高性心肌梗死的依据。高敏肌钙蛋白（high sensitive troponin）与传统心肌肌钙蛋白相比更敏感，但是症状和心电图能够明确诊断，计划行冠状动脉介入术的患者不需要等待高敏肌钙蛋白结果再进行诊断。麻醉医生一定要清楚，在超急性期和急性期不能单纯依赖心肌酶来判断有无心肌梗死，必须重视临床症状与心电图的表现。

随着超声技术在麻醉学科的运用，经胸心脏超声被用于心肌梗死的辅助诊断。如果对心电图判断不明确且心肌酶阴性的情况下，经胸心脏超声可能可以发现心肌梗死的并发症，如节段性室壁运动异常、瓣膜形态和心室功能改变。

2）ST 段抬高性心肌梗死的治疗　对老年患者急性心肌梗死进行管理的关键是及时明确诊断和重新血管化（如有适应证）。当前的指南建议，对怀疑急性冠脉综合征的患者，应在出现症状后 10 min 内进行心电图检查。老年患者可能因为症状不典型、心肌酶未出现改变而延误心肌梗死的治疗。因此对怀疑急性心肌梗死的术后患者，首先应稳定血流动力学、给予吸氧和进行 12 导联心电图检查，必要时给予吗啡和硝酸甘油。对 ST 段抬高性心肌梗死患者早期给予阿司匹林治疗（300 mg）可将 35 d 的死亡率降低 23%，对 70 岁以上的患者同样具有保护效应。心肌梗死后给予负荷剂量（300 mg）的氯吡格雷同样可以预防梗死的进一步加重。老年人使用包括阿司匹林在内的所有抗血小板药物均有增加出血的风险。与氯吡格雷相比，≥ 75 岁的患者使用普拉格雷后颅内出血的风险明显增加，不建议该年龄组使用普拉格雷。麻醉医生在使用阿司匹林或氯吡格雷前，应与外科医生一起充分评估手术部位出血的风险。在高度怀疑患者存在心肌梗死可能性时，麻醉医生需寻求心内科专家的帮助，由心内科专家与外科专家共同判断，是进行溶栓治疗还是进行冠状动脉血运重建（经皮冠状动脉介入治疗或冠状动脉搭桥术）。

2. 非 ST 段抬高性急性冠脉综合征

1）非 ST 段抬高性急性冠脉综合征的诊断　非 ST 段抬高性急性冠脉综合征通常由动脉粥样硬化斑块破裂导致心肌氧供减少所致。冠状动脉造影的结果显示，30%～38% 的非 ST 段抬高性急性冠脉综合征患者有单支病变，44%～59% 有多支病变（直径狭窄 > 50%），左主干狭窄发生率为 4%～8%。非 ST 段抬高性急性冠脉综合征的临床表现包括：① 突发胸痛，并且长时间不缓解（> 30min）。② 心电图表现为两个或两个以上导联 ST 段显著压低或较深的 T 波倒置。值得注意的是，超过 30% 的非 ST 段抬高性急性冠脉综合征患者心电图是正常的。③ 心肌酶谱的变化。

与 ST 段抬高性心肌梗死的诊断要点类似，麻醉医生需要重视病史、症状与心电图的表现。

心肌酶的结果仅作为参考，如果心肌肌钙蛋白和 CK-MB 升高，则可明确诊断急性心肌梗死。

2）非 ST 段抬高性急性冠脉综合征的治疗 术后非 ST 段抬高性急性冠脉综合征累及的是冠状动脉微循环系统，缺血的面积一般较小。因此治疗重点是降低心肌氧耗量。术后缓解疼痛、卧床休息、吸氧、避免低体温引起的寒战以及运用 β 受体阻断剂降低心率是缓解症状的有效方法。硝酸甘油（0.3～0.6 mg）舌下含服或者静脉注射可以改善心肌氧供。同样，在与外科专家共同评估出血风险后，尽早使用阿司匹林、氯吡格雷或者皮下注射低分子肝素可以进一步减少血栓形成的风险。术后由于外科创伤出血，有效维持血压与血红蛋白浓度（> 90 g/L）对改善心肌缺氧具有重要意义。术后老年患者如果出现心肌酶阳性、低血压、心脏杂音、心动过速，说明风险较高，应及早呼叫心内科医生评估是否需要进行冠状动脉介入治疗。

（二）慢性稳定型心绞痛术后发作

1.慢性稳定型心绞痛术后发作的诊断

慢性稳定型心绞痛是在冠状动脉狭窄或痉挛的情况下，由于心脏负荷增加出现的可逆的心肌氧供失衡状态。慢性心绞痛往往胸部疼痛或不适超过 2 个月，发作频率与严重程度没有明显变化。依据患者术前提供的慢性稳定型心绞痛发作病史与术后出现的典型胸痛发作，在硝酸甘油舌下含服后 3～5 min 胸痛得到显著缓解，排除其他原因导致的心绞痛后，可认为是慢性稳定型心绞痛发作。需要注意的是，老年人心绞痛症状往往不典型，取而代之的可能是呼吸困难、气急、无力或上腹部不适等症状。

心电图是诊断慢性稳定型心绞痛的重要检查手段，心绞痛发作时心肌缺血部位导联的 ST 段压低（≥ 0.1 mV），疼痛缓解后心电图恢复正常。有时心电图表现为 T 波倒置，T 波变化对心肌缺血的特异性不如 ST 段。但是需要注意的是，如果患者术前心电图为 T 波倒置，而发作时 T 波直立（假性正常化），高度提示心绞痛发作。因此，麻醉医生需对术后心电图的动态变化仔细观察。

2.慢性稳定型心绞痛术后发作的防治

慢性稳定型心绞痛的防治重点在于危险因素的调整和症状控制。手术后诱发慢性稳定型心绞痛发作的危险因素包括缺氧、低温、低血容量、疼痛与焦虑。治疗措施首先是卧床休息、吸氧，缓解可能诱发心肌缺血的伤口疼痛、评估术后出血量，保证血红蛋白浓度（> 90 g/L）。有效的镇静可以缓解患者焦虑、躁动诱发的心绞痛。心绞痛的药物治疗包括硝酸甘油 0.3～0.6 mg 舌下含服，术后患者如果存在舌下含服困难，可直接在监护下静脉给予硝酸甘油。硝酸甘油的起效时间为 1～2 min，作用维持约半小时，麻醉医生在首次缓解患者心绞痛发作后要考虑后续可能再次发作的可能性。硝酸异山梨酯舌下含服 5～10 mg 同样具有效果，其起效时间较硝酸甘油慢 1～4 min，但其作用时间可维持 2～3 h，能够较长时间的控制患者心绞痛发作。此外使用快速起效的 β 受体阻滞剂艾司洛尔 10～20 mg 静脉滴注能够有效控制心率，缓解氧供失衡。需要注意的是，当老年患者存在哮喘以及二度或以上的房室传导阻滞时，需仔细评估病史，不可盲目使用 β 受体阻滞剂。待术后心绞痛症状缓解后，患者进入稳定期，由心内科医生提供建议是否需要进行冠状动脉介入治疗。

老年患者精确麻醉

四、心律失常

心律失常在老年心血管疾病中占很大比例。研究显示，60 岁以上老年人的动态心电图监测的房性早搏检出率高达 96%，室性早搏为 67.1%，室上性心动过速为 15%，房颤为 8.5%，窦性心动过缓和窦性静止占 6.5%。心律不齐与心肌梗死及心衰具有相关性。术后心律失常可能是新的心肌缺血或心衰的表现，心律失常本身也可导致这些并发症的发生。

1. 病态窦房结综合征

1）病因与机制　年龄是病态窦房结综合征的重要危险因素。此外，淀粉样变性、甲状腺功能减退、心脏纤维化与脂肪浸润、硬化与退行性变等均可导致窦房结的损害，窦房结血供减少是病态窦房结综合征形成的原因。

2）症状与体征　病态窦房结综合征多见于老年人，可出现心、脑脏器供血不足的症状，如胸闷、头晕、黑矇、晕厥、乏力，甚至猝死。病态窦房结综合征容易被误诊为神经症，在老年人中还易被误诊为脑血管意外或者是衰老综合征。病态窦房结综合征也可表现为快速性心律失常，如阵发性室上性心动过速、房性心动过速、房颤、房扑，可出现心悸、心绞痛等症状。

3）心电图表现　病态窦房结综合征的心电图表现包括：① 持续而显著的窦性心动过缓（50 次 / min 以下），且非药物所致；② 窦性停搏与窦房传导阻滞；③ 窦房传导阻滞与房室传导阻滞同时并存；④ 心动过缓-心动过速综合征，这是指心动过缓与房性快速性心律失常（房扑、房颤或房性心动过速）交替发作。

4）治疗　病态窦房结综合征首选起搏器植入治疗。如果存在高血钾、缺氧等因素，应去除诱发因素。不能及时进行起搏器植入治疗的患者，可使用异丙肾上腺素 $1 \sim 4 \, \mu g/(kg \cdot min)$ 输注，维持心率。

2. 房室传导阻滞

1）病因与机制　房室传导阻滞可发生在房室结、希氏束以及束支等不同部位，房室传导阻滞分为三度。窦房传导阻滞一般继发于心脏本身病变。除此之外，电解质紊乱与药物中毒也会诱发房室传导阻滞。

2）症状与体征　一度房室传导阻滞的传导时间延长，冲动仍能传导至心室，患者通常没有症状。二度房室传导阻滞分为两型：莫氏Ⅰ型和莫氏Ⅱ型。莫氏Ⅰ型阻滞表现为传导时间进行性延长，直至一次冲动不能传导；莫氏Ⅱ型阻滞表现为间歇性的传导阻滞。可以引起心搏脱落，可有心悸症状，也可以没有症状。三度房室传导阻滞又称完全性传导阻滞，所有冲动都不能传导至心室。其症状取决于心室率的快慢与伴随病变，症状包括疲倦、乏力、头晕、晕厥、心绞痛、心衰。如合并室性心律失常，患者常可感到心悸不适，严重的时候可以出现暂时性的意识丧失，甚至抽搐，称为阿-斯综合征，严重者可以猝死。听诊时，一度房室传导阻滞因 P-R 间期延长，第一心音强度减弱；二度Ⅰ型房室传导阻滞的第一心音强度逐渐减弱并有心搏脱漏。二度Ⅱ型房室传导阻滞亦有间歇性心搏脱漏，但第一心音强度恒定；三度房室传导阻滞的第一心音强度经常变化，第二心音可以呈正常或反常分裂，间或听到响亮亢进的第一心音，遇到心房与心室收缩同时发生，上腔静脉压力波形可出现巨大的 α 波（又称"大炮波"）。

3）心电图表现　房室传导阻滞的心电图表现包括：① 一度房室传导阻滞，P-R 间期大于 0.2 s，每个 P 波后均有 QRS 波群。② 二度房室传导阻滞，二度 I 型传导阻滞 P-R 间期逐渐延长，直至 P 波传导受阻，心室传导脱落；R-R 间期逐渐缩短，直至 P 波传导受阻；包含受阻 P 波的 R-R 间期比两个 P-P 间期之和短。二度 II 型房室传导阻滞 P-R 间期固定，可正常或延长。QRS 波有间歇性脱漏，阻滞程度可经常发生变化。一度和二度 I 型房室传导阻滞的阻滞部位多在房室结，其 QRS 波群不增宽。二度 II 型房室传导阻滞其阻滞部位多在希氏束以下，此时 QRS 波群多增宽。③ 三度房室传导阻滞，P 波与 QRS 波群无关，心房速率比心室速率快，心房心律可能为窦性，也可能起源于异位。心室心律由交界区或心室自主起搏点维持，QRS 波群的形态主要取决于阻滞的部位，邻近房室交界区高位逸搏心律的速率常在 40～60 次/min，而低位心室自主心律的速率多在 30～50 次/min。

4）治疗　一度传导阻滞与二度 I 型传导阻滞通常不需要进行治疗。二度 II 型房室传导与三度房室传导阻滞在心室率显著缓慢时需要考虑进行起搏治疗。若遇术后无起搏条件的紧急情况，可静脉推注阿托品 0.5 mg 或泵注异丙肾上腺素 1～4 μg/（kg·min）。

3. 房颤

1）病因与机制　房颤是老年人群中发病率最高的一类心律失常。术后房颤的发生率为 10%～65%，而 60 岁以上的老年人的房颤发生率是其年轻人的 10 倍，且房颤患者发生脑卒中的风险较正常人增加 4 倍。老年人房颤多发生于心脏器质性疾病中。外科手术、心房牵张、急性心肌梗死、肺栓塞和电解质紊乱是术后房颤的主要原因。

2）症状与体征　房颤时患者可无明显症状，也可有心悸、胸闷、晕厥、心绞痛等症状。房颤听诊时第一心音强度不等，心律极不规则，当心室率快时可发生脉搏短绌，颈静脉的 α 波消失。

3）心电图表现　房颤时，P 波消失，代之以形态不一、宽窄不等的颤动波（f 波），频率为 350～600 次/min，心室律绝对不规则。房室传导正常者，心室率通常在 100～160 次/min，QRS 波群大致与窦性相同。当心室率过快发生室内差异性传导时，QRS 波群增宽变形。

4）治疗　房颤的治疗方法包括控制心室率和抗凝。心脏电复律是治疗房颤最有效的方法。但是如果患者在术前已经出现了房颤且没有明显临床症状时，通过心脏电复律将心脏节律转换为窦性，或者经皮或外科手术消融可能对患者并无益处。老年患者术后并发房颤首选药物治疗。长期房颤患者行电复律前需提前行抗凝治疗（国际标准化比值达标后至少 3 周）或通过心脏超声排除左心耳血栓。如果术后房颤严重影响循环稳定并且药物控制不佳时，可考虑静脉注射肝素或者皮下注射低分子肝素抗凝后进行紧急电复律。

药物复律对术后新发的房颤通常是有效的。快房颤的治疗目标是控制心室率，可选择的药物包括：① 胺碘酮，5 mg/kg 静脉快速滴注，随后以 1 mg/min 持续输注 6 h，然后以 0.5 mg/min 持续输注 18 h；② 毛花苷 C，首次静脉注射 0.4～0.8 mg，随后每 2～4 h 给 0.2～0.4 mg，总量 1～1.6 mg；③ 艾司洛尔，首次静脉注射 10～20 mg，随后以 0.05～0.2 mg/（kg·min）维持。如果房颤是新发的，并且药物控制不佳时，可以进行电复律，房颤发生不超过 2 d 的电复律不需要进行抗凝。电复律时，根据患者术后的情况，使用适量镇静药，以睫毛反射消失为标准，连接心电图导线，将电极分别置于胸骨右缘第 2 肋间及左腋前线第 5 肋间或心尖区，以 100～150 J 进行电复律。若首次电复律不成功，可加大电量再次电复律，电复律次数不超过 3 次。若电复律治疗后房颤仍不能转为窦性心律，需要考虑术后长期抗凝治疗，以防血栓形成。抗凝药物的使用需要与外科医生权衡出血与抗凝的利弊后确定。

4. 室性早搏

1）病因与机制 室性早搏是由希束分支以下异位起搏点提前产生的心室激动。正常人与心脏器质性疾病的患者均有可能发生室性早搏。手术、麻醉、缺血、缺氧和电解质紊乱可刺激心肌发生室性早搏。

2）症状与体征 室性早搏可无明显的临床症状，患者有时可感受到心悸。听诊时室性收缩后出现较长的停歇，室性早搏第二心音减弱，桡动脉搏动减弱或消失。

3）心电图表现 心电图表现为提前发生的 QRS 波群，宽大畸形（＞0.12 s），ST 段和 T 波与 QRS 主波方向相反，大多数早搏之后有完全性代偿间歇。

4）治疗 术后室性早搏的治疗方法要依据患者的术前基本情况、症状、室性早搏的频率与类型进行判断。频发性室性早搏、二联律、多源性室性早搏、R-on-T 的室性早搏通常需要进行紧急治疗。出现上述情况要警惕室性早搏向室颤的转变。频发性、多源性、R-on-T 室性早搏首选静脉给予利多卡因 1 mg/kg，同时血气分析有无电解质紊乱，并尽快纠正病因。

5. 室性心动过速

1）病因与机制 室性心动过速是由希束支以下异位起搏点提前产生的快速连续性心室激动。当 3 个或 3 个以上连续室性早搏以 100 次/min 发生时即为室性心动过速。室性心动过速多发生在心脏器质性疾病中，尤其是心肌梗死和心衰的患者。

2）症状与体征 非持续性室性心动过速的患者通常没有症状或者是症状轻微。持续性室性心动过速多数会出现心慌、胸闷、恐惧等症状，严重者可以出现休克、呼吸困难、肺水肿、晕厥，甚至因室扑、室颤而猝死。心率波动在 150～220 次/min，节律多较规整。颈静脉搏动强弱不等，间歇出现较强的颈静脉搏动。第一心音强弱不等，有时可闻及与房室分离有关的"大炮音"，可出现低血压。

3）心电图表现 室性心动过速的心电图表现包括：① 宽大而畸形的 QRS 波连续出现≥3 次，节律基本规则，频率≥100 次/min，ST-T 与主波方向相反。② P 波与 QRS 波无关，形成房室分离；室率大于房率，但因 P 波常融于 QRS 波中，难以辨认。③ 完全性或部分性心室夺获；窦性激动可完全夺获心脏，表现窄 QRS 波，其前有 P 波，P-R 间期大于 0.12 s。

4）治疗 治疗目的是终止室性心动过速发作与预防复发。室性心动过速患者如果无显著的血流动力学障碍，首先静脉给予利多卡因 1 mg/kg，然后以 1～4 mg/min 速度维持，或者普鲁卡因胺 100 mg 缓慢静脉注射后，以 1～4 mg/min 维持。上述办法基本能有效控制室性心动过速发作。普罗帕酮 1mg/kg 静滴同样有效，但是不能在心肌梗死与心衰的患者中使用。对上述药物治疗无效的室性心动过速，可选用胺碘酮 3 mg/kg 与直流电复律。洋地黄中毒的患者不宜选择直流电复律。

在暂时稳定了室性心动过速的发作后，应努力寻找诱发室性心动过速的病因，考虑是否由心肌缺血、低血压、低血钾等导致。随后应呼叫心内科专家评估后续是否需要植入心脏复律除颤器，避免室性心动过速向室颤的转变。

6. 室颤

1）病因与机制　室颤是术后发生的最严重的心率失常，常是致命性的。不及时治疗会直接导致心脏停搏。

2）症状与体征　室颤时只有极低的每搏输出量，几乎没有脉搏与血压。患者通常表现为意识丧失、抽搐、呼吸暂停。听诊时心音消失，脉搏无法触及，血压检测不到。

3）心电图表现　心电图波形极不规则，无法辨认 QRS 波群、ST 段与 T 波。

4）治疗　出现室颤时直接进入心肺复苏程序。麻醉科医生是急救复苏的专家，在此不再赘述心肺复苏流程。

五、急性左心衰

（一）急性左心衰的诊断

急性左心衰是术后各种诱因引起的短时间内左心心肌收缩力明显降低和（或）心脏负荷明显增加，导致心输出量急剧下降，肺循环压力急剧上升而引起的临床综合征。

急性左心衰诊断依赖于病史、体格检查和实验室相关检查。患者通常术前已患有慢性左心衰或者患有感染性心内膜炎、冠心病、高血压等。急性左心衰发作时，表现为突发的呼吸困难，强迫坐位，大汗、烦躁、发绀，咳粉红色泡沫性痰。急性左心衰严重时由于脑供血不足可出现神志模糊，这可能会与手术麻醉后的嗜睡、认知功能障碍相混淆。患者血压可有一过性升高，随后出现血压下降至休克。肺部听诊可闻及双肺布满湿啰音与哮鸣音。心脏听诊可闻及第一心音减弱、奔马律以及肺动脉瓣第二心音亢进。血浆 B 型利钠肽（B-type natriuretic peptide，BNP）与 N 末端 B 型利钠肽原（N-terminal pro-BNP，NT-proBNP）是急性心衰的重要诊断依据，两者的阴性诊断价值较高。BNP 小于 100 ng/L，NT-proBNP 小于 300 ng/L 可基本排除急性心衰。需要注意的是，在不同年龄、性别、体重以及肾功能不全的人群中，BNP 及 NT-proBNP 诊断心衰的界值并不一样。而且，NT-proBNP 比 BNP 更易受年龄和肾脏清除率的影响，性别和体重等因素也可以影响 NT-proBNP 水平。随着年龄的增长，NT-proBNP 水平相应升高。有研究认为，肾小球滤过率每降低 $30\ mL/(min \cdot 1.73\ m^2)$，NT-proBNP 水平增加 1 倍。女性 NT-proBNP 水平比同年龄男性更高一些。NT-proBNP 水平和体重指数成反比。房颤患者的 NT-proBNP 诊断界值要升高 20%～30%。

（二）术后急性左心衰的防治

急性左心衰主要由慢性左心衰的急性恶化以及心脏瓣膜破裂、大面积心肌梗死和严重高血压危象引起。心肌梗死、高血压危象以及在慢性心衰基础上不恰当的液体治疗是术后引起急性左心衰的重要原因。心肌梗死与高血压的防治我们在本章节中已做过阐述。心脏瓣膜破裂导致的急性左心衰在术后较少见。因此预防急性左心衰的关键是避免心肌梗死、高血压危象和慢性心衰的加重。

急性左心衰的治疗首先应控制基础病因，纠正引起急性左心衰的诱因。其次应控制左心衰症状，维持血流动力学稳定，降低死亡风险。急性左心衰基本的治疗方案是强心、扩血管和利尿，此外还有一些辅助的治疗方法。

1. 体位

患者取端坐位，减少下肢静脉回流，降低心脏前负荷。

2. 吸氧

急性左心衰时泵血能力下降，患者通常出现肺水肿和呼吸困难。高吸入氧浓度有利于提高血氧分压。如果患者术后尚未拔除气管导管，可采用呼气末正压通气来改善动脉氧合并减少肺充血。

3. 应用吗啡

吗啡不仅帮助镇静，减少躁动引起的额外心脏负担，还能扩张外周血管，减少回心血量。

4. 强心

正性肌力药物是急性左心衰的主要用药。但是急性左心衰 24 h 内不宜选用洋地黄药物，这与通常的印象不一致，麻醉医生需要警惕。可用的正性肌力药物有儿茶酚胺类药物，如肾上腺素、去甲肾上腺素、多巴胺与多巴酚丁胺。此外还有磷酸二酯酶抑制剂米力农与氨力农。我们建议急性左心衰时使用钙增敏剂左西孟旦。大量的研究支持左西孟旦对急性左心衰的治疗作用。左西孟旦可以增加心肌收缩强度，扩张动脉，对肾脏、肝脏、肠道、肺脏的循环灌注也有不同程度的改善作用。此外，左西孟旦还可通过血脑屏障，对中枢神经系统的缺血症状也有一定的改善作用。欧洲指南已经明确推荐左西孟旦治疗急性左心衰。左西孟旦首次剂量为 12 μg/kg 静脉推注（> 10 min），后以 0.1 μg/(kg·min) 速度静脉输注，并根据情况酌量增减。

5. 扩血管

血管扩张剂以硝普钠、硝酸甘油和酚妥拉明为主。这三种药物起效快，能显著降低左室充盈压与体循环阻力。但是硝普钠使用不宜超过 24 h，否则容易引起氰化物中毒。当心衰时收缩压 < 90 mmHg 时，禁用扩血管药物。有严重阻塞性瓣膜疾病的患者（如主动脉瓣狭窄）以及梗阻性肥厚性心肌病的患者，不宜使用扩血管药物。

6. 利尿

袢利尿剂呋塞米 20 mg/次静脉推注有利于减少心脏前负荷，也有利于肺水肿的缓解。根据情况，呋塞米可以多次间断推注。

7. 心脏机械辅助装置

主动脉球囊反搏（intra-aortic balloon pump）在改善心肌灌注的同时可增加每搏输出量。此外，ECMO 是急性左心衰竭药物治疗无效时的有力支持手段。

六、典型病例

【病史简介】

患者，男性，87 岁，以"头晕、耳鸣加重 3 个月"入院。患者体检发现左侧颈内动脉狭窄

2年，近3个月反复出现头晕不适。当地医院诊断为左侧颈内动脉狭窄、高血压、脑梗死，予以降脂、抗血小板对症处理，症状缓解不明显。

体格检查：体温36.3℃，脉搏56次/min，呼吸12次/min，血压163/98 mmHg。神清，精神可，心律齐。

既往史：高血压4年，规律服用拉贝洛尔，控制不佳。脑梗死4年，规律服用阿司匹林，阿托伐他汀。否认糖尿病等其他病史。

实验室检查：① 肝肾功能：尿素氮7.8 mmol/L，肌酐86 μmol/L，估算肾小球滤过率88 mL/(min·1.73 m²)，葡萄糖5.9 mmol/L，血钾4.5 mmol/L，血钠139.3 mmol/L。② 血常规：红细胞计数4.3×10^{12}/L，血红蛋白134 g/L，红细胞压积40.3%，血小板计数277×10^9/L，白细胞计数5.17×10^9/L。③ 心肌酶：心肌肌钙蛋白T 0.045 ng/L。

辅助检查：头颅CTA示右侧大脑后动脉P2段管腔轻度狭窄；左侧大脑前动脉A2段管腔轻度狭窄；左侧颈内动脉开口处混合斑块，管腔狭窄约75%；双侧颈内动脉虹吸段钙化斑块，管腔轻度狭窄。心脏彩超提示主动脉瓣钙化、二尖瓣及三尖瓣轻度反流，左心室射血分数60%。

术前诊断：左侧颈内动脉重度狭窄，高血压，脑梗死。

拟行手术：左侧颈动脉内剥脱术。

【围手术期管理】

1. 术前评估与准备

1）术前评估　① 心肺功能评估，自述无心慌、胸闷等症状，可缓慢登3层楼，心电图提示窦性心动过缓，心肌酶正常，心脏彩超无明显异常。肺功能提示轻度混合性通气功能障碍，小气道功能异常。② 肝肾功能与凝血功能评估，三大常规、生化、出凝血功能未见明显异常。③ 神经系统评估，头晕症状明显，神智清楚，语言流利，神经系统体格检查无明显阳性体征，但患者病程中多次出现短暂性脑缺血发作。头颅CT提示右侧额叶皮质下、双侧半卵圆中心、侧脑室及基底节区多发斑点状低密度影。头颅CTA提示左侧颈内动脉重度狭窄。

2）综合评价　该患者心功能NYHA分级Ⅱ级，ASA分级Ⅳ级。预估患者围手术期可能面临的风险：① 脑梗死；② 术后脑灌注综合征；③ 术后认知功能障碍。

2. 术中管理

1）入室情况　患者入室后常规心电监测并面罩吸氧，开放上肢外周静脉通路，行桡动脉穿刺置管监测有创动脉。有创动脉血压显示176/103 mmHg，脉搏氧饱和度98%，心率62次/min。患者前额酒精擦拭后监测脑氧饱和度，术前左侧值为65%，右侧值为67%。

2）麻醉方案　选择气管插管全身麻醉联合左侧颈浅丛神经阻滞。麻醉诱导采用静脉注射依托咪酯10 mg，舒芬太尼15 μg，罗库溴铵40 mg。气管插管后行左侧颈浅丛神经阻滞（0.3%罗哌卡因10 mL），诱导平稳。麻醉维持采用静脉输注丙泊酚2~4 mg/(kg·h)，1%七氟烷，瑞芬太尼0.05~0.10 μg/(kg·min)和右美托咪定0.4 μg/(kg·h)，间断追加罗库溴铵。

3）术中经过　颈内动脉阻断前，通过去甲肾上腺素与酚妥拉明维持血压在术前基础血压稍低水平。手术阻断前3 min给予低分子肝素进行肝素化，阻断后维持血压在基础水平110%左右，以保证脑灌注压与脑氧饱和度。阻断时左侧脑氧饱和度显示为66%，右侧73%。阻断时间为 25 min。阻断后血管活性药物维持血压在基础血压水平的 80% ~ 90%。手术时间 180 min，术中输晶体液 1000 mL，术中出血量 100 mL，尿量 200 mL。

3. 术后转归

患者术后自主呼吸恢复，带管进入麻醉恢复室。入麻醉恢复室后血压为 168/97 mmHg。10 min 后清醒，肌力可，拔除气管导管改面罩吸氧。拔管后患者出现躁动，同时血压升高到 187/110 mmHg。考虑出现躁动与血压升高的可能原因有：① 疼痛；② 术中脑灌注不足或再灌注损伤；③ 二氧化碳蓄积；④ 导尿管不耐受；⑤ 颈动脉内膜剥脱术后压力感受器敏感性失调。随即询问患者疼痛情况与导尿管耐受情况，并行动脉血气分析，同时给予酚妥拉明 0.1 ~ 5 μg/（kg·min）泵注，根据血压调控滴速。患者诉无导尿管不适，疼痛不明显，VAS 评分 1 分。动脉血气分析排除呼吸性酸中毒可能。15 min 后患者血压趋于稳定在 165/97 mmHg，且无明显不适。30 min 后维持酚妥拉明 0.4 μg/（kg·min）泵注，随后转入 ICU 观察一晚，嘱密切监测血压。术后第 2 d 转普通病房，血压为 168/97 mmHg，无明显不适。术后第 7 d 出院。

【病例分析】

此患者高龄，合并高血压、脑梗死，左侧颈内动脉重度狭窄。围手术期合理调控血压水平、保护脆弱脑功能是此患者的麻醉要点。从麻醉记录来看，麻醉诱导后与术中的血压均维持在理想水平。但术后患者仍出现了异常的高血压状态，且这种状态与疼痛、二氧化碳蓄积等因素无关。考虑到患者施行的是颈内动脉内膜剥脱术，其术后血压升高很可能是由压力感受器敏感性下降所致。术中由于麻醉医生使用酚妥拉明精确地控制了血压，加上全麻药物的作用，这种敏感性下降被遮掩。当停用酚妥拉明后，这种敏感性变化再度体现出来。麻醉医生考虑到了这种可能性，术后继续使用酚妥拉明降压处理。尽管患者出现的高血压可能存在其他原因，但及时控制血压有益于降低脑过度灌注的风险。文献表明颈动脉内膜剥脱术后严重高血压的发生率高达 66%，且 40% 以上的患者需要积极干预。在全身麻醉恢复期，镇痛药、镇静药以及降压药物的使用是控制术后高血压的主要措施。有观点认为氧自由基清除剂（依达拉奉）及镇静药物（如右美托咪定）有助于控制颈动脉剥脱术后出现的脑过度灌注综合征。本例麻醉中，术后患者出现躁动时可以考虑继续泵注右美托咪定，一方面发挥其镇静作用，另一方面可能有助于预防脑过度灌注综合征。

（刘虎　刘学胜）

第三节　老年患者术后呼吸系统并发症的精确诊断和治疗

　　术后呼吸系统并发症（postoperative respiratory complications，PRCs）是手术后常见并发症，发生率约为 3% ~ 7.9%。肺部并发症是术后早期仅次于恶心、呕吐的常见问题，也是导致患者术后死亡的主要原因之一。其病因较多且复杂，通常由上气道、下气道或肺实质的异常以及控制呼吸的外周神经和肌肉功能的病变引起。术后加强监护、早期诊断和及时处理至关重要。

　　术后呼吸系统并发症目前尚无统一的定义。通常可以归类为以下几大类：上呼吸道梗阻、氧合和（或）通气不足、喉痉挛和误吸等。导致老年患者肺部并发症风险增加的因素包括：① 胸壁顺应性和肌力降低；② 呼吸力学的改变，如小气道提前关闭，损害气体交换；③ 继发于吞咽功能障碍的误吸风险增加；④ 呼吸调节功能的改变。老年患者化学感受体功能和中枢神经系统活动性下降，对低氧血症、高碳酸血症的反应性下降，对麻醉药物（特别是阿片类药物）的敏感性增加（表 6-3-1）。

表 6-3-1　术后肺部并发症的危险因素

影响因素	术前检查	手术相关	麻醉管理
年龄	低蛋白血症	开胸手术	全身麻醉
性别	低脉搏氧饱和度（≤95%）	心脏手术	高呼吸驱动压力（≥13 cmH₂O）
ASA 分级 ≥ Ⅲ 级	贫血（Hb < 10 g/dL）	开放的上腹部手术	高浓度氧吸入
术前肺部感染		大血管手术	大量晶体液输入
充血性心力衰竭		神经外科手术	输血
慢性阻塞性肺病		泌尿外科手术	残余神经肌肉阻滞
吸烟		手术时间 > 2 h	鼻胃管的使用
肾功能不全		急诊手术	
胃食管反流疾病			
体重减轻			

"呼吸驱动压"定义为吸气平台气道压减去呼气末正压。

一、老年患者术后上呼吸道梗阻

　　上呼吸道梗阻的发生通常由气道反射和肌力未充分恢复引起。上呼吸道梗阻最常见于阻塞性睡眠呼吸暂停、颅面部畸形、肥胖、肢端肥大症、扁桃体和腺样体肥大的患者。

（一）诊断

　　上呼吸道梗阻常在术后即刻发生。如果为不完全性上呼吸道梗阻，通常表现为喘鸣；完全性上呼吸道梗阻则表现为失声。患者也可能出现呼吸窘迫伴呼吸困难、呼吸浅快、心动过速或者出汗等症状。

（二）常见原因

1. 舌后坠

全身麻醉和（或）神经肌肉阻滞恢复不完全，阿片类药物、吸入麻醉药或其他镇静药物引起患者术后咽部肌肉松弛，均可导致上呼吸道梗阻。残余的咽部肌肉麻痹作用或咽部肌肉在睡眠期间的松弛可引起舌后坠，从而阻塞声门上气道入口，引起呼吸道梗阻。气道梗阻时的呼吸特征为反常呼吸，表现为胸骨上凹和腹肌活动增强，随着气道梗阻加重，用力吸气时胸壁塌陷和腹部凸起产生的摇摆运动更加明显。严重上气道梗阻可导致患者出现低氧血症、肺不张和呼吸衰竭等。

若患者术后因麻醉恢复不完全而出现急性上呼吸道阻塞时，一般通过开放气道的手法得以缓解，如举颏或推颌法将患者双侧下颌骨以及舌根向前托起，以打开后口咽部的入口，或者将患者置于侧卧位，以开放气道。对咽肌肌力下降的患者，托下颌的同时给予面罩持续气道正压通气（continuous positive airway pressure，CPAP）5～15 cmH$_2$O 通常可以开放上呼吸道。如果CPAP无效，应立即置入口咽通气道、鼻咽通气道或喉罩。在浅镇静水平时，患者对鼻咽通气道的耐受性优于口咽通气道。置入鼻咽通气道时必须轻柔，避免造成鼻出血。气道支持装置应留置至患者完全清醒。成功开放上呼吸道并确保通气通畅后，应找出上呼吸道梗阻的原因并立即处理。可静脉给予小剂量纳洛酮（0.3～0.5 μg/kg）或氟马西尼（0.2 mg，不超过 1 mg）逆转阿片类药物或苯二氮䓬类药物的镇静作用，可拮抗神经肌肉阻滞剂的肌松残余作用。在老年患者麻醉恢复期间，应密切关注上呼吸道梗阻的发生情况、评估严重程度，必要时重新气管插管。

2. 喉痉挛

喉痉挛是喉上神经受刺激而引发的过度的长时间声门关闭反射，表现为声带内收。梗阻主要由喉部肌肉强直性收缩以及会厌下移覆盖于喉部入口所致。术后气管导管拔除过程中，由于分泌物、血液或异物引起的声带刺激可能会诱发喉反射。在清醒程度不足以对抗喉反射的患者中，喉痉挛可能会在气管拔管后突然发生。不完全性喉痉挛可允许部分空气通过，与其他上气道梗阻的原因较难鉴别。完全性喉痉挛会使空气完全无法通过，可能会导致严重的低氧血症和负压性肺水肿。

喉痉挛的处理包括：首先去除伤害性刺激（如通过吸引口咽部血液或分泌物），应用面罩正压通气，同时使用推颌法。此外，用指尖按压喉痉挛切迹（图 6-3-1），即乳突、下颌骨升支与颅底之间的区域（又称"Larson手法"）可能会

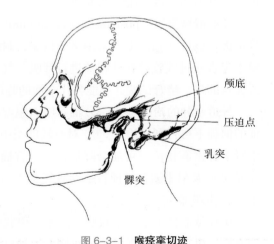

颅底

压迫点

乳突

髁突

图 6-3-1　喉痉挛切迹

摘自：Larson CP. Anesthesiology, 1998, 89(5).

迅速逆转喉痉挛（图6-3-2）。如果这些措施均未能成功，可由麻醉医生静脉给予小剂量琥珀胆碱（0.1 mg/kg）松弛声带同时配合其他镇静、镇痛药物的使用。有时可能需要用麻醉诱导药物和插管剂量的非去极化神经肌肉阻滞剂，实施紧急气管插管。

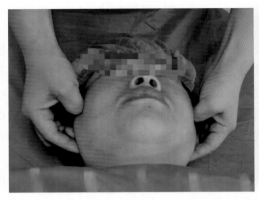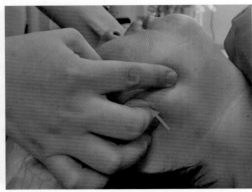

图6-3-2　Larson 手法

用中指向头侧方向按压喉痉挛，切记，同时用适当的力量推顶下颌与该手法结合使用。红色箭头示意喉痉挛切迹（双侧耳垂后边、颞骨乳突和下颌角升支之间的位置）。

3. 气道水肿

长时间俯卧位或头低脚高体位手术、大量失血和液体复苏的手术后可能出现气道水肿。颜面和巩膜水肿是气道水肿的体征之一，提示患者可能存在气道水肿。舌部、咽部和颈部手术操作，包括甲状腺切除术、颈动脉内膜剥脱术以及颈椎手术均可能引起局部组织水肿或血肿。另外，多次尝试气管插管或有插管损伤的患者也可能会发生喉水肿或咽部水肿。对有气道水肿但无上述危险因素的患者，可能要考虑其他原因，如血管性水肿或全身性过敏反应。患者可能会因为术中接触乳胶、放射性造影剂、钙离子通道阻滞剂、纤溶药物、阿片类药物或非甾体类抗炎药等发生过敏而引起血管性水肿。术前服用血管紧张素转换酶抑制剂的患者也可能因为咽喉部或气管损伤，诱发血管性水肿。

在麻醉恢复室（post anesthesia care unit，PACU）给疑似气道水肿患者拔管前，必须先评估气道的通畅度。临床上可采用堵管试验，封堵气管导管近端，抽出气管导管套囊内气体，然后要求患者通过气管导管外间隙进行呼吸。气流良好提示气管拔管后患者仍能保持气道通畅。需要注意的是，堵管试验并不能替代全面的临床评估。

气道水肿的治疗包括：① 面罩吸入温湿的纯氧。② 头部抬高和限制液体输入，不存在禁忌证的前提下可行利尿治疗。③ 对有轻度至中度气道水肿症状且已拔除气管导管的患者，持续给予肾上腺素雾化治疗可能会降低再次气管插管的风险。④ 24 h内静脉注射4~8 mg地塞米松。⑤ 必要时及早重新气管插管辅助通气。

4. 声带麻痹

在耳鼻喉科手术、甲状腺切除术、甲状旁腺切除术、硬质支气管镜检查后或粗暴的气管插管之后，患者可能发生单侧或双侧喉返神经损伤，而导致声带麻痹。在声门下喉部，充气的气管内导管套囊可压迫位于甲状软骨和环状软骨之间的喉返神经前支，引起喉返神经损伤。喉返

老年患者精确麻醉

神经支配除环甲肌以外的所有喉内肌（如环杓侧肌、杓间肌、声带肌等）。喉返神经不完全麻痹时，由于外展肌较易受损，因而可导致选择性外展肌瘫痪，此时声带居于中线（内收位）。双侧喉返神经不完全麻痹时，双侧声带位于中线，可引起气道完全阻塞；喉返神经完全麻痹时，同时影响声带的外展和内收功能，使声带固定于旁正中位。双侧喉返神经完全麻痹时，双侧声门开口小于正常，但尚可呼吸。喉上神经喉外支支配环甲肌，环甲肌收缩使声带拉长拉紧。单侧或双侧喉上神经病变可导致声带疲劳和声音低沉，而不会导致呼吸窘迫。另外，气管插管引起的杓状软骨脱位可导致单侧声带固定。

在术后早期，单侧声带麻痹通常无症状或仅有声音嘶哑。健康患者通常能耐受单侧声带麻痹引起的气道阻力增加，但既往有肺部基础疾病的老年患者可能无法耐受。术后若怀疑患者有声带麻痹或损伤，须立即请耳鼻喉科医生会诊。双侧喉返神经损伤的表现类似于喉痉挛。诊断性喉镜检查可发现双侧声带位于中线处。这种情况下，尝试进行气管插管会造成再次损伤，且通常不会成功，可考虑行紧急气管造口术。

5. 颈部血肿

在颈动脉内膜切除术、甲状腺切除术、甲状旁腺切除术或其他颈部手术后，可能会因出血而造成血肿压迫上呼吸道。前路颈椎手术后，可能会发生咽后血肿。血肿在颈部组织内蔓延，可导致静脉和淋巴回流受阻，加重咽喉部水肿。患者术后通常主诉局部疼痛和压迫感、吞咽困难和不同程度的呼吸窘迫。

迅速增大的血肿可引起声门上水肿、气管偏移，也可直接压迫环状软骨下方的气管腔。虽然在气管腔减小至 < 5 mm 之前，患者可没有明显的呼吸困难，但压迫可迅速进展，甚至危及生命，必须立刻入手术室进行紧急探查和血肿清除。麻醉医生须通过面罩给予纯氧，并在直视下进行气管插管。但是由于气管明显偏移、喉部水肿以及气管腔较小，可能导致紧急气管插管失败。多次气管插管又可引起口咽部、喉部水肿或出血，进一步增加声门暴露的难度。因此，遇到颈部血肿压迫呼吸道时，须即刻打开手术切口，缓解组织受压充血，改善通气，然后再进行气管插管。

6. 阻塞性睡眠呼吸暂停

对肥胖和阻塞性睡眠呼吸暂停的患者，应警惕术后上呼吸道梗阻的风险。阻塞性睡眠呼吸暂停的特点为睡眠期间反复发生上气道完全或部分塌陷，引起呼吸暂停和低通气。上气道反复塌陷可能导致夜间频繁惊醒和（或）阵发性血氧饱和度降低。老年患者阻塞性睡眠呼吸暂停往往容易被忽略，老年患者出现呼吸暂停或者低通气往往被认为是老年性生理改变或者其他基础疾病所致。麻醉药物、镇静药物以及阿片类药物均会使咽部肌肉在睡眠期间松弛，从而增加上呼吸道塌陷的严重程度和持续时间。麻醉药物还可能使呼吸中枢对低氧血症和高碳酸血症的反应迟钝，抑制保护性觉醒反应，加重气道梗阻。术后患者通常选择仰卧位，可使上呼吸道梗阻症状加重。

由于仰卧位会加重阻塞性睡眠呼吸暂停，如情况允许，阻塞性睡眠呼吸暂停患者术后可保持坐位或半坐位。若患者无法采取半坐位或不能长时间耐受，也可采取侧卧位。半坐位还可减少体液向头部的转移，从而减轻术后呼吸道梗阻。阻塞性睡眠呼吸暂停患者对疼痛敏感，术后镇痛的要求高，同时又对阿片类药物的呼吸抑制作用较敏感。这使得阻塞性睡眠呼吸暂停患者术后更易发生呼吸抑制，尤其是在术后 24 h 内。该类患者术后应尽量使用多模式联合镇痛，避免或尽量减少术后阿片类药物的使用。对阻塞性睡眠呼吸暂停患者在麻醉恢复室应加强呼吸监护，准备好抢救设备，以便及时发现呼吸抑制，及时给予气道干预和通气支持，可根据情况酌情使用拮抗药物（如纳洛酮和氟马西尼）。

二、老年患者术后肺不张

肺不张是老年患者最常见的术后肺部并发症之一，多由全身麻醉导致功能残气量下降和肺内分流增加所致。肥胖患者和接受胸腹部手术的患者术后功能残气量进一步减少，更易发生术后肺不张。

（一）诊断

术后肺不张可能没有明显的临床症状，或仅表现为呼吸做功增加和低氧血症。术后肺不张引起的低氧血症通常在患者离开麻醉监护室时即可发生，常在术后第 2 d 最严重，可一直持续到术后第 4 d 或第 5 d。肺部超声和肺 CT（图 6-3-3）均可用于肺不张的诊断。

老年患者术后肺不张通常可由以下原因引起：① 肺组织顺应性下降；② 局部肺组织通气障碍；③ 气道分泌物滞留；④ 术后绷带固定；⑤ 疼痛导致的深呼吸和咳嗽受限。约有 90% 的患者麻醉后可能存在术后肺不张。胸科手术和心肺转流术后，肺不张的程度更加严重，肺不张体

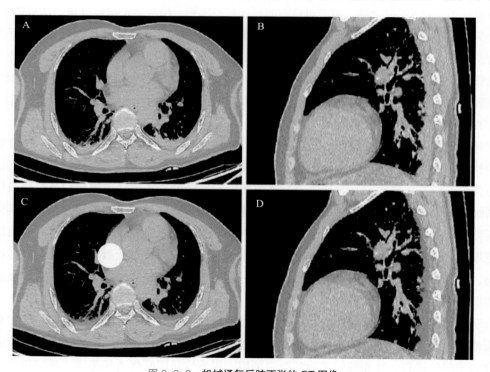

图 6-3-3　机械通气后肺不张的 CT 图像

A、C 为横断面图像；B、D 为矢状位图像。红色部分为采用 ITK-SNAP 软件标记的肺不张区域。

积常可超过肺容量的 50%，可持续数小时。心脏手术后出现的严重肺不张，可能是因为术中双肺萎陷所致。肺不张的自然恢复过程缓慢，术后 1~2 d 残余的肺内分流仍可高达 30%。

（二）治疗

肺不张是老年患者术后发生低氧血症的一个重要原因。肺不张的程度和肺内分流的大小具有显著相关性。除肺内分流外，肺不张还可导致肺部感染的发生。肺不张的防治措施包括：

1. 完善术后镇痛

疼痛引起的肌肉紧张以及对活动和咳嗽的逃避可影响术后肺功能的恢复。术后有效的镇痛有利于患者早期下床活动，进行有效的咳嗽，避免采用单一的呼吸方式，具有防止肺不张的作用。老年患者术后镇痛要求既充分止痛，又不影响患者的意识状态和咳嗽反射。

2. 呼吸治疗

对已拔除气管插管的患者间断给予间歇正压呼吸可防止肺泡萎陷，增加肺泡通气，防止肺不张的发生。术后肺不张的治疗要看患者有无大量呼吸道分泌物。对存在明显临床症状的肺不张和大量呼吸道分泌物的患者，应积极吸痰并进行胸部物理治疗（如体位引流和拍背）。对分泌物较少的患者，CPAP 通气可能有助于改善术后肺不张所致的低氧血症和减少呼吸做功。此外，鼓励患者早下床活动、积极翻身、咳嗽和深呼吸，并及时给予拍背及体位引流，对防治肺不张及肺部感染等并发症有积极的作用。

三、老年患者术后支气管痉挛

（一）诊断

支气管痉挛的临床表现包括呼吸困难、哮鸣、胸闷气急、呼气时间延长以及高碳酸血症等。喘鸣是支气管痉挛的特征性临床表现，尤其是呼气相的喘鸣。清醒的患者可伴有气促和呼吸困难，麻醉状态下的患者可表现为气道阻力增加，导致通气困难。呼气流速降低可导致残气量和胸膜腔内压增加、静脉回流减少、心输出量降低以及低血压。支气管痉挛的诊断主要依据患者的病史、围手术期相关的诱因分析以及临床表现。

导致术后支气管痉挛的病因包括：① 误吸；② 药物引发的组胺释放（如阿片类药物、筒箭毒碱或阿曲库铵等）；③ 药物引起的过敏反应；④ 慢性肺疾病加重（如哮喘或慢性阻塞性肺病）；⑤ 局部刺激导致支气管平滑肌反射性收缩也会引发支气管痉挛（如分泌物刺激气管、吸痰、气管插管或其他外科操作刺激等）。当吸入麻醉药物的支气管扩张作用消失，支气管反射性收缩更容易发生。

（二）治疗

术后支气管痉挛的处理包括治疗基础疾病、去除潜在诱因和药物扩张支气管。可吸入短效 β_2 受体激动剂（如沙丁胺醇和奥西那林）、短效抗胆碱能药（如异丙托溴铵），舒张支气管。单用吸入性 β_2 受体激动剂还是加用异丙托溴铵，要视具体病情而定，取决于支气管痉挛的严重程度。对接受 1~2 剂吸入性支气管舒张剂后气道痉挛症状仍无改善的患者，可静脉给予糖皮质激素。通常不提倡使用甲基黄嘌呤类（如氨茶碱和茶碱）和全身性 β₂ 受体激动剂治疗术后支气管痉挛，因为吸入性制剂能提供与之相当甚至更强的支气管舒张作用且不良反应更少。对严重者可静脉推注氯胺酮、小剂量肾上腺素或异丙肾上腺素，支气管痉挛多可得到缓解。

四、老年患者术后肺水肿

术后肺水肿可分为心源性肺水肿、非心源性肺水肿和混合性肺水肿。

（一）诊断

既往有慢性左心衰或右心衰病史的患者常发生术后心源性肺水肿，术中心肌缺血、输液过量致心脏负荷加重、长时间处于不良手术体位（如术前不能耐受平卧位的患者术中放置平卧位）可诱发心源性肺水肿，临床表现包括低氧血症、呼吸困难、端坐呼吸、颈静脉怒张、喘鸣、第三心音奔马律等，可由围手术期液体超负荷、心肌缺血和心律失常等诱发。急性失代偿性心力衰竭（acute decompensated heart failure，ADHF）是急性呼吸窘迫的常见病因，其特点为心脏充盈压急速上升，导致液体在肺间质及肺泡腔中迅速聚积。怀疑 ADHF 时，应行胸部 X 线、动脉血气分析、超声心动图和 12 导联心电图等检查。如存在不稳定型心绞痛或急性瓣膜疾病，应立即进行处理。

术后非心源性肺水肿的一个重要原因为负压性肺水肿，发生率为 0.05% ~ 0.1%。负压性肺水肿可由气管拔管后喉痉挛或其他形式的上呼吸道梗阻引起，表现为梗阻缓解后出现呼吸困难和咳粉红色泡沫样痰。少数情况下，负压性肺水肿会在上呼吸道梗阻解除数小时后发生。因此，对麻醉后发生上呼吸道梗阻的患者，监护时间应相应延长，推荐在梗阻解除后继续密切观察 2 ~ 12 h。负压性肺水肿的发生与患者为对抗声门关闭而用力吸气，导致胸腔内负压显著升高有关。随着胸腔内负压升高，流进右心的血液迅速增加，引起肺血管床扩张，毛细血管周围的肺间质负压增加，血管内的液体被吸入肺间质，进而引发低氧血症、儿茶酚胺释放、体循环高血压和肺动脉高压等一系列反应，造成后负荷急剧增加，进一步促使液体渗出毛细血管，导致肺间质和肺泡发生水肿。

输血相关性肺损伤多在输注含血浆的血制品（如浓缩红细胞、全血、新鲜冰冻血浆或血小板）后 1 ~ 2 h 发生。输血相关性肺损伤所致的非心源性肺水肿常伴有发热和低血压。因白细胞积聚于肺组织和渗出液，血常规检查可见白细胞计数降低（白细胞减少症）。

（二）治疗

ADHF 的治疗措施包括：① 确保充分的氧合和通气，必要时给予辅助供氧和通气支持；② 迅速纠正血流动力学紊乱及容量超负荷；③ 保持坐位；④ 及时利尿并监测尿量；⑤ 早期血管扩张剂治疗（适用于重度高血压、急性二尖瓣关闭不全或急性主动脉瓣关闭不全）。

负压性肺水肿多采用支持性治疗。可采用机械通气纠正低氧血症和呼吸衰竭，同时可能需要使用升压药纠正顽固性低血压。对患者予以辅助供氧的同时，可给予支气管舒张剂。严重者可能需要再次气管插管辅助通气。大多数病例在短时间内可自行缓解。

五、老年患者术后肺炎

（一）诊断

术后肺炎通常在术后 5 d 内发生，表现为发热、白细胞增多、分泌物增加以及胸片显示肺部浸润，也可出现呼吸窘迫、呼吸困难、气短、高碳酸血症及低氧血症等。

呼吸机相关性肺炎是机械通气 48 h 之后发生的一种医院获得性肺炎。感染后机械通气期间的医院获得性肺炎不属于呼吸机相关性肺炎。呼吸机相关性肺炎的临床表现不具有特异性，影像学检查可发现逐渐或突然发生的肺部浸润，可伴有感染的临床表现，如发热、脓性分泌物和白细胞增多等，可出现呼吸频率加快、潮气量下降、分钟通气量增加及氧合功能下降。美国国家医院感染监测系统关于呼吸机相关性肺炎的诊断标准包括 X 线胸片、临床表现和微生物检测几个方面（表 6-3-2）。

表 6-3-2 呼吸机相关性肺炎的诊断标准

X 线胸片： 　连续两张或多张胸片提示出现新的浸润阴影或原有浸润阴影扩大，或出现肺实变或出现空洞 　（非肺心病患者一张胸片出现上述变化即可）
临床出现下列一项： 　① 无其他原因的发热，体温 > 38 ℃ 　② 白细胞计数 ≥ 12×10^9/L 或 < 4×10^9/L 　③ 70 岁以上老年人出现无其他原因的精神状态改变
同时具有下列三项中的两项： 　① 新出现脓性痰液或痰液性状改变，气道分泌物增多或需要抽吸次数增多 　② 新出现或原有咳嗽、呼吸困难或呼吸急促加重 　③ 氧交换恶化，需要增加吸氧浓度或增加呼吸机条件
微生物检查阳性（一项阳性即可）（非必需）： 　培养阳性（排除其他部位感染所致）：胸腔积液培养，支气管镜检查或支气管肺泡灌洗液定量培养，支气管肺泡灌洗液 ≥ 5% 细胞内有细菌

（二）治疗

在采集呼吸道标本进行微生物分析后，应立即开始经验性抗生素治疗。获得微生物学证据并评估经验性治疗的效果后，应制订合适的抗生素治疗方案。术后肺炎呼吸道标本的采集、经验性抗生素方案的选择以及后续抗生素方案的调整与其他类型的医院获得性肺炎相似。

术后肺炎最常见的致病菌为革兰阴性杆菌（如铜绿假单胞菌、肺炎克雷伯菌以及不动杆菌）和金黄色葡萄球菌，流感嗜血杆菌和肺炎链球菌也很常见。术后肺炎通常由多种病原体引起。最常见的细菌组合为肠杆菌科细菌 + 金黄色葡萄球菌或链球菌。创伤患者术后肺炎的致病菌多为流感嗜血杆菌、肺炎链球菌或金黄色葡萄球菌。神经外科患者（尤其是需要机械通气的患者）发生金黄色葡萄球菌所致肺炎的风险较高。胸腹部手术后肺炎的治疗可能需要考虑覆盖厌氧菌。

六、老年患者术后呼吸衰竭

（一）诊断

术后呼吸衰竭可表现为呼吸困难、呼吸急促（呼吸频率 > 30 次 / min）或呼吸过慢（呼吸频率 < 6 次 / min）、呼吸表浅、需要辅助呼吸、胸腹部呼吸不协调、发绀、迟钝等。

根据动脉血 CO_2 分压是否升高，呼吸衰竭可分为低氧血症型（Ⅰ型）和伴有低氧血症的高碳酸血症型（Ⅱ型）呼吸衰竭。根据发病机制不同，呼吸衰竭可分为通气性呼吸衰竭和换气性呼吸衰竭。根据原发病变部位的不同，呼吸衰竭可分为中枢性呼吸衰竭和外周性呼吸衰竭。根据发病的缓急，可分为急性呼吸衰竭和慢性呼吸衰竭。老年患者术后呼吸衰竭多为急性呼吸衰竭。根据病因，急性呼吸衰竭又可进一步分为肺衰竭和泵衰竭。

1. 引起肺衰竭的常见病因

肺衰竭是各种原因引起的肺泡气体交换不足的病理状态，主要表现为动脉血氧合不足，出现低氧血症，而无明显的 CO_2 潴留。动脉血 CO_2 可通过增加通气而排出。引起围手术期肺衰竭的主要病因包括：① 呼吸道气流受限，包括喉头水肿、喉痉挛、异物、外伤、感染等所致的上呼吸道梗阻，以及支气管哮喘严重发作、慢性支气管炎、阻塞性肺气肿和肺心病等引起的下呼吸道阻力增加；② 肺实质疾病，主要包括严重肺部感染、毛细支气管炎、间质性肺疾病、肺水肿、肺栓塞和各种原因引起的肺实质损伤及 ARDS 等。

2. 引起泵衰竭的常见病因

气泵由胸廓、呼吸肌以及调节呼吸肌收缩和舒张的神经系统组成，其作用在于保持一定的跨肺压差。引起泵衰竭的常见病因包括：① 呼吸肌疲劳或衰竭。气道阻力增加和肺顺应性降低导致呼吸肌负荷过重。② 胸廓和胸膜病变。通常发生在严重的气胸、大量的胸腔积液、连枷胸、脊柱侧后凸畸形、上腹部和胸部术后。③ 神经肌接头病变。如重症肌无力、药物阻滞的影响。④ 运动神经病变。⑤ 中枢神经系统抑制或功能紊乱等。

术后呼吸衰竭的病因较复杂，诊断时应结合患者病史、临床表现、血气分析、影像学的检查结果综合考虑。呼吸衰竭必定有动脉血氧分压的降低。呼吸空气时 PaO_2 的正常值是 80 ~ 100 mmHg。随着年龄增长，由于通气 / 血流比逐渐失调，PaO_2 稍下降。PaO_2 < 60 mmHg 提示存在呼吸衰竭，通常需要立即处理。$PaCO_2$ 正常值是 35 ~ 45 mmHg，$PaCO_2$ 急性增加表明可能出现呼吸衰竭。动脉血 pH 正常值为 7.40 ± 0.02。$PaCO_2$ 急性增加可导致 pH 下降。$PaCO_2$ 每增加 10 mmHg，pH 下降 0.08。慢性 CO_2 潴留时，pH 几乎正常，这是因为碳酸氢盐被肾脏代偿性重吸收。胸部 X 线片有助于诊断急性呼吸系统疾病，如肺水肿、肺炎、肺不张、胸膜渗出或气胸等。CT 扫描能获得更为敏感和特异的胸部影像结果。如果怀疑肺栓塞，应行胸部 CT 血管造影或肺动脉造影。对存在冠心病危险因素的老年患者，急性冠脉综合征可以引起呼吸衰竭，呼吸衰竭也可导致心肌缺血缺氧而诱发急性冠脉综合征的发作。纤维支气管镜检查有助于明确

气道疾病的诊断并可为病原微生物分析或病理检查提供标本，还可吸出气管内的分泌物，从而改善通气和气体交换功能。非气管插管或病情不稳定的患者，应由经验丰富的医生进行支气管镜检查，以免加重通气不足和低氧血症的发生。

（二）治疗

1. 供氧

低氧血症危及生命，必须迅速处理。具体措施包括：① 低流量供氧系统供氧，包括鼻导管吸氧、普通面罩通气、带储气囊的面罩（非重复吸入面罩）、Venturi 面罩等。② 经鼻高流量氧疗。近年来，经鼻高流量氧疗在 ICU 中使用越来越广泛，它通过无须密封的鼻塞导管直接将一定氧浓度的空氧混合高流量气体（30～120 L/min）输送给患者，吸入气体具有高流量、氧浓度精确以及加温湿化的特点，适用于有自主呼吸的急性 I 型呼吸衰竭、ARDS、心脏手术后以及心衰的患者。

2. 分泌物的清除

气道内分泌物可增加气道阻力，引起肺泡萎陷。通过吸入气的湿化和加温、吸痰、胸部物理疗法、黏液溶解剂或者支气管镜吸引等方法可清除分泌物，恢复呼吸道通畅，降低气道阻力。

3. 药物治疗

① 通气抑制的逆转。许多药物能够抑制肺泡通气，可采用拮抗药逆转其作用，如纳洛酮拮抗阿片类药物，氟马西尼拮抗苯二氮䓬类药物等。这些拮抗药的使用应小心，最好逐渐增加剂量，短时间快速逆转镇静药作用有可能导致患者出现高血压、心动过速、肺水肿和心律失常（特别是纳洛酮）。② 逆转残余的神经肌肉阻滞，以防止通气衰竭和气道保护不力。③ 充分镇痛。因手术切口、创伤和有创操作引起的疼痛可阻碍有效通气，可选用多模式镇痛缓解术后疼痛。④ 舒张支气管。可通过吸入、雾化或静脉注射支气管舒张剂来缓解急性支气管痉挛。⑤ 基础疾病的治疗，包括稳定血流动力学和治疗感染、心律失常、心肌缺血和贫血等。

4. 机械通气

通过向肺泡输送高浓度氧和实施正压通气，以改善低氧血症。通过维持患者的分钟通气量，纠正高碳酸血症。

七、老年患者误吸

（一）诊断

全身麻醉可抑制气道反射，患者易于发生误吸。吸入呕吐物或者反流的胃内容物可引起支气管痉挛、缺氧和肺不张，患者可出现呼吸急促、心动过速和低血压，症状的轻重取决于误吸胃内容物的量和 pH。

易于诱发误吸的情况包括胃流出道梗阻、胃食管反流、小肠梗阻、有症状的食道裂孔疝、妊娠、重度肥胖以及饱胃患者。大多数围手术期误吸发生在喉镜暴露时或气管拔管后，ASA 分级高的患者和急诊手术的患者发生误吸的风险均较大。老年患者围手术期误吸风险升高可能与上呼吸道反射减弱有关，麻醉诱导和使用神经肌肉阻滞剂会进一步抑制气道保护反射。患者在围手术期可能会因误吸酸性胃内容物而发生化学性肺炎。虽然误吸多发生于麻醉诱导气管插管期间和麻醉苏醒气管拔管后，但也可发生于患者回病房后的术后早期。老年患者呼吸肌肌力下降，加上咳嗽和吞咽反射减弱，降低了老年患者清除分泌物的能力，使术后误吸的风险增加。这一风险在胃食管反流的老年患者中更大。

（二）治疗

1. 一般治疗

如果发现咽部有误吸的胃内容物，麻醉医生应立即将患者的头偏向一侧，采用较粗的吸引管吸引患者口咽部的胃内容物，采用吸痰管吸除气管内的胃内容物。对轻度误吸，应密切监护，听诊肺部是否存在弥漫性湿啰音和哮鸣音，行血气分析了解患者是否存在低氧血症及其氧合指数。给予面罩吸氧，必要时给予支气管舒张剂，缓解支气管痉挛。如果误吸严重，可能需要紧急气管插管，给予呼气末正压通气支持。

2. 纤维支气管镜检查

若临床上怀疑有明显的误吸发生，则应进行支气管镜检查。同时可将气道吸引干净并且清除异物。

3. 血液误吸

除非短时间大量吸入可能导致患者窒息或者术后肺部感染等，通常情况下不严重。

4. 抗生素的使用

因为患者出现误吸时难以排除是否存在细菌感染，所以通常会预防性使用抗生素。然而，少量误吸导致的吸入性肺炎的自发缓解率较高，大多数患者可能不需要抗生素治疗。对误吸后有持续性或进行性呼吸系统损伤伴全身性炎症表现的患者，可给予经验性抗生素治疗，并在24 h、48 h 和 72 h 后重新评估是否需要继续使用抗生素。若肺功能和全身性征象恢复至基线水平，则通常可以停用抗生素。

八、老年患者术后张力性气胸

（一）诊断

张力性气胸多由较大的肺泡破裂、较大较深的肺裂伤或支气管破裂所致，裂口与胸膜腔相通，形成单向活瓣，又称高压性气胸。吸气时空气从裂口进胸膜腔内，而呼气时活瓣关闭，腔内空气不能排出。张力性气胸是机械通气患者最严重的并发症之一，如不紧急处理，可能危及患者生命。

张力性气胸表现为气道压力突然升高或进行性升高，出现低血压或循环衰竭，患者突然出现烦躁和呼吸窘迫，呼吸机辅助通气的患者常常出现人机对抗。

机械通气期间发生气胸的患者，临床表现多样。部分患者可仅有胸部 X 线改变而无明显的临床症状，也可表现为机械通气监测指标异常，严重者可表现为循环衰竭，甚至心脏停搏。机械通气患者一旦发生气胸，特别是张力性气胸，可能出现以下临床表现：气管向健侧偏移，颈

老年患者精确麻醉

静脉充盈，患侧胸部叩诊呈鼓音，听诊呼吸音减弱或消失，血压降低。胸部 X 线特点：① 一侧胸腔容积增加；② 一侧胸腔或部分肺叶的放射密度降低；③ 肋膈角变钝。肺部超声可表现为胸膜滑动征消失，部分患者可找到"肺点"。张力性气胸常见原因主要包括：

1. 气压伤

机械通气使用不当或肺部顺应性明显降低时，肺泡跨壁压过高，肺泡过度膨胀，导致肺泡破裂，气体漏入纵隔或胸腔，常见于肺部感染合并 ARDS 患者。机械通气过程中潮气量过大（> 12 mL/kg）或者峰值气道压过高（> 50～60 cmH₂O），急性肺损伤或慢性阻塞性肺病的患者尤为危险。慢性阻塞性肺病患者实施机械通气时，由于小气道狭窄，阻力较大，吸气时呼吸机通过正压将气体送入肺泡及肺大疱，呼气时肺大疱内的气体不易呼出，导致肺大疱内空气闭陷、跨壁压升高，超过肺大疱的耐受极限时，肺大疱破裂，也可引起气胸。

2. 创伤或创伤性胸部操作

多发性创伤引起的胸部损伤、纤维支气管镜活检或胸腔穿刺引起肺损伤，均可能引起气胸。另外，机械通气患者，特别是使用较高水平呼气末正压通气者，吸气末肺容积增大；实施颈内静脉或锁骨下静脉穿刺置管时，易损伤胸膜和肺脏，引起气胸。总之，由于机械通气时，吸气相肺泡内持续保持正压状态，一旦发生气胸多为张力性气胸，常常威胁患者生命，因此，快速诊断、及时处理至关重要。

（二）治疗

术中机械通气患者一旦发生气胸，特别是张力性胸腔，需紧急处理。张力性气胸的急救治疗原则为立即排气，降低胸膜腔内压力。最常用的紧急处理方法为：用一大针头，在患侧锁骨中线第 2 肋间穿刺，使气胸与外界交通，可立即改善张力性气胸导致的胸腔内高压力状态。之后，放置胸腔引流管，并应用抗生素预防感染。经闭式引流后，肺小裂口多可在 3～7 日内闭合。停止漏气 24 h 后，经 X 线检查证实肺已膨胀，方可拔除胸管。长期漏气者应进行剖胸修补术。若胸膜腔置管后，漏气仍严重，患者呼吸困难未见好转，提示肺、支气管的裂伤较大或断裂，应及早进行剖胸探查，修补裂口，或做肺段、肺叶切除术。

九、老年患者肺栓塞

（一）诊断

肺栓塞是指来自身体其他部位的栓子（如血栓、肿瘤、空气或脂肪等）堵塞肺动脉主干或其分支。栓子多来源于盆腔或者下肢的深静脉系统。静脉血栓好发于妊娠、创伤、肿瘤、长时间卧床和血管炎的患者。术中大的栓子堵塞肺动脉可引起无效腔量急剧增加，导致呼气末二氧化碳分压突然降低。肺栓塞的临床表现还包括中心静脉压增加、低氧血症、快速型或缓慢型心律失常以及室性异位心律等。严重肺栓塞时，心电图可出现电轴右偏、右束支传导阻滞、T 波改变以及房颤等。胸片短时间内可无显著变化。确诊需要进行肺血管造影检查。伴有休克或低血压的疑似肺栓塞的诊断流程可参考图 6-3-4。

肺栓塞的临床症状轻重不一，可以从没有症状到休克甚至猝死。清醒患者最常见的主诉为

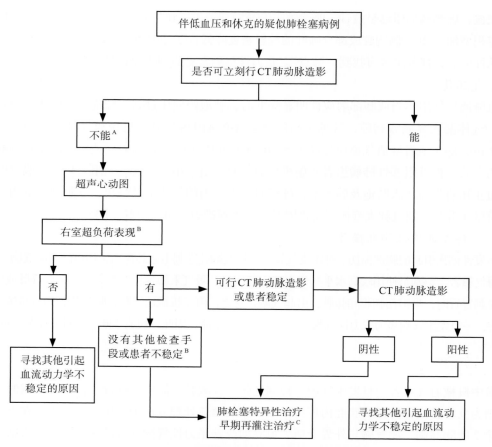

图 6-3-4　伴有休克或低血压的疑似肺栓塞的诊断流程

A 指患者病情严重只能进行床旁检查。B 除右心室功能不全征象外，床旁超声心动图如果发现右心室漂浮栓子，则可直接诊断肺栓塞；其他床旁检查如经食管超声发现肺动脉及主要分支栓子可诊断肺栓塞；加压静脉超声可诊断深静脉血栓形成。C 包括溶栓、手术取栓和导管介入治疗。

呼吸困难，其次是胸痛、咳嗽和深静脉栓塞症状。部分患者可出现休克、心律失常或晕厥等。大多数肺栓塞患者（包括部分大块肺栓塞患者）没有症状或仅有轻度或非特异的症状。因此，对存在栓塞高风险的患者应保持高度警惕，以免漏诊。

空气进入静脉或者静脉窦可导致空气栓塞，多发生于坐位开颅手术硬脑膜静脉窦切开时。肝移植、心脏直视手术和腹腔镜手术注气时也可发生空气栓塞。经食管超声心动图或心前区超声可见右心房和右心室有大量气泡。

（二）治疗

1. 血流动力学和呼吸支持

如果发生急性肺栓塞，早期复苏措施包括辅助供氧、通气支持和血流动力学支持。通过增加吸入氧浓度提高患者氧合，必要时行气管插管正压通气。可采用缩血管药物和正性肌力药维持患者的血流动力学。去甲肾上腺素适用于合并低血压的患者。对心输出量下降但血压正常的肺栓塞可考虑应用多巴酚丁胺或多巴胺。肾上腺素兼有去甲肾上腺素和多巴酚丁胺的优点，适用于合并休克的肺栓塞患者。左西孟旦具有扩张肺血管及增加右心室收缩功能的作用，可考虑使用。

2.抗凝治疗

抗凝治疗的目的是预防早期死亡和致命性静脉血栓栓塞症。标准疗程至少3个月。前5～10 d建议应用胃肠外药物抗凝（普通肝素、低分子量肝素、磺达肝癸钠）。如选择维生素K拮抗剂，应与肝素重叠数天。也可应用新型口服抗凝药物（如达比加群酯或依度沙班）。利伐沙班或阿哌沙班可直接口服，或于普通肝素、低分子量肝素或磺达肝癸钠治疗1～2 d后应用。部分患者在3个月的抗凝治疗结束后仍需重新评估，必要时延长抗凝治疗时间。具体的术后血栓预防措施可参考表6-3-3和表6-3-4。

表6-3-3　普外科、心胸外科和创伤手术的术后血栓预防措施及持续时间

	血栓预防措施	术后持续时间
普外科盆腔手术，静脉血栓风险低危（＜0.5%，Caprini评分＝0分）	除早期活动外，无需特殊的药物或机械抗栓措施	
普外科盆腔手术，静脉血栓风险低危（＜1.5%，Caprini评分＝1～2分）	间断气动加压治疗或弹力袜（首选间断气动加压治疗）	
普外科盆腔手术，静脉血栓风险中危（3%，Caprini评分＝3～4分）且无高出血风险	低分子肝素或普通肝素，间断气动加压治疗或弹力袜（首选间断气动加压治疗）	术后7～10 d或直到出院
普外科盆腔手术，静脉血栓风险中危（3%，Caprini评分＝3~4分）且有高出血风险	间断气动加压治疗或弹力袜（首选间断气动加压治疗）	术后7～10 d或直到出院
普外科盆腔手术，静脉血栓风险高危（6%，Caprini评分＞4分）且无高出血风险	低分子肝素或普通肝素，间断气动加压治疗或弹力袜（药物抗栓基础上需加用）	术后7～10 d或直到出院
普外科盆腔手术，静脉血栓风险高危（6%，Caprini评分＞4分）且有高出血风险	间断气动加压治疗或弹力袜（首选间断气动加压治疗），出血风险降低时，开始低分子肝素或普通肝素	术后7～10 d或直到出院
普外科盆腔恶性肿瘤手术，静脉血栓风险高危（6%，Caprini评分＞4分）且无高出血风险	低分子肝素	术后30 d
心脏手术	间断气动加压治疗或弹力袜（首选间断气动加压治疗）。如出院延迟，加用低分子肝素或普通肝素	术后7～10 d或直到出院
胸科手术，静脉血栓风险中危（3%，Caprini评分＝3～4分）且无出血高风险	低分子肝素或普通肝素或间断气动加压治疗或弹力袜（首选间断气动加压治疗）	术后7～10 d或直到出院
胸科手术，静脉血栓风险高危（6%，Caprini评分＞4分）且无出血高风险	低分子肝素或普通肝素，间断气动加压治疗或弹力袜（药物抗栓基础上需加用）	术后7～10 d或直到出院

	血栓预防措施	术后持续时间
胸科手术，静脉血栓风险中危或高危且有高出血风险	间断气动加压治疗或弹力袜（首选间断气动加压治疗）。出血风险降低时，开始低分子肝素或普通肝素	术后7~10 d或直到出院
开颅手术	间断气动加压治疗或弹力袜（首选间断气动加压治疗）	术后7~10 d或直到出院
开颅手术，静脉血栓风险高危（如恶性肿瘤切除）	间断气动加压治疗或弹力袜（首选间断气动加压治疗），出血风险降低时，给予低分子肝素或普通肝素	术后7~10 d或直到出院
脊柱手术	间断气动加压治疗或弹力袜（首选间断气动加压治疗）	术后7~10 d或直到出院
脊柱手术，静脉血栓风险高危（如恶性肿瘤切除）	间断气动加压治疗或弹力袜（首选间断气动加压治疗），出血风险降低时，给予低分子肝素或普通肝素	术后7~10 d或直到出院
创伤手术	低分子肝素或普通肝素或间断气动加压治疗或弹力袜（首选间断气动加压治疗）	术后7~10 d或直到出院
创伤手术，静脉血栓风险高危（如脊柱损伤、脑外伤）	低分子肝素或普通肝素，间断气动加压治疗或弹力袜（药物抗栓基础上需加用，如不存在下肢外伤等禁忌证）	术后7~10 d或直到出院
外伤手术有高出血风险	间断气动加压治疗或弹力袜（首选间断气动加压治疗），出血风险降低时，给予低分子肝素或普通肝素	术后7~10 d或直到出院

引自：BELL BR, et al. Can J Anaesth, 2015, 62(2): 194-202.

表 6-3-4　骨科手术的术后血栓预防措施及持续时间

	血栓预防措施	术后持续时间
髋关节或膝关节置换术	利伐沙班 10 mg，口服，一日一次 阿哌沙班 25 mg，口服，一日两次 依诺肝素 30 mg，皮下注射，一日两次；或40 mg，皮下注射，一日一次 达肝素钠 5000 U，皮下注射，一日一次 亭扎肝素 4500 U，皮下注射，一日一次；或75 U/kg，皮下注射，一日一次	术后14~35 d
髋部骨折	依诺肝素　术前：30 mg，皮下注射，一日一次 　　　　　术后：40 mg，皮下注射，一日一次 达肝素钠　术前：2500 U，皮下注射，一日一次 　　　　　术后：5000 U，皮下注射，一日一次 亭扎肝　　术前：3500 U，皮下注射，一日一次 　　　　　术后：4500 U，皮下注射，一日一次	术后14~35 d

	血栓预防措施	术后持续时间
骨科大手术	如已明确止血，采用低分子肝素（依诺肝素 30 mg，皮下注射，一日两次或达肝素钠 5000 U，皮下注射，一日一次或亨扎肝素 4500 U，皮下注射，一日一次） 如有高出血风险，采用机械抗栓措施，出血风险降低时，改用低分子肝素	直到出院 （包括康复阶段）
脊柱手术 a.不复杂 b.复杂（如恶性肿瘤、腿无力、术前有下肢血栓、前/后联合入路）	a.仅需活动 b. 低分子肝素 一日一次，术后1天开始	直到出院 （包括康复阶段）
单纯膝下骨折	门诊患者或住院一夜的患者：无须抗栓 住院患者：低分子肝素	直到出院 （包括康复阶段）
膝关节置换术 a.静脉血栓低危 b. 静脉血栓高危（大的膝关节重建手术、术前静脉血栓）	a.无须抗栓 b. 低分子肝素 一日一次	术后5～30 d
下肢截肢术	低分子肝素 一日一次	直到出院 （包括康复阶段）

3.溶栓治疗

溶栓治疗比单纯肝素抗凝能更快地恢复肺血流灌注，更快降低肺动脉压力和肺血管阻力，改善右心室功能。目前常用的溶栓药物有：链激酶、尿激酶和 rtPA。溶栓治疗最佳时间窗为发病 48 h 内，但发病 6～14 d 内溶栓仍然有效。超过 90% 患者在溶栓治疗 36 h 内可获益。溶栓治疗可降低血流动力学不稳定肺栓塞患者的死亡率和复发率，对致命性高危肺栓塞而言，绝大多数溶栓禁忌证均是相对的。应注意，应用链激酶或尿激酶溶栓时应停用普通肝素，应用 rtPA 可继续使用普通肝素。

4.经导管介入治疗

介入治疗的目的是尽快清除阻塞主肺动脉的血栓，恢复右心室功能，改善症状和生存率。合并溶栓治疗绝对禁忌证时选择介入治疗：① 猪尾导管或漂浮导管碎栓术；② 运用流体动力导管装置行流变血栓切除术；③ 运用负压导管行导管血栓抽吸术；④ 血栓旋磨切除术。对不合并溶栓绝对禁忌证的患者可首选经导管局部溶栓。

5.空气栓塞的治疗

如果考虑患者存在空气栓塞，可在术野用生理盐水灌满以防止空气再入血液，或将患者重新摆放体位使静脉压升高。将患者置于左侧卧位有助于减少空气栓塞。暂停使用氧化亚氮，以避免循环中的气泡体积增大。若术中放置了中心静脉导管，可尝试将空气抽出。补液并同时使用血管活性药（如去甲肾上腺素）来维持血压。当出现大量气体栓塞时可考虑进行高压氧治疗。

十、腹腔间隔室综合征

（一）诊断

进行性低氧血症可能是腹腔间隔室综合征的早期临床表现。腹腔间隔室综合征（abdominal compartment syndrome，ACS）是指腹内压升高导致的器官功能障碍，最常见于外伤或急诊腹部手术后需要大量液体复苏的创伤患者。腹腔间隔室综合征的原因可能是手术切口关闭过紧或烧伤疤痕降低了腹部的顺应性。据估计，创伤患者中腹腔间隔室综合征的发生率为2%～9%。多数腹腔间隔室综合征的患者病情危重，无法与医生直接交流。少数能表达症状的患者会主诉不适、无力、头晕目眩、呼吸困难、腹胀感或腹痛等。几乎所有腹腔间隔室综合征患者都可表现出严重的腹胀，其他临床表现还包括进行性少尿、低血压、心动过速、颈静脉压升高、颈静脉充盈、外周性水肿、腹部压痛，以及急性肺功能失代偿。此外，还可出现低灌注的临床表现，如皮肤发凉、意识混沌、躁动和乳酸酸中毒。

腹腔间隔室综合征常发生于由内科和外科疾病导致的危重症患者。这些疾病包括创伤、烧伤、肝移植、大量腹水、腹腔手术、腹腔内出血和腹膜后疾病（如腹主动脉瘤破裂、盆腔骨折伴出血以及胰腺炎等）。

（二）治疗

早期复苏后应避免液体正平衡，以减小腹腔内容积、排空管腔内容物，应尽可能去除腹水和腹腔内血肿。支持措施包括：正确摆放患者体位、腹腔引流术镇痛和镇静、使用神经肌肉阻滞剂和机械通气支持、血流动力学支持和腹腔减压等。

十一、气管撕裂或破裂

气管撕裂或破裂并不常见，但却是一种较为明确的气管插管并发症，多发生于老年女性患者，急诊手术后气管破裂的发生率相对较高。损伤的临床表现和放射影像学特征包括呼吸功能受损、皮下气肿、纵隔积气以及单侧或双侧气胸（图6-3-5）。上气道撕裂或破裂可立即导致呼吸功能受

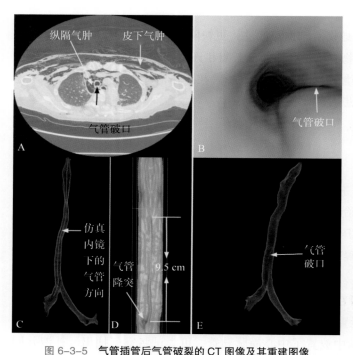

图 6-3-5　气管插管后气管破裂的 CT 图像及其重建图像

A. CT横断面图像；B. 虚拟内镜图像；C. 曲面重建图像；D. 最小密度投影图像；E. 气管破口。

损，但如果这类损伤仅引起缓慢漏气或被气管导管掩盖，则可能直到拔管后才被发现。根据气管破裂、有无食道损伤和纵隔炎症，气管插管后气管破裂可分成三级（表 6-3-5）。

表 6-3-5　气管破裂的分级

分级	程度
Ⅰ 级	损伤黏膜和黏膜下组织，无纵隔气肿，无食道损伤
Ⅱ 级	伤及肌肉层，伴皮下气肿和纵隔气肿，无食道损伤和纵隔炎症
Ⅲ a 级	气管壁全部撕裂，伴有食道或纵隔软组织疝入，无食道损伤和纵隔炎症
Ⅲ b 级	气管壁全部撕裂，食道损伤和纵隔炎症

临床上，应根据破裂口的位置、大小决定气管破裂的治疗方案（图 6-3-6），对撕裂口较小（＜ 2 cm）、漏气少和自主呼吸恢复的临床稳定患者，可考虑保守治疗。保守治疗包括预防性使用广谱抗生素（如 β-内酰胺酶联合氨基糖苷类抗生素）、雾化吸入、止咳治疗等，如有大量气胸可行胸腔闭式引流。对撕裂口大、病情不稳定的患者，可考虑行气管支架植入。对存在气管食管瘘和纵隔炎症的患者，需行手术治疗。

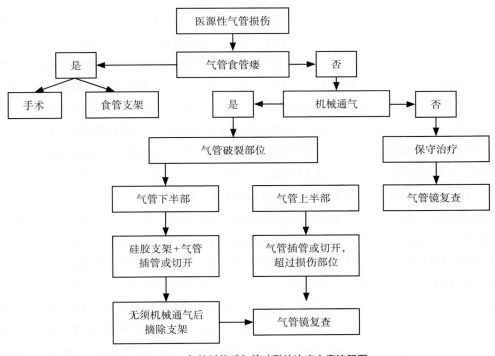

图 6-3-6　气管插管后气管破裂的治疗方案流程图

十二、典型病例

【病史简介】

患者，男性，60岁，身高180 cm，体重91 kg。因"体检发现纵隔肿物10余天"入院。自诉平素身体健康，否认高血压、糖尿病、脑梗等疾病，否认手术史、外伤史、过敏史，无吸烟、饮酒史。日常活动正常，每天晚饭后行走数公里锻炼。患者一年前因"心慌胸闷1 d伴晕厥1次"外院就诊。相关辅助检查后疑似冠心病，病态窦房结综合征，未明确诊断。半年前因肺部感染住院治疗。

体格检查：体温36.6℃，脉搏88次/min，呼吸18次/min，血压131/60 mmHg。神志清晰，精神尚可，心率88次/min，律齐。张口度、头颈活动度正常，牙齿完好。

实验室检查：血常规、尿常规、粪便常规、肝肾功能、电解质未见显著异常。D-二聚体1.16 μg/mL（正常范围0～0.50 μg/mL），余均正常。

辅助检查：心电图提示窦性心动过速（104次/min）；肺功能提示轻度限制性通气功能障碍，小气道功能正常。胸部CT（当地县医院）提示左前上纵隔占位性病变。

术前诊断：前上纵隔肿瘤。

拟行手术：纵隔肿瘤切除术。

【围手术期管理】

1. 术中管理

1）入室情况　在患者入室后开放上肢外周静脉通路，监测心电图、无创血压、脉搏、脉搏氧饱和度。心电图示窦性心律，心率83次/min；无创血压121/92 mmHg；脉搏氧饱和度90%。予以面罩吸氧（氧流量2 L/min），同时桡动脉穿刺行有创血压监测，有创血压137/88 mmHg；脉搏氧饱和度97%。动脉血气分析示$PaCO_2$ 28 mmHg，PaO_2 89 mmHg，SaO_2 97%。

2）麻醉方案　麻醉诱导采用丙泊酚靶控输注（3 μg/mL）、咪达唑仑2 mg、舒芬太尼35 μg、顺式阿曲库铵20 mg，辅助通气5 min后顺利置入37 F右侧双腔管，诱导期间血流动力学平稳。

3）术中经过　诱导后10 min，调整双腔管在右支气管中的位置时，脉搏氧饱和度迅速下降至88%，立即加快通气频率，增大潮气量，采用呼气末正压通气，未见改善，将双腔管退至主气管，予以甲强龙40 mg、氢化可的松100 mg静滴，氨茶碱0.125 g缓慢静推。动脉血气分析示$PaCO_2$ 41 mmHg，PaO_2 57 mmHg，SaO_2 88%。在此期间，血压呈下降趋势，间断予以去氧肾上腺素、麻黄碱维持血压100/70 mmHg。与术者沟通后，拔出双腔管，更换为ID 7.0单腔管。肺部听诊双肺未闻及干、湿啰音，左下肺呼吸音低。考虑肺不张，尝试肺泡复张手法，脉搏氧饱和度逐渐上升至100%，追加舒芬太尼20 μg，顺式阿曲库铵5 mg，改右侧卧位，行双肺通气，开始手术。麻醉维持，丙泊酚靶控输注（2 μg/mL）+瑞芬太尼（500 μg/h）。动脉血气分析示$PaCO_2$ 39 mmHg，PaO_2 207 mmHg，SaO_2 100%。术中发现肿瘤位于前上纵隔，约3 cm×4 cm大小，囊性，予以手术切除。手术历时65 min，术中输晶体液1100 mL，输胶体液500 mL；术中出血量200 mL，尿量550 mL。

2. 术后转归

术毕改平卧位过床后，机械通气状态下，脉搏氧饱和度再次迅速下降至88%。肺部听诊双肺未闻及干、湿啰音，左下肺呼吸音仍低。动脉血气分析示 $PaCO_2$ 44 mmHg，PaO_2 65 mmHg，SaO_2 90%。术毕 20 min 后血压降至 75/50 mmHg，予以多巴胺、去甲肾上腺素静脉泵注。急诊查 D-二聚体 1.50 μg/mL。分次予以肝素钠共 12 500 U。术毕 30 min 时，患者恢复自主呼吸，停止机械通气，潮气量约 700 mL，频率 16~18 次/min，脉搏氧饱和度逐渐上升至 92%，血管活性药物逐渐减量至停用。动脉血气分析示 $PaCO_2$ 56 mmHg，PaO_2 80 mmHg，SaO_2 92%。

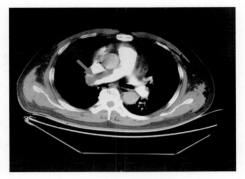

图 6-3-7　患者术后胸部增强 CT

术后当日返回病房后，呼吸机辅助通气。脉搏氧饱和度 90%。手术当晚拔除气管导管，鼻导管+面罩双通道氧气吸入，维持脉搏氧饱和度 92%。术后第 1 d，胸部增强 CT 提示右肺动脉干及其分支、左下肺动脉及其分支多发栓塞（图 6-3-7）、左肺结节、片块影，考虑炎性病变。心脏彩超提示左室顺应性下降；肺动脉高压（中度）。

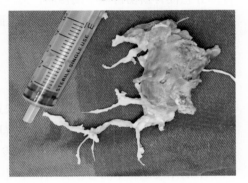

图 6-3-8　血栓标本

术后第 2 d，转入心脏外科行肺动脉内膜剥脱+肺动脉血栓取出术。病理报告混合型血栓（图 6-3-8）。术毕第 16 d 出院。

【病例分析】

此患者麻醉诱导后，双腔管置入调整导管位置的过程中出现氧合下降的情况，同时伴有血压的下降，予以正压辅助通气、血管活性药支持治疗。没有改善的情况下，首先考虑是否存在患者纵隔肿瘤压迫，但是术前胸部 CT 纵隔窗可见，肿物较小，没有压迫呼吸道和上腔静脉。排除纵隔占位压迫后，考虑患者是否存在术前肺部感染伴肺不张，术前胸部 CT 肺窗可见，左下肺存在片块影。更换 ID 7.0 气管导管，同时尝试肺泡复张手法，术中生命体征尚平稳，完成手术。手术结束后，改变体位为平卧位后再次出现低氧伴有低血压的情况，对症处理后好转。患者术中反复出现低氧和血流动力学波动，排除纵隔肿瘤压迫的情况，考虑可能存在肺部感染伴肺不张或者肺栓塞，加上急诊止凝血结果，术中尝试肝素抗凝对症处理。术后增强 CT 证实肺栓塞。肺栓塞的临床症状多样，缺乏特异性。可以从无症状、隐匿，到血流动力学不稳定，甚至发生猝死。CT 肺动脉造影是肺栓塞的一线确诊手段。一旦确诊应立即进行支持治疗，包括维持呼吸、循环稳定、抗凝治疗、溶栓治疗、介入治疗或者手术治疗。回顾病史，此患者体型肥胖，有心慌、胸闷伴晕厥的病史，且术前半年存在肺部感染的情况，加上术后胸部增强 CT 的结果。考虑患者术前存在慢性肺栓塞，导致围手术期出现反复低氧血症以及血流动力学波动。对存在栓塞高风险的患者在围手术期应保持高度怀疑，以免漏诊。

（李珺　刘学胜）

第四节　老年患者术后急性肾损伤的精确诊断和治疗

急性肾损伤（acute kidney injury，AKI）是一种术后常见的肾功能损害，可影响老年患者的术后转归。急性肾损伤目前已成为全球性卫生问题，其发生率逐年增加，在重症患者和大手术术后患者中更常见。一方面，由于急性肾损伤诊断标准的制订、新型生物标志物的应用，使得部分急性肾损伤得以早期诊断；另一方面，由于老年患者肾储备功能下降，自身调节功能减退，对手术应激和失血等损伤易感，因而更易发生急性肾损伤。

一、急性肾损伤的定义

急性肾损伤是指多种原因导致的快速进展的（数小时至数天）急性肾功能受损，引起肾小球滤过率下降、代谢产物蓄积、水电解质紊乱及酸碱平衡失调。急性肾损伤在住院患者中的发生率为2%～18%，在危重症患者中的发生率为22%～57%，是接受重大手术患者的一种严重的围手术期并发症。术后急性肾损伤不是一种单一疾病，很可能是几种单纯肾病的组合，可导致ICU停留时间和住院时间延长、住院费用增高，与术后死亡和慢性肾病的发生独立相关。

二、老年患者术后急性肾损伤的危险因素及病因

根据病变部位和病因，急性肾损伤可分为肾前性、肾性和肾后性三类。肾前性损伤是肾灌注不足导致，肾性损伤是内源性、外源性肾毒性物质或缺血造成的肾实质损伤，肾后性损伤主要是由于尿路梗阻导致。多种危险因素可诱发肾功能不全，最重要的危险因素包括已存在的肾脏疾病、体外循环心脏外科手术、胸（腹）主动脉夹闭的主动脉手术及脓毒血症。年龄大于60岁、术前存在肾功能不全和左室功能不全的患者更易出现术后急性肾损伤。

1.老年患者术后急性肾损伤的危险因素

1）年龄因素　随着年龄增长，肾脏出现结构和功能的改变。肾小球基底膜逐渐增厚、分层，系膜基质增多，肾小球内功能性毛细血管数量减少、平均滤过面积减少，肾被膜下肾小球硬化。肾小管基底膜增厚、分层，上皮细胞脂肪变性或空泡样变、细胞凋亡，肾小管萎缩。肾血管内膜增厚，肾小球出入球动脉间瘘管形成，肾血管硬化。随着肾小球、肾小管和肾血管的改变，肾间质亦逐渐纤维化。肾功能的改变包括肾血流量减少，肾小球滤过率降低，肾脏储备功能降低，肾小管浓缩稀释能力、酸化功能以及转运功能低下，内分泌能力亦下降。40岁以后，肾血流量几乎每10年下降10%，肾小球滤过率以140 mL/（min·1.73 m²）为基线，每10年下降8 mL/（min·1.73 m²）。老年患者的肾脏对电解质异常的代偿功能以及对尿液的浓缩和稀释功能会发生改变，肾的保钠能力下降，对渴觉的反应性下降，更易导致脱水和低钠的发生。老

年患者常合并慢性肾病（chronic kidney disease，CKD）、代谢综合征、糖尿病、心血管和肝脏疾病等基础疾病，此外老年患者术后感染风险增高，而脓毒血症又是术后急性肾损伤的主要诱因，这些都使得老年患者成为术后急性肾损伤的高危人群。

2）手术因素　无论经历何种手术，肾血管张力会因体液丢失和（或）肾缺血损伤导致的全身炎症反应而发生紊乱。经历不同种类手术的老年患者发生术后急性肾损伤的风险不同。急诊手术是术后急性肾损伤的危险因素。特定类型的手术易引起术中肾脏低灌注，如肾动脉上方阻断主动脉的血管手术、心脏体外循环手术。血流动力学不稳定、体外循环期间非搏动性血流及血液稀释均会引起肾缺血，进而导致急性肾损伤发生风险增加。此外，肝移植术后急性肾损伤的发生率也较高，还可因输尿管、膀胱或尿道梗阻而导致肾后性急性肾损伤风险增加。预测心脏手术患者术后需要透析治疗的急性肾损伤的危险因素包括女性、复杂手术、急诊手术、术前肾功能不全、糖尿病、心力衰竭和慢性阻塞性肺病；非心脏手术患者术后急性肾损伤的危险因素包括年龄、男性、急诊手术、腹腔手术、术前肾功能不全、心力衰竭、高血压、肝脏疾病、外周动脉疾病、慢性阻塞性肺病。

3）肾脏基础病变　肾脏疾病在老年患者中较常见，如慢性肾衰，或因长期高血压、糖尿病、动脉粥样硬化造成的肾损伤等。慢性肾病的发病率随着年龄增长显著增加。慢性肾病的定义为各种原因引起的慢性肾脏结构和功能障碍（肾脏损害病史大于 3 个月），包括肾小球滤过率正常和不正常的病理损伤、血液或尿液成分异常及影像学检查异常，或不明原因肾小球滤过率下降［＜ 60 mL/（min·1.73 m^2）］超过 3 个月。在心脏外科手术患者中，术前合并慢性肾病是术后发生急性肾损伤最重要的高危因素。

4）肾灌注不足　肾灌注不足的常见原因有围手术期大量失血、心衰、休克、长时间禁食以及术中较长时间阻断肾血管等。

5）肾小管阻塞病变　溶血、弥散性血管内凝血、体外循环中机械破坏产生的红细胞碎片，以及肌病、挤压综合征导致横纹肌溶解时，发生肾小管阻塞的概率很高，易诱发急性肾损伤。

6）肾毒性药物　围手术期应用肾毒性药物（如血管紧张素转换酶抑制剂、非甾体类抗炎药、万古霉素、环孢菌素、顺铂等）或者造影剂等，均易诱发急性肾损伤。血管紧张素转换酶抑制剂和非甾体类抗炎药可干扰肾灌注的自身调节机制，因而会加重肾前性急性肾损伤。围手术期常用的氨基糖苷类抗生素可导致线粒体功能障碍和抑制蛋白质合成，造成急性肾损伤。慢性肾病、低血容量、糖尿病、年龄、大剂量使用氨基糖苷类抗生素均是氨基糖苷类抗生素相关肾毒性损伤的危险因素。

2. 老年患者术后急性肾损伤的病因

1）肾前性病因　肾前性病因多为肾血流灌注不足。常见原因包括麻醉诱导后低血压、围手术期全身血容量不足（大量失血、消化液丢失、烧伤）、肾脏有效循环血容量不足（肝肾综合征、肾血管病变）、肾脏自身调节功能障碍（肾动脉狭窄或者低灌注时应用非甾体类抗炎药）、全身性组织灌注不足（休克）、肾血管堵塞（肾动脉血栓形成、受压）、腹腔间隔室综合征。

2）肾性病因　肾性病因多为肾实质组织病变，围手术期急性肾损伤的主要原因以肾小管坏死最常见，病因主要为肾缺血和毒素损害。低灌注导致的肾组织缺血可直接引起肾小管坏死，血管内溶血产生大量红细胞碎片和游离血红蛋白在肾小管中形成管型，阻塞管腔导致肾小球滤过率急剧下降。体位及手术时间过长相关的横纹肌溶解或发生挤压综合征时，横纹肌破坏产生的肌红蛋白及肌肉破坏产物也可引起肾小管阻塞和坏死。肾毒性药物包括抗生素（如万古霉素和两性霉素）、化疗药物（如顺铂和丝裂霉素）、免疫抑制剂（如环孢菌素 A）和非甾体类抗炎药（如氟比洛芬酯）等。其他肾性因素包括肾小球肾炎、高血压、糖尿病等肾小球、肾血管疾病和急性肾小管间质性疾病。

3）肾后性病因　主要由尿路梗阻导致，包括尿路结石、前列腺肥大、神经源性膀胱、肿瘤压迫等。

三、老年患者术后急性肾损伤的发病机制

肾是由中胚层发育而来的腹膜后器官，重约 150 g，其重量仅占人体总体重的 0.4%，却接受 20%～25% 的心输出量，是体内血液灌注量最大的器官。在肾脏内，大部分血流分布于肾皮质用于肾小球滤过。在健康机体，肾血流灌注的自身调节范围很广（平均动脉压 60～100 mmHg）。这种自身调节由多种神经内分泌机制调控，比如肌源性机制、管-球反馈和交感神经系统与血管扩张剂（一氧化氮、前列腺素 E_2）、血管收缩剂（内皮素、血管紧张素 II 和腺苷）之间复杂的相互作用。

1. 血流动力学不稳定及肾血流重新分布

老年患者术中低血压与术后急性肾损伤密切相关，滤过分数降低是缺血后急性肾损伤的特征，而氧供需失衡可致缺血性肾小管损害进一步恶化。肾脏低灌注时，肾近球细胞分泌肾素增加。血浆中的血管紧张素原在肾素作用下水解为血管紧张素 I，随后生成血管紧张素 II 和血管紧张素 III，作用于血管平滑肌的血管紧张素受体产生缩血管效应。肾素-血管紧张素系统在血压调节中发挥重要作用，但严重缺血可刺激肾素-血管紧张素系统产生大量缩血管物质，引起肾血管收缩，进一步降低肾脏有效灌注。肾皮质外 1/3 的肾小球入球小动脉对缩血管物质的敏感度较高，故肾皮质的缺血最严重。近髓质的肾小球出球小动脉较粗、阻力较小，故流入肾髓质的血流相对增多，导致肾内血流再分布。这些因素共同作用使得肾小球滤过压和滤过分数降低，进而引起急性肾损伤。

2. 微循环障碍

肾内微循环的完整性对肾脏正常生理功能的维持至关重要。脓毒血症所致的微循环障碍会导致肾内无序血流，从而出现斑点状低灌注区域。

3. 内皮细胞功能障碍

内皮细胞功能障碍可能在脓毒血症所致的微循环障碍中发挥重要作用，可引起毛细血管通透性增加、白细胞迁移加快和促炎细胞因子的释放。

4. 微血管血栓形成

生理状态下，血管内皮细胞通过蛋白质 C 和血栓调节蛋白之间的相互作用防止血液凝固。在炎症反应过程中，很多天然抗凝物质（包括蛋白质 C）被降解或生成减少，导致机体微血栓

形成和毛细血管阻塞，这在脓毒血症和补体激活的状态下尤为常见。体外循环期间，血液成分直接与无内皮细胞的管道表面接触，可致凝血级联反应的激活和微血栓的形成。

5. 炎性反应

全身性炎症反应是导致急性肾损伤的重要原因，严重脓毒血症、体外循环和急性呼吸窘迫综合征重症患者体内 IL-6 的增高与急性肾损伤的进展密切相关。

6. 肾小管细胞损伤及肾小管阻塞

肾小管细胞在微循环障碍期间极易受到损伤。体外循环期间，红细胞破碎引起游离血红蛋白释放，可致肾小管直接损伤和肾小管内结晶形成。造影剂可干扰肾脏微循环，且对肾小管细胞有直接毒性作用。通过管-球反馈机制，肾小管损伤可致肾小球滤过率显著下降。肾小管细胞严重损伤可致细胞发生凋亡。

肾小管至尿道任意水平的阻塞均可引起急性肾损伤。在围手术期，大面积组织损伤引起的肌红蛋白尿和血红蛋白尿、溶血、血液与体外循环管路的接触都可致肾小管内管型形成和肾小管阻塞。

7. 肾静脉充血

肾脏是一个囊状的器官，中心静脉压升高和随之而来的肾血管树压力的升高可引起肾脏充血，肾小管受压和肾小球两端净水压梯度降低，都可导致肾小球滤过率下降。

8. 腹内高压和腹腔间隔室综合征

腹内高压的定义为腹腔内压力 ≥ 12 mmHg。腹腔镜手术期间，腹内压短暂升高引起的尿量减少并非术后急性肾损伤的预测因素，但是长时间腹内压增高可致肾脏脉管系统受压和急性肾损伤。腹内压增高可产生与注入气压成正比的少尿或无尿，其机制包括中心静脉（肾静脉和腔静脉）受压、肾实质受压、心输出量降低、血浆肾素增高、醛固酮及精氨酸加压素水平升高。

腹腔间隔室综合征是指腹腔内压力持续增高超过 20 mmHg，导致器官功能障碍。腹腔内压力的增高可降低腹部灌注压（平均动脉压-腹腔内压），引起肾灌注减少，导致肾缺血和急性肾损伤。

四、老年患者术后急性肾损伤的病理生理学改变

1. 肾前性损伤

生理情况下，平均动脉压在 60 ~ 100 mmHg 范围内，肾脏灌注可通过肾小球入球小动脉和出球小动脉的自身调节保持相对稳定。如果平均动脉压低于 60 mmHg，超出了肾血流自身调节的范围，入球小动脉和出球小动脉之间的压力差随之下降，肾小球滤过率下降，导致少尿。动脉收缩压下降至 40 ~ 50 mmHg 时可致无尿。肾血流量降至正常值 20% 以下，可引起肾小管损伤。

2. 肾性损伤

一般由肾小球毛细血管、肾小管、血管内皮细胞损伤引起，最常见为急性肾小管坏死（acute tubular necrosis，ATN）和急性间质性肾炎（acute interstitial nephritis，AIN）。

急性肾小管坏死的主要机制包括缺血-再灌注损伤和肾毒性作用，术后急性肾小管坏死的常见原因有灌注不足、炎症和动脉粥样硬化栓塞，其他还包括肌肉溶解和药物作用。休克或严重脱水相关的缺血性肾损伤通常先出现早期代偿阶段，随后出现肾前性氮质血症。此时，肾脏最大限度地发挥代偿作用，通过最大限度地保留水和溶质，维持内环境平衡。随着病情的进展，当超出肾脏的代偿范围时，缺血可引起不可逆的肾细胞坏死或急性肾小管坏死。毒素作用也可引起急性肾小管坏死，如抗生素、化疗药物、血红蛋白、肌红蛋白和造影剂等。大多数术后急性肾损伤是多种肾损害因素共同作用的结果，而并非某一单纯病因引发。肾血流中断超过 $30 \sim 60$ min，可出现急性肾小管坏死和不可逆性肾细胞损伤。早期的细胞变化（如线粒体肿胀）是可逆的。当缺血加重时，腺苷三磷酸的缺乏可干扰钠泵机制，使水、钠积聚在肾小管上皮细胞的内质网中，细胞开始发生肿胀。急性肾小管坏死通常发生在肾缺血 25 min 后，此时近端小管细胞微绒毛开始改变；1 h 后，微绒毛坍塌至肾小管腔内；数小时后，肾小管内压力升高；24 h 后，远端肾小管管腔内管型形成。缺血 $1 \sim 2$ h 后，即使肾血流量彻底恢复，长时间的血管收缩仍会使肾小球滤过率在很长时间内难以恢复至基线水平。造影剂诱导急性肾损伤的病理生理机制包括缺氧、毒性损伤以及内皮细胞功能障碍。

急性间质性肾炎主要由肾毒性药物（如抗生素和非甾体类抗炎药）引起，这些药物可沉积于肾组织间隙中，引起免疫反应，诱发肾损伤。

3. 肾后性损伤

各种原因引起的尿路梗阻造成肾小管压力增加，进而导致肾小球滤过率下降，肾小球滤过和重吸收均减少，尿量减少。若能及时解除梗阻，$1 \sim 2$ d 后尿量会增加，但此时应警惕容量不足引发的肾前性急性肾损伤。

五、老年患者术后急性肾损伤的临床表现及诊断

不同类型急性肾损伤的临床表现亦有所不同，实验室相关指标及尿量对急性肾损伤早期诊断较为重要。

1. 临床表现

1）水潴留　可表现为头晕、恶心、呕吐、水肿、心力衰竭、意识障碍、抽搐、昏迷等。

2）电解质紊乱　高钾血症可引起肌无力、感觉异常和心脏传导异常（心动过缓、房室传导阻滞、室颤甚至心脏停搏）；低钠血症可引起恶心、呕吐、嗜睡、意识模糊甚至昏迷；低钙血症可引起手足搐搦。

3）酸碱平衡紊乱　代谢性酸中毒可引起深大呼吸、心肌收缩力下降、血压下降、心律失常等。

4）代谢产物蓄积　含氮代谢产物蓄积，出现尿毒症，可累及全身多个系统，引发多种症状，如厌食、恶心、呕吐、高血压、心律失常、水肿、贫血、昏迷、抽搐等。

2. 诊断

目前最常用的诊断标准有 RIFLE 标准、AKIN 标准和 KDIGO 标准。

1）RIFLE 诊断标准　2004 年，急性肾损伤的第一个诊断标准——RIFLE 标准发表。RIFLE 诊断标准根据血清肌酐（serum creatinine，Scr）、肾小球滤过率和尿量的变化，将急性肾损伤分为危险（risk）、损伤（injury）、衰竭（failure）、肾功能丧失（loss）和终末期肾病（end stage renal disease，ESRD）5 个等级（**表 6-4-1**）。肌酐升高超过基线值 1.5 倍或肾小球滤过率下降大于 50% 即可诊断急性肾损伤。

表 6-4-1　RIFLE 标准

分级	肌酐或肾小球滤过率	尿量
危险（risk）	肌酐升高＞原值 1.5 倍或肾小球滤过率下降＞25%	＜0.5 mL/（kg·h）持续 6 h 以上
损伤（injury）	肌酐升高＞原值 2 倍或肾小球滤过率下降＞50%	＜0.5 mL/（kg·h）持续 12 h 以上
衰竭（failure）	肌酐升高＞原值 3 倍或肾小球滤过率下降＞75%，或肌酐＞4 mg/dL（354 μmol/L）并伴随 0.5 mg/dL（44 μmol/L）以上的快速上升	＜0.3 mL/（kg·h）持续 24 h 以上或超过 12 h 完全无尿
肾功能丧失（loss）	持续肾功能完全丧失＞4 周	
终末期肾病（end stage renal disease，ESRD）	终末期肾病持续＞3 月	

　　RIFLE 诊断标准不仅可评估急性肾损伤的严重程度，也能在一定程度上预测急性肾损伤预后。损伤级患者的死亡率是危险级的 2.2 倍，衰竭级患者的死亡率是危险级的 4.9 倍。然而，REFLE 诊断标准也有其局限性。当不知道肌酐和肾小球滤过率的基线值、肌酐的变化与肾小球滤过率的变化不一致或利尿剂的应用影响尿量时，难以采用这一标准进行诊断。此外，肾功能丧失和终末期肾病两个分级应归于急性肾损伤的预后而非严重程度。

　　2）AKIN 诊断标准　2007 年，急性肾损伤网络（acute kidney injury network，AKIN）发表了修订版的 RIFLE 标准，主要包括以下方面的更改：① 将急性肾损伤定义为 48 h 内肾功能急剧减退；② 肌酐升高超过 0.3 mg/dL（26.4 μmol/L）即可诊断；③ 需要肾替代治疗（renal replacement therapy，RRT）的急性肾损伤归为 AKIN3 级；④ 去掉肾小球滤过率作为诊断依据；⑤ 取消肾功能丧失和终末期肾病两个分级。

　　急性肾损伤的 AKIN 诊断标准为 48 h 内肌酐升高＞0.3 mg/dL（26.4 μmol/L）或肌酐增加为基线水平的 1.5～2 倍和（或）尿量＜0.5 mL/（kg·h）超过 6 h。这一标准强调了诊断急性肾损伤的时间窗为 48 h，强调了肌酐的动态变化。与 RIFLE 标准相比，AKIN 标准规定肌酐仅轻微升高（＞0.3 mg/dL）即可诊断急性肾损伤。尽管 AKIN 标准是从 RIFLE 标准发展而来，但 AKIN 标准强调了肌酐微小变化与死亡率密切相关。相较 RIFLE 标准，AKIN 标准可以在不知道肌酐基线水平的情况下作出诊断，提高了诊断的灵敏度，有利于早诊断、早治疗。

　　与 RIFLE 标准相似，AKIN 标准以肌酐和尿量的变化作为诊断和分级标准，对老年患者急性肾损伤的诊断存在以下问题：老年患者体内肌肉含量减少，蛋白质摄入减少，肌酐不能敏感反映肾功能变化。一般而言，老年患者肾小球滤过率下降到正常的 1/2 以上时，肌酐才开始升高；由于老年患者肾脏自身调节功能，尤其是球管平衡功能减退，加上肾浓缩功能减退，当肾小球滤过率轻度降低时，尿量可无明显变化，因此老年患者急性肾损伤早期尿量变化并不敏感。此外，需考虑影响老年患者尿量的因素，如利尿剂应用、容量状态和尿路梗阻等。导致急性肾损伤的原因多种多样，AKIN 标准是否适用于不同病因、类型的急性肾损伤尚待证实。

3）KDIGO 诊断标准　2012 年，改善全球肾脏病预后组织（Kidney Disease：Improving Global Outcomes，KDIGO）发布了一项急性肾损伤的临床实践指南。这份指南包含了急性肾损伤的定义、风险评估、诊断、防治和肾替代治疗。KDIGO 认可 RIFLE 标准和 AKIN 标准对急性肾损伤的定义，同时提供了更为简便、实用的急性肾损伤诊断标准（表 6-4-2）。KDIGO 标准强调了肌酐相对值和绝对值变化以及多种急性肾损伤严重程度的定义，并接受短期（48 h）和稍长时间窗（7 d）诊断急性肾损伤。这一标准提出了基于尿量的急性肾损伤定义，但是由于患者的个体化差异及病情的复杂性，KDIGO 标准缺乏对病态肥胖患者的校准，采用尿量这一标准难以有效反映其与死亡率之间的关系。

急性肾损伤患者体内肌酐的升高具有延迟性，可能影响急性肾损伤的分期及预后判断。此外，肌酐水平还受容量负荷、营养状态、激素水平和肌肉损伤的影响。

表 6-4-2　RIFLE 标准、AKIN 标准和 KDIGO 标准

标准	分期	肌酐或肾小球滤过率标准	尿量标准
RIFLE	Risk	肌酐升高＞原值 1.5 倍或肾小球滤过率下降＞25%	＜0.5 mL/（kg·h）持续 6 h 以上
	Injury	肌酐升高＞原值 2 倍或肾小球滤过率下降＞50%	＜0.5 mL/（kg·h）持续 12 h 以上
	Failure	肌酐升高＞原值 3 倍或肾小球滤过率下降＞75%，或肌酐＞4 mg/dL（354 µmol/L）并伴随 0.5 mg/dL（44 µmol/L）以上的快速上升	＜0.3 mL/（kg·h）持续 24 h 以上或超过 12 h 完全无尿
AKIN	1 期	肌酐升高≥0.3 mg/dL（26 µmol/L）或升高≥原值 1.5～2 倍	＜0.5 mL/（kg·h）持续 6 h 以上
	2 期	肌酐升高＞原值 2～3 倍	＜0.5 mL/（kg·h）持续 12 h 以上
	3 期	肌酐升高＞原值 3 倍或肌酐≥4 mg/dL（354 µmol/L）并伴随 0.5 mg/dL（44 µmol/L）以上的快速上升或需要肾替代治疗	＜0.3 mL/（kg·h）持续 24 h 以上或超过 12 h 完全无尿
KDIGO	1 期	48 h 或更短时间内肌酐升高≥0.3 mg/dL（26 µmol/L）或升高至原值 1.5～1.9 倍	＜0.5 mL/（kg·h）持续 6 h 以上
	2 期	肌酐升高至原值 2.0～2.9 倍	＜0.5 mL/（kg·h）持续 12 h 以上
	3 期	肌酐升高至原值 3 倍或升高≥4 mg/dL（354 µmol/L）并伴随 0.5 mg/dL（44 µmol/L）以上的快速上升或需要肾替代治疗	＜0.3 mL/（kg·h）持续 24 h 以上或超过 12 h 完全无尿

4）其他诊断标准　以上三种诊断标准已被广泛采纳，但并未被纳入外科系统数据库。美国外科医生学会创伤委员会（American College of Surgeons' Committee on Trauma，ACSCOT）采用肌酐≥3.5 mg/dL（309 µmol/L）这一标准来诊断急性肾损伤；胸外科医师学会质量绩效测量（Society of Thoracic Surgeons Quality Performance Measures）采用肌酐≥4 mg/dL（354 µmol/L）

或大于术前最近一次肌酐值的 3 倍来诊断急性肾损伤。美国外科医师学会全国外科质量改进项目（American College of Surgeons' National Surgical Quality Improvement Project，ACS-NSQIP）采用肌酐较术前基线值升高 > 2 mg/dL（177 μmol/L）或需要肾替代治疗作为急性肾损伤诊断标准。因此，基于 NSQIP 数据库的研究表明术后急性肾损伤的发生率较低但死亡率较高。不同诊断标准得出的急性肾损伤的发生率和死亡率并不相同，因此急性肾损伤诊断标准的统一非常有必要。

表 6-4-3　急性肾损伤的其他诊断标准

	分期	肌酐或肾小球滤过率标准
ACSCOT	急性肾衰竭	肌酐 ≥ 3.5 mg/dL（309 μmol/L）
NSQIP	进展性肾功能不全	肌酐较术前基线值升高 > 2 mg/dL（177 μmol/L）但术后 30 d 内不需要肾替代治疗
	急性肾衰竭	术前不需要肾替代治疗，术后肾功能障碍需要肾替代治疗
STS	肾衰竭	肌酐 ≥ 4 mg/dL（354 μmol/L）或 > 3 倍术前最近一次肌酐值或术后新发的需要肾替代治疗
SVS/VQI	1 期	肌酐较术前基线值升高 > 0.5 mg/dL（44 μmol/L）
	2 期	暂时性透析
	3 期	长期透析

ACSCOT—美国外科医生学会创伤委员会；NSQIP—美国外科医生学会全国外科质量改进项目；STS—胸外科医师学会；SVS—血管外科学会；VQI—血管质量倡议。

5）急性肾损伤的影像学检查　近年来，多普勒超声已用于慢性肾病患者和肾动脉狭窄患者的病因学研究。多普勒超声测量的肾阻力指数、超声造影和血氧水平功能成像亦被用于急性肾损伤的评估。

多普勒超声可用于发现肾血管异常和微循环障碍。多普勒超声测量的肾阻力指数（renal resistive index，RRI）通过测量脉动血流来反映微血管床的血流阻力，可对肾血管阻力和顺应性进行量化。RRI 数值增高与急性肾损伤的发生相关，尤其是脓毒血症相关的急性肾损伤。在体外循环心脏手术后，RRI 可以预测急性肾损伤的发展与严重程度。术中 TEE 获得的 RRI 数值与经体表超声获得的数据有着良好的相关性，可供参考。然而，RRI 依赖于肾血管的阻力和顺应性，其他影响肾血管的因素也可对 RRI 数值产生影响。

超声造影（contrast enhanced ultrasound，CEUS）常用于评估肾脏的实性和囊性病变，近年来还用于评估肾灌注。在心脏手术后急性肾损伤高危患者中，术后 24 h 内可通过超声造影发现肾灌注显著下降。超声造影可能成为预测术后急性肾损伤和评估预后的一种新方法。

目前磁共振成像已发展为急性肾损伤的一种辅助诊断方法。一种毒性更小的含超小氧化铁颗粒的新型造影剂已被用于研究肾血管血流和容量。血氧水平依赖脑功能成像（blood oxygen level dependent functional magnetic resonance imaging，BOLD-fMRI）使用还原血红蛋白这一内源性无毒的造影剂显示肾内氧合。BOLD-fMRI 可用于显示肾毒性药物（如非甾体类药物和造影剂）、慢性肾病、高血压相关的肾血流改变。尽管 BOLD-fMRI 在急性肾损伤动物模型中监测肾脏氧合和功能显示出有效性，但近期一项临床研究显示，急性肾损伤患者 BOLD-fMRI 结果与肾小球滤过率之间并无关联。最近一项新的磁共振成像技术扩散——加权成像（diffusion-weighted imaging，DWI）可以探测到组织中水分子的运动，因此可用于慢性肾病和急性肾损伤患者肾纤维化的评估。

6）急性肾损伤的生物学标志物　目前，急性肾损伤诊断标准没有考虑年龄、性别、种族、个体差异和药物对肌酐生成的影响，敏感度和特异度有待进一步提高。将肌酐和估算肾小球滤过率纳入急性肾损伤诊断标准有助于尽快实现早期诊断。然而，基于肌酐和尿量的急性肾损伤诊断标准并不能反映所有的临床特点。按照目前的诊断标准，符合诊断标准的老年患者急性肾损伤，从病理生理的角度，可能已进入肾功能衰竭期。因此，近年来人们正致力于研发新的早期急性肾损伤标志物。

尽管仍存在诸多不足，但肌酐依旧是目前最常用的评估肾功能和诊断急性肾损伤的临床指标。肌酐是肌酸的一种环酐，是骨骼肌蛋白在代谢过程中不断释放的一种小分子物质。肌肉质量可直接预测肌酐的释放，体液内的肌酐水平易于检测且费用低廉，使得肌酐成为评估肾功能的主要指标。但是，肌酐与肾功能之间呈非线性关系，且存在个体差异，易受其他药物的影响，肌酐的升高作为肾功能障碍的预测指标并非都可靠。肌酐的变化幅度可能比其绝对值更具有临床意义。肌酐的生成与肌肉质量成比例，许多慢性病患者、营养不良患者和老年患者的肾浓缩功能和肾小球滤过率已出现下降，但其肌酐水平可能仍在正常范围。许多急性肾损伤高风险的重症患者由于肠外营养、脓毒血症或创伤后状态，过量输液导致容量超负荷，可致肌酐被稀释，这可能会延误或者漏诊急性肾损伤。

在慢性肾病群体中，采用多个临床变量来计算肾小球滤过率的估计值。临床上常用的计算公式包含肌酐、年龄、性别等指标，男性估算的肾小球滤过率（ml/min）=［（140- 年龄）× 体重（kg）］/血清肌酐（μmol/L）×1.23。女性估算的肾小球滤过率（ml/min）=［（140- 年龄）× 体重（kg）］/血清肌酐（μmol/L）×1.04。使用这一公式时应注意，在解读 eGFR 时，前提是假定肌酐处于稳定状态。当急性肾损伤患者肌酐水平上升时，eGFR 将不准确。

血尿素氮可作为肾功能评估的一部分，但还不能作为肾功能评估的独立指标。血尿素氮是蛋白质代谢产物，在高蛋白摄入、消化道出血和分解代谢加速的患者体内，其含量升高。由于血尿素氮在肝脏合成，肝功能异常可致尿素生成减少，导致血尿素氮浓度降低。

近年来，已发现一些新的急性肾损伤生物学标志物。理想生物学标志物的要求是检测快速、简便且特异度和灵敏度高，能在肾损伤的数分钟或数小时内，通过一个或几个生物学标志物，诊断和区别急性肾损伤各种亚型及其相关疾病，但目前尚无一种生物学标志物可以满足上述所有要求。

胱抑素 C 是半胱氨酸蛋白酶抑制物蛋白，由有核细胞恒速生成，分子量 13 000，可被快速测定。有核细胞释放胱抑素 C 至血浆，自肾小球滤过后全部被肾小管重吸收并完全代谢分解。因此，其血中浓度由肾小球滤过率决定，而不依赖任何其他因素，如性别、年龄和饮食等，是一种反映肾小球滤过率变化的理想标志物。在肾损伤时，胱抑素 C 积聚在循环血内，可用来反映肾小球滤过率。血清胱抑素 C 在理论上优于肌酐，ICU 中急性肾损伤患者胱抑素 C 的升高较肌酐早 1～2 d。但是，胱抑素 C 是肾清除率的标志物，不是肾损伤的标志物。

肾损伤分子-1（kidney injury molecule-1，KIM-1）属于 I 型跨膜糖蛋白，在正常肾组织的表达水平低。近端小管细胞出现缺血和肾毒性损伤后，释放 KIM-1 增多，可作为预测缺血性急性肾小管坏死的指标，且对近端肾小管损伤有较高的特异度。腹主动脉瘤手术后出现急性肾损伤的患者，术后 12 h 时的 KIM-1 明显升高，其升高时间早于肌酐。在多个临床前模型中，KIM-1 优于传统的肾损伤标志物。在急性肾损伤小鼠的尿液中，KIM-1 水平的升高早于肌酐、血尿素氮、尿蛋白等指标。

中性粒细胞明胶酶相关脂质运载蛋白（neutrophil gelatinase-associated lipocalin，NGAL）是一类与明胶酶结合的蛋白，在铁清除过程中有重要作用，最初在中性粒细胞中被发现，在肾脏中表达较低，但在肾小管细胞缺血后生成增多。循环中的 NGAL 可能来源于肝脏，然后被近端肾小管吸收。肾缺血后，NGAL 可作为早期急性肾损伤的诊断指标。儿童心脏手术后 2 h，尿 NGAL 明显升高预示将发生急性肾损伤，尿 NGAL 的升高早于血肌酐。一项大型心脏手术领域的生物标志物研究证实，血浆 NGAL 相对于其他危险因素可更好判断预后，血浆 NGAL 水平还与急性肾损伤程度相关。NGAL 是诊断有无并发急性肾损伤较敏感和特异的指标，但需排除影响 NGAL 水平的其他因素，如慢性肾病和感染等。

炎症是急性肾损伤的重要病理生理改变。IL-18 是促炎细胞因子，缺血后在损伤的近端肾小管产生。急性肾损伤患者尿 IL-18 明显升高。在一项针对急性肾损伤与多种肾脏病的横向研究中，尿 IL-18 水平升高可作为急性肾损伤与慢性肾功能不全、肾病综合征、尿路感染及肾前性氮质血症的鉴别诊断指标。急性呼吸窘迫综合征伴急性肾损伤患者，尿 IL-18 的升高比肌酐早 1 d，而且是死亡率的独立预测因素。儿童心脏术后急性肾损伤患者 12 h 尿 IL-18 达最高峰，而肌酐则需要 48 h。

肝脂肪酸结合蛋白（liver type fatty acid binding protein，L-FABP）是应激状态下由近端肾小管细胞分泌入尿液的一种细胞内蛋白，在心脏手术患者和重症患者中，L-FABP 与急性肾损伤均有相关性，但在肌酐变化之前，L-FABP 能否单独用于判断急性肾损伤尚无明确依据。因此，采用临床指标和生物学标志物相结合的方式诊断术后急性肾损伤是目前推荐的策略。

钠/氢交换体异构体 3（sodium/hydrogen exchanger isoform，NHE3）是近端肾小管内膜最丰富的钠转运蛋白，主要功能是重吸收滤液中的钠离子。正常人尿中测不出 NHE3，但在急性肾损伤患者尿中可测出。尿 NHE3 可区分急性肾损伤和肾前性氮质血症、梗阻性肾病及尿路感染，在区分肾前性和肾性急性肾损伤方面优于滤过钠排泄分数。但其测定方法复杂，目前无法常规应用于临床。

急性肾损伤模型中有细胞周期停滞的现象，在临床多中心研究中亦发现，胰岛素样生长因子结合蛋白 7 和金属蛋白酶 2 组织抑制剂这两种可诱导细胞周期停滞的蛋白，可用于预测重症患者的急性肾损伤。但是，临床上需要更多研究证实这些生物标志物的实用性。

7）肾活检在急性肾损伤诊断中的作用　肾活检作为一种侵入性检查，用于诊断急性肾损伤时需慎重。其对原发性肾脏疾病的早期诊断有较高的敏感度和特异度（如早期发现肾移植后排异反应），而对肾前性、肾后性损伤的诊断价值较小。应用肾活检的指征包括：① 急性肾损伤病因不明；② 合并全身性疾病且有肾外表现；③ 大量蛋白尿和持续血尿；④ 少尿超过 3 周；⑤ 已排除尿路梗阻的无尿。

六、老年患者术后急性肾损伤的预防及治疗

老年患者术后急性肾损伤与较高的死亡率相关，预防术后急性肾损伤在老年患者精确麻醉管理中尤为重要，如早期发现并处理得当，可在一定程度上降低急性肾衰竭的发生，因此预防、早期诊断和治疗是老年患者术后急性肾损伤防治的关键。

1. 预防原则

根据急性透析质量倡议小组（acute dialysis quality initiative group，ADQI）制订的指南，预防原则如下：

1）一级预防　主要针对没有基础肾脏病的老年患者。应尽可能维持老年患者围手术期血流动力学稳定，避免低血压所致的肾脏低灌注和组织缺氧。低血压和低血容量可致急性肾小管坏死，这是术后急性肾损伤的常见病因。几项大样本队列研究发现，术中短暂的低血压与术后急性肾损伤的发生密切相关。目前尚缺乏组织缺氧的直接监测方法，间接监测手段（如平均动脉压、心率变异度和乳酸值）在临床上已广泛使用。推荐将 ICU 患者的平均动脉压维持在大于 60～65 mmHg（慢性高血压患者维持在大于 75 mmHg），以预防急性肾损伤。但是，考虑到不同合并症的患者其肾脏自身调节能力有所不同，调控围手术期血流动力学时，可能需要基于患者基线血压水平制订个体化方案。

老年患者术前禁食可致血容量减少，是术后急性肾损伤发生的危险因素，尤其是合并糖尿病的低血容量患者，术后罹患急性肾损伤的发生率可增高 100 倍。术前通过询问病史、体格检查、观察不同体位下动脉血压的变化来评估老年患者的容量状态是必要的。清醒患者在直立状态下，动脉血压不会出现显著变化，除非存在自主神经功能紊乱和血容量不足。老年患者术中血流动力学监测手段的选择主要取决于患者自身心储备功能情况及手术创伤程度。应保证足够的心输出量以维持足够的肾血流，但应注意，足够的心输出量未必一定能保证足够的肾血流。血容量评估指标的选择必须考虑到患者的特殊病理状态，因其可影响指标的准确性。例如，中心静脉压评价前负荷时，需要患者的左右心功能正常、肺血管阻力正常以及肺动脉瓣、二尖瓣和三尖瓣功能正常；监测肺动脉压力或肺毛细血管楔压需要患者左室顺应性正常、二尖瓣功能正常和气道压力正常。直接监测左房压对评估肾脏压力-血流关系有很大意义，左房压是肾血管收缩的刺激因子。在同等心输出量和动脉血压下，相较心源性休克的左房压上升，失血性休克的左房压下降对肾血流量的影响更明显。左房压力感受器通过释放心房钠尿肽（atrial natriuretic peptide，ANP）调节肾血管舒缩，ANP 是心房在血容量增加时分泌的一种激素，作用于动静脉、双侧肾上腺、双侧肾脏，以减少血容量和降低血压。在肾内，ANP 通过扩张入球小动脉和收缩出球小动脉来提高肾小球毛细血管内压力。ANP 还可通过舒张平滑肌和降低交感神经的血管刺

激性来降血压，并抑制肾素和醛固酮分泌，导致肾血管舒张、尿钠排泄和多尿。尽管左房压和肾血管收缩之间存在直接关系，但术中最直接的血容量评估方法为经食道心脏超声，它可直接评估左心室舒张末期面积，以反映容量情况。

目标导向液体治疗近年来获得很大关注，它指通过获得最大的每搏输出量，以最大限度提高组织的氧输送。指导容量管理的动态指标包括收缩压变异率、脉压变异率和每搏变异率等，也可通过持续心输出量监测和经食道心脏超声指导补液。被动抬腿试验可用于重症患者但不适用于围手术期液体反应的评估。

液体治疗的目的是维持合适的血容量，保证组织灌注。大量输注 0.9% 氯化钠溶液可引起高氯性酸中毒，导致术后急性肾损伤风险增高。动物和人体实验均证实，相较平衡液，输注 0.9% 氯化钠溶液可引起肾血流下降。大样本回顾性分析亦证实术后高氯血症与术后急性肾损伤的发生相关。对重症患者，就预防急性肾损伤而言，胶体液并不优于晶体液。目前针对大手术，推荐术中输注等渗缓冲晶体液。根据大样本临床研究结果，推荐手术结束时总的液体正平衡 1～2 L（在患者心功能可以负荷的前提下），以预防术后急性肾损伤。

术中加强内环境管理，优化动脉血氧分压和红细胞压积等，可预防老年患者术后急性肾损伤的发生。术中严重低氧血症（$PaO_2 < 40$ mmHg）可降低肾血流，引起肾血管收缩。动物模型显示，体外循环期间，机体氧供需失衡与髓质缺氧的持续时间远远超过循环支持的时间。晶体液和胶体液预冲体外循环管道时可致机体携氧量下降 30%。动物实验结果显示体外循环期间适度血液稀释（红细胞压积 20%～30%）具有肾保护效应，其机制与降低血液黏滞度和改善局部组织血流灌注有关。然而，体外循环期间血液过度稀释（红细胞压积 < 20%）可引起术后急性肾损伤，且与术后不良转归相关。因此，欧洲心胸外科协会和欧洲心胸外科麻醉协会推荐，体外循环期间维持红细胞压积 21%～24%，以减少靶器官缺血性损伤。

血红蛋白浓度降低可使血液携氧能力下降。术前血红蛋白低于 8 g/dL 是围手术期急性肾损伤的危险因素。肾髓质缺氧在急性肾损伤的发展中起关键作用。非心脏手术患者术前贫血和术后早期血红蛋白浓度下降可能与术后急性肾损伤发生相关。围手术期贫血和输注库存红细胞都是心脏手术后急性肾损伤的危险因素，二者在术后急性肾损伤的复杂病理生理过程中可能有协同致病作用。此外，输注库存红细胞可致器官损伤和携氧能力下降。因此，推荐术前纠正贫血并采取措施减少术中失血和避免不必要地输注库存血。除了输注红细胞，术前纠正贫血的措施还包括补充铁剂和使用促红细胞生成素。近期的荟萃分析显示，相较单纯铁剂治疗，铁剂联合促红细胞生成素可降低围手术期输注库存血的风险。

髓袢利尿剂和甘露醇常被用于术中少尿或无尿的治疗，或用于预防术后急性肾损伤。然而，在容量不足的情况下，使用髓袢利尿剂和甘露醇不但对预防急性肾损伤无效，而且还可能具有肾毒性，并且会造成肾前性肾损伤，诱发术后急性肾损伤。在保证容量的前提下，应用利尿剂可以缓解急性肾损伤，因其可缓解肾组织充血和降低肾脏氧耗。

升压药预防急性肾损伤的机制尚未完全清楚。在肾脏自身调节范围内，使用升压药有助于维持急性肾损伤患者的肾灌注。去甲肾上腺素收缩肾小动脉，减少肾血流却不降低肾小球滤过率，因此临床上被认为安全有效。垂体后叶素却无此益处。肾上腺素在肾脏中主要以 α 激动效

6

应为主，因其可致心动过速和高血糖而较少被应用。低剂量多巴胺可增加尿量，但这一作用不再被认为有肾保护作用，因此不再推荐应用于急性肾损伤患者。去氧肾上腺素是一种有效的升压药，但其强效 α 肾上腺能活性可致血管收缩。现有的 KDIGO 指南并不认为一种升压药比另一种升压药有更大的优越性。

吸入麻醉药被认为有肾保护作用，卤代烃麻醉药，尤其是七氟烷和恩氟烷可安全用于肾脏疾病患者。丙泊酚和右美托咪定这两种静脉麻醉药也可能具有肾保护作用。在动物实验中，丙泊酚可以减轻肾脏氧化应激；右美托咪定通过减少血管升压素分泌、增加肾血流和提高肾小球滤过率，使尿量增多。在临床试验中，丙泊酚和右美托咪定的肾保护作用亦得到了证实。硬膜外镇痛可提供有效的术后镇痛，可通过抑制交感神经引起血管扩张，增加内脏血液灌注。大规模回顾性研究亦证实，硬膜外阻滞联合全身麻醉可降低术后透析的发生率并降低围手术期死亡率。

术中引起肾脏缺血和低灌注的手术因素均可导致术后急性肾损伤的发生。相较传统的开放手术，介入动脉瘤手术在预防术后急性肾损伤方面有一定的优势。对急性肾损伤高危者，应尽可能选择对肾功能影响小的术式并缩短手术时间。

此外，围手术期应尽可能避免使用肾毒性药物。早期积极补液可减轻肌红蛋白尿的肾毒性。需要使用造影剂时，最好使用非离子等渗造影剂，静脉输入等张液体可降低造影剂肾病的发生率。在 ICU 中对肾功能进行严密监测并及时治疗，有助于降低急性肾损伤的发生率。

2）二级预防　二级预防主要针对原有肾损伤的老年患者，预防进一步肾损伤发生，防止二次损伤，改变初次损伤的自然结局。维持肾灌注，避免低血压（收缩压不低于 80 mmHg），需要血管活性药物逆转全身性血管扩张（如脓毒性休克）时首选去甲肾上腺素。

造影剂引发的肾病指注射造影剂后肌酐升高超过基线值 25%。尽管在大多数患者中造影剂所致肾小球滤过率下降为一过性的，但合并糖尿病和慢性肾病的患者使用造影剂后引发肾病的风险较大。需要透析治疗的造影剂性肾衰竭预后较差，2 年存活率低于 20%，1/3 患者在初次住院期间死亡。对高危患者，应考虑这项操作的必要性及是否可选用其他替代方法（如超声、CT、磁共振检查），最好用等渗或低渗的碘盐造影剂代替高渗的碘盐造影剂。如果造影检查是必需的，需对造影剂肾病进行风险分层和进行预防。具体包括：① 计算患者 eGFR，若 < 60 mL/(min·1.73 m^2)，则风险升高。若 eGFR < 15 mL/(min·1.73 m^2)，应请肾内科会诊，做好术后透析的准备；② 确认是否有糖尿病史。若有，风险升高 5 倍；③ 避免使用非甾体类抗炎药和其他肾毒性药物；④ 术前一天和手术当天停用利尿剂；⑤ 水化治疗，在造影前 3 h 静脉输入生理盐水或碳酸氢钠 1.5 mL/(kg·h)，持续至造影后 6 h；⑥ 造影前、后口服 N-乙酰半胱氨酸；⑦ 术后尿量 > 150 mL/h；⑧ 10 d 内避免再次使用造影。虽然前瞻性研究数据和荟萃分析关于口服 N-乙酰半胱氨酸预防造影剂肾病的疗效得出相互矛盾的结果，但大部分医生仍认同这种药物可以预防急性肾损伤。使用造影剂前后经静脉水化可使患者受益，但首选等张碳酸氢钠还是等张生理盐水尚无定论。

在遵循 KDIGO 集束化治疗的基础上，监测细胞周期停滞的生物学标志物可有效预防心脏手术和非心脏手术后急性肾损伤的发生。集束化治疗包括以下内容：① 在可能的情况下，避免使用所有肾毒性药物；② 保证容量负荷和灌注压；③ 考虑监测功能性血流动力学；④ 动态监测肌酐及尿量；⑤避免高血糖；⑥尽量避免造影剂的使用，若无法避免，尽可能小剂量使用。

2.治疗措施

急性肾损伤治疗方面的进展有限，推荐在动态肾功能监测指导下实施个体化肾保护措施。如果确定容量合适或尿路梗阻已解除，但病情仍未改善，则应请肾内专科医生会诊，特别在需要肾替代治疗时。具体治疗原则包括：

1）早诊断　除症状、体征外，可通过尿液检查等实验室检查早期发现急性肾损伤。尿路阻塞可通过测定膀胱残余尿进行诊断，尿路平片可发现90%的尿路结石，CT等影像学手段可了解腹盆腔占位对输尿管的压迫情况。肾和尿道的超声检查可用于排除因梗阻导致的急性肾损伤。患者若一侧输尿管梗阻，可能并不会出现肌酐升高、尿量减少等急性肾损伤的表现，临床上应予以注意。

2）早治疗原发病　临床上，应及早治疗肾小球肾炎、间质性肾炎、尿路感染、脓毒血症等可致急性肾损伤的原发病。老年患者术后急性肾损伤往往病因复杂，多种致病因素相互叠加，应积极寻找诱因。首先，要关注患者是否存在肾脏有效灌注不足，对合并高血压、心功能不全的患者要注意询问是否长期服用利尿剂，是否存在近期血压快速大幅度降低，是否存在肾动脉狭窄并服用血管紧张素转换酶抑制剂。其次，要注意是否存在尿路梗阻。除常见的前列腺肥大、结石和肿瘤压迫外，还应注意腹膜后纤维化等导致尿道梗阻的少见原因；合并糖尿病的患者应注意有无神经源性膀胱导致的尿潴留，糖尿病合并尿路感染的患者应警惕是否存在肾乳头坏死。此外，老年患者常因多种合并症服用多种药物，因此不仅要详细了解是否应用肾毒性药物，还应注意药物间相互作用所产生的肾损伤。最后，尿液镜检可对病因诊断提供帮助，浑浊棕色颗粒管型及上皮细胞管型提示急性肾小管坏死；血尿提示肾结石、输尿管损伤或肾实质损伤；嗜酸性粒细胞尿提示间质性肾炎；不伴红细胞的肌红蛋白尿提示横纹肌溶解；尿比重高、低尿钠、滤过钠排泄分数 $< 1\%$ 支持肾前性病因的诊断。如果患者尿量难以计量，可考虑置入导尿管（但应尽快拔除）。尿路梗阻如果无法通过导尿管解除，通常需要外科经皮造瘘干预。

3）停用致肾损伤药物　临床上可致肾损伤的药物有万古霉素、两性霉素、新霉素、氨基糖苷类等抗生素，环孢菌素A等免疫抑制剂，顺铂、丝裂霉素等化疗药物，氟比洛芬酯等非甾体类抗炎药，特别是多种药物合用时更应警惕急性肾损伤的发生。

4）改善肾灌注　肾灌注减少是术后急性肾损伤的主要原因，对各种原因造成的灌注不足应及时寻找病因，包括回顾手术和麻醉记录，尤其要注意低血压、输血、利尿剂使用、造影剂使用、体外循环使用、血管夹闭的时间、尿量及手术并发症，并及时处理。针对病因，采取补液、输血、纠正酸碱失衡及电解质紊乱、抗感染、适当使用血管活性药物提升血压等措施，改善肾灌注与微循环。血清前白蛋白水平低下是急性肾损伤患者死亡的独立危险因素。老年患者常存在营养不良，并且急性肾损伤患者常处于高分解代谢状态，因此老年急性肾损伤患者营养治疗非常重要，应补充充足的热量。

5）肾替代治疗　肾替代治疗又称血液净化或人工肾，是利用人工合成膜模拟肾脏功能，清除体内代谢的废物或毒素，同时纠正水、电解质及酸碱失衡，是目前治疗急、慢性肾功能衰竭的重要方法。

何时开始肾替代治疗尚无统一定论，目前认为出现氮质血症、无尿及急性肾损伤的并发症，如肺水肿、严重容量超负荷、高钾血症及难以控制的代谢性酸中毒即可开始肾替代治疗，具体指征如下：① 无尿或者少尿，尿量在 12 h 内 < 200 mL；血尿素氮 > 80 mg/dL；② 肌酐 > 4 mg/dL（354 μmol/L）；③ 血钾 > 6.5 mmol/L；④ 利尿剂治疗无效的肺水肿；⑤ 严重的代谢性酸中毒，pH < 7.1；⑥ 高热 > 40 ℃ 且药物治疗无效；⑦ 出现尿毒症严重合并症，如意识障碍、神经肌肉病变等；⑧ 全身水肿或严重容量超负荷；⑨ 肾功能失代偿，出现多器官脏器功能障碍和（或）全身炎性反应综合征等。

在严重急性肾损伤患者中，如果水潴留、无尿合并血流动力学不稳定，肾替代治疗是唯一的支持治疗。KDIGO 指南推荐，当液体、电解质、酸碱平衡严重失衡危及生命时，应紧急启动肾替代治疗。在其他情况下，肾替代治疗的启动应全面考虑临床情况，而非仅根据单一的指标阈值。急性透析质量倡议小组则推荐个体化的肾替代治疗启动、维持和终止指征。

心脏手术术后急性肾损伤患者在急性肾损伤 2 期开始肾替代治疗比在急性肾损伤 3 期开始肾替代治疗有更好的临床获益。尽早开始肾替代治疗与更低的术后死亡率、90 d 内更快的肾功能恢复相关。临床上，约 90% 的患者接受肾替代治疗的时机是延迟的，肾替代治疗启动时机的差异中位数为 21 h，这是需要警惕的。

肾替代治疗的方法对临床结局也有影响。目前常用的肾替代治疗方法有血液透析、腹膜透析、连续性肾替代治疗和血浆置换。

（1）血液透析：血液透析是将体内血液引流至透析器中，血液与含机体浓度相似的电解质溶液（透析液）在透析器中，通过弥散、超滤、吸附和对流原理进行物质交换，清除体内的代谢废物、维持电解质和酸碱平衡；同时清除体内过多的水分，并将净化过的血液回输至体内。血液透析的常见并发症有晕厥、头痛、呕吐、肌肉痉挛、昏睡、发热等；严重并发症有急性循环衰竭、出血性并发症、透析平衡失调综合征、心搏骤停等。透析平衡失调综合征出现的原因是快速透析使血液中尿素突然下降，而尿素通过血脑屏障比较慢，这种渗透梯度的快速改变使得水分向脑脊液内移动而诱发脑水肿。其症状为头痛、烦躁不安、恶心、呕吐，重者可有定向障碍等精神症状，可出现心律不齐、癫痫发作甚至死亡。其防治措施包括：① 防治透析过程中血浆渗透压的急剧下降，可在透析液中增加葡萄糖、尿素等溶质；② 防治透析中溶质去除过快，可缩短透析时间、增加透析次数或减慢血流量；③ 预防性使用抗痉挛药。

（2）腹膜透析：腹膜本身是一种具有良好渗透性的半透膜，其平均面积大致相当于肾小球毛细血管的面积。透析时在腹腔内输入透析液，使体内蓄积的电解质与代谢废物经透析液排出。腹膜透析的并发症分为与操作相关的并发症和体内生理学改变的并发症两类，前者包括切口出血、透析液外漏、透析管堵塞或引流不畅、内脏损伤、腹腔感染；后者包括高钠血症、高钾血症、低钾血症、高血糖、高渗透压症、透析平衡失调综合征等。腹膜透析需要在腹腔内置管，含糖液体驱动液体和溶质迁移，因此腹膜透析感染（腹膜炎）风险较高。近期有过腹部手术史的患者无法进行腹膜透析，这在一定程度上限制了腹膜透析在术后急性肾损伤的临床应用。

（3）连续性肾替代治疗：连续性肾替代治疗是指利用动静脉压力差或者血泵驱动血液循环，以对流方式清除中、小分子毒素，以超滤方式清除体内水分。因缓慢进行，对血流动力学影响较小，可在床旁实施。目前连续性肾替代治疗包括连续性静脉-静脉血液滤过、连续性动-静脉血液透析滤过、连续性动-静脉血液透析、连续性静脉-静脉血液透析及缓慢连续性超滤。

（4）血浆置换：血浆置换是将患者血液引出，用血浆分离器将血细胞、血浆分离，去除血浆以清除患者血浆内的自身抗体、免疫复合物、内外源性毒素等，主要用于自身免疫性疾病或肾移植后排斥反应所致急性肾损伤的治疗，其并发症有凝血障碍、低钙血症、低血压和低蛋白血症等。

七、典型病例

【病史简介】

患者，男性，76 岁，因"大便带血 1 个月余"入院。患者 1 个月前出现无明显诱因下大便带血，血常规示血红蛋白 61.2 g/L，电子肠镜示直肠占位，病理提示直肠中分化腺癌。

既往史：高血压病史两年，最高 160/80 mmHg，不规律服用氨氯地平。否认心脏病、糖尿病等慢性病史，20 年前醉酒摔倒后左踝关节骨折。

体格检查：体温 36.1 ℃，脉搏 65 次/min，呼吸 17 次/min，血压 153/80 mmHg，身高 172 cm，体重 69 kg。双肺听诊呼吸音清，心前区无隆起，心界不大，心率 65 次/min，律齐。腹柔软，液波震颤无，振水音无，腹部包块未触及，无压痛、反跳痛，肝脾未触及，墨菲征阴性，移动性浊音阴性，肠鸣音正常。四肢活动自如，神经系统未及阳性体征，双下肢不肿。

实验室检查：血红蛋白 62 g/L，总蛋白 64 g/L，血肌酐 83 μmol/L，尿酸 477 μmol/L，eGFR 78 mL/(min·1.73 m^2)。

辅助检查：心电图示窦性心律，T 波变化。胸、腹、盆腔 CT 平扫+增强示两肺上叶陈旧性肺结核；肝内钙化灶；双肾囊肿；膀胱结石。双肾、输尿管、膀胱、前列腺超声示双肾囊肿；双肾结石；膀胱结石；前列腺增生。电子肠镜示直肠占位，病理提示直肠中分化腺癌。

术前诊断：直肠癌。

拟行手术：腹腔镜下 Dixon 术。

【围手术期管理】

1.术前评估及准备

此患者术前诊断为直肠恶性肿瘤、中度贫血、高血压病 2 级（高危）、双肾结石、膀胱结石、双肾囊肿、前列腺增生。心功能 Ⅱ 级，ASA Ⅱ 级。

入院后氨氯地平继续口服至术日晨，输注红细胞 2 U，请肾内科医生会诊，予完善尿蛋白 11 项、抗核抗体 13 项、抗中性粒细胞胞质抗体全套、抗心磷脂抗体全套、免疫球蛋白+补体、泌尿系+残余尿超声等检查，同时予谷胱甘肽、复方 α 酮洛酸、百令胶囊，术前复查血肌酐 64 μmol/L、尿酸 314 μmol/L、eGFR 97 mL/(min·1.73m^2)。

2.术中管理

1）入室情况 入室时体温 36.1 ℃，心率 65 次/min，呼吸 17 次/min，有创动脉血压 153/80 mmHg，脉搏氧饱和度 96%。入室后予 5 导联心电图、脉氧饱和度和 BIS 监测。行桡动脉有创测

6

压，使用对流空气加热维持体温。动脉血气分析后，面罩吸氧。予以右美托咪定 0.5 μg/kg 负荷量泵注（20 min 内）。

2）麻醉方案　全身麻醉诱导采用静脉注射依托咪酯 14 mg，舒芬太尼 20 μg，顺式阿曲库铵 12 mg，置入 LMA 喉罩，诱导期间血流动力学平稳，诱导后行超声引导下双侧腹横平面阻滞（0.33% 罗哌卡因 30 mL）。诱导后持续输注丙泊酚及瑞芬太尼，单次追加顺式阿曲库铵，右美托咪定 0.4 μg/（kg·h）泵注，控制 BIS 在 40 ~ 60。

3）术中经过　手术取改良截石位，于脐上做弧形小切口，建立二氧化碳气腹，在腹腔镜直视下提起乙状结肠，切断乙状结肠悬韧带，切开乙状结肠系膜根部，分出肠系膜下动静脉，清扫肠系膜下血管周围淋巴脂肪组织。沿邓氏筋膜内游离直肠前壁，离断两侧的直肠韧带，沿骶前筋膜前间隙内分离直肠后壁，至肿瘤下缘 5 cm 处裸化肠管，以腔镜下 60# 切割闭合器，切割闭合。于左侧戳孔做长约 5 cm 竖形切口，至肿瘤上缘 10 cm 处裸化肠管，离断肠管去除标本。荷包缝合降结肠断端，置入 29# 吻合器底座，回纳入腹腔。从肛门口进吻合器行直肠-降结肠端端吻合。术中维持有创动脉血压于基础血压值 ±10%。手术时间 156 min，术中输平衡液 2200 mL，红细胞 2.5 U；术中尿量 300 mL。

3. 术后转归

术毕 12 min 后苏醒，拔出 LMA 喉罩，术后 45 min Steward 评分 6 分，转入病房。术后第 2 d 血肌酐 145 μmol/L，eGFR 43 mL/（min·1.73 m²），尿量 < 0.5 mL/（kg·h），予以补液（平衡盐溶液）、利尿剂、纠正电解质、营养支持、保肝护肾药物、抗感染（避免使用肾毒性抗生素）治疗后，术后血肌酐逐渐下降，术后第 11 d 血肌酐、eGFR 恢复正常值，尿量正常，切口愈合良好，无不适主诉，予以出院。

【病例分析】

此患者为老年男性，术前合并双肾结石、膀胱结石、前列腺增生等泌尿系统疾病，合并高血压病不规则服药，术前外周血管张力异常和血容量不足易致围手术期血流动力学波动，进而影响肾脏血供；术前贫血可使血液携氧能力下降，亦是围手术期急性肾损伤的诱因。手术方式为腹腔镜下 Dixon 术，长时间腹内压增高可致肾脏脉管系统受压和急性肾损伤。此患者术前输注红细胞纠正贫血（受限于血制品有限的客观条件）、予以保肝护肾，禁用肾毒性药物等处理后血肌酐、eGFR 恢复正常，而术后 48 h 内肌酐升高至术前 2 倍，出现了术后急性肾损伤，经补液（平衡盐溶液）、利尿剂、纠正电解质、营养支持、保肝护肾药物、抗感染（避免使用肾毒性抗生素）治疗后，术后肌酐逐渐下降至正常值。此病例体现了急性肾损伤高危患者术前准备、术后早期识别并尽早处理的重要性。

（程岑　刘学胜）

第五节　老年患者术后疼痛管理

随着医疗水平和生活质量的提高，人们对疼痛控制有了新的认识，疼痛治疗也在诊断技术、评估、治疗等各方面取得了较大进步。然而，诸多社会因素却导致老年人的疼痛治疗未受到足够重视。术后疼痛不仅给患者带来不愉快的主观感受和情感体验，还会使患者对手术产生恐惧感而影响术后病情恢复、降低生活质量及满意度、延长住院时间，甚至导致术后长期的慢性疼痛。因此，良好的术后镇痛不仅可以改善老年患者术后转归，对降低术后慢性疼痛的发生率和远期死亡率也有一定作用。

一、老年患者术后疼痛对机体的影响

术后疼痛的伤害性传入刺激可触发各种病理生理反应。尽管这些反应可能对机体有益，但未得到有效控制的术后疼痛可能会强化上述病理生理反应，对患者造成一系列不良影响，甚至增加患者的并发症发病率与术后死亡率。术后疼痛触发的各种病理生理反应涉及多个系统。例如，疼痛引起的神经内分泌反应涉及下丘脑-垂体-肾上腺皮质系统与交感肾上腺系统的相互作用。伤害性刺激从外周向中枢的传递过程中可引起神经内分泌应激反应，同时伴有局部炎性物质（如细胞因子、前列腺素类、白三烯类、肿瘤坏死因子 α）以及全身性炎症介质的释放。疼痛还可导致脊髓节段以上的反射性反应，可引起交感神经张力增高、儿茶酚胺和分解代谢性激素（如促肾上腺皮质激素、抗利尿激素、胰高血糖素、醛固酮、肾素、血管紧张素 Ⅱ）分泌增加，以及合成代谢性激素分泌减少，引起水钠潴留、血糖、游离脂肪酸、酮体和乳酸水平升高，导致高分解代谢状态。而高血糖症可能导致伤口愈合不良、负氮平衡和蛋白质分解，也可阻碍手术患者的康复。

术后疼痛导致的应激反应也是术后发生高凝状态的重要危险因素。凝血功能的增强（如天然抗凝物质水平的降低和促凝物质水平的增加）、纤维蛋白溶解的抑制、血小板反应性和血液黏性的增强都可能促使术后高凝状态相关事件的发生率增高，如深静脉血栓形成、心肌缺血等。术后疼痛还可加重术后免疫抑制，免疫抑制的程度与手术损伤严重程度相关。术后疼痛对交感神经系统的影响表现为心肌耗氧量增加，致使心肌缺血和心肌梗死的发生率增加。其机制可能与冠状动脉收缩导致心肌氧供降低有关。交感神经系统兴奋还可延迟术后胃肠蠕动功能的恢复，诱发麻痹性肠梗阻。

手术损伤导致的疼痛还可激活伤害性感受器，启动有害性脊髓反射。例如，上腹部和胸部手术的创伤可引起脊髓反射性膈神经抑制，导致呼吸功能显著降低。术后疼痛控制不佳可引起呼吸变浅，咳嗽不充分，增加术后肺部感染的发生率。伤害性感受器的激活可启动脊髓反射性胃肠道功能抑制，使胃肠蠕动恢复延迟。

目前，术后慢性疼痛尚未得到广泛重视。研究发现，10%～65%的手术患者会发生术后慢性疼痛，其中2%～10%的患者可能经历严重的术后慢性疼痛。术后急性疼痛控制不良是发生术后慢性疼痛的重要危险因素。急性疼痛转化为慢性疼痛往往非常迅速，长期行为学和神经生物学的改变也远远早于我们既往的认知。术后慢性疼痛较常见于截肢手术（30%～83%）、胸部手术（22%～67%）、胸骨切开术（27%）、乳房手术（11%～57%）以及胆囊手术（56%）。目前还无法确定术后急性疼痛的严重程度和术后慢性疼痛之间是否存在因果关系，其他因素（如术后疼痛过敏的面积）也许更能预示术后慢性疼痛的发生。较为强烈的术前疼痛可导致中枢敏化，进而发展为术后慢性疼痛。因此，临床医生必须充分了解慢性疼痛的状况，并在术前参与患者疼痛的治疗。控制术后急性疼痛可改善患者的远期恢复及生活质量。术后早期疼痛得到有效控制的患者能积极参加术后的康复训练，有助于手术患者的术后康复。优化术后疼痛治疗能提高患者术后恢复质量，而术后疼痛控制不佳引起的术后慢性疼痛可给患者的日常生活质量造成深远的影响。

二、老年患者术后疼痛的评估

老年患者术后疼痛评估要点见表6-5-1。

表6-5-1　老年患者术后疼痛评估要点

要点	评估
发作和模式	疼痛开始的时间？发生的频率？疼痛强度是否有变化？
疼痛的性质	刺痛或灼热？跳痛或放射痛？压榨性疼痛或绞痛？
疼痛的强度	轻微不适？一般不适？可以忍受？剧痛难忍？
疼痛的部位	是否局限在切口？有无其他部位牵涉痛？
加重或缓解因素	什么因素会加重或减轻疼痛？
对机体影响	情绪困扰？抑郁？焦躁不安？睡眠？
既往治疗	经过哪些治疗？哪些治疗有改善？哪些治疗无效？
疼痛评估的障碍	哪些因素会影响疼痛评估的准确性和可靠性？（文化或语言障碍、认知障碍、听力障碍等）

（一）疼痛评估的原则

疼痛评估的原则应包括：① 重视患者的主诉，获得详尽的病史；② 进行详尽的体格检查及神经学检查；③ 重视患者心理和情绪状况的评估；④ 评估疼痛的严重程度；⑤ 注重患者的性别、性格和文化背景；⑥ 治疗过程中的动态评估及疗效观察；⑦ 应全面评估患者的感觉、认知因素及行为因素。

（二）临床常用的术后疼痛评估方法

数字评分法（Numerical Rating Scale，NRS）、语言描述评分法（Verbal Descriptors Scale，

VDS）、VAS 和面部表情疼痛量表（Face Pain Scale，FPS）可用于认知功能正常或轻到中度认知障碍老年患者的疼痛强度自我评价。对老年患者而言，VDS 评分和 NRS 评分是敏感可靠、接受度较高的方法。FPS 评分不需要患者有读写能力，但其准确性不及 NRS 评分和 VDS 评分。上述评分方法实施方便，临床医生已普遍掌握，在此不再赘述。下面重点介绍 McGill 疼痛问卷（McGill Pain Questionnaire，MPQ）和适合认知功能障碍患者的疼痛评估方法。

MPQ 是目前使用最广泛的多维评分法之一。调查表列出了 20 组能表达疼痛特征的词汇供患者选择，从生理、情感和评价三个方面对疼痛进行更加全面、具体的评估。患者经评估者讲解后，从中选出最能表达他们疼痛感觉的词。从该表中可得出以下三个数值：① 疼痛分级指数（pain rating index，PRI），每组中的每个词根据患者表达的疼痛强度给予一个分值，所得分值之和即为 PRI 值，从三个方面进行评分后分别得出三个分值。② 选词数量（number of words chosen，NWC）。③ 现时疼痛强度指数（present pain intensity index，PPII），要求患者完成一个当前疼痛强度量表，该表由从"不痛"到"剧烈疼痛"等词汇构成。MPQ 早期是为慢性疼痛评估而设计的，现已证实其对急性疼痛包括术后疼痛的评估同样有效。

针对重度认知功能障碍患者的疼痛评估极具挑战。建议首先尝试自我评价法。对无法自我评价者，建议利用合适的工具根据行为改变评估疼痛强度。美国老年医学会建议，可通过 6 种疼痛行为评估患者疼痛程度（表 6-5-2）。鼓励与患者关系最密切的监护者参与评估，能更有效地发现患者的行为变化。老年认知功能障碍患者常用的疼痛评估量表有多种，在临床实践中，应根据量表应用的环境和患者情况，选择最适合的量表。晚期老年痴呆疼痛评估量表（Pain Assessment In Advanced Dementia Scale，PAINAD）主要针对晚期老年痴呆症和认知能力严重受损且已失去表达能力的患者，最高分为 10 分（表 6-5-3）。Doloplus-2 量表是一个由护士完成的观察性疼痛评估工具，通过对疼痛行为的观察，评估老年痴呆患者的疼痛程度（表 6-5-4）。Abbey 疼痛量表适用于对丧失语言能力的终末期痴呆症患者进行疼痛评估（表 6-5-5），评估非常便捷，总分为 18 分，0 ~ 2 分为无痛，3 ~ 7 分为轻度疼痛，8 ~ 13 分为中度疼痛，≥ 14 分为重度疼痛。根据目前研究结果，建议优先选用 PAINAD、Doloplus-2 和 Abbey 疼痛量表。

表 6-5-2　认知功能障碍老年患者常见的疼痛相关行为

行为类型	特殊表现
面部表情	轻微地皱眉，悲伤和受到惊吓表情，表情痛苦，额头皱纹，紧闭双眼，扭曲的表情，快速眨眼
语言表达或发声	叹息，呻吟，哼声，呼噜，喊叫，呼吸嘈杂，要求帮助，言语攻击行为
肢体动作	僵硬，紧张的身体姿势，坐立不安，节奏加快，摇摆，限制运动，步态或运动性改变
人际交往的改变	攻击性，好斗，对照顾抵触，社交互动减少，社交不合适，破坏性的参与
活动模式或习惯的改变	拒绝食物，口味改变，休息时间增加，睡眠、休息模式变化，突然停止常规活动，徘徊增加，哭泣或流泪，认知障碍加重，烦躁或痛苦
心理状态的改变	哭喊，流泪，意识错乱，易怒，忧伤等

6

表 6-5-3　中文版晚期老年痴呆患者疼痛评估量表

评估项目	0分	1分	2分
呼吸	正常	偶尔呼吸困难，短时期过度换气	呼吸困难兼发出吵闹声响，长时间过度换气，潮式呼吸
负面声音表达	没有	偶尔呻吟，低沉的声音，带有负面语气	重复性的叫嚷，大声呻吟，哭泣
面部表情	微笑，无表情	难过，恐惧，皱眉	愁眉苦脸
身体语言	轻松	绷紧，紧张步伐，坐立不安	僵硬，紧握拳头，膝盖提起，拉扯或推开，推撞
可安抚程度	无须安抚	通过分散注意力或触摸、安慰，可以安抚患者	通过分散注意力或触摸、安慰，也不可安抚患者

表 6-5-4　Doloplus-2 量表

躯体反应	0分	1分	2分	3分
躯体表现	无躯体表现	仅在询问时才有躯体表现	偶尔不随意的躯体表现	持续不随意的躯体表现
静止时保护性体位	无保护性体位	患者有时避免某种体位	患者不断寻求保护性体位，且有效	患者不断寻求保护性体位，但无效
对疼痛部位的保护	无保护性动作	有保护性动作但不干扰检查或护理	有保护性动作并且抗拒检查或护理	静止甚至无接触时，患者采取保护性动作
表情	平时的表情	接触时有痛苦表情	未接触就有痛苦表情	持续且异常木然的目光（无声，凝视，毫无表情）
睡眠	睡眠正常	入睡困难	频繁醒来	失眠并影响正常生活
洗浴或穿衣	平时能力未受影响	平时能力受轻微影响（小心翼翼但能完成）	平时能力受严重影响（费力且不能完成）	患者拒绝，洗漱或穿衣不能进行
活动性	平时的活动及能力无影响	平时活动减少（患者避免某些运动，减少步行距离）	平时的活动及能力减少（即使有人帮助，患者也减少了运动）	患者拒绝活动，劝说无效
交流	无变化	增加（患者异常要求他人的关注）	减少（患者与外界隔绝）	缺乏或拒绝任何形式的交流
社交生活	正常参加每项活动（吃饭、娱乐、治疗）	仅在要求时才参加活动	有时拒绝参加任何活动	拒绝参加任何活动
行为问题	行为正常	重复的反应性行为问题	持久的反应性行为问题	持久的行为问题（无任何外界刺激）

表 6-5-5　Abbey 疼痛量表

评估项目	0分(未见)	1分(轻度)	2分(中度)	3分(重度)
声音（呜咽、呻吟、哭泣）				
面部表情（紧张、皱眉头、痛苦、恐惧）				
肢体语言改变（坐立不安、摇摆身体、保护部分身体即回避）				
行为变化（越来越糊涂、拒绝进食，习惯发生改变）				
生理变化（体温、脉搏、血压改变、出汗、潮红或苍白）				
躯体改变（表皮或受压部位皮肤改变，关节炎，关节挛缩）				
总分				

三、老年患者急性疼痛的治疗

（一）药物治疗

老年患者急性疼痛的常用镇痛药物有阿片类药物、对乙酰氨基酚、非甾体类抗炎药、局部麻醉药、NMDA 受体拮抗剂氯胺酮、α_2 受体激动剂右美托咪定、抗癫痫药加巴喷丁、中枢性镇咳药右美沙酚等。

1. 阿片类药物

参见第三章第四节。

2. 非甾体类抗炎药和对乙酰氨基酚

非甾体类抗炎药和对乙酰氨基酚是最常用的处方镇痛药。非甾体类抗炎药除了能很好地缓解急、慢性疼痛外，还能起到有效的抗炎作用。非甾体类抗炎药的镇痛作用呈剂量相关性。在围手术期，经常被用作阿片类药物或区域麻醉的辅助用药。非甾体类抗炎药通过抑制前列腺素合成过程中的环氧化酶（cyclooxyganese，COX），从而阻断花生四烯酸生成前列腺素，发挥抗炎镇痛作用。传统的非甾体类抗炎药如阿司匹林、布洛芬等对 COX-1 和 COX-2 都有抑制作用。对 COX-1 的抑制可导致胃肠道、肾脏等的不良反应，而对 COX-2 的抑制则发挥镇痛和抗炎作用。新型的 COX-2 抑制剂只选择性抑制 COX-2，因此不良反应小。但有报道 COX-2 抑制剂可增加血栓和栓塞并发症的发生，如心肌梗死、肺梗死，并增加冠状动脉搭桥患者的死亡率，因此在心血管患者中应减量或慎用。非甾体类抗炎药可用于轻度至中度疼痛的治疗，还可以辅助阿片类药物的镇痛作用。非甾体类抗炎药禁用于消化性溃疡、胃炎、肾功能不全及有出血倾向的患者。

对乙酰氨基酚抑制中枢神经系统合成前列腺素，产生解热镇痛作用，其程度与阿司匹林相似，但对外周组织的 COX 无明显作用，因此其抗炎作用不明显，对血小板和凝血机制无影响。临床上常用的非甾体类抗炎药物及对乙酰氨基酚的用法、禁忌证和不良反应可参考表 6-5-6。

表 6-5-6　临床上常用的非甾体类抗炎药物和对乙酰氨基酚的用法、禁忌证和不良反应

药物	用法用量	禁忌证	不良反应
帕瑞昔布	推荐剂量为 40 mg 静脉注射或肌内注射，随后视需要间隔 6～12 h 给予 20 mg 或 40 mg，每天总剂量不超过 80 mg，疗程一般不超过 3 d	有严重药物过敏反应史者，冠状动脉搭桥手术围手术期，活动性消化道溃疡或出血，重度心力衰竭，妊娠晚期或哺乳期妇女，严重肝功能损伤，炎症性肠病	发生严重不良反应的情况少见，包括心肌梗死和严重低血压等心血管事件、过敏反应、血管源性水肿和严重皮肤反应（如剥脱性皮炎）
氟比洛芬酯	成人单次静脉注射 50 mg（缓慢推注 1 min 以上），可根据需要使用镇痛泵给药，术后镇痛每日剂量不超过 200 mg	消化道溃疡，严重肝、肾或凝血功能障碍，严重心衰，高血压，阿司匹林哮喘，正在使用喹诺酮类药物的患者	注射部位疼痛，恶心、呕吐、偶见腹泻，发热、头痛、倦怠、嗜睡、畏寒，偶见血压上升、心悸，极少数患者可出现休克、肾病综合征、胃肠道出血等
酮咯酸	静脉注射 30 mg，肌内注射 60 mg。成人静脉或肌内注射连续使用一般不超过 5 d，成人每日最大剂量不超过 120 mg。65 岁及以上、体重低于 50 kg 患者的剂量需要减半，每日最大剂量不超过 60 mg。对于 2～16 岁患者仅以静脉注射或肌注方式单次给药，剂量应适当调整	对阿司匹林过敏、孕产妇、活动性消化性溃疡、肝肾疾病、高血压、心脏病等患者慎用	嗜睡、头晕、头痛、欣快、失眠等，剂量过大可引起呼吸抑制，注射局部有刺激，可见皮下出血、瘀斑等
丙帕他莫	对乙酰氨基酚前体药物，克服了对乙酰氨基酚的不稳定性。成人每次静脉注射 1～2 g，每 4 h 静脉注射 1 次或每日 4 次，每日总量不宜超过 8 g	对乙酰氨基酚过敏患者，活动性及重度肝脏疾病患者，肌酐清除率小于 30 mL/min 的患者，小于 3 个月的婴儿	偶见恶心、呕吐、腹痛、厌食、皮疹、粒细胞缺乏等

3. 钙离子通道调节剂

钙离子通道开放是突触传递过程中的一个重要步骤，它能促进突触前膜释放神经递质和神经调质。阻断钙通道在调节伤害性和抗伤害性反应过程中均发挥重要作用。减少钙离子内流到神经元或神经胶质细胞内的药物，可以用于治疗各种疼痛，尤其是慢性神经病理性疼痛的辅助或替代性治疗。加巴喷丁、普瑞巴林等药物的部分药效机制就是通过调节钙通道。

1）加巴喷丁　加巴喷丁最初是作为抗惊厥药物来使用的，之后才逐渐用于神经病理性疼痛的治疗。加巴喷丁可用于治疗糖尿病性神经痛、带状疱疹后神经痛、三叉神经痛、复杂性区域疼痛综合征，以及治疗人类免疫缺陷病毒感染、癌症、多发性硬化症、脊髓损伤所导致的周围神经痛。在烧灼痛、枪击样痛、痛觉过敏、痛觉超敏等神经病理性疼痛症状的缓解方面显示出较好的疗效。用于围手术期镇痛时，可术前 1～2 h 口服加巴喷丁 600～1200 mg，术后单次或多次给予 600 mg 口服。

2）普瑞巴林　普瑞巴林是一种对电压敏感型钙通道的调节剂，其作用机制与加巴喷丁相似。普瑞巴林通过减少钙内流，从而减少兴奋性神经递质，包括谷氨酸、P 物质、降钙素基因相关肽等的释放。普瑞巴林已被应用于治疗糖尿病性神经痛和带状疱疹后神经痛，效果显著。

用于围手术期镇痛时，可术前口服普瑞巴林 150～300 mg，12 h 后再给予术前相同剂量。

4. 钠离子通道阻断剂

钠离子通道参与神经的兴奋传导。根据对河鲀毒素的敏感性不同，钠离子通道可分为对河鲀毒素敏感（TTX-S）和对河鲀毒素抵抗（TTX-R）两大类。河鲀毒素敏感型钠通道主要表达于中到大的背根神经节神经元，而河鲀毒素抵抗型钠通道主要表达于小的背根神经节神经元（如 C 型传入纤维神经元）。钠离子通道阻滞药在一定剂量范围内可抑制异位放电而又不阻断正常的神经传导。代表性的钠通道阻滞药有利多卡因、卡马西平和奥卡西平。

1）利多卡因　利多卡因属于局部麻醉药，同时也是抗心律失常药。5% 的利多卡因贴剂能够提供局部镇痛作用而对全身影响甚小，已被用于神经病理性疼痛的治疗，如糖尿病性神经痛、带状疱疹后神经痛和周围神经病变等，可减少上述疾病所致的痛觉超敏和痛觉过敏。

2）卡马西平　卡马西平的主要作用机制是阻滞钠通道，可以降低 A δ 纤维和 C 纤维的自发放电。卡马西平可用于三叉神经痛的治疗。卡马西平的使用已超过 40 年，曾作为三叉神经痛治疗的"金标准"药物，目前也仍是治疗三叉神经痛的一线药物。

3）奥卡西平　奥卡西平是卡马西平的类似物，作为一种钠通道阻滞药，能够稳定神经细胞膜。与卡马西平相比，奥卡西平具有较少的药物相互作用及不良反应，尤其可减少严重血液病并发症的发生。奥卡西平已被用于治疗其他抗惊厥药物治疗无效的顽固性三叉神经痛。治疗三叉神经痛时，奥卡西平的每日剂量为 750 mg，能与卡马西平发挥相同功效，但不良反应的发生率显著降低。奥卡西平可用于缓解糖尿病性神经痛和复杂性区域疼痛综合征。

5. 其他

其他用于老年患者急性疼痛治疗的药物还包括 NMDA 受体拮抗剂、α₂ 受体激动剂、非阿片类中枢性镇痛药。NMDA 受体拮抗剂氯胺酮能阻断与 NMDA 受体相关的离子通道，从而发挥镇痛作用。α₂ 受体激动剂可乐定和右美托咪定能抑制脊髓后角水平的伤害性刺激的传导，使突触前膜去极化，抑制突触前膜 P 物质及其他伤害感受肽类的释放，具有镇痛、镇静、抗焦虑、抗呕吐作用。曲马多作为人工合成的非阿片类中枢性镇痛药，其左右旋体均可发挥镇痛作用。其镇痛强度约为吗啡的 1/10，不产生欣快感，治疗剂量不抑制呼吸，对心血管系统基本无影响，主要用于中度到重度的各种急性疼痛及手术后疼痛的治疗。

（二）非药物治疗

老年患者急性疼痛的非药物治疗主要包括认知行为疗法、物理疗法及情感支持。

1. 认知行为疗法

认知行为疗法是有意识地将患者痛苦的知觉减少到最小，包括转移患者的注意力、想象、幻想和自由陈述。例如，让患者听一些柔和舒缓的音乐，可以缓解交感神经的过度紧张，促使情绪安稳。有研究指出，术后苏醒期听音乐可以使第一次使用镇痛药物的时间明显后延。

2. 物理疗法

老年患者缓解疼痛的物理疗法主要有按摩、变换体位、经皮神经电刺激等。例如，足底反射区按摩疗法可以有效减轻术后腹部疼痛；针灸疗法用于肩部手术术后镇痛的研究发现，针灸能减轻术后疼痛，改善运动，增加患者满意度。

3.情感支持

老年患者急性疼痛的治疗过程中，情感支持也很重要。用安慰的语言鼓励患者可以减轻其焦虑或者疼痛。

（三）患者自控镇痛

患者自控镇痛（PCA）是医护人员根据患者的疼痛程度等因素，预先设置镇痛药物给药模式，再交由患者"自我管理"的一种镇痛技术。其中以硬膜外患者自控镇痛（patient controlled epidural analgesia，PCEA）和患者自控静脉镇痛（PCIA）的应用最广泛。

1.硬膜外患者自控镇痛

硬膜外患者自控镇痛利用 PCA 装置将药物输入硬膜外腔，主要适用于胸背部及以下区域疼痛的镇痛。局部麻醉药复合阿片类药物的硬膜外患者自控镇痛方案中，局部麻醉药常用 0.1%～0.15% 罗哌卡因或 0.1%～0.12% 布比卡因，阿片类药物给药方案见表 6-5-7。以 0.1% 布比卡因＋2 μg/mL 芬太尼或 0.3 μg/mL 舒芬太尼为例，采用生理盐水稀释至 250 mL 所配制的镇痛泵，参数设置为输注速率 2～5 mL/h，单次给药剂量 2～5 mL，锁定时间 10～20 min。

表 6-5-7　硬膜外患者自控镇痛中阿片类药物的镇痛方案

阿片类药物	负荷剂量	药物浓度
吗啡	1～2 mg	20～40 μg/mL
芬太尼	50～100 μg	2 μg/mL
氢吗啡酮	0.2～0.5 mg	8～16 μg/mL
舒芬太尼	10～20 μg	0.3～0.5 μg/mL

2.患者自控静脉镇痛

患者自控静脉镇痛利用 PCA 装置经静脉途径给药，操作容易，可用药物多，适用范围较广，但患者自控静脉镇痛是全身性用药，不良反应较多，镇痛效果略逊于硬膜外患者自控镇痛。患者自控静脉镇痛中阿片类药物的镇痛方案见表 6-5-8。非阿片类药物耐受的患者，不推荐设定背景剂量给药，建议采用多模式镇痛。

表 6-5-8　患者自控静脉镇痛中阿片类药物的镇痛方案

阿片类药物	单次给药剂量	锁定时间(min)
吗啡	0.5～2.5 mg	5～10
芬太尼	10～20 μg	4～10
氢吗啡酮	0.05～0.25 mg	5～10
羟考酮	0.2～0.4 mg	8～10
舒芬太尼	2～5 μg	6～10

3.患者自控镇痛过程中的常见问题和处理

1）镇痛不全

（1）原因：① 对术后疼痛程度评估不足；② 镇痛方案未遵循个体化原则；③ 镇痛药剂量偏低；④ 镇痛装置故障，如硬膜外镇痛时导管脱落、折叠、扭曲或堵塞，PCA 泵故障等。

（2）处理：分析原因，及时发现和排除镇痛装置的故障，对术后疼痛进行动态评估，坚持个体化原则，及时调整镇痛药的配方和设置，最大限度地减轻患者手术后疼痛。对 VAS 评分 > 3 分的患者，可先静脉注射帕瑞昔布 40 mg 或氟比洛芬酯 50 mg，如效果不佳，建议再分次静脉注射芬太尼 0.05 mg 或吗啡 2 mg，并密切监测患者的呼吸情况。同时，PCA 泵的剂量上调为原来的 1.5 倍，并继续观察疗效和不良反应，及时进行调整。

2）呼吸抑制　呼吸抑制是指患者通气不足，导致 CO_2 蓄积，严重时可伴有低氧血症。老年患者更易发生过度镇静和呼吸抑制。

（1）原因：① 麻醉药残留、椎管内镇痛阻滞平面过广等；② 术后镇痛药物剂量不当、镇痛泵设置错误等；③ 胸部和上腹部手术可影响呼吸功能，术后易发生限制性通气功能障碍，肺泡通气不足、咳嗽乏力、肺内分泌物潴留，可引起肺炎和肺不张等并发症，从而导致肺内通气／血流比例失调，肺内分流增加和低氧血症。

（2）处理：① 暂停麻醉性镇痛药的应用，调低镇痛泵的剂量设置；② 保持呼吸道通畅，对舌后坠的患者可以放置口咽通气道或鼻咽通气道，及时吸痰，清理口腔分泌物；③ 术后常规监测及给予吸氧，避免发生潜在缺氧；④ 阿片类药物过量或残余导致的呼吸抑制，呼吸频率 < 8 次／min，可以使用纳洛酮 5～10 μg/kg 静脉注射，必要时 3～5 μg/（kg·h）静脉滴注；⑤ 硬膜外阿片类药物未过量而发生呼吸抑制者，应怀疑导管是否移位至蛛网膜下腔，此时应终止硬膜外镇痛；⑥ 持续密切观察患者的呼吸和氧合。应坚持个体化和多模式镇痛原则，避免阿片类药物过量导致呼吸抑制。

3）恶心、呕吐　术后恶心、呕吐是术后常见的并发症，发生率高达 25%～30%。

（1）原因：① 患者因素：小儿、女性和肥胖患者是术后恶心、呕吐的高危人群。此外，术后恶心、呕吐还与患者术前焦虑、术前禁食等因素有关。② 手术因素：妇科手术、腹腔镜手术和长时间手术是术后恶心、呕吐的高危因素。③ 麻醉因素：全身麻醉后术后恶心、呕吐的发生率明显高于局部麻醉或神经阻滞，引起术后恶心、呕吐的主要麻醉药物包括阿片类药物、吸入麻醉药、依托咪酯、氯胺酮等。

（2）处理：① 明确有无导致术后恶心、呕吐的内、外科因素。例如，是否有脱水，是否存在肠梗阻、胃扩张等消化道因素，是否有脑水肿、颅内压增高，以及癌症患者是否接受放疗及使用化疗药物等。② 若无上述因素，应考虑镇痛药物导致的术后恶心、呕吐。研究表明，某种止吐药用药 6 h 内再次应用该药往往无效，应更换其他止吐药物。建议静脉给予昂丹司琼 0.1～0.15 mg/kg、帕洛诺司琼 0.25 mg、阿瑞匹坦 40 mg、甲氧氯普胺 10 mg 或小剂量氟哌利多。此外，针刺治疗对术后恶心、呕吐也有很好的疗效。③ 应警惕术后频繁恶心、呕吐的患者出现电解质紊乱。

4）低血压和心动过缓

（1）原因：① 椎管内阻滞与全身麻醉联合应用；② 低血容量；③ 心血管代偿功能不足、伴有心动过缓或传导阻滞；④ 术前应用抗高血压药物或 β 受体阻滞剂；⑤ 突然的体位变动可发生严重低血压、心动过缓，甚至诱发心搏骤停；⑥ 镇痛用药选择不当或过度镇静。

（2）处理：① 一般治疗措施，包括吸氧、抬高双下肢、加快输液等；② 中度到重度或迅速进展的低血压，可静脉注射麻黄碱 5～20 mg 或去氧肾上腺素 40～100 μg；③ 严重的心动过缓时可静脉注射阿托品 0.5～1 mg；④ 严重低血压和心动过缓时可静脉注射阿托品和麻黄碱，如无反应，立即静脉注射小剂量肾上腺素（5～10 μg）；⑤ 检查麻醉平面、镇痛泵药物及设置；⑥ 加强生命体征监测。

5）尿潴留

（1）原因：手术后 8 h 内患者不能自行排尿或膀胱尿量＞600 mL 称为术后尿潴留。术后尿潴留的主要原因包括全身麻醉及椎管内麻醉后排尿反射受抑制、阿片类药物减弱膀胱平滑肌和括约肌张力、手术创伤应激和损伤神经，切口疼痛引起膀胱括约肌反射性痉挛，机械性梗阻以及患者不习惯床上排尿等。术后尿潴留的发生与年龄、手术、麻醉、液体输入量、药物、有无尿道功能障碍史等因素有关。

（2）处理：可以通过物理疗法、中医治疗或药物治疗等促进排尿。① 用 40～45℃温水冲洗患者会阴部，或用热毛巾热敷骶尾部，可以刺激尿道周围神经，促进排尿；② 于患者下腹部膀胱膨隆处轻轻按摩，并自患者膀胱底部向下按压，可促进尿液排出；③ 药物治疗，如新斯的明或酚苄明。④ 对使用上述方法仍无法缓解尿潴留的患者，可行导尿。

6）下肢麻木、肌力下降

（1）原因：术后下肢运动障碍多为硬膜外镇痛或神经阻滞时应用高浓度局部麻醉药所致，也可由硬膜外血肿、硬膜外导管在硬膜外腔压迫一侧相应的脊神经根等引起。

（2）处理：① 肌力恢复前制动；② 检查所用局部麻醉药的种类和浓度；③ 排除穿刺神经损伤和硬膜外血肿的可能；④ 对硬膜外镇痛出现局部肌无力的患者，可尝试拔出导管 1～2 cm；⑤ 必要时行肌电图、MRI 等检查；⑥ 对下肢麻木、乏力较久的患者，要警惕压迫导致压疮、血栓形成等潜在风险。

7）腹胀、便秘

（1）原因：腹腔内手术、全身麻醉、拟胆碱药物的应用都是导致胃肠道动力减弱的原因。而阿片类药物能减弱内脏运动，引起胃潴留、腹胀与便秘。患者术后静卧时间过长也不利于肠道功能的恢复。

（2）处理：鼓励患者早期床上活动，有利于减轻腹胀，促进肠功能恢复。对使用镇痛泵的患者，若无活动禁忌，则应鼓励患者进行床上和下床活动。针灸也有助于胃肠道功能的恢复。

（四）椎管内镇痛

椎管内镇痛适用于胸、腹部及下肢的术后镇痛。椎管内镇痛可分为蛛网膜下腔阻滞和硬膜外腔阻滞，后者还包括骶管阻滞。椎管内镇痛的主要优点是对患者的呼吸、循环等生理功能影响小，相较于全身给药，不良反应的发生率较低。此外，椎管内镇痛无明显的运动神经阻滞。相对于静脉自控镇痛，硬膜外自控镇痛不影响患者意识，镇痛效果更好，利于患者活动。腹部手术后硬膜外镇痛可改善肠道血流，降低胰岛素抵抗，有利于肠蠕动和肠功能的恢复。但椎管内镇痛有时会出现阻滞不完全，或阻滞过度引起下肢乏力、低血压等情况。

椎管内镇痛患者发生硬膜外血肿的概率较低，但接受抗凝或抗血小板药物治疗的患者发生硬膜外血肿的概率显著增加。故肝功能严重障碍、凝血功能异常者禁忌硬膜外镇痛。在拔除硬膜外导管前，预防性抗凝剂量的低分子肝素应停用 12 h，治疗剂量低分子肝素应停用 24 h，普通肝素应停用 8 h，或在国际标准化比值 ≤ 1.4 后拔除硬膜外导管，应用比伐卢定或阿哌沙班的患者应在活化部分凝血活酶时间正常后拔管。椎管内留置导管期间不建议使用抗凝或抗血小板药物。拔除硬膜外导管后至少 4 h 方可恢复使用低分子肝素或普通肝素。

（五）超声引导神经阻滞技术

静脉术后镇痛可引起老年患者发生恶心、呕吐、呼吸抑制、嗜睡等不良反应，超声引导神经阻滞为老年患者的围手术期镇痛提供了新的有效手段，其镇痛作用确切且无恶心、呕吐和呼吸抑制等不良反应，目前已在临床上得到广泛应用。

1. 超声引导颈浅丛阻滞

患者去枕平卧，头转向对侧，多采用短轴平面内技术，选用 6～13 MHz 线阵探头。将探头横置于胸锁乳突肌后缘，平 C4 水平。颈浅丛位于胸锁乳突肌后缘深面的间隙内。阻滞时穿刺针置于胸锁乳突肌后缘，颈阔肌的下方注射 0.5% 罗哌卡因 5～10 mL，或置于胸锁乳突肌下方与椎前筋膜浅面之间注射药物。超声下可见局部麻醉药在胸锁乳突肌下间隙内扩散（图 6-5-1）

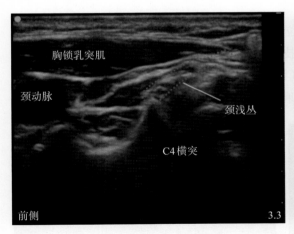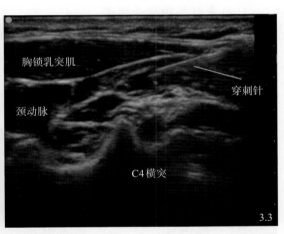

图 6-5-1　颈浅丛阻滞的超声图像

摘自：顾卫东，陆智杰，王爱忠.急性和慢性手术后疼痛诊疗技术.天津：天津科学技术出版社，2019.

2. 超声引导锁骨上臂丛阻滞

患者取仰卧位，患肢贴体自然伸展。多采用短轴平面内技术。选用 6～13 MHz 线阵探头。把探头平行锁骨置于锁骨中点上部，调整探头角度可清晰地显示臂丛神经、锁骨下动静脉、胸

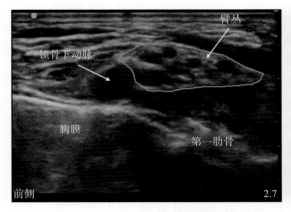

图 6-5-2　锁骨上臂丛的超声图像

摘自：顾卫东，陆智杰，王爱忠. 急性和慢性手术后疼痛诊疗技术. 天津：天津科学技术出版社，2019.

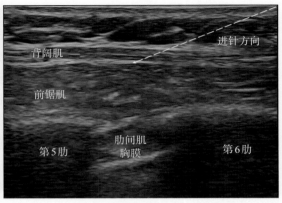

图 6-5-3　前锯肌阻滞的超声图像

摘自：顾卫东，陆智杰，王爱忠. 急性和慢性手术后疼痛诊疗技术. 天津：天津科学技术出版社，2019.

膜和第一肋等影像（见图 6-5-2）。探头压闭锁骨下静脉，22 G 穿刺针从探头外侧刺入，向内侧推进，针尖接近臂丛时，回抽无血、无气后即可注射 0.5% 罗哌卡因 20 mL。超声下可见药物呈团状包裹神经。若包裹不完善，可调整针尖位置重新进针，直至所有神经均被药物良好包绕。

3. 超声引导前锯肌阻滞

患者取侧卧位，将探头放置于腋中线，探头与肋骨垂直，在第 4 至第 6 肋间，超声下可见背阔肌、前锯肌、肋间肌和肋骨等结构。局部浸润麻醉，取 22 G 穿刺针，从探头下侧端进针，缓慢进针至前锯肌的浅层或前锯肌与肋间肌之间（图 6-5-3），回抽无血、无气后即可注射 0.5% 罗哌卡因 20 ～ 30 mL。超声下可见局部麻醉药在前锯肌的浅层或深层呈梭形扩散。

4. 超声引导胸椎旁阻滞

患者取侧卧位，将探头放置于标记的棘突位置，与脊柱垂直。穿刺点局部浸润麻醉后，取 22 G 穿刺针，从探头外侧端进针，采用平面内技术，向目标位置缓慢推进。当针尖穿透肋横突上位韧带时可有落空感。针尖到达椎旁间隙后（图 6-5-4），回抽无血、无气、无脑脊液后即可注射 0.5% 罗哌卡因 3 ～ 5 mL。超声下可见局部麻醉药在胸膜上方扩散，胸膜受压下陷。

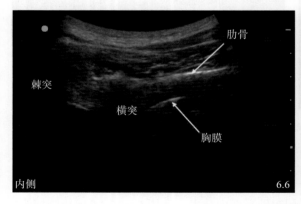

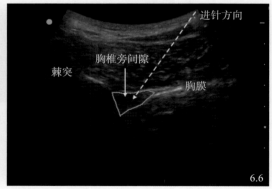

图 6-5-4　胸椎旁阻滞的超声图像

摘自：顾卫东，陆智杰，王爱忠. 急性和慢性手术后疼痛诊疗技术. 天津：天津科学技术出版社，2019.

老年患者精确麻醉

5. 超声引导横肌平面阻滞

患者取仰卧位，探头放置于髂嵴上缘与肋弓下缘之间腋前线处，探头与腋前线垂直。超声下由浅至深依次可清晰显示腹外斜肌、腹内斜肌和腹横肌。多选用平面内阻滞技术。固定探头，穿刺点局部浸润麻醉后，取 22 G 穿刺针，在探头任意一端进针，缓慢推进，针尖突破腹内斜肌和腹横肌之间的筋膜间隙，即腹横肌平面（图 6-5-5），回抽无血后即可注射 0.5% 罗哌卡因 20 mL。超声下可见局部麻醉药在腹横肌平面内呈梭形扩散，腹横肌和腹膜被推向腹腔。

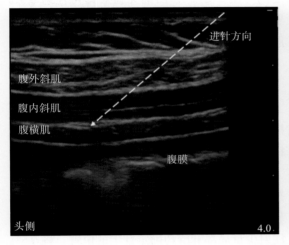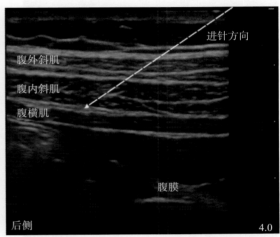

图 6-5-5　腹横肌平面阻滞的超声图像

左图是将探头与腋前线平行放置获得的超声图像，右图是将探头与腋前线垂直放置获得的超声图像。摘自：顾卫东，陆智杰，王爱忠. 急性和慢性手术后疼痛诊疗技术. 天津：天津科学技术出版社，2019.

6. 超声引导腹直肌鞘阻滞

患者取平卧位，确定手术切口位置并标记出白线位置。选用高频线阵探头，探头放置于白线旁，并与白线垂直。超声下可显示腹直肌前鞘、腹直肌、腹直肌后鞘、腹横筋膜和腹膜的影像。探头水平向外平移，可显示腹直肌外侧缘、腹外斜肌、腹内斜肌和腹横肌。采用平面内进针技术，局部浸润麻醉，取 22 G 穿刺针，可从探头内侧端或外侧端进针，向腹直肌下方推进，至腹直肌的下方、腹直肌后鞘的浅层（图 6-5-6）。针尖到达腹直肌外缘内侧 1 ～ 4 cm，回抽无血即可注射 0.5% 罗哌卡因。因为腹直肌纤维被三条纤维横带相隔，称为"腱划"。所以局部麻醉药在腹直肌鞘内上下扩散受限。腹直肌阻滞时多采用多点注射，每侧给予局部麻醉药 15 ～ 20 mL。超声下可见局部麻醉药在腹直肌与腹直肌后鞘之间扩散。

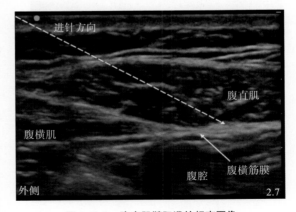

图 6-5-6　腹直肌鞘阻滞的超声图像

摘自：顾卫东，陆智杰，王爱忠. 急性和慢性手术后疼痛诊疗技术. 天津：天津科学技术出版社，2019.

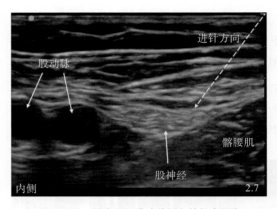

图 6-5-7　腰方肌阻滞（前侧）的超声图像

摘自：顾卫东，陆智杰，王爱忠．急性和慢性手术后疼痛诊疗技术．天津：天津科学技术出版社，2019.

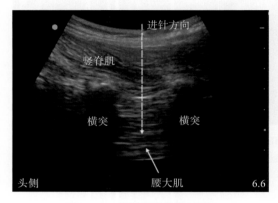

图 6-5-8　腰丛阻滞的超声图像

摘自：顾卫东，陆智杰，王爱忠．急性和慢性手术后疼痛诊疗技术．天津：天津科学技术出版社，2019.

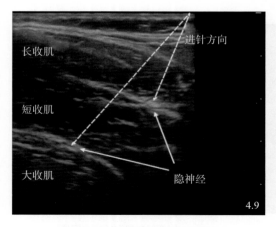

图 6-5-9　股神经阻滞的超声图像

摘自：顾卫东，陆智杰，王爱忠．急性和慢性手术后疼痛诊疗技术．天津：天津科学技术出版社，2019.

7.超声引导腰方肌阻滞（前侧）

患者取侧卧位，在 L2 水平，将探头放置于脊柱旁 2～3 cm 处，与脊柱垂直。超声下可清晰显示腰方肌、腰大肌和肾脏等结构。穿刺点局部浸润麻醉后，取 22 G 穿刺针，从探头外侧端进针，缓慢推进，针尖至腰大肌和腰方肌之间（图 6-5-7），回抽无血后即可注射 0.5% 罗哌卡因 20 mL。超声下可见局部麻醉药在两肌肉间隙间扩散。

8.超声引导腰丛阻滞

患者取俯卧位，将探头放置于标记的棘突上方，与脊柱水平，可见节状的棘突影像。将探头水平向患侧平移，直到显示"城垛样"的横突影像，浅层是中回声的竖脊肌。竖脊肌的下方、上下位横突之间是腰大肌。采用平面外技术。穿刺点局部麻醉后，取 22 G 穿刺针，可从探头的任意一端进针，通过调整探头角度或注射少量局部麻醉药确定针尖的位置。将 0.5% 罗哌卡因 20 mL 注射至横突下 1～2 cm 的腰大肌内即可（图 6-5-8）。值得注意的是，从探头外侧进针时，注射针与探头的角度不应大于15°，否则针尖易进入椎间孔，从探头内侧进针相对安全。

9.超声引导股神经阻滞

患者取仰卧位，选用 6～13 MHz 线阵探头。将探头平行放置于腹股沟韧带上。超声下浅层的高回声影为阔筋膜和髂筋膜，腹股沟韧带下方可见到股静脉和动脉。在股动脉的外侧可显示高回声的梭形或蜂窝状的股神经。股神经显影类似于脂肪组织，有时不易与周围组织区分，需调整探头角度和切面加以确认。采用短轴平面内技术，局部浸润麻醉后，取 22 G 穿刺针，从探头外侧穿刺，由外向内缓缓推进穿刺针，直至针尖接近股神经处（图 6-5-9），回抽无血即可注射 0.5% 罗哌卡因 20 mL。超声下可显示局部麻醉药团状包绕股神经。有时可见局部麻醉药将股神经冲散呈数股包绕。

10.超声引导收肌管隐神经阻滞

患者取平卧位，双下肢分开，患侧肢伸展、外旋。选用高频线阵探头，将探头置于大腿中下 1/3 段内侧，与股骨垂直。调整探头位置和角度，使图像内清晰显示缝匠肌、股内侧肌和股薄肌，在三块肌肉之间就是收肌管。在收肌管内可见到搏动的股动脉的分支（膝降动脉），在动脉附近串珠状的高回声影即为隐神经，但有时神经不易分辨。采用短轴平面内技术，局部浸润麻醉后，取 22 G 穿刺针，从探头的外侧端进针。向隐神经的方向缓缓进针（图 6-5-10），靠近神经时注射 0.5% 罗哌卡因 5 ~ 10 mL。超声下可见药物在收肌管内、动脉周围扩散。

11.超声引导闭孔神经阻滞技术

患者取平卧位，阻滞侧下肢外展外旋。选用高频线阵探头。将探头置于腹股沟褶皱处，与腹股沟韧带平行。超声下确认股动脉和股静脉，向内平行移动探头。调整探头角度，以清晰显示耻骨肌、长收肌、短收肌和大收肌。闭孔神经位于耻骨肌内下方，四块肌肉交界的部位，同时可以观察到闭孔动静脉。局部麻醉后，取 22 G 穿刺针，从探头外侧端进针，缓慢推进，接近神经时，注射 0.5% 罗哌卡因 5 mL（图 6-5-11）。若无法清晰显示神经，可将等量的局部麻醉药注射至闭孔动脉的周围。此处闭孔神经尚未分支，仅需一点法注射即可。

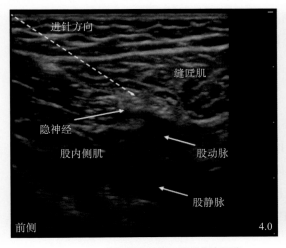

图 6-5-10　**收肌管隐神经阻滞的超声图像**

摘自：顾卫东，陆智杰，王爱忠.急性和慢性手术后疼痛诊疗技术.天津：天津科学技术出版社，2019.

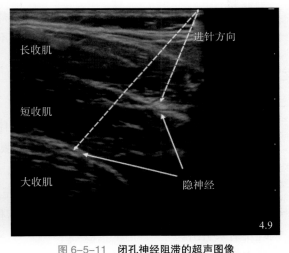

图 6-5-11　**闭孔神经阻滞的超声图像**

摘自：顾卫东，陆智杰，王爱忠.急性和慢性手术后疼痛诊疗技术.天津：天津科学技术出版社，2019.

12.超声引导坐骨神经阻滞

患者侧卧位，身体略前倾，髋关节和膝关节略屈曲。在坐骨结节和股骨大转子间做一连线。选用高频线阵探头或低频凸阵探头，采用短轴平面内技术。将探头放置于连线的中点，与坐骨神经走行垂直。调整探头位置和角度，浅层是臀大肌，内外侧深部是股骨大转子和坐骨结节，在两者之间、臀大肌的深部可见搏动的臀下动脉和梭形、椭圆形或三角形的坐骨神经。局部浸

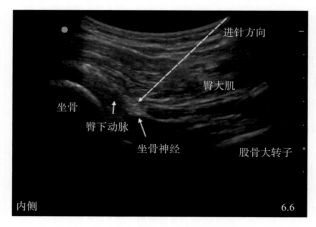

图 6-5-12　坐骨神经阻滞的超声图像

摘自：顾卫东，陆智杰，王爱忠. 急性和慢性手术后疼痛诊疗技术. 天津：天津科学技术出版社，2019.

润麻醉，取 22 G 穿刺针，可从探头任意一端进针。缓慢推进直至接近神经（图 6-5-12），回抽无血，注射 0.5% 罗哌卡因 10～20 mL。

（六）急性疼痛管理小组

术后镇痛可纳入全院的术后疼痛管理架构中，成立全院性或以麻醉科为主，包括普通外科医生和护士在内的急性疼痛管理小组，为手术患者提供急性疼痛服务（acute pain service，APS），以提高围手术期的镇痛质量。急性疼痛管理小组的工作范围和目的包括：① 治疗术后痛、创伤痛，评估和记录镇痛效果，处理不良反应和镇痛治疗中的问题；② 进行术后镇痛必要性和疼痛评估方法的宣教；③ 提高手术患者的舒适度和满意度；④ 减少术后疼痛相关并发症。

良好的术后疼痛管理是保证术后镇痛效果的重要环节，在实施时应强调个体化治疗。急性疼痛管理小组不仅要制订镇痛策略和方法，还要落实其执行，检查所有设备，评估治疗效果和不良反应，按需做适当调整，同时做好术后镇痛方法、药物配方、给药情况、安静和运动（如咳嗽、翻身）时的疼痛评分、镇静评分及相关不良反应的记录。

（七）典型病例

【病史简介】

患者，女性，92 岁，因"摔伤致左髋疼痛伴活动受限 1 日"入院。

既往史：冠心病，高血压病史 6 年，长期服用单硝酸异山梨酯治疗冠心病。

体格检查：体温 36.6℃，脉搏 88 次/min，呼吸 18 次/min，血压 168/68 mmHg。神志清晰，精神尚可。心律齐，双肺呼吸音稍低，左下肢屈曲，外旋 90 度，畸形，髋部压痛（+），轴向叩击痛（+），双下肢肌力及肌张力可，末梢血运及浅感觉未见明显异常，生理反射存在，病理反射未引出。

实验室检查：血红蛋白 64 g/L，K^+ 3.22 mmol/L。其余基本正常。

辅助检查：胸片示心脏横径增大，胸主动脉粥样硬化；肺功能示中度限制性通气功能障碍，小气道功能重度异常；心脏彩超示主动脉瓣钙化，三尖瓣轻度反流，射血分数 42%；心电图示 ST-T 改变；左髋骨摄片示股骨粗隆区粉碎性骨折。

术前诊断：左股骨粗隆间骨折，高血压病，冠心病，低钾血症，贫血，肺功能不全。

拟行手术：左侧人工股骨头置换术。

【围手术期管理】

1. 术前准备

术前予以输血和补钾治疗，复查血红蛋白 83 g/L，K^+ 3.3 mmol/L。心内科会诊建议使用氨氯地平控制血压。

2. 术中管理

1）入室情况　患者入手术室后，面罩吸氧，行心电图、脉搏氧饱和度、体温监测；局部麻醉下行有创动脉血压监测。术前行血气分析。

2）麻醉方案　采用神经阻滞（腰丛＋骶丛）复合静脉镇静。腰丛复合骶丛神经阻滞（0.375% 罗哌卡因 35 mL）镇痛范围覆盖了全部手术区域。镇静方案采用小剂量右美托咪定 0.5 μg/kg 负荷量输注 15 min，维持剂量右美托咪定 0.1～0.3 μg/(kg·h)。保留患者自主呼吸，口咽通气道辅助下面罩吸氧，术中严密监测患者的呼吸情况、血压和心率。切皮前 5 min 予以小剂量阿片类药物舒芬太尼 10 μg 辅助镇痛。术毕前 5 min 予以非甾体类抗炎药氟比洛芬酯 50 mg 进行多模式的抗炎镇痛。

3）术中经过　术中患者血流动力学稳定。全程自主呼吸，胸廓起伏正常，呼吸频率维持在 12～15 次/min。血氧饱和度维持在 98%～100%。体温正常。

3. 术后转归

患者术后 5 min 在手术室内唤醒，呼之能应，对答切题。生命体征平稳。VAS 评分 0 分。术后第 1 d：心率 68 次/min，血压 145/77 mmHg；脉搏氧饱和度 99%，VAS 评分 0 分。术后第 3 d：心率 72 次/min，血压 136/67 mmHg，脉搏氧饱和度 99%，VAS 评分 1 分。术后第 6 d 下床活动。术后恢复过程中无发热，无切口感染，无呼吸系统并发症。

【病例分析】

此患者高龄，术前检查发现存在中度限制性通气功能障碍和小气道功能重度异常，射血分数仅有 42%，提示存在中度心肌收缩功能障碍。鉴于患者心肺功能较差，故麻醉采用神经阻滞（腰丛＋骶丛）复合静脉镇静，术毕给予非甾体类抗炎药进行多模式镇痛，避免了全身麻醉对患者心、肺功能的影响，以及静脉镇痛导致的恶心、呕吐和呼吸抑制等不良反应。

（戴伟　刘学胜）

6

第六节　老年患者术后重症监护管理

随着人口老龄化，ICU 患者中老年手术患者的比例逐年增加。据统计，65 岁以上的患者占外科 ICU 住院患者的 20%～50%，而老年患者的 ICU 住院时间占所有患者住院时间的比例超过 60%，在美国占医保支出的 25% 左右。

老年患者因为机体机能减退、衰老，各个器官的潜力和调节能力降低，故而往往合并高血压、心脏病、慢性支气管炎等疾病。尽管外科手术能够在一定程度上解决老年患者的肿瘤、骨折等特定疾病，但是其并存疾病仍然存在，甚至管理不善时容易出现恶化的情况，手术后相关不良事件的发生风险增加。由于不同的老年患者的手术类型及其自身合并症不同，ICU 的治疗目标也不一样。老年患者的术后重症监护管理需要基于老年患者日常生活基线情况、手术种类及其本身相关合并症。大多数老年患者的治疗目标为改善或者维持患者术前身体机能，控制生命体征在合理的范围之内，同时减轻患者的疼痛及减少疼痛相关并发症。因此，老年人是否需要手术，如何降低围手术期风险、减少并发症、维护术后功能状态，是我们需要重点关注的问题。ICU 医生快速、客观、准确地评估老年患者术后的机能状况，与患者及家属充分沟通老年患者机能衰弱及其术后并发症的相关风险。

一、老年患者术后 ICU 脑功能管理

（一）短暂性脑缺血发作和脑卒中

1. 定义与诊断

1）短暂性脑缺血发作（transient ischemic attack，TIA）　经典的 TIA 为由栓塞或血栓形成引起的急性发生的局灶性脑或视觉功能缺失，症状持续 < 24 h，也可表现为影像学检查没有急性梗死证据的短暂性神经事件。影像学检查（特别是 MRI）发现的脑卒中，但患者临床症状不明显或者症状持续时间少于 24 h。围手术期脑卒中或 TIA 的诊断主要依靠临床症状、体征和影像学结果，其临床表现为突然发作且症状往往取决于发生缺血或梗死的部位，可出现非对称的面部和（或）肢体麻木、肌力减弱、交流困难、视力障碍、失去平衡或协调能力、严重的无法解释原因的头痛、无原因的恶心、呕吐等。怀疑 TIA 或者脑卒中时，需进行影像学检查和及时请专科医生会诊并早期发现和治疗。

2）脑卒中　脑卒中是脑血管原因引起的局灶性或广泛性神经功能缺陷，持续时间超过 24 h 或者 24 h 内导致患者死亡。脑卒中分为缺血性脑卒中和出血性脑卒中，围手术期主要为缺血性脑卒中，出血性脑卒中仅占不到 1%。

2. 发生率及危害

不同手术人群和手术类型的老年患者围手术期脑卒中的发生率也不同。开放性心脏手术为

4.8% ~ 9.7%、颈动脉内膜剥脱术为 4.4% ~ 8.5%、非心脏非神经外科手术为 0.08% ~ 0.9%。围手术期 TIA 发生率为 1% ~ 7%，接受颈动脉血管手术患者的 TIA 发生率可高达约 50%。围手术期脑卒中增加了术后并发症发生率和死亡率，是导致老年患者术后认知功能障碍和肢体功能不全的重要原因。

3. 危险因素

危险因素可分为患者自身因素、手术种类和围手术期管理。

1）患者自身因素　高龄（> 70 岁）、女性、肥胖、脑卒中史或 TIA 史、颈动脉狭窄（尤其是出现症状者）、升主动脉粥样硬化（心脏手术患者）、高血压、糖尿病、肾功能不全、吸烟、慢性阻塞性肺病、周围血管病、房颤、左室收缩功能障碍（射血分数 < 40%）、术前突然停用抗血栓药物、术前 6 个月内有心肌梗死病史等。

2）手术种类　开放性心脏手术、颈动脉内膜剥脱术风险最高，闭合性心脏手术、头颈部大手术风险次之，非心脏、非神经手术风险较低。

3）围手术期管理　长时间手术、全身麻醉、剧烈血压波动、剧烈血糖波动、房颤等可能会增加并发症发生率。

4. 预防

预防措施主要针对可改变的危险因素。对拟接受择期手术并近期（< 3 个月）合并脑卒中的患者，择期手术应推迟至 3 个月之后，同时给予改善危险因素的治疗；对急诊手术则应维持血压稳定，并监测脑缺血的发生情况，包括经颅多普勒超声、脑电图、诱发电位。

如果颈动脉狭窄 > 70% 并有症状，可以考虑先行血管再通手术（支架置入 / 动脉内膜剥脱术），再行择期手术；如狭窄 < 50%，则无须血管再通手术；如狭窄 > 60% 但无症状，目前的处理还有争议，二级预防是可接受的方案。

对术前存在房颤的患者，术前 5 d 停用华法林，调整国际标准化比值至正常；若术前 1 ~ 2 d 的国际标准化比值 > 1.5，可口服 2 mg 维生素 K_1。停用华法林期间，采用普通肝素或者低分子肝素抗凝治疗，术前 24 h 停用低分子肝素，术前 4 ~ 6 h 停用普通肝素。对凝血功能基本恢复的患者，可在术后 12 ~ 24 h 继续服用华法林。围手术期应继续使用抗心律失常药或控制心率药物，并注意纠正术后电解质和液体平衡紊乱；术后应尽早恢复抗凝治疗（早期使用肝素，逐渐过渡为华法林）。对术前使用抗凝（华法林）或阿司匹林治疗的患者，如果手术出血风险为低危或者 TEG 检测花生四烯酸抑制率 ≥ 50% 且 ≤ 95%，可继续华法林或者阿司匹林治疗；如果停药后血栓栓塞风险为低危，可手术前停用华法林；如果不停药有出血风险、而停药后有血栓形成风险，可停药后给予短效抗凝药物（如低分子肝素）过渡。如果是高出血风险手术，术后 48 ~ 72 h 开始低分子肝素治疗，国际标准化比值达标后停用。对进行一般性皮下组织手术或者介入治疗以及发生血栓栓塞事件中低危的患者，不需要桥接治疗（也可术前 2 ~ 3 d 停用维生素 K 拮抗剂或者将华法林减量，调整国际标准化比值至 1.3 ~ 1.5）。

对预防脑卒中的最佳血压现在还无定论，一般患者可耐受比基础水平低 25% ~ 35% 的血压，但对合并严重颈内动脉狭窄或闭塞、Willis 环不完整或脑血流自身调节范围右移的患者，低血压可能导致分水岭区域梗死，目前建议此类患者围手术期血压降低不应超过基础血压的

20%。对血糖管理的目标值目前也无统一意见，应避免高血糖或低血糖，对危重患者推荐将血糖水平维持在 7.8～10.0 mmol/L 水平。

围手术期使用他汀类药物可以降低围手术期脑卒中的发生率，但是其结论尚未确定。术前长期使用 β 受体阻滞剂的患者，术前突然停药会增加其死亡率。但对术前未长期使用 β 受体阻滞剂的患者不建议围手术期大剂量使用，否则可能增加脑卒中发生率和死亡率。其他应注意的围手术期管理包括避免过度通气、维持体温正常、维持足够的血红蛋白水平等。

5. 治疗

对非手术患者，脑卒中 3 h 内静脉给予 rtPA 溶栓治疗可改善患者预后。但静脉溶栓治疗对围手术期脑卒中患者的治疗作用尚无经验，因为 14 d 内大手术史是静脉溶栓治疗的绝对禁忌证。

理论上，如果手术很小且溶栓治疗的益处远远超过风险，也可考虑静脉溶栓治疗。由于围手术期脑卒中患者禁忌使用静脉溶栓治疗，动脉内溶栓治疗是可考虑的选择。长海医院刘建民教授团队发表于《新英格兰医学杂志》（*The New England Journal of Medicine*）的研究表明，与现有指南推荐的静脉溶栓后再进行取栓治疗的桥接方法相比，对急性缺血性患者的救治直接采用动脉取栓方法无明显效果差异，且安全性一致。故对有条件的单位可以考虑直接动脉溶栓，可以减少急性缺血性脑卒中患者的救治环节，缩短救治时间，更重要的是，可以帮助患者在时间窗内获得更及时的救治和更好的预后，并有望降低这一疾病的致死率和致残率。

围手术期脑卒中后 6 h 内给予动脉内溶栓治疗（rtPA 或尿激酶）的效果，在部分患者中表现为神经功能有所改善，但出血并发症发生率高。

（二）老年患者术后谵妄

相关阐述见本章第二节。

二、老年患者术后ICU循环管理

（一）容量管理及液体治疗

1. 定义

液体治疗的主要目的是通过肠外液体供给来维持机体的有效循环血容量，保证各器官和组织的氧供，同时维持机体水、电解质和酸碱平衡。液体治疗最基本的目标是输入适当容量，尽快地恢复全身灌注和微循环灌注，达到较好的组织氧合，同时尽可能避免肺水肿的发生。

2. 液体治疗策略

目前容量管理液体治疗的策略主要包括限制性液体治疗策略和开放性液体治疗策略。限制性液体治疗的理论基础为：由于创伤应激导致应激反应的发生，下丘脑—垂体—抗利尿激素系统和肾素—血管紧张素—醛固酮系统被激活，相关激素释放增加，导致水钠潴留。因此，需要采取限制性液体治疗来调控围手术期输入的液体量。而开放性液体治疗策略则认为大手术时，液体转移至第三间隙，细胞外液减少，必须通过晶体液补充第三间隙液体的丢失量。围手术期应补充的液体量包括：生理需要量、术前准备期间液体缺少量、术中体液在体内再分布至细胞外液减少的量、麻醉导致血管扩张需要的量、围手术期丢失的血液量。与限制性液体治疗不同，开放性液体治疗考虑到了生理需要量、术前准备期间液体缺少量、体液在体内再分布至细胞外液减少的量、麻醉导致血管扩张需要的液体量，并以等量代血浆或血制品补充手术失血。

限制性液体治疗和开放性液体治疗各有优缺点：实行限制性液体治疗可以减少术后循环和呼吸系统并发症的发生率，且不影响伤口愈合，不增加围手术期死亡风险；实行开放性液体治疗可以保证术中循环稳定，降低术后恶心、呕吐发生率，患者可提早进食固体食物，缩短住院时间。

目前在 ICU 较流行的术后液体治疗策略为个体化的 GDFT，根据患者性别、年龄、体重、疾病特点、术前全身状况和循环血容量状态等指标，采取个体化补液方案（如图 6-6-1 所示），以心输出量大于 $4.5 \, L/(min \cdot m^2)$、氧输送量大于 $650 mL/(min \cdot m^2)$ 为循环管理目标。对老年的术后 ICU 患者，目标是患者血压不低于患者平时测量值的 20%，心率不快于平时测量值的 20%，中心静脉压维持在 $4 \sim 12 \, cmH_2O$，尿量超过 $0.5 \, mL/(kg \cdot h)$，血乳酸 $< 2 \, mmol/L$，中心静脉血氧饱和度（central venous oxygen saturation，$SevO_2$）$> 65\%$，$SVV < 13\%$。通过液体负荷，维持围手术期每搏输出量最大化，使机体组织器官获得最好的灌注和氧供。

GDFT 的实现手段包括液体冲击法和液体反应法。液体冲击法是在 10 min 内给予患者 200 mL 液体，观察患者的每搏输出量变化，如果患者的每搏输出量变化超过 10%，则重复液体冲击直到每搏输出量的增加幅度小于 10%，此时患者的每搏输出量即为最大每搏输出量，但是这一方法对老年人（特别是心脏功能不全的老年人）需要慎用，可以尝试被动抬腿试验。被动抬腿试验通过抬高下肢，快速、短暂、可逆地增加静脉回流，起到快速扩容、增加右

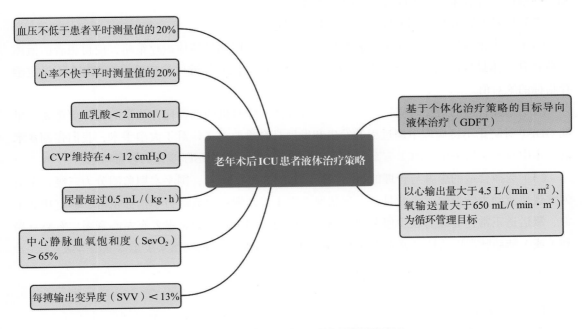

图 6-6-1　老年术后 ICU 患者的液体管理策略

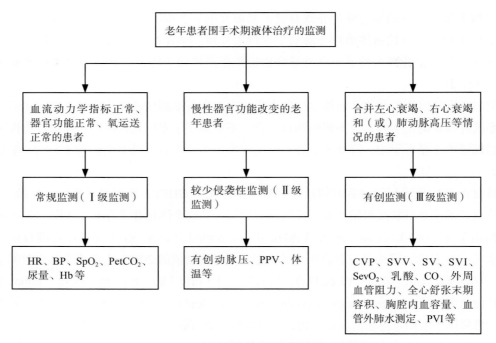

图 6-6-2　老年患者围手术期液体治疗的监测

HR—心率；BP—血压；SpO_2—脉搏氧饱和度；$P_{et}CO_2$—呼气末二氧化碳分压；Hb—血红蛋白；CVP—中心静脉压；SVV—每搏变异率；SV—每搏量；SVI—每搏指数；$SevO_2$—中心静脉血氧饱和度；CO—心输出量。

心前负荷的作用。被动抬腿试验阳性患者通常在 $30 \sim 90$ s 内能见到最大反应，每搏量可增加 $10\% \sim 15\%$，提示患者存在容量不足。液体反应法是通过测定反映每搏输出量变化的其他血流动力学指标，对液体负荷实现目标导向液体治疗的方法。

老年患者术后 ICU 应用 GDFT 需注意以下问题。

（1）个体化液体治疗 GDFT 实施的内容主要是基于限制性液体治疗策略，使得患者的液体负荷达到个体最佳的循环功能状态。但是不同于传统的限制性液体治疗策略，GDFT 不设定治疗指标的绝对值。

（2）选择合适的治疗时机，老年患者术后液体治疗时机的选择比方法学的选择更重要，早期 GDFT 对防止不良病理生理过程的发生和发展具有重要意义。对于大型手术，我们强调在术前、术中及术后均采用 GDFT 方案，以适应大型手术围手术期不断变化的容量需求。

（3）选择合适的患者与合理的监测指标。如图 6-6-2 所示，围手术期监测分为三级，Ⅰ级为常规血流动力学监测，患者具备下列状况考虑Ⅰ级监测：血流动力学指标正常、器官功能正常、氧运送正常；Ⅱ级为较少侵袭性监测；Ⅲ级为有创监测。如果患者有左心衰竭、右心衰竭和（或）肺动脉高压的情况就应用Ⅲ级监测，ICU 医生应当依据病情来决定监测的等级。

（二）心肌缺血损伤和心肌梗死

1. 定义与诊断

检测术后相关心脏标志物的表达能够给术后心肌损伤的诊断提供帮助，当围手术期心肌肌钙蛋白 I 的表达高于正常参考值上限时就应当考虑围手术期心肌损伤的发生。

对于术前肌钙蛋白 I 正常的患者，如果其术后 48 h 内肌钙蛋白 T ≥ 7 × 正常参考值上限或肌钙蛋白 I ≥ 20 × 正常参考值上限（无论心电图是否提示心肌梗死），即提示患者发生了围手术期心肌损伤。

对于非心脏手术的患者，术后肌钙蛋白 I 升高与患者术后 30 d 死亡率、远期死亡率相关。围手术期心肌缺血导致的心肌坏死的诊断依据为肌钙蛋白 I 升高伴心肌缺血的临床表现或心电图有心肌梗死的改变。根据心肌梗死的机制，围手术期心肌梗死主要涉及 I 型或 II 型心肌梗死。I 型是指与动脉粥样硬化斑块破裂相关的冠状动脉内血栓或栓塞导致心肌坏死。II 型是指由心肌氧供需不平衡导致的心肌坏死。

2. 发生率及危害

不同手术人群的围手术期心肌梗死的发生率不同。在非心脏手术患者中的发生率为 0.1% ~ 5.0%，在大血管手术的人群中的发生率为 2.9% ~ 23.9%，其中高龄是围手术期心肌梗死的主要危险因素之一。围手术期心肌梗死主要发生在术后早期，74.1% 的围手术期心肌梗死发生在术后 48 h 之内，其中 65.3% 的患者没有心肌缺血的临床表现。而围手术期出现心肌缺血的可能性更高，其发生率在非心脏手术后为 11% ~ 72%，在心脏手术患者中甚至高达 100%。

3. 预防

在围手术期严格按照针对冠心病患者的处理原则，抗血小板的治疗应当权衡手术出血和围手术期血栓风险。

1）抗血小板类药物　建议进行心血管风险评估，根据手术类型评估术后 30 d 内发生不良心脏反应事件的风险等级，必要时请多学科专家团队进行术前评估。

服用阿司匹林的患者，出血风险小时可以不停用。心血管事件低危者，术前 7 ~ 10 d 停用，术后 24 h 恢复使用。心血管事件高危者可不停药，注意出血风险。术中血流动力学难以控制者，术前暂停使用阿司匹林。阿司匹林不会干扰麻醉药物神经阻滞的作用，对椎管内导管拔除的时间无影响。服用 P2Y12 受体抑制剂者，若不伴有严重的心血管缺血风险，可考虑术前停用替格瑞洛或氯吡格雷 5 d，或停用普拉格雷 7 d。

具有冠状动脉支架植入史且服用双联抗血小板药物（dual antiplatelet therapy，DAPT）的患者，金属裸支架植入后至少 6 周或者药物洗脱支架植入后至少 6 个月行择期手术，围手术期继续使用阿司匹林，术前停用替格瑞洛或氯吡格雷 5 d，或停用普拉格雷 7 d，术后 24 h 恢复。金属裸支架植入 6 周内或药物洗脱支架植入 6 个月内需行外科手术时，建议术前继续原治疗方案，若发生严重出血，可输注血小板或其他止血药物。正在接受 DAPT 的患者进行非紧急心脏手术，大多数临床情况下继续使用阿司匹林的益处大于出血风险。如需进行颅内手术、经尿道前列腺切除术、眼内手术和其他出血风险极高的外科手术，术前至少 3 d 应停用替格瑞洛，至少 5 d 停用氯吡格雷。目前尚无长期服用抗血小板药物患者围手术期需使用肝素桥接的证据。

双嘧达莫具有血管舒张和抗血小板活性的作用，围手术期是否可以继续使用双嘧达莫暂无数据支持其安全性，需要综合血栓及出血风险考虑是否继续使用，若需术前停药，双嘧达莫需于术前至少 2 d 停止使用。

2）抗凝药物　需根据手术类型评估出血风险后再决定术前是否需要停用抗凝药物，出血风险低可继续抗凝治疗，中高危出血风险患者术前应停用抗凝药物，若血栓栓塞风险有增加趋势，比如发生脑卒中、肺栓塞等，建议延缓手术直至风险降至前期基础水平。

长期服用华法林的患者行手术前需行出血与血栓风险评估。低出血风险手术可不中断华法林治疗，而高风险手术术前患者需停用华法林，进一步评估血栓形成风险。中高血栓栓塞风险时，包括机械二尖瓣和主动脉瓣置换、术前 12 周新发生卒中、全身性栓塞、深静脉栓塞、房颤伴并发脑卒中高风险（CHADS2 评分达 5～6 分）、近期行支架植入术、有抗凝治疗中断期间发生血栓栓塞史等，建议使用肝素或低分子肝素桥接抗凝治疗，不建议使用新型口服抗凝药。当血栓栓塞风险低时，包括 CHADS2 评分 ≤ 4 分的房颤患者、VTE 患者，建议无须进行桥接抗凝治疗，监测国际标准化比值于治疗范围内。术后患者血流动力学稳定时，需于 12～24 h 恢复华法林治疗，INR ≥ 2 时停用肝素类药物。

新型口服抗凝药包括直接凝血酶抑制剂（达比加群酯）和 Xa 因子抑制剂（利伐沙班、阿哌沙班、依度沙班），同样需要根据手术出血风险判断围手术期是否停用，低出血风险手术可不中断抗凝治疗，而高风险手术术前需停止抗凝治疗。由于此类药物半衰期短，不需要肝素桥接抗凝治疗。

如果在术中或术后短时间使用 β 受体阻滞剂来控制心率，可以降低术后心肌梗死的发生率，但会增加围手术期低血压发生后使脑卒中的发生率增加，导致总死亡率上升。对之前一直服用 β 受体阻滞剂的患者建议其继续服用，但手术前 1 周内才开始服用的患者，不良事件发生率会增加，须引起重视。

既往有他汀类药物服用史的患者，突然停药会导致心血管事件的发生率增加，故围手术期可以继续治疗。围手术期预防性给予抗凝药物可能降低心肌损伤发生率，但是出血的风险增加。有研究显示，围手术期给予达比加群或利伐沙班可以降低非心脏手术后心肌损伤的发生率。但是围手术期使用阿司匹林并不能使患者获得受益，反而增加出血的风险。此外，围手术期平稳的麻醉管理是减少术后心肌缺血或心肌梗死最直接、最有效的方法。

4. 治疗

心肌梗死的治疗，首先需要鉴别其类型，判断是 I 型还是 II 型急性心肌梗死。

针对 I 型心肌梗死，可以采取积极抗凝、抗血小板和冠状动脉血管溶栓再通等处理方法，而对 II 型心肌梗死则需快速纠正机体的氧供需平衡，在患者出现低血压时给予血管活性药物并输液扩容。如果患者血红蛋白低时则需输血。大部分围手术期心肌缺血或者心肌梗死的患者并没有特征性的临床表现，对可能出现心肌缺血或者心肌梗死的高危患者，在术后的前 3 d 每天监测其肌钙蛋白水平，可以第一时间发现心肌损伤或者心肌梗死。

内科治疗心肌梗死的原则同样适用于围手术期心肌梗死，包括吸氧，给予阿司匹林和（或）氯吡格雷、他汀类药物，抗凝治疗，以及优化血红蛋白水平，必要时给予硝酸甘油和（或）吗啡。对血流动力学平稳的患者给予 β 受体阻滞剂，而对血流动力学不稳定的患者则应首先处理低血压和心律失常，待循环稳定后再考虑给予 β 受体阻滞剂，必要时考虑血管造影、介入治疗。

（三）术后高血压

1. 诊断标准

术后高血压（或术后急性高血压）是指术后 2 h 之内出现、持续时间 < 6 h 的高血压。目前并无诊断术后高血压的标准，非心脏手术患者收缩压 > 180 mmHg 或舒张压 > 110 mmHg，或者收缩压、舒张压较基础值升高 > 30% 时应采取干预措施；心脏手术患者血压 > 140 / 90 mmHg 或平均动脉压 > 105 mmHg 时应予以干预。

2. 发生率及危害

不同的手术人群的术后高血压发生率不同，颈动脉内膜剥脱术后为 9% ~ 58%、腹主动脉瘤术后为 25% ~ 85%、择期非心脏手术后为 5% ~ 20%。术后出现高血压如不及时干预，可能会引起神经系统、心血管系统和手术部位的严重并发症。

3. 危险因素及预防

术后高血压的危险因素主要包括患者因素、手术因素和麻醉因素等，例如，患者高龄，术前合并高血压和血管疾病，心脏、头颈部及大血管手术，围手术期镇痛不足，血管内容量过多，麻醉苏醒延迟，药物不良反应，术后低体温寒战，缺氧或高碳酸血症，膀胱扩张或导尿管不适等。

预防措施包括术前控制高血压、术中充分镇痛、维持体温正常和血流动力学平稳，术后避免缺氧和二氧化碳蓄积，并及时控制升高的血压等。

4. 治疗

目前尚无术后高血压治疗的最佳血压值。对有潜在围手术期高血压的患者，在其入 ICU 后需密切监测其血压，第一时间发现急性高血压的出现。有研究认为控制收缩压 < 160 mmHg 对改善预后有帮助，但是采用个体化血压管理可能更为有利，例如避免血压升高超过基础值的 30%。要排除引起术后高血压的原因，充分的镇痛可以降低术后高血压发生率。治疗术后高血压的理想药物应具有起效迅速、可控性强、作用时间较短、安全方便的特点，常用药物有硝酸甘油、乌拉地尔、钙通道阻滞剂、β 受体阻滞剂等。

针对术后高血压的治疗也应个体化，目标血压值及降压速度需要综合考虑患者年龄、基础血压、手术种类及终末器官受影响的情况。心脏或颅内手术后患者、嗜铬细胞瘤或自主神经高反应患者，以及合并肺水肿或急性冠脉综合征的患者应迅速控制血压。相反，对合并高血压脑病或脑卒中的患者应缓慢降压，对颅内压增高的患者应谨慎降压，必要时可以咨询神经科医生。同时需注意高龄及基础血压较高的患者应适当提高其术后血压。硝普钠和尼卡地平均可以有效降低后负荷，但使用尼卡地平的患者心脏指数更高、肺动脉压更低。尼卡地平在控制急性高血压的有效率方面要优于艾司洛尔。短效钙通道阻滞剂在控制术后急性高血压方面可能具有一定优势。总之，需要根据患者的自身情况进行个体化的血压管理，以改善患者预后。

（四）术后房颤

1. 发生率及危害

房颤是老年患者术后最常见的心律失常，其发生率在非心脏手术中为 0.4% ~ 26%，在心脏手术中达 35%，术后 2 ~ 4 d 出现，94% 发生在术后 6 d 内。术后房颤的发生会导致患者死亡率增加、住院时间延长和总医疗费用增加。

2. 危险因素

高龄是发生术后房颤最强烈的预测因子，同时，心脏手术术后房颤的发生率明显高于非心脏手术。在非心脏手术中，胸内手术和大血管手术发生术后房颤的风险最高。

3. 预防

对术前接受 β 受体阻滞剂治疗的患者，围手术期继续使用 β 受体阻滞剂治疗可减少术后房颤的发生。对有 β 受体阻滞剂治疗禁忌证的患者，可考虑预防性给予胺碘酮。

围手术期预防性使用胺碘酮可减少胸科术后房颤的发生率，但不减少死亡率和脑卒中发生率。静脉给予硫酸镁可减少术后房颤发生率并缩短术后住院时间，但也有专家认为硫酸镁不能减少术后房颤的发生。围手术期服用他汀类药物可以降低术后新发房颤的发生，同时有研究表明，抗氧化剂（如维生素 C 和鱼油）可能具有降低房颤发生率的作用。

4. 治疗

治疗的目的是预防血栓栓塞事件、减慢心室率、转复并维持窦性心律。

当房颤持续超过 48 h，应该考虑抗栓治疗，以减少脑卒中及全身血栓栓塞性疾病发生的风险，但是术后房颤的抗凝治疗需要考虑出血风险，权衡利弊。对房颤伴快心室率的患者，在排除低心排血量综合征后，可给予 β 受体阻滞剂、非二氢吡啶类钙通道阻滞剂、地高辛或胺碘酮控制心室率，心室率控制目标在 80 ~ 100 次 / min。

节律控制适用于达到心率控制目标后仍有症状的患者，使用最大耐受剂量药物仍不能达到心率控制目标的患者，以及使用心率控制药物出现明显不良反应（如低血压）的患者。

新发房颤且转复风险低时（如年轻、无心脏结构异常、无心房扩大），可以考虑转复，方法包括药物转复和电转复。普罗帕酮、氟卡因、胺碘酮、多非利特和伊布利特可作为转复药物。对术前接受 β 受体阻滞剂治疗的患者，建议围手术期继续 β 受体阻滞剂治疗。对未使用 β 受体阻滞剂的患者，可预防性使用胺碘酮和（或）他汀类药物。房颤治疗的目的是预防血栓栓塞事件、减慢心室率、转复并维持窦性心律。

三、老年患者术后 ICU 呼吸管理

（一）术后肺部并发症

1. 定义与诊断

术后肺部并发症是包括一系列术后（大多为术后 30 d 内）新发的可能对患者预后造成不良影响的呼吸系统疾病，它们常互为因果、密不可分，所以作为一个整体进行观察，统称为"术后肺部并发症"。

目前术后肺部并发症并没有公认的诊断标准。狭义的术后肺部并发症的诊断标准可以参考加泰罗尼亚外科病人呼吸风险评估模型（ARISCAT）研究使用的相关定义。术后肺部并发症的风险评估可参考 ARISCAT 风险评估系统（表 6-6-1）。

表 6-6-1　ARISCAT 风险评估

危险因素		分数
年龄（岁）	≤50	0
	51～80	3
	≥81	16
术前脉搏氧饱和度	≥96%	0
	91%～95%	8
	≤90%	24
近一个月呼吸系统感染	是	17
	否	0
术前贫血	是	11
	否	0
手术部位	上腹部	15
	胸部	24
手术时间（h）	<2	0
	2～3	16
	>3	23
急诊手术	是	8
	否	0

总分≤25分为低危；26～44分为中危；≥45分为高危。

广义的术后肺部并发症还可以扩展到包括慢性肺病急性发作、急性上气道阻塞、阻塞性睡眠呼吸暂停等。术后肺部并发症可以是短暂、自限、临床影响较小的情况，也可以是比较严重的导致多器官功能衰竭的情况，所以建议联合使用术后并发症严重程度评估系统，比如Clavien-Dindo 分级标准，在诊断的同时对术后肺部并发症的严重程度进行评估。

2. 发生率及危害

由于诊断标准和患者人群不完全相同，各项研究所报道的肺部并发症的发生率变异很大。文献中肺部并发症的发生率在上腹部手术后为 10.3%～16%、在胸部手术后为 23.3%～37.8%。根据 ARISCAT 风险预测模型，术后肺部并发症发生率在低危患者中为 0.7%～3.4%，在中危患者中为 6.3%～13.3%，而在高危患者中可达 38.0%～44.9%。术后肺部并发症可明显延长住院时间、提高医疗费用、增加围手术期死亡率，甚至可导致远期存活时间缩短。

3. 危险因素

肺部并发症的危险因素可分为患者相关的危险因素和手术相关的危险因素。正确评估术后肺部并发症的高危因素是实施有效防治的重要前提。建议在术前使用风险预测工具对患者进行评估，比如 ARISCAT 风险预测模型。通过评分将患者分为低危、中危和高危，其肺部并发症发生率分别为 1.6%、13.3% 和 42.2%。除 ARISCAT 包含的 7 个独立危险因素外，其他患者相关危险因素包括慢性阻塞性肺病、哮喘、肥胖、阻塞性睡眠呼吸暂停等；其他手术相关危险因素包括麻醉类型、神经肌肉阻滞剂类型等。

4. 预防

1）术前措施　可以采用减少术后肺部并发症的预防措施，包括术前戒烟 4～8 周以上；对基础慢性肺部疾病情况进行评估并将其控制在最佳状态；教育患者进行呼吸训练，比如咳嗽方式、自主深呼吸、诱发性呼吸训练等。

2）术中措施　尽量缩短手术时间、使用区域神经阻滞、减少接近膈肌的操作、腔镜手术、使用短效神经肌肉阻断剂、保护性肺通气策略、限制性液体输注等。

3）术后措施　包括肺扩张的方法，如胸部物理治疗帮助气道分泌物排出、帮助肺复张、鼓励患者咳嗽和咳痰、进行深呼吸训练。

4）其他措施　包括有效镇痛，可保障患者有效咳痰而减少肺部并发症；鼓励患者早期活动，可以帮助患者肺部复张和膈肌功能的恢复；早期拔除不必要的鼻胃管等。

5. 治疗

术后肺部并发症的治疗需根据每种肺部疾病的具体特点及严重程度而定。

肺部感染需充分引流分泌物（包括胸部物理治疗、体位引流、纤维气管镜吸痰、经鼻高流量氧疗和呼吸机辅助通气等）和抗感染治疗。解决肺不张问题时需要考虑导致肺不张的原因，比如大量分泌物堵塞，需要鼓励患者频繁咳痰或者辅助吸痰。无分泌物的肺不张可以采用经鼻高流量氧疗或持续气道正压通气等方式帮助肺复张。支气管痉挛也需要去除引起痉挛的因素（如过敏药物、组胺释放药物、误吸等），同时联合局部或者静脉的支气管扩张药物解痉。对呼吸衰竭的患者首先也需要针对病因进行治疗，保证气道通畅性，采取合适的氧疗方式，必要时给予机械通气。对有气胸和胸腔积液的患者，都需严密观察液体和气体的量，并且评估其对呼吸的影响，必要时给予胸腔穿刺引流。

（二）老年患者术后 ICU 呼吸管理措施

1. 呼吸功能监测

对术后需入住 ICU 的老年患者均需严密监测呼吸情况，实时监测呼吸频率、脉搏氧饱和度、动脉及静脉血气分析，必要时监测呼气末二氧化碳分压等。对机械通气患者还应监测呼吸力学指标，必要时可行胸部 X 线和 CT 检查。

2. 氧疗

吸氧是治疗和改善低氧血症最常用的处理方法。ICU 老年术后患者大多需要氧疗，以提高机体氧储备，改善氧供需平衡，但需注意个体化选择氧疗的方式及目标。无高碳酸血症型呼吸衰竭风险的患者的目标脉搏氧饱和度范围为 94%～98%。合并慢性阻塞性肺病或其他高碳酸血症型呼吸衰竭风险（如肥胖、胸壁畸形、神经肌肉疾病）的患者目标脉搏氧饱和度范围为

88%～92%，具体应根据血气分析结果及患者基础情况而定。将患者置于头高斜坡卧位，除非有活动禁忌（如骨骼或脊柱创伤患者），以改善呼吸情况及氧合。

氧疗的方法可以分为低流量吸氧和高流量氧疗。鼻导管吸氧是最常用的低流量吸氧方法，缺点是供氧浓度不精确、不恒定。一般氧流量为 1 L/min 时，吸入氧浓度约为 24%；氧流量 5～6 L/min 时，吸入氧浓度约为 40%。普通面罩在氧流量为 5～10 L/min 时，吸入氧浓度为 40%～60%；氧流量不能低于 5 L/min，以避免 CO_2 重复吸入。文丘里面罩吸入的是空气和氧气的混合气体，氧浓度较为精确，一般以 24%、28%、35%、40%、60% 的设定值递增。储氧袋面罩用于高浓度吸氧，氧流量为 10～15 L/min 时，吸入氧浓度为 60%～90%。高流量氧疗可以给予持续 ＞ 40 L/min 的氧流量、精确的氧浓度及气道湿化，可以减少口鼻咽部解剖无效腔，产生气道正压（2～5 cmH$_2$O），提高呼气末肺容积，增强黏膜纤毛的清理能力，降低上呼吸道气道阻力及减少患者的呼吸功，保护气道黏膜，减少气道干燥和上皮损伤等，现在被越来越多地应用于 ICU。

3. 无创通气

对入住 ICU 的所有术后老年患者都需评估是否适合无创通气。面罩无创正压通气（noninvasive positive pressure ventilation，NIPPV）在围手术期主要用于急性呼吸衰竭的治疗，有时也用于气管插管前的预氧合，正压通气可以减少呼吸肌做功，预防或治疗呼吸肌疲劳。老年患者术后急性呼吸衰竭常见于腹部手术或胸部手术的患者，多发生在术后早期，常常能在术后 1～2 周恢复。使用 NIPPV 的获益在于减少呼吸肌做功、增加肺泡通气、降低左心后负荷以及减少肺不张。出现以下情况时应避免行 NIPPV：循环不稳定、患者自主呼吸丧失、气道分泌物过多、患者躁动或严重脑病（Glasgow 昏迷评分 ＜ 10）、上消化道出血、上气道阻塞、误吸性肺炎和影响面罩佩戴的其他疾病。

NIPPV 模式可采用类似于有创机械通气的模式进行，但更常用的模式为持续气道正压通气（continuous positive airway pressure，CPAP）、压力支持通气（PSV）和双水平气道正压通气（bilevel positive airway pressure，BiPAP）。CPAP 能够维持气道开放、减少肺不张、维持功能残气量，BiPAP 在此基础上还能维持满意的肺通气。

4. 有创通气

存在 NIPPV 禁忌证（如严重意识障碍、无法保护气道或清除分泌物、心搏骤停等），或 NIPPV 治疗 1～2 h 后病情无改善的患者应进行有创通气治疗。

老年患者术后需行有创通气时，建立人工气道首选经口气管插管，对短期内不能撤除人工气道的患者应尽早选择或更换为气管切开。对有人工气道的患者应常规进行气囊压力监测，维持高容低压套囊压力在 25～30 cmH$_2$O，既可有效封闭气道，又不高于气管黏膜毛细血管灌注压，可预防气道黏膜缺血性损伤及气管食管瘘、拔管后气管狭窄等并发症。条件允许时应进行持续声门下吸引，机械通气时应在管路中常规应用气道湿化装置。常见通气模式有 CPAP、辅助控制通气（assist-controlled ventilation，ACV）、SIMV、PSV 和 BiPAP 等。机械通气参数的设置需结合血流动力学与通气、氧合监护等相关指标。

四、老年患者术后营养支持

老年患者经历术前禁食、灌肠等之后，患者的营养摄入减少，而手术的刺激对患者的能量消耗较大，故保障老年患者充足的营养是成功治疗和管理老年患者的关键。营养不良的老年术后患者较营养充足的老年患者，其并发症和死亡率明显增高。老年患者术后，特别是老年患者消化道手术术后并发严重营养不良时，往往预示着患者的不良结局。

1. 营养筛查与评估

在老年患者中营养不良发生率高，推荐常规进行营养筛查：推荐微营养评定法简表（mini-nutritional assessment short-form，MNA-SF）、NRS2002 和老年人营养风险指数（geriatric nutritional risk index，GNRI）等营养筛查工具。从疾病严重程度、进食情况、实验室检查、老年综合评估等方面，对患者营养状况进行全面评估。

2. 确定能量与蛋白质目标

老年术后 ICU 住院患者的能量需求可通过间接测热法进行个体化测定，一般老年术后 ICU 患者可将 20 ~ 30 kcal/（kg·d）作为能量供给的目标。老年术后 ICU 住院患者的蛋白质摄入量需结合临床实际情况设计，每日可达到 1.0 ~ 1.5 g/kg 蛋白质目标摄入量，乳清蛋白制剂更易消化利用。

对接受肠内营养治疗的老年术后 ICU 患者，应结合疾病状态及胃肠道耐受能力，选择适宜脂肪供能比的制剂。推荐接受肠外营养治疗的住院老年患者的脂肪供能可适当增加（一般不超过非蛋白质热卡的 50%）。在老年术后患者接受营养治疗时适当补充谷氨酰胺可减少感染并发症，同时应监测患者的肝、肾功能并限制谷氨酰胺的剂量 ≤ 0.5 g/（kg·d）。对住院老年患者可考虑在药理范围内补充 ω-3 脂肪酸，可能具有改善临床预后的作用。

3. 肠内营养治疗

对存在营养不良或者营养风险，且胃肠道功能正常或基本正常的老年术后 ICU 患者应首选肠内营养，并根据其特点制订合理的肠内营养计划，以期改善营养状况，维护脏器功能，改善临床结局。

标准整蛋白配方适合大多数老年术后 ICU 患者的肠内营养。膳食纤维有助于减少管饲肠内营养患者腹泻和便秘的发生，膳食纤维摄入 ≥ 25 g/d 有助减少管饲患者便秘的发生，改善临床结局。

老年非胃肠道相关术后 ICU 患者存在营养不良或营养风险时，在饮食基础上进行口服营养补充可改善营养状况，且并不影响饮食摄入量。口服营养补充每日 400 ~ 600 kcal 和（或）30 g 蛋白质，餐间分次口服坚持 30 ~ 90 d，可改善老年患者营养状态和临床结局。

蛋白质含量高的口服营养补充，可减少老年住院患者发生并发症、压疮的风险，并可促进肌少症的老年患者肌力和生活质量改善。为围手术期髋骨折和接受骨科手术的老年患者提供口服营养补充，可减少手术后并发症的发生。添加 β-羟基-β-甲基丁酸盐（HMB）的高蛋白型口服营养补充有助于增加肌肉量，改善老年住院患者的生活质量。也可以通过调整制剂口感、心理辅导和联合多种督促手段，提高老年患者口服营养补充的依从性。

鼻胃管适用于较短时间（2 ~ 3 周）接受肠内营养管饲的老年术后 ICU 患者；管饲时应上

身抬高 30°~45°，可减少吸入性肺炎。对接受腹部大手术且预计术后需要较长时间管饲的老年患者，建议术中放置胃或空肠造口装置。当施行近端胃肠道吻合后，可通过放置在吻合口远端的空肠营养管进行肠内营养。需要长期营养支持治疗的老年患者，相比鼻胃管更推荐使用经皮内镜胃造口术（percutaneous endoscopic gastrostomy，PEG）。对预计鼻饲营养超过 4 周以上的老年术后 ICU 患者，也推荐行 PEG。

对吸入性肺炎风险高危的患者，应选择经各种途径的空肠置管技术，如鼻空肠管、空肠造口术或经皮内镜空肠造口术（percutaneous endoscopic jejunostomy，PEJ）。

4. 肠外营养治疗

老年术后 ICU 患者的胃肠道功能严重障碍或不能使用肠内营养时，建议给予肠外营养。对需要营养支持治疗的老年患者，如肠内营养提供的能量和蛋白质低于机体目标需要量的 60% 时，建议给予肠外营养，以满足老年患者对能量和蛋白质的需求，维持营养状态和器官功能，改善患者的临床结局。

对于老年术后 ICU 危重症患者，肠外营养的启动时间应为：低营养风险者（NRS 2002 ≤ 3 分或 Nutric 评分 ≤ 5 分），术后 7 d 肠内营养未能达到 60% 目标喂养量时；高营养风险者（NRS 2002 ≥ 5 分或 Nutric 评分 ≥ 6 分），进入 ICU 后 72 h 肠内营养未达到目标量时。

老年患者的肠外营养应采用全合一方式将各种营养物质混合后输注，以减少代谢并发症的发生。自配型肠外营养处方符合个体化治疗原则，适合有特殊需要的老年患者。多种规格工业化多腔袋可减少血流感染，适合病情稳定和短期应用的老年患者。

维生素是机体有效利用葡萄糖、脂肪酸进行供能及蛋白质合成的基础，老年患者的肠外营养处方中应包括常规剂量的静脉用脂溶性和水溶性维生素。老年患者的肠外营养支持方案中应常规添加静脉用多种微量元素制剂。

周围静脉是老年术后 ICU 患者肠外营养短期应用的首选，肠外营养的营养液渗透压不超过 900 mOsm/L，但需注意预防浅静脉炎的发生。高渗透压（> 900 mOsm/L）或需要长期接受肠外营养（> 14 d）时建议通过中心静脉输注；经皮穿刺中心静脉置管适合危重症患者，锁骨下静脉途径是首选，但使用时间不建议超过 30 d；经外周置入外周中心静脉导管（peripherally inserted central catheter，PICC）有低穿刺风险和较少感染并发症，应为老年患者肠外营养输注的主要入径。

5. 肠外、肠内营养的监测与并发症处理

再喂养综合征风险的老年患者，给予营养治疗前应常规监测患者的电解质及代谢物水平，纠正机体水、电解质紊乱和补充维生素 B_1，应用营养的同时注意监测代谢指标。经鼻胃管肠内营养时应定期监测胃残余量；如果胃残余量较大（> 250 mL），应考虑调整肠内营养方式，如改变置管位置、降低喂养频率、换用喂养途径或停用肠内营养。

老年患者肠外营养实施中，应常规监测肝肾功能、血脂、血糖等代谢性并发症，特别是存在再喂养综合征高危风险者，规范的预防措施可减少并发症发生。血流感染和导管相关感染并发症是老年患者肠外营养实施中的重点监测内容。怀疑发生导管相关血液感染时建议进行导管末端培养，同时经皮及导管抽静脉血送培养。预防性应用抗生素对预防导管相关感染并无益处。老年患者接受较长时间肠外营养治疗，易发生肠外营养相关性肝病，尽早恢复进食或肠内营养和控制感染是预防治疗的重要方法。

6. 老年患者术后ICU常见疾病营养支持治疗

1）心脏功能衰竭　营养咨询干预可以改善老年慢性心衰患者的临床预后，营养支持治疗首选肠内营养；如伴有严重胃肠道功能障碍时，可以选择肠外营养。应避免液体过量，高能量密度肠内营养配方有助于液体管理。

2）慢性阻塞性肺病　稳定期营养不良的慢性阻塞性肺病患者可选择口服营养补充，建议采用较高脂肪比例的肠内营养配方；蛋白质摄入 1.5 g / (kg·d)；增加 ω-3 脂肪酸和膳食纤维摄入有益于改善肺功能和结局。食欲不佳者可使用促进食欲的药物帮助其更好地进食。

急性期慢性阻塞性肺病患者营养支持首选肠内营养，对存在禁忌者可予以肠外营养；如肠内营养无法满足能量需求的 60%，给予肠外营养；肠外营养处方中建议脂肪占非蛋白能量的 35% ~ 65%，氨基酸每日 1.3 ~ 1.5 g / kg 和足量微营养素。

机械通气慢性阻塞性肺病患者的营养支持同一般原则，但应注意避免过度喂养和控制脂质输注速度。

3）阿尔茨海默病　建议对存在营养不良的阿尔茨海默病患者予以口服营养补充治疗。仅建议在阿尔茨海默病患者病情变化或紧急情况下短期应用管饲肠内营养。如果不能耐受喂养管或有肠内营养禁忌时，可给予肠外营养。一般不推荐在阿尔茨海默病终末期应用人工营养支持，必要时可结合患方意愿决定。

4）糖尿病　老年糖尿病患者接受营养支持治疗的适应证与非糖尿病患者一致，首选肠内营养；对超重或肥胖患者不必严格限制能量摄入，应保持体重稳定。对住院老年糖尿病患者的营养支持不应过度限制碳水化合物的摄入。选用低升糖指数（glycemic index，GI）碳水化合物也能够抑制餐后血糖的快速升高。

对肾脏功能正常的老年糖尿病患者的蛋白质摄入量建议为 1.0 ~ 1.5 g / (kg·d)，如果已经发生肾功能不全，可以减少蛋白质摄入量至低于 0.8 g / (kg·d)。老年糖尿病患者可使用糖尿病适用型肠内营养配方。住院老年患者的血糖控制水平可适当放宽，避免低血糖发生；同时也需要警惕高血糖导致的急性并发症的发生风险。

5）围手术期　营养状况良好的老年患者术前无需营养支持，对重度营养不良的老年患者在术前给予营养支持 10 ~ 14 d，免疫增强型肠内营养有益于减少术后并发症。以下老年患者在手术后需要接受营养支持：① 术前因重度营养不良而接受营养支持的患者；② 严重营养不良由于各种原因术前未进行营养支持的患者；③ 严重创伤应激，估计术后不能进食时间超过 7 d 的患者；④ 术后出现严重并发症需长时间禁食，或存在代谢明显增加的患者。

老年围手术期营养支持首选口服营养补充，其次管饲肠内营养，管饲肠内营养无法实施或肠内营养无法提供充足的能量和蛋白质时，应补充或选择肠外营养。口服营养补充应该在术后 24 h 内开始，如果口服营养补充无法进行，应给予管饲肠内营养。

对营养状况良好或有低度营养风险的老年患者，术前对其进行营养支持并无益处。欧洲临床营养与代谢学会（European Society for Clinical Nutrition and Metabolism，ESPEN）指南推荐对重度营养不良患者予以 7 ~ 14 d 的术前营养支持，并建议推迟手术。而加拿大肿瘤协会（Canadian

老年患者精确麻醉

Cancer Society，CCS）的研究结果显示，非急症的老年结肠肿瘤患者在确诊后即使推迟 6 周进行手术，最终的病死率或总体生存率并没有差别。

术前因重度营养不良而接受营养支持的患者，尽管能从术前营养支持中获益，但需要接受大手术（尤其是重大、复杂手术）的患者往往不能耐受长时间营养缺乏，故手术后需要继续接受营养支持。由于各种原因术前未进行营养支持的严重营养不良患者，术后的营养支持可有效地降低并发症发生率和病死率，缩短住院时间。手术患者如果在手术后 7 d 内能够自主进食（＞60% 能量目标需要量），与接受营养支持者相比其临床结局无明显差别；无法进食超过 10 d 且无营养支持的患者，其住院时间、病死率均明显增加。术后足量（＞60% 能量和蛋白质目标需要量）和术后早期（48 h 内）营养支持能明显缩短术后住院时间。对外科重症患者进行回顾性分析，发现入院后接受＜60% 能量目标需要量的患者较≥60% 者死亡风险明显升高。系统评价显示，采用含有 ω–3 脂肪酸、精氨酸和 RNA 的免疫调节配方进行围手术期营养补充，可以减少术后并发症发生率和缩短住院时间。

6）吞咽障碍　应当基于吞咽功能分级和营养评估结果制订营养支持治疗方案。当患者存在营养风险或吞咽障碍发展达到或超过 5 级时，在采取食物性状改进和代偿性方法治疗后，仍然不能满足患者的足量营养摄入时，建议给予管饲肠内营养。

7）压疮　对存在营养风险或营养不良的高危罹患压疮老年患者的营养支持治疗，首选富含高蛋白的口服营养补充；富含精氨酸、维生素 C 和锌的特殊营养素可促进伤口愈合。

8）衰弱综合征　增加能量和蛋白质摄入有助于改善衰弱老年人的营养状态，但不一定能改善其功能状态和死亡率。富含必需氨基酸的营养补充可能有助于改善腿部肌肉和活动能力。衰弱老年人应该进行联合营养和运动综合干预。

9）终末期老年患者　由于终末期老年患者以舒适为目的而非延长生命，因而不建议对其进行营养评估和干预；支持患者饮水和进食但不强求，同时减轻终末期患者的痛苦。

尽管对老年术后患者而言，ICU 仅仅是一个临时的环境，在这个环境中，维持老年患者术后的生命体征平稳、营养供需平衡，有助于身体机能的恢复，帮助患者安全出院并回归社会。但是并非每个入住 ICU 的老年术后患者都能得到这样的结局，仍然还会有少量的老年术后患者在 ICU 环境走过自己的一生。故 ICU 医生需要准确评估患者的病情并实时跟踪患者病情的变化。ICU 常用的评分系统和量表可以用来对患者的脏器功能和预后来进行初步评估。同时与老年术后患者家属交代患者的病情及变化，跟患者家属一起来共同治疗和管理老年术后患者。有的患者家属更加注重老年患者的生存质量和尊严，而有的患者家属则倾向于不惜一切代价来延长患者的生命。ICU 的医生必须充分尊重患者家属的意愿并采取对应的治疗管理措施。虽然年龄是延长 ICU 住院时间的因素之一且往往影响着疾病的严重程度，但是老年患者特别是经过手术治疗原发病的老年患者是可以完全康复并回归社会的。虽然现实中，许多老年术后患者无法恢复到正常老年人的生活质量，但是较其自己之前的生活质量仍有明显的改善，故作为 ICU 医生必须尽最大的努力来准确诊断和治疗管理老年术后患者。

（吴昱　万小健）

第七节 老年患者术后康复

术后康复是加速康复外科的重要组成部分，术后早期康复介入，不仅能提升手术疗效，改善术后患者身体机能恢复，同时也可以帮助患者早日回归日常生活、减少住院天数和医疗费用支出。术后康复策略的制订取决于手术类型，受篇幅限制，本章节无法对所有手术类型一一列举各自的术后康复策略。故我们以患者术后可能出现的并发症为导向，介绍相应的术后康复训练方法。

一、尿潴留

尿潴留是手术麻醉后常见的并发症，其可能原因包括术后卧床、精神紧张、生活习惯的改变、不适应卧床排尿等。此外，老年患者本身的年龄因素、基础疾病（如前列腺增生、尿道狭窄、膀胱占位等）、神经性因素（如盆腔手术损伤支配膀胱的感觉运动神经、脊髓损伤等）、肌源性因素（如蛛网膜下腔麻醉导致膀胱括约肌张力丧失、松弛平滑肌药物的使用）均有可能引起尿潴留。

（一）康复评定

根据患者的病史、体征和症状，尿不能排出或不能完全排出时应考虑尿潴留。耻骨上视诊可见下腹部膨隆，叩诊呈浊音，超声检查或导尿可证实有无尿潴留。超声是方便快捷的检查方式，可以了解泌尿系统的情况，包括有无积水、扩张、结石和占位性病变等，也可用于残余尿量的测定。

尿动力学检查应用流体力学和电生理学的基本原理和方法，根据尿路各部分的解剖特点，检测尿路各部位的尿液流率、压力以及生物电活动，从而明确储尿期和排尿期的生理过程及功能障碍。常用的指标有尿流率、膀胱压力容积、尿道压力分布、括约肌功能等，对神经源性膀胱、尿道功能障碍的诊断和治疗效果的评价作用较高。根据尿动力学结果，尿潴留的原因可分为两种：① 由膀胱引起，如神经源性逼尿肌松弛、肌源性逼尿肌松弛、膀胱容量增大或顺应性增加；② 由尿路出口引起，如机械性因素、内括约肌功能性梗阻、外括约肌功能性梗阻。

（二）康复策略

目的是加强老年患者的膀胱功能训练，缓解泌尿系统梗阻，调节与排尿功能相关的器官包括膀胱、括约肌及盆底的神经反射，也可以采用诱导排尿方法，或在病情允许的情况下改变排尿姿势。如为急性尿潴留，而梗阻一时又难以解除，应先行导尿术，引流膀胱里的尿液，解除患者的痛苦。若不能插入导尿管，则可行耻骨上膀胱穿刺造瘘术。

（三）康复干预

1. 间歇性导尿

间歇性导尿是指在无菌或清洁条件下，定时将导尿管经尿道插入膀胱内，使膀胱能够有规律地排空尿液的方法。适用于不能自主排尿或自主排尿不充分（残余尿量超过 80）的脊髓损伤或其他神经瘫痪，但神志清楚并能主动配合的患者。

2. 体位改变

长期卧床排尿容易导致膀胱内残留尿量和尿沉淀增多，常需冲洗才能排出，采用站立位排尿易于将膀胱内沉淀物排出，残余尿相对减少，利于膀胱感染引流。

3. 膀胱功能训练

可以帮助患者恢复膀胱功能，达到自行排尿的方法。主要是通过增加腹压的方法增加膀胱压力，使膀胱颈开放从而引起排尿。具体方法如下：患者身体前倾，快速呼吸 3～4 次，以延长屏气和腹压增加的时间。做一次深吸气，然后屏住呼吸，向下用力做排便动作。这样反复间断数次，直到没有尿液排出为止。应注意患者如有痔疮或疝气，则慎用此法。

4. 物理因子治疗

① 电刺激。肌肉电刺激采用电极头直接接触逼尿肌，诱导逼尿肌收缩，开放内括约肌，该方法用于逼尿肌无力的患者。神经电刺激可以对神经或神经根刺激。如通过对骶神经根（S2～S4）电刺激，达到逼尿肌收缩、尿道外括约肌舒张的目的，以治疗尿潴留、排尿困难等症状，该方法需要采用外科手术将电极植入体内。② 磁刺激疗法。通过刺激骶神经，达到排尿目的。③ 超短波治疗。解痉、减轻膀胱痉挛、缓解膀胱炎症。④ 生物反馈疗法。肌电生物反馈治疗可改善膀胱、直肠及盆底肌肉功能，放松痉挛肌肉，促进无力肌收缩。⑤ 其他方法。包括下腹部热敷、膀胱区按摩（手法要轻）、温生理盐水低压灌肠等，有助于缓解尿道括约肌痉挛，增加膀胱逼尿肌功能。

5. 运动疗法

在导尿管插入期间或间歇导尿之前，可行耻骨上压覆手法或在耻骨弓上进行刺激以触发排尿。

6. 耻骨上区轻扣法

通过逼尿肌对牵拉发射的反应，经骶髓排尿中枢引起逼尿肌收缩。用手指在耻骨联合上进行有节奏的拍打，拍 7～8 次，停 3 s，反复进行 2～3 min。

7. 扳击点排尿法

在腰骶神经节段区寻找扳击点，如通过反复挤捏阴茎、牵拉阴毛、耻骨上区有节律轻敲、指诊肛门刺激或牵拉肛门括约肌等，诱导反射性排尿。

8. 挤压法

增加膀胱压而不增加腹压，先用指尖部对膀胱进行深部按摩，可以增加膀胱张力。再把手指握成拳状，置于脐下 3 cm 处，用力向骶部加压，患者身体前倾，并改变加压方式，直至尿流停止。

9. 代偿性排尿方法训练

如采用 Valsalva 法。患者取坐位，放松腹部，身体前倾，屏住呼吸 10～12 s，用力将腹压传到膀胱直肠和骨盆底部，屈髋关节和膝关节，使大腿贴近腹部，防止腹部膨出，增加腹部压力，从而增加膀胱压力。

10. 心理治疗

可对手术患者术前进行卧床排尿训练，帮助患者解除顾虑及恐惧，尽量鼓励患者自行排尿。可采取行为矫正等手段减少患者排大小便依赖别人的心理。

11. 传统康复治疗

通过针刺能激发机体内部的调节功能，对大脑皮质产生良好的刺激，以恢复膀胱功能。推拿手法刺激排尿相关穴位，配合震颤手法，帮助患者自行排尿。

二、术后肺部并发症

术后肺部并发症是指患者术后发生的各种呼吸系统并发症，主要包括肺部感染、呼吸衰竭、胸腔积液、肺萎陷、气胸、支气管痉挛、吸入性肺炎、肺水肿、急性呼吸窘迫综合征等。有研究表明，术后肺部并发症可延长患者住院时间，增加患者病死率和治疗费用，消耗医疗卫生资源。术后肺部并发症的发生与麻醉方式、机械通气、手术类型、患者本身情况、术后护理方式均相关。因此，对术后肺部并发症的干预包括术前评估和预防、术中防治以及术后康复治疗三个方面。本节主要介绍术后康复干预预防术后肺部并发症发生的相关策略。

（一）康复评定

呼吸功能的评定一般包括通气功能检查、呼吸力学检查和小气道功能检查。行呼吸功能检查时需考虑两个重要因素：

1. 精神因素

呼吸受精神因素的直接影响较多。呼吸功能检查需要患者高度配合，合作程度的好坏往往会影响检测结果。因此，必须重复多次进行，取其比较恒定的值。

2. 呼吸系统状态

在不同的呼吸系统状态，呼吸功能改变也较明显。例如，如果呼吸功能检查一次是在呼吸道炎症情况下进行，一次是在呼吸道炎症消除后进行，则两次结果往往有较大差别。此时即不能认为是呼吸功能的改善。这仅仅是炎症对呼吸功能影响的消除结果。又如一次在排痰前进行，一次则在排痰后进行，则其结果也只能说明是受痰液影响。因此，必须注意前后动态检查中基本条件的一致性。

呼吸功能的评定包括主观症状和客观检查两大类。麻醉后患者往往较为虚弱，或需卧床，故通常采用主观症状评定，以下介绍南京医科大学根据 Borg's 量表计分法改进的呼吸困难计分法（表 6-7-1），该方法根据患者完成一般性活动后的主观劳累程度，即呼吸时气短、气急症状的程度进行评定，共分 5 级，可用于术后呼吸功能的评价。

表 6-7-1　呼吸困难计分法

等级	症状
Ⅰ级	无气短、气急
Ⅱ级	稍感气短、气急
Ⅲ级	轻度气短、气急
Ⅳ级	明显气短、气急
Ⅴ级	气短、气急严重，不能耐受

在患者身体条件允许的情况下，可进行一些客观检查，以评估呼吸功能。

1）肺容量　肺容量包括潮气量、补吸气量、深吸气量、肺活量、残气量、功能残气量和肺总量等，其中以肺活量最为常用。

2）通气量　常用指标有最大通气量（又称最大自主通气量）和时间肺活量（又称用力呼气量）。

3）呼吸气分析　检测气体代谢的无创方法。

4）其他呼吸功能测定法　有 U 型管试验（Valsalva 法）、屏气试验、吹火试验、吹瓶试验等。这些方法较为粗略，但简单易行，可用于治疗前后的对比观察。

（二）康复策略

（1）鼓励患者有效咳嗽、深呼吸屏气、翻身和尽早活动，协助患者体位引流、拍击胸背部、保持呼吸道通畅。

（2）避免术后低氧血症，根据情况予以氧疗，尽量查明原因，及时处理。

（3）有效控制术后疼痛。硬膜外镇痛可以有效减少甚至消除患者术后疼痛，减少疼痛对呼吸影响，有助于患者术后活动、咳嗽排痰及小气道功能的恢复。硬膜外镇痛不仅可降低术后肺部并发症发生率，还可降低术后病死率。此外，随着超声和周围神经刺激仪的应用，周围神经阻滞成功率明显提高。周围神经阻滞用于四肢手术麻醉与镇痛时安全性高，并发症少，且对呼吸循环影响小，尤其适合高龄、心肺功能差的危重患者。

（三）康复干预

1.气道廓清技术

体位引流、叩击和振动咳嗽的组合已成为气道清除技术的"金标准"。目的是训练有效咳嗽、促进分泌物排出、减少反复感染、缓解呼吸困难和支气管痉挛及维持呼吸道通畅。

体位引流指利用重力作用将呼吸道分泌物或痰液流入主支气管后排出，适用于身体状况较好的患者。可根据听诊或胸部 X 线结果，判定需要引流的肺叶，将患者安置于合适的位置，并在该体位下给予患者舒适的支持。一般引流部位应处于最高处，配合叩击震动胸背部，使附着在气管壁上的痰液松动脱落并排出体外。肺段引流的主要体位见表 6-7-2 和图 6-7-1。

表 6-7-2　重力辅助肺段引流的体位

肺叶	肺段	姿势
上叶	尖段	直立坐位
	后段	左侧卧位，与床面水平呈45°夹角
	右侧	背后和头部分别垫一个枕头
	左侧	右侧卧位，与床面水平呈45°夹角，用枕头将肩部抬高30 cm
	前段	屈膝仰卧位
左肺舌段	上舌段	仰卧位将身体向右侧稍倾斜
	下舌段	从肩到髋部垫一个枕头支持胸部朝下并与地面呈15°夹角
中叶	外侧段	仰卧位，将身体向左侧稍倾斜
	内侧段	从肩到髋部垫一个枕头支持胸部朝下并与地面呈15°夹角
下叶	背段	俯卧位，腹部垫一个枕头
	内基底段	右侧卧位，胸部朝下与地面呈20°夹角
	前基底段	屈膝仰卧位，胸部朝下与地面呈20°夹角
	外基底段	俯卧位在腹部垫一个枕头，胸部朝下
	后基底段	与地面呈20°夹角

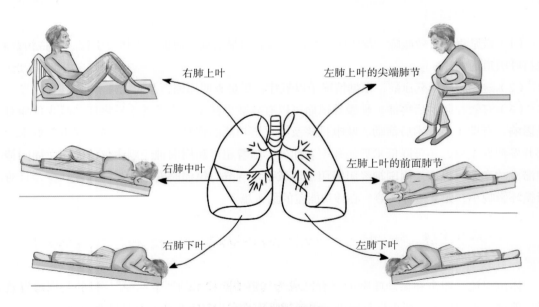

图 6-7-1　体位排痰姿势

　　体位引流时应注意，首先引流最严重的部位，体位引流宜在饭前、晨起或睡前进行，每日2~3次，每次10~15 min，可根据患者情况配合使用支气管扩张剂、雾化吸入等药物。引流后，对患者配合进行胸部叩击、振动，有助于浓痰脱离支气管壁。具体手法：治疗者手指并拢，掌心成杯状，运用腕关节摆动在引流部位胸壁上轮流轻叩 30～45 s，患者可自由呼吸。

2. 咳嗽训练

咳嗽的全过程可分解为 5 个阶段：① 进行深吸气，以达到必要的吸气容量；② 吸气后有短暂闭气，以使气体在肺内得到最大分布；③ 关闭声门以进一步增强气道中的压力；④ 增加胸膜腔内压；⑤ 声门突然打开，形成由肺内冲出的高速气流，促进分泌物移动，随咳嗽排出体外。

根据咳嗽的过程，咳嗽训练可分为主动咳嗽训练和辅助咳嗽训练。

1）主动咳嗽训练　患者取半卧位或坐位，深呼吸 3 次，在第 3 次深吸气后先屏气几秒钟后，然后张开嘴做短暂又有力的咳嗽 2～3 次，将呼吸道深处的痰液咳出，咳嗽后做平静而放松的呼吸。

2）辅助咳嗽训练　治疗者通过用手向上推压膈肌以代替膈肌作用。随着患者的咳嗽，治疗师通过前臂向内上挤压胸部，通过双手稳定胸部，或者治疗师将双手放置于患者的下胸部，伸直肘关节，通过双臂向内上挤压。痰液积聚较多或者黏稠患者，可以由两名治疗者一起挤压其胸部。上述辅助措施应与患者咳嗽同步，当咳嗽完成时，应立即放松对胸壁的挤压（图 6-7-2）。

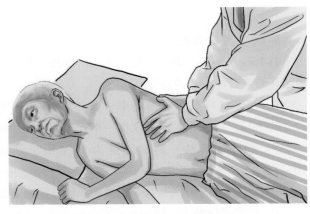

图 6-7-2　胸廓辅助咳嗽训练

3. 排痰机训练

在老年人身体情况允许的前提下，可选用振动排痰机。其振动可透过皮质、肌肉组织传到细小支气管，利用振动排痰机在患者胸背部特定方向周期变化的治疗，促使呼吸道黏膜表面黏液和代谢物松动液化，使痰液向主支气管移动，并鼓励老年人咳嗽而将痰液排出体外，对无力咳嗽的患者可经吸痰管吸出痰液。

4. 主动循环呼吸技术

用于清除气道分泌物，包括胸廓放松技术、胸廓扩张运动和用力呼气技术。根据患者症状不同，主动循环呼吸技术可单独进行，也可以选择重点进行部分训练，也可与其他治疗（如徒手技术和体位摆放）联合使用。

1）胸廓放松技术　放松患者上胸部和肩部，同时让患者进行轻柔的潮式呼吸。一般持续 5～10 s（图 6-7-3）。

2）胸廓扩张运动　强调吸气，让患者采取深呼吸，被动呼气。患者呼气时，配合叩击、摇动或振动。

3）用力呼气技术　由 1～2 次用力呼气（呵气）组成，随后进行呼吸控制，休息一段时间后重新开始。呼气可以使低肺容积位的外周分泌物移出，当分泌物达到上端气道时，在高肺容积位时呼气或咳嗽可以将这些分泌物清除。

6

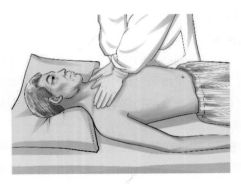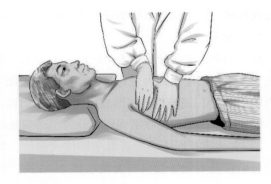

图 6-7-3　胸廓放松技术

5.物理因子治疗

具有改善循环、消除炎症和化痰的作用。常用治疗方法有超短波疗法、紫外线疗法、直流电离子导入疗法、超声雾化吸入等。

1）超短波疗法　输出功率一般在 200～300 W，两个中号电极置于两侧肺部，无热量，12～15 min，每日 1 次，15 次为一个疗程。痰液浓稠不易咳出者不宜使用。

2）紫外线疗法　前胸剂量为 3～4 最小红斑量，后背剂量通常为 4~5 最小红斑量，10～15 min，每日 1 次，5～10 次为一个疗程。

3）直流电离子导入疗法　电极面积可根据感染面积而定。可导入抗生素，导入前需做皮试。

4）超声雾化吸入　使用超声雾化吸入器，1 MHz 左右的高频超声振荡，超声雾化药物可选择抗生素或化痰剂。

三、声带麻痹

声带麻痹又称喉麻痹，系喉返神经损害引发声带运动异常或其他因素引发声带运动障碍性病变。多见于甲状腺手术后，全身麻醉气管插管后也可能出现，症状包括声音嘶哑、失声、呛咳、局部疼痛和呼吸异常等，对患者生活质量有不同程度的影响。因气管插管所致声带麻痹的原因主要有气管导管强硬、颈部后仰姿势不正确、肥胖体型、颈部过长、套管气囊压迫、长时间留置及气管拔管时气囊未完全排气等。

损伤程度较轻的声带麻痹患者，可无须治疗，气管拔管后 6～8 周可自愈，也可配合营养神经等药物治疗，促进喉返神经修复。此外，言语康复治疗也可以促进喉返神经修复，改善声带麻痹症状。

（一）康复评定

声带麻痹的诊断需依靠临床检查，它也是分析病因、疾病分类和判断预后的前提，对鉴别诊断及治疗有重要的指导意义。主要方法如下：

1. 喉镜检查

喉镜检查是声带麻痹患者必选的评估项目。通过喉镜检查可将声带麻痹分为单侧声带麻痹、双侧声带麻痹、混合型声带麻痹以及联合性声带麻痹。

2. 动态喉镜检查

声带麻痹患者可出现健侧和患侧的声带黏膜波均减弱，甚至消失，以患侧为重。声带振动不规律、不对称。振动幅度减弱，少数患者也可表现为振动幅度异常增大。声门闭合相明显缩短，甚至消失。

3. 影像学检查

主要适用于原因不明的声带麻痹患者，尤其是存在其他后组脑神经损害时，建议做增强 MR 或 CT 检查，排除从颅底到主动脉弓平面走行的迷走神经及喉返神经行径路上的肿瘤等病变。

4. 嗓音主观评估

嗓音评估有利于评价声带麻痹患者嗓音障碍的程度，进行鉴别诊断，分析治疗效果。

1）主观评估　包括听感知评估和患者自我评估，听感知评估可以采用 GRBAS（grade rough breathy asthenic strained）标准、RBH 听感知评估系统等方法。而患者自我评估推荐使用汉化版嗓音障碍指数（voice handicap index，VHI）。声带麻痹患者的主观评估指标均可表现出不同程度的增高（表 6-7-3）。

表 6-7-3　**嗓音障碍指数量表**

请根据发声问题对您生活的影响程度，选择符合自己情况的数字

0 = 无	1 = 很少	2 = 有时	3 = 经常	4 = 总是

第一部分　功能方面（functional）

F1	由于我的嗓音问题，别人很难听见我说话的声音	0	1	2	3	4
F2	在嘈杂环境中别人难以听明白我说的话	0	1	2	3	4
F3	当在房间另一头叫家人时，他们难以听见	0	1	2	3	4
F4	面对面交谈时，别人会要我重复我说过的话	0	1	2	3	4

由于嗓音问题：

F5	我打电话的次数较以往减少	0	1	2	3	4
F6	我会刻意避免在人多的地方与人交谈	0	1	2	3	4
F7	我减少与朋友、邻居或亲人说话	0	1	2	3	4
F8	我的个人及社交生活受到限制	0	1	2	3	4
F9	我感到在交谈中话跟不上	0	1	2	3	4
F10	我收入受到影响	0	1	2	3	4

第二部分 生理方面（physical）						
P1	说话时我会感到气短	0	1	2	3	4
P2	一天之中我的嗓音不稳定，会有变化	0	1	2	3	4
P3	人们会问我："你的声音出了什么问题？"	0	1	2	3	4
P4	我的声音听上去嘶哑干涩	0	1	2	3	4
P5	我感到好像需要努力才能发出声音	0	1	2	3	4
P6	我声音的清晰度变化无常	0	1	2	3	4
P7	我会尝试改变我的声音以便听起来有所不同	0	1	2	3	4
P8	我说话时感到很吃力	0	1	2	3	4
P9	我的声音晚上会更差	0	1	2	3	4
P10	我说话时会出现失声的情况	0	1	2	3	4
第三部分 情感方面（emotional）						
E1	我的声音使我与人交谈时感到紧张	0	1	2	3	4
E2	别人听到我的声音会觉得难受	0	1	2	3	4
E3	我发现别人并不能理解我的声音问题	0	1	2	3	4
由于嗓音问题：						
E4	我感到苦恼	0	1	2	3	4
E5	我变得不如以前外向	0	1	2	3	4
E6	我觉得自己身体有缺陷	0	1	2	3	4
E7	别人让我重复我刚说过的话时，我感到烦恼	0	1	2	3	4
E8	别人让我重复我刚说过的话时，我感到尴尬	0	1	2	3	4
E9	觉得自己能力不够（没有用）	0	1	2	3	4
E10	我感到羞愧	0	1	2	3	4

该量表将嗓音异常对患者生活质量的影响分为功能（functional，F）、生理（physical，P）和情感（emotional，E）三部分，总体评价称为 T（total）。每部分包括 10 个问题，要求患者对每个问题进行打分，相应选项分别代表该感受发生的频度：0——无，1——很少，2——有时，3——经常，4——总是。每一部分的分数为 0~40 分，总分范围为 0~120 分。某方面分数越高，说明嗓音障碍对患者这一方面影响越大；总分越高，说明患者对自己发音障碍主观评估越严重。

2）声学分析 采用基频（F0）、基频微扰（jitter）、振幅微扰（shimmer）及噪谐比（noise harmonic ratio，NHR）等最为常用的声学分析指标，单侧声带麻痹患者基频可高于或低于正常，基频微扰、振幅微扰和噪谐比均高于正常。

5. 喉空气动力学评估

最长发声时间（maximum phonation time，MPT）是喉空气动力学最为常用的评估指标，用于评估声门闭合不全的严重程度。健康成年人的最长发声时间为 15 ~ 20 s，声带麻痹患者最长发声时间明显缩短。

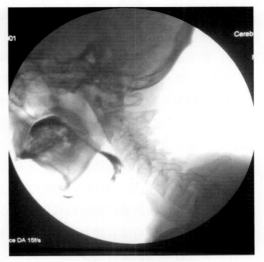

图 6-7-4　吞咽造影检查

6. 吞咽功能检查

病变位置比较高的迷走神经损伤、伴有后组脑神经损伤的联合性声带麻痹易出现吞咽呛咳、误吸。吞咽评估的方法有洼田饮水实验、反复唾液吞咽实验、吞咽造影检查（**图 6-7-4**）、电视内镜吞咽功能检查等。

7. 喉神经电生理检查

喉神经电生理学检查包括喉肌电图及喉诱发肌电位检查，是目前检测喉部神经及肌肉电活动的唯一方法，可以定性和定量诊断神经肌肉损伤程度，是诊断声带麻痹的"金标准"。

（二）康复策略

原则上应根据不同的病因、类型、病程和年龄进行相应治疗，以达到改善或恢复喉的发声、吞咽功能、解除喉梗阻的目的。

（三）康复干预

1. 嗓音康复训练

周围性声带麻痹患者，若为轻症，嗓音训练具有良好的效果。即使是最终需接受外科手术干预的患者，嗓音训练也是等待阶段的有效治疗手段，另外还有助于术中对患者嗓音矫正效果的判断，有利于患者术后的康复。

1）目的　促进声门的代偿性闭合，训练声带的有效振动，避免声门上功能亢进。改善喉肌的力量与灵活度，并增强呼吸时腹部力量的支持，从而提高发音效率、嗓音质量。

2）训练内容

（1）嗓音健康教育：应贯穿嗓音训练的全过程，主要督促患者纠正不良的发音习惯及生活习惯；通过足量饮水保持声带湿度；通过减少酸性、辛辣、油腻、高脂等刺激性食物摄入预防咽喉反流性疾病，多方位提高患者保护嗓音的基本能力。

（2）放松训练：目的是降低肌肉的紧张度和消除紧张状态、减少发音时肌肉的过度紧张和痉挛，包括全身放松训练、局部放松训练（颈部放松训练、喉部放松训练）等，如按照扩胸-手臂拉伸-放松肩膀-颈部拉伸-头颈部转动-下颌拉伸-下巴按摩-脸部按摩-环喉部按摩，咽腔扩展（打呵欠）、伸舌等顺序放松，缓解声门上功能亢进及喉部肌肉紧张。

（3）呼吸训练：目的是建立正确的腹式呼吸，消除异常呼吸方式，加强腹肌和膈肌力量，降低喉部肌肉的紧张性，协调呼吸和起音，保障气流对发音的支持。如嘱患者吸气时上半身放松，膈肌收缩下移，胸腔上下径增大，胸腔空间扩大，腹腔空间缩小，腹部突出；吐气时膈肌放松还原，腹腔空间复原，腹部复原。腹式呼吸能为发音提供稳定、充足的声门下气流的动力支持，训练过程中可把手置于口前检查音节末气流是否充足。

（4）发音训练：目的是协调发音过程中喉肌间的平衡，促进声门闭合和声带的有效振动。常用的有以下几种方法：① 用力推墙或拉椅时屏气练习；② 用力咳嗽，咳嗽后发单音 /i/、/e/、/a/、/o/；③ 硬起音以较低音调发音 /e/ 用力发声练习；④ 用力（急剧起音）在舒适的音高发出元音，并加入音、词及段落练习。

（5）共鸣训练：目的是调节口腔、鼻腔、胸腔等共鸣腔之间的关系，提高发音效率。

3）康复疗效监督　对嗓音训练，应该动态评估治疗效果。为保证患者回家仍能积极正确地进行嗓音训练，言语治疗师应做到以下三点：① 首次治疗时，言语治疗师就要凭借良好的沟通技巧和专业能力，与患者建立互信。② 在每次练习结束时，请患者用手机录下发声示范，回家模仿录音进行练习；或者制作视频交给患者。③ 根据回家练习的内容设计数据表格，便于患者记录日常练习的内容和频率，也便于下一次训练时查看患者回家练习的完成情况。此外，数据表格还能记录治疗过程中患者嗓音状态的变化。嗓音训练第 3 周，再次对患者进行嗓音功能评估。如果出现可测量的嗓音功能改善，则认为该治疗方案对患者是合理有效的，可继续原治疗方案，否则应该改变训练方法。

2. 吞咽康复训练

各类单侧声带麻痹造成的误吸大多数可通过神经自然再生、对侧的代偿而恢复。双侧声带麻痹如果由迷走神经损伤引起，尤其是伴有后组脑神经损伤的联合声带麻痹、中枢神经损害引起的球麻痹，误吸往往非常严重，需要进食方式及饮食结构的调整，积极对因治疗，防止吸入性肺炎、肺不张等合并症的发生，还需要结合吞咽康复训练。

1）一般治疗　通常包括停止经口进食、给予辅助饮食疗法。可采用鼻饲进食、肠内营养；长期严重误吸的患者，通常首选胃或空肠造瘘。气管切开术还有助于分泌物较多患者的护理，有利于误吸引起的肺部合并症的防治。另外，吞咽康复训练是缓解症状的主要治疗方法。

2）进食姿势调整　单侧声带麻痹患者可调整头部姿势协助吞咽，头向患侧转动，可减小患侧梨状窝的体积，使得患侧梨状窝残留的食物减少，促进食物经健侧梨状窝进入食道，达到减少食物的残留、呛咳及误吸的目的。中枢性声带麻痹的患者，可通过点头吞咽，弥补喉上抬能力的不足，促进食物进入食道。

3. 咽部感官刺激训练

咽部冷刺激及空吞咽，如用棉棒蘸少许冰水，轻轻刺激软腭、舌根及咽后壁，然后嘱患者做空吞咽动作。促进患者感觉功能的恢复及增强吞咽功能的协调性。

4. Shaker 训练法

患者平卧床上，抬头看脚，锻炼咽喉部的肌肉功能（图 6-7-5）。

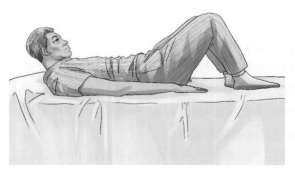

图 6-7-5　Shaker 训练法

5. 改善食物性状

根据吞咽评估结果，部分患者可通过适当增稠食物或让食物变软，设置不同性状食物的进食量，可帮助安全进食。

四、早期活动

术后早期下床活动可以促进呼吸、胃肠、肌肉、骨骼等全身多个系统的功能恢复，有利于预防肺部感染、压疮和下肢深静脉血栓形成。实现早期下床活动应建立在术前宣教、多模式镇痛以及早期拔出胃管、尿管和腹腔引流管等各种导管，特别是患者自信的基础之上。

衰弱是老年患者身体功能下降的一种特殊状态，其特点是肌肉力量和耐力减弱，生理功能减退，机体易损性增加，抗应激能力减退。因此老年患者的衰弱往往会影响其早期下床活动，为此需根据老年人的衰弱特点制订个体化术后活动方案。

（一）康复评定

老年患者术后以卧床为主，康复评定内容需包含老年衰弱评定、肌肉力量评定、认知功能评定、关节活动度评定、日常生活能力评定等。以下简单介绍老年衰弱评定方法。

1. Fried 衰弱表型

具备以下 5 条中 3 条或以上视为衰弱：① 不明原因体重下降；② 疲乏；③ 握力下降；④ 行走速度下降；⑤ 躯体活动降低（体力活动下降）。具备 1 条或 2 条称为衰弱前期状态，不具有这 5 条的人群称为健康状态。

2. 衰弱指数

衰弱指数（frailty index，FI）基于健康缺陷理论发展而来，选取的变量包括躯体、功能、心理及社会等多维健康变量。FI 指个体在某一个时点潜在的不健康测量指标占所有测量指标的比例。通常认为，FI ≥ 0.25 提示该老年人衰弱；FI < 0.12 为无衰弱老人；0.12 ≤ FI < 0.25 为衰弱前期。

3. FRAIL 量表

由国际老年营养学会提出的衰弱筛查量表，基于患者的自我陈述，包含 5 个项目：疲乏感、阻力增加或耐力减退、自由活动下降、疾病状态（5 种以上）和体重下降情况。具备 3 条以上可认为是衰弱状态。

（二）康复策略

早期下床活动的运动处方需遵循 F. I. T. T 原则，即频率（frequency）、强度（intensity）、时间（time）和类型（type）。训练的类型应可包括力量训练、有氧运动训练、平衡训练、柔韧性训练等。频率在术后早期保证每日 1 次，可根据患者情况进行适当增减。训练时间长短根据训练内容进行调整，理想情况下应达到每次训练 30 ~ 45 min。训练强度需要逐渐增加，控制运动强度与运动自觉量表评分为 11 ~ 15 分。

（三）康复干预

由于运动处方的制订需因人而异，本节内容分享既往研究中术后早期活动的运动处方，以供参考。

1. 术后当天

清醒即可半卧位或适当在床活动，无须去枕平卧 6 h，如处于卧床状态需不断变换体位，一般为 2 h 翻身一次。在床活动包括：

1）关节被动活动训练 全关节活动范围内的被动训练用于维持正常关节活动范围，防止关节粘连和挛缩。一般每日 1 ~ 2 次，每次每个关节做 3 ~ 5 遍。训练时注意用力适中，幅度由小逐渐变大，以不引起患者疼痛为原则。

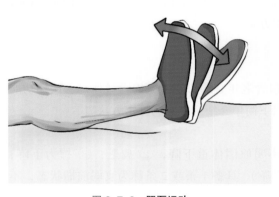

图 6-7-6　踝泵运动

2）踝泵运动 促进下肢的血液循环和淋巴回流，预防术后卧床制动造成的深静脉血栓。患者平躺或坐在床上，下肢伸展，大腿放松，缓缓勾起脚尖，尽力使脚尖朝向自己，至最大限度时保持 3 ~ 5 s，然后脚尖缓缓下压，至最大限度时保持 3 ~ 5 s，然后放松，这样一组动作完成（图 6-7-6）。除睡眠外，每小时至少做 5 min，理想情况下，一天需要 500 次以上。

3）四肢肌肉等长收缩 等长收缩是指在肌肉两短（起止点）或超负荷的情况下进行肌肉收缩的一种训练方式，收缩时肌肉的长度不能缩短，只产生张力。可用于防止因卧床造成的失用性肌萎缩。

2. 术后第 1 d

开始进行床上训练，可根据具体情况选择以下动作：① 双下肢屈曲，双手握住床头，充分向上伸展；② 上半身充分向左、右屈曲，并交替此动作；③ 上半身充分左、右旋转，并交替此动作；④ 臀部悬空抬起，尽量停留一段时间后放下；⑤ 抬起右下肢，双手在腘窝处相握，右脚做前伸、后屈及划圈运动，双下肢交替进行；⑥ 双下肢做骑自行车动作。具体动作见图 6-7-7。

1）坐起训练 利用手摇床或背后枕靠垫的方法让患者从半卧位逐渐到坐直，坐稳后，伸直双臂，躯干前屈，用手抓握足尖，握住后尽量停留一段时间再放开，视体力情况进行重复。

2）坐位训练 患者在尽量坐直的情况下，可根据具体情况选择以下动作：① 双手交叉握住后枕部，上身做前倾、后挺动作；② 一手叉腰，左手上举、身体右弯；同法，右手上举，身体左弯；③ 双手交叉握住后枕部，上半身转向右侧；同法，上半身转向左侧。具体动作见图 6-7-8。

3. 术后第 2 d

从站起训练过渡到床旁活动、房间内走动以及进一步肢体训练。站起训练非常重要，不仅

老年患者精确麻醉

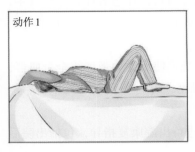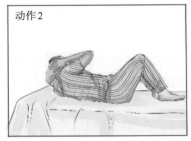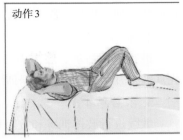
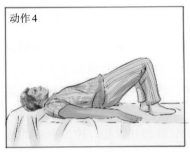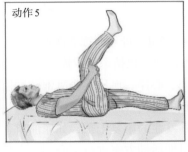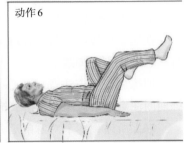

图 6-7-7　卧位训练动作

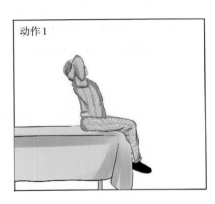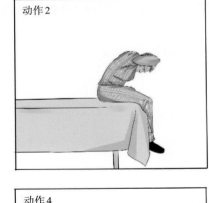
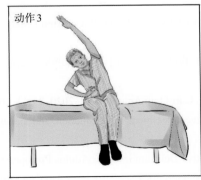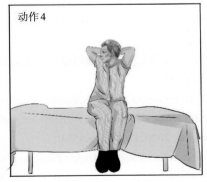

图 6-7-8　坐位训练动作

可以增强卧床患者的腿部力量，还能为患者步行打下基础，训练时可以让患者抓住床栏扶手，在两腿上加力慢慢站起。伸直后背，扩胸，5～10 s 后，再缓慢坐下。

4. 术后第 3 d

进行走廊活动、肢体训练，根据患者情况适当增加抗阻训练。使用弹力带训练全身肌群，先从黄带开始适应，可根据训练情况逐渐进阶到下一个颜色（难度）级别。

5. 术后第 4 d

继续进行肢体训练和抗阻训练，训练持续到出院前，随后进行出院康复指导，包括出院后的居家运动计划。

6. 居家运动计划

在居家环境中，每周训练 4～6 d，每天训练 2 次或 3 次，为期 3 周。耐力训练内容包括自行车、跑步机、脚踏车训练。力量训练包括举重锻炼、坐–站练习、健美操、呼吸和站立练习。

训练过程中应注意加强心率、心律、血压、血氧饱和度监测，进行自感疲劳程度评分，训练期间注意观察血压、脉搏氧饱和度。

综上所述，本节对麻醉后并发症的康复干预，如尿潴留、术后肺部并发症、声带麻痹的相关内容进行了阐述，并对术后早期活动方案进行了介绍。术后早期、合理的康复干预，不仅能减少患者生理和心理创伤，还可以缩短患者的住院时间，进而减轻患者的经济负担。由于老年人往往多病共存，处于衰弱状态，在制订老年人术后康复计划时，应做到个体化。因此需要考虑营养、基础疾病、体力情况等多种因素。目前术后康复干预几乎涉及了各类外科手术，并且形成了一定的标准化流程，但理念的推广度仍不足，实际应用于临床工作中也较少。随着越来越多的临床医生对加速康复外科理念的应用，围手术期的管理将更为高效和规范，患者也将得到更好的治疗、更快速的恢复。

（刘星洲　李勇）

参考文献

［1］ GROPPER MA, MILLER RD, COHEN NH, et al. Miller's anesthesia, 9th edition［M］. Amsterdam: Elsevier, 2019.

［2］ 薛富善, 邹毅, 岳云. 术后认知功能障碍更名及其带来的重大影响［J］. 国际麻醉学与复苏杂志, 2019, 40（6）: 513-515.

［3］ OLOTU C. Postoperative neurocognitive disorders［J］. Curr Opin Anaesthesiol, 2020, 33（1）: 101-108.

［4］ JIN Z, HU J, MA D. Postoperative delirium: perioperative assessment, risk reduction, and management［J］. Br J Anaesth, 2020, 125（4）: 492-504.

［5］ American Geriatrics Society Expert Panel on Postoperative Delirium in Older Adults. Postoperative delirium in older adults: best practice statement from the American Geriatrics Society［J］. J Am Coll Surg, 2015, 220（2）: 136-148.

［6］ ROSENTHAL RA, ZENILMAN ME, KATLIC MR. Principles and practice of geriatric surgery, third edition ［M］. New York: John Wiley & Sons, Ltd, 2010.

［7］ VAZQUEZ-NARVAEZ KG, ULIBARRI-VIDALES M. The patient with hypertension and new guidelines for therapy［J］. Curr Opin Anaesthesiol, 2019, 32: 421-426.

［8］ SELLERS D, SRINIVAS C, DJAIANI G. Cardiovascular complications after non-cardiac surgery［J］. anaesthesia, 2018, 73(1): 34-42.

［9］ WHELTON PK, CAREY RM, ARONOW WS, et al. 2017 ACC/AHA/AAPA/-ABC/ACPM/AGS/APhA/ ASH/ASPC/NMA/PCNA Guideline for the prevention, detection, evaluation, and management of high blood pressure in adults: a report of the American College of Cardiology/American Heart Association Task Force on Clinical Practice Guidelines［J］. Hypertension, 2018, 71: e13-e115.

［10］ WILLIAMS B, MANCIA G, SPIERING W, et al. 2018 ESC/ESH Guidelines for the management of arterial hypertension［J］. Eur Heart J, 2018, 39: 3021-3104.

［11］ DE NADAL M. Post-operative high blood pressure［J］. Rev Esp Anestesiol Reanim, 2020, 67(1): 33-38.

［12］ BARNETT SR, Neves SE. Perioperative care of the elderly patient［M］. Cambridge: Cambridge University Press, 2018.

［13］ MISKOVIC A, LUMB AB. Postoperative pulmonary complications［J］. Br J Anaesth, 2017, 118(3): 317-334.

［14］ RUSCIC KJ, GRABITZ SD, RUDOLPH MI, et al. Prevention of respiratory complications of the surgical patient: actionable plan for continued process improvement［J］. Curr Opin Anaesthesiol, 2017, 30(3): 399-408.

［15］ ABBOTT TEF, FOWLER AJ, PELOSI P, et al. A systematic review and consensus defifinitions for standardised end-points in perioperative medicine: pulmonary complications［J］. Br J Anaesth, 2018, 120(5): 1066-1079.

［16］ 许海燕, 吴永健, 于子凯, 等.经导管主动脉瓣置换术序贯综合康复的探索和体会［J］.中华老年心脑血管病杂志, 2019, 21(7): 699-702.

［17］ RACHID TAZI-MEZALEK R, MUSANI AI, LAROUMAGNE S, et al. Airway stenting in the management of iatrogenic tracheal injuries: 10-Year experience［J］. Respirology, 2016, 21(8): 1452-1458.

［18］ KONSTANTINIDES SV, TORBICKI A, PERRIER A, et al. 2014 ESC Guidelines on the diagnosis and management of acute pulmonary embolism［J］. Eur Heart J, 2014, 35: 3033-3073.

［19］ LARSON CP. Laryngospasm--the best treatment［J］. Anesthesiology, 1998, 89(5): 1293-1294.

［20］ BELL BR, BASTIEN PE, DOUKETIS JD, et al. Prevention of venous thromboembolism in the Enhanced Recovery After Surgery (ERAS) setting: an evidence-based review［J］. Can J Anaesth. 2015, 62(2): 194-202.

［21］ OSTERMANN M, CENNAMO A, MEERSCH M, et al. A narrative review of the impact of surgery and anaesthesia on acute kidney injury［J］. Anaesthesia, 2020, 75(1): e121-e133.

［22］ ZARBOCK A, KOYNER JL, HOSTE EAJ, et al. Update on perioperative acute kidney injury［J］. Anesth Analg, 2018, 127(5): 1236-1245.

［23］ ROMAGNOLI S, RICCI Z, RONCO C. Perioperative acute kidney injury: risk factors and predictive strategies［J］. Crit Care Clin, 2017, 33(2): 379-396.

［24］ DEDINSKÁ I, MIKOLAJČÍK P, SKÁLOVÁ P, et al. Acute kidney injury after liver resection in elderly patients［J］. BMC Nephrol, 2019, 20(1): 272.

［25］ 魏胜敏, 高前进, 王二利. 老年衰弱患者康复运动处方研究进展［J］. 中国老年学杂志, 2021, 41(2):

443-447.

［26］ BURTON JR, LEE AG, POTTER JF. Geriatrics for specialists［M］. Berlin: Springer, 2017.

［27］ ROSENTHAL RA, ZENILMAN ME, KATLIC MR. Principles and practice of geriatric surgery, third edition ［M］. New York: John Wiley & Sons, Ltd, 2010.

［28］ RICHARDSON J, BRESLAND K. The management of postsurgical pain in the elderly population［J］. Drugs & Aging, 1998, 13（1）: 17-31.

［29］ MANN C, POUZERATTE Y, ELEDJAM JJ. Postoperative patient-controlled analgesia in the elderly: risks and benefits of epidural versus intravenous administration［J］. Drugs & Aging, 2003, 20（5）: 337-345.

［30］ COHENDY R, BROUGERE A, CUVILLON P. Anaesthesia in the older patient［J］. Curr Opin Clin Nutr Metab Care, 2005, 8（1）: 17-21.

［31］ CAO X, ELVIR-LAZO OL, WHITE PF, et al. An update on pain management for elderly patients undergoing ambulatory surgery［J］. Current Opinion in Anaesthesiology, 2016, 29（6）: 674-682.

［32］ GRIFFITHS R, BEECH F, BROWN A, et al. Peri-operative care of the elderly 2014: Association of Anaesthetists of Great Britain and Ireland［J］. Anaesthesia, 2014, 1（9）: 81-98.

［33］ CYNTHIA O, ARVED W, CHRISTIAN B, et al. The perioperative care of older patients［J］. Dtsch Arztebl Int, 2019, 116: 63-69.

［34］ LOUIS A. The management of persistent pain in older persons AGS panel on persistent pain in older persons ［J］. Journal of the American Geriatrics Society, 2002, 50（S6）: S205-224.

［35］ HANNA MN, MURPHY JD, KUMAR K, et al. Postoperative pain management in the elderly undergoing thoracic surgery［J］. Thoracic Surgery Clinics, 2009, 19（3）: 353-361.

［36］ FALZONE E, HOFFMANN C, KEITA H. Postoperative analgesia in elderly patients［J］. Drugs & Aging, 2013, 30（2）: 81-90.

［37］ AUBRUN F. Management of postoperative analgesia in elderly patients［J］. Regional Anesthesia & Pain Medicine, 2005, 30（4）: 363-379.

［38］ HALASZYNSKI TM. Pain management in the elderly and cognitively impaired patient: the role of regional anesthesia and analgesia［J］. Current Opinion in Anaesthesiology, 2009, 22（5）: 594-599.

［39］ PRESSLER A, CHRISTLE JW, LECHNER B, et al. Exercise training improves exercise capacity and quality of life after transcatheter aortic valve implantation: A randomized pilot trial［J］. American Heart Journal, 2016, 182: 44-53.

［40］ 顾卫东, 陆智杰, 王爱忠. 急性和慢性手术后疼痛诊疗技术［M］. 天津: 天津科学技术出版社, 2019.

［41］ 上海市医学会麻醉科专科分会, 上海市医学会普通外科专科分会. 普通外科围手术期疼痛管理上海专家共识［J］. 中国实用外科杂志, 2021, 41（1）: 31-37.

［42］ 邓小明, 曾因明, 黄宇光, 等. 米勒麻醉学［M］. 8版. 北京: 北京大学医学出版社, 2017.

［43］ 邓小明, 姚尚龙, 于布为, 等. 现代麻醉学［M］. 4版. 北京: 人民卫生出版社, 2014.

［44］ 张野著, 顾尔伟. 麻醉苏醒期的监护与治疗［M］. 1版. 合肥: 安徽科学技术出版社, 2016.

［45］ 邓小明. 术后疼痛管理-循证实践指导［M］. 1版. 北京: 北京大学医学出版社, 2009.

［46］ 于泳浩, 喻文立. 麻醉与并存疾病［M］. 5版. 天津: 天津科技翻译出版公司, 2012.

［47］ BARNETT SR. Manual of geriatric anesthesia［M］. New York: Springer New York, 2012.

［48］ CORDTS CA, CHRISTO PJ. Effective treatments for pain in the older patient［M］. New York: Springer New York, 2019.

［49］ PIGNOLO RJ, AHN J. Fractures in the elderly［M］. Cham: Humana Press, 2018.

老年患者精确麻醉

［50］ SILVERSTEIN JH, ROOKE GA, REVES JG, et al. Geriatric anesthesiology［M］. New York: Springer New York, 2008.

［51］ DAMLUJI AA, FORMAN DE, VAN DIEPEN S, et al. Older adults in the cardiac intensive care unit: factoring geriatric syndromes in the management, prognosis, and process of care: a scientific statement from the American Heart Association［J］. Circulation, 2020, 141: e6-e32.

［52］ YANG PF, ZHANG YW, ZHANG L, et al. Endovascular thrombectomy with or without intravenous alteplase in acute stroke［J］. N Engl J Med, 2020, 382: 1981-1993.

［53］ 中华医学会神经病学分会, 中华医学会神经病学分会脑血管病学组. 中国急性缺血性脑卒中诊治指南2018［J］. 中华神经科杂志, 2018, 51(9): 666-682.

［54］ 中国老年医学学会高血压分会, 国家老年疾病临床医学研究中心, 中国老年心血管病防治联盟. 中国老年高血压管理指南2019［J］. 中华高血压杂志, 2019, 27(2): 111-135.

［55］ 施小明. 中国高龄老年人血压水平适宜范围指南(T/CPMA017-2020)［J］. 中华高血压杂志, 2021, 29(3): 220-227.

［56］ 中华医学会肠外肠内营养学分会老年营养支持学组. 中国老年患者肠外肠内营养应用指南(2020)［J］. 中华老年医学杂志, 2020, 39(2): 119-132.

［57］ MOHANTY S, ROSENTHAL RA, RUSSELL MM, et al. Optimal perioperative management of the geriatric patient: a best practices guideline from the American College of Surgeons NSQIP and the American Geriatrics Society［J］. J Am Coll Surg, 2016, 222(5): 930-947.

［58］ BLOMMERS E, KLIMEK M, KLEIN J, et al. Perioperative care for the older patient［J］. Ned Tijdschr Geneeskd, 2008, 152(27): 1513-1517.

［59］ WOZNIAK SE, COLEMAN J, KATLIC MR. Optimal preoperative evaluation and perioperative care of the geriatric patient: a surgeon's perspective［J］. Anesthesiol Clin, 2015, 33(3): 481-489.

［60］ 中华医学会麻醉学分会老年人麻醉学组, 国家老年疾病临床医学研究中心, 国家老年麻醉联盟. 中国老年患者围手术期麻醉管理指导意见(2020版)(四)［J］. 中华医学杂志, 2020, 100(35): 2736-2757.

［61］ 甄灼, 王辉. 老年人围手术期神经系统并发症［J］. 中国卒中杂志, 2019, 14(3): 287-292.

［62］ 国家老年医学中心, 中华医学会老年医学分会, 中国老年保健协会. 中国老年糖尿病诊疗指南(2021年版)［J］. 中华糖尿病杂志, 2021, 13(1): 14-46.

［63］ 中华医学会心血管病学分会, 动脉粥样硬化与冠心病学组介入心脏病学组, 中国医师协会心血管内科医师分会. 冠心病双联抗血小板治疗中国专家共识［J］. 中华心血管病杂志, 2021, 49(5): 432-454.

［64］ 郑洁皎, 桑德春, 孙强三. 老年康复学［M］. 北京: 人民卫生出版社, 2018.

［65］ 赵玉沛, 熊利泽. 加速康复外科中国专家共识暨路径管理指南(2018)［J］. 中华麻醉学杂志, 2018, 38(1): 8-13.

［66］ JACKSON J, DAVIES P, LEGGETT N, et al. Systematic review of interventions for the prevention and treatment of postoperative urinary retention［J］. BJS Open, 2019, 3(1): 11-23.

［67］ NOBLETT KL, BUONO K. Sacral nerve stimulation as a therapy for patients with refractory voiding and bowel dysfunction［J］. Obstetrics and Gynecology, 2018, 132(6): 1337-1345.

［68］ 夏然, 童兴瑜, 张成密, 等. 术后肺部并发症的围手术期防治策略相关研究进展［J］. 国际麻醉学与复苏杂志, 2020, 41(4): 370-376.

［69］ KENDALL F, OLIVEIRA J, PELETEIRO B, et al. Inspiratory muscle training is effective to reduce postoperative pulmonary complications and length of hospital stay: a systematic review and meta-analysis［J］. Disability & Rehabilitation, 2018, 40(8): 864-882.

6

［70］张杰. 全麻术后声带麻痹相关危险因素分析［J］. 疾病监测与控制杂志, 2017, 11（1）: 66-67.

［71］中华耳鼻咽喉头颈外科杂志编辑委员会咽喉组, 中华医学会耳鼻咽喉头颈外科学分会咽喉学组, 中华医学会耳鼻咽喉头颈外科学分会嗓音学组. 声带麻痹诊断及治疗专家共识［J］. 中华耳鼻咽喉头颈外科杂志, 2021, 56（3）: 198-209.

［72］黄永望, 傅德慧, 潘静. 实用临床嗓音疾病矫治学［M］. 天津: 天津科技翻译出版有限公司, 2018.

［73］LEBORGNE WD, DONAHUE EN. Voice therapy as primary treatment of vocal fold pathology［J］. Otolaryngologic Clinics of North America, 2019, 52（4）: 649-656.

［74］PEDE CD, MANTOVANI ME, Felice AD, et al. Dysphagia in the elderly: focus on rehabilitation strategies［J］. Aging Clinical & Experimental Research, 2016, 28（4）: 607-617.

附　录

附表 1　Fried 衰弱表型

维度	条目	得分	评分标准
体质量下降	近 1 年内，非自主性体质量下降大于 3 kg，或者体质量至少下降 5%	是 = 1 否 = 0	总分 0～5 分， 0 分 = 无衰弱； 1～2 分 = 衰弱前期； ≥ 3 分 = 衰弱
疲劳	最近一周我觉得做事很累或我感觉开始做一件事很难	≥ 3 d = 1 ≤ 2 d = 0	
活动量下降	一周活动量	男性 < 383 kcal = 1 女性 < 270 kcal = 1 否 = 0	
步速减慢	测定两次常规速度步行 6 m 时间，计算步速，取最高值	≤ 1 m/s = 1 > 1 m/s = 0	
握力下降	测定握力	男性 < 22.4 kg = 1 女性 < 14.3 kg = 1 否则 = 0	

附表 2　FRAIL 衰弱量表

条目	得分	评分标准
疲劳	是 = 1；否 = 0	0 分 = 无衰弱； 1～2 分 = 衰弱前期； ≥ 3 分 = 衰弱
体质量下降	是 = 1；否 = 0	
不能上一层楼	是 = 1；否 = 0	
不能走 500 m	是 = 1；否 = 0	
患有 5 种以上疾病	是 = 1；否 = 0	

附表 3　基于老年综合评估的衰弱指数

维度	条目	得分	评分标准
躯体疾病	1. 脑卒中后遗症	是 = 1，否 = 0	健康变量总计 36 分作为分母，健康缺陷累计得分作为分子，计算 FI 值，即 FI = 健康缺陷累计得分/健康变量总分。 无衰弱（FI < 0.12）； 衰弱前期（0.12 ≤ FI < 0.25）； 衰弱期（FI ≥ 0.25）
	2. 恶性肿瘤（非晚期）	是 = 1，否 = 0	
	3. 慢性心力衰竭	是 = 1，否 = 0	
	4. 冠心病	是 = 1，否 = 0	

维度	条目	得分	评分标准
躯体疾病	5. 外周血管疾病	是 = 1，否 = 0	
	6. 高血压病	是 = 1，否 = 0	
	7. 糖尿病	是 = 1，否 = 0	
	8. 髋关节骨折病史	是 = 1，否 = 0	
	9. 骨质疏松	是 = 1，否 = 0	
	10. 关节炎	是 = 1，否 = 0	
	11. 慢性阻塞性肺疾病	是 = 1，否 = 0	
	12. 慢性肾功能不全	是 = 1，否 = 0	
躯体功能	13. 协助修饰（洗漱、剃胡须等）	是 = 1，否 = 0	
	14. 协助上厕所	是 = 1，否 = 0	
	15. 协助进食	是 = 1，否 = 0	
	16. 协助穿衣	是 = 1，否 = 0	
	17. 协助从椅子起身	是 = 1，否 = 0	
	18. 协助洗澡	是 = 1，否 = 0	健康变量总计36分作为分母，健康缺陷累计得分作为分子，计算FI值，即 FI = 健康缺陷累计得分/健康变量总分。无衰弱（FI < 0.12）；衰弱前期（0.12 ≤ FI < 0.25）；衰弱期（FI ≥ 0.25）
	19. 运用交通工具	失能 = 1，完好 = 0	
	20. 上街购物	失能 = 1，完好 = 0	
	21. 使用电话	失能 = 1，完好 = 0	
	22. 服药能力	失能 = 1，完好 = 0	
	23. 理财能力	失能 = 1，完好 = 0	
老年综合征	24. 跌倒史	有 = 1；无 = 0	
	25. 慢性便秘	有 = 1；无 = 0	
	26. 步速	< 0.8m/s = 1 ≥ 0.8m/s = 0	
	27. 老年性尿失禁	无症状 = 0 轻度 = 0.33 中度 = 0.66 重度 = 1	
	28. 老年性营养不良	> 24分 = 0 17 ~ 24分 = 0.5 < 17分 = 1	
	29. 焦虑状态	正常 = 0 轻度 = 0.33 中度 = 0.66 重度 = 1	

维度	条目	得分	评分标准
老年综合征	30.睡眠障碍	很好 = 0 还行 = 0.33 一般 = 0.66 很差 = 1	健康变量总计36分作为分母，健康缺陷累计得分作为分子，计算FI值，即 FI = 健康缺陷累计得分/健康变量总分。 无衰弱（FI < 0.12）； 衰弱前期（0.12 ≤ FI < 0.25）； 衰弱期（FI ≥ 0.25）
	31.抑郁状态	正常 = 0 轻度 = 0.33 中度 = 0.66 重度 = 1	
	32.认知功能	文盲（≥17分 = 0；<17分 = 1） 小学（≥20分 = 0；<20分 = 1） 中学或以上（≥24分 = 0；<24分 = 1）	
	33.疼痛	无 = 0 轻度（不影响睡眠）= 0.33 中度（入眠浅）= 0.66 重度（严重影响睡眠）= 1	
	34.吞咽功能（洼田饮水试验）	正常 = 0 可疑 = 0.5 异常 = 1	
	35.多重用药	不常服药 = 0 服用1~4种药物 = 0.5 服用≥5种药物 =1	
	36.握力	男（≥26 kg = 0；<26 kg = 1） 女（≥18 kg = 0；<18 kg = 1）	

附表4　基于照护者的老年综合评估衰弱指数（CP-FI-CGA）

条目	得分	评分标准
1.高血压二级以上（≥149/99 mmHg）或一级高血压达3年	有 = 1；无 = 0	总分 = 得分/44， <0.3 = 轻度衰弱； 0.3~0.5 = 中度衰弱； >0.5 = 重度衰弱
2.心脏病引起不适症状	有 = 1；无 = 0	
3.中风及后遗症	有 = 1；无 = 0	
4.关节疼痛或受限影响活动	有 = 1；无 = 0	
5.帕金森病影响日常活动	有 = 1；无 = 0	
6.口腔有疾患影响正常功能	有 = 1；无 = 0	
7.肺或呼吸系统的疾病	有 = 1；无 = 0	
8.胃有疾患	有 = 1；无 = 0	
9.肾脏有疾患影响日常生活	有 = 1；无 = 0	
10.糖尿病	有 = 1；无 = 0	

条目	得分	评分标准
11.足部有疾患影响正常功能	有＝1；无＝0	
12.皮肤有疾患影响正常生活	有＝1；无＝0	
13.近期骨折	有＝1；无＝0	
14.甲状腺有疾患影响日常生活	有＝1；无＝0	
15.跌倒史	有＝1；无＝0	
16.睡眠问题	有＝1；无＝0	
17.抑郁	有＝1；无＝0	
18.焦虑	有＝1；无＝0	
19.容易疲惫	有＝1；无＝0	
20.记忆力有问题	有＝1；无＝0	
21.交流有问题	有＝1；无＝0	
22.有问题影响正常功能	有＝1；无＝0	
23.视力有问题影响正常功能	有＝1；无＝0	
24.非生理性原因导致的食欲下降	有＝1；无＝0	总分＝得分/44，
25.平衡问题	有＝1；无＝0	＜0.3＝轻度衰弱
26.头昏、头晕	有＝1；无＝0	0.3～0.5＝中度衰弱
27.辅助行走（帮助或陪同）	有＝1；无＝0	＞0.5＝重度衰弱
28.扶住家具、墙等防摔倒	有＝1；无＝0	
29.从座位独自站起有困难	完全有＝1 部分帮助＝0.5 无＝0	
30.行走有困难	完全有＝1 部分帮助＝0.75 走路慢＝0.25 无＝0分	
31.肠道相关问题	是＝1 有时＝0.5 否＝0	
32.膀胱相关问题	是＝1 有时＝0.5 否＝0	
33.吃饭有困难	有＝1 部分帮助＝0.5 无＝0	

老年患者精确麻醉

条目	得分	评分标准
34.沐浴有困难	有 = 1 部分帮助 = 0.5 无 = 0	
35.穿衣有困难	有 = 1 部分帮助 = 0.5 无 = 0	
36.近期（6个月内）有大手术	有 = 1；无 = 0	
37.购物有困难	有 = 1 部分帮助 = 0.5 无 = 0	
38.洗漱有困难	有 = 1 部分帮助 = 0.5 无 = 0	
39.煮饭有困难	有 = 1 部分帮助 = 0.5 无 = 0	总分 = 得分 / 44， <0.3 = 轻度衰弱； 0.3～0.5 = 中度衰弱； >0.5 = 重度衰弱
40.管理财务有困难	有 = 1 部分帮助 = 0.5 无 = 0	
41.自行服药有困难	有 = 1 部分帮助 = 0.5 无 = 0	
42.健康状况	很差 = 1 较差 = 0.5 一般 = 0.25 很好 = 0	
43.体重下降（6个月超过约4.5 kg）	有 = 1；无 = 0	
44.虚弱	有 = 1；无 = 0	

附表 5　临床衰弱量表

分级	表现
1级：非常健康	身体强健，积极活跃，精力充沛，上进心强，经常锻炼
2级：健康	无活动性疾病，但不如等级1健康
3级：良好	疾病得到很好的控制，除常规行走外，无定期的体育锻炼
4级：脆弱易损伤	不完全依赖，常伴有步速减慢或疾病目前仍未控制，有相应症状
5级：轻度衰弱	日常生活中对他人轻度工具性依赖
6级：中度衰弱	日常生活中的工具性和非工具性活动都需要帮助
7级：重度衰弱	日常生活活动中完全依赖他人，或处于疾病终末期

附表 6　衰弱综合评估工具

	维度	条目	得分	评分标准
身体	你的健康状况是否限制了下面的活动？如果限制了，有多长时间	1.比如拎购物包这样活动量低的活动 2.爬山或上楼 3.弯腰或提举物品 4.散步	没有限制 = 1 ≤ 3 个月 = 2 >3 个月 = 3	总分20～97分，分数越高，衰弱程度越严重
心情	回想一下过去几个星期，下面哪种程度你比较赞同	5.感到不高兴或压抑 6.觉得丧失自信 7.应对问题能力下降 8.总觉得有压力 9.觉得自己没有价值	一点也没有 = 1 少于平时 = 2 多于平时 = 3 远远多于平时 = 4	
情感	下面哪种程度你比较赞同	10.感到空虚 11.希望有人陪伴 12.经常感到被排斥	非常不同意 = 1 不同意 = 2 不知道 = 3 同意 = 4 非常同意 = 5	
社会关系	下面哪种程度你比较赞同	13.我遇到困难时有足够可以依靠的人 14.我有很多可以完全信任的人 15.我有很多关系密切的朋友	非常同意 = 1 同意 = 2 不知道 = 3 不同意 = 4 非常不同意 = 5	
社会支持	假如有一段时间你不能从事家务活动，可以向谁去求助？（多选）	16.① 配偶；② 儿子；③ 儿媳 17.① 女儿；② 女婿；③ 子孙 18.① 兄妹；② 亲戚；③ 邻居；④ 朋友	总分0～10分，每缺失一个项目计1分	
环境	下面描述中哪项的程度符合你的房屋情况	19.房屋条件差或保养不好 20.房屋环境不是很舒适 21.取暖困难 22.住得不舒服 23.不喜欢我居住的社区	非常不符合 = 1 有点不符合 = 2 不知道 = 3 有点符合 = 4 完全符合 = 5	

附表 7　Edmonton 衰弱量表

维度	条目	得分	评分标准
认知	1.画钟试验	通过 =0 出现小的错误而没有通过 =1 出现重大错误而没有通过 =2	总分为0～17分，根据得分可分为5个等级： 健康（0～3分） 正常偏低（4～5分） 轻度衰弱（6～7分） 中度衰弱（8～9分） 重度衰弱（≥10分）
健康状况	2.过去一年入院次数	0次 = 0 1～2次 = 1 >2次 = 2	
	3.健康状况自评	非常好 = 0 一般 = 1 不好 = 2	

维度	条目	得分	评分标准
独立生活能力	4.做饭、打扫卫生、购物、交通、打电话、洗衣服、理财、用药	0～1项＝0 2～4项＝1 5～8项＝2	总分为0～17分，根据得分可分为5个等级：健康（0～3分）正常偏低（4～5分）轻度衰弱（6～7分）中度衰弱（8～9分）重度衰弱（≥10分）
社会支持	5.在需要帮助的情况下，能否及时呼叫到帮助的人，并且能够提供满足你需求的服务	是＝0 否＝1	
用药	6.用药是否≥5种	是＝1 否＝0	
用药	7.是否偶尔忘记服药	是＝1 否＝0	
营养状态	8.最近体重是否下降，比如原来的衣服变得宽松了	是＝1 否＝0	
情绪	9.是否经常感到沮丧或者悲伤	是＝1 否＝0	
失禁	10.是否有小便失禁的情况	是＝1 否＝0	
活动能力	11.坐在椅子上，并尽可能地保持背部和上肢处于放松状态。当我说"走"时，请起立并以正常的步速走到标记的位置（大约3 m远），接着返回并坐在椅子上	0～10 s＝0 11～20 s＝1 ＞20 s＝2	

附表8　Tilburg衰弱指数

维度	条目	得分	评分标准
生理	1.不需要他人协助，感觉走路困难或者步速下降	1	采用二分类计分法，选项以"是/能"或"否"计1分或0分，条目2～5、17、19～20、22～23、25～26为反向计分，总分为0～26分，≥9分为衰弱
	2.你能否独自乘交通工具外出	0	
	3.你能够独立购买日用品	0	
	4.上楼梯时不用拽扶手就能上楼梯	0	
	5.不需扶手可从地上站起来	0	
	6.你最近没有减肥却体重明显下降（近半年内减轻≥6 kg或上个月减轻≥3 kg）	1	
	7.你最近一年有跌倒的经历吗	1	
	8.你听力较差吗	1	
	9.你视力较差吗	1	

维度	条目	得分	评分标准
生理	10.你的手没有力气或者握力下降吗	1	
	11.你经常感到无理由的疲劳吗	1	
	12.和半年前相比是否有咀嚼食物能力下降，喜食软食	1	
	13.喝茶或喝汤时有无呛咳	1	
	14.你经常口渴吗	1	
心理	15.过去的1个月，你感觉情绪低落吗	1	采用二分类计分法，选项以"是/能"或"否"计1分或0分，条目2~5、17、19~20、22~23、25~26为反向计分，总分为0~26分，≥9分为衰弱
	16.过去的1个月，你常感到紧张或者焦虑吗	1	
	17.你能够很好地处理问题吗	0	
社会	18.你一个人居住吗	1	
	19.其他人关心你吗	0	
	20.当你遇到困难时，有人愿意帮你吗	0	
认知	21.有人说你记忆力减退或健忘吗	1	
	22.你知道你现在所在的地点吗	0	
	23.将画好的圆想象为时钟，请根据指示画出"11点10分"的大概位置	0	
	24.有没有不知道今天是何年何月的时候	1	
环境	25.你对居住环境满意吗	0	
	26.你和邻居相处愉快吗	0	

附表 9　Groningen 衰弱指标

维度	条目	得分	评分标准
身体	你能在没别人的帮助下单独完成这些任务吗？ 1.购物 2.在外面散步（住所周围或到邻居家） 3.穿上或脱下衣服 4.上洗手间	能 = 0； 不能 =1	总分 0~15 分，≥4 分 = 衰弱
	5.你认为自己的体能可以评多少分？（0~10分）		
	6.你是否因视力不好而在日常生活中遇到困难	否 =0；是 =1	
	7.你是否因听力不好而在日常生活中遇到困难吗	否 =0；是 =1	
	8.过去6个月，你是否不是出于个人意愿，体重明显下降（1个月内体重下降6斤或2个月内下降12斤）	否 =0；是 =1	
	9.你有服用4种或以上不同种类的药物吗	否 =0；是 =1	
认知	10.你对你的记忆力有任何抱怨吗	无 =0；有 =1	

老年患者精确麻醉

维度	条目	得分	评分标准
社会	11.假如你在工作或与你的家人一起或在参加社交活动，你相信你能融入社会吗	能 = 0；不能 = 1	总分 0 ~ 15 分，≥ 4 分 = 衰弱
	12.其他人有注意你吗	有 = 0；无 = 1	
	13.其他人是否在你需要时帮助你	是 = 0；否 = 1	
心理	14.在过去的 1 个月你是否感到沮丧或难过	否 = 0；是 = 1	
	15.在过去的 1 个月你是否感到平静和放松	是 = 0；否 = 1	

附表 10　维持自理整合服务研究项目 –7

条目	得分	评分标准
1.年龄 > 85 岁	是 = 1；否 = 0	总分 0 ~ 7 分，≥ 3 分 = 衰弱
2.男性	是 = 1；否 = 0	
3.存在日常活动能力受限的疾病	是 = 1；否 = 0	
4.因健康问题需待在家中	是 = 1；否 = 0	
5.需要使用拐杖、轮椅或助行器	是 = 1；否 = 0	
6.日常生活需要他人帮助	是 = 1；否 = 0	
7.生活不能自理，需依赖他人	是 = 1；否 = 0	

（朱蕊　顾卫东）

名词索引

G

H

I

J

N

O

老年患者精确麻醉

老年患者精确麻醉